U0224429

现代卫生化学

Modern Sanitary Chemistry

第 3 版

主　审　杜晓燕　吕昌银　李　娟

主　编　康维钧　毋福海　孙成均　顾海鹰

副主编　张加玲　高志贤　黄沛力　潘洪志　齐燕飞

人民卫生出版社

·北京·

版权所有，侵权必究！

图书在版编目（CIP）数据

现代卫生化学/康维钧等主编．—3 版．—北京：人民卫生出版社，2020.12

ISBN 978-7-117-30957-8

Ⅰ.①现⋯　Ⅱ.①康⋯　Ⅲ.①卫生学-分析化学　Ⅳ.①R113

中国版本图书馆 CIP 数据核字（2020）第 261736 号

人卫智网	www.ipmph.com	医学教育、学术、考试、健康，购书智慧智能综合服务平台
人卫官网	www.pmph.com	人卫官方资讯发布平台

现代卫生化学
Xiandai Weisheng Huaxue
第 3 版

主　　编：康维钧　毋福海　孙成均　顾海鹰
出版发行：人民卫生出版社（中继线 010-59780011）
地　　址：北京市朝阳区潘家园南里 19 号
邮　　编：100021
E - mail：pmph @ pmph. com
购书热线：010-59787592　010-59787584　010-65264830
印　　刷：三河市宏达印刷有限公司（胜利）
经　　销：新华书店
开　　本：787×1092　1/16　印张：59
字　　数：1473 千字
版　　次：2000 年 2 月第 1 版　　2020 年 12 月第 3 版
印　　次：2021 年 2 月第 1 次印刷
标准书号：ISBN 978-7-117-30957-8
定　　价：189.00 元

打击盗版举报电话：010-59787491　E-mail：WQ @ pmph. com
质量问题联系电话：010-59787234　E-mail：zhiliang @ pmph. com

《现代卫生化学》第3版编写委员会

主　审　杜晓燕　吕昌银　李　娟

主　编　康维钧　毋福海　孙成均　顾海鹰

副主编　张加玲　高志贤　黄沛力　潘洪志　齐燕飞

编　委（按姓氏笔画排序）

丁　萍　中南大学湘雅公共卫生学院
王　晖　首都医科大学公共卫生学院
王　琦　昆明医科大学公共卫生学院
王茂清　哈尔滨医科大学公共卫生学院
王曼曼　华北理工大学公共卫生学院
戈　娜　包头医学院公共卫生学院
牛凌梅　河北医科大学公共卫生学院
毛丽莎　深圳市疾病预防控制中心
毋福海　广东药科大学公共卫生学院
艾连峰　石家庄海关技术中心
叶怀庄　浙江大学公共卫生学院
刘　扬　南通大学公共卫生学院
刘　萍　山东大学公共卫生学院
齐燕飞　吉林大学公共卫生学院
闫宏远　河北大学公共卫生学院
邬春华　复旦大学公共卫生学院
孙成均　四川大学华西公共卫生学院
李　珊　河北医科大学公共卫生学院
杨金玲　济宁医学院法医学与医学检验学院
杨胜园　南华大学公共卫生学院
吴拥军　郑州大学公共卫生学院
宋秀玲　吉林大学公共卫生学院
张加玲　山西医科大学公共卫生学院
陈利琴　天津医科大学公共卫生学院
周之荣　广东药科大学公共卫生学院

《现代卫生化学》第3版编写委员会

邹晓莉　四川大学华西公共卫生学院
周焕英　军事科学院军事医学研究院环境医学与作业医学研究所
孟佩俊　包头医学院公共卫生学院
胡红芳　火箭军特色医学中心
姜　泓　中国医科大学公共卫生学院
贺锦灿　广东药科大学公共卫生学院
顾海鹰　南通大学公共卫生学院
高　舸　成都市疾病预防控制中心
高　蓉　南京医科大学公共卫生学院
高志贤　军事科学院军事医学研究院环境医学与作业医学研究所
黄东萍　广西医科大学公共卫生学院
黄丽英　福建医科大学药学院
黄沛力　首都医科大学公共卫生学院
崔　蓉　北京大学公共卫生学院
康维钧　河北医科大学公共卫生学院
梁　惠　青岛大学公共卫生学院
程祥磊　南昌大学公共卫生学院
曾红燕　四川大学华西公共卫生学院
管春梅　哈尔滨医科大学公共卫生学院
潘洪志　上海健康医学院

秘　书　牛凌梅(兼)　河北医科大学公共卫生学院

前　言

随着公共卫生与预防医学发展的需要，2000年由人民卫生出版社出版了《现代卫生化学》（第1版），该书于2002年9月被教育部研究生工作办公室推荐为全国研究生教学用书。2009年修订出版了《现代卫生化学》（第2版），这部著作的出版为卫生检验学学科的发展奠定了坚实的基础，同时卫生化学也在公共卫生与预防医学研究领域中发挥着重要作用，被誉为公共卫生/预防医学的眼睛，因此，对公共卫生与预防医学学科的发展起到了积极的促进作用。

21世纪随着高新技术日新月异，在给人类社会带来进步和繁荣的同时，也带来新的公共卫生问题和一系列新的挑战。全球变暖、臭氧层破坏、酸雨蔓延、水体污染、垃圾围城成为人类面临的重要环境危机。由于各种需要，全世界每年生产数十万种有毒化学物质，其中大多遁入大气或排入水体，使多数河流都受到不同程度的污染。更为突出和引起社会关注的是食品安全问题，国内外食品安全突发事件频繁发生，如二噁英污染、有毒大米、食品和食品包装材料中的塑化剂、乳和乳制品中的三聚氰胺、肉和肉制品中的瘦肉精等都给食品安全提出了新的挑战。另外，慢性病和营养相关疾病的不断出现，也引起国际医学界的极大关注。面对如此严峻的形势，公共卫生与预防医学的主攻目标和研究内容发生了重大的转移，由早期的第一主攻方向研究传染病的病原体、传播途径和预防措施，转变为探讨和研究内外环境中影响人群健康的各种因素、疾病在人群中发生和流行的规律以及慢性病的预防与控制措施。公共卫生与预防医学主攻方向和研究内容的这一重大转移，必然要求并促使卫生化学不断发展，研究和应用最新的分析技术，为制定卫生标准，评价环境质量，保证食品安全，及时发现、控制和预防疾病流行提供科学可靠的依据、信息和方法。这些研究为卫生化学的发展提出了新的要求。《现代卫生化学》（第2版）编写修订再版至今已经历了近10年，为适应时代变革和进步，本版围绕卫生化学及各相关学科的发展前沿，紧密结合公共卫生与预防医学教学和实际工作的需要，组织了国内32个高等医学院校、疾病预防控制、研究院所等部门从事该领域研究的44位专家参加修订，旨在使《现代卫生化学》能够反映该领域的进展，对教学、科研和实际工作有指导意义。

本版主要从以下几方面作了修订：①绪论部分修订了我国卫生化学的历史，增加了卫生分析一般过程；②导论中增加卫生化学实验室安全，将第2版中第二章、第三章和第四章内容整合修订为卫生化学实验室标准化管理、试验设计优化方法与分析测试数据处理两章，增订与国际接轨的实验室标准化管理内容；③原子光谱分析法中增加激光诱导击穿光谱分析章节；④鉴于质谱的联用技术的迅速发展及在公共卫生与预防医学中广泛应用，将气相色谱-质谱法、液相色谱-质谱法、毛细管电泳-质谱法和电感耦合等离子体-质谱法独立成章详细介绍;⑤将原来第九篇内容修订为卫生化学应用各论,涵盖营养成分检测、功能食品类功效成分检测、食品安全检测、环境与健康检测、现场快速检测等内容,适于目前职能部门的工作需求。本次修订于 2018 年 8 月在石家庄召开修订编写会,初稿完成后经编者互审,于 2019 年 5 月在南通召开了审稿会,稿件经进一步修改后由各位主编统稿,最后由哈尔滨医科大学杜晓燕教授、南华大学吕昌银教授和吉林大学李娟教授对全书逐章审定。

本书在编写过程中得到了河北医科大学、南通大学的大力支持,在此深表感谢。本书参考的有关著作和研究论文未能一一列出,谨向作者们致以衷心的感谢并顺致歉意。

限于编者学识水平和实践经验所限,本书难免存在缺点和不当之处,敬请同行专家和读者给予批评指正。

康维钧　毋福海　孙成均　顾海鹰

2020 年 2 月　石家庄

第 2 版前言

根据预防医学发展的需要,2000 年由人民卫生出版社出版了《现代卫生化学》(第 1 版),该书于 2002 年 9 月被教育部研究生工作办公室推荐为全国研究生教学用书。这部著作使卫生化学的发展向前迈进了一大步,也对预防医学的发展起到了积极的促进作用。

21 世纪是生命科学和信息科学世纪,预防医学是生命科学的一个分支,而卫生化学是其中获取信息的重要手段。当今世界科学技术蓬勃发展,预防医学所需要的信息和研究内容也在不断扩展和深入。分析检测对象从单纯化学物质逐渐扩展到 DNA、蛋白质、环境毒物、药物及其代谢产物等生物活性物质;检测指标,不仅是化学物原形,还包括效应指标;检测含量越来越趋于微量和痕量组分。预防医学的发展对获取信息的手段——卫生化学提出了新的要求。《现代卫生化学》第 1 版编写至今已经历了近 10 年,这 10 年来,预防医学和分析科学都发生了巨大的变革。为适应变革和进步,无论从基础理论、具体内容,还是所涉及的知识领域都需要对《现代卫生化学》作重要的增加和补充,为此将该书再版。本版紧紧把握卫生化学及各相关学科的发展动态,紧密结合预防医学教学和实际工作的需要,吸纳了国内 30 多个高等医学院校和疾病预防控制部门从事该领域研究的专家参加编写,旨在使《现代卫生化学》能够反映该领域的进展,对教学、科研和实际工作有指导意义。

本版主要从以下几方面作了修订:①绪论部分系统总结了卫生化学的历史和近期发展,结合国内外卫生化学的现状和预防医学的实际需要扩展了卫生化学的研究对象和内容;②增加卫生化学新方法一篇,包括共振光散射、生物传感器、微流控芯片和组学技术等分析科学中的新技术,这些方法正逐渐走进卫生化学,并将在今后有更广泛的应用;③将原版中主要化学污染物检测方法一篇修订为健康相关物质及其检测方法,增加了"营养与功效成分检测"的内容,另外还增加了有机和无机污染物在体内生物转化过程的内容,系统归纳了这个过程的化学反应类型;④在样品前处理技术中增加了"固相微萃取"、"微乳相萃取"、"亚临界水萃取"、"免疫亲和固相萃取"、"浊点萃取"和"吹扫捕集技术"等新技术或与预防医学研究密切相关的技术;⑤鉴于色谱、等离子体发射光谱与质谱的联用技术在预防医学中应用越来越广泛,增加了质谱分析的内容;⑥为了更紧密联系卫生化学的实际应用,将原版中的"化学计量学与现代卫生化学"修订为"试验设计和优化方法",使这部分内容更注重实际需要;⑦将原版计量认证的内容去掉,增加了"分析仪器的检定、校准和期间核查"的内容,旨在对卫生检验实验室在计量认证和实验室认可过程有实际指导作用;⑧删减了与预防医学关系不甚密切的红外分光光度法和 X 射线荧光分析法;⑨删减计算机在卫生化学中的应用一章。本书初稿完成后经编者互审,于 2008 年 7 月在重庆召开了审稿会,稿件经进一步修改后由各位主编统稿,最后由许春向教授和邹学贤教授对全书逐章审定。

　　本书在编写过程中得到了人民卫生出版社的大力支持和指导,哈尔滨医科大学、南通大学和重庆医科大学对本书编写给予了极大支持,在此表示感谢。

　　限于我们的学识和水平,本书难免存在缺点和不当之处,敬请同行专家和读者给予批评指正。

杜晓燕

2009 年 5 月

第 1 版前言

卫生化学作为预防医学的一门基础学科在我国问世不久。顾名思义卫生化学的研究对象应是卫生学中与化学有关的问题。但限于我国卫生学发展的特殊背景,在我国卫生化学的涵义与国外不尽相同。我国的卫生化学主要侧重在介绍与卫生化学检验有关的理论和技术方面。当今世界科学技术蓬勃发展,预防医学的研究内容也在不断扩展和深入。作为预防医学主要研究手段之一的卫生化学检验学也必应顺应这种趋势进行相应的发展、更新和变革,这项任务迫切需要卫生化学工作者来完成。《现代卫生化学》的编写出版旨在满足这一要求。

编写本书的指导思想是要突出先进性、科学性、实用性和系统性相结合的原则,既要反映近年来国内外发表的与卫生化学检验有关的新理论、新技术和新方法,又要对已有方法、技术方面的新进展做较详尽的论述。为此,所选定的本书的编写人员,大多数对所编写内容都有实际研究经历,了解所编部分的发展前沿和动态,能恰当按编写要求保证书稿的内容质量,使这部大型参考书真正起到弥补现有卫生化学教材中深度和广度不足的作用。

本书共 7 篇 38 章。前 6 篇共 33 章,分别论述卫生化学检验各类方法的原理和技术,各章内容间虽联系不多,但每章本身都有其独特的系统性。为了避免与现有卫生化学教材相重复,编写时都略去了某些最基本的知识。前 6 篇中有不少章节的内容是首次出现在卫生化学书籍中,如免疫分析法、LC-MS、化学计量学、色谱专家系统、离子色谱、计量认证等。第 7 篇共 5 章分别介绍重要化学污染物的来源、代谢、毒性和各种检测方法的评价。

本书可供预防医学特别是卫生化学检验专业的教学、科研及卫生监督监测工作者阅读参考,也可作为预防医学专业研究生及本科生学习参考书。

本书在编写过程中自始至终受到人民卫生出版社的大力支持和指导,特别是孙伟编辑和韩丽中编审的具体帮助,各位编者也都以积极负责的态度,认真编写书稿,在此一并向对本书的出版做出贡献的各位表示真挚的谢意。

最后特别值得提出的是哈尔滨医科大学和昆明医学院的领导为本书的编写出版提供了许多指导和工作条件上的支持,我谨代表全体编者向他们表示衷心的感谢。

本书是迄今为止我国出版的最大的一本卫生化学参考书。编写时虽曾力求在术语、符号上做到前后一致,内容安排务求避免重复,但由于参加编写的人员较多,写作风格和水平难以一致,不足和错误之处,恐所难免,恳请广大读者批评指正。

许春向
1998 年 3 月　于哈尔滨

目　录

第二篇　样品采集与保存

第三篇 分子光谱分析法

第四篇　原子光谱分析法

第五篇 电化学分析法

第六篇　色谱分析法

第七篇 质谱分析法及其联用技术

第八篇　其他卫生化学方法和技术

第九篇　卫生化学应用各论

第一篇

导　论

第一章

绪　　论

一、卫生化学的发展简史

卫生化学(sanitary chemistry)是伴随公共卫生事业发展起来的学科,早在 19 世纪末 20 世纪初,现代公共卫生体系建立初期,卫生化学即成为公共卫生发展不可缺失的重要组成部分。卫生化学这一名称最早出现于日本,已有较长的历史。早在 1874 年,根据卫生事业发展的需要,日本成立了国营东京司药场(1887 年更名为东京卫生试验所,1949 年更名为国立卫生试验所,1997 年更名为国立医药食品卫生研究所),主要从事医药品、空气、饮水、食品、土壤等样品中化学物质检验方法的研究。1893 年日本东京大学医学院药学部开始设立卫生仲裁化学讲座,这是卫生化学的最初阶段。此后,卫生化学的教学和研究在日本一直作为药学部的一个分支不断发展。20 世纪初,池口庆三根据日本政府颁布的食品及其他物品管理相关法律编著了《饮食物鉴定法》,大正 10 年(1921 年)增订出版时更名为《卫生化学》。日本的卫生化学内容涉及面较广,其内容包括化学物质在生物体内的代谢与毒性,化学物质的安全评价,空气、水和食品卫生化学等内容。

我国卫生化学教育始于 20 世纪 20 年代。据 1936 年卫生化学教育先驱者林公际先生编著的《卫生化学》一书序言中"作者忝任卫生化学讲席,将近十载平日在教学及作业上,深知一般只需要。祇以历年讲稿,多不惬意,不敢付诸剞劂,出而问世。去春来杭,课务稍暇益以同事之怂恿,乃重治旧稿,增删损益,勉成兹编。是书出后,倘有助于药学学生之实修及从事卫生工作诸同好之参考,俾我国公共卫生伺候逐步向上则欣慰何似!",并指出:"公共卫生之推进,一方须凭借行政的力量,一方须利赖学术的研究。两者互为经纬,其效始著。关于行政问题,兹不具论,关于学术研究,则卫生化学实占重要之成分。盖卫生化学为论列一切饮食物,嗜好品,水,空气,土壤等之试验及其良否判定之学科。凡人类保健卫生之涉及化学问题者,殆无不属于卫生化学之应用范围。"1949 年新中国成立后原第二军医大学已率先开设了卫生化学课程。早期的卫生化学是以卫生检测技术为主,主要是针对食物中的营养成分和有害物质的检测分析。1956 年 11 月,林公际和胡乃钊合作对《卫生化学》进行了增订,并由上海卫生出版社再版。

20 世纪 70 年代末,我国的卫生化学已发展成为一门独立学科,《卫生化学》作为卫生专业(公共卫生与预防医学前身)七本规划教材之一成为该专业学生的一门必修课。2017 年完成出版《卫生化学》第 8 版。作为教材编写时注重"三基、五性、三特定",未能反映卫生化学最新研究成果,不能满足卫生化学和公共卫生与预防医学科技工作者的需求。原卫生部教材办公室和人民卫生出版社组织全国高等医学院校和卫生防疫部门从事卫生化学工作的70 余名专家教授于 1997 年启动编写了大型教学科研参考书《现代卫生化学》并于 2000 年出版了这部著作,该书 2002 年被教育部推荐为研究生教学用书。2009 年出版了第二次修订版《现代卫生化学》。

二、卫生化学的性质、任务和作用

卫生化学是随着公共卫生与预防医学和分析化学学科发展而形成的一门交叉学科,是应用分析化学的基本理论和试验技术研究预防医学领域中与健康相关化学物质的质、量及其变化规律的学科。为预防医学和公共卫生事业提供准确信息和可靠的研究方法。

卫生化学是预防医学的重要组成部分,与预防医学和公共卫生事业的发展密切相关。预防医学是以人类群体为研究对象,着重研究各种环境因素对人类健康的影响,包括生物、物理、化学、社会、心理等诸多方面。环境是地球表面的物质和现象与人类发生相互作用的各种自然和社会要素构成的统一体,是人类生存发展的物质基础,它与人类健康密切相关。人类为了提高生活质量、保持和促进健康,需要充分开发利用环境中的各种资源,但是人类的社会行为,也会使环境受到破坏,使人体健康受到影响。环境与健康问题已成为预防医学的热点问题之一,特别是环境中有害因素的容许量和消除方法,以及环境中微量有害因素长期危害性等问题。在诸多的环境因素中,化学因素占绝大多数。因此,化学因素与人类健康的关系更为密切和复杂。

20 世纪 40 年代以来,由于科学技术和工业的高速发展,环境污染和公害事件不断发生,人类赖以生存的自然环境遭到严重破坏,特别是 21 世纪高新技术日新月异,在给人类社会带来进步和繁荣的同时,也带来新的公共卫生问题和一系列新的挑战。全球变暖、臭氧层破坏、酸雨蔓延、水体污染、垃圾围城成为人类面临的重要环境危机。由于各种需要,全世界每年生产数十万种有毒化学物质,其中大多遁入大气或排入水体,使多数河流都受到不同程度的污染。更为突出和引起社会关注的是食品安全问题,国内外食品安全突发事件频繁发生,如二噁英污染、有毒大米、食品和食品包装材料中的塑化剂、乳和乳制品中的三聚氰胺、肉和肉制品中的瘦肉精等都给食品安全提出了新的挑战。另外,慢性病和营养相关疾病的不断出现,也引起国际医学界的极大关注。面对如此严峻的形势,公共卫生/预防医学的主攻目标和研究内容发生了重大的转移,由早期的第一主攻方向研究传染病的病原体、传播途径和预防措施,转变为探讨和研究内外环境中影响人群健康的各种因素、疾病在人群中发生和流行的规律以及慢性病的预防与控制措施。公共卫生/预防医学主攻方向和研究内容的这一重大转移,必然要求并促使卫生化学不断发展,研究和应用最新的分析技术,为制定卫生标准、评价环境质量、保证食品安全,及时发现、控制和预防疾病流行提供科学可靠的依据、信息和方法。

卫生化学的研究对象涉及预防医学的各个领域,如:空气污染物、水体污染物、土壤污染物以及家用化学品中污染物的检测;食物营养成分、功能性保健食品中功效成分的分析,食品中的添加剂、农药残留、重金属、有机毒物等污染成分的检测以及化学性食物中毒的快速鉴定;生物材料样品(血液、尿液、毛发、组织等)的监测等。由此可见,卫生化学在预防医学研究领域中发挥着重要作用,被誉为公共卫生/预防医学的眼睛。

卫生化学和预防医学是相辅相成、相互促进的。随着预防医学的发展,提出了许多新问题、新课题,如环境内分泌干扰物(EEDs)、持久性有机污染物(POPs)、药物与个人护理品(PPCPs)、食品农药兽药残留、食品转基因成分、生物活性物质等的监测以及对人类健康的影响;功能食品中功效成分的检测及质量控制;有害物质的中毒机制、代谢产物的检测等,这些问题的提出,要求卫生化学不断创新、发展,研究新技术和新方法。卫生化学的发展和广泛应用,如痕量甚至超痕量污染物的检测、分子水平研究毒物的中毒机制和代谢过程等,促使预防医学在更深的层次上有所突破和发展。卫生化学作为预防医学研究和卫生监督的强有力手段正日益受到预防医学工作者的重视。因此,现代卫生化学力求全面、及时地反映卫生化学的学科前沿。

三、卫生化学的特点

卫生化学主要研究预防医学和公共卫生领域中化学物质与人类健康的关系,范畴广阔,种类繁多,内容丰富,具有如下特点:

1. 样品的采集和保存;样品的预处理。
2. 分析数据的处理和分析质量的保证。
3. 预防医学中常用仪器分析方法的基本原理及相关仪器的结构和操作方法。包括:①光谱学分析方法,主要包括紫外-可见分光光度法、分子荧光分析法、原子吸收分光光度法、原子荧光光谱法、电感耦合等离子体原子发射光谱法等;②电化学分析方法,主要有电位分析法、电导分析法、溶出伏安法、电位溶出法等;③色谱分析方法,涵盖经典液相色谱法、气相色谱法、高效液相色谱法、离子色谱法、毛细管电泳法等;④与预防医学有关的其他现代仪器分析方法和新技术,主要有质谱法及其联用技术和常用快速检验等新技术。

与分析化学相比,卫生化学有其自身的特点,主要表现在:①检测的样品种类繁多,包括气、水、食品、生物材料等;②分析对象广,有无机成分、有机成分,有小分子、大分子甚至细胞;③被测组分含量差别大,从常量到痕量甚至超痕量;④样品组成复杂,同样的被测组分,由于其来源不同,基体干扰可能大不相同;⑤必须依据预防医学的特点选择分析方法,根据国家卫生标准等卫生法规评价和分析检验结果。

四、卫生化学分析的一般过程

卫生化学分析的一般过程主要包括采样(sampling)、试样预处理(pretreatment)、选择方法及测定(determination)以及分析数据的处理与结果表达等。

1. 采样 试样(样品)是指在分析工作中被采集并进行分析的物质体系,从整体中取出可代表全体组成的一小部分的过程称为采样。合理的采样是分析结果准确可靠的基础。在实际分析工作过程中,首先要保证采集的试样均匀并具有代表性,否则,无论测定结果再准确也毫无意义。不同试样应按照具体的规定进行采集。

2. 试样预处理 主要包括试样的分解和预分离富集。操作时可根据试样的性质和分析的目的选用适当的方法。

卫生分析的试样组成成分复杂,测定时各组分之间常常相互干扰,影响分析结果的准确性。因此,必须选择适当的方法消除干扰。当试样中待测组分含量极微,而测定方法的灵敏度不够时,必须先将待测组分进行富集,然后测定。

3. 选择方法及测定 首先根据试样的性质和分析目的选择适宜的分析方法,如对微量组分的测定应采用高灵敏度的分析方法;起到法律裁决作用的分析任务必须选择国家标准方法;要求现场测定的任务应选择快速检验方法等,然后用选定的方法准确测定。

4. 分析数据的处理与结果表达 对于测定得到的数据首先要对其可靠性进行判断,然后运用建立在统计学基础上的误差理论对数据进行计算和处理,并对计算出的分析结果的可靠性进行分析,最后确定待测组分的含量,并按要求给出分析报告。

对于组分含量,使用比较普遍的是以质量分数表示。通常情况下,为方便比对质量分数常以百分数的形式表示。对于液体试样,除了可以用质量分数表示以外,还可以用"体积分数""质量体积分数""质量浓度"等形式表示,也可以直接用物质的量浓度(简称浓度)表示。对于气体试样中的常量和微量组分,通常以"质量分数"和"质量浓度"表示。

如果选择的分析方法没有检测到要分析的物质,应以"未检出"(或写小于具体检出限数值)作为报告结果,而不应报告为"零"。

五、卫生化学的发展趋势

卫生化学是预防医学和分析化学的交叉学科,其发展必将依赖于分析化学的进展和预防医学的需求。人类进入21世纪后,科学技术高速发展,生命科学和信息科学将成为社会前进和发展的重心,促使分析科学发生巨大变革,卫生化学必然随之不断地发展和更新。未来卫生化学的发展趋势主要体现在以下几个方面。

1. 提高检测方法的灵敏度和选择性 卫生化学领域所涉及的待测组分通常是微量组分,随着科学的发展,微量分析已远远不够,越来越多要求作痕量、超痕量,甚至是原子、分子水平上的分析。基于生物、环境、食品等复杂体系痕量分析的需要,应用新材料、新技术进一步提高仪器分析方法的灵敏度、选择性和分辨率将备受重视。

2. 扩展时空多维信息 现代卫生化学的发展已不再局限于将待测组分分离出来进行表征和测量,而是成为一门为物质提供尽可能多的化学信息的科学,要扩展到时间、温度、空间结构和性能、生物活性等多维空间。随着人们对客观物质认识的深入,某些过去所不熟悉的领域,如多维、不稳态、边界条件等也逐渐提到分析化学家的日程上来。例如现代磁共振波谱、红外光谱、质谱等的发展,可提供有机物分子的精细结构、空间排列构型及瞬态等变化的信息,为人们对化学反应历程及生命过程的认识展现了光辉的前景。化学计量学的发展,更为处理和解析各种化学信息提供了重要基础。

3. 微型化和微环境的表征与测定 很多公共卫生突发事件的卫生分析工作需要进行现场、在线、实时、遥感等分析,甚或要求做非破坏性的无损、活体等分析。基于此,应用新型集成材料和计算机控制的微型化、自动化的仪器分析方法将逐渐成为常规分析的主要手段。发展仪器分析的新原理、新技术,建立智能型在体、实时、在线联用分析方法、无损检测技术等将成为重要发展趋势。

4. 生物大分子及生物活性物质的表征与测定 进入21世纪,生命科学及其相关的生物工程将成为科学研究中最优先发展的领域之一。卫生化学无疑应把对生物大分子和生物活性物质的表征、测定列为重点发展方向之一。目前,在生命科学中应用的主要分析方法有:①电泳、色谱、质谱分离分析法;②生物电分析化学和生物传感器,主要是在分子和细胞水平上研究或模拟带电粒子在生物体系和其相应模型体系中的分布、传输和转移以及转化的化学本质和规律;③分子发射光谱分析,包括荧光分析、磷光分析、化学发光和生物发光分析等;④免疫分析,主要包括发射免疫分析、荧光和化学发光免疫分析、酶免疫分析等。另外,电子自旋共振光谱也在生命科学研究中有着重要作用。

5. 联用技术和仪器智能化 鉴于每种仪器分析设备的局限性和卫生分析检测成分及形态的复杂性,完成一项针对性的检测任务往往需要多种分析仪器的组合。仪器联用分析的关键是发展"接口"技术。仪器联用技术将成为推动组合化学、蛋白组学、代谢组学、金属组学等新兴学科发展的重要手段。例如,由液相色谱、气相色谱、超临界流体色谱、毛细管电泳等所组成的色谱学是现代分离、分析的主要组成部分并获得了很快的发展。以色谱、光谱和质谱技术为基础所开展的各种联用、接口及样品引入技术已成为当今卫生化学发展中的热点之一。

6. 新技术和新材料的应用　快速检验技术在卫生监测工作中尤为重要,是未来卫生分析新技术的研究重点之一。快速检验要求检测方法快速灵敏、仪器设备和试剂简单,适合现场测定。现已研制出一些快速检测箱、快速检测试剂盒和快速筛选检测方法。如碘盐快速检测试剂盒、鼠药快速筛选检测方法、肉制品亚硝酸盐超标快速检测试剂盒等。卫生化学需要建立更多的现场快速检测方法以适应突发公共卫生事件的现场检测。

纳米材料在卫生分析中的应用发展很快,主要集中在:①纳米材料在样品分离富集中的应用;②基于纳米材料的生物大分子探针;③基于纳米材料的生物传感器。新的卫生化学检测手段也必将应用到越来越多的纳米材料。

(康维钧)

参 考 文 献

[1] 杜晓燕,毋福海,孙成均,等. 现代卫生化学. 2 版. 北京:人民卫生出版社,2009.
[2] 林公际. 卫生化学. 杭州:浙江省立图书馆附设印行所,1936.
[3] 池口慶三. 卫生化学. 东京:南江堂株式会社,1921.

第二章

卫生化学实验室安全

现代卫生化学实验室是公共卫生、疾病控制及相关医学人才培养的重要基地,是进行化学仪器分析的主要场所,所涉及内容主要包括光学、电化学、色谱分析技术等,是测定环境、食品、生物材料等样品中与健康相关物质含量的主要场所。涉及危险化学品、放射性物质等,既有理化检测、生物分析等,又有职业卫生、环境卫生、食品与保健食品等的综合评价。实验室安全与质量控制是实验室科研教学工作正常进行和确保试验质量的基本条件。长期以来,国内外实验室泄漏或爆炸事故不断发生,往往是由管理不善、措施不力、操作不当或认识不够所致。因此,树立"安全第一"的观念是实验室管理需要解决的首要问题。

在进行卫生化学试验研究之前,让学生和试验人员全面系统地掌握实验室安全管理的相关知识,也是学生遵守卫生化学操作技术规范、避免发生实验室事故和确保达到质量控制要求的基础,对营造实验室安全工作环境、保护实验室人员健康和国家财产安全、保证人才培养质量十分必要。

第一节 一般安全知识

一、预防中毒

中毒是指某些侵入人体的少量物质引起局部刺激或整个机体功能障碍的任何疾病。中毒事故多发生在具有化学药品和剧毒物品的化学实验室和具有毒气排放的实验室。酿成这类事故的直接原因是:①食物带入实验室或食物与有毒物品共同存放在一起;②管理不善,造成毒品散落流失;③排风、排气不畅;④处理不当造成环境污染等。根据毒物的半数致死量、急慢性中毒的症状和后果、致癌性、工作场所最高允许浓度等指标。我国将常见的56种毒物的危害程度分为四级:

Ⅰ级(极度危害)有汞及其化合物、苯、砷及其无机化合物(非致癌的除外)、氯乙烯、铬酸盐与重铬酸盐、黄磷、铍及其化合物、对硫磷、羟基镍、八氟异丁烯、氯甲醚、锰及其无机化合物、氰化物。

Ⅱ级(高度危害)有三硝基甲苯、铅及其化合物、二硫化碳、氯、丙烯腈、四氯化碳、硫化氢、甲醛、苯胺、氟化氢、五氯酚及其钠盐、铬及其化合物、敌百虫、钒及其化合物、溴甲烷、硫酸二甲酯、金属镍、甲苯二异氰酸酯、环氧氯丙烷、砷化氢、敌敌畏光气、氯丁二烯、一氧化碳、硝基苯。

Ⅲ级(中度危害)有苯乙烯、甲醇、硝酸、硫酸、盐酸甲苯、三甲苯、三氯乙烯、二甲基甲酰胺、六氟丙烯、苯酚、氮氧化物。

Ⅵ级(轻度危害)有溶剂汽油、丙酮、氢氧化钠、四氟乙烯、氨。

二、预防火灾和爆炸

1. 预防火灾 卫生化学试验过程常使用热源,大多使用电,但也有少数时间使用明火(如煤气灯、酒精灯等)。用火或热源的安全防范措施应注意以下几点:

(1)使用燃气热源装置,应经常对管道或气罐进行检漏,避免发生泄漏引起火灾。

(2)使用易挥发可燃试剂(如乙醚、丙酮、乙醇等)时,要尽量防止其挥发,保持室内通风良好。

(3)绝不能在明火附近倾倒、转移易燃溶剂。需要加热易燃试剂时,使用水浴,绝对不能使用明火。

(4)若加热温度可能达到被加热物质的沸点,则必须加入沸石(或碎瓷片),以防爆沸伤人,试验人员在试验过程中不应离开试验现场。

(5)易燃气体(如甲烷、氢气等)钢瓶应放在室外阴凉处,避免太阳直射,严禁直接放在室内使用。

(6)定期检查电器设备、电源线路是否正常。要遵守安全用电规程,防止因电火花、短路、超负荷引起线路起火。

此外,除建筑设计及消防器材等符合防火管理要求外,学生试验重点要注意的是试验操作引起的火灾,并要求学生熟知相关消防器材的位置及使用方法。例如,易燃、易爆或可燃性气(液)体应远离火源,并限量、分类、安全存放,使用后的废气(液)不可随便排入气道或倒入水道,应及时按规定的废弃物处理方法收集处理,以免发生火情。严禁使用火焰检查可燃气体的泄漏,对气体管道和阀门的检漏应该采用肥皂水方法等。

2. 预防爆炸 爆炸事故多发生在存放易燃易爆物品和使用高压容器的实验室。酿成这类事故的主要原因有:违章操作;设备老化、存放缺陷,未定期检验;易燃易爆物品泄漏,遇火花引起爆炸等。常见的爆炸事故类型有:可燃气体爆炸(如甲烷、氢气等)、活性金属爆炸(如钠、钾等)、高压容器爆炸等。

有些化学品在外界的作用下(如受热、受压、撞击等)能发生剧烈化学反应,瞬时产生大量的气体和热量,使周围压力急剧上升发生爆炸,如乙醚、异丙醚和四氢呋喃等。爆炸往往会造成重大的危害,因此在使用易燃易爆物品(如苦味酸等)时要十分小心。有些化学药品单独存放或使用时比较稳定,但若与其他药品混合时就会变成易爆品(如钠、钾与水混合),十分危险。

3. 灭火 一旦在试验过程中发生火情,要沉着冷静,别惊慌。首先切断电源,关闭气阀,并尽可能及时扑灭火源,移走可燃物。起火范围小可立即用合适的灭火器灭火,若火势有蔓延趋势,应迅速报警。常用灭火器及其适用范围见表2-1。

对于普通可燃物,一般可用沙子、湿布、石棉布等盖灭。衣服着火时,应立即离开实验室,可用湿布覆盖压灭,或躺倒滚灭,或用水浇灭。

用水灭火应注意:有些化学药品比水轻,会浮于水上,随水流动,可能会扩大火势。有些药品能与水反应(如金属钠),引起燃烧,甚至爆炸,导致灾上加灾。如在敞口容器中燃烧,油浴着火不宜用水,可用湿布盖灭。

表 2-1　常用灭火器

灭火器类型	主要成分	适用范围
酸碱式灭火器	H_2SO_4 和 $NaHCO_3$	非油类及电器失火的一般火灾
泡沫式灭火器	$Al_2(SO_4)_3$ 和 $NaHCO_3$	一般物质着火;有机溶剂、油类着火
二氧化碳灭火器	CO_2	电器、贵重仪器、设备;资料着火;小范围的油类、忌水化学药品着火
四氯化碳灭火器	CCl_4	电器着火
干粉灭火器	$NaHCO_3$、润滑剂、防潮剂	油类、有机物、遇水燃烧的物质着火
1211 灭火器	CF_2ClBr	高压电源设备、精密仪器、电器着火

三、防止化学烧伤、割伤、冻伤

1. 防止化学烧伤　烧伤时,应注意以下几点:

(1) 迅速脱离致伤源。迅速脱去着火的衣服,熄灭火焰。切忌奔跑喊叫,以防增加头面部、呼吸道损伤。

(2) 立即冷疗。冷疗是用冷水冲洗、浸泡或湿敷。在烧伤事故发生 6 小时内效果较好。若患者口腔疼痛,可口含冰块。

(3) 保护创面。现场烧伤创面无须特殊处理,只要简单地包扎即可。烫伤创面较轻时,涂上苦味酸或烫伤软膏即可。

(4) 必要时,送往医院进行治疗。

2. 防止割伤　首先应止血,以防止大量失血引起休克。原则上可直接压迫损伤部位进行止血。

(1) 被锐器割伤或刺伤时,如戴手套,应迅速按常规方式脱去手套,并立即用手从近心端向远心端挤压排出血液,以减少污染的程度,同时用流动净水冲洗伤口。必要时,用 0.5% 碘伏、2% 碘酊或 75% 乙醇对伤口进行消毒。

(2) 由玻璃片或管造成的外伤,首先必须检查伤口内有无玻璃碎片。若有碎片,应先用消过毒的干净镊子将碎片取出,再用消毒棉和硼酸溶液或过氧化氢清洗伤口,再涂上碘伏,并包扎好。若伤口太深,流血不止,可在伤口上方约 10cm 处用纱布扎紧,压迫止血,并立即送医院治疗。

由于操作不当、试剂或药品用量不当或不纯、试剂或药品使用标签失落、仪器设备突然发生故障等原因,实验室常会发生一些意外事故,如化学试剂中毒或灼伤、锐器刺伤、危险气体泄漏、着火或烧伤等。因此,试验人员应具有快速处理意外事故的知识。

3. 防止冻伤　冻伤多数是使用液化气体或深冻设备方法不当,由冷冻剂等造成的伤害。轻度冻伤会使皮肤发红,并伴有不舒服的感觉,数小时后会恢复正常,中度冻伤会产生水疱,重度冻伤会使伤处溃烂。冻伤的常用处理方法是将冻伤部位浸入 40~42℃ 的温水中浸泡,或用温暖的衣物、毛毯包裹,使伤处温度回升;对于重度冻伤应立即送至医院治疗。

四、实验室安全设备

1. **玻璃器皿使用安全** 由于玻璃质地脆弱、导热和导电性能差,使用过程中容易破碎,因此在使用时应注意以下几点:

(1) 在容易引起玻璃器皿破裂的操作中,要戴上手套和安全眼镜。

(2) 不要使用有缺口或裂缝的玻璃器皿。

(3) 若试验需要在高温高压下进行,应选择耐高温高压的玻璃器皿。

2. **仪器使用安全** 卫生化学实验室常用的仪器设备有分析天平、分光光度计、原子吸收分光光度仪、气相色谱仪、烘箱、马弗炉和离心机等,充分了解仪器的性能及熟练掌握其使用方法,是获得可靠分析结果的重要保证。

(1) 分析天平:分析天平是定量分析工作中不可缺少的重要仪器,目前电子天平较为常用,在使用时应注意:①天平应放置在牢固平稳试验台上。②称量时应从侧门取放物质,读数时应关闭箱门以免空气流动引起天平摆动。③电子天平若长时间不使用,则应定时通电预热,以确保仪器始终处于良好的使用状态。④天平箱内应放置吸潮剂(如硅胶)。⑤防止挥发性、腐蚀性、强酸强碱类物质腐蚀天平。

(2) 分光光度计:分光光度计是分析测量实验室常见的分析测试仪器,在使用过程中应注意以下几点:①光源选择不正确或光源切换杆不到位,将直接影响仪器的稳定性。②仪器应放在环境温度为 $5 \sim 35 \, ℃$、湿度不超过 85% 的室内,且空气中不应有足以引起腐蚀的有害物质。③仪器应安放在坚固平稳的试验台上,远离高强度磁场、电场及会产生高频波的设备。

(3) 原子吸收分光光度计:原子吸收分光光度计在使用时应注意以下几点:①原子吸收分析的样品常具有腐蚀性,使用时应定期维护原子化器。②对气路系统应定期维护保养,定期检查管道、阀门、接头等各部分是否漏气。③检查空压机回路中是否有存水,如有存水要及时排除。④如遇突然停电,应迅速关闭燃气,然后关闭仪器总电源,将各部分控制在停机状态。

(4) 气相色谱仪:气相色谱仪在使用时应注意以下几点:①如果柱子较脏,不易接检测器。②关机前要使用关机程序,同时关闭氢气。③及时或定期对仪器进行保养和维护,如检查并更新气体供给、泄漏检查、气体净化器的更换和进样器的维护等,确保仪器正常运转。

(5) 实验室常用加热设备:实验室常用加热设备主要包括电炉、烘箱、微波消解炉、马弗炉等。使用时要注意安全,防触电、烫(烧)伤,避免着火或爆裂等事故。依据每种加热设备的特点,严格按仪器标准操作规范操作,一旦发生异常情况,应立即断开电源。烘箱在使用时应注意以下几点:①样品放置不要太拥挤,要保证上下空气自然流通,最下层加热板上不得放置样品。②禁止烘焙易燃、易爆、易挥发及有腐蚀性的物品。③烘箱在升温过程中使用者不能离开烘箱,应随时观察温度变化。使用时不要超过烘箱的最高使用温度。④样品不能与烘箱内温度传感器接触或挤压传感器,否则将导致控温失灵造成火灾。⑤一旦遇到烘箱温度控制失灵,特别是烘箱内冒烟时,应立即关掉电源,等温度降下来后再打开烘箱门清理烘箱内残物。

(6) 离心机:实验室常用离心机是电动离心机,转动速度较快,使用时要注意安全,在使用时应注意以下几点:①启动离心机前,必须将其放置在平稳、坚固的地面或台面上,盖上离心机顶盖后,方可慢慢启动。②保持对称的两管样品等重,还要保证动平衡。③离心过程中如有噪声或机身振动现象,应立即切断电源,及时排除故障。

3. 高压钢瓶的使用安全　根据不同的试验任务,实验室中使用不同的压缩气体,卫生化学常用到的压缩气体,包括氢气、乙炔气、二氧化碳、氮气、氩气等。高压气体钢瓶是一种在加压下贮存和运输气体的容器,瓶身按规定漆上相应的标志色漆、规定颜色的中文名称及横条标志(表2-2)。应正确识别气体种类,切勿误用,以免造成事故。实验室常用的压缩气体都可以通过高压气体钢瓶获得,如果使用不当就会发生安全事故,使用时应注意以下几个方面:

表2-2　常见高压气体钢瓶的颜色与标记

钢瓶名称	外表颜色	字样	标字颜色	横条颜色
氮气瓶	黑	氮	黄	棕
氢气瓶	深绿	氢	红	红
氧气瓶	天蓝	氧	黑	
乙炔气瓶	白	乙炔	红	
二氧化碳瓶	黑	二氧化碳	黄	黄
氦气瓶	棕	氦	白	
氩气瓶	灰	纯氩	绿	
氯气瓶	草绿	氯	白	白
压缩空气	黑	压缩空气	白	

(1) 不得将钢瓶贮放在烈日下或靠近热源的地方。严禁可燃气体(如氢气)钢瓶靠近明火,与明火的间距不小于10m,否则必须采取有效的保护措施。采暖期间,气瓶与暖气片距离不小于1m。氧气瓶和可燃气瓶不能放在同一室。气瓶应可靠地固定在支架上。

(2) 搬运或存放压缩钢瓶时,一定要将钢瓶上的安全帽旋紧。不得摔掷、敲击、滚滑或剧烈震动瓶身。

(3) 高压气瓶上选用的减压阀要分类专用,螺扣要旋紧,防止泄漏。开、关减压阀和开关阀时,必须缓慢操作,以免发生危险。使用时应先旋动开关阀,后开减压阀。使用完毕后,应先关闭开关阀,放尽余气后,再关减压阀。切不可只关减压阀,不关开关阀。

(4) 瓶内气体不得全部用尽,剩余残压一般保持在0.05MPa以上,可燃气体应保留在0.2~0.3MPa或更高气压,否则再次充气时将影响气体的纯度,甚至发生危险。

(5) 开启高压气瓶前,应注意检查气路连接是否正确。

4. 用电安全　实验室中经常使用各种电器、仪器仪表。若使用不当,容易引发触电或火灾事故,也可能产生静电损伤。因此,安全用电是完成试验的前提保证。实验室用电有十分严格的要求,使用中必须注意以下几点:①所有电器必须由专业人员安装,不得任意另接、另拉电线用电。②在使用设备时,先详细阅读设备使用说明书或请教指导教师,并严格按照要求去做,所有仪器设备用电量应与实验室供电及用电端口相匹配,绝不可超负荷运行,以免发生事故。③若发生触电事故,应立即切断电源或用绝缘物将电源线拨开,禁止徒手接触触电者,以免被电流击倒。④为防触电,不能用潮湿的手接触电器。⑤严禁使用湿布擦拭正在通电的设备、插座、电线等。⑥严禁将水洒在电器设备上。⑦禁止高温热源靠近电源。

⑧若电器设备发生过热现象或出现焦煳味时,应立即关闭电源。⑨如试验中,应按相应仪器标准操作规范进行操作。同时,设法导走和减少静电放电,防止静电产生。

5. 用水安全　使用自来水后要及时关闭阀门,尤其遇停水时要检查阀门是否关好,防止来水后跑水。离开实验室之前,应检查自来水阀门是否完全关闭,尤其要检查冷凝器用水阀门的安全。

6. 电离辐射安全　电离辐射分为外照射和内照射两种。

（1）控制外照射的防护措施:为了尽量减少外照射对人体的伤害,在辐射防护管理工作中应主要考虑时间、距离、屏蔽等方面的防护因素,在使用时应注意以下几点:①尽可能减少辐射暴露时间。②尽可能增大与辐射源之间的距离。③屏蔽辐射源。④寻找替代方法。

（2）内照射的防护措施:尽可能防止或减少放射性核素对工作环境和人的污染,切断放射性核素进入人体的途径,加速体内放射性核素的排出。应注意以下几点:①养成良好的工作习惯,工作时必须戴手套、口罩,穿防护服以防止污染。应遵守实验室标准操作规范。②降低空气中放射性核素浓度,为防止放射性核素由呼吸道进入人体,煮沸、蒸发等试验应在通风橱中进行。处理粉末物质应在防护箱中进行,必要时应戴过滤型呼吸器。③降低表面污染水平,试验开始之前,必须包扎好皮肤的伤口,剪短指甲,以避免沾有放射性核素的物质接触到伤口。

第二节　不幸事故的应急处理

由于操作不当、试剂或药品用量不当或不纯、试剂或药品使用标签失落、仪器设备突然发生故障等原因,实验室常会发生一些意外事故,如化学试剂中毒或灼伤、锐器刺伤、危险气体泄漏、着火或烧伤等。因此,试验人员应具有急救常识和应急处理意外事故的知识。

一、急救常识及应急处理

不同类型化学试剂引起中毒的应急处理方法不尽相同,必要时应在紧急处理后,及时送往医院进行治疗。主要体现在以下几个方面:

（1）化学试剂的中毒多由呼吸系统或皮肤进入体内,常遇到的为有毒气体,如氰化物、氯气、硫化氢等。救护人员在抢救之前应做好自身呼吸系统和皮肤防护,如穿好防护服、佩戴防护面具等。这时应立即将伤者转移到室外空气新鲜、通风良好的地方,应松解患者衣领、腰带,并仰卧,以保持呼吸道畅通,同时要注意保暖。情况严重时,应立即进行人工呼吸。除对中毒者进行抢救外,还应认真查看,并采取有力措施切断毒物来源,如关闭泄漏管道阀门、阻塞设备泄漏出口、停止输送物料等。

（2）若遇着火,迅速脱去着火的衣服,熄灭火焰。切忌奔跑喊叫,以防增加头面部、呼吸道损伤。立即用冷水冲洗、浸泡或湿敷。若患者口腔疼痛,可口含冰块。现场烧伤创面无须特殊处理,只要简单地包扎即可。烫伤创面较轻时,涂上苦味酸或烫伤软膏即可。

（3）若眼睛受到刺激,可用纯水或2%的苏打水冲洗。

（4）被化学试剂灼伤时,要根据试剂的性质及灼伤程度采取相应措施,一般先用大量水冲洗,再依据酸碱中和、相似相溶原理等对症处理。

（5）割伤时,应先清洗伤口及进行止血处理。

二、应急处理案例——现场处置方案及治疗原则

试验中所有的有毒药品应有专人负责管理和发放。使用有毒药品应谨慎小心，在接触到固体或液体有毒药品时，必须戴橡胶手套，操作后立即洗手，切勿让有毒药品沾及五官或伤口。使用后的有毒药品要妥善保管，试验后有毒残渣必须进行有效处理，在试验反应过程中易产生有毒或腐蚀性气体的试验应在通风橱中进行，使用后的器皿应及时清洗。常见化学毒物的毒害作用及防护应急处理案例如下：

案例 1. 酸类化合物：如接触硫酸可引起局部红肿痛，重者起水疱、呈现烫伤症状，在现场应立即用大量流动清水冲洗，再用 2% 碳酸氢钠水溶液冲洗，然后清水冲洗。如吞服，应立即送往医院，初服可洗胃，时间长忌洗胃以防穿孔，应立即服 7.5% 氢氧化镁悬液、鸡蛋清或牛乳。

案例 2. 强碱类化合物：如接触强碱（氢氧化钠、氢氧化钾），接触后在现场应迅速用水、柠檬汁、稀醋酸或 2% 硼酸水溶液洗涤。若吞服，禁洗胃或催吐，服稀醋酸或柠檬汁。

案例 3. 毒性无机物：如接触砷及其化合物会危害上皮组织和神经系统，皮肤接触在现场立即用肥皂和水冲洗。若吞服会产生恶心、呕吐、腹痛、剧烈腹泻，应立即送往医院，进行洗胃催吐，洗胃前服新配氢氧化铁溶液（12% 硫酸亚铁溶液与 20% 氧化镁溶液等量混合）催吐，或服蛋清水或牛乳导泻。

案例 4. 有机化合物：如接触苯及其同系物，主要通过呼吸道和皮肤渗透进入人体而中毒。急性中毒会有沉醉状，继而面红、头晕、头疼、呕吐，甚至肌肉痉挛昏迷而死。慢性中毒可损伤造血和神经系统。因此，使用时应通风良好，急性中毒者施以人工呼吸、输氧，全身性中毒者静脉注射 10% 硫代硫酸钠溶液。

案例 5. 在有毒气体化合物中，如吸入二氧化硫，由呼吸道吸入，对黏膜有强烈的刺激作用，引起结膜炎、流泪、流涕、咽干、疼痛；重度中毒能产生声音嘶哑、胸痛、吞咽困难、喉头水肿以至窒息死亡。中毒者要立即离开现场，呼吸新鲜空气。如发现肺水肿应输氧，服碳酸氢钠或乳酸钠治疗酸中毒，眼受刺激时用 2% 苏打水冲洗。

第三节　现场采样的安全事项

卫生分析的样品主要有空气、水、食品及生物样品等，在进行样品的正确采集时，也要熟悉现场采样的一些安全事项，主要包括以下几点：

（1）预防中毒。化学品中毒多为由呼吸系统或皮肤进入体内，去现场取样时，要佩戴好防护用品、人要站在上风向、置换样时要向侧向、取样后要及时关闭取样阀等。

（2）预防火灾和爆炸，掌握灭火基本知识。若遇着火，迅速脱去着火的衣服，熄灭火焰。切忌奔跑喊叫，以防增加头面部、呼吸道损伤。

（3）防止化学烧伤、割伤、冻伤。去现场取样要佩戴好防护用品，注意烧伤、割伤和冻伤。

（4）掌握急救常识及应急处理方式。不同类型化学品引起中毒、火灾、爆炸、烧伤、割伤和冻伤的应急处理方法不尽相同，必要时应在紧急处理后，及时送往医院进行治疗。

第四节　危险化学品安全知识

危险化学品是指物质本身具有某种危险特性,当受到摩擦、撞击、震动、接触热源或火源、日光暴晒、遇水受潮、遇性质相抵触物品等外界条件的作用,会导致燃烧、爆炸、中毒、灼伤及污染环境事故发生的化学品。一般将危险化学品分成八类,分别为:爆炸品、压缩气体和液化气体、易燃液体、易燃固体、氧化剂和有机过氧化物、毒害物品、腐蚀品及放射性物品。

一、危险化学品安全知识

为保证化学品的质量和确保使用安全,在使用时应注意以下几方面:

1. 熟知常用化学品的理化性质,如酸碱的浓度、溶解性、挥发性、沸点、毒性等。

2. 保护化学品瓶标签的完整,标签万一脱落,应照原样贴牢。分装或配制化学品应立即贴上标签。没有标签的化学品,在未查明前不得使用。

3. 取用化学品时,瓶塞应放置规定位置。取用后应立即盖好,以防化学品被其他物质沾污或发生变质。

4. 取用化学品时,要使用清洁干燥的小勺或量器。取用强碱后的小勺应立即洗净,以免被腐蚀。

5. 不要将吸管伸入原瓶中吸取液体,取出的化学品不可倒回原瓶。打开易挥发的化学品瓶时,瓶口不要对着人面部。取用能释放有毒、有味气体的化学品后,原瓶应用蜡封口。

6. 使用有毒化学品的试验,必须在通风橱中完成,并采取必要的防护措施。试验结束后,要及时清洗、更换工作服,同时要保持实验室环境卫生。反应后的废弃物应按规定的废弃物处理方法收集处理。

7. 使用易燃易爆化学品时,试验人员要采取必要的防护措施,例如,戴上防护镜、在通风橱中进行等。使用过程中应禁止震动、撞击,如有化学品散落,应及时清理。

8. 要按有关规定收集化学废弃物,放于对应的废弃物箱内。

二、化学致癌物质

化学致癌物质指凡能引起动物和人类肿瘤、增加其发病率或死亡率的化合物。已知诱发癌症的化学物质已有一千多种,包括天然的和人工合成的化学物质。例如,含 3,4-苯并芘、乙苯胺、联苯胺、亚硝胺和黄曲霉毒素等。此外,其他无机物,如砷、铬、镍等及其化合物,以及石棉均有致癌作用。在日常生活和自然界中广泛存在着化学致癌物质,虽然化学致癌物在癌症的发生过程中起着主导作用,但必须遵循量变到质变的原则。在一定条件下,化学致癌物质长期反复作用之后,达到了一定的量,才能够诱发癌症。

三、职业卫生监控的化学物质

通过对工作场所中已知有害物质和有害因素进行定期检测,了解其现状和变化趋势,以提供工作场所有害物质现状的数据,分析作业环境中有害因素性质、强度及其在时间、空间的分布及消长规律,判断工作场所有害物质是否符合国家职业卫生标准,找出工作场所有害物质污染最严重的地点或岗位,以及该处有害物质的重要污染因素,评价该处有害物质防治对策和措施的实施效果。职业卫生监控的常见化学物质见表2-3。

表2-3 职业卫生监控的常见化学物质

金属与类金属类物质	铅、汞、镉、砷、锰、铬、镍、铍、锌、铊、锡、锑、磷、硒
刺激性气体	无机酸:硫酸、盐酸、硝酸、铬酸、氯磺酸
	有机酸:甲酸、乙酸、丙酸、丁酸
	氮的氧化物:一氧化氮、二氧化氮、五氧化二氮
	氯及其化合物:氯、氯化氢、二氧化氯、光气、双光气、氯化苦、二氯化枫、四氯化硅、三氯氢硅、四氯化钛、三氯化锑、三氯化砷、三氯化磷、三氯氧磷、五氯化磷、三氯化硼
	硫的化合物:二氧化硫、三氧化硫、硫化氢
	成碱氢化物:氨
	强氧化剂:臭氧
	酯类:硫酸二甲酯、二异氰酸甲苯酯、甲酸甲酯、氯甲酸甲酯、丙烯酸甲酯
	金属化合物:氧化银、硒化氢、波基镍、五氧化二钒、氧化镉、羰基镍
	醛类:甲醛、己醛、丙烯醛、三氯乙醛
	氟代烃类:八氟异丁烯、氟光气、六氟丙烯、氟聚合物的裂解残液气和热解气
窒息性气体	一氧化碳、氰化氢、硫化氢、甲烷
有机溶剂	苯、甲苯、二甲苯、二氯乙烷、正己烷、二硫化碳
苯的氨基和硝基化合物	苯胺、三硝基甲苯
高分子化合物	氯乙烯、丙烯腈、含氟塑料、二异氰酸甲苯酯、二甲基甲酰胺
农药	有机磷酸酯类、拟除虫菊酯类、氨基甲酸酯类、百草枯

欧盟REACH(Registration,Evaluation,Authorization and Restriction of Chemicals)法规是关于化学品注册、评估、许可和限制的法规,欧盟REACH法规下高度关注物质(Substance of Very High Concern,简称SVHC)授权物质候选清单截至2018年4月共计18批183项,见表2-4。

表2-4 欧盟REACH法规下高度关注物质

批号	名 称
1	蒽、4,4'-二氨基二苯基甲烷
2	蒽油、蒽糊、清油
3	丙烯酰胺、三氯乙烯
4	硫酸钴、硝酸钴、碳酸钴、2-甲氧基乙醇、2-乙氧基乙醇、三氧化铬、二铬酸、铬酸及二铬酸的低聚物
5	2,4,6-三硝基-5-叔丁基间二甲苯、4,4'-二氨基二苯基甲烷
6	铬酸铬、氢氧化铬酸锌钾、锌黄、硅酸铝耐火陶瓷纤维(RCF)、氧化锆硅酸铝耐火陶瓷纤维(Zr-RCF)、甲醛苯胺共聚物、邻苯二甲酸二甲氧乙酯(DMEP)、邻甲氧基苯胺、对特辛基苯酚、1,2-二氯乙烷、二乙二醇二甲醚、砷酸、砷酸钙、砷酸铅、N,N-二甲基乙酰胺、4,4'-亚甲基双-2-氯苯胺(MOCA)、酚酞、叠氮化铅、2,4,6-三硝基苯二酚铅、苦味酸铅

批号	名　称
7	三甘油二甲醚、乙二醇二甲醚、三氧化二硼、甲酰胺、甲基磺酸铅、异氰尿酸三缩水甘油酯、异氰尿酸 B-三缩水甘油酯、米氏酮、4,4'-(对二甲氨基)二苯基甲烷、碱性蓝 26、溶剂蓝 4、A,A-二[(二甲氨基)苯基]-4-甲氨基苯甲醇
8	C.I. 颜料黄41、2-甲氧基-5-甲基苯胺、全氟十一烷酸、甲基六氢苯酐、4-甲基六氢苯酐、甲基六氢化邻苯二甲酸酐、3-甲基六氢苯二甲酸酐、六氢邻苯二甲酸酐、二丁基锡、氟硼酸铅、硝酸铅、硅酸铅、4-苯偶氮苯胺、钛酸铅锆、黄丹、邻甲基苯胺、3-乙基-2-甲基-(3-甲基丁基)噁唑烷、含有铅的硅盐和钡盐1:1的物质、碱式碳酸铅、呋喃、N,N-二甲基甲酰胺、对特辛基苯酚乙氧基醚、分支或线性的壬基酚、3,3'-二甲基-4,4'-二氨基二苯甲烷、硫酸二乙酯、硫酸二甲酯、碱式硫酸铅、钛酸铅、碱式乙酸铅、二盐基邻苯二甲酸铅、十溴联苯醚、N-甲基乙酰胺、二硝丁酚、乙二醇二乙醚、三盐基硫酸铅、邻苯二甲酸正戊基异戊基酯、双(十八酸基)二氧代三铅、四乙基铅、氧化铅与硫酸铅的复合物、全氟十三酸、全氟十二烷酸、全氟代十四酸、溴代正丙烷、甲氧基乙烷、2,4-二氨基甲苯、环氧丙烷、二碱式亚磷酸铅、邻氨基偶氮甲苯、支链和直链1,2-苯二酸二戊酯、4,4'-二氨基二苯醚、四氧化三铅、4-氨基联苯、邻苯二甲酸二异戊酯、C16-18-脂肪酸铅盐、偶氮二甲酰胺、二碱式亚硫酸铅、氨基氰铅(2+)盐(1:1)
9	镉、十五代氟辛酸铵盐、全氟辛酸、邻苯二甲酸二正戊酯、氧化镉
10	硫化镉、C.I. 直接红28、C.I. 直接黑38、邻苯二甲酯二正己酯、2-巯基咪唑啉、乙酸铅、磷酸三二甲苯酯
11	氯化镉、过硼酸钠、1,2-苯二酸、二己基酯(直链和支链)、过硼酸钠、过硼酸、钠盐
12	氟化镉、硫化镉、紫外线吸收剂 UV-320、紫外线吸收剂 UV-328、硫代甘醇酸异辛酯二正辛基锡 DOTE、DOTE 和 MOTE 反应产物
13	邻苯二甲酸二(C6-C10)烷基酯、癸基己基辛基酯与1,2-邻苯二甲酸的复合物、邻苯二甲酸二己酯、2-(2,4-二甲基-3-环己基)-5-甲基-5-(1-甲基丙基)-1,3-二氧噁烷和2-(4,6-二甲基-3-环己基)-5-甲基-5-(1-甲基丙基)-1,3-二氧噁烷及这两个物质的任意组合(卡拉花醛及其同分异构体,还包括卡拉花醛和其同分异构体的任意组合)
14	硝基苯、紫外线吸收剂 UV-327、紫外线吸收剂 UV-350、1,3-丙烷磺内酯、全氟壬酸及其钠盐和铵盐
15	苯并(α)芘
16	双酚 A、全氟癸酸及其钠盐和铵盐、对叔戊基苯酚、4-庚基苯酚(直链和支链)
17	全氟己基磺酸及其盐类
18	德克隆、苯并[α]蒽、硝酸镉、氢氧化镉、䓛、1,3,4-噻二唑烷-2,5-二硫酮

四、监控化学品与危险化学品

在使用化学品和危险化学品时一定要注意以下几点:

(1) 使用易挥发、有毒或易燃有机溶剂时,如四氯化碳、乙醚、苯、丙酮和三氯甲烷等,一定要远离火焰和热源。使用完毕后,将试剂瓶密封,放在阴凉处保存。低沸点的有机溶剂不能直接在火焰上或热源(煤气、酒精灯、电炉等)上加热,而应在水浴上加热。

(2) 使用剧毒物品,如汞盐、砷化物和氰化物等,使用时应特别小心。氰化物不能接触酸,因作用时产生剧毒的 HCN,氰化物废液应倒入碱性亚铁盐溶液中,使其转化为亚铁氰化物盐类,然后做废液处理。严禁直接倒入下水道或废液缸中。硫化氢气体有毒,涉及有关硫化氢气体的操作时,一定要在通风橱中进行。对一些常用的剧毒化学试剂,一定要了解这些化学试剂中毒时的急救处理方法。

（3）使用易爆试剂时,如热、浓 $HClO_4$。如果试样为有机物时,应先用浓 HNO_3 加热,使之与有机物发生反应,有机物被破坏后,再加入 $HClO_4$。蒸发多余的 $HClO_4$ 时,切勿蒸干,避免发生爆炸。

（4）使用浓酸、浓碱等强腐蚀性试剂时,如浓 HNO_3、HCl、H_2SO_4、$HClO_4$、$NH_3 \cdot H_2O$ 等,应在通风橱中操作,绝不允许直接加热。在稀释浓酸或浓碱时,应注意操作流程,如稀释浓 H_2SO_4 时,应将 H_2SO_4 慢慢地注入水中（边搅拌边加入）,禁止将水倒入 H_2SO_4 中。操作过程中,如将浓酸、浓碱等强腐蚀性试剂溅在皮肤和衣服上,应尽快用清水处理干净。

（5）实验室应保持室内整洁、干净。需回收容器应由操作者及时洗净并放在指定位置。不能将毛刷、抹布扔在水槽中。

（6）试验废弃物应放入实验室指定存放地方。废酸、废碱等小心倒入废液缸（或塑料桶）内,切勿倒入水槽内,以免腐蚀下水管。有机试剂应倒入回收瓶中,不要倒入水槽中。禁止将固体物、玻璃碎片及滤纸等扔入水槽内,以免造成下水道堵塞。

五、高危化学品的使用和防护

在使用高危险化学品时一定要注意以下几点:

（1）化学品都附有安全标签和安全技术说明书,使用前应认真阅读或接受相关教育或培训,详细了解高危化学品性能、操作注意事项、可能导致的危害、应急处理方法和自救措施等。

（2）使用强氧化剂和有机过氧化物时,应防止燃烧、爆炸。按其组成分为强氧化剂和有机过氧化物。氧化剂是具有强氧化性的物质,易分解放出氧和热量,对热、震动和摩擦比较敏感。如高氯酸与还原性有机物、还原剂、易燃物如硫、磷等接触或混合时有引起燃烧爆炸的危险。有机过氧化物本身易燃易爆、极易分解,对热、震动和摩擦极为敏感,如过氧化苯甲酰、过氧化甲乙酮等。

（3）使用生物毒素时,一定要采取生物安全措施,避免危险生物因子造成实验室人员暴露、向实验室外扩散并导致危害的行为。依据实验室处理对象的生物危险程度、试验设施、设备及相应的试验技术,把生物安全实验室防护水平分为四个等级,分别为一级（BSL-1 或 P1）、二级（BSL-2 或 P2）、三级（BSL-3 或 P3）和四级（BSL-4 或 P4）。由于实验室无法完全控制其所接收的标本,所以试验人员可能会遇到比预期更高的危险。预防医学实验室涉及多种动物和生物媒介,需要做好实验室的生物安全防护工作。其中,个体防护装备是减少操作人员暴露于气溶胶、喷溅物及意外接种等危险的一个屏障。生物安全防护工作可根据所进行的试验工作性质来选择（表2-5）。

表2-5 生物安全个人防护装备

装备	避免的危害	安全性特征
实验服、隔离服、连体衣	污染衣服	背面开口;罩在服装外
塑料围裙	污染衣服	防水
鞋袜	碰撞和喷溅	不露脚趾

续表

装备	避免的危害	安全性特征
护目镜	碰撞和喷溅	防碰碎镜片(必须有视力矫正或外戴视力矫正眼镜);侧面屏蔽
安全眼镜	碰撞	防碰碎镜片(必须有视力矫正);侧面有护罩
面罩	碰撞和喷溅	罩住整个面部;发生意外时容易取下
防毒面具	吸入气溶胶	在设计上包括一次性使用的、整个面部或一般面部空气净化、整个面部或加罩的动力空气净化的以及供气的防毒面具
手套	直接接触微生物划破	得到微生物学认可的一次性乳胶、乙烯树脂或聚腈类材料;保护手;网孔结构

（姜　泓）

参 考 文 献

[1] 和彦岑. 实验室管理. 北京:人民卫生出版社,2008.

[2] 郭伟强,张培敏,边平凤. 分析化学手册. 1. 基础知识与安全知识. 第 3 版. 北京:化学工业出版社,2016.

[3] 周建伟. 预防医学综合实验. 北京:人民卫生出版社,2017.

[4] 呼小洲,程小红,夏德强. 实验室标准化与质量管理. 北京:中国石化出版社,2013.

[5] 姜忠良,齐龙浩,马丽云,等. 实验室安全基础. 北京:清华大学出版社,2009.

[6] 杨剑. 检测实验室管理. 北京:中国轻工业出版社,2012.

第三章

卫生化学实验室标准化管理

卫生化学实验室是进行卫生理化试验教学、科学研究和社会服务等活动的场所。实验室标准化管理是指按照一定的规则,对实验室的各项活动进行计划、组织、指挥、监督和调节,以适应外部环境变化,充分利用各种资源,实现实验室的质量方针和目标,使得检测结果国际通行,提高经济和社会效益。

第一节　实验室标准化管理准则

目前国际上应用较为广泛的实验室标准化管理基本准则主要有:①国际标准化组织(International Organization for Standardization,ISO)和国际电工委员会(International Electro-technical Commission,IEC)联合发布的《检测和校准实验室能力的通用要求》(ISO/IEC 17025);②经济合作与发展组织(Organization for Economic Co-operation and Development,OECD)发布的良好实验室规范(good laboratory practice,GLP);③起源于日本企业的6S管理模式等。

一、ISO/IEC 17025标准

ISO/IEC 17025是实验室认可服务的国际标准,从1978年诞生之日起至今已有40年发展历程,期间经历了6个版本演变过程(表3-1)。我国自1990年开始逐步等同或修改采用该标准,目前由中国合格评定国家认可委员会(China National Accreditation Service for Conformity Assessment,CNAS)承担ISO/IEC 17025实验室认可服务。

表3-1　ISO/IEC 17025历次版本和转化

序号	国际标准/准则	国内标准/准则*
1	ISO Guide 25:1978	/
2	ISO/IEC Guide 25:1982	JJF 1021-1990(MOD)
3	ISO/IEC Guide 25:1990	GB/T 15481-1995(IDT),《产品质量检验机构计量认证、审查认可(验收)评审准则(试行)》
4	ISO/IEC 17025:1999	GB/T 15481-2000(IDT)
5	ISO/IEC 17025:2005	GB/T 27025-2008(IDT),CNAS-CL01:2006(IDT),实验室资质认定准则(3个版本)
6	ISO/IEC 17025:2017	CNAS-CL01:2018(IDT),RB/T 214-2017

* 注:①国际标准采用方式:等同采用(identical,IDT)、修改采用(modified,MOD)等;
②实验室资质认定准则:国认实函〔2006〕141号、国认实函〔2015〕50号、国认实函〔2016〕33号。

(一) ISO/IEC 17025 结构框架

根据 ISO 对所辖标准的统一要求,2017 年 11 月发布的 ISO/IEC 17025:2017 结构框架修订为九大部分,从技术要求上来看基本采纳了 ISO/IEC 17025:2005 的内容,我国等同采用为 CNAS-CL 01:2018(表 3-2)。

表 3-2 ISO/IEC 17025:2017 结构框架

标准章节	标准章节
1 范围	7.5 技术记录
2 规范性引用文件	7.6 测量不确定度的评定
3 术语和定义	7.7 结果有效性的保证
4 通用要求	7.8 结果的报告
4.1 公正性	7.9 投诉
4.2 保密性	7.10 不符合工作
5 结构要求	7.11 数据控制和信息管理
6 资源要求	8 管理要求
6.1 总则	8.1 管理方式
6.2 人员	8.2 管理体系文件(方式 A)
6.3 设施和环境条件	8.3 管理体系文件的控制(方式 A)
6.4 设备	8.4 记录控制(方式 A)
6.5 计量溯源性	8.5 风险和机会的管理措施(方式 A)
6.6 外部提供的产品和服务	8.6 改进(方式 A)
7 过程要求	8.7 纠正措施(方式 A)
7.1 要求、标书和合同评审	8.8 内部审核(方式 A)
7.2 方法的选择、验证和确认	8.9 管理评审(方式 A)
7.3 抽样	附录 A(资料性附录)计量溯源性
7.4 检测或校准物品的处置	附录 B(资料性附录)管理体系方式

(二) ISO/IEC 17025 应用

ISO/IEC 17025 标准是开展实验室认可活动的依据。为满足世界各国对实验室认可工作需求,1978 年国际认可论坛组织编写了《检测实验室基本技术要求》,ISO 随即采用并命名为 ISO Guide 25,以后演变为 ISO/IEC 17025。

实验室认可是指权威机构对实验室有能力进行指定类型的检测/校准工作做出一种正式承认的程序。1947 年澳大利亚建立了世界上第一个国家实验室认可体系。20 世纪 60 年代英国、70 年代(美国、新西兰和法国)、80 年代(新加坡、马来西亚)、90 年代中国等国家先后开展了实验室认可活动。同时国际上相继成立了若干区域性实验室认可合作组织(表 3-3)。

2006 年以来,根据《中华人民共和国认证认可条例》规定,由国家认证认可监督管理委员会(Certification and Accreditation Administration of the People's Republic of China,CNCA)批准设立并授权的 CNAS 代表中国,先后加入了 IAF、ILAC、APLAC 和 PAC 成为正式成员。截

至 2017 年 12 月,我国已与 IAF 互认成员 71 个经济体的 81 个认可机构、ILAC 互认成员 101 个经济体的 133 个认可机构签署了多边互认协议(mutual recognition agreement,MRA)。通过 ISO/IEC 17025 认可的实验室在授权范围内出具的检测报告和数据,在国际互认成员之间可获得相互认可,实现了一次检测、全球互通的愿景。

表 3-3   国际区域性实验室认可合作组织

序号	组织名称(英文)	组织名称(中文)
1	International Accreditation Forum(IAF)	国际认可论坛
2	International Laboratory Accreditation Cooperation(ILAC)	国际实验室认可合作组织
3	Asia Pacific Laboratory Accreditation Cooperation(APLAC)	亚太实验室认可合作组织
4	Pacific Accreditation Cooperation(PAC)	太平洋认可合作组织
5	European co-operation for Accreditation(EA)	欧洲认可合作组织
6	Inter American Accreditation Cooperation(IAAC)	中美洲认可合作组织
7	Southern Africa Accredited Development Cooperation Organization (SADCA)	南部非洲认可发展合作组织
8	Arab Accreditation Cooperation(ARAC)	阿拉伯认可合作组织

我国对实验室又同时实施了计量认证和审查认可两套考核制度。1986 年通过原国家经济管理委员会授权,原国家标准局开展了实验室审查认可;同时原国家计量局依据《计量法》对全国产品质量检验机构开展了计量认证工作。经过 30 多年发展,现由 CNCA 统一管理,并形成了检验检测机构的资质认定制度。该制度即充分考虑并吸纳了 ISO/IEC 17025 的精髓,同时兼顾我国政府对检测市场、检验检测机构监管的强制性要求,先后发布了 3 个版本资质认定准则。

2018 年 5 月 CNCA 出台了《国家认监委关于检验检测机构资质认定工作采用相关认证认可行业标准的通知》(国认实〔2018〕28 号),2018 年 6 月 1 日起试行《检验检测机构资质认定能力评价检验检测机构通用要求》(RB/T 214-2017)等 5 项认证认可行业标准,2019 年 1 月 1 日起全面实施。

二、良好实验室规范

从国际贸易角度出发,为了避免化学品的非关税壁垒,推动非临床健康与环境安全性评价数据的相互承认,降低不必要的重复试验成本,OECD 成立专家组制订了 GLP 原则,并于 1981 年 5 月 OECD 理事会上通过。

30 多年来 OECD 先后公布了 18 个 GLP 决议文件和 690 多个化学品测试准则。根据 OECD 理事会签署的"化学品评价数据相互认可的决议",实验室取得 OECD 的 GLP 认证,即意味着在指定研究领域可以出具被 35 个 OECD 成员国和 7 个数据互认国接受的报告,实现"全球互通"。

(一)GLP 基本概念

GLP 基本概念是指有关机构运行以及非临床健康和环境安全研究的计划、实施、监督、记录、存档和报告的运行条件的一套质量体系。它最早起源于药品研究,其后逐渐扩展到其他有毒有害物质(如农药、环境和食品污染物、工业毒物、射线等)实验室安全性评价,以及各类健康相关产品(食品和保健食品、化妆品、涉水产品、消毒产品等)安全性和功效学评价。目前 GLP 范围已经覆盖了与人类健康有关的所有实验室研究工作,并有进一步向与整个环境和生物圈有关的实验室研究工作扩展的趋势。

GLP 内容通常包括:①组织机构和人员的要求;②试验设施、仪器设备和试验材料的要求;③标准操作规程;④研究工作实施过程的要求;⑤质量保证;⑥档案管理工作的要求等。

实施 GLP 的目的是为了组织和管理科学技术人员的研究行为,提高试验数据的质量和有效性,避免假阴性或假阳性结果出现,避免重复性试验,减少资源浪费,保障试验结果的可靠性、完整性、可重复性、可审核性,实现试验数据的国际相互认可。

(二) GLP 的应用

世界各国通过自主研制或参照 OECD 的 GLP 原则,分别制定了适合自己国情的 GLP 原则文件,以此规范相关产业产品的试验研究与开发。1989 年 OECD 要求各成员建立国家 GLP 监督程序并实施 GLP 认证。根据 OECD 的 GLP 原则以及各成员国的法律,仅有荷兰、比利时、德国、波兰接受非 OECD 成员国的 GLP 认证申请,截至 2017 年底中国 22 家实验室通过 OECD 的 GLP 认证。

我国 GLP 监管体系建设工作始于 1993 年,分别由卫生、医药、农业、环境和认监委等部门,参照 OECD 和其他国家的 GLP 原则文件,等同或修改采用转化为国家标准或部门规范,并依此对从事药品、农药、兽药、化学品等研究机构(实验室)先后开展了 GLP 认证工作。

三、6S 管理模式

6S 管理是一种现代企业的管理模式,是指对生产现场各生产要素(人员、机械、材料、方法、环境等)所处的状态不断进行有效管理的方法。6S 分别是整理(Seiri)、整顿(Seiton)、清扫(Seiso)、清洁(Seiketsu)、素养(Shitsuke)、安全(Safety)。6S 管理模式起源于日本企业,因其前 5 个日语单词的罗马拼音均以"S"开头,故简称 5S。1986 年日本 5S 著作逐渐问世,随后中国海尔实验室增加了"安全"一词,于是形成了 6S 概念。

推行 6S 的主要目的是:①提升人的品质,优化人文环境;②追求低成本、高效率、高品质;③消除浪费,实现企业利润最大化。

目前许多实验室将 6S 理念引入其日常管理,即对实验室的人员、仪器设备、试剂药品、检测方法、环境设施等进行规范管理。6S 理念与其他实验室质量管理体系的原理是相通的,可以相互借鉴和提高。

(一) 6S 基本含义

(1) 整理:将工作现场滞留物区分为要与不要,不用的坚决清理出场,不常用的放远点,偶尔使用的集中放置在储备区,经常使用的放在作业区。

(2) 整顿:将工作场所需要物品合理布置、加以标识,方便使用、节约时间。

(3) 清扫:将工作场所清扫干净、保养设备,保持现场干净明亮。

(4) 清洁:保持前 3S 的成果,将好的做法制度化、规范化和标准化。

(5) 素养:建立良好的行为规范,自觉执行制度,成为个人行为准则。

(6) 安全:树立安全意识,构建安全环境,安全作业,防患于未然。

为便于理解 6S 各要素之间的关系和作用,可用图 3-1 表示。

(二) 6S 推行步骤

6S 管理通过推行整理、整顿和清扫来强化管理,用清洁巩固效果,从而使人员养成习惯

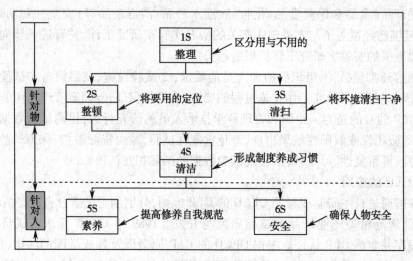

图 3-1 6S 要素之间关系图

和素养,最终达到安全生产的目标。推行 6S 管理一般要经历 3 个阶段:形式阶段、制度阶段和习惯阶段。

(1)形式阶段:6S 形式阶段包括理念宣传、知识培训、摸底考试、动员部署和找茬活动等,其目的在于提升全体人员对 6S 管理的认知程度,进行意识革新,形成准确认知、全员参与的局面。

(2)制度阶段:按照 6S 的各项制度要求实施,扎实稳步推进,并通过检查、整改、再检查形成机制闭环,其目的在于通过制度手段固化 6S 管理的成果,形成持续改进、可管可控的局面。

(3)习惯阶段:经过制定并遵循相应的规章制度,不断规范人的行为,使之慢慢养成良好的行为素养,形成外化于形、内化于心的良好局面。

第二节　计量器具及其量值溯源

为保证测量数据的计量溯源性,可对测量仪器性能进行定期检定或校准,并在相邻两次检定或校准期间,实施一次或多次期间核查。

一、计量器具

(一)计量器具概念

计量器具(measuring instrument)是指可单独地或连同辅助设备一起用于直接或间接确定被测对象量值的器具或装置。计量器具又称测量仪器。计量器具必须具有符合相应规范要求的计量学特性,能以规定的准确度复现、保存并传递计量单位量值。计量器具按结构可分为实物量具、计量仪器、标准物质及测量系统;按计量学用途可分为计量基准、计量标准和工作计量器具。

1. 计量基准　是指在特定领域内具有当代最高计量特性,其值不必参考相同量的其他标准而被指定的或普遍承认的测量标准。

计量基准通常分为主基准、作证基准、副基准、参考基准和工作基准。经国际协议公认,在国际上作为给定量的其他所有标准定值依据的标准,称为国际计量基准。经国家正式确认,在国内作为给定量的其他所有标准定值依据的标准,称为国家计量基准。

2. 计量标准　是指为了定义、实现、保存或复现量的单位或一个或多个量值,用作参考的实物量具、测量仪器、标准物质或测量系统。计量标准的定义同样适用于计量基准,后者是一种准确度最高的计量标准。

计量标准可分为社会公用计量标准、部门计量标准和企事业单位计量标准。

3. 工作计量器具　是指用于日常的测量工作而不用于检定或校准的计量器具。工作计量器具的数量巨大,占计量器具总数的绝大部分,分布于国民经济各部门和科学技术各领域。为了保证测量结果的准确可靠,工作计量器具通常要定期或及时地进行检定或校准。

（二）量值传递与溯源

1. 量值传递　通过对计量器具的检定或校准,将国家基准所复现的计量单位通过多等级计量标准传递到工作计量器具,以保证被测对象量值的准确和一致的全部过程,称为量值传递。

2. 量值溯源　是指通过不间断的比较链,使测量结果能在规定不确定度内追溯到国家基准或国家基准所复现的量值的自下而上的量值保证体系。

"量值传递"与"量值溯源"在本质上无多少区别。量值传递是从国家计量基准开始,按检定系统表和检定规程,逐级传递,把量值自上而下传递到工作计量器具,而量值溯源则是量值传递的逆过程(图3-2)。量值传递与溯源方式有实物计量标准、有证标准物质、发播标准信号和计量保证方案等。

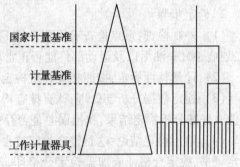

图3-2　量值传递体系图

二、计量检定

（一）检定概念与分类

检定(verification)是指查明和确认计量器具(测量仪器)是否符合法定要求的程序,它包括检查、加标记和/或出具检定证书。检定是由计量检定人员利用计量标准,按照法定的计量检定规程要求,对新制造的、使用中的和修理后的计量器具进行一系列的具体检验活动。在我国它是统一量值、确保测量仪器性能准确一致的重要措施,是量值传递或溯源的重要形式,是对全国计量实行国家监督的一种手段。检定按管理形式分类可分为强制检定和非强制检定。

1. 强制检定　指政府计量行政部门依法设立或授权的计量技术机构,对社会公用计量标准器具、部门和企事业单位使用的最高计量标准器具,以及用于贸易结算、安全防护、医疗卫生、环境监测、行政监测、司法鉴定等方面列入强制检定目录的工作计量器具,实行定点、定期的检定。

1987年4月国务院颁布了《强制检定的工作计量器具检定管理办法》,1987年5月原国家计量局发布了《强制检定的工作计量器具明细目录》,后经过1999年、2001年和2002年三次调整,总计60项117种。2019年10月国家市场监管总局第48号公告将强制管理的计量器具目录调整为40类63种,监管方式分为型式批准(P)、型式批准+强制检定(P+V)、强制检定(V)。

2. 非强制检定 指强制检定范围以外的其他依法管理的计量器具,实行定期的自行检定或者送其他计量检定机构的委托检定。

1987年7月1日国家计量局发布了《中华人民共和国依法管理的计量器具目录》,该目录包括计量基准、计量标准、工作计量器具以及属于前三者的新产品。其中所列各种工作计量器具(包括专用计量器具),除了强制检定的以外,其余的均为非强制检定的计量器具。

（二）检定方法与步骤

1. 检定方法 通常分为整体检定和单元检定。

（1）整体检定:直接用计量基准、计量标准来检定测量仪器的计量特性的检定称为整体检定。这是一种主要的检定方法,又称为综合检定法。

（2）单元检定:对影响被检定测量仪器准确度的各项因素所产生的误差进行分别检定,然后通过计算求出总误差或总不确定度,以判定被测量仪器合格与否的检定,称为单元检定,又称为分项检定、部件检定或元件检定。

2. 检定步骤

（1）外观检查:重点检查有无影响测量仪器计量特性和寿命的缺陷,如锈蚀、裂缝、变形、划痕、撞伤、油垢以及运动部件能否正常动作等。

（2）计量特性检定:按照相关计量检定规程的检定内容进行。

（3）检定数据分析与处理:认真核查检定数据,计算平均值、不确定度等,必要时给出修正值。仔细分析检定结果,找出误差是否存在规律性,以便发现检定中的问题。

（4）给出检定结论:这是整个检定过程的最后一个环节。经检定合格的测量仪器,发给检定证书、检定合格证或加盖检定合格印,经检定不合格的发给不合格通知书或加盖注销印。按检定规程要求,视被检测量仪器等级出具检定数据,给定检定有效期。

（三）计量检定规程

国家计量检定规程由国务院计量行政部门组织制定并批准颁布,在全国范围内施行,作为检定的法定依据。没有国家计量检定规程的,由国务院有关主管部门和省、自治区、直辖市人民政府计量行政部门分别制定或地方计量检定规程,并向国务院计量行政部门备案;经国务院计量行政部门审核同意,也可推荐在全国范围内施行。

根据《计量器具检定规程编写规则》(JJF 1002-2010)要求,计量检定规程内容包括技术要求、检定条件、检定项目、检定方法、检定结果处理及检定周期等。为了与国际接轨,我国在制定计量检定规程时,结合实际等同或等效采用由国际法制计量组织发布的国际建议或国际文件。

目前我国已经颁布、实施了800多项国家计量检定规程。

三、计量校准

（一）校准概念

校准(calibration)是指在规定条件下,为确定测量仪器或测量系统所指示的量值,或实物量具或参考物质所代表的量值,与对应的由标准所复现的量值之间关系的一组操作。其含义:①在规定条件下,用参考标准对包括实物量具(或参考物质)在内的测量仪器的特性赋值,并确定其示值误差;②将测量仪器指示或代表的量值,按照比较链或校准链,将其溯源到测量标准复现的量值上。

校准机构基本要求：①校准室环境条件应满足校准规范要求的温度、湿度等规定。如在现场进行，则环境条件以能满足仪器现场使用的条件为准；②标准器具的"误差限"应是被校仪器误差限的 $1/10 \sim 1/3$；③校准人员应经有效的考核，并取得相应的资格证书，只有持证人员方可出具校准证书和校准报告。

（二）校准特点

计量校准一般是用具有更高精度的标准器具与被校测量仪器进行比较，以确定被校仪器设备的示值误差，有时也包括部分计量性能。其主要特点：

（1）校准对象是强制性检定之外的计量器具。

（2）校准不具有法制性，属于自愿行为。

（3）校准依据是校准规范、校准方法，或双方认同的其他方法。

（4）校准周期由使用单位根据风险程度自行确定。

（5）校准结果只是提供计量器具的示值误差、修正值或赋值以及不确定度。

（三）计量校准规范

计量校准规范是用于对测量仪器进行周期校准的技术文件。编制校准规范可参照《国家计量校准规范编写规则》（JJF 1071-2010）的要求进行。校准规范的编制一般由负责该项校准的技术人员起草，经机构技术委员会讨论，最后由归口单位负责审核，并由相关部门颁布、实施。

计量校准规范内容一般包括：封面、扉页、目录、范围、引用文件、术语和计量单位、概述、计量特性、校准条件、校准项目、校准方法、校准结果、复校时间间隔、附录、附加说明等。

目前我国已经颁布、实施了 500 余项国家计量校准规范。

（四）检定和校准结果确认

实验室取得测量仪器检定/校准证书后，应对其检定/校准结果的适用性进行确认。一般地由测量仪器使用者执行确认评价，并形成相应记录。只有确认合格的测量仪器才能投入使用。

检定/校准结果确认内容主要包括：检定/校准机构资质和能力、计量标准溯源性、能否满足实验室检测要求、测量不确定度等。最后形成可正常使用或限制使用的确认意见，并决定该测量仪器的检定/校准周期。

四、期间核查

（一）期间核查概念

期间核查（intermediate checks）是指在相邻两次检定或校准期间，采用适当方法对测量仪器常用参数或测量点等进行检查，以判定其测量性能的稳定性。

期间核查是一种过程控制，是实验室确保测量仪器检定/校准状态可信度的重要手段，是一种"以点带面"评价设备测量性能的方法。其目的是为了尽可能减少和降低由于设备检定/校准状态失控而产生的不必要成本或风险。

（二）期间核查范围

测量仪器是否需要期间核查，可根据它的稳定性和使用情况等因素来确定。实验室应规定期间核查的范围、方法及频次。一般应重点考虑以下情况：

①检定/校准周期较长；②使用频繁；③历次检定/校准结果波动较大或邻近允许误差；

④新购设备;⑤使用或保存环境恶劣或发生过剧烈变化;⑥计量基准和计量标准等重要设备;⑦稳定性较差(易漂移、易老化等);⑧经常携带到现场或脱离实验室管理控制;⑨使用中易受损、数据易变或有可疑现象发生;⑩使用寿命临近终末期;⑪准确度要求较高的关键设备;⑫对检测/校准结果有重要价值和重大影响等。

(三) 期间核查方法

期间核查方法很多,大致可分为两类:等精度核查法和核查标准法。

1. 等精度核查法 一般采取仪器比对、方法比对、标准物质验证、加标回收、单点自校、留样再测等。核查结果评价参见本章第四节有关内容。

2. 核查标准法 所谓核查标准是指用来代表被测对象的一种相对稳定的仪器、产品或其他物体,它的限量、准确度等级应接近于被测对象,且稳定性更高。

将被核查设备与核查标准比较测试,如果相关参数符合标准限值或准确度等级时,可认为核查通过。核查标准本身也应进行校准和确认。

期间核查一般流程包括:制订期间核查程序、计划、作业指导书;实施期间核查并保留记录;出具和利用核查报告;全过程效果评价等。

第三节　实验室管理体系

实验室管理体系是指从实验室的整体出发,把实验室及其构成要素看成体系中的一部分,通过全盘规划、统一指挥,将各个要素在空间和时间上进行有序排列和组合,实现最佳控制效果的系统。实验室管理体系一般需要文件化。

一、实验室组织系统

实验室应根据自身特点组建一个合适的组织系统,用于承担各项管理职能。

(一) 实验室组织机构

实验室组织机构包括内部和外部机构。

实验室内部机构一般为"金字塔型",比如由实验室领导层、综合办公室、业务部、技术部、质量部以及相应的下属科室等组成。不同类型实验室内部机构可以有不同组合和名称。可设立"技术委员会",负责实验室技术评价和确认。

实验室外部机构与其社会地位和业务范围有关。一般包括行业主管单位、计量主管单位、母体组织主管部门、外部支持服务供应商、同行实验室等。

(二) 实验室人员组成

一般情况下,实验室人员组成包括:最高管理者、技术负责人、质量负责人、质量监督员、内审员、样品管理员、设备管理员、档案管理员、采样/检测人员、报告编制人、报告审核人、报告批准人等。根据 ISO/IEC 17025:2017 规定,将实验室最高管理者、技术/质量负责人、中层管理人员统称为管理层。

当实验室资源允许时,质量监督员、内审员、样品管理员应相对独立。样品管理员不得参与具体分析测试。其余人员可以交叉兼职。

根据法规、标准要求,实验室人员应符合一定的任职条件。实验室出资承办方或主管单位等根据具体需要,可对实验室人员提出特殊任职要求。

（三）实验室管理体系文件

按照 ISO/IEC 17025 建立的实验室管理体系，已经被证明是目前世界上最先进、最完善的管理体系。通过实施完善的实验室管理体系并获得认证认可，可使实验室获得社会公信、政府采信、国际互信等目标。

实验室管理体系文件编制应做到章节和格式合理，文字表述准确清晰，行文简洁流畅，并尽量避免不必要的重复。一般包括《质量手册》《程序文件》《作业指导书》《记录表格》等（图 3-3），体系文件应处于受控状态。

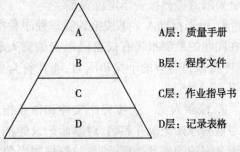

A层：质量手册
B层：程序文件
C层：作业指导书
D层：记录表格

图 3-3 实验室管理体系文件关系图

二、实验室岗位职责

为保证实验室各项管理职责得以实施，必须合理配置相关岗位人员，并对关键岗位人员规定其职责和权限。

1. **最高管理者** ①贯彻执行国家法规、标准和上级部门规定；②确定实验室质量方针和质量目标；③建立实验室管理体系，批准《质量手册》和《程序文件》；④批准实验室发展规划、工作计划和新项目开展；⑤负责实验室人员任命和资源配置；⑥确保实验室公正地位，促使检测工作公正、科学、准确、独立；⑦主持实验室的管理评审；⑧审批实验室各项经费支出等。

2. **技术负责人** ①全面负责实验室技术工作；②主持新项目技术审核；③负责仪器设备配置、使用、停用、报废技术审核；④批准作业指导书、设备检定/校准和期间核查计划；⑤负责环境设施技术审核；⑥负责对检测过程技术偏离的审批；⑦负责技术活动中不符合项以及纠正/预防措施的审批；⑧负责技术质控结果评价；⑨负责检测报告形式设计的审批；⑩负责检测分包方的审批等。

3. **质量负责人** ①负责组织《质量手册》《程序文件》的编制及管理体系的运行；②负责组织管理体系文件定期审核工作；③负责实验室间比对试验（能力验证）的组织工作；④负责检测事故的分析调查、处理和编写事故分析报告；⑤负责组织客户申诉和投诉处理分析报告的审核；⑥负责实验室的质量管理和检查工作；⑦负责管理体系内部审核工作。

4. **质量监督员** ①执行质量监督程序，协助质量负责人审查管理体系文件；②不定期监督检查质量管理工作；③监督检查检测报告完成质量和时限；④监督新上岗和在岗人员培训情况；⑤协助质量负责人处理客户申诉和投诉工作；⑥监督检查实验室环境条件和仪器设备使用、管理工作；⑦监督检查资料归档。

5. **内审员** ①负责本实验室管理体系运行情况的定期审核；②严格按照内部审核程序开展内审工作，尊重事实、如实记录；③独立判断，结论客观，不屈从于各方干扰和压力；④对提交的审核记录及报告负责；⑤跟踪检查不符合项的纠正措施，并验证其落实结果。

6. **报告编制人** ①按照程序编制检测报告，给出合理评价和必要的意见和解释；②按时完成报告编制，确保内容完整、数据正确、版面美观；③收齐原始记录，连同检测报告移交至项目负责人，并做好交接记录。

7. **报告审核人** ①按程序独立审核报告信息完整性、真实性、准确性；②审核报告给出数据和结论的逻辑性、可比性和合理性；③审核中发现问题，有权退回报告编制人改正；④在符合要求的检测报告指定位置签字。

8. 报告批准人　①按报告管理程序和授权能力范围对检测报告进行批准签字;②发现存在问题的检测报告有权退回报告编制人和审核人,督促更正;③独立进行技术审核与判断,不受来自各方的干扰和压力;④在符合要求的检测报告中指定的位置亲笔签名或等效标识。

9. 检测人员　①按程序文件和作业指导书要求开展检测工作,按时完成任务;②认真填写检测原始记录并签名,对原始记录的准确性负责;③保持检测过程中样品完整性,并负责测试完毕的样品处理;④参与校核同岗位检测人员的检测记录;⑤参加技术培训、能力验证/实验室比对等活动;⑥参加新项目、新方法的验证和开发活动;⑦负责分管仪器设备使用、维护和期间检查,并做好相应记录;⑧严格执行保密程序,保护检测过程涉及的客户秘密和所有权。

10. 现场采样人员　①按照采样程序和方案,准备采样设备、耗材和记录表格等;②预先给采样设备充电或更换电池,做好功能检查和出库登记;③按照采样方案进行采样布点,开展现场采样工作;④及时填写采样原始记录,要求字迹清楚、内容完整,并经核对无误;⑤执行安全作业规程,做好个人防护;⑥采样结束做好样品交接,并在采样记录单上签字;⑦回收采样设备,完成功能检查并登记仪器状态后入库。

11. 样品管理员　①负责送检样品的登记、有效性识别、标识工作;②维护样品存放条件,负责样品保管与保密工作;③负责样品分发流转,并与检测人员做好样品交接工作;④保持样品室整洁有序,并做好防火、防盗等安全工作。

12. 设备管理员　①负责执行设备管理、期间核查和量值溯源程序;②负责编制检定/校准、功能/期间核查和维护计划,并监督实施;③负责仪器设备档案动态管理;④负责仪器设备状态标识管理;⑤协助设备申购、选型、验收、安装调试;⑥负责组织实施设备检定/校准、维修、报停和报废。

13. 档案管理员　①负责受控文件登记、发放、存档和更新检查;②负责有关法规、标准跟踪,保证其现行有效;③负责检测报告、原始记录归档保存;④负责人员技术档案、外部服务方及质量监督、内审、管理评审等各项管理活动记录归档保存工作;⑤严守档案机密,保护客户信息和所有权;⑥负责档案借阅管理,妥善保管档案,防止霉变和虫蛀;⑦按照规定销毁过期或失效档案材料,并造册注销。

三、实验室管理制度

实验室是人、财、物等资源统一体,其管理范畴可通俗归纳为"人、机、料、法、环、测"六个要素,"人"指实验室人员,"机"指仪器设备,"料"指化学试剂及耗材、测试样品,"法"指检测标准、作业指导书,"环"指实验室环境设施和环境条件,"测"指检测分析过程。通过制定一系列涵盖六要素的规章制度,使得实验室管理走向程序化、规范化,有利于强化责任、提高效率、创造公平。

(一)　人员管理制度

实验室人员是实验室建设的主导性力量。人员管理涉及定岗、定编、录用、聘任、培训、考核、建档等过程,一般须建立相应的管理程序。

1. 定岗与定编　根据工作目标、内容、业务量和特点等,合理确定实验室管理和技术人员的岗位分布、编制数量、任职条件、岗位职责,力求做到人员的数量、知识、能力与实际工作要求相适应。

2. 录用与聘任 根据人员任职条件进行招聘和录用,经最高管理者批准后签订正式劳动合同;根据各类岗位职责要求,结合录用人员的试用期考察情况,给予相应的岗位聘任;特殊岗位人员经考核合格后持证上岗。

3. 培训与考核 定期对管理和技术人员进行教育和培训,持续保持实验室人员的管理水平和技术能力,满足检测业务需要,保证管理体系持续有效运行并得到不断完善。一般根据《人员培训程序》由技术负责人确定培训需求和目标、制订培训计划,并对培训结果进行考核评价。

培训内容包括法规标准、体系文件、操作技能、安全环保知识等。培训方式有内部培训、外部培训。国家规定必须持证上岗的特殊工种(如计量检定、特种设备、内审员等),应参加有资质机构组织的专门培训,并取得资质证书。

实验室人员考核贯穿于录用、上岗、监督、培训、晋升以及年度考核等过程,常作为技术能力和工作业绩的评价手段,得到广泛应用。

4. 人员技术档案 实验室除了应建立人事管理档案外,为满足认证认可准则要求,应建立实验室人员的技术档案,即保留技术人员的相关资格、能力确认、授权、教育、培训和监督的记录,包含授权和能力确认的日期等。根据实验室人员的工作内容和技术能力变化,其技术档案应保持动态更新。

(二)仪器管理制度

实验室应配置从事检验检测活动所必需的设备设施。仪器设备管理包括采购、安装、验收、使用、维护、报废等过程,标准物质纳入仪器设备管理。实验室一般需要建立仪器设备管理、量值溯源、期间核查、标准物质管理等程序。

1. 采购、安装与验收 首先应进行市场调研,收集市场行情和兄弟单位使用情况,结合实验室自身需求拟定采购计划,进行可行性论证,确定技术参数和配置要求。大型精密仪器一般执行采购招标程序,综合比较不同供应商诚信资质、设备性能、价格、售后服务等情况,择优选择设备型号和供应商。

设备到货后,应根据合同条款和设备清单,在供需双方共同在场的情况下,开箱清点设备及配件数量、外观完整性等;安装调试完毕,按照技术参数要求进行验收,技术判定合格后投入使用。

2. 使用、维护与报废 仪器设备使用应由技能考核合格人员授权上岗操作。当设备性能对检测结果准确性或有效性有显著影响时,在投入使用前应采用检定或校准等方式,以确认其是否满足检测要求,并标识其状态。设备校准结果产生的修正信息,应加以利用、备份和更新。设备硬件和软件应得到保护,以避免出现致使检测结果失效的调整。当需要利用期间核查以保持设备检定或校准状态的可信度时,应建立和保持相关的程序。设备应加强日常维护,并做好使用和维护记录。当设备出现故障时,应启动报停维修程序;重大故障修复后应再次检定或校准,取得合格结果才能投入使用;同时应追溯设备故障当天至最近一次期间核查,所出具的检测数据是否正确有效,从而决定是否需要追回发出的检测报告。

当仪器设备使用期已超过规定年限、老化损坏严重或者国家规定强制报废淘汰,经使用单位组织技术鉴定,确定无法修复、或无修复价值、或继续使用易发生危险的,可启动报废程序。实验室仪器设备主管部门负责报废审批和回收处置。大型仪器设备报废前可在机构内部公示,允许部分零配件拆卸或调拨使用,发挥仪器设备的最大使用价值。

3. 仪器设备档案 实验室应将仪器设备的管理过程建立档案,其内容包括:基本信息表;设备及其软件的识别名称;制造商名称、型号、序列号或其他唯一标志;设备符合规定要求的验证证据;当前位置;制造商的证明书;校准日期、校准结果、设备调整、验收准则、下次校准的预定日期或校准周期;与设备性能相关的维护计划和已进行的维护;设备的损坏、故障、改装或维修的详细信息;标准物质的文件、结果、验收准则、相关日期和有效期等。

4. 标准物质管理 标准物质/标准样品(reference material,RM)是指具有一种或多种规定特性足够均匀且稳定的材料,已被确定其符合测量过程的预期用途。其特性可以是定量的或定性的,用途可包括测量系统的校准、测量程序的评估、给其他材料赋值和质量控制。有证标准物质/标准样品(certified reference material,CRM)是指采用计量学上有效程序测定的一种或多种规定特性的标准物质/标准样品,并附有证书提供规定特性值及其不确定度和计量溯源性的陈述。

实验室应建立和保持标准物质/标准样品的管理程序。可能时,标准物质/标准样品应溯源到 SI 单位或有证标准物质。实验室应对标准物质/标准样品进行期间核查,同时按照程序要求,安全处置、运输、存储和使用标准物质,以防止污染或损坏,确保其完整性。

保证标准物质/标准样品的使用应遵守证书上的有效期限,不应使用超过有效期的有证标准物质/标准样品。对于可多次使用的有证标准物质/标准样品,确保其包装有适合的严密性、并以恰当的方式储存是很重要的。某些情况下,有必要对剩余的部分重新包装,否则,给出的特性值可能无效,从而导致有证标准物质/标准样品无法使用或不可靠。用户应按使用说明给出的最小取样量取样,小于最小取样量则没有代表性。单剂量标准物质/标准样品设计为单次使用的量,不能再分取。有证标准物质/标准样品取样前再次均匀化是有必要的。

(三)化学试剂和样品管理制度

1. 化学试剂管理制度 实验室化学试剂管理涉及采购、验收、入库、保管、使用和废弃等环节。为保证检测工作正常开展,提高检测工作质量,确保实验室安全,应针对化学试剂管理过程提出若干要求并形成制度,在日常工作中贯彻实施。

(1)化学试剂采购与验收:实验室根据工作需要提出化学试剂采购申请,说明所需试剂的品牌、规格、数量、技术要求、到货时间等情况,经部门负责人审核提交后勤采购。

化学试剂纯度一般分为优级纯(符号 GR,标签深绿色)、分析纯(符号 AR,标签金光红色)、化学纯(符号 CP,标签中蓝色)、试验试剂(符号 LR,标签黄色)、生化试剂(符号 BC,标签咖啡色)、工业用(符号 Tech,标签黑色),以及指示剂(符号 Ind,标签红色)、基准试剂(符号 PT,标签绿色)、光谱纯(符号 SP,标签黄色或蓝色)、其他高纯试剂(色谱级、农残级、质谱级等)。

为了加强危险化学品管理,联合国 2002 年 12 月出台了《全球化学品统一分类和标签制度(GHS)》。我国国务院 2013 年 12 月颁布了《危险化学品安全管理条例(第二次修正)》,2015 年 2 月国家安监总局等 10 部委公布了《危险化学品目录(2015 版)》,按照化学品物理危害、健康危害和环境危害将危险化学品分为 27 类、2 828 种,其中剧毒化学品 148 种;2016 年 2 月国务院颁布了《易制毒化学品管理条例(第二次修订)》,第一类易制毒化学品 12 种、第二类易制毒化学品 5 种、第三类易制毒化学品 6 种;2017 年 5 月公安部公布了《易制爆危险化学品名录(2017 年版)》,易制爆危险化学品 74 种。

实验室应根据检测工作对化学试剂纯度要求,按照相应程序进行采购。危险化学品(包括剧毒品、易制毒、易制爆)应按照相应法规要求进行申购和审批,其运输应遵守联合国《关于危险货物运输的建议书规章范本》和《关于危险货物运输的建议书试验和标准手册》规定,以及我国制定的道路、航空、水路危险货物运输管理规定,相应的危险货物分类及运输作业国家标准等。采购危险化学品应索取"化学品安全技术说明书"(material safety data sheet, MSDS)。

化学试剂到货后,根据试验要求进行验收、入库。除了检查试剂品牌、规格、数量、包装等基本特性外,主要检查其纯度、干扰杂质、本底空白等。

(2) 化学试剂保管与使用:化学试剂应有专人保管,分类存放,并定期检查使用及保管情况。易燃、易爆物品应少量保存在阴凉通风处,严格防火防爆管理。剧毒、易制毒和易制爆化学品保管应做到"五双"管理(双人验收、双人保管、双人收发、双本账、双把锁),剧毒品应放在专用保险柜内。化学试剂仓库应配备防火、防盗和通风设施,以及必要的安全警示标识、个人防护用品等。

按规定从试剂库房领取所需化学试剂,检查其品名、纯度级别、标签、外包装等,做好领用记录。取用试剂的器具应清洁干净,分开使用。倒出的化学试剂不准倒回,避免被污染。挥发性强的试剂必须在通风橱内取用、注意避开明火,绝不可用明火加热。化学试剂纯度不够时,可采取合适方法进行提纯处理。配制试剂的实验室用水应符合"三级水"级别以上(参见 GB/T 6682-2008)。玻璃容量瓶只能用于临时配制试剂用,试剂配制完毕应转移至合适的试剂瓶(玻璃试剂瓶或塑料瓶),加贴试剂标签(标注溶液名称、浓度、介质、配制人、配制日期、有效期、存贮温度等),必要时采取适当密封、避光措施,按照规定温度存放(低温或常温下)。用于配制化学试剂的玻璃量器应定期检定。剧毒、易制毒和易制爆化学品的使用按照相应法规标准要求执行。

(3) 化学试剂处置废弃:实验室化学废弃物按无机和有机试剂分类收集、妥善贮存,定时送达集中存储点,委托有资质机构统一处理。严禁将试验废弃物随意排入下水道以及任何水源,严禁乱丢乱弃、堆放在走廊、过道以及其他公共区域,严禁混放在生活垃圾中。收集废弃物容器外应加贴分类标签,注明废弃物品名等信息,并确保容器密闭可靠、不破碎、不泄漏。

化学废弃物应尽量先做减害性处理或回收利用,减少化学废弃物的体积、重量和危害程度。回收利用过程应达到国家和地方有关规定的要求,避免二次污染。化学液体废弃物原则上用原瓶装回,如须混装,应避免发生剧烈反应。有机化学废弃物按要求集中存放在专用废液桶,装桶时一般不得超过容器容积的 80%,须盖好桶内、外盖,以免运输过程中发生液体泄露造成危险。剧毒品、放射性废弃物的处置应符合相关法规要求。

2. 样品管理制度　实验室应建立和保持样品管理程序,以保护样品的完整性并为客户保密。实验室应有样品的标识系统,并在检测期间保留该标识。在接收样品时,应识别样品的有效性,记录样品的异常情况或记录对检验检测方法的偏离。样品在运输、接收、制备、处置、存储过程中应予以控制和记录。当样品需要存放或养护时,应保持、监控和记录环境条件。

样品标识系统包括唯一性编号和样品状态标识。不同样品存贮区域应明确标识,配置必要的低温存储设施。根据样品特点和检测类别要求确定保存期限(一般为 1~3 个月),以备有疑问时复检及仲裁使用。存放到期的样品,须经技术负责人批准签字后销毁,并做好处置记录。

实验室应建立样品台账,样品室由专人负责,限制出入。

（四）检测方法管理制度

检测方法管理包括方法选择、验证和确认。实验室应使用适当的方法和程序开展所有活动。检测方法包括标准方法、非标准方法。推荐使用国际标准、区域标准和国家标准(含行业、地方标准)发布的方法,使用标准方法前应进行方法证实,并确保为现行有效版本。使用非标准方法(包括实验室自制方法、由知名组织或科技文献公布方法、设备制造商规定方法)前应进行确认。

实验室应跟踪检测方法的变化,并重新进行证实或确认。必要时实验室应制订作业指导书。如确须方法偏离,应有文件规定,经技术判断和批准,并征得客户同意。当客户建议的方法不适合或已过期时,应通知客户。非标准方法的使用,应事先征得客户同意,并告知客户相关方法可能存在的风险。

（五）实验室环境管理制度

实验室设施和环境条件应适合实验室活动,不应对检测结果有效性产生不利影响。实验室环境不利因素包括微生物污染、灰尘、电磁干扰、辐射、温度、湿度、供电、声音和振动等。实验室应建立和保持实验场所的内务管理程序,该程序应考虑安全和环境的因素。应将不相容活动的相邻区域进行有效隔离,采取措施以防止干扰或者交叉污染,对影响检测质量的区域的使用和进入加以控制,并根据特定情况确定控制的范围。

检测标准或者技术规范对环境条件有要求时或环境条件影响检测结果时,应监测、控制和记录环境条件。当环境条件不利于检验检测的开展时,应停止检测活动。实验室在固定场所以外进行检测或抽样时,应提出相应的控制要求,以确保环境条件满足检测标准或者技术规范的要求。

（六）检测过程管理制度

参照 ISO/IEC 17025:2017 准则第 7 条款要求,实验室检测过程管理至少应包括以下 11 个部分。

1. 要求、标书和合同评审　制订相应程序,对合同评审和合同的偏离加以有效控制,记录必要的评审过程或结果。应与客户充分沟通,了解客户需求,并对自身的技术能力和资源状况能否满足客户要求进行评审。若有关要求发生修改或变更时,须进行重新评审。对客户要求、标书或合同有不同意见,应在签约之前协调解决。对于出现的偏离,实验室应与客户沟通并取得客户同意,将变更事项通知相关的检测人员。

2. 方法选择、验证和确认　建立和保持《检测方法控制程序》,对于检测方法的选择、验证和确认过程如前所述。

3. 抽样/采样　建立和保持《抽样/采样控制程序》。抽样/采样计划应根据适当的统计方法制订,抽样/采样应确保检验检测结果的有效性。当客户对抽样/采样程序有偏离的要求时,应予以详细记录,同时告知相关人员。

4. 样品处置　实验室应建立《样品管理程序》,样品管理和处置如前所述。

5. 质量与技术记录　实验室应建立和保持《记录管理程序》,确保记录的标识、贮存、保护、检索、保留和处置符合要求。记录分为质量和技术记录两类。

质量记录指实验室管理体系活动中的过程和结果的记录,包括合同评审、分包控制、采购、内部审核、管理评审、纠正措施、预防措施和投诉等记录。

技术记录指检测活动的信息记录,包括原始观察、导出数据和建立审核路径有关信息,检测操作、环境条件、检测人员、方法确认、设备管理、样品和质量监控等记录,也包括检测报告或证书副本。

每项检测技术记录应包含充分的信息,使得该检测在尽可能接近原始条件情况下能够重复。记录应包括抽样、检测和校核人员的签字或等效标识。观察结果、数据应在产生时予以记录,不允许补记、追记、重抄。书面记录形成过程中如有错误,应采用"杠改"方式,并将改正后的数据填写在杠改处。实施记录改动的人员应在更改处签名或等效标识。所有记录的存放条件应有安全保护措施,对电子存储的记录也应采取与书面媒体同等措施,并加以保护及备份,防止未经授权的侵入及修改,以避免原始数据的丢失或改动。记录可存于不同媒体上,包括书面、电子和电磁。

6. 测量不确定度评定 实验室应根据需要建立和保持《测量不确定度评定程序》。鼓励实验室在测试出现临界值、进行内部质量控制或客户有要求时,进行测量不确定度评定。当由于检测方法的原因难以严格评定测量不确定度时,实验室应基于对理论原理的理解或使用该方法的实践经验进行评估。

当采用普遍公认的检测方法,其对测量不确定度主要来源规定了限值,并规定了计算结果的表达方式,实验室只要遵守检测方法和报告要求,即可满足测量不确定度评定要求;或者某一特定检测方法,已确定并验证了结果的测量不确定度,实验室只要证明已识别的关键影响因素受控,则不需要对每个结果评定测量不确定度。

7. 结果有效性监控 实验室应有监控检测结果有效性的程序。实验室应对监控进行策划和审查,监控手段包括但不限于以下方式:①使用标准物质或质量控制物质;②使用其他已校准能够提供可溯源结果的仪器;③测量和检测设备的功能核查;④适用时,使用核查或工作标准,并制作控制图;⑤测量设备的期间核查;⑥使用相同或不同方法重复检测;⑦留存样品的重复检测;⑧物品不同特性的相关性分析;⑨审查报告的结果;⑩实验室内比对;⑪盲样测试等。

如有可能,实验室应通过与其他实验室的结果比对监控检测能力水平,监控措施包括:参加能力验证、实验室间比对和测量审核。实验室应分析监控活动的数据用于控制实验室活动,适用时实施改进。如果发现监控活动数据分析结果超出预定的准则时,应采取适当措施防止报告不正确的结果。

8. 检测报告管理 实验室应准确、清晰、明确、客观地出具检测结果,并符合检测方法的规定。检测结果通常应以检测报告或证书的形式发出。检测报告或证书应至少包括下列信息:①标题;②认定认可标志,加盖检测专用章;③实验室名称和地址(含检测地点);④检测报告或证书唯一性标识、页码标识、结束标识;⑤客户名称和地址;⑥检测方法;⑦样品状态描述和标识;⑧样品接收和检测日期;⑨必要的抽样计划和程序说明;⑩检测报告或证书批准人;⑪检测结果的测量单位;⑫报告或证书签发日期;⑬分包结果的标识;⑭委托送检时仅对来样负责的情况说明等。

当须对检测结果进行说明时,检测报告或证书中还应包括下列内容:①特定检测条件;②给出是否符合要求或规范的声明;③当测量不确定度与检测结果的有效性或应用有关,或客户有要求,或当对测量结果依据规范的限制进行符合性判定时,需要提供有关测量不确定度信息;④需要时提出意见和解释;⑤特定检测方法或客户所要求的附加信息。当实验室从事抽样检测时,应有完整、充分的抽样信息支撑其检验检测报告或证书。

当需要使用电话、传真或其他电子(电磁)手段来传送检测结果时,实验室应满足保密要求,采取相关措施确保数据和结果的安全性、有效性和完整性。当客户要求使用该方式传输数据和结果时,实验室应有客户要求的记录,并确认接收方的真实身份后方可传送结果。

当需要对已发出的结果报告作更正或增补时,应按规定的程序执行,详细记录更正或增补的内容,重新编制新的更正或增补后的检测报告或证书,并注以区别于原检验检测报告或证书的唯一性标识。若原检测报告或证书不能收回,应在发出新的更正或增补后的检测报告或证书的同时,声明原检测报告或证书作废。

实验室应当对检测原始记录、报告或证书归档留存,保证其具有可追溯性,其保存期限不少于法规标准规定的期限。

9. 客户沟通与投诉处理　实验室应建立和保持服务客户的程序。保持与客户沟通,跟踪对客户需求的满足,以及允许客户或其代表合理进入为其检测的相关区域观察;建立和保持处理客户投诉的程序,明确对投诉的接收、确认、调查和处理职责,并采取回避措施。

10. 不符合工作控制　实验室应建立和保持出现不符合的处理程序,明确对不符合的评价、决定不符合是否可接受、纠正不符合、批准恢复被停止的工作的责任和权利。必要时,通知客户并取消工作。该程序应包含检测前中后全过程。

不符合是指检测活动不满足标准或者技术规范的要求、与客户约定的要求或者不满足体系文件的要求。不符合的信息可能来源于监督员的监督、客户意见、内部审核、管理评审、外部评审、设备设施的期间核查、检验检测结果质量监控、采购的验收、报告的审查、数据的校核等。

实验室应建立和保持在识别出不符合时,采取纠正措施的程序;当发现潜在不符合时,应采取预防措施。实验室应通过实施质量方针、质量目标,应用审核结果、数据分析、纠正措施、预防措施、管理评审来持续改进管理体系的适宜性、充分性和有效性。

11. 数据信息管理　实验室应获得检测活动所需的数据和信息,并对其信息管理系统进行有效管理。实验室应对计算和数据转移进行系统和适当地检查。当利用计算机或自动化设备对检测数据进行采集、处理、记录、报告、存储或检索时,实验室应:①将自行开发的计算机软件形成文件,使用前确认其适用性,并进行定期确认、改变或升级后再次确认,应保留确认记录;②建立和保持数据完整性、正确性和保密性的保护程序;③定期维护计算机和自动设备,保持其功能正常。

第四节　分析工作质量保证

从实验室质量管理角度出发,要求分析测试所得数据应具有代表性、准确性、精密性、可比性和完整性,能够准确地反映实际情况,为产品质量评价、生产控制、科学研究和行政管理等提供可靠依据。

质量保证(quality assurance,QA)是一项技术与管理工作,它贯穿于样品采集与处理、方法选择、测试过程、试验记录、数据核查、统计处理和结果报告等全过程,是针对影响测试数据有效性的各个环节采取一系列措施,将测量误差控制在一定的允许范围内的全面质量管理体系。

质量保证的工作内容包括质量控制和质量评价。质量控制(quality control,QC)是指为了将测量误差减小到最低水平而采取一系列有效的技术和管理措施的活动;质量评价(quality evaluation,QE)是指采取一定统计手段分析质量控制措施的实施效果,发现分析测试过程中存在的问题并提出改进建议,评价实验室的技术能力水平。

一、实验室质量控制

根据质量保证方案的要求,实验室质量控制应从样品采集与处理、仪器设备、人员能力、环境条件、检测方法、数据处理等环节入手,采取相应控制措施,以保证分析测试数据的有效性,满足测试任务相关方的质量要求。

(一) 样品采集与处理

样品采集是分析工作的第一步,如何保证采集的样品在采集、运输和储存过程中,样品待测组分的理化性质保持恒定,样品不损失、不污染,是关系到分析质量好坏的重要环节。

为保证采样工作质量,应规范采样的方法、布点、设备和环境条件等,根据样品特性采取正确的运输、储存和处理方法,保证样品的稳定性和代表性。可通过设置现场空白、运输空白、试剂空白等试验,校正在样品采集、运输、存储和测试过程中引入的本底误差。

(二) 仪器设备

对于现代卫生化学来说,仪器分析法所占比例较大。仪器设备是否灵敏和准确,与分析结果准确度密切相关。针对仪器设备的管理贯穿于采购选型、验收调试、使用维护等全过程,关键在于其量值溯源性。一般采取检定、校准和期间核查等手段,确保仪器处于良好的工作状态,消除仪器可能引入的系统误差。

(三) 人员能力

试验人员的技术能力和经验是保证测量质量的首要条件。尽管现代化仪器越来越自动化、智能化,但技术判断、经验、技巧、工作人员的专业水平对于减小变动性,使测量变动性保持在可接受的水平上仍是非常重要的。试验人员必须具有与分析项目要求相当的最低能力水平。

人员培训是质量控制的重要方面,应对技术人员进行经常性的基本理论、基本操作和实际样品分析等培训和考核,持续保持实验室技术能力水平。

(四) 环境条件

首先实验室内应规定并严格执行各项实验室管理制度,以便于对分析工作质量的有效监督与科学管理。其次,应保持良好的实验室环境,如设置通风橱、超净试验台,安装空气净化装置等,对试验用试剂、器具及时清洗,保持清洁,以避免不良的实验室环境对分析质量产生负面影响。

(五) 检测方法

分析方法的不完善或不正确可对分析结果产生较显著的系统误差,因此,选择适当的且能够满足分析要求的分析方法至关重要。标准方法是一个很好的选择,若无可用的标准方法,则可以分析方法的准确度、精密度、灵敏度、检出限等各项指标能否满足分析工作的需要为依据进行选择,同时方法是否简便快速、分析成本的高低也是需要考虑的因素。

(六) 数据处理

分析结果的正确统计与处理同样是分析工作中不容忽视的重要环节。如正确记录试验数据,注意有效数字的正确修约;采用显著性检验的方法对数据中明显偏离的测量值进行判断与评估,以决定其是否可保留;严格按照有效数字的运算规则进行运算,正确保留分析结果的有效数字位数;以测量结果的平均值的置信区间的形式给出待测组分的测量结果等。

二、实验室质量评价

实验室质量评价包括实验室内和实验室间质量评价。

（一）实验室内质量评价

实验室内部质量评价是实验室对自己的分析方法和操作程序所进行的持续的、严格的评估。目前常用手段:方法确认、控制图、内部比对等。

1. 方法确认　方法确认是指实验室通过试验,提供客观有效证据证明特定检测方法满足预期用途的过程,一般应建立检测方法的性能特性和使用的限制条件,并识别影响检测方法性能的因素及影响程度,确定方法所适用的基质及检测方法的准确度和精密度。实验室可在综合考虑成本、风险和技术可行性基础上,并根据预期的用途来进行分析测试方法确认。常见检测方法特性参数包括:选择性、检出限、定量限、线性范围、基质效应、精密度(重复性和/或再现性)、准确度、灵敏度、稳健度、测量不确定度等(表3-4)。

表3-4　分析测试方法确认参数选择*

性能参数	确认方法		筛选方法	
	定量方法	定性方法	定量方法	定性方法
选择性	√	√	√	√
线性范围/测量范围	√	–	√	–
检出限	√	√	√	–
定量限	√	–	√	–
基质效应	√	√	√	–
精密度(重复性和再现性)	√	–	√	–
准确度	√	√	–	–
灵敏度	√	√	–	–
稳健度	√	√	√	√
测量不确定度	√	–	–	–

* 注:摘自《合格评定　化学分析方法确认和验证指南》(GB/T 27417-2017)。

（1）选择性(selectivity):是指测量系统按规定的测量程序使用并提供一个或多个被测量的测得的量值时,每个被测量的值与其他被测量或所研究的现象、物体或物质中的其他量无关的特性。一般情况下,分析方法在没有重大干扰的情况下应具有一定的选择性。对于化学分析方法,在有干扰的情况下,如:基质成分、代谢物、降解产物、内源性物质等,保证检测结果的准确性至关重要。检测干扰的方法有:①分析一定数量的代表性空白样品,检查在目标分析物出现的区域是否有干扰(信号、峰等);②在代表性空白样品中添加一定浓度的有可能干扰分析物定性和/或定量的物质。

（2）线性范围(linearity of calibration):是指对于分析方法而言,用线性计算模型来定义仪器响应与浓度的关系,该计算模型的应用范围。通常可参照相关国家标准或国际标准,尽量满足如下要求:①采用校准曲线法定量,并至少具有 6 个校准点(包括空白),浓度范围尽可能覆盖一个或多个数量级,每个校准点至少以随机顺序重复测量 2 次,最好是 3 次或更多;对于筛选方法,线性回归方程的相关系数不低于0.98;对于准确定量的方法,线性回归方程的相关系数不低于0.99。②校准用的标准点应尽可能均匀地分布在关注的浓度范围内并能覆盖该范围。在理想的情况下,不同浓度的校准溶液应独立配制,低浓度的校准点不宜通过稀释校准曲线中高浓度的校准点进行配制。③浓度范围一般应覆盖关注浓度水平的50%~150%。如须做空白时,则应覆盖关注浓度的0~150%。④应充分考虑可能的基质效应影响,排除其对校准曲线的干扰。实验室应提供文献或试验数据,说明目标分析物在溶剂中、样品中和基质成分中的稳定性,并在方法中予以明确。通常各种分析物在保存条件下的稳定性都已有很好的研究,监测保存条件应作为常规实验室确认系统的一部分。对于缺少稳定性数据的目标分析物,应提供能分析其稳定性的测定方法和确认结果。

测量范围(measuring interval):是指在规定条件下由具有一定测量不确定度的测量仪器或测量系统能够测量出的一组同类量的量值。通常应满足以下条件:①方法的测量范围应覆盖方法的最低浓度水平(定量限)和关注浓度水平;②至少需要确认方法测量范围的最低浓度水平(定量限)、关注浓度水平和最高浓度水平的准确度和精密度,必要时可增加确认浓度水平;③若方法的测量范围呈线性,还须满足线性范围的要求。

关注浓度水平是指对判断样品中物质或分析物是否符合法规规定和要求的有决定性意义的浓度,如卫生标准中的容许限浓度。

(3)检出限(limit of detection,LOD):是指由给定测量程序获得的测量值,其对物质中不存在某种成分的误判概率为β,对物质中存在某种成分的误判概率为α。国际理论化学和应用化学联合会(IUPAC)推荐α(第一类错误概率)和β(第二类错误概率)的默认值为0.05。

对于多数分析方法来说,LOD可分为:仪器检出限(instrumental detection limit,IDL)和方法检出限(method detection limit,MDL)。

IDL指用仪器可靠地将目标分析物信号从背景(噪声)中识别出来时分析物的最低浓度或量。随着仪器灵敏度的增加,仪器噪声降低,相应IDL也降低。

MDL指用特定方法可靠地将分析物测定信号从特定基质背景中识别或区分出来时分析物的最低浓度或量,即用该方法测定出大于相关不确定度的最低值。确定MDL时,应考虑到所有基质的干扰。

确定检出限的方法很多,除下面所列方法外,其他方法也可以使用。

1)目视评价法:通过在样品空白中添加已知浓度分析物,然后评定能够可靠检测出分析物的最低浓度值。在样品空白中加入一系列不同浓度的分析物,随机对每个浓度点进行约7次独立测试,通过绘制阳性(或阴性)结果百分比与浓度相对应的反应曲线确定阈值浓度。

2)空白标准偏差法:可通过分析大量的样品空白或加入最低可接受浓度的样品空白来确定LOD。独立测试的次数应不少于10次($n \geq 10$)。计算出检测结果的标准偏差(s),LOD的计算方法详见表3-5。

3)校准方程法:如果在LOD或接近LOD的样品数据无法获得,可利用校准方程的参数评估仪器的LOD。如果用空白平均值加上空白的3倍标准偏差,仪器对于空白的响应即为校准的截距a,仪器响应的标准偏差即为校准的标准偏差($S_{y/x}$)。故可利用方程$y_{LOD}=a+3S_{y/x}=a+bx_{LOD}$,则$x_{LOD}=3S_{y/x}/b$。这个方程可广泛应用于分析化学。然而由于这是外推法,所以当浓度接近于预期的LOD时,结果就不如由试验得到的结果可靠,因此建议分析浓度接近于LOD的样品,应确证在适当的概率下被分析物内能够被检测出来。

表 3-5 定量检测中 LOD 的表示方法

序号	试验方法		LOD 的表示方法
1	样品空白独立测试 10 次以上		样品空白平均值+3s($s\neq0$)
2	加入最低可接受浓度的样品空白,独立测试 10 次以上	注 1	0+3s(注 3)
		注 2	样品空白平均值+4.65s

注 1:最低可接受浓度为在所得不确定度可接受的情况下所加入的最低浓度;
注 2:假设样品和空白分别测定,通过样品浓度扣减空白信号对应的浓度进行空白校正;
注 3:仅当空白中干扰物质的信号值高于样品空白值的 3s 的概率远小于 1% 时适用。

4)信噪比法:由于仪器分析过程都会有背景噪声,常用的方法就是利用已知低浓度的分析物样品与空白样品的测量信号进行比较,确定能够可靠检出的最小的浓度。典型可接受的信噪比为 2∶1 或 3∶1。

特别需要注意:方法的 LOD 不宜与仪器最低响应值相混淆。使用信噪比可用来考察仪器性能但不适用于评估方法的 LOD。

(4)定量限(limit of quantification,LOQ):是指样品中被测组分能被定量测定的最低浓度或最低量,此时的分析结果应能确保一定的准确度和精密度。

LOQ 也可以分为:仪器定量限(instrumental quantification limit,IQL)和方法定量限(method quantification limit,MQL)。

IQL 可定义为仪器能够可靠检出并定量被分析物的最低量。MQL 可定义为在特定基质中在一定可信度内,用某方法可靠地检出并定量被分析物的最低量。

LOQ 的确定主要是从其可信性考虑,如:测试是否是基于法规要求、目标测量不确定度和可接受准则等。通常建议将空白值加上 10 倍的重复性标准偏差作为 LOQ,也可以 3 倍的 LOD 或高于方法确认中使用最低加标量的 50% 作为 LOQ。如为增加数据的可信性,LOQ 也可用 10 倍的 LOD 来表示。另外在某些特定测试领域中,实验室也可根据行业规则使用其他参数。特定的基质和方法,其 LOQ 可能在不同实验室之间或在同一个实验室内由于使用不同设备、技术和试剂而有差异。

通常情况下,只有当目标分析物的含量在接近于"零"的时候才需要确定方法的 LOD 或 LOQ。当分析物浓度远大于 LOQ 时,没有必要评估方法的 LOD 和 LOQ。但是对于那些浓度接近于 LOD 与 LOQ 的痕量和超痕量检测,并且报告为"未检出"时,或需要利用检出限或定量限进行风险评估或法规决策时,实验室应确定 LOD 和 LOQ。不同的基质可能需要分别评估 LOD 和 LOQ。

(5)基质效应:化学分析中基质指的是样品中被分析物以外的组分。基质经常对分析物的分析过程有显著的干扰,并影响分析结果的准确度。例如溶液的离子强度会对分析物活度系数有影响,这些影响和干扰被称为基质效应。

(6)精密度(precision):是指在规定条件下,对同一或类似被测对象重复测量所得示值或测得的量值间的一致程度。此处"规定条件下"包括重复性测量条件和再现性测量条件。重复性测量条件是指相同测量程序、相同操作者、相同测量系统、相同操作条件和相同地点,并在短时间内对同一或相类似的被测对象重复测量的一组测量条件。再现性测量条件是指不同地点、不同操作者、不同测量系统,对同一或相类似被测对象重复测量的一组测量条件。

在一组重复性测量条件下获得的测量精密度称为重复性;在再现性测量条件下获得的测量精密度称为再现性。

1) 重复性(repeatability):对于在重复性条件下进行的适当的测量数据,可用标准偏差(s)、方差(s^2)和概率分布函数等表示精密度。如果分析方法中涉及仪器分析,则除了方法重复性外还须确定仪器重复性。重复性体现了测量结果短期变化,同样也适用于评定在单一批次分析中重复测定可能存在的差异。重复性的测定通常应在自由度至少为6的情况下测定。对一个样品测定7次;或对2个样品,每个样品测定4次;或对3个样品,每个样品测定3次。仪器重复性可通过对校准曲线中标准溶液、加标溶液进样测定7次,然后计算平均值、标准偏差。测量应按随机顺序进行以降低偏差。

方法重复性可通过准备不同浓度的样品或浓度与方法回收率研究相近的样品(实际样品、加标空白溶液、加标实际样品),然后在较短的时间间隔内由同一个分析员进行分析测定,并计算平均值、标准偏差和相对标准偏差。

2) 再现性(reproducibility):可表示为标准偏差(s)、方差(s^2)和概率分布系数,例如在利用两种以上校准标准溶液在一段时间、测定一定数量的试样。这些条件包括在不同时间内测定,在与日常使用方法中条件差别尽可能小的情况下测定(如不同分析员利用不同设备的测试)。对于受控状态的单个实验室通常使用实验室内再现性或期间精密度等术语来表示其再现性精密度。

再现性标准偏差可通过一系列多个样品获得,或多个系列测定结果的合成标准偏差进行计算。测试的自由度可通过系列量和每系列中样品数量进行计算。

(7) 准确度(accuracy):是指被测量的测量值与其真值间的一致程度。测量结果的偏倚一般通过回收试验进行评估。

回收率测定时应考虑以下因素:①不同检测批次之间的变化,如果可能的话,可采用覆盖整个浓度测试范围的不同试样评估偏倚。②最理想的偏倚评估是利用与样品的基质匹配且浓度相近的有证标准物质(CRM)进行测试;其次采用标准物质(RM)来评估回收率,将已知浓度的分析物加到样品中,按照预定的分析方法进行检测,测得的实际浓度减去原先未添加分析物时样品的测定浓度,并除以所添加浓度的百分率;经过协同实验室确定了特征性的物质也可以用于评估偏倚;如果CRM或RM都无法获得,则偏倚只能通过在基质空白中加入一系列浓度的目标物所得回收率来评估。方法回收率的偏差范围可参照表3-6执行。

表3-6 方法回收率偏差范围

序号	浓度水平范围/mg·kg⁻¹	回收率范围/%
1	>100	95~105
2	1~100	90~110
3	0.1~1	80~110
4	<0.1	60~120

(8) 灵敏度(sensitivity):是指测量系统的示值变化除以相应被测量的量值变化所得的商。测量系统的灵敏度可能取决于被测量的量值。所考虑的被测量的量值变化宜大于测量系统的分辨力。

(9) 稳健度(ruggedness):是指试验条件变化对分析方法的影响程度。可通过由实验室引入预先设计好的微小合理变化因素,并分析其影响而得出。分析稳健度时,应关注以下内容:①须选择样品预处理、净化、分析过程等可能影响检测结果的因素进行预实验。这些因素可以包括分析者、试剂来源和保存时间、溶剂、标准和样品提取物、加热速率、温度、pH,以及许多其他可能出现的因素。不同实验室间这些因素可能有一个数量级的变化。因此应对这些因素做适当修改以符合实验室的具体情况。②确定可能影响结果的因素,对各个因素稍作改变。宜采用正交试验设计进行稳健度试验。③一旦发现对测定结果有显著影响的因素,应进一步试验,以确定这个因子的允许极限。对结果有显著影响的因素应在标准方法中明确地注明。

（10）测量不确定度(uncertainty of measurement):对化学分析结果的不确定度产生影响的因素有很多,如质量、体积、样品因素和非样品因素等,其中样品因素包含取制样和分析样品的均匀性,而非样品因素包含外部数据(通常包括常数和由其他试验得出并导入的量值,如:分子量、基准试剂纯度、标准物质的标准值以及标准溶液的浓度等)和测试过程(包括关键的测试步骤和原理,如样品的前处理、试剂或溶剂的加入、测试所依据的化学反应等)。样品因素和非样品因素存在于所有化学分析中,重量法分析中必然涉及质量因素,而容量分析中必然涉及体积因素。只须能够明确地给出被测量与对其测量不确定度有贡献的分量之间的关系,而这些分量怎样分组以及这些分量如何进一步分解为下一级分量并不影响不确定度的评估。

2. 控制图　控制图(control chart)是实验室内部质量评价的一种主要工具。将控制值按特定顺序绘制在图中并与控制限比较,以判断检测过程和结果是否处于控制状态。

（1）控制图原理:是将控制样品与待测样品放在一个分析批中一起进行分析,然后将控制样品的结果(即控制值)绘制在控制图上,实验室可以从控制图中控制值的分布及变化趋势评估分析过程是否受控、分析结果是否可以接受(图3-4、图3-5)。

控制图是基于控制样品分析结果随机变化的正态分布统计特性。控制图的中位线(central line,CL)代表控制值的平均值或参考值。除中位线外,控制图中通常还有四条线。其中两条称为警告限(warning limit,WL)。警告限与中位线的距离为±2s。在服从正态分布的情况下,约95%的数据将落在警告限之内。另外两条线与中位线的距离为±3s,称为行动限(action limit,AL)。在服从正态分布的情况下,约有99.7%的数据落在行动限之内。从统计学上来讲,在1 000次测量中只有3次测量的结果会落在行动限之外。因此,在通常情况下,如果控制值落在行动限之外,分析程序中存在差错的概率是非常高的。

在控制图中,如果所有控制值都落在上下警告限之间,表明分析程序在规定的限值范围内运行,可以报告待测样品的分析结果。如果控制值落在上下行动限之外则说明分析程序有问题,不得报告待测样品的分析结果,而应采取纠正行动,识别误差的来源并予以消除。

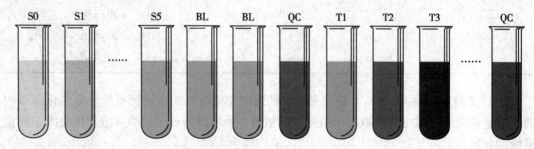

S0.空白;S1-S5.系列标准溶液;BL.空白样品;QC.控制样品;T1、T2、T3……待测样品。

图3-4　一个分析批(含2个控制样品)
（摘自 CNAS-GL027:2018）

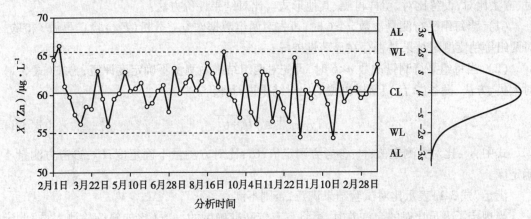

图 3-5 X 控制图与正态分布曲线之间的关系
（以 Zn 检测为例,摘自 CNAS-GL027:2018）

如果控制值落在警告限之外但在行动限之内,则应根据特定的规则进行评估。

控制图的构建过程包括:确定控制对象、取预备数据、数据处理(计算统计量)、绘制控制图、控制值点绘、状态判断、控制图维护等。

（2）控制图类型:控制图类型有 X 控制图(均值图)、I 控制图(单值图)、R 控制图(极差图)、MR 控制图(移动极差图)、EWMA 控制图(指数加权移动平均值图)等。

X 控制图又称平均值-标准偏差控制图。以单个分析结果或多个分析结果的均值绘制的 X 控制图可用于监控控制值的系统效应和随机效应。如果使用与待测样品类似的标准物质作为控制样品,则可以监控偏倚(bias)。与均值图相比较,单值图难于区别批内和批间精密度。

其他控制图可参见 GB/T 27407-2010、GB/T 32464-2015、GB/T 32465-2015、CNAS-GL027:2018 等国家标准或准则。

（3）控制图的使用:在日常工作中,如果控制值落在控制限之外,或观察到在一个时间段内控制值呈现一种特定的、系统性的变化模式时,应特别警惕。控制数据有三种情况:方法受控、方法受控但统计失控、方法失控。

1）方法受控:如果控制值落在警告限之内,或控制值落在警告限和行动限之间但其前两个控制值落在警告限之内,则认为方法受控。在这种情况下,可以报告分析结果。

2）方法受控但统计失控:如果所有控制值落在警告限之内(最后 3 个控制值中最多有 1 个落在警告限和行动限之间),但连续 7 个控制值单调上升或单调下降,或连续 11 个控制值中有 10 个落在中位线的同一侧,则认为方法受控但统计失控。在这种情况下,可以报告结果,但问题可能正在发展。应尽早发现重要的变化趋势,以避免将来发生更为严重的问题。

3）方法失控:如果控制值落在行动限之外,或控制值落在警告限和行动限之间且其前两个控制值中至少有一个也落在警告限和行动限之间(三分之二规则),则认为方法失控。在这种情况下,不得报告分析结果。所有在上一个受控的控制值之后分析的样品均应重新进行分析。

3. 实验室内部比对 实验室内部比对试验是指设置 2 个或 2 个以上的试验组,按照预先规定的条件就同一或类似的检测对象进行检测的组织、实施和评价。比对方式:人员比对、方法比对、设备比对、留样再测、其他形式。比对结果评价方法：

（1）当每组平行测量次数 $n \geqslant 6$ 时，可先对两组数据作方差分析（F 检验），再做 t 检验，对两组等精度测定结果是否存在显著性差异。

（2）当每组平行测量次数 $n<6$ 时，可先对两组结果做测量不确定度评定，再按（式 3-1）对人员、方法、设备（2 台）、留样再测的比对结果进行评价。

$$|y_1 - y_2| \leqslant \sqrt{U_1^2 + U_2^2} \qquad \text{（式 3-1）}$$

式中，y_1：比对方测定值；y_2：参考方测定值；U_1：比对方测量不确定度；U_2：参考方测量不确定度。

满足（式 3-1）表示比对试验结果满意，否则不满意。

当规定了人员比对的允许差时，可将具有较高准确度的一方（比如熟练检测人员）测定值作为参考方，比对结果按（式 3-2）进行评价。

$$\frac{|y_i - y|}{y} \times 100 \leqslant D\% \qquad \text{（式 3-2）}$$

式中，y_i：比对方测定值；y：参考方测定值；$D\%$：允许差（%）

满足（式 3-2）表示比对试验结果满意，否则不满意。

当对多台相同准确度等级设备进行比对时，比对结果按（式 3-3）进行评价。

$$|y_i - \bar{y}| = \sqrt{\frac{n-1}{n}} U \qquad \text{（式 3-3）}$$

式中，y_i：第 i 台设备的测定值；$\bar{y}$：多台相同准确度等级设备测定值的平均值；n：参加比对的设备台数；U：参加比对的多台相同准确度等级设备的测量不确定度，$k=2$。

满足（式 3-3）表示比对试验结果满意，否则不满意。

（二）实验室间质量评价

实验室间质量评价方式包括能力验证、实验室间比对和测量审核等。

1. 能力验证　能力验证（proficiency testing，PT）是指利用实验室间比对，按照预先确定的判断评价参加者能力的活动。能力验证活动应当遵循科学合理、操作可行、非营利性和避免不必要的重复验证的原则。2006 年国家认监委依照有关国家标准、国际准则，颁布了《实验室能力验证实施办法》，统一监管和综合协调能力验证活动。目前我国已发布实施了 20 余项与能力验证相关的标准或规则。

能力验证机构一般由组织机构（如 CNAS）、实施机构、项目负责人、协调者、技术专家组、统计专家组、计划联系人等组成。

（1）能力验证计划：能力验证组织机构应制订实施计划，内容包括实施机构的联系方式，参加者数量及类型，参加条件，潜在的误差来源，样品特性或预期的量值范围，样品制备和均匀性、稳定检验（包括方法及程序），样品储存运输和分发，丢失或损害时采取的措施，检测/校准方法，日程安排，数据处理和采用的统计分析，指定值及不确定度的确定方法，指定值的计量溯源性，结果评价标准，反馈给参加者的数据等的描述，对计划的结果及结论公布的范围，参加者反馈结果的标准化报告格式等。其要点是统计设计、样品制备、测量方法、数据处理和结果评价等。

（2）能力验证提供者（proficiency testing provider，PTP）：是指对能力验证计划建立和运作中的所有任务承担责任的组织。PTP 应按照有关规范开展能力验证活动，建立并保存能力验证档案及相关记录；其技术能力和服务领域应当符合相关国家标准或者技术规范的要求，并通过 CNAS 认可。

（3）能力验证参加者：ILAC 要求实验室应制订"能力验证参加计划"。实验室应基于管理和技术方面的风险、实验室质量控制、管理部门和认可机构的要求和能力验证计划的可获得性等进行制订。

能力验证参加者应当向能力验证提供者及时反馈相关信息，并保存相关记录。能力验证结果离群的，应当采取相应的纠正措施。能力验证提供者应当要求其在规定期限内进行整改并验证整改效果，也可视情况暂停或者撤销其相关项目的资质认定或者认可。

（4）能力验证样品：用于能力验证的比对样品的一致性至关重要。在实施能力验证计划时，组织方应确保能力验证中出现的不满意结果不归咎于样品之间或样品本身的变异性。因此，对于能力验证样品的检测特性量，必须进行均匀性和/或稳定性检验。

批量制备的样品通常必须进行样品均匀性检验。对于稳定性检验，则可根据样品的性质和计划的要求来决定。对于性质较不稳定的检测样品如生物制品，以及在校准能力验证计划中传递周期较长的测量物品，稳定性检验是必不可少的。

均匀性检验或稳定性检验的结果，可根据有关统计量表明的显著性或样品的变化能否满足能力验证计划要求的不确定度进行判断。

能力样品均匀性和稳定性检验方法可参照《能力验证样品均匀性和稳定性评价指南》（CNAS-GL003：2018）进行。

（5）能力验证结果评价：评价方式大致可分为定性、定量或者二者组合。

1）定性评价：定性类能力验证侧重于对能力验证物品的一个或多个特性进行鉴别或描述，其结果多为性状判定或描述，具有较强的逻辑性和推理性，在质变线附近较易受到主观因素的影响。不同的专业和行业有不同的评价要求和评价形式。通常只须根据参加者的检测结果与指定值是否准确一致，即可给出合格或不合格、满意或不满意的能力评价。但在某些能力验证计划中，要求对参加者进行多方面的综合评价，参加者的报告须提供给多位专家，最后协商给出公议的结论，并附有参加者整体的评价或评分。

2）定量评价：定量类能力验证以一定的数值为描述手段，其结果在一定范围内趋于一致，结果评价标准相对统一，具有明确的溯源性。为了尽量减少参加者结果中离群值的影响，往往采用稳健统计方法，即对给定概率模型假定条件的微小偏离不敏感的统计方法，其统计参数有中位值、标准化四分位距、Z 比分数、E_n 值等。如采用经典统计方法，则需要预先剔除离群值和方差齐性检验。

• Z 比分数：是指由能力验证的指定值和能量评定标准差计算的实验室偏倚的标准化度量，也称 Z 值或 Z 分数。其计算公式：

$$Z = \frac{x - M}{IQR \times 0.741\,3} \qquad\qquad （式 3\text{-}4）$$

式中：x：实验室测量值；M：中位值；IQR：四分位距；0.741 3：四分位距标准化系数。

当 $|Z| \leqslant 2.0$，表示满意结果；当 $2.0 < |Z| < 3.0$，表示有问题结果，给予警告信号；当 $|Z| \geqslant 3.0$，表示不满意结果，给予行动信号。

参加者收到"警告信号"后,应检查测量程序有无问题。若参加者收到"行动信号",则应采取纠正措施,全面检查有关的测量过程。

- E_n 值:即比率值,用于表示参加者测量结果与指定值差异。指定值确定方法有配方法、有证参考值、独家定值、专家公义值、参加者公义值。

$$E_n = \frac{x - X}{\sqrt{U_x^2 + U_X^2}}$$ （式3-5）

式中:x:参加者结果;X:指定值;U_x:参加者结果的扩展不确定度,$k=2$;U_X:指定值的扩展不确定度,$k=2$。

当 $|E_n \leq 1.0|$ 时,表示满意结果;当 $|E_n > 1.0|$,表示不满意结果。

在校准能力验证计划中,常使用 E_n 值来评定参加者结果。E_n 值也经常被用于测量审核的结果评价。

当所有参加者按计划提交检测结果后,能力验证计划组织者或提供者进行数据处理和分析,最后给出能力验证报告。

此外,能力验证结果评价指标还有偏差(D)或百分相对差($D\%$)。

2. 实验室间比对　实验室间比对是指按照预先规定的条件,由两个或多个实验室对相同或类似物品进行测量或检测的组织、实施和评价。

（1）比对目的:①确定实验室对特定检测或测量的能力并监测其持续能力;②识别实验室存在的问题并采取纠正措施,可能与人员能力或设备校准有关;③确定新方法的有效性和可比性;④鉴别实验室之间的差异;⑤确定一种方法的能力特性,通常称为共同试验;⑥给标准物质赋值,并评价其适用性;⑦使客户抱有更高的信任度等。

（2）比对计划:实验室间比对计划制订与运作过程与能力验证一样,只是参加者比较少、由比对发起实验室组织实施。一般由实验室技术负责人拟定年度比对计划,选择检测能力强、已通过认证认可实验室作为比对实验室,采取委托检测或协作检测方式执行比对计划。

（3）比对样品:可采用均匀样品的分割样、有证标准物质等。

（4）结果评价:对于几家实验室开展的比对试验,可采用偏差(D)或百分相对差($D\%$)、E_n 值进行评价。当对于几十家或更多的实验室开展比对试验,即为能力验证活动,常采用 Z 比分数等进行评价。

偏差(D)或百分相对差($D\%$):一般将能力水平比较高的实验室结果作为参考值,或者指定值,并约定彼此之间的最大允许误差(MPE)。

$$D_i = x_i - x_{pt}$$ （式3-6）

$$D_i\% = \frac{x_i - x_{pt}}{x_{pt}} \times 100$$ （式3-7）

式中:x_i:参加者报告结果,x_{pt}:参考实验室结果或指定值。

当 $-MPE \leq D_i \leq MPE$,表示满意结果;$|D_i| > MPE$,表示不满意结果。

当 $-\frac{MPE}{x_{pt}}\% \leq D_i\% \leq \frac{MPE}{x_{pt}}\%$,表示满意结果;$|D_i\%| > \frac{MPE}{x_{pt}}\%$,表示不满意结果。对于不满意结果的实验室给予行动信号,要求采取纠正措施。

3. 测量审核 测量审核是指使用已知指定值的测量对象,利用实验室间比对按照预先确定的判据评价单一实验室的测量能力。测量审核是能力验证计划的有效补充,测量审核数据是 CNAS 等机构判断实验室能力的重要技术依据。

参加者若选择测量审核,即"一对一"的能力验证计划,须核查测量审核样品来源、稳定性、指定值和能力评定标准差(用 E_n 值评定时没有能力评定标准差)的确定方式。测量审核样品通常来源于有证标准物质/标准样品、能力验证剩余样品或者定制样品等。测量审核结果评价参照能力验证的方法进行。

(叶怀庄)

参 考 文 献

[1] 杜晓燕,毋福海,孙成均,等. 现代卫生化学. 2 版. 北京:人民卫生出版社,2009.

[2] 夏偕田,孟小平. 检测实验室管理体系建立指南. 2 版. 北京:化学工业出版社,2008.

[3] 张忠新. 中国式 5S 管理:制造业 6S 成功之路. 南京:东南大学出版社,2009.

[4] 陈会明. 化学品安全数据表指南:中国和欧盟. 北京:化学工业出版社,2013.

[5] 余银浩,黄宏,莫蔓,等. 化学品良好实验室(GLP)体系发展现状. 广东技术师范学院学报(自然科学),2014(11):136-144.

[6] 闵宝乾,程立军,柯家骥,等. 对检验检疫实验室标准化管理的探讨. 现代测量与实验室管理,2010(4):35-37.

第四章

试验设计优化方法与分析测试数据处理

近代,计算机的普及与应用,特别是仪器分析方法在物质分析中的广泛应用,催生了化学计量学(chemometrics)的产生与发展。化学计量学是指运用数学、统计学、计算机科学及其他相关学科的理论和方法,设计和优化试验过程,通过对测量数据的分析和处理,从中最大限度地提取有关物质的组成、含量、结构等化学信息。作为化学与其他学科交叉而成的一门新兴学科,化学计量学的理论和方法可为分析过程中的采样、试验设计(experimental design)、数据处理和信息提取等提供科学有效的指导与帮助。卫生化学作为一门以试验研究为基础的学科,为应对新形势下试样中微量、痕量、超痕量组分的检测需求,研究开发新的具有更高灵敏度和更好选择性的分析方法势在必行。这其中,化学计量学研究的试验设计可应用于找寻分析过程中最优化的试验条件,而优化的试验条件的选择与确定有利于提高分析方法的灵敏度,获得令人满意的分析结果。

第一节　试验设计的基本概念

对于任何一项具体的分析工作而言,其分析结果可能会受到多种因素的影响。如溶液中某物质吸光度的大小与入射光波长、溶剂、液层厚度等因素有关。且同一种因素取值不同时,其对分析结果的影响也可能有所不同。同时各因素对分析结果的影响还可能存在交互作用,即某因素对分析结果的影响可能与另一因素的取值(水平)有关,即因素水平的不同组合可能对分析结果产生不同的影响,而最优化的因素水平组合的获得可以通过试验设计来实现。试验设计是指在可能影响分析结果的诸因素可取值的范围内,科学有效地选择试验点并安排试验,通过数据分析求得使指标取得最优值的条件的一种方法。

一、指标、因素和水平

(一) 试验指标

试验指标(experimental index)是指试验设计中用来衡量试验效果的物理量。如色谱法中可用分离度衡量相邻组分的分离情况,则分离度可作为试验指标。试验指标可分为定性指标和定量指标。定性指标指不能用数值表示的指标,如显色反应中生成的有色化合物颜色的深浅。定量指标指可用数值表示的指标,如荧光分析法中测得的荧光强度可作为定量指标。针对试验的具体情况,试验指标可以是一个或多个。若衡量试验效果的试验指标只有一个,称为单指标试验设计。若试验指标有多个,则称为多指标试验设计。

(二) 试验因素

试验因素(experimental factor)是指影响试验指标量值的物理量。荧光分析法中,入射光强度、温度、溶剂及溶液的酸度都可能影响物质荧光强度的大小。若以荧光强度作为试验指标，则上述各项均可作为试验因素予以考察。

（三）因素水平

因素水平（level of factor）是指试验因素在试验中所处的水平状态即试验因素在试验中的取值。原子吸收光谱法中，分析线波长、狭缝宽度、灯电流及原子化条件均可能影响被测元素吸光度的大小，若以吸光度作为试验指标，上述这些因素的取值即为因素水平。如狭缝宽度可选取 0.2nm、0.5nm、0.8nm 三个水平考察其对吸光度的影响。灯电流可选取 4mA、5mA、6mA 三个水平予以考察。

二、试验设计和优化方法的类型

试验设计的目的在于最大限度地提取系统的有用信息。以 x_i 表示可能影响试验指标的试验因素，y 表示试验指标，试验设计的目的即使用较少的试验次数尽可能多地获得 y 与 x_i 之间关系的信息，以求得使 y 取得最优值时 x_i 的取值。而大多数情况下，y 与 x_i 间的关系是未知的。其一，可以通过大量的试验数据构建 y 与 x_i 间的函数关系，再对函数求解，以获得使 y 取得最优值时各因素的取值。同时进行试验验证。其二，不去求解 y 与 x_i 间的函数关系，仅通过完成试验寻求使 y 取得最优值时各因素的取值，即"黑箱"式的方法。

（一）试验设计的步骤

试验设计时，首先应明确试验目的。其次可参考文献报道或预试验的分析结果，选择可能影响试验指标的试验因素，在试验因素允许的取值范围内确定各因素的水平。依据试验目的选择适宜的试验指标，选择适合的试验设计方法安排试验，并对试验结果进行统计分析，从中求得最优化的试验条件，完成试验设计。

（二）单因素试验设计

化学分析工作多为多因素多水平的试验研究。如气相色谱分析中，载气流速、柱温、固定相等对组分的分离均可产生影响，且上述诸因素选取不同水平时，对组分分离度的影响也不尽相同。应用试验设计寻求优化的因素水平组合时，可采取单因素试验设计和多因素试验设计两种试验设计方法。

单因素试验设计即采用简单比较法寻求最优化的试验条件。试验过程中，每次只改变单一因素的水平，考察该因素对试验指标的影响，而其他因素的水平均固定不变。其后采用相同的方法，逐个考察其余各因素对试验指标的影响。单因素试验设计法的优点在于可简单直观地了解每个试验因素对试验指标的影响，缺点在于此方法无法发现和考察各因素间的交互作用及其对试验指标的影响。而化学试验的研究中，因素间常存在交互作用甚至多因素间都存在交互作用。因此应用单因素试验设计法求得的试验条件往往并不是最优化的试验条件。由于每次仅改变一个因素的水平进行试验，对于化学分析中常见的多因素多水平的试验研究，单因素试验设计法的试验次数较多，工作量大，不符合试验设计使用较少的试验次数以求得最优化的试验条件的初衷。

（三）同时试验和序贯试验

试验设计还可分为同时试验和序贯试验两种方法予以实施。同时试验是指同时进行诸因素各水平的试验，然后综合分析取得的试验结果，求得最优化的试验条件，如析因试验设计（factorial experiment design）、正交试验设计（orthogonal experiment design）和均匀试验设计（uniform experiment design）。序贯试验（sequential design）是指先进行一次或少数几次试验，并对取得的试验结果进行分析,依据已获得的试验结果确定下一步的试验方向,逐步趋近于最优化的试验条件方法,如单纯形试验设计(simplex experiment design)。

三、响应面和试验设计的关系

响应面(response surface)法(也称响应曲面法)是指将系统的响应作为一个或多个因素的函数,并运用图形技术将这种函数关系显示出来,凭直觉的观察来选择最优化条件的一种优化方法。若系统的响应为单一因素的函数,则响应面是二维空间中的一条曲线。若系统的响应为两个因素的函数,则响应面是三维空间中的一个曲面。

若以 x_i 表示考察的因素,y 表示系统的响应,则系统的响应与因素间的函数关系可表示为:

$$y=f(x_1,x_2,x_3,\cdots,x_n)$$

响应面法中,可通过试验数据建立数学模型,利用多元线性回归方程拟合系统的响应与因素间的函数关系。系统的响应与因素间的函数关系可以是线性的,也可以是非线性的。非线性的经处理后可转换为线性的模型。以两个因素为例,其响应面的数学模型可用下式表示:

$$y=b_0+b_1x_1+b_2x_2+b_{11}x_1^2+b_{22}x_2^2+b_{12}x_1x_2+e$$

式中的 e 为误差。若上式中的 b_i 均不为零,表明系统的响应与因素 x_1 和 x_2 有关,同时与因素间的相互作用 x_1x_2 以及因素自身的相互作用 x_1^2 和 x_2^2 有关。

应用响应面法寻找最优化的试验条件时,首先须确定试验因素和因素水平。其次通过初步试验求解构建的线性模型中常数 b_i 的估计值。其后再检验已构建的线性模型的适应性,并对求得的最优化的试验条件进行验证。值得注意的是,在应用响应面法进行分析时试验点的选取,即设计的试验点应包括最优的试验条件,否则难以得到最优化的试验结果。

与化学分析中常用的正交试验设计法相比,特别是需要考察的试验因素的水平数较多时,响应面法在寻找最优化的试验条件的过程中,不仅需要完成的试验次数少,而且能考察各因素间的交互作用,同时还可以给出直观的图形,是一种直观有效的优化方法。

第二节　常用的优化方法

相比较于单因素试验设计,多因素试验设计更适用于化学分析中常见的多因素多水平的试验研究。本节介绍几种常用的试验设计方法。

一、析因试验设计

析因试验设计是指按析因设计表设计试验方案,考察各因素的主效应及其因素间交互效应的试验设计方法。析因试验设计属于全面试验,考察各试验因素水平的所有组合对试验指标的影响。以两水平的析因试验设计为例,若考察 m 个试验因素,且每个试验因素取高、低两个水平,需要完成 n 次试验,其析因试验设计表可用 $FD_n(2^m)$ 来表示(表 4-1 和表 4-2)。若 $m=3$,即考察 3 个试验因素,每个因素取两个水平,试验次数为 $2^3=8$。析因试验设计中,若考察的试验因素或水平数较多时,试验次数会显著增加。如一个 4 因素 5 水平的析因试验设计,试验次数为 $5^4 = 625$。因此,析因试验设计较适用于试验因素及其水平数较少的试验设计,如两个因素的析因试验设计。若试验因素或水平数较多时,为减少试验次数,可采用部分析因试验设计的方法,即只对各试验因素水平的所有组合中的一部分组合进行试验。

表 4-1　析因设计表 $FD_4(2^2)$

试验序号	I	A	B	AB
1	+	−	−	+
2	+	+	−	−
3	+	−	+	−
4	+	+	+	+

表 4-2　析因设计表 $FD_8(2^3)$

试验序号	I	A	B	C	AB	AC	BC	ABC
1	+	−	−	−	+	+	+	−
2	+	+	−	−	−	−	+	+
3	+	−	+	−	−	+	−	+
4	+	+	+	−	+	−	−	−
5	+	−	−	+	+	−	−	+
6	+	+	−	+	−	+	−	−
7	+	−	+	+	−	−	+	−
8	+	+	+	+	+	+	+	+

析因试验设计可以考察各因素的主效应及其因素间的交互效应。主效应是指某单一试验因素对试验指标的影响程度。交互效应是指若某一个试验因素(A)对试验指标的影响与另一个试验因素(B)的水平有关,则这两个试验因素间存在交互效应。若不论因素 A 的取值如何,因素 B 对试验指标的影响都相同,则这两个试验因素间不存在交互效应。

表 4-1 是一个两因素两水平的析因试验设计表。表中的第二列可用于考察各试验因素对试验指标的平均影响,第三和第四列可分别考察因素 A 和因素 B 对试验指标的影响,第五列可用于考察 A、B 间的交互效应。表中的"+""−"分别表示 A、B 两个因素的高水平和低水平,该设计需要完成 4 次试验。表 4-2 所示为三因素两水平的析因试验设计表,可分别考察因素 A、B、C 对试验指标的影响及三因素间的交互效应。

析因试验设计的数学模型可用多项式来表示。以 x_i 表示各试验因素,y 表示试验指标,依据 y 与 x_i 的关系式可计算各因素对试验指标的影响及因素间的交互效应。以两因素(A 和 B)两水平的析因试验为例,试验指标 y 与 x_i 的关系可表示为:

$$y = \beta_0 + \beta_1 x_1 + \beta_2 x_2 + \beta_{12} x_1 x_2$$

式中的 β_0 可反映 A 和 B 对试验指标的平均影响;β_1 和 β_2 可分别反映 A 和 B 对试验指标的影响;β_{12} 可反映 A、B 间的交互效应。同理,三因素(A、B、C)两水平的析因试验中,y 与 x_i 的关系可表示为:

$$y=\beta_0+\beta_1x_1+\beta_2x_2+\beta_3x_3+\beta_{12}x_1x_2+\beta_{13}x_1x_3+\beta_{23}x_2x_3+\beta_{123}x_1x_2x_3$$

应用析因试验设计时,首先可依据预试验结果确定试验因素及其水平。其后选择一个合适的析因设计表安排试验,根据试验结果分析各因素的主效应及各因素间的交互效应。

例如:应用高效液相色谱法分析两种维生素。试验中发现,流动相中有机溶剂与盐溶液的配比(A)、流动相的 pH(B)以及盐溶液的浓度(C)对组分的分离度均有影响。若采用析因试验设计法考察上述三因素对分离度的影响,每个因素安排高(+)、低(−)两个水平,可选择析因设计表 $FD_8(2^3)$ 安排试验(表4-3)。因素 A 的高、低两个水平分别为3∶1和2∶1,因素 B 的两个水平分别为 5.11 和 4.57,因素 C 的两个水平分别为 0.05mol/L 和 0.01mol/L。以分离度(y)作为试验指标。

表 4-3　高效液相色谱法分离维生素的析因试验结果

试验序号	I	A	B	C	AB	AC	BC	ABC	y
1	+	−	−	−	+	+	+	−	5.4
2	+	+	−	−	−	−	+	+	4.6
3	+	−	+	−	−	+	−	+	6.8
4	+	+	+	−	+	−	−	−	4.2
5	+	−	−	+	+	−	−	+	6.5
6	+	+	−	+	−	+	−	−	5.8
7	+	−	+	+	−	−	+	−	6.0
8	+	+	+	+	+	+	+	+	3.9

各因素的主效应及各因素间的交互效应可按下式计算:

$$\beta_1=主效应_A=[(y_2+y_4+y_6+y_8)-(y_1+y_3+y_5+y_7)]/4$$
$$=[(4.6+4.2+5.8+3.9)-(5.4+6.8+6.5+6.0)]/4$$
$$=-1.55$$

$$\beta_2=主效应_B=[(y_3+y_4+y_7+y_8)-(y_1+y_2+y_5+y_6)]/4$$
$$=[(6.8+4.2+6.0+3.9)-(5.4+4.6+6.5+5.8)]/4$$
$$=-0.35$$

$$\beta_3=主效应_C=[(y_5+y_6+y_7+y_8)-(y_1+y_2+y_3+y_4)]/4$$
$$=[(6.5+5.8+6.0+3.9)-(5.4+4.6+6.8+4.2)]/4$$
$$=0.3$$

$$\beta_{12}=交互效应_{A\times B}=[(y_1+y_4+y_5+y_8)-(y_2+y_3+y_6+y_7)]/4$$
$$=[(5.4+4.2+6.5+3.9)-(4.6+6.8+5.8+6.0)]/4$$
$$=-0.8$$

$$\beta_{13}=交互效应_{A\times C}=[(y_1+y_3+y_6+y_8)-(y_2+y_4+y_5+y_7)]/4$$
$$=[(5.4+6.8+5.8+3.9)-(4.6+4.2+6.5+6.0)]/4$$
$$=0.15$$

$$\beta_{23} = 交互效应_{B\times C} = [(y_1 + y_2 + y_7 + y_8) - (y_3 + y_4 + y_5 + y_6)]/4$$
$$= [(5.4 + 4.6 + 6.0 + 3.9) - (6.8 + 4.2 + 6.5 + 5.8)]/4$$
$$= -0.85$$

$$\beta_{123} = 交互效应_{A\times B\times C} = [(y_2 + y_3 + y_5 + y_8) - (y_1 + y_4 + y_6 + y_7)]/4$$
$$= [(4.6 + 6.8 + 6.5 + 3.9) - (5.4 + 4.2 + 5.8 + 6.0)]/4$$
$$= 0.1$$

由 A、B、C 三因素的主效应的计算结果可以看出,A 和 B 的主效应均为负值,C 的主效应为正值,说明三因素中 A 和 B 取低水平、C 取高水平时更有利于两种维生素的分离,因素 A 对分离度的影响最大,且三因素间均存在交互作用。A、B 和 B、C 间的交互作用均为负值,即其中一个因素由低水平变化到高水平时,会减弱另一因素对分离度的影响。

二、正交试验设计和均匀试验设计

(一) 正交试验设计

用正交表安排试验并对试验结果进行数据分析而获得最优试验条件的方法称为正交试验设计法。正交表具有均匀分散、搭配均衡、整齐可比的特性,可用 $L_n(t^m)$ 表示。其中 L 表示正交表,n 表示需要完成的试验次数,t 表示试验因素的水平数,m 表示最多允许安排的试验因素的个数。正交试验设计属于部分因子设计,可用于考察各因素的主效应及各因素间的交互效应。

对于正交试验的结果,可通过极差分析比较各因素对试验指标的贡献。以正交表 $L_9(3^4)$(表 4-4)为例,首先分别计算各因素取水平 1、水平 2、水平 3 时的试验指标之和,以 T_1、T_2、T_3 表示。其次计算 T_1、T_2、T_3 的平均值,以 k_1、k_2、k_3 表示。再计算各因素的 k_1、k_2、k_3 中最大值与最小值之差(极差)。比较各因素的极差可对各因素对试验指标的贡献程度进行排序。选出各因素的 k_1、k_2、k_3 中数值最大者对应的水平,可求得各因素优化的水平组合。按照选出的各因素优化的水平组合进行试验,可验证极差分析的结果。

表 4-4　正交表 $L_9(3^4)$

试验序号	A	B	C	D
1	1	1	1	1
2	1	2	2	2
3	1	3	3	3
4	2	1	2	3
5	2	2	3	1
6	2	3	1	2
7	3	1	3	2
8	3	2	1	3
9	3	3	2	1

应用极差分析无法确定各因素对试验指标影响的差异是否具有统计学意义。此时可采用方差分析处理正交试验的结果。方差分析是指通过计算各因素对试验指标影响的方差及各因素的 F 值，判断各因素对试验指标影响的差异是否具有统计学意义。

表 4-5 中，第 2、3、5、8 列可分别考察 A、B、C、D 四因素对试验指标的影响，表中第 4、6、7 列可分别考察因素 A×B、A×C 及 B×C 间的交互作用，此设计共须完成 8 次试验。由表 4-5 可知，表中每个因素只安排了两个水平，且未考察因素 A×D、B×D、C×D、A×B×C、A×B×D、B×C×D 及 A×B×C×D 间的交互作用。显然如果增加考察的因素和水平数，相应的试验次数也会明显增加。而化学试验研究中需要考察的试验因素的水平数大多不止两个，因此正交试验设计更适用于因素水平数相对较少的试验研究。

表 4-5　正交表 $L_8(2^7)$

试验序号	A	B	A×B	C	A×C	B×C	D
1	1	1	1	1	1	1	1
2	1	1	1	2	2	2	2
3	1	2	2	1	1	2	2
4	1	2	2	2	2	1	1
5	2	1	2	1	2	1	2
6	2	1	2	2	1	2	1
7	2	2	1	1	2	2	1
8	2	2	1	2	1	1	2

（二）均匀试验设计

均匀试验设计是在正交试验设计的基础上发展而成的一种试验设计方法，保留了正交试验设计均匀分散的特性，即在试验范围内考虑试验点的均匀散布以获得最多的试验信息。与析因试验设计和正交试验设计相同，均匀试验设计也属于同时试验的方法，可参照均匀设计表来安排试验。均匀设计表可用 $U_n(q^s)$ 表示。其中 U 表示均匀设计表，n 表示试验次数，q 表示因素的水平数，s 表示最多可安排的因素数。均匀设计表中因素的水平数 q 等于试验次数 n。每个均匀设计表同时附有一张使用表，可按照需要考察的因素数选取使用表中的某几列来安排试验。

应用正交试验设计时，需要进行的试验次数至少为因素水平数的平方，以每个因素安排 7 个水平为例，应用正交试验设计至少需要完成 $7^2 = 49$ 次试验。而应用均匀试验设计可明显减少工作量。如考察四因素，每个因素安排 7 个水平，只须完成 7 次试验（表 4-6）。因此相较于析因试验设计和正交试验设计，均匀试验设计更适用于多因素多水平的试验研究。

实际工作中，可依据需要考察的因素及其水平数选择适合的均匀设计表，并参照其使用表安排试验。同时对试验结果进行统计分析，建立各因素与试验指标间的函数关系式，判断各因素对试验指标贡献的大小及各因素间是否存在交互作用。同时可求得使试验指标获得最优值时的试验条件。

表 4-6　均匀设计表 $U_7(7^4)$

试验序号	1	2	3	4
1	1	2	3	6
2	2	4	6	5
3	3	6	2	4
4	4	1	5	3
5	5	3	1	2
6	6	5	4	1
7	7	7	7	7

例如:采用磺基水杨酸分光光度法测定抗坏血酸。以在反应体系中加入的磺基水杨酸溶液(x_1)、Fe^{3+}溶液(x_2)、缓冲溶液的用量(x_3)以及显色时间(x_4)为试验因素。x_1的取值为:0.70~10.90ml;x_2的取值为:0.75~5.00ml;x_3的取值为:4.00~14.20ml;x_4的取值为:15~100分钟。以吸光度(y)为试验指标,选择均匀设计表 $U_{18}^*(18^{11})$ 并参照其使用表安排试验(表 4-7)。

表 4-7　抗坏血酸测定的均匀试验结果

试验序号	x_1	x_2	x_3	x_4	y
1	(1)0.70	(5)1.75	(7)7.60	(9)55	0.584
2	(2)1.30	(10)3.00	(14)11.80	(18)100	0.842
3	(3)1.90	(15)4.25	(2)4.60	(8)50	0.848
4	(4)2.50	(1)0.75	(9)8.80	(17)95	0.238
5	(5)3.10	(6)2.00	(16)13.00	(7)45	0.633
6	(6)3.70	(11)3.25	(4)5.80	(16)90	0.862
7	(7)4.30	(16)4.50	(11)10.00	(6)40	0.864
8	(8)4.90	(2)1.00	(18)14.20	(15)85	0.288
9	(9)5.50	(7)2.25	(6)7.00	(5)35	0.737
10	(10)6.10	(12)3.50	(13)11.20	(14)80	0.856
11	(11)6.70	(17)4.75	(1)4.00	(4)30	0.847
12	(12)7.30	(3)1.25	(8)8.20	(13)75	0.326
13	(13)7.90	(8)2.50	(15)12.40	(3)25	0.780
14	(14)8.50	(13)3.75	(3)5.20	(12)70	0.833
15	(15)9.10	(18)5.00	(10)9.40	(2)20	0.839
16	(16)9.70	(4)1.50	(17)13.60	(11)65	0.443
17	(17)10.30	(9)2.75	(5)6.40	(1)15	0.821
18	(18)10.90	(14)4.00	(12)10.60	(10)60	0.826

比较表4-7中的18次试验结果可发现,第6号和第7号试验测得的吸光度值较大。进一步采用SAS统计软件对试验结果进行统计分析,可得吸光度与各因素的关系式:

$$y = -0.130\,3 - 0.007\,0x_1 + 0.535\,9x_2 - 0.000\,7x_1^2 - 0.072\,0x_2^2 + 0.004\,0x_1x_2$$

结果表明,四因素中Fe^{3+}溶液用量(x_2)为主要影响因素,磺基水杨酸溶液用量(x_1)为次要因素。缓冲溶液用量(x_3)和显色时间(x_4)对试验结果的影响较小,未进入回归方程。统计结果还表明,当Fe^{3+}溶液用量为3.88ml,磺基水杨酸溶液用量为6.09ml时,预测吸光度值可达最大值0.889 1。可按照上述试验条件进行试验,以验证统计分析的结果。

三、序贯优化方法

单纯形试验设计是一种典型的序贯试验的方法,即先进行若干次的试验,之后,分析取得的试验结果以确定下一步优化的方向,是一种"黑箱"式的试验设计方法。

单纯形是指在n维空间中具有$n+1$个顶点的凸多面体。在一维空间中,单纯形是一条直线。在二维空间中,单纯形是一个三角形。在三维空间中,单纯形是一个四面体。其中各个棱长都相等的单纯形称为正规单纯形。二维空间中的等边三角形和三维空间中的正四面体即为正规单纯形。

单纯形试验设计法是按照单纯形来设计试验,因此,首先需要构建初始单纯形。初始单纯形的构建可以有多种方法。其一,依据一个给定的顶点和步长,构造一个正规初始单纯形。其二,按照黄金分割法构建初始单纯形。其三,应用均匀设计表构建初始单纯形。

按照第一种方法构建初始单纯形时,需要先依据已有的试验经验和化学知识确定一个顶点(以x_1表示),$x_1(\alpha_1, \alpha_2, \alpha_3, \cdots, \alpha_m)$中的$\alpha_i$代表要考察的$m$个试验因素的某一个起始水平。其后,依据经验为每一个因素选定一个合适的步长(即考察试验因素对试验指标的影响时,因素从起始水平移动的幅度)。如此可构建一个初始单纯形。

按照黄金分割法构建初始单纯形时,可在各因素的取值范围内将每个因素分成两个水平:水平1:0.382水平;水平2:0.618水平。然后计算这两个水平的平均值作为中间水平。依据一定的规则构建初始单纯形。

应用均匀设计表构建初始单纯形时,可按照试验需要考察的因素和水平数,选择适合的均匀设计表,按照表中对因素、水平的安排,填入均匀设计表,构建初始单纯形。

初始单纯形确定之后即可开始单纯形的优化。单纯形的优化过程从初始的$n+1$个顶点开始。其后比较初始的$n+1$次试验的结果,去掉试验结果中最差的试验点,增加新的可能改善试验结果的试验点。单纯形的优化就是将初始单纯形经过反射、扩展、收缩等一系列的变化,其间不断构建新的单纯形,最终找到使试验结果最佳的试验点,求得各因素的最优水平组合。

试验中若需要考察n个试验因素,首先可按照上述方法构建含有$n+1$个顶点的初始单纯形。其后按照各顶点的坐标进行$n+1$次试验。以最简单的两个因素的单纯形试验设计为例,首先构建初始单纯形(一个三角形),三角形的三个顶点的坐标即对应于初始的3次试验中两个因素的不同水平。完成3次试验后,比较其试验结果。以x_W表示试验结果中的最坏点,x_B和x_N分别表示试验结果中的最好点和次坏点。计算去掉x_W后的各试验点的重心x_G,求得一个新的试验点即最坏点x_W的反射点x_R,$x_R = x_G + \alpha(x_G - x_W)$。式中的$\alpha$为反射系数,一般取值为1,即$x_R = 2x_G - x_W$。由求得的新试验点$x_R$与去掉最坏点后剩余的试验点$x_B$和$x_N$

构成新单纯形,再比较新单纯形中各试验点的试验结果。

在构建的新单纯形中,若反射点 x_R 的试验结果好于 x_B,是最好点,说明寻优方向正确,可通过计算求得又一个新试验点 x_E,$x_E=x_G+\gamma(x_G-x_W)$,式中的 γ 为扩展系数,一般取值为2,即 $x_E=3x_G-2x_W$。若 x_E 的试验结果好于 x_R,可由求得的新试验点 x_E 与 x_B 和 x_N 构成新单纯形继续试验。

在新单纯形中,若反射点 x_R 的试验结果介于 x_W 和 x_N 之间,说明需要调整寻优方向,可通过计算求得一个新试验点 x_P,$x_P=x_G+\beta_P(x_G-x_W)$,式中的 β_P 为收缩系数,一般取值为0.5,即 $x_P=1.5x_G-0.5x_W$。若 x_P 的试验结果好于 x_R,可由求得的新试验点 x_P 与 x_B 和 x_N 构成新单纯形继续试验。若 x_P 的试验结果比 x_R 差,则需要对原单纯形进行整体收缩再进行试验。

在新单纯形中,若得到的反射点 x_R 的试验结果比原有的最坏点 x_W 还差,则应选取新试验点 x_A,$x_A=x_G+\beta_A(x_G-x_W)$,式中的 β_A 一般取值为 -0.5,即 $x_a=0.5x_G+0.5x_W$。其后比较新试验点 x_A 与最坏点 x_W 的试验结果,若 x_A 的试验结果好于 x_W,可由求得的新试验点 x_A 与 x_B 和 x_N 构成新单纯形继续试验。若 x_A 的试验结果比 x_W 差,同样需要对原单纯形进行整体收缩再安排试验。

应用单纯形试验设计时,若最终得到的单纯形中最好点与最坏点的试验结果相同或差异在允许的误差范围内,则单纯形试验结束,对应的单纯形中各顶点的坐标即为各因素的最佳水平。

四、应用

正交试验设计是卫生分析工作中常用的试验设计方法之一,可应用于样品预处理条件以及仪器工作条件的优化。

(一)在优化试验条件中的应用

卫生分析工作中,对试验条件进行优化可有效提高分析结果的灵敏度。预防医学领域中,可通过测量生物材料中某物质的含量来了解该物质可能对人体健康产生的影响。这其中,能否对生物材料中该物质进行有效的提取会直接影响到测量结果的准确度与灵敏度。

例如:采用高效液相色谱法测定小鼠组织中某物质的含量,使用有机溶剂萃取的方法对样品进行预处理。试验过程中发现,对该物质提取效率影响较大的有两种萃取试剂的体积比(A)、萃取试剂加入的体积(B)、涡旋混匀时间(C)和离心时间(D)。为提高提取效率,采用正交试验设计法优化上述试验因素的水平组合。A 的取值为:$A_1=1:1$,$A_2=1:2$,$A_3=2:1$。B 的取值为:$B_1=200\mu l$,$B_2=300\mu l$,$B_3=400\mu l$。C 的取值为:$C_1=2$ 分钟,$C_2=3$ 分钟,$C_3=4$ 分钟。D 的取值为:$D_1=5$ 分钟,$D_2=10$ 分钟,$D_3=15$ 分钟,色谱峰面积(y)为试验指标,按 $L_9(3^4)$ 正交表安排试验(表4-8)。

对试验结果的极差直观分析结果表明,四因素对色谱峰面积的影响大小排序为:$A>D>B>C$,优化水平组合为 $A_2B_3C_2D_1$。9 次正交试验中第 3 号和第 5 号试验所得的色谱峰面积较大,其对应的水平组合分别为 $A_1B_3C_3D_3$ 和 $A_2B_2C_3D_1$。三组因素水平组合不一致,可参照极差分析所得的组合 $A_2B_3C_2D_1$ 做进一步的验证性试验。

(二)在光谱法中的应用

卫生分析工作中,采用仪器分析的方法对物质进行定性和定量分析。这其中,仪器工作条件的优化也是分析工作中很重要的一个环节。

表 4-8 峰面积的正交试验结果

试验序号	A	B	C	D	y
1	1	1	1	1	86 730.3
2	1	2	2	2	86 722.8
3	1	3	3	3	91 061.5
4	2	1	2	3	89 916.8
5	2	2	3	1	91 789.0
6	2	3	1	2	87 292.0
7	3	1	3	2	79 740.5
8	3	2	1	3	85 394.8
9	3	3	2	1	88 917.3
T_1	264 514.6	256 387.6	259 417.1	267 436.6	
T_2	268 997.8	263 906.6	265 556.9	253 755.3	
T_3	254 052.6	267 270.8	262 591.0	266 373.1	
k_1	88 171.5	85 462.5	86 472.4	89 145.5	
k_2	89 665.9	87 968.9	88 519.0	84 585.1	
k_3	84 684.2	89 090.3	87 530.3	88 791.0	
R	4 981.7	3 627.8	2 046.6	4 560.4	
因素主次			A>D>B>C		
优化组合			$A_2B_3C_2D_1$		

例如：应用火焰原子吸收光谱法对某元素进行分析，灯电流、狭缝宽度、乙炔流量和燃烧器高度都可能影响其吸光度的大小。为优化仪器工作条件，以 A、B、C、D 表示上述四个因素，吸光度（y）为试验指标，选择正交表 $L_9(3^4)$ 考察四因素对试验指标的贡献度（表 4-9）。

表 4-9 吸光度的正交试验结果

试验序号	A	B	C	D	y
1	1	1	1	1	0.258
2	1	2	2	2	0.212
3	1	3	3	3	0.170
4	2	1	2	3	0.852
5	2	2	3	1	0.848
6	2	3	1	2	0.848
7	3	1	3	2	0.805
8	3	2	1	3	0.858

续表

试验序号	A	B	C	D	y
9	3	3	2	1	0.798
T_1	0.640	1.915	1.964	1.904	
T_2	2.548	1.918	1.862	1.865	
T_3	2.461	1.816	1.823	1.880	
k_1	0.213	0.638	0.655	0.635	
k_2	0.849	0.639	0.621	0.622	
k_3	0.820	0.605	0.608	0.627	
R	0.636	0.034	0.047	0.013	

极差的直观分析结果表明,灯电流为吸光度的主要影响因素,狭缝宽度、乙炔流量和燃烧器高度对吸光度的影响相对较小,因素水平组合为 $A_2B_2C_1D_1$。已做的9次试验中第4号及第8号试验的吸光度值较大,因素搭配水平分别为 $A_2B_1C_2D_3$ 和 $A_3B_2C_1D_3$。可针对这三种因素搭配水平做进一步的验证性试验。

（三）在色谱法中的应用

色谱分析中,分离度是评价分离效能的重要指标,相邻组分的分离程度可直接影响被测组分的准确定量。因此分离条件的选择是色谱分析法中十分重要的一项工作内容。高效液相色谱法中,固定相的选择、流动相的组成、流速及柱温等对组分的分离度都可能产生影响。

例如:应用高效液相色谱法测定两种单胺类物质。试验中发现,流动相中乙腈和醋酸钠溶液的配比(A)、流动相的 pH(B)、醋酸钠溶液的浓度(C)以及柱温(D)对组分的分离度均有影响。采用正交表 $L_9(3^4)$ 安排试验(表4-10)。A 的取值为:$A_1=1:1$, $A_2=1:2$, $A_3=1:3$。B 的取值为:$B_1=4.0$, $B_2=4.8$, $B_3=5.6$。C 的取值为:$C_1=0.02mol/L$, $C_2=0.03mol/L$, $C_3=0.04mol/L$。D 的取值为:$D_1=25℃$, $D_2=30℃$, $D_3=35℃$,分离度(y)作为试验指标。

表4-10　分离度的正交试验结果

试验序号	A	B	C	D	y
1	1	1	1	1	4.32
2	1	2	2	2	3.81
3	1	3	3	3	1.53
4	2	1	2	3	0.82
5	2	2	3	1	1.01
6	2	3	1	2	2.12
7	3	1	3	2	0.56
8	3	2	1	3	1.28
9	3	3	2	1	0.93

试验序号	A	B	C	D	y
T_1	9.66	5.70	7.72	6.26	
T_2	3.95	6.10	5.56	6.49	
T_3	2.77	4.58	3.10	3.63	
k_1	3.22	1.90	2.57	2.09	
k_2	1.32	2.03	1.85	2.16	
k_3	0.92	1.53	1.03	1.21	
R	2.30	0.50	1.54	0.95	
因素主次			A>C>D>B		
优化组合			$A_1B_2C_1D_2$		

极差的直观分析结果表明,乙腈和醋酸钠溶液的配比及醋酸钠溶液的浓度对组分分离度的影响大,柱温及流动相的 pH 对分离度的影响相对较小,优化的因素水平组合为 $A_1B_2C_1D_2$。9 次正交试验结果中第 1 号和第 2 号试验的分离度的试验结果较好,因素水平组合分别为 $A_1B_2C_1D_1$ 和 $A_1B_2C_2D_2$。可做进一步的验证性试验,验证极差分析的结果。

应用试验设计的方法优化试验条件时,试验因素及其水平的选择与确定对于是否能通过试验设计找到最优化的试验条件十分重要。特别是在考察的因素及水平数较少的情况下,若因素水平选择不当,因素的取值范围内未包括最佳的试验条件,则很难获得满意的试验结果。

第三节 分析测试数据的处理

对于任何一项分析工作而言,获得准确可靠的分析结果无疑是其最终目的。然而在分析过程中,由于受到各种主客观因素的影响与制约,分析误差(error)的存在是不可避免的,即所得到的测量值与其真值之间存在一定的差值。为了获得令人满意的分析结果,应了解分析过程中可能影响分析结果可靠性的各种误差产生的原因,在分析过程中减小或消除误差,正确处理分析数据,将误差控制在允许的范围内。

一、误差及其传递

影响分析结果可靠性的误差可能来源于分析过程中的每一个环节,如采集的样品是否具有代表性;样品的储存和运输过程中被测组分是否有损失或被污染;样品的分析过程中由于选择的分析方法不适当而造成测量结果偏高或偏低等。不同来源和不同性质的误差对分析结果造成的影响差异较大。依据分析误差的性质及其产生原因的不同可分为系统误差和随机误差。

(一)误差的分类

1. 系统误差 分析过程中,由某些确定性因素引起的误差称为系统误差(systematic error)。系统误差对测量结果的影响具有确定性和规律性,即分析过程中,系统误差的大小和方向的变化遵循一定的规律。按照系统误差大小和方向变化规律的不同,系统误差又可分为定值系统误差和变值系统误差。测量过程中,大小和方向保持不变的系统误差称为定值系统误差。测量过程中,大小和方向按确定规律变化的系统误差称为变值系统误差。变值系统误差中,随着测量值的变化或时间的推移,系统误差呈线性递增或递减的称为线性系统误差。系统误差呈周期性变化的称为周期性系统误差。系统误差呈较复杂规律变化的称为按复杂规律变化的系统误差。分析过程中,系统误差主要来源于以下几个方面:

（1）方法误差:即由于分析方法不够完善引起的系统误差。此类误差可使测量结果偏高或偏低。如采用紫外吸收光谱法测定金属离子时,选用的显色剂与干扰组分生成显色化合物使得吸光度偏大引起的误差。

（2）仪器与试剂误差:仪器误差即使用的分析仪器不准确引起的误差。如分析天平的零点误差、分光光度计的读数误差等。试剂误差即分析过程中使用的试剂不符合要求引起的误差。如选用的试剂或纯水中含有少量的被测组分;试剂因长期存放失效、被污染引起的误差。

（3）主观误差:即由于分析者的主观因素引起的误差。如配制溶液时,读取容量瓶的刻度不正确引起的误差。

由于系统误差具有确定性和规律性,因此分析和判断系统误差产生的原因,采取适当的方法与措施即可减小或消除系统误差对测量结果产生的影响。

对于方法误差,可以采用测定标准物质、测定加标回收率和与标准方法对照的方法,通过对比试验找寻方法误差产生的原因,确定其大小和方向并在分析结果中予以校正,以消除其对测量结果的影响。

通过对仪器各项性能指标的检查可以了解测量系统中是否存在仪器误差,校准仪器可减小和消除仪器误差。试剂误差可以通过选择纯度等级更高的试剂或提纯试剂来减小其对分析结果的影响。分析过程中,可通过空白试验确定试剂误差的大小并在分析结果中予以扣除以校正其对测量结果的影响。

2. 随机误差　与系统误差不同,随机误差(random error)是由一些偶然的、非确定性因素引起的误差。分析过程中,随机误差的大小和方向的变化无一定之规,时大时小时正时负。

分析过程中,实验室环境及分析者操作水平的一些细微变化与波动可引起随机误差。如实验室的温度、湿度、气压、气流、光线强弱的细小变化;分析者在相同试验条件下重复操作时的微小差异;分析仪器零点的微小波动;试验过程中电压的细微变化等。

由于随机误差是由一些偶然的、非确定性因素引起的误差,因此难以用简单的扣除某一空白值的方法予以校正和消除。尽管单次测量结果中随机误差的大小和方向的变化没有特定的规律可循,但在相同试验条件下对同一样品进行多次平行测量时,其测量结果随机误差的变化服从一定的统计分布规律。

（1）随机误差的正态分布:当对同一样品进行无限多次重复测量时,随机误差的分布服从正态分布(normal distribution)(图 4-1)。

图中横坐标为误差值单位,用 u 表示。纵

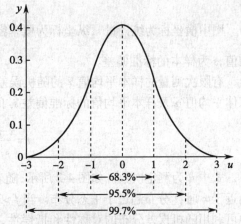

图 4-1　随机误差的正态分布曲线

坐标为概率密度即测量值出现的频率,用 y 表示。$u=\dfrac{x-\mu}{\sigma}$ 中,x 为测量值,μ 为总体平均值,σ 为多次测量的总体标准偏差。

概率密度 y 与测量值 x、总体平均值 μ 及总体标准偏差 σ 间的函数关系式为:

$$y=\frac{1}{\sigma\sqrt{2\pi}}e^{-\frac{(x-\mu)^2}{2\sigma^2}}$$

（式4-1）

由图 4-1 可看出,随机误差的正态分布具有如下特征:

1）对称性:即对同一样品进行无限多次重复测量时,绝对值相等的正负误差出现的概率相等。

2）单峰性:即绝对值小的误差出现的概率大;绝对值大的误差出现的概率小;当 $x=\mu$ 时,测量值出现的概率最大。

3）有界性:即在一定条件下,随机误差的绝对值不会超过某一个固定的数值。

4）抵偿性:即对同一样品进行无限多次重复测量时,绝对值相等的正负误差出现概率的相等,可相互抵消。随机误差的算术平均值趋向于零。

（2）随机误差的 t 分布:实际工作中,对同一样品进行无限多次重复测量是无法做到的。当测量次数有限时,有限次测量的分析结果的随机误差的分布服从 t 分布(t-distribution)（图4-2）。

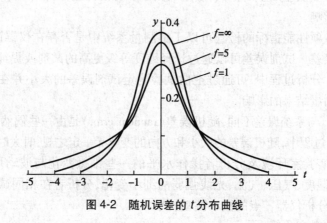

图 4-2　随机误差的 t 分布曲线

图中横坐标为统计量 t,纵坐标为概率密度用 y 表示。$t=\dfrac{x-\mu}{s}$ 中,x 为测量值,μ 为总体平均值,s 为样本的标准偏差。

有限次测量的样本平均值 $\bar{x}$ 的随机误差分布同样服从 t 分布,统计量 t 与样本平均值 $\bar{x}$、总体平均值 μ 及样本平均值的标准偏差 $s_{\bar{x}}$ 间的函数关系式为:

$$t=\frac{\bar{x}-\mu}{s_{\bar{x}}}=\frac{\bar{x}-\mu}{s}\sqrt{n}$$

（式4-2）

式中 n 为测定次数。如图 4-2 所示,随着自由度 f(degree of freedom,$n-1$)逐渐增大,当 f 趋近于 ∞ 时,t 分布趋近于正态分布。当 $f>20$ 时,t 分布与正态分布已十分近似。实际工作中可利用随机误差分布的对称性和抵偿性,通过对同一样品进行多次平行测量的方法来减小随机误差。

除系统误差与随机误差外,分析过程中由于分析工作者疏忽大意、操作错误引起的误差称为过失误差(gross error)。如配制试剂时,试剂用量加错;处理样品时,仪器参数设置错误等。试验过程中一旦确认存在过失误差,应舍去其相应的测量值。过失误差的戒除可通过分析者秉承踏实负责的工作态度,试验过程中严格规范试验操作,认真完成试验来予以实现。

(二)误差的表示方法

分析误差的存在可直接影响分析结果的可靠性。分析误差的大小可用准确度和精密度来表示。

1. 准确度 准确度(accuracy)是指被测组分的测量值与其真值之间的符合程度。准确度是反映分析方法或测量系统存在的系统误差与随机误差的综合指标,是反映分析结果可靠性的重要参数。准确度可以用绝对误差(absolute error, E)和相对误差(relative error, RE)来表示。

(1)绝对误差:即被测组分的测量值与其真值之间的差值。

$$E = x - \mu \qquad (式4-3)$$

式中 E 为绝对误差,x 为被测组分的测量值,μ 为其真值。E 越大,表明准确度越低。

(2)相对误差:即绝对误差与被测组分的真值之比。

$$RE = \frac{E}{\mu} \times 100\% \qquad (式4-4)$$

相对误差反映了绝对误差在真值中所占比例的大小,可用于比较分析结果准确度的高低。

2. 精密度 精密度(precision)是指在相同试验条件下对同一样品多次平行测量时,其分析结果一致的程度。精密度可反映分析方法或测量系统中随机误差的大小。精密度可以用偏差来表示。偏差越小表明测量数据间的精密度越好。

(1)绝对偏差(absolute deviation, d):即被测组分的测量值与其平均值之差。各单次测量值绝对偏差的代数和为零。

$$d = x_i - \bar{x} \qquad (式4-5)$$

式中 x_i 为被测组分的测量值,$\bar{x}$ 为测量值的平均值。

(2)平均偏差(average deviation, $\bar{d}$):即各单次测量值绝对偏差的绝对值的平均值。

$$\bar{d} = \frac{|d_1| + |d_2| + |d_3| + \cdots + |d_n|}{n} = \frac{\sum\limits_{i=1}^{n} |x_i - \bar{x}|}{n} \qquad (式4-6)$$

(3)相对平均偏差(relative average deviation, $R\bar{d}$):即测量值的平均偏差与测量值的平均值之比。

$$R\bar{d} = \frac{\bar{d}}{\bar{x}} \times 100\% \qquad (式4-7)$$

(4)标准偏差(standard deviation, s):将各测量值的绝对偏差求平方和,按下式计算可得一组测量值的标准偏差。在标准偏差的计算过程中,避免了正负偏差的相互抵消,使得较大的绝对偏差的作用更加明显和突出。因此应用标准偏差评价精密度时,能够更加充分地反映各单次测量值间彼此一致的程度。

$$s = \sqrt{\frac{d_1^2 + d_2^2 + d_3^2 + \cdots + d_n^2}{n-1}} = \sqrt{\frac{\sum_{i=1}^{n}(x_i - \bar{x})^2}{n-1}} \qquad (式4-8)$$

（5）相对标准偏差(relative standard deviation,RSD):即测量值的标准偏差与其平均值之比,可用于比较分析结果精密度的高低。

$$RSD = \frac{s}{\bar{x}} \times 100\% \qquad (式4-9)$$

3. 准确度与精密度 分析工作中,可以用测定标准物质、测定加标回收率及与标准方法对照的方法来评价分析方法的准确度,可通过测定日内和日间精密度(以测定结果的相对标准偏差表示)来评价分析方法的精密度。同时可采用重复性精密度(repeatability precision)和再现性精密度(reproducibility precision)分别评价相同条件下、不同时间内和不同条件下分析方法的精密度。

分析结果良好的精密度是获得准确可靠的分析结果的前提条件,但仅有高精密度,仍然不足以保证分析结果的高准确度。只有消除或控制了分析方法或测量系统中的系统误差,才有可能使测量结果的准确度与精密度都达到卫生分析的要求。

（三）误差的传递

分析工作中,通常是将多个测量值代入一定的函数关系式中,通过运算来获得测量结果,而分析过程的每一个环节中,分析误差的存在都是不可避免的,且每一个环节产生的分析误差都会反映到最终的测量结果中,即误差传递(propagation of error)。不同种类的误差其传递规律不同。了解与掌握误差传递的规律,可以正确评价各种性质的误差对分析结果的影响。

1. 系统误差的传递 假设用 R 表示测量结果,测量值分别用 A、B、C 来表示,测量 A、B、C 的绝对误差分别为 EA、EB 和 EC。

（1）测量结果的计算公式为各测量值相加减,即 $R=A+B-C$,则测量结果 R 的系统误差为:$E_R = E_A + E_B - E_C$。

例如:称量样品时,样品质量 m 的计算公式为:$m=m_2-m_1$,m 的绝对误差即为前后两次称量结果 m_1 和 m_2 的绝对误差的差值:$E_m = E_{m2} - E_{m1}$。

（2）测量结果的计算公式为各测量值相乘除,即 $R=\dfrac{AB}{C}$,则测量结果 R 的系统误差为:

$$\frac{E_R}{R} = \frac{E_A}{A} + \frac{E_B}{B} - \frac{E_C}{C}。$$

例如:配制浓度为 c 的某物质的溶液,样品质量为 m,定容体积为 V,物质的分子量为 M,浓度 c 的计算公式为:$c=\dfrac{m}{MV}$,浓度 c 的相对误差为样品质量 m、分子量 M 及定容体积 V 的相对误差相加减的结果:$\dfrac{E_c}{c} = \dfrac{E_m}{m} - \dfrac{E_M}{M} - \dfrac{E_V}{V}$。

2. 随机误差的传递 假设用 R 表示测量结果,测量值分别用 A、B、C 来表示,测量 A、B、C 的标准偏差分别为 s_A、s_B 和 s_C。

（1）测量结果的计算公式为各测量值相加减，即 $R=A+B-C$，则测量结果 R 的随机误差为：$s_R{}^2=s_A{}^2+s_B{}^2+s_C{}^2$。

（2）测量结果的计算公式为各测量值相乘除，即 $R=\dfrac{AB}{C}$，则测量结果 R 的随机误差为：

$$\frac{s_R{}^2}{R^2}=\frac{s_A{}^2}{A^2}+\frac{s_B{}^2}{B^2}+\frac{s_C{}^2}{C^2}。$$

二、不确定度

分析工作中由于误差的客观存在，测量值的真值是无法知晓的。因此实际工作中获得的分析结果中实际上包含了两部分内容，其一是真值的测量值 $\bar{x}$，其二为分析结果的不确定度 U（uncertainty），即分析结果可以表示为 $\bar{x}\pm U$。不确定度是在综合考察了所有可能存在的误差来源的前提下，对测量值预期的误差范围的一种定量描述。不确定度可用以表示一定置信水平下真值的存在范围，是分析结果的一部分，是表述分析结果质量的一项重要指标，表明了分析结果不能肯定的程度。显然不确定度越小意味着分析结果的可靠性越高，分析结果中所包含的测量误差越小。

分析结果中的不确定度可能来源于多个方面，如所分析的样本不足以代表总体的性质与特征；测定方法自身的不完善；对实验室环境及实验室条件对测量结果的影响估计不准确和认识不全面；分析仪器的性能及指标不能满足分析的要求，且未被发现和认知等。不确定度的来源及其影响因素带有一定的随机性。评定不确定度时，应充分估计和考察各种影响因素对测量结果的影响。鉴于不确定度的影响因素及其来源的复杂性，某些未被认知的影响因素对测量结果的影响难以在不确定度中得以准确地体现和表达。因此评定不确定度时，只是对已发现和认知的影响因素对测量结果的影响进行估算。

依据评定方法的不同，不确定度可分为 A 类不确定度和 B 类不确定度。通过统计方法估算的不确定度称为 A 类不确定度，如用统计方法计算多次重复测量的标准偏差以确定不确定度的大小。通过非统计方法估算的不确定度称为 B 类不确定度，如依据一些相关信息（以往的试验数据、仪器说明书中的相关数据等）来评定不确定度的大小。

评定分析结果不确定度的大小时，需要将多个不确定度分量予以合成，以计算总的不确定度。可用 u_c 表示合成不确定度，s_i 表示 A 类不确定度，u_j 表示 B 类不确定度。

（1）当 A 类和 B 类不确定度相互独立时，可采用方和根合成法予以合成，即 $u_c=\sqrt{\sum s_i{}^2+\sum u_j{}^2}$。

（2）当 A 类和 B 类不确定度之间有正线性关系或近似正线性关系时，可采用代数和合成法予以合成，即 $u_c=\sum s_i+\sum u_j$。

（3）展伸不确定度 u：当置信概率要求较大时，可采用统计因子 k 与合成不确定度相乘，得到一定置信概率下的不确定度，即 $u=ku_c$（$k=2\sim3$，k 取 2 和 3 分别对应于 95% 和 99% 的置信概率）。

三、可疑数据的取舍

分析工作中，记录和处理试验数据同样是分析过程中十分重要的一个环节，直接关系到最终获得的分析结果的可靠性。因此，必须掌握正确的记录和处理试验数据的方法。

（一）有效数字的修约及其运算规则

1. 有效数字　有效数字（significant digits）即在测量中能实际测得的有实际意义的数字。有效数字中只有末位数字是可疑的，其余各位数字都是准确的。

试验中，应根据所用仪器的精度水平正确保留有效数字位数。如用千分之一的天平称量样品时，试验数据应记录到小数点后第三位，如 2.638g。

试验数据中的"0"不能随意舍去，如 15.02 和 39.100 1 中的"0"皆为有效数字。而 0.136 和 0.082 7 中的"0"仅用于表示小数点的位置，不是有效数字。试验数据中以"0"结尾的整数，为准确表示其有效数字位数，应以指数形式表示，如 38 650 写成 3.86×10^4，表示其为三位有效数字。此外首位数字为 8 或 9 的试验数据，其有效数字的位数可多计一位，如 91.47 可看作五位有效数字。

2. 有效数字的修约规则　有效数字的修约规则为"四舍六入五单双"，其含义为当欲修约的数字小于 5 时，舍去；大于 5 时，进一位；等于 5 时，则视 5 之前的数字而定，若为奇数，则进位使之成为偶数；若为偶数，则舍弃。如将 5.286 7、4.564 3、13.245 0 修约成为四位有效数字，其修约后的结果分别为 5.287、4.564、13.24。

3. 有效数字的运算规则　在进行有效数字运算时，应注意运算过程中各试验数据的正确修约及计算结果中有效数字位数的正确保留。

（1）加减运算：以小数点后有效数字位数最少的试验数据为准，其他数据小数点后的有效数字位数可比该数据多保留一位，计算结果的小数点后的有效数字位数应与该数据小数点后的有效数字位数保持一致。

（2）乘除运算：以有效数字位数最少的试验数据为准，其他数据的有效数字位数可比该数据多保留一位，计算结果的有效数字位数应与该数据的有效数字位数保持一致。

（3）乘方和开方运算：各试验数据间进行乘方和开方运算时，计算结果的有效数字位数应与原数据的有效数字位数保持一致。

（4）对数和反对数运算：各试验数据间进行对数和反对数计算时，对数尾数的有效数字位数应与真数的有效数字位数保持一致。

（二）可疑数据的取舍

实际工作中，对同一样品进行多次平行测量时，可能会发现测量结果中某个测量值明显偏大或者偏小，这种与其他测量值明显偏离的数据称为可疑数据（suspect value）。可疑数据的出现可能源自分析过程中存在系统误差或过失误差，也可能是由于随机误差造成的测量值的极端波动引起的数据偏离。

针对不同原因产生的可疑数据，应分别采取不同的处理方法予以取舍。对于已确定是由于系统误差或过失误差的存在产生的可疑数据，因其与其他测量值不属于同一总体，应舍去。对于由于随机误差造成的可疑数据，尽管它与其他测量值之间有明显的差异，但是仍然同属一个总体，不能简单地将其舍弃。对于无法判定形成原因的可疑数据，应采用统计学方法，通过统计检验对可疑数据做出判断，以确定其是否为异常值。常用的可疑数据的统计学检验方法包括 Q 检验法和 Grubbs 检验法。

（三）Q 检验法

当测量次数（$n = 3 \sim 10$）较少时，可采用 Q 检验法检验一组测量值中的可疑数据。检验方法如下：

1. 将待检验的一组测量值由小到大排序，分别为 $x_1, x_2, x_3, \cdots, x_n$；

2. 计算测量值中最大值与最小值之差,即 $x_n - x_1$;

3. 计算可疑数据与其最邻近数值的差值,即 $x_n - x_{n-1}$ 或 $x_1 - x_2$;

4. 计算 Q 值:

$$Q = \frac{|x_{可疑} - x_{邻近}|}{x_n - x_1}$$ （式 4-10）

5. 根据测量次数 n 及要求的置信水平,查 Q 值表(表 4-11);

6. 若 $Q_计 \leqslant Q_表$,则该数据可以保留,否则应舍弃。

表 4-11　Q 值表

n	3	4	5	6	7	8	9	10
$Q_{0.90}$	0.94	0.76	0.64	0.56	0.51	0.47	0.44	0.41
$Q_{0.95}$	0.97	0.84	0.73	0.64	0.59	0.54	0.51	0.49
$Q_{0.99}$	0.99	0.93	0.82	0.74	0.68	0.63	0.60	0.57

（四）Grubbs 检验法

Grubbs 检验法可用于一组测量值或多组测量值均值中一个或多个可疑数据的检验。相对于 Q 检验法,Grubbs 检验法可用于多个($n > 10$)测量值中可疑数据的检验。检验方法如下:

1. 将待检验的测量值由小到大排序,分别为 $x_1, x_2, x_3, \cdots, x_n$;

2. 计算一组测量值的均值 $\bar{x}$ 和标准偏差 s;

3. 计算 T 值:

$$T = \frac{|x_{可疑} - \bar{x}|}{s}$$ （式 4-11）

4. 根据测量次数 n 及要求的显著性水平 α,查 T 值表(表 4-12);

5. 若 $T_计 \leqslant T_表$,则该数据可以保留,否则应舍弃。

表 4-12　T 值表

n	显著性水平(α)		n	显著性水平(α)	
	0.05	0.01		0.05	0.01
3	1.153	1.155	15	2.409	2.705
4	1.463	1.492	16	2.443	2.747
5	1.672	1.749	17	2.475	2.785
6	1.822	1.944	18	2.504	2.821
7	1.938	2.097	19	2.532	2.854
8	2.032	2.221	20	2.557	2.884
9	2.110	2.323	21	2.580	2.912
10	2.176	2.410	22	2.603	2.939
11	2.234	2.485	23	2.624	2.963
12	2.285	2.550	24	2.644	2.987
13	2.331	2.607	25	2.663	3.009
14	2.371	2.659	26	2.681	3.029

四、平均值的置信区间

获得准确可靠的测量结果是分析工作的最终目的。通常情况下,总体平均值(μ)可作为被测量值的真值。然而实际工作中,不可能对被测对象的总体进行测量。因此通常是从总体中抽取一部分有代表性的样本,对其进行有限次数的重复测量,得到样本平均值($\bar{x}$),并由样本平均值推断其总体平均值,在一定的置信水平下,以样本平均值$\bar{x}$为中心的总体平均值μ可能存在的范围即平均值的置信区间(confidence interval of mean)来表示测量结果。

$$\mu = \bar{x} \pm t_{\alpha, f} \frac{s}{\sqrt{n}} \qquad (式4\text{-}12)$$

式中μ为总体平均值,$\bar{x}$为有限次测量的样本平均值,$t_{\alpha, f}$为显著性水平α,自由度为f时的统计量t值(表4-13),s为样本的标准偏差,n为样本的测量次数。

表4-13　t值表

自由度 f	显著性水平(α)			自由度 f	显著性水平(α)		
	$\alpha = 0.10$	$\alpha = 0.05$	$\alpha = 0.01$		$\alpha = 0.10$	$\alpha = 0.05$	$\alpha = 0.01$
2	2.92	4.30	9.93	12	1.78	2.18	3.06
3	2.35	3.18	5.84	13	1.77	2.16	3.01
4	2.13	2.78	4.60	14	1.76	2.14	2.98
5	2.02	2.57	4.03	15	1.75	2.13	2.95
6	1.94	2.45	3.71	16	1.75	2.12	2.92
7	1.90	2.36	3.50	17	1.74	2.11	2.90
8	1.86	2.31	3.36	18	1.73	2.10	2.88
9	1.83	2.26	3.25	19	1.73	2.09	2.86
10	1.81	2.23	3.17	20	1.73	2.09	2.85
11	1.80	2.20	3.11	∞	1.65	1.96	2.58

五、分析测试数据的显著性检验

分析工作中,常采用显著性检验(significance tests)的方法比较不同条件下测量的分析测试数据间的差异是否具有统计学意义。如标准物质的测量值与其标准值的比较;新方法与标准方法对同一样品的分析结果的比较;以及不同实验室、不同试验方法、不同分析仪器、不同分析者对同一样品测量结果的比较等。若不同条件下测量的分析数据间的差异具有统计学意义,则表明分析数据间的差异可能是由于系统误差造成的。若分析数据间的差异无统计学意义,则表明数据间的差异是由随机误差造成的,分析数据间具有可比性。常用的显著性检验方法包括F检验法和t检验法。

(一) F检验法

F检验法主要用于比较两组测量数据间精密度的差异是否具有统计学意义。统计量F即两组测量数据方差的比值,$F = \dfrac{s_1^{\,2}}{s_2^{\,2}}$,其中,$s_1^{\,2}$为大方差,$s_2^{\,2}$为小方差。

进行 F 检验时,首先计算两组测量数据的方差并比较其大小,依据方差值计算统计量 F,若 $F_计 \leqslant F_表$(表 4-14),表明两组测量数据间精密度的差异无统计学意义,否则其差异存在统计学意义。

表 4-14　95% 置信度的 F 值表

f_2	f_1										
	2	3	4	5	6	7	8	9	10	20	∞
2	19.00	19.16	19.25	19.30	19.33	19.35	19.37	19.38	19.40	19.45	19.50
3	9.55	9.28	9.12	9.01	8.94	8.89	8.85	8.81	8.79	8.66	8.53
4	6.94	6.59	6.39	6.26	6.16	6.09	6.04	6.00	5.96	5.80	5.63
5	5.79	5.41	5.19	5.05	4.95	4.88	4.82	4.77	4.74	4.56	4.37
6	5.14	4.76	4.53	4.39	4.28	4.21	4.15	4.10	4.06	3.87	3.67
7	4.74	4.35	4.12	3.97	3.87	3.79	3.73	3.68	3.64	3.44	3.23
8	4.46	4.07	3.84	3.69	3.58	3.50	3.44	3.39	3.35	3.15	2.93
9	4.26	3.86	3.63	3.48	3.37	3.29	3.23	3.18	3.14	2.94	2.71
10	4.10	3.71	3.48	3.33	3.22	3.14	3.07	3.02	2.98	2.77	2.54
20	3.49	3.10	2.87	2.71	2.60	2.51	2.45	2.39	2.35	2.12	1.84
∞	3.00	2.60	2.37	2.21	2.10	2.01	1.94	1.88	1.83	1.58	1.00

注:表中 f_1、f_2 分别为大方差和小方差的自由度,$f_1 = n_1 - 1$,$f_2 = n_2 - 1$

(二) t 检验法

t 检验法主要用于比较测量结果的平均值与标准值之间的差异是否具有统计学意义及两组测量值的平均值之间的差异是否具有统计学意义。

1. 测量值的平均值与标准值的比较　即在待评价的分析方法的试验条件下,对标准物质进行多次平行测量,采用 t 检验法比较其测量结果的平均值与其标准值间的差异是否具有统计学意义。若差异具有统计学意义,表明分析方法或测量系统中可能存在系统误差。应认真查找产生误差的原因,确定其大小并在今后的分析工作中予以控制和消除。具体检验方法如下:

(1) 计算测量值的平均值($\bar{x}$)和标准偏差(s);

(2) 计算 t 值,式 4-13 中,μ 为标准物质的标准值,n 为平行测定次数;

$$t = \frac{|\bar{x} - \mu|}{s} \sqrt{n} \tag{式 4-13}$$

(3) 若 $t_计 \leqslant t_表$(表 4-13),表明测量值的平均值与标准值之间差异无统计学意义,测量结果准确可靠。

2. 两组测量值的平均值的比较　t 检验法还可用于比较不同试验条件(指分析方法、分析仪器、实验室或分析者)下,对同一样品的测量结果。检验方法如下:

(1) 计算两组测量数据的方差及统计量 F 值,采用 F 检验法比较两组测量值的精密度之间差异是否具有统计学意义;

(2) 若 F 检验结果表明两组测量值的精密度之间差异无统计学意义,可采用 t 检验法

比较其平均值之间的差异是否具有统计学意义。首先,按下式计算合并标准偏差 s:

$$s = \sqrt{\frac{(n_1-1)s_1^2+(n_2-1)s_2^2}{n_1+n_2-2}} \qquad (\text{式 } 4\text{-}14)$$

式中 s_1、s_2 分别为两组测量值的标准偏差,n_1、n_2 分别为两组测量值的平行测定次数。按下式计算 t 值:

$$t = \frac{|\overline{x_1}-\overline{x_2}|}{s}\sqrt{\frac{n_1 n_2}{n_1+n_2}} \qquad (\text{式 } 4\text{-}15)$$

式中,$\overline{x_1}$、$\overline{x_2}$ 分别表示两组测量值的平均值。

(3) 若 $t_{计} \leqslant t_{表}$(查 t 值表时,总自由度 $f=n_1+n_2-2$),表明两组测量值的平均值之间差异无统计学意义。

六、分析方法的评价指标

分析工作的最终目的是获得准确可靠的分析结果,然而分析过程中由各种因素引起的误差会直接影响测量结果的可靠性。这其中,选择准确而灵敏的分析方法无疑是保证分析工作质量的重要环节。通常可采用如下指标来评价分析方法是否准确可靠。

(一) 校准曲线的线性范围

校准曲线(calibration curve)是用于描述被测物质的浓度或量与其在分析仪器上产生的响应值之间定量关系的曲线。校准曲线的直线部分所对应的被测物质的浓度或量的范围即为校准曲线的线性范围。校准曲线可分为标准曲线(standard curve)和工作曲线(working curve)两种。若样品组成简单,且测定前无须经过复杂的预处理过程,可采用标准曲线法对样品进行定量分析,即配制一系列不同浓度的被测物质的标准溶液,分别测定其在仪器上产生的响应值,以被测物质的浓度(或量)为横坐标,其相应的响应值为纵坐标绘制曲线。若样品中共存组分较多且前处理方法较繁杂,采用标准曲线法对样品进行定量分析时,可能造成较大的分析误差。此种情况下,可采用工作曲线法进行测定。即对被测物质不同浓度的标准溶液采取与样品完全相同的前处理过程,其后,在与样品相同的试验条件下分别测定其响应值绘制曲线。根据样品测得的响应值,在校准曲线上查得样品中被测物质的浓度或含量的大小。实际工作中,用 x 代表被测物质的浓度或量,y 代表其相应的响应值,计算其相应的直线回归方程(regression equation):$y=a+bx$,回归方程中的 a 为曲线的截距(intercept),b 为曲线的斜率(slope)。将样品测得的响应值代入回归方程,即可求得样品中被测物质的浓度或含量。显然,校准曲线的准确性与否会直接影响分析结果的可靠性。

校准曲线的线性关系可由相关系数 r 来表示,$|r|$ 越接近于 1,表明被测物质的浓度或量与其响应值之间的线性相关性越强。试样中被测物质的浓度差异较大时,较宽的线性范围更有利于试样中不同浓度的被测物质的测量。

(二) 灵敏度

灵敏度(sensitivity)即分析方法对被测物质的单位浓度或单位量的变化所产生的响应值的变化程度,即校准曲线的斜率 b。显然分析方法的灵敏度越高对样品的测量越有利,特别是对试样中一些含量较低难以检出的组分,选用高灵敏度的分析方法进行测量,可获得令人满意的试验结果。

（三）空白值

空白试验即按照与样品测定完全相同的分析方法和试验条件,对空白溶液进行分析,所得到的测量结果即为空白值(blank value)。空白值主要来源于实验室环境、试验中所用试剂、器皿及分析者等对样品造成的污染。试验过程中,将空白值尽可能地控制在较低水平,对样品中含量较低的被测物质的准确定量尤为重要。

（四）检出限

检出限(limit of detection)即在给定的置信水平下,采用某一特定的分析方法,可以从样品中定性检出被测物质的最小浓度或最小量。检出限可以通过多次空白试验的测定结果计算得到。

国际纯粹和应用化学会(IUPAC)规定:在一定置信水平能被检出物质的最小分析信号 x_L 可依据下式进行计算:

$$x_L = \overline{x_b} + Ks_b \qquad\qquad\text{(式 4-16)}$$

式中 $\overline{x_b}$ 为多次空白测量的分析信号的平均值,s_b 为空白测量的标准偏差,K 是根据一定置信水平确定的系数。对于光谱分析法,IUPAC 建议取 $K=3$,其对应的置信水平为 90%。对于气相色谱法,则以与三倍噪声水平相当的被测物质的浓度或量作为检出限。对于离子选择电极法,可通过作图法确定检出限的大小,即以校准曲线的延长线与平行于横坐标且通过空白电位的直线的交点所对应的被测物质的浓度或量作为检出限。与 $x_L - \overline{x_b} = Ks_b$ 对应的物质浓度或量即为检出限 L:

$$L = \frac{x_L - \overline{x_b}}{b} = \frac{Ks_b}{b} \qquad\qquad\text{(式 4-17)}$$

式中 b 为分析方法的灵敏度,即校准曲线的斜率。检出限的大小与仪器的性能、稳定性及噪声水平有关。显然,分析方法的灵敏度越高,仪器的噪声水平越小,则检出限越低,即试样中微量及痕量的组分更容易被检测出来。

（五）准确度

分析方法的准确度可以用测定标准物质、测定加标回收率以及与标准方法对照的方法予以评价。

1. 标准物质　国际标准化组织定义标准物质是具有一种或多种足够均匀和很好地确定了的特性,用以校准测量装置、评价测量方法或给材料赋值的一种材料或物质。标准物质可用于校准仪器、评价分析方法、评价实验室和分析者的分析水平及实验室质量控制。标准物质证书中给出了标准物质的一种或多种特性量值及其不确定度($A\pm U$)。

用待评价的分析方法测定标准物质 3~6 个平行样,其测定结果以 $\overline{x}\pm t_{\alpha,f}\dfrac{s}{\sqrt{n}}$ 来表示,若

$|\overline{x}-A| \leqslant \left[\left(t_{\alpha,f}\dfrac{s}{\sqrt{n}}\right)^2 + U^2\right]^{\frac{1}{2}}$,表明标准物质的测定结果与其标准值之间的差异是由随机误差造成的,待评价的分析方法的准确度可满足卫生分析的要求。

2. 加标回收率　无标准物质的情况下,可通过测定加标回收率(recovery)评价分析方法的准确度。加标回收率的计算公式为:

$$加标回收率 = \frac{加标样品测定值 - 样品测定值}{加标量} \times 100\% \qquad (式4-18)$$

　　通过测定加标回收率评价方法的准确度时,加入的被测物质标准品的形态应与被测物质相同或接近,加入量应与被测物质的含量相近,且总含量应控制在校准曲线的线性范围之内。用加标回收率评价方法的准确度,无法校正分析过程中某些系统误差对测量结果的影响。因此只有在消除了系统误差影响的前提下,加标回收率接近100%才表明分析方法的准确度高。

　　3. 与标准方法对照　即采用待评价的分析方法与标准方法同时测定校准曲线线性范围内高、中、低3种不同浓度的同一样品。若两种方法的测定结果间差异无统计学意义,表明待评价的分析方法的准确度令人满意。

（六）精密度

　　测量结果良好的精密度是获得分析结果高准确度的前提条件。评价分析方法的精密度时,可在待评价的分析方法确定的试验条件下,同一天内或相同试验条件下连续6天对校准曲线线性范围内高、中、低3种不同浓度(每种浓度取6个平行样)的被测物质的样品(或加标样品)进行连续测定,分别计算高、中、低3种浓度样品日内和日间测定结果的相对标准偏差。若相对标准偏差≤10%,表明测量结果的精密度能够满足卫生分析的要求。

（七）选择性

　　实际工作中,被测物质的样品常常组成复杂,且其中某些与被测组分共存的物质在分析方法选定的试验条件下,也可在仪器上产生响应值,且干扰被测组分的测定。干扰试验即通过试验,检验样品中可能存在的共存物干扰被测物质测定时对应的最大允许浓度。干扰试验可反映分析方法测定被测物质的选择性。干扰组分的最大允许浓度越高,意味着分析方法的选择性越强,亦即越有利于与干扰组分共存的被测组分的分析测定。

（八）样品的稳定性

　　实际工作中,样品在进入实验室进行分析前,需要经历采集、运输及贮存等一系列的分析步骤,因此在样品测定之前,样品的物理性质和化学性质是否稳定、样品中的被测物质在测定前能否做到无污染、其含量无损失对于能否获得准确可靠的分析结果也是十分重要的。

（崔　蓉）

参 考 文 献

[1] 康维钧. 卫生化学. 8版. 北京:人民卫生出版社,2017.

[2] 杜晓燕,毋福海,孙成均,等. 现代卫生化学. 2版. 北京:人民卫生出版社,2009.

[3] 许禄,邵学广. 化学计量学方法. 2版. 北京:科学出版社,2004.

[4] 史永刚,冯新沪,李子存. 化学计量学. 北京:中国石化出版社,2002.

[5] 梁逸曾,俞汝勤. 化学计量学. 北京:高等教育出版社,2003.

[6] 杜一平,潘铁英,张玉兰. 化学计量学应用. 北京:化学工业出版社,2008.

[7] 郭纯孝. 计算化学. 北京:化学工业出版社,2004.

[8] 倪力军,张立国. 基础化学计量学及其应用. 上海:华东理工大学出版社,2011.

[9] 奥托. 化学计量学:统计学与计算机在分析化学中的应用. 北京:科学出版社,2003.

第二篇

样品采集与保存

第五章

样品的采集与保存

分析工作是应用样品的测定结果来推断待测对象总体的性质。因此,样品的采集与保存工作十分重要。如果采样不合理,即便最好的分析人员使用最精密的仪器获得的结果也毫无意义,还可能导致错误的结论。样品的保存工作同样重要,只有在样品的贮存、运输过程中确保样品不变质、不污染,待测组分不损失,才能保证样品的代表性、均匀性和稳定性,测定结果才能反映样品的真实情况。

第一节 空气样品的采集与保存

一、空气样品的采集

空气理化检验涉及环境空气、工作场所空气、室内空气以及公共场所空气质量的检验。空气污染物有的以气体、蒸汽状态逸散在空气中,有的以微滴、固体小颗粒等气溶胶状态分散在空气中。采集空气样品时,应根据待测物在空气中的存在状态、理化性质、浓度大小、检测目的和分析方法的灵敏度,选择合适的采样方法、采样时间、采样频率和采样量,必要时要进行空白对照采样,确保所采样品具有代表性。

(一) 采样方法

1. 直接采样法 直接采样法(direct sampling method),又称集气法,是将空气样品直接收集在合适的空气收集器内,再带回实验室进行分析,空气样品中的组分没有浓缩。该方法适用于空气中被测组分浓度较高、所用的分析方法灵敏度较高和现场不宜使用动力采样的情况。其测定结果代表空气中有害物质的瞬间浓度或短时间内的平均浓度。常用的采样容器有注射器、采样袋、真空瓶和采样管等。根据采样所用容器和操作方法的不同,直接采样法又可分为注射器采样法、塑料袋采样法、真空采样法和置换采样法。

(1) 注射器采样法:一般采用死体积小、气密性好的注射器为采样器。采样前首先要对注射器做气密性能检查。采样时,先用现场空气抽洗3~5次,然后再采集现场空气,并立即封闭进气口,带回实验室分析。在运输和保存过程中,注射器的进气端朝下,注射器活塞端在上方,保持近垂直状态,利用注射器活塞自身的重量使注射器内空气样品保持正压状态,以避免外界空气进入注射器内,影响样品浓度或污染样品。采样后应尽快测定,通常在24小时内完成测定。

此法不适用于采集易吸附、对玻璃有腐蚀作用的样品。

(2) 塑料袋采样法:采用的塑料袋对所采集的空气污染物应不反应、不吸附、不渗透,密封性好。此法适用于采集化学性质稳定、不与采样袋发生化学反应的气态污染物,如一氧化碳、二氧化碳等,也可用于挥发性有机化合物的采集。常用聚四氟乙烯、聚氯乙烯、聚乙烯、聚酯树脂和铝箔复合袋做采样容器,采样袋的死体积不应大于总体积的 5%。

采样前,应根据所需样品量选用采气袋的容量,并进行气密性检查。检查方法是往采气袋打入空气后,把它压入水下观察,看是否产生气泡。

采样时,袋内应该保持干燥,先用注射器或手抽气筒向塑料袋注入现场空气,清洗塑料袋后,挤压排尽残余空气,重复 3~5 次再正式采样。取样后将进气口密封,袋内空气样品的压力以略呈正压为宜。采样后,应尽快分析。用带金属衬里的采样袋可以避免吸附并延长样品的保存时间,如聚氯乙烯袋对一氧化碳可保存 10~15 小时,铝膜衬里的聚酯袋可保存100 小时。

(3) 真空采样法:采样容器为 500~1 000ml 的耐压玻璃或不锈钢真空集气瓶或采样罐。采样前,先用真空泵将瓶内的空气抽出,使瓶内剩余压力小于 1.33kPa,关闭活塞。然后将采样瓶带至采样点,将活塞慢慢打开,使现场空气充满采样瓶,关闭活塞。

(4) 置换采样法:以集气瓶、集气管为采样容器。采样时将采样动力或 100ml 大注射器与采样容器连接,打开活塞,抽取比其容积大 6~10 倍的现场空气,使采样容器内空气完全被置换后,再采集现场空气样品,然后关闭活塞。

2. 浓缩采样法　浓缩采样法(concentrated sampling method)是使大量的空气样品通过空气收集器,将其中的待测物质吸收、吸附或阻留,使低浓度的待测物质富集而被采集在收集器内。该方法适用于空气中有害物质浓度较低或所用的分析方法灵敏度较低的情况。其测定结果代表采样时间内空气中有害物质的平均浓度。采样所用的仪器一般是由收集器、抽气动力和气体流量计三部分组成。采样时,根据采集的对象来选用不同的采集器、采样材料和采样速度,以保证待测物质与空气完全分离。根据样品收集器的不同,浓缩采样法一般又可分为固体吸附剂阻留法、溶液吸收法、滤料采样法和冷阱法、无动力(无泵)采样法、静电沉降法、泡沫塑料采样法、环形扩散管和滤料组合采样法。

(1) 固体吸附剂阻留法:又称填充柱法。它利用空气通过装有固体填充剂的小柱时,空气中有害物质被吸附或阻留在固体填充剂上,从而达到采集、浓缩的目的,采样后再通过热解吸或洗脱的方式分离待测物质,进行测定。主要用于气态和蒸汽态物质的采样。固体填充剂是具有较大比表面积的多孔物质,对空气中多种气态或蒸汽态污染物有较强的吸附能力。常用的颗粒状填充剂有硅胶、活性炭、氧化铝和高分子多孔微球等。

(2) 溶液吸收法:让空气样品通过装有吸收液的吸收管,当空气样品呈气泡状通过吸收液时,气泡中的待测组分迅速扩散进入吸收液内,由于溶解作用或化学反应,很快被吸收液吸收,达到浓缩采样的目的。

常用的吸收管有大型气泡吸收管、小型气泡吸收管、多孔玻板吸收管和冲击式吸收管。大型气泡吸收管和小型气泡吸收管常用于采集气态和蒸汽态样品,不适宜采集气溶胶态样品。多孔玻板吸收管能采集气态、蒸汽态和雾态样品,也可采集颗粒较小的烟状污染物,但颗粒较大的烟、尘容易堵塞多孔玻板的空隙,不宜采用多孔玻板吸收管采集。冲击式吸收管可采集气溶胶态样品难以采集气态待测物,因为气体分子的惯性很小,在快速抽气情况下,容易随空气一起跑掉,只有在吸收液中溶解度很大或与吸收液反应速度很快的气体分子,才能吸收完全。

采样流量对吸收管的采样效率有较大的影响,不同的待测物须用不同的采样流量,且当吸收液用量小时,采样的流量也应小些,才能保证高的采样效率。在采集气态或蒸汽态样品时,应采用 0.5～2.0L/min 采样流量。但当使用冲击式吸收管采集气溶胶态样品时,须使用 3.0L/min 的采样流量,因为只有在这样大的采样流量下,气溶胶颗粒才有足够的惯性冲击在吸收管底壁上而被采集下来。

吸收液的选择是液体吸收法获得高采样效率的关键,必须根据待测物的理化性质及所用测定方法来选择。吸收液的理化性质应该稳定,在空气中和在采样过程中自身不会发生变化、挥发性小,能够在较高气温下经受较长时间采样,没有显著的挥发损失;具有专一性吸收,仅仅吸收或主要吸收待测物,而不吸收或很少吸收共存物;吸收效率高,能迅速地溶解待测物或与待测物起化学反应,或两种作用兼有;适合于采样后的测定操作,最好是吸收液本身就是显色剂,边采样边显色,这样,不仅采样结束即可比色测定,而且可以控制采样时间,使显色强度在测定方法的测定范围内。

常用的吸收液有纯水、水溶液和有机溶剂等。但是,以有机溶剂作吸收液时,在采样过程中容易因挥发而造成吸收液的损失。因此,在采样流量大、采样时间长、采样地点气温高的情况下,必须冷却吸收管,以减少吸收液的挥发,确保采样效率,采样后,须添加有机溶剂至原有体积,混匀后再取出分析。

(3) 滤料采样法:空气样品经抽气泵抽入装有滤料(滤纸或滤膜)的采样夹,空气中的待测物被阻留和吸附或者与滤料上化学试剂反应而被采集在滤料上,根据滤料上被采集污染物的质量和采样体积,即可计算出空气中污染物浓度,这种采样方法称为滤料采样法。

常用滤料有微孔滤膜、有机合成纤维滤料、超细玻璃纤维滤纸、定量滤纸和浸渍试剂滤料等。未浸渍试剂滤料在使用前应在灯光下检查有无针孔、致密均匀程度、皱褶等可能影响过滤效率的因素。

采样方法分为采集气溶胶的滤料采样法、采集气态和气溶胶两种状态污染物的浸渍滤料法和多层滤料法。

1) 滤料采样法:空气样品经抽气泵抽入装有滤料(滤纸或滤膜)的采样夹,空气中的悬浮颗粒物被阻留在滤料上,根据滤料上被采集污染物的质量和采样体积,即可计算出空气中污染物浓度,这种采样方法称为滤料采样法。

2) 浸渍滤料法:采用某种化学试剂浸渍在滤纸(或滤膜)上作为采样滤料,利用滤料的物理阻留和吸附以及与浸渍在滤料上的试剂发生化学反应,可以同时采集气态和颗粒态污染物。如用三乙醇胺-甘油溶液浸渍的玻璃纤维滤纸采集气态 NO_2 和其盐类化合物。

3) 多层滤料法:两层或三层滤料串联组成一个滤料组合体(图 5-1),第一层滤料采集颗粒物,第二层或第三层滤料用浸渍试剂滤纸,采集通过第一层的气态组分。

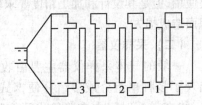

例如无机氟化物的采集,第一层用乙酸纤维素或硝酸纤维素滤膜采集颗粒态氟化物,第二层用甲酸钠或碳酸钠浸渍滤纸采集气态氟化物。

1. 第一层滤料　2. 第二层滤料
3. 第三层滤料。

图 5-1　多层滤料采样装置示意图

多层滤料采样法存在的主要问题是:气体通过第一层滤料时,气体可能被吸附或发生反应造成损失,特别是使用玻璃纤维滤膜采样时更为突出;一些活泼的气体与采集在第一层滤料上的颗粒物反应,以及颗粒物在采样过程中分解导致气相组分和颗粒物组成发生变化,造成采样和测定误差。

(4) 冷阱法:此法又称为低温冷凝浓缩法,适用于采集不易被吸附剂吸附、不易被吸收液吸收的低沸点物质。采样时,用冷冻剂降低样品收集器的温度,在低温下收集低沸点物质。常用冷冻剂有冰、冰-食盐、干冰-乙醇、干冰、液氮等,也可使用半导体制冷装置降温。

用冷阱收集法采样时,空气中的水蒸气也容易凝结在样品收集器内,可能影响对待测物的采集和测定,应设法消除水蒸气的影响。

(5) 无动力(无泵)采样法:又称为被动式采样法。该法是利用气体分子的扩散或渗透作用使其到达吸附剂表面或与吸收液接触而被采集,不需要抽气动力和流量计等装置。

适宜于空气中气态或蒸汽态有害物质的采集。分为扩散法和渗透法两种。

(6) 静电沉降法:使空气样品通过高压电场(12~20kV),气体分子被电离,产生的离子吸附在气溶胶粒子上而带电荷,在电场的作用下,带电荷的微粒沉降到极性相反的收集电极上,将收集电极表面的沉降物清洗下来,进行测定。

此法采样速度快,采样效率高。但有易爆炸性气体、蒸汽或粉尘的现场,不能使用该采样方法。

(7) 泡沫塑料采样法:由于聚氨酯泡沫塑料具有比表面积大、阻力小和多孔性,适用于较大流量的采样,既可以阻留气溶胶颗粒,又可以吸附有机蒸汽,常用于采集半挥发性污染物。也可以采集如杀虫剂、农药、多环芳烃等以蒸汽态和气溶胶两种状态存在的污染物。

若要将气体和气溶胶状态的污染物分开采样,可采用滤料采样夹将玻璃纤维滤纸置于泡沫塑料之前(采集颗粒物);采样夹的下方连接一个可装4块泡沫塑料的圆筒,气态污染物则采集在泡沫塑料上。

(8) 环形扩散管和滤料组合采样法:是针对多层滤料采样法的缺点发展起来的采样方法。分为:①扩散管和滤料组合采样法。采样装置由扩散管和滤料夹组成,扩散管为内壁涂有吸收液膜的玻璃管,置于滤膜前,可以选择性采集气态污染物。当空气被抽入扩散管时,气态污染物分子质量小,惯性小,易扩散到管壁上,被吸收液所吸收;颗粒物则受惯性作用通过扩散管,被后面的滤料阻留。②环形扩散管和滤料组合采样法。环形扩散管是用玻璃制成的两个同心玻璃管。两段环形扩散管可以涂渍不同的试剂。环形扩散管价格低廉,可反复使用,但是其设计和加工精度要求较高。否则,颗粒物通过扩散管环缝时可能因碰撞或沉积而造成损失。

(二) 采样仪器

一般的气体采样仪器主要由收集器、流量计和抽气动力设备三部分组成。近年来出现了多种单组分或多组分便携式监测装置。这些仪器集采样、监测和结果输出于一体,能在较短时间内准确给出污染物质的污染程度。例如,便携式气相色谱仪与一般的气相色谱仪相比,在性能方面并无明显差别,但由于它体积小、携带轻便,适用于现场监测。

采样时应按照收集器、流量计、抽气动力设备的先后顺序串联,保证空气样品首先进入收集器而不被污染或吸附,同时,采样仪器(包括采样管)不能被阳光直接照射。

（三）采样点的布设

空气质量监测点的布设对污染物检测的准确度将产生直接影响,应根据实际情况确定布点位置和布点数,采样点的选择应具有代表性和可比性。

环境空气采样点主要分为环境空气质量评价城市点、环境空气质量评价区域点、环境空气质量背景点、污染监控点和路边交通点五类。不同类别的采样点,采样布设要求不同。采样点的布设方法有功能区布点法、模式模拟计算布点法、网格布点法、同心圆布点法和扇形布点法,须遵循的布点原则的是:①代表性。选择采样点应能反映一定空间范围内环境空气的质量水平和变化规律,客观评价区域环境空气状况,满足为公众提供环境空气状况健康指引的需求;②可比性。同类型采样点的设置条件要尽可能一致,或按标准化规定实施,使获得的数据具有可比性;③整体性。综合考虑各种因素,在布局上应反映城市主要功能区和主要污染源空气质量的现状和变化趋势,从整体出发合理布局,采样点之间相互协调;④前瞻性。要结合城乡建设规划布设采样点,使选择的采样点能兼顾未来城乡空间格局的变化趋势;⑤稳定性。采样点位置一经确定,原则上不应变更,以保证监测的连续性和可比性。

采样点周围环境和采样口位置的具体要求:

1. 周围环境

（1）附近 1 000m 内的土地使用状况相对稳定,环境状况相对稳定,所在地质条件须长期稳定和足够坚实,所在地点应避免受山洪、雪崩、山林火灾和泥石流等局地灾害影响,安全和防火措施有保障,附近无强大的电磁干扰。

（2）点式监测仪器采样口周围,监测光束附近或开放光程监测仪器发射光源到监测光束接收端之间不能有阻碍环境空气流通的高大建筑物、树木或其他障碍物。从采样口或监测光束到附近最高障碍物之间的水平距离,应为该障碍物与采样口或监测光束高度差的两倍以上,或从采样口至障碍物顶部连线与地平线夹角应小于 30°。

（3）区域点和背景点周边向外的大视野需 360° 开阔,1～10km 方圆距离内应没有明显的视野阻断。

（4）采样口周围水平面应保证 270° 以上的捕集空间,如果采样口一边靠近建筑物,采样口周围水平面应有 180° 以上的自由空间;各采样点的设置、条件要尽可能一致或标准化,使获得的监测数据具有可比性。

2. 采样口位置

（1）对于手工采样,其采样口离地面的高度应为 1.5～15m;对于自动监测,其采样口或监测光束离地面的高度应为 3～20m;对于路边交通点,其采样口离地面的高度应为 2～5m;若所选监测点位周围半径为 300～500m,建筑物平均高度在 25m 以上,其采样口高度可以在 20～30m 选取。

（2）在建筑物上安装监测仪器时,监测仪器的采样口离建筑物墙壁、屋顶等支撑物表面的距离应大于 1m。

（3）使用开放光程监测仪器进行空气质量监测时,在监测光束能完全通过的情况下,允许监测光束从日平均机动车流量少于 10 000 辆的道路上空、对监测结果影响不大的小污染源和少量未达到间隔距离要求的树木或建筑物上空穿过,穿过的合计距离不能超过监测光束总光程长度的 10%。

（4）当某监测点须设置多个采样口时,为防止其他采样口干扰颗粒物样品的采集,颗粒物采样口与其他采样口之间的直线距离应大于1m。若使用大流量总悬浮颗粒物(TSP)采样装置进行并行监测,其他采样口与颗粒物采样口的直线距离应大于2m。

(5)对于环境空气质量评价城市点,采样口周围至少50m范围内须无明显固定污染源,为避免车辆尾气等直接对监测结果产生干扰,采样口与道路之间最小间隔距离应按下面的要求确定。

我国GB3095-2012中涉及的污染物,可根据污染物浓度数据的有效性规定来确定相应污染物的采样时间和采样频率。其他污染物的采样时间和采样频率可根据监测目的、污染物浓度水平及监测分析方法的检出限确定。1小时均值,采样时间不少于45分钟;8小时均值,采样时间不少于6小时;日均值,累积采样时间不少于20小时;颗粒物须连续采样24小时。

工作场所中采样点的设定应选择在有代表性的工作地点,包括空气中有害物质浓度最高、劳动者接触时间最长的工作地点。在不影响劳动者工作的情况下,采样点应尽可能靠近劳动者,空气收集器尽量接近劳动者的呼吸带。采样必须是在正常的工作状态和工作环境下进行,避免人为因素的干扰,采样点应设在工作地点的下风向,远离排气口和可能产生涡流的地点。在空气中有害物质浓度最高的时段采样,采样时间一般不超过15分钟。

室内空气采样点的数量应根据室内面积大小和现场情况确定。采样点应避开通风口,两点之间距离5m左右,离墙壁距离应大于0.5m,离门窗和大型家具的距离不小于1m。同时应在同一区域室外设1~2点作对照点。一般采用对角线布置或者梅花式均匀布点。采样时间及频次应根据现场状况决定。年平均浓度至少连续或间隔采样3个月,日平均浓度至少连续采样18小时;8小时平均浓度至少连续采样6小时;1小时平均浓度至少连续采样45分钟。经装修的室内环境,采样应在装修完成7天以后进行,一般建议在使用前采样监测。常用的实验室应分别在使用前、使用中和使用后采样监测。室内空气质量标准要求采样前至少关闭门窗12小时,民用建筑工程验收要求关闭门窗1小时。对于采用集中空调的室内环境,空调应正常运转。对于有特殊要求的测定项目可根据现场情况及要求确定采样时间。

公共场所空气样品采样点选择原则是应选择人群经常活动且停留时间较长的地点进行监测。考虑现场的平面、立体布局,高层建筑的立体布点应有上中下三个监测平面,并分别在三个平面上布点;采样点应避开通风道和通风口,离墙壁距离应大于0.5m,高度0.8~1.2m。对不同性质和规模的公共场所,采样点数量和高度不同。发证和复证监测时,监测1天,上午、下午、晚上分别采样1次;或者在营业前、营业中、营业结束前各采样1次。开展经常性卫生监测时,只进行一次性采样(或在营业高峰时间段采样)。进行公共场所卫生学评价时,应连续监测3天。

二、样品的运输与保存

空气样品因物理、化学等因素的影响,其组分和含量可能发生变化,应根据不同项目要求,进行有效处理和防护,防止样品的污染、损失和变质。

贮存和运输过程中要避开高温、强光。样品应由专人运送,按照采样记录清点样品,防止错漏。为防止运输中采样管震动破损,装箱时最好用泡沫塑料等分隔。样品运抵后要与接收人员交接并登记。各样品要标注保质期,样品要在保质期前检测。超过保存期限的样品,要按照相关规定及时处理。

第二节　水样的采集与保存

一、水样的采集

水样可分为自然水(雨雪水、河流水、湖泊水、海水等)、生活饮用水、工业废水和生活污水等。采样时需根据水样的来源、检测目的、检测项目的不同,选择合适的采样点、采样方法、采样量、采样时间和采样频率。

(一) 采集器具的准备

水样采样器有多种,可根据试验目的、要求和采样场地的实际情况,选择合适的采水器。

采样前,按照监测对象对样品贮存容器材质的要求和清洗质量规定,选择符合要求的容器和适当的洗涤方法。

将处理好的样品容器按样品类型和项目编号放置好,标签要粘贴在不易磨损、碰撞的部位。采样前检查所有容器的标签完整性,禁止用胶布和其他可能沾污样品的物品作标签。采样容器和器具的运输应配置带盖、密封性能好的专用洁净箱子,以避免受污染。

(二) 采样点的设置

1. 地表水　地表水是降水在地表形成的径流和汇集后形成的水体,依据存在的形式分为江河水、湖泊水和水库水等。

为了合理确定采样点,布点前需要了解水体的水文、地质、地貌特征,了解水体沿岸的城市分布和工业布局情况、污染源分布以及排污情况、水资源的用途和重点水源保护区等资料。

对于较长的河流(水系)进行污染调查时,应根据河流的不同流经区域设置背景断面、控制断面和消减断面。背景断面是提供水系环境背景值的采样处,所谓环境背景值是指未受或很少受到人类活动影响的区域内水体中物质组成与含量。因此,背景断面应尽量远离工业区、城市、居民密集区和交通干线,远离农药和化肥施用区;控制断面则是了解特定排污对水体的影响、评价水质污染状况,以便控制污染物排放的采样处,因而它应设置在沿岸城市、大型工矿区、工业集中区、大型排污口的下游河段等处,还应设置在城市的主要饮用水源、水产资源集中的区域、主要风景游览区等处;消减断面是指废(污)水汇入河流,流经一定距离与河水充分混合后,水中污染物因河水的稀释和水体的自净作用,浓度有明显降低的断面,一般认为它应设置在城市或工业区最后一个排污口下游 1 500m 以上的河段上,以了解污染范围和河水的自净能力。

对某一城市或工业区对河流的污染程度进行调查时,一般须设置对照(或清洁)断面、控制断面和消减断面。对照断面是了解河流入境前的水体水质状况,因而应设在河流进入城市和工业区以前的地方,一个河段通常只设一个对照断面;控制断面设在污染源的下游,以了解河水受本污染源(城市或工业区)污染时的水质状况;消减断面设在控制断面下游的一定距离,至少距离城市或工业区 1 500m 以上,了解污染范围和河水的自净能力。

确定检测断面后,根据河流的宽度在各检测断面上设置采样垂线,根据河流的深度在采样垂线上设置采样点。河水由于受到流速、湍流等的影响,以及支流进入后横向扩散迟缓,特别当支流和主流存在温差时,更是难于混合均匀,采样点应设在河水水体充分混合处。

湖水(水库)水质受时间空间变化的因素与河水不同,湖水的成分除了受水的输入和输出平衡的影响外,还受到水体和底质之间物质交换的影响。此外,由于藻类等植物生长,湖水还存在营养化的问题,以及氮、磷、溶解氧等组分浓度的改变等。

进行湖泊和水库等水质监测时,应该在考虑汇入湖库的河流数量、径流量、季节变化情况,沿岸污染源对湖泊、水库水体的影响以及水面性质(单一或复式水面)和水体动态变化等水文条件特性的情况下,结合湖泊、水库水体的生态环境特点,再按照湖泊、水库污染物的扩散与水体自净情况设置监测断面图,湖泊、水库监测垂线上的采样点数应符合要求。若湖泊、水库区无明显功能分区,可用网格法均匀设置监测垂线,网格大小依湖泊、水库面积而定。但对有可能出现温度分层现象时,应做水文、溶解氧的探索性试验后再定。受污染影响较大的重要湖泊、水库,应在污染物主要输送路线上设置控制断面。峡谷型水库,应在水库上游、中游、近坝区及库层与主要库湾回水区布设采样断面。所布设的湖泊和水库的采样断面应与断面附近水流方向垂直。

2. 地下水 采集地下水须根据水质与地质结构的关系设置采样点,可利用现有水井,或根据泉水与地下水的相关性,在泉水的涌水点采样。采集井水时,可用桶、瓶等采水器直接采集,也可先用泵充分抽水后再取样,以保证样品真正代表地下水源的实况。若是采集自喷泉水,可在冒出水口处直接采样,或者用抽水法采样。

根据本地区水文地质条件及污染源分布状况设置地下水采样点,设置的采样点要具有代表性,各点的监测结果能够反映所在区域地下水系的环境质量状况和水质空间变化。在布设采样点时,考虑监测结果的代表性及实际采样的可行性和方便性,应尽可能从经常使用的民井、生产井以及泉水中选择布设采样点。

进行地下水质调查时,通常根据调查目的设置背景值监测井和污染控制监测井。背景监测井应设置在研究区域的非污染地段,用于了解地下水体未受人为影响条件下的水质状况。污染控制监测井是根据该区域地下水流向、污染源分布状况和污染物在地下水中扩散形式布设的监测井,通过采样分析可以了解地下水的污染程度及其变化情况。如污染源(渗井、渗坑和堆渣区)对地下水的污染呈条带状扩散,监测井应沿地下水流向布设,以平行及垂直的监测线进行控制;如呈点状污染,可在污染源附近按十字形布设监测线进行控制;当工业废水、生活污水等污染物沿河渠排放或渗漏以带状污染扩散时,应根据河渠的状态、地下水流向和所处的地质条件,采用网格布点法设垂直于河渠的监测线;污灌区和缺乏卫生设施的居民区生活污水易对周围环境造成大面积垂直的块状污染,应以平行和垂直于地下水流向的方式布设监测点。区域内的代表性泉、自流井、地下长河出口也应布设监测点。

3. 废(污)水 生活污水的成分十分复杂,变化很大,它既与人们的起居作息有关,又与季节性食物的种类有关,1天之内乃至1小时之内的水质情况也可能不同。工业废水是指生产过程中排出的各种废水,它包括工艺过程用水、机器设备冷却水、设备和场地清洗水等。由于生产工艺过程不同、原材料不均以及工艺的间歇性等,在不同时间内,即使是同种工业废水,其水质情况的变化也十分明显。对于这类变化很大的水样,须仔细设置采样点和采样方法,才能使所取样品有代表性。为了使所设置的采样点合适,布点前应进行必要的调查研究。

城市生活污水采样点通常设置在以下位置:

(1) 城市污水管网的采样点设在:非居民生活排水支管接入城市污水干管的检查井;城市污水干管的不同位置;雨水支、干管的不同位置以及雨水调节池;污水进入水体的排放口等。

（2）城市污水处理厂:在污水进口和处理后的总排口布设采样点。如须监测各污水处理单元效率,应在各处理设施单元的进、出口分别设采样点。另外,还须设污泥采样点。

工业废水多根据污染物的类型与生产工艺情况设置采样点和采样方式。监测汞、镉、砷及其无机化合物、六价铬、有机氯和多环芳烃等一类污染物时,应在车间或车间设备出口处布点取样。监测悬浮物、硫化物、挥发性酚、石油和铜、锌、氟及其无机化合物等二类污染物时,一般在排污单位总排污口处布点取样。对于有处理设施的工厂,还应在处理设施的进口和出口处布点取样,这样可了解处理效果。

根据生产工艺的不同,工业废水样品的采集可分为间隔式等量取样、平均比例取样、瞬间采样和单独取样等采样方式。

（三）采样量

采样量的大小由分析测定的项目多少而决定。一般情况下,如仅进行单项分析,可取500~1 000ml 水样量;如供一般理化分析的用水量为 2~3L,检测项目很多时,需要采集 5~10L;但如果被测物的浓度很小而需要预先浓缩时,采样量就应增加。当被测物的浓度小而且是以不连续的物质形态存在时(如细菌、藻类等),应从统计学的角度确定最小采样体积。工业废水成分复杂,干扰物质较多,有时需要改变分析方法或做重复测定,应适当增加水样量。

（四）采样时间和采样频率

1. 地表水的采样时间和次数

（1）饮用水源地全年采样监测 12 次,采样时间根据具体情况选定。

（2）对于较大水系干流和中小河流,全年采样监测次数不少于 6 次。采样时间为丰水期、枯水期和平水期,每期采样两次。流经城市或工业区,污染较重的河流,游览水域,全年采样监测不少于 12 次。采样时间为每月 1 次或视具体情况选定。底质每年枯水期采样监测 1 次。

（3）潮汐河流全年在丰水期、枯水期、平水期采样监测,每期采样两天,分别在大潮期和小潮期进行,每次应采集当天涨、退潮水样分别测定。

（4）设有专门监测站的湖泊、水库,每月采样监测 1 次,全年不少于 12 次。其他湖泊、水库全年采样监测两次,枯水期、丰水期各 1 次。有废(污)水排入,污染较重的湖泊、水库应酌情增加采样次数。

（5）背景断面每年采样监测 1 次,在污染可能较重的季节进行。

（6）排污渠每年采样监测不少于 3 次。

2. 地下水的采样时间和采样次数　背景值检测井和区域性控制的空隙承压水井每年枯水期采样 1 次;污染控制监测井逢单月采样 1 次,全年 6 次;作为生活饮用水集中供水的地下水监测井,每月采样 1 次;遇到特殊情况或发生污染事故,可能影响地下水质时,应随时增加采样频次。

3. 废(污)水的采样时间和采样频次　要根据生产周期、排污情况和分析要求确定采样时间和采样频率。

二、水样的保存

（一）水样保存的重要性

从水体中取出的水样,在实验室进行分析之前,由于离开了水体母源,原来的各种平衡可能遭到破坏。例如 $AsCl_3$、NH_3、苯系物、卤代烃等的挥发,容器壁及水中悬浮物对待测成分的吸附;又如 Fe^{2+}、S^{2-}、CN^-、I^-、SO_3^{2-}、Mn^{2+}、NO_2^- 等被氧化,$Cr(Ⅵ)$ 被还原;水样从空气中吸收了酸碱性物质使 pH 发生变化,从而使某些待测成分发生水解、聚合或沉淀溶解、配合变化等一系列化学反应;又如硝化菌的硝化和反硝化作用,使水样中的氨氮、亚硝酸盐氮和硝酸盐氮转化;嗜硫细菌使 S^{2-} 和 SO_4^{2-} 发生形态转化。总之,物理、化学和生物作用使水样在保存过程中发生变化,从而使测定结果不能代表水样原来的真实情况。因此,水样保存是水质监测非常重要的一环。

(二)水样保存方法

水样保存的目的是尽量减少其中各种待测组分的变化,保持测定形态的稳定。即减缓水样的各种物理、化学、生物作用;减少被测组分的挥发损失,避免沉淀、吸附或结晶物析出等引起的组分变化。保存方法主要有以下几种。

1. 物理学方法

(1)冷藏与冷冻:冷藏与冷冻的目的是抑制生物活动,减缓物理挥发和化学反应的速度。冷藏的适宜温度为 2~5℃,在该温度范围内保存不会影响以后的分析测定,但不能作为长期保存的手段,尤其对废水样品更是如此。冷冻的温度为 -20℃,适用于需要深冷冰冻贮存样品的项目。如将水样保存在 -22~-18℃的冷冻条件下,会显著提高水样中磷、氮、硅化合物以及生化需氧量等待测组分和检测指标的稳定性,并对后续分析测定无影响。采用冷冻法保存样品要熟练掌握冷冻和融化技术,以便在融化后使样品仍能回复到原来的平衡状态。因水样结冰会使玻璃容器破裂,所以应使用塑料容器。

(2)过滤与离心分离:为了将水样中的悬浮物、沉淀、藻类以及其他微生物除去,取样期间或取样后,立即用滤纸、滤膜、砂芯漏斗、玻璃纤维等进行过滤,或进行离心分离,使处理过的水样具有足够的稳定性。采用过滤方法时要合理选择滤料,防止因滤料的吸附作用或溶出某些物质影响水样。实际工作中,因现场无电源,所以很少采用离心分离技术,多采用滤膜、中速定量滤纸或砂芯漏斗进行过滤。

2. 化学保存法 化学保存法是在水样中加入一定量的化学试剂,根据水样和测定项目的不同,采用不同的化学保存剂。

(1)控制溶液的 pH:最常用的保存试剂是酸,加酸保存能控制水样的 pH,也能大大抑制絮凝和沉降作用,减少容器表面的吸附。在测定水样中的金属时,一般加 HNO_3 酸化至 pH 为 1~2,此种方法对低价金属离子很有效,但对于高价金属离子,特别是含氧酸根阴离子在酸性中也可发生变化,如 $Cr(Ⅵ)$ 在酸性中可转化成 $Cr(Ⅲ)$,因此测定 $Cr(Ⅵ)$ 的水样应在中性或弱碱性中保存。有些水样需要加碱保存,如测定含有氰化物的水样,须加入 NaOH 调节至 pH>12,碱性保存,防止氰化物的挥发。

(2)加入生物抑制剂:在水样中加入生物抑制剂、杀菌剂或防腐剂能有效抑制生物的活性。如氯化汞可抑制生物的氧化还原作用;用 H_3PO_4 调至 pH 为 4 时,加入适量 $CuSO_4$,即可抑制苯酚菌的分解活动。

(3)加入氧化剂或还原剂:测定汞的水样须加入 HNO_3(至 pH<1)和 $K_2Cr_2O_7$(0.05%),使汞保持高价态;测定硫化物的水样,加入抗坏血酸,可以防止被氧化;测定溶解氧的水样则须加入少量硫酸锰和碘化钾固定溶解氧等。

3. 其他措施 有时水样采集后在现场立即采取一些措施,如过滤等,对水样的保存是很有益的。水样中的藻类和细菌常因过滤而被截留,这样就可大大减少和防止水样中的生物活性作用。这种方法十分方便。过滤用的滤膜孔径常为 0.45 μm。如果要区分被测物是溶解状态还是悬浮状态时,也需要采样后立即过滤,否则这两种形态在水样储存期间会互相转化。

第三节 食品样品的采集与保存

一、食品样品的采集

食品的检测项目主要有食品的营养成分、鲜度、添加剂以及污染物等。而食品种类繁多,形态差异大,不同种类食品因品种、生产条件、加工及贮存条件不同而不同,同种类食品中各部分之间的含量也存在差异。所以,对食品进行采样时,采样者应特别注意样品的代表性、均匀性和典型性,须根据实际情况,灵活掌握采样方法,使其因采样而引起的误差减至最低限度,以保证得到比较准确的检验结果。样品的采集方法随食品的形态、种类和检验项目的要求而异。

(一) 食品样品的特点

1. 大多数食品具有不均匀性。食品的种类繁多,形态各异,不同种类的食品因品种、生产条件、加工及贮存条件不同,食品中营养成分和含量,以及被污染程度差异较大;同种食品由于成熟程度、加工及外界环境的影响不同,个体之间、同个体不同部位的组分和含量也不相同。

2. 食品样品具有较大的易变性。多数食品来自动植物组织,本身就是具有生物活性的细胞;食品中营养物质丰富,又是微生物的天然培养基。

因此,在样品采集、运输、保存、销售等过程中其营养成分和污染状况都有可能发生变化。应根据实际情况,选择合适的采样方法,将可能引起的误差降至最低,使采集的样品能够真正反映待检食品的整体水平。

在食品样品采集前,应先进行周密细致的卫生学调查。了解待检食品的全部情况,包括其原料、辅料、加工工艺、运输、贮存等环节和采样现场样品的存放条件及包装等;审查有关的证明材料,如生产记录、流转过程、标签、说明书、生产日期、批号、卫生检疫证书等。结合调查情况,制订出切实可行的采样方案。需要注意的是,对感官性状不同的食品应分别采样,并分别检验。采样的同时应详细记录现场情况、采样地点、时间、所采集的食品名称、样品编号、采样单位及采样人等事项。根据检验项目,选用硬质玻璃瓶或聚乙烯制品作为采样容器。

(二) 采样原则

食品理化检验根据样品的数量通常分为全数检验与抽样检验。全数检验是一种理想的检验方法,但是检验工作量大、费用高、耗时长,而且多数分析方法具有破坏性,因此,全数检验在实际工作中应用极少。抽样检验通常是从整批被检的食品中抽取一部分进行检验,用于分析和判断该批食品的安全性和某些质量特性。被检验的"一批食品"的全体称为总体。从总体中取出一部分,作为总体的代表,称为样品。样品来自于总体,代表总体进行检验。抽验具有检验量少、检验费用低等优点。

由于抽样检验的处理对象是批而不是个体,因而可能存在错判的风险。在实际工作中制订合理的采样方案非常重要,一般要对采样方法、采样数量、样品签封及采样单的填写等程序做出明确规定。正确的采样必须遵循三个原则。

1. 所采集的样品对总体应具有充分的代表性即所采集的食品样品应能反映总体的组成、质量和卫生状况。采样时必须注意食品的生产日期、批号和均匀性，尽量使处于不同方位、不同层次的食品样品有均等的被采集机会，即采样时不带有选择性。

2. 对于特定的检验目的，应采集具有典型性的样品。例如，对于食物中毒食品、掺伪食品及污染或疑似污染食品，应采集可疑部分作为样品。

3. 采样过程中应尽量保持食品原有的理化性质，防止待测成分的损失或污染。

（三）采集方法

食品样品的采集方法有随机采样和代表性取样两种。随机采样是按照随机原则从大批食品中抽取部分样品，抽样时应使所有食品的各个部分都有均等的机会被采集。常用的随机采样方法有简单随机抽样、系统随机抽样和分层随机抽样等方法。代表性取样是根据食品样品的空间位置和时间变化规律进行采样，使采集的样品能代表其相应部分的组成和质量，如分层取样、在生产过程的各个环节中采样、定期抽取货架上不同陈列时间的食品等。采样时，一般采用随机采样和代表性取样相结合的方式，具体的采样方法随分析对象的性质而异。

1. 固态食品

（1）大包装固态食品：大包装固态食品根据大包装食品的总件数确定应采集的件数，计算公式为：采样件数＝（总件数/2）$^{1/2}$，结果为小数则进为整数。在食品堆放的不同部位分别采样，取出选定的大包装，用采样工具在每一个包装的上、中、下三层和五点（周围四点和中心）取出样品。将采集的样品充分混匀，缩减到所需的采样量。

采集的固态样品可以用"四分法"进行缩分。即将采集的样品倒在清洁的玻璃板或塑料布上，充分混合，铺平，用分样板在样品上画两条对角线，将其平均分成四等份，去除其中对角的两份，取剩余的两份再混合，重复操作，直至所剩的样品为所需的采样量。

（2）小包装食品：对于罐头、听装或其他小包装食品，一般应根据班次或批号随机抽样。对于同一批号食品的取样件数，250g 以上的包装不得少于 6 个；250g 以下的包装不得少于10 个。如果小包装的外面还有大包装（如纸箱等），可在堆放的不同部位抽取一定数量的大包装，开启后从各包装中按"三层、五点"抽取小包装，再用四分法缩减到所需的采样量。

（3）散装固态食品：对于粮食类散装固态食品，应采用取样器自每批食品的上、中、下三层中的不同部位分别采集样品，混匀后用"四分法"对角取样，经数次混合和缩分，最后取出代表性样品。对于稻谷、小麦、豆类等颗粒粮食，若采集的样品量很大，可采用钟鼎式分样器进行混样和缩分。

采集固体颗粒及粉末样品的采样器，可分为小型和大型两种。小型采样器由空心薄壁金属管制成，前端尖后端圆，其尖端部分可直接刺入包装袋内，使样品沿采样管的内壁流出，进行收集，即可得到不同层次的固体食品样品。大型采样器适用于散装食品的采集，如仓库、散装船、散堆的颗粒及粉末样品。近年来出现了自动粮食取样器和自动粮食扦样机，适用于车载包装食品和散粮无盖运输车的自动扦样。

2. 流体及半流体食品　对储存在大容器（如桶、缸、罐等）内的流体及半流体食品（如植物油、鲜乳、酒类、液态调味品和饮料等），应先混合后再采样。采用虹吸法分上、中、下三层采出部分样品，充分混合后装在三个干净的容器中，作为检验、复检和备查样品；对于散（池）装的液体食品，可采用虹吸法在储存池的四角及中心五点分层取样，每层取 500ml 左右，混合后再缩减到所需的采样量。样品量多时可采用旋转搅拌法混匀,样品量少时可采用反复倾倒法。

3. 组成不均匀的食品　对于组成不均匀的肉、鱼、水果、蔬菜等食品,由于本身组成或部位极不均匀,个体大小及成熟程度差异很大,取样时更应注意代表性,可按下述方法取样:

(1) 肉类、水产品等:应按分析项目的要求,分别采取不同部位的样品,如检测六六六、滴滴涕农药残留,可以在肉类食品中脂肪较多的部位取样或从不同部位取样,混合以后作为样品。对小鱼、小虾等可随机取多个样品,切碎、混匀后,缩分至所需采样量。

(2) 果蔬:个体较小的果蔬类食品如青菜、蒜、葡萄、樱桃等,随机取若干个整体,切碎混匀,缩分到所需采样量;个体较大的果蔬类食品如西瓜、苹果、萝卜、大白菜等,可按成熟度及个体大小的组成比例,选取若干个体,按生长轴纵剖分成 4 份或 8 份,取对角 2 份,切碎混匀,缩分至所需的采样量。

4. 含毒食物和掺伪食品　应该采集具典型性的样品,尽可能采取含毒物或掺伪最多的部位,不能简单混匀后取样。

采样完毕后,根据检验项目的要求,将所采集的食品样品装在适当的玻璃或聚乙烯塑料容器中,密封,贴好标签,带回实验室分析。对于某些不稳定的待测成分,在不影响检测的条件下,可以在采样后立即加入适当的试剂,再密封。

通常食品样品的所需采集量应该根据检验项目、分析方法、待测食品样品的均匀程度等确定。一般食品样品采集 1.5kg,将采集的样品分为三份,分别供检验、复查和备查或仲裁用。如标准检验方法中对样品数量有规定的,则应按要求采集。

二、样品的保存

由于食品中含有丰富的营养物质,有的食品本身就是动植物,在合适的温度、湿度条件下,微生物能迅速生长繁殖,使其组成和性质发生变化。为了保证食品检验结果的正确性,食品样品采集后,在运输、贮存过程中应该避免待测成分损失和污染,保持样品原有的性质和性状,尽快分析。样品保存原则和方法如下。

(一) 稳定待测成分

首先应该使食品样品中的待测成分在运输和保存过程中稳定不变。如果食品中含有易挥发、易氧化或易分解的物质,应结合所用的分析方法,在采样后立即加入某些试剂或采取适当的措施,以稳定这些待测成分,避免损失,影响测定结果。例如,β 胡萝卜素、黄曲霉毒素 B_1、维生素等见光容易发生分解,因此含这些成分的待检样品,必须在避光条件下保存。对于含氰化物的食品样品,采样后应加入氢氧化钠,避免在酸性条件下,氰化物生成氢氰酸而挥发损失。

(二) 防止污染

采集样品的容器以及取用样品的工具应该清洁,无污染。接触样品时应该用一次性手套,避免样品受到污染。

(三) 防止腐败变质

所采集的食品样品应放在密封洁净的容器内,并根据食品种类选择适宜的温度保存,尽量使其理化性质不发生变化。特别是对肉类和水产品等样品,应该低温冷藏,这样可以抑制微生物的生长速度,减缓食品样品中可能的化学反应,防止食品样品的腐败变质。

（四）稳定水分

食品的水分含量是食品成分的重要指标之一。水分的含量影响到食品中营养成分和有害物质的浓度和比例，直接影响测定结果。对许多食品而言，稳定水分，可以保持食品应有的感官性状。对于含水量较高的食品样品，如不能尽快分析，可以先测定水分，将样品烘干后保存，对后续检测项目的结果可以通过水分含量，折算原样品中待测物的含量。

综上所述，食品样品的保存应做到净、密、冷、快。所谓"净"是指采集和保存样品的容器和工具必须清洁干净，不得含有待测成分和其他可能污染样品的成分。"密"指所采集的食品样品包装应是密闭的，使水分稳定，防止挥发性成分损失，避免样品在运输、保存过程中受到污染。"冷"是指将样品在低温下运输、保存，以抑制酶活性和微生物的生长。"快"是指采样后应尽快分析，避免食品样品变质。

检验结束后的剩余样品，除易于腐败变质者不予保存外，其他样品一般保存1个月，以备复查，特殊要求的保存期应按照规定执行。其保存期限从检验报告书签发之日起计算。

第四节　生物材料样品的采集与保存

一、生物材料样品的种类

生物材料样品种类繁多，从理论上讲，凡是能从人体获取的样品，均可用于检验，但从检验意义和样品的易得性等方面考虑，常用的生物材料有血、尿、呼出气、头发及乳汁等。选择生物材料时，应根据有害物质在体内的代谢动力学研究结果，选择具有特异性和很好剂量-效应关系的生物材料。其次，所选择的生物材料要有足够的稳定性，便于运输和保存。此外，还要考虑样品采集的可行性。

1. 血液　血液是最常用的生物材料样品之一，因为各种有害物质进入人体，不论经过哪个途径进入，都进入血液，再输送到机体的各部分。因此，血液中有害物质及其代谢物的浓度通常反映了接触的水平。

2. 尿液　尿液也是最常用的生物材料样品之一，许多有害物质及其代谢物通过尿液排泄，其浓度与接触剂量有一定的相关关系，而且采集简单方便，对被采集者没有伤害，容易接受。

3. 呼出气　呼出气样品有肺泡气（终末呼出气）及混合呼出气两种，在正常情况下收集的呼出气为呼吸道无效气体和肺泡呼出气体的混合呼出气；收集呼出气最后一段的气体称为肺泡气（终末呼出气）。

呼出气仅限于挥发性毒物的测定，不适用于以气溶胶形式吸入的非挥发性有毒物质。待测物质在肺泡气与肺部血液之间，存在着气-血两相的平衡。进入人体的挥发性有害物质或产生的挥发性代谢物，可以通过呼出气排泄。呼出气中有害物质的量与体内的接触量有相关关系，特别是肺泡气。因此，常用肺泡气作为生物材料样品，测定挥发性有害物质。

4. 头发　头发作为生物材料样品，主要用于金属和类金属化合物的检测，可以反映机体某些毒物的蓄积情况。例如锌、铅和砷等。由于头发的不同部分沉积着相应时段的有害物质，发根部分反映的是近期机体的内剂量，而发梢部分反映的是前期机体的内剂量。

5. 其他样品　如脂肪组织、肝和肾等脏器、粪便、唾液、汗液、乳汁、指甲、牙齿等。

二、血液样品的采集和保存

(一) 血液样品的采集

血液样品按照采血渠道分为静脉血样和末梢血样。末梢血是指血、耳垂血以及足拇指尖或足跟血。常用于红、白细胞计数、血红蛋白、微量元素以及需血量不多的检验项目。静脉血是用注射器通过静脉血管取得的血液,用于需血量较多的检验项目,根据检验的不同要求,采用抗凝血和非抗凝血两种。当取血量在 0.5ml 以上时,或收集样品的环境有外源性污染的可能时,或测定血中有易挥发性的化学物质时,均不宜采集末梢血,应采集静脉血。

血液样品根据测定的需要可分为全血、血清、血浆和血细胞。全血是加抗凝剂的血液,血清是不加抗凝剂的血液经离心所得的上清液,血浆是加抗凝剂的血液经离心所得的上清液,血细胞是血液去除血浆后所得的红色沉淀,主要包括红细胞和白细胞。采样时必须根据检测的需要,采集不同的血液部分。抗凝剂的使用应考虑对被测组分的影响,如进行金属分析时,须考虑 EDTA 抗凝剂对金属离子的配合作用影响测定结果,最好采用肝素抗凝。

(二) 血液的保存

在运输和保存过程中,血样应避免强烈振动和大的温度改变。宜放于阴凉处,避免强光的照射,暂时不检验的血样加塞后放于 4℃ 的冰箱内保存;如须长期保存,置于−20℃ 下冷冻干燥保存。但必须注意有些检验项目,样本放置时间过长会影响测定结果。血液冷冻后会溶血,为了防止溶血,可将血液的各部分(血浆和血细胞)分别冷冻贮存。测定酶活性的血样必须尽快分析。放置时间过长会使酶活性降低。

三、尿样的采集和保存

(一) 尿样的采集

尿样可分为全日尿(又称 24 小时尿)、晨尿、定时尿(如班前尿、班中尿、班后尿)和随机尿等。全日尿能较好反映化学物质的排泄量和机体的内剂量,受饮水量和出汗量影响较小,但收集、保存较为困难;晨尿、定时尿和随机尿收集比较容易,但尿液中待测物的浓度受多种因素影响,特别是受饮食、出汗等影响很大。因此,尿样中被测定物质的浓度需要进行校正,校正的方法有尿比重法和肌酐法。

尿样采集的时间很重要,一定要按照规定的时间进行采样。每次采样最好收集全部尿液,通常尿量在 50ml 以上。在清洁的环境下,将尿液收集到清洁的容器内,尽量避免尿样被多次转移。用于测定挥发性有害物质的尿样,例如用顶空分析方法测定的尿样,应将尿液收集在一个已知体积容器中,几乎全部充满,用盖盖紧,防止造成挥发损失。

(二) 尿样的保存

为了防止尿样变质,通常需要加入防腐剂。常用的防腐剂是盐酸、硝酸、氯仿等。在测定金属化合物的尿样中加入酸,还起到防止金属离子被容器壁吸附的作用。通常 100ml 尿样加 1ml 防腐剂,加后摇匀。有时须加细菌生长抑制剂,如按 5~10mg/L 加入 NaN_3,也可加入 1%三氯甲烷作防腐剂。但应注意所加试剂应不干扰待测物的测定。采集的尿样若不能及时测定,应放在 4℃ 冰箱中保存。需要长期(5 天以上)贮存的样品,应置于−20℃ 冰箱,最好保持在冰冻状态。

四、呼出气样品的采集和保存

采集混合呼出气时,检测对象先深呼吸 2~3 次,然后按正常呼吸将口对准采集器呼出气体,立即密封采样管或采气袋。收集终末呼出气时,检测对象先深呼吸 2~3 次,然后收集最后的约 100ml 呼出气。采样完毕如不能及时测定或样品待测物浓度很低,需要浓缩时,可将采得的呼出气样品转移到固体吸附剂管中,这既能起到浓缩作用,又有利于样品的运输和保存。

采样时应注意:①常用的采样器有塑料袋或铝塑采样袋或两端具有三通活塞的玻璃管;采样器的体积至少为 25ml。②所有的采样器均有一定程度的吸附作用,要选择对待测物质吸附小的采样器。③采样器的密封性能要好,而且不能有阻力,以保证采集的是在正常呼吸状态下的呼出气。④在采集班前呼出气时,必须在空气清洁的场所进行。因为班前呼出气中待测物浓度大约比班中浓度低 100 倍。⑤当停止接触和接触情况变化时,呼出气中浓度变化很快。因此,在接触期间或接触后短期内是最佳采样时机。

呼出气样品应尽快分析,不宜长期保存。也可用活性炭吸附管在低温下吸附采样,由于在采样过程中待测组分被吸附在活性炭上而富集,故适用于较低含量的样品,所采集到的样品可冷藏保存一周。

五、头发样品的采集和保存

发样采集要注意季节性,同时要尽量避免年龄、性别、染发、生理状态和疾病等各种因素的影响。在同一时期内,约有 85% 的头发均处于生长期,故采得的发样只能代表该时期机体的代谢情况。不同部位头发的生长速度似乎区别不大,但从发根到发梢各段被测物的含量可能不完全一样。为反映近期机体状况,一般多采集枕部发根处头发,通常用不锈钢剪刀采集距头皮约 2.5cm 的发段 1~2g。采样前两个月内禁止染发和使用含有待测化学物质的洗发护发品。由于目前尚无适宜的洗涤方法完全洗净发样外部吸附或沾污的物质,因此,应慎用头发作为生物监测样本。在评价监测结果时,也应特别慎重。

发样一般贮存于小纸袋中,纸袋上记录有受检者姓名和采样相关信息,洗净晾干的发样贮存于干燥器中可长期保存。

六、其他样品的采集和保存

除上述常见样品外,也可用其他样品,如脂肪组织、肝和肾等脏器、粪便、唾液、汗液、乳汁、指甲、牙齿等。通常这类样品有的来源有限、或缺乏规范的检验方法,实际工作中应用不多。

生物材料检验样品在采集和保存过程中,要注意防止样品因污染、渗漏、挥发、吸附、腐败等引起的待测物损失或基体变质。对于容易变质的血样、尿样等样品,需要低温冷藏保存。

第五节　化妆品样品的采集与保存

化妆品中的有害物质通常含量甚微,加上化妆品为批量生产,不同批次的产品,从原料到产品都可能会有差异。因此,化妆品样品的采集和保存是化妆品检验成败的关键步骤之一。如果采样不合理,采集的化妆品样品不具有代表性,或者化妆品样品保存不当,使待测组分损失或污染;即使检测结果准确,也没有意义。因为这种检测不仅不能说明问题,甚至还会误导结论,引起严重的后果。

一、化妆品样品的采集

（一）化妆品样品的特点

化妆品样品一般具有如下特点：

1. 复配混合物 化妆品的生产和制备工艺基本上是利用物质的物理性质，即原料的混合、分散及物态（固体、液体和气体）变化等，绝大多数采用复配技术。因此，化妆品是由各种原料合理调配加工制成的复配混合物。

2. 种类繁多 化妆品原料种类众多，化妆品种类更是繁多，性能各异。如《国际化妆品原料字典和手册》第 13 修订版（2010 年）收录了 17 500 种原料名，65 000 种商品名和化学名。

3. 形态多样 化妆品是由多种化学物质组成，形态多种多样，可分为固体、半流体、液体和气溶胶等。

4. 不均匀胶体化妆品 大多为由两相或多相组成的不均匀胶体分散体系。如按分散剂的不同分为气溶胶、液溶胶和固溶胶；按分散质的不同分为粒子胶体和分子胶体。

5. 流变性 流变性是胶体的一个重要性质，其中最简单的是黏性和弹性。由于化妆品大多是胶体分散体系，流变性是这类化妆品的一个重要特性。如消费者在使用乳液和膏霜类化妆品时，其流变性对于化妆品的物理形态具有关键的作用。因此，化妆品样品的采样、保存和前处理均要考虑到这些特点。

（二）化妆品样品的采样原则

化妆品样品的采集原则可概括为：代表性、典型性和真实性。

1. 样品的代表性原则指采集的样品能充分反映被检测总体的性质。

（1）随机采样：随机采样是指按照随机化原则从总体中抽取一定数量的个体进行调查，期望通过样品的信息推断总体的情况。此处，随机化是指总体中的每一个个体有相同的概率被抽到。如要调查某一批化妆品中含砷量的平均水平，这批化妆品共有 10 000 个小包装，那么这 10 000 个小包装的化妆品就是一个总体，如果从中随机抽取 10 个小包装进行测定，则应保证这 10 000 个小包装的化妆品中的每一个都有相同的概率被抽中，而抽出的这 10 个小包装的化妆品就称为样品。随机化的方法有抽签、抛硬币和掷骰子，也可用比较规范的方法，如利用随机数字表或随机排列表。随机采样的方法有很多，常用的有单纯随机采样、系统采样、分层采样、整群采样、阶段采样以及时序采样等，可根据要求进行。

（2）样品含量足够：样品含量，又称样品大小，即样品包含的观察单位数。在保证研究结论具有一定可靠性的前提下，需要在设计阶段估计所需的最少观察单位数。若化妆品样品含量过少，所得结果不够稳定，结论则缺乏充分的依据，若化妆品样品含量过多，则会增加实际工作的困难，甚至造成浪费，因此，样品大小的估计十分重要。样品含量估计方法，常用的有计算法和查表法，可参见《医学统计学》和《卫生统计学》等有关资料。

2. 样品的典型性原则 对有些化妆品样品的采集，应根据检验目的，采集能充分说明此目的的典型化妆品样品。例如对某种引起人体皮肤不良反应的化妆品样品的采集，就必须通过卫生学调查，应采集到可疑化妆品或同批号的化妆品等典型样品用于检验。

3. 样品的真实性原则 即采集的化妆品样品必须保持化妆品的原始性状。化妆品样品的理化性质没有变化、待测组分没有损失或污染，只有这样，其检测结果才可能反映出化妆品原有的真实状况。

(三) 化妆品样品的采样要求

对于不同的化妆品和不同的检验目的,化妆品样品的采样方法和要求不同。

1. 应按随机采样原则进行采样,保证样品的代表性。

2. 提供的样品应严格保持原有的包装状态,容器不得破损。

3. 采集商店里的散装零售化妆品时,应对采样过程有专门说明。

4. 每个批号不得少于 6 个最小包装单位。

5. 所采集的样品必须贴上标签,标签内容必须有化妆品名称、生产厂家、批号或生产日期、采样时间及地点、采样人员、审核人员等。

具体的采样方法和要求根据检验目的的不同,按照《化妆品卫生规范》《化妆品的检验规则》《化工产品采样总则》和《计数抽样检验程序第 1 部分:按接收质量限(AQL)检索的逐批检验抽样计划》等的要求进行。

二、化妆品检验样品的取样

对采集后送到检测实验室的化妆品样品,要从中取出一部分进行前处理,然后进行检测。针对不同的检测项目和不同的化妆品,化妆品检验样品的取样方法不同。

(一) 卫生化学检验用化妆品的取样

1. 基本要求 化妆品产品的取样过程应尽可能考虑到样品的代表性和均匀性,以便分析结果能正确反映化妆品的质量。实验室接到样品后应进行登记,并检查封口的完整性,至少应对其中 3 个最小包装单位开封检验。在取分析样品前,应目测样品的性能和特征,并使样品彻底混匀。打开包装后,应尽可能快地取出所要测定部分进行分析。如果样品必须保存,容器应该在充惰性气体的条件下密闭保存。如果样品是以特殊方式出售而不能根据以上方法取样,或尚无现成取样方法可供参考,则可制订一个合理的取样方法,按实际取样步骤记录,并附于原始记录之中。

2. 不同化妆品检验样品的取样方法

(1) 液体样品:主要是指油溶液、醇溶液、水溶液组成的化妆水和润肤液等。打开前应剧烈振摇容器,取出待分析样品后封闭容器。

(2) 半流体样品:主要是指霜、蜜和凝胶类产品。细颈容器内的样品取样时,应弃去至少 1cm 最初移出样品,挤出所需样品量,立刻封闭容器。广口容器内的样品取样时,应刮弃表面层,取出所需样品后立刻封闭容器。

(3) 固体样品:主要是指粉蜜、粉饼和口红等。其中,粉蜜类样品在打开前应猛烈振摇,移取测试部分。粉饼和口红类样品应刮弃表面层后取样。

(4) 有压力的气溶胶产品:主要指喷发胶、摩丝等。剧烈地振摇气溶胶罐,气溶胶通过一个专用接头,转移至一个 50~100ml 带有阀门的小口玻璃瓶中。分 4 种情况:匀相溶液气溶胶,可供直接分析;含两个液相的气溶胶,两相须分别分析,一般下层为不含助推剂的水溶液;含有粉剂悬浮状气溶胶,除去粉剂后可分析液相;产生泡沫的气溶胶,准确称取 5~10g 的 2-甲氧基乙醇去泡剂于转移瓶中,转移瓶应先用推进气气体置换瓶中的空气。

(5) 其他剂型样品可根据取样原则采用适当的方法进行取样。

(二) 微生物检验用化妆品的取样

1. 所采集的样品,应具有代表性,一般视每批化妆品数量大小,随机抽取相应数量的包装单位。检验时,应分别从两个包装单位以上的样品中共取 10g 或 10ml。包装量小于 20g

的样品,可适当增加样品包装数量。

2. 供检验样品,应严格保持原有的包装状态。容器不应有破裂,在检验前不得打开,防止样品被污染。

3. 接到样品后,应立即登记,编写检验序号,并按检验要求尽快检验。如不能及时检验,样品应放在室温阴凉干燥处,不要冷藏或冷冻。

4. 若只有一个样品而同时须做多种分析,如细菌学、毒理学和化学检验等,则宜先取出部分样品做细菌检验,再将剩余样品做其他分析。

5. 在检验过程中,从打开包装到全部检验操作结束,均须防止微生物的再污染和扩散,所用器皿及材料均应事先灭菌,全部操作应在无菌室内进行,或在相应条件下,按无菌操作规定进行。

6. 如检出粪大肠菌群或其他致病菌,自报告发出之日起,该菌种及被检样品应保存1个月。

三、化妆品样品的保存

化妆品样品采集后,必须予以恰当的保存,才能确保后续检验测定能反映样品的真实情况。保存需要注意的事项如下。

1. 化妆品样品必须按该产品的使用说明书储存。

2. 除特别规定外,一般样品应在10~25℃避光保存。

3. 从样品中抽出部分样品进行保存,其数量不能少于供2次检验所需样品的量。保存的样品应标明编号和日期。保存的环境能确保样品无污染、渗漏和变质。保存期根据要求而定,一般不少于6个月。

4. 分析前才能打开样品的原包装。

5. 应留有未开封的化妆品保存待查,出具报告2个月才能处理。出具检验结果报告后的检验剩余样品和超过保质期的存样,由实验室质量部门组织处理,应符合环保要求。

第六节 土壤和底质样品的采集与保存

一、土壤样品的采集与保存

(一) 采样点的布设

土壤采样点的布设是采样的重要步骤,正确布点是获得有代表性土壤平均样品的先决条件。首先,要对采样地区进行自然环境和社会环境方面的调查,了解该地区的土壤类型、植被生长情况、地形地貌等情况。其次,了解土壤污染源的种类及分布、污染历史等情况。在此基础上,提出切实可行的布点方案。

土壤的污染类型可分为气型污染、水型污染和混合型污染,采样点的布设根据污染类型和地势情况可分为:

1. 对角线布点法 适用于面积较小、地势平坦的污水灌溉或污染河水灌溉的田块。

2. 梅花型布点法 适用于面积较小、地势平坦、土壤物质和污染程度较均匀的地块。

3. 棋盘式布点法 适用于中等面积、地势平坦、地形完整开阔但土壤不太均匀的地块,一般设10个以上分点。该法也适用于受固体废物污染的土壤,应设20个以上分点。

4. 蛇型（S 型）布点法　适用于面积较大、地势不很平坦、土壤不够均匀、采样点较多的田块。

5. 放射状布点法　适用于气型污染的土壤。

6. 网格布点法　适用于地形平缓的地块。农用化学物质污染型土壤、土壤背景值调查常用这种方法。

按照以上各方法布点还应注意不要将采样点设置在田边、沟边、路旁、肥堆旁以及水土流失严重或表层土壤被破坏的地方。对于综合污染型土壤，可以采用两种以上布点方法相结合的方法。

（二）土壤样品的采集

1. 采样量　土壤处于不流动的固体状态，土壤中的污染物或有害物质含量在短时间内不会发生很大变化，但它们在土壤中的分布可能极不均匀，所以采样应将一个采样单元内各采样分点采集的土样混合均匀，总量应不少于 1kg。

2. 采样深度　这取决于研究目的和土壤可能受到污染的深度。从卫生学角度看，25cm 以内的土层最有意义，致病菌大多被阻留在这范围内，而大部分重金属残留在表层或耕作层。一般距表层 10cm 以内污染最严重，10~20cm 次之，40cm 以下较轻。

若为调查土壤污染水平，采集 25cm 深度以内的样品即可。若需要了解土壤垂直污染状况，则应在不同深度采样。必要时在深 0.75~1.0m 与 1.75~2.0m 处采集。特殊情况下，可采至接近地下水处。

3. 样品的采集　常用土壤铲或钻采集样品，凡接触铁铲或取样刀的土壤，均要用手剥去，以免样品受到采样器的沾污。采样时，应在现场做好采样记录，贴好标签；记录采样日期、地点、深度、作物种类以及其他必要事项。

（三）土壤样品的制备与保存

土壤样品送到实验室后，首先称重。然后倾倒在塑料薄膜或搪瓷盘内，用有机玻璃棒或木棒仔细混合，将石块、木屑、纸片、玻璃、煤渣及植物根等非土壤成分拣出并再称重。除测定某些不稳定成分，如挥发性酚、硫化物、烷基汞、油类等须用新鲜土样外，多数分析项目用风干土样。

1. 风干土样的制备　将风干后的土样，用有机玻璃或木棒碾碎，用孔径为 2mm 的尼龙筛过筛，四分法缩分，取出 100~200g 的土壤平均样品，置于玻璃或玛瑙研钵内研磨，再用孔径 0.25mm（60 目）或 0.147mm（100 目）的筛子过筛。制作过程要防止样品受到沾污。

2. 样品的保存　将经过风干、磨细、过筛的细土样品装入已编号带磨口的玻璃瓶内，备用。剩余的样品用别的容器存放。保存过程要注意避免日光、高温、潮湿和酸碱气体的影响。新鲜土壤样品，放在玻璃瓶中，置于 4℃ 的冰箱内存放，保存不超过半个月。

二、底质样品的采集和保存

底质样品采集是底质监测的重要环节。与水质监测样品的采集一样，应使底质样品具有代表性，能客观反映水体污染状况，特别是能反映水体底部的沉积现状与历史状况。

（一）采集布点原则

遵循水样采集时关于采样断面、垂线和采样点的设置原则，并与水样采集尽量一致，进行"同步"采样。如因岩石、砂砾等无法取得底质样品时，可将采样点略做移动至能采集到样品处进行采集。但一般不能偏离过远。采样后应做记录，注明偏离位置，并做相对固定，以便于不同时期底质监测资料的比较。

（二）采样时间

由于底质相对稳定,受水文气象条件影响较小,污染物浓度随时间变化不大,故采样频率远较水样低,一般每年枯水期采样 1 次,必要时,可在丰水期增加 1 次采样,各年采样时间力求一致。冲刷作用强烈的河段或地区(如潮汐区、水坝上、下地区)应适当增加采样频率。

（三）采样量

底质样品采集量视监测项目、监测目的而定。一般为 1~2kg(湿重),如样品不易采集或测定项目较少时,可予酌情减少。

（四）底质样品的制备与保存

1. 底质的脱水　采集底质样品时应尽量滤干水分,供无机物分析样品,可用塑料袋(瓶)包装;供有机物分析样品,应置于棕色磨口瓶中,瓶盖内应衬垫洁净铝箔或聚氟乙烯薄膜。

底质中含有大量水分,采集的样品需要进行脱水处理,但不可直接于日光下暴晒或高温烘干。

对于比较稳定的检测项目,例如,土壤中铜、铅、锌、镉、铬的测定,通常采用风干样品的方法脱水。

如果待测组分为易挥发或易产生各种变化的污染物,如硫化物、农药及其他有机污染物,可采用离心脱水,然后立即进行分析,同时另取一份样品烘干测定水分,对测定结果加以校正。

对于含有对光、热、空气不稳定的污染物质的样品,可以采用真空冷冻干燥的方法脱水。油类等有机污染物的测定,须用无水硫酸钠脱水。

2. 底质样品的筛分制备与保存　将脱水干燥后的底质样品平铺于硬质白纸板上,用玻璃棒等压散,剔出大小砾石及动植物残体等杂物,样品过 20 目筛,用四分法缩分,至获得所需量样品(四分法弃去的那部分样品,也可以另一瓶分装备查)为止。用玛瑙研钵(或玛瑙碎样机)研磨至样品全部通过 80~200 目筛,粒度要求按项目分析方法定,但对汞、砷等易挥发元素和须测定低价铁、硫化物等,样品不可用碎样机粉碎,且仅通过 80 目筛即可。筛分后的样品装入棕色广口瓶中,贴上标签后冷藏保存备用。其余注意事项与土壤样品相同。

所用网筛的材质在测定金属时应选用尼龙制品,测定有机污染物时可使用铜制品。

（周之荣）

参 考 文 献

[1] 吕昌银. 空气理化检验. 2 版. 北京:人民卫生出版社,2014.

[2] 康维钧,张翼翔. 水质理化检验. 2 版. 北京:人民卫生出版社,2015.

[3] 孙成均. 生物材料检验. 2 版. 北京:人民卫生出版社,2015.

[4] 黎源倩,叶蔚云. 食品理化检验. 2 版. 北京:人民卫生出版社,2015.

[5] 李娟. 化妆品检验与安全性评价. 北京:人民卫生出版社,2015.

[6] 高瑞英. 化妆品质量检验技术. 2 版. 北京:化学工业出版社,2015.

[7] 康维钧. 卫生化学. 8 版. 北京:人民卫生出版社,2017.

[8] 刘凤枝,李玉浸. 土壤监测分析技术. 北京:化学工业出版社,2015.

第六章

样品预处理

在待检样品理化检验中,除极少数样品可以直接测定外,绝大多数样品由于组成比较复杂,被测组分与样品中的其他组分结合在一起,共存组分有时会干扰测定。因此,样品在检测分析前,需要经过适当的预处理(pretreatment),消除干扰因素,浓缩富集被测组分,使样品能够满足卫生分析方法的要求。样品的预处理包括对样品进行溶解、分解、分离、提取、浓缩等过程,是分析测试过程中十分重要的环节,其效果的好坏直接关系着分析工作的质量。

样品预处理应达到以下目的:①将样品中的待测组分从复杂的样品基体中分离出来,制成便于测定的形式。对于含量极低的待测组分,在测定前还需要对其进行富集浓缩,提高方法的灵敏度,降低检出限;②除去样品中对分析测定有干扰的共存组分,同时在样品处理过程中,不能引入被测物,尽可能减少被测组分的损失;③如果被测组分选定的分析方法难以检测,还需要通过样品衍生化与其他反应等处理方法,使被测组分转化为另一种易于检测的化合物,提高方法的灵敏度与选择性;④减缩样品的质量与体积,使预处理后的样品便于保存和运输,提高样品的稳定性;⑤除去样品中对分析仪器有害的组分,保护分析仪器和测试系统,从而延长仪器的使用寿命。

第一节 样品预处理方法的评价标准

样品预处理的方法很多,不同的待测组分要采用不同的预处理方法,即使同一待测物,样品基体不同,所采用的预处理方法也不尽相同。因此,对于不同样品中的分析对象必须根据实际情况进行具体分析,选择合适的预处理方法。

预处理方法选择的是否合理,一般从以下几个方面进行评价。

一、干扰组分除去的程度

能否最大限度地除去影响测定的干扰组分,是衡量预处理方法有效与否的重要指标。在除去样品中原有干扰组分的同时,还要防止引入新的干扰组分。新的干扰组分主要来自所用的试剂中的杂质、操作环境中的灰尘、所用器皿不洁净或样品处理过程中的腐蚀物等。因此,必须根据样品性质、分析目的和分析方法选择合适的试剂、器皿和预处理方法。

二、待测组分的回收率

一种分离方法的分离效果,是否符合分析的要求,可通过回收率大小来判断。

$$回收率 = \frac{分离后测得的量}{原始含量} \times 100\%$$

回收率表示被分离组分回收的完全程度。在分离过程中,回收率越高表示分离效果越好。回收率低通常测定结果的重复性也较差,不仅影响检测方法的灵敏度和准确度,而且会使低浓度的样品难以测定。

三、预处理方法的实用性

预处理方法操作要简便、省时。预处理方法的步骤越多,样品损失的可能性就越大,最终结果的误差也越大。预处理方法的成本要尽量低廉,避免使用昂贵的仪器与试剂。尽量少用或不用污染环境或影响人体健康的有毒、有害试剂,如果不可避免,使用时尽量注意回收循环利用和无害处理,将其危害降至最低限度。

(宋秀玲)

第二节　常规样品预处理方法简介

一、干灰化法

分析有机物含量较多的样品中的无机物时,需要先将样品中的有机物破坏或分解。干灰化法(dry digestion)是常用的样品无机化处理方法。该法主要是通过加热使样品灰化分解或呈气体逸出,将所得的灰分溶解后进行分析测定,适用于食品和植物样品等有机物含量多的样品测定,不适用于土壤和矿质样品的测定。按照灰化方式不同,干灰化法又分为高温灰化法和低温灰化法。

(一)高温灰化法

高温灰化法是利用高温破坏样品中的有机物,使之气化逸出。高温灰化法的主要优点是操作简便,空白值低,能同时处理多个样品。缺点是灰化时间长,温度高,容易造成待测成分的挥发损失;其次是高温灼烧,坩埚壁对待测组分有吸留作用而难于溶出,使回收率降低。因此,样品在灰化时要严格控制温度,选用合适的坩埚材料,在必要时可加入一定量的助灰剂,以增强氧化作用并疏松样品,防止待测组分挥发损失。

1. 常压高温灰化法　将已粉碎或匀浆的样品置于坩埚中,先低温干燥炭化,再置于高温炉中,在一定温度范围内(400~550℃)加热分解,灰化,所得残渣用适当溶剂溶解后进行测定。常压高温灰化法的样品在敞口容器中灰化,应注意选择合适的灰化温度和不吸附被测组分的坩埚材质,防止灰化不彻底或待测成分的挥发损失,确保回收率。

此法主要用于分解温度较高、试样量较大的样品。

2. 高温高压干灰化法(氧弹燃烧法)　将固体样品研成粉末,压片后置于瓷、铂或石英制成的试样环中。反应剧烈的样品,可加入惰性稀释剂;反应缓慢的样品,可加入助燃剂。旋紧盖子,充入氧气至所需压力,让电流通过与试样片接触的铂丝,点燃试样。燃烧产物由事先盛于氧弹内的吸收液吸收供测定。

在密闭的条件下燃烧破坏有机物,待测组分损失小,操作快速、简便、无污染。适用于食品及环境样品中氟、氯、硼、磷、砷等多种元素的测定。

3. 氧瓶燃烧法　对易挥发的待测组分和非金属样品的处理可采用氧瓶燃烧法。将包在无灰滤纸中的样品夹在铂丝上,放入盛有吸收液充满氧气的磨口瓶中,点燃滤纸,迅速塞紧瓶塞,使其充分燃烧,振摇瓶子让燃烧产物溶解于吸收液中,溶液供分析用。操作中在燃烧时要有防爆措施。

(二) 低温灰化法

低温灰化法是利用低温等离子体发生装置,在较低温度下使样品氧化分解。其原理是利用高频等离子体技术,以纯氧气为氧化剂,在灰化过程中氧形成具有极强氧化能力的氧等离子体(激发态氧分子、氧离子、氧原子、电子等的混合体),使样品在低温下迅速灰化。该法灰化温度低,能使许多有机物快速分解,大大减少了待测组分的挥发和吸留损失,提高了回收率,可用于含汞、硒、砷等样品的处理,还可用于有机化合物中卤素、硫和磷的测定。该方法克服了高温灰化法的缺点,但仪器设备较为昂贵,灰化时间长。

二、湿消化法

湿消化法(wet digestion)是在适量的待检样品中,加入氧化性强酸,然后加热将其中的有机物分解,使被测无机成分释放出来,形成无挥发物的无机化合物,以便进行分析测定。常用的氧化性酸有浓硝酸、硫酸、高氯酸等;常用的氧化剂有高锰酸钾、过氧化氢等;常用的催化剂有硫酸铜、硫酸汞、五氧化二钒等。大多数样品与氧化性强的酸煮沸后,其中的有机物氧化生成 CO_2 和 H_2O 而除去,金属组分被氧化为高价态的离子。为了提高消化效果,大多采用混合消化剂。该法的优点是操作简便;分解有机物的速度快,所需时间短;加热温度较干灰化法低,可以减少待测成分的挥发损失,分解效果好。缺点是在消化过程会产生大量的酸雾、氮和硫的氧化物等刺激性气体,具有强烈的腐蚀性,对人体有害,污染环境,操作必须有良好的通风设备。在消化初期,消化液反应剧烈,可能出现消化液溢出和出现炭化,易造成待测物质的损失,因此需要细心操作。同时试剂用量和纯度对消化影响较大,有时空白值较高。常用的湿消化法有:

(一) 硫酸消化法

稀硫酸没有氧化性,而热的浓硫酸(98%,18mol/L)具有一定的氧化能力,对有机物有强烈的脱水作用,并使其炭化,进一步氧化生成二氧化碳。硫酸的沸点高(338℃),不易挥发损失,在与其他酸混合使用时,加热蒸发至出现三氧化硫白烟时,可以除去其他低沸点的硝酸、高氯酸、水和碳氧化物等。仅使用浓硫酸加热消化样品时,依靠硫酸的脱水炭化作用,破坏样品中的有机物。但硫酸的氧化能力较弱,消化液炭化会使消化时间延长。通常可加入硫酸钾或硫酸铜以提高硫酸的沸点,加适量硫酸铜或硫酸汞作为催化剂以缩短消化时间,或加入高锰酸钾和过氧化氢等氧化剂以加速消化进程。

(二) 硝酸-硫酸消化法

浓硝酸(65%~68%,14mol/L)的氧化能力强,但沸点低(78℃),硫酸沸点高且具有氧化性和脱水性,二者混合后具有较强的消化能力。消化时可在样品中加入硝酸和硫酸的混合液,或先加入硫酸,加热使有机物分解,炭化,在不断补充硝酸至消化完全。该法反应速度适中,常用于多数生物样品和混浊污水的处理,但由于含有硫酸,不宜用于含碱土金属或硫酸盐溶解度较小的样品的分析。

(三) 硝酸-高氯酸消化法

高氯酸(65%~70%,11mol/L)能与水形成恒沸溶液,其沸点为203℃。冷的高氯酸没有氧化能力,而热的高氯酸是一种强氧化剂,其氧化能力较硝酸和硫酸强,几乎所有的有机物都能被它分解。将硝酸与高氯酸这两种消化液混合后,能更有效地破坏有机物,消化时间短,应用广泛,适用于消化含有难氧化的有机物的样品。但高氯酸与羟基化合物可生成不稳定的高氯酸酯而发生爆炸。为了避免发生危险,消化时先加入硝酸将羟基化合物氧化,冷却后,再加入混合酸继续消化。

(四) 硫酸-硝酸-高氯酸消化法

通常在样品中先加入硫酸和硝酸消化,待冷却后加入高氯酸进一步消化,或将三种酸按一定比例配成混合酸加入样品中进行消化。消化时样品中大部分有机物被硝酸分解除去,剩余难分解的有机物被高氯酸破坏。由于硫酸沸点很高,消化过程中可保持消化液不被蒸干,有效地防止高氯酸爆炸。该法特别适用于有机物含量较高且难以消化的样品,但对含碱土金属、铅及部分稀土元素的样品不适宜。

除以上常用的消化方法外,有时还可用其他方法。如用冷原子吸收法测定汞时,可用硫酸-高锰酸钾消化样品;分解含硅酸盐的样品时,常用氢氟酸与硝酸、硫酸、高氯酸的混合酸进行消化。每种湿消化方法各有优缺点,根据国家卫生标准方法的要求、检验项目的不同和待检样品的不同进行选择,同时做试剂空白对照实验,以消除试剂及操作条件不同所带来的误差。

三、微波消解法

微波是频率为 300MHz~300GHz 的一种电磁波,位于电磁波谱的红外辐射和无线电波之间。1967 年 Williams 研究了用微波加快化学反应以后,1986 年 Gedye 等将微波技术应用于有机合成领域以来,微波技术在化学中得到了不断的发展和广泛的应用。微波可以直接穿入试样的内部,在试样的不同深度,微波所到之处同时产生热效应,这不仅使加热更迅速,而且更均匀,大大缩短了加热时间,它比常规加热法一般要快 10~100 倍。目前,微波消解技术已广泛地应用于分析检测中样品的预处理。

(一) 微波消解的基本原理

微波在传输过程中遇到不同物质时,会产生反射、吸收和透过现象,这主要取决于物质的介电常数、介质损失因子等。根据物质对微波的吸收程度,可将物质分成导体、绝缘体和介质。导体主要是金属类物质,如银、铜、铝等,能够反射微波,因此它们本身不能被微波加热。在微波加热系统中,这些金属材料制成的微波炉腔体可以避免微波的穿透和泄漏。绝缘体主要是一些非极性物质,如玻璃、陶瓷、聚乙烯、聚四氟乙烯、聚苯乙烯等,这些物质可透过微波而对微波吸收很少。在微波加热系统中,常用作反应器的材料,微波可直接透过容器作用于溶液而几乎没有损耗。介质可以吸收、透过和反射微波,吸收微波的物质可以把微波能转化为热能,同时被加热。微波容器中的水、溶剂以及一些试样本身能够吸收微波能,被加热升温,因此加快了样品的前处理速度。

微波能是一种由离子迁移和偶极子转动引起分子运动的非离子化辐射能。当物质受到微波辐射时,在电磁场的作用下,极性分子产生去向极化和空间电荷极化,并以 24.5 亿次/秒的速率不断改变正负方向,从而产生键的振动、撕裂和粒子间的摩擦和碰撞,生成大量的热能。另外,在微波场的作用下,离解物质产生的离子定向流动形成离子电流,并在流动的过程中与周围的分子和离子发生高速摩擦和碰撞,使微波能转化为热能。

微波消解(microwave digestion)就是在微波电磁场在作用下,微波穿透容器直接辐射到样品和试剂的混合液中,吸收微波能量后,使消化介质的分子相互摩擦,产生高热,同时交变的电磁场使介质分子极化,高频辐射使极化分子快速转动,产生猛烈摩擦、碰撞和震动,使样品与试剂接触界面不断更新。样品在高温下与溶剂发生剧烈作用,产生大量气体,在密闭的消解罐中形成高压,样品在高温高压状态下迅速消解。微波加热是由内及外,因而加快了消化速度。

(二)微波消解装置

微波消解装置主要由微波炉、消解样品容器、排气部件等组成。微波消解所用的微波炉内壁有含氟聚合物涂层,可防止酸雾腐蚀,微波炉的功率连续可调,采用微机控制程序操作,使消解过程自动化。微波消解所用容器是聚四氟乙烯密闭消解罐,其本身不吸收微波,但耐压程度随温度升高而降低,实验时压力不能超过一定限度。

(三)微波消解方法

1. 常压消解法 消解在敞口容器中进行,其最大的特点是样品容量大,安全性好;缺点是样品易被污染,挥发性组分易损失,有时消解不完全。该法主要用于有机样品的消解。

2. 高压消解法 消解是在密闭消解罐中进行,消解完全,效率高,适用于各类样品,是应用最广的方法。

3. 连续流动微波消解法 将微波在线消解与流动注射联用,既避免了敞口消解对样品的沾污和易挥发组分的损失,又避免了密闭消解罐易产生爆炸的危险,同时节省了消解时间和样品量。

(四)微波消解条件的选择

在微波消解过程中,消解选用的强度、时间、酸的种类与用量等均会影响样品的消解效果,在实际工作中,可对这些因素进行优化选择。

1. 微波强度和消解时间 微波加热是对样品即时深层加热,且加热是在高压条件下进行,样品瞬时可达较高的温度,迅速消解。微波的功率对消解的影响较大,微波功率大,消解时间短;功率小,消解不完全,但功率过高,时间太长时,消解罐内压力过大,易发生危险。因此,实验中要严格控制微波功率和时间。

2. 酸的种类和用量 消解的目的是用酸消解样品基体,使待测的金属离子形成可溶盐。常用的氧化剂有硝酸、硫酸、高氯酸等。根据样品基体和待测组分的性质,可选择使用单一酸或混合酸。消解试剂用量太少,消解不完全;用量太多,则空白值高。

(五)微波消解的优点

与常规湿消化法相比,微波消解法具有以下优点:

1. 消解速度快,效率高 微波消解是在密闭系统内进行,产生的高压提高了酸的沸点,在酸的正常沸点下不能分解的物质,在高温高压下则能分解。同时,反应速度随温度上升明显加快,减少了消解所需的时间,一般只需几十秒至几分钟。

2. 试剂用量少,空白值低 微波密闭消解,酸不会挥发损失,所需试剂用量小,空白值低,同时也减少了常规消解产生的酸雾对环境及操作人员的污染和危害。

3. 准确性高 使用密闭容器,样品交叉污染少,且能防止待测组分挥发损失,准确性较高。

(六)微波消解的应用

1. 微波消解在环境分析中的应用 微波消解是适用于基体范围很宽的环境样品的预处理方法,目前已用于大气颗粒物、水、废水、土壤、淤泥、沉积物、悬浮物等环境样品。由于环境样品的基体复杂,采用微波消解处理样品时,要根据待测组分和分析方法的不同,对消解试剂、浓度、消解功率和时间进行实验优选,以提高分析的速度和准确度。

2. 微波消解在食品分析中的应用 食品的主要成分是碳水化合物、蛋白质、脂肪等有机成分,采用具有较强的氧化能力的硝酸与过氧化氢混合液,可完全破坏有机物。因此,微波消解可用于各类食品中多种元素的检测。

四、溶剂萃取法

溶剂萃取法(solvent extraction)又称液-液萃取法,是一种常用的分离提取方法。该方法是利用溶质在两种互不相溶的溶剂中的分配系数的差异,将待测成分从一种溶剂转移至另一种溶剂中,从而实现与干扰组分的分离。溶剂萃取法适用于液态样品,或经过其他方法溶剂提取后的液态基质。它的优点是所用设备简单,操作方便,分离和富集效果好,应用较为广泛。缺点是有机溶剂用量较大,且易挥发、有毒等。

(一) 溶剂萃取的基本原理

溶剂萃取法常采用有机溶剂从水溶液中分离待测组分。在萃取体系中,一种物质能否从水溶液中萃取到有机溶剂中,主要取决于该物质的亲水性与疏水性的强弱。常见的亲水基团有各种离子和—OH、—COOH、—NH$_2$、—NO$_2$ 等,物质含亲水基团越多,亲水性则越强。疏水基团有羟基、醚基、酰基等,物质的疏水性随其疏水基团的增多而增强。水溶液中的疏水物质可直接用有机溶剂萃取,而亲水性物质必须先将其转化为疏水物质再萃取。

1. 分配系数(distribution coefficient) 在一定温度下,溶质 A 在两种互不相溶的溶剂中分配达到平衡时,A 在有机相的浓度与在水相中的浓度之比为常数,称为分配系数,用 K_D 表示。

$$K_D = \frac{[A]_有}{[A]_水}$$ (式6-1)

式中,$[A]_有$、$[A]_水$分别表示平衡时 A 在有机相和水相中的浓度。分配系数$[K]_D$与溶质和溶剂的性质及温度因素有关,$[K]_D$越大,A 越有利于被有机溶剂萃取。

2. 分配比(distribution ratio) 在实际分析工作中,被萃取物质在水相和有机相中往往由于发生缔合、离解等反应而同时以多种形式存在,常用分配比来表示溶质在溶剂中的分配情况。分配比是指在一定温度下,溶质 A 在两相中分配达到平衡时,A 在有机相中各种存在形式的总浓度 $c_有$ 与在水相中各种存在形式的总浓度 $c_水$ 之比,用 D 表示。

$$D = \frac{c_有}{c_水}$$ (式6-2)

当溶质在两相中以同一种形式存在时,$D = K_D$,许多情况下,D 与 K_D 不相等。当两项体积相等时,D 越大,说明溶质进入有机相的量越多。D 比 K_D 能更真实地反映分离效果,也易测量。

3. 萃取效率(extraction efficiency) 实际工作中常用萃取效率来表示物质被萃取的完全程度。它是指物质被萃取到有机相中的百分率,即被萃取物在有机相中的量与被萃取物总量之比,用 E% 表示。

$$E\% = \frac{c_有 V_有}{c_有 V_有 + c_水 V_水} \times 100\%$$ (式6-3)

式中,$V_有$ 和 $V_水$ 分别表示有机相和水相的体积。分子分母同时除以 $c_水 V_有$,得:

$$E\% = \frac{D}{D + V_水 / V_有} \times 100\% \qquad (式6\text{-}4)$$

在实际分析工作中,为了提高萃取效率,常选择分配比 D 值大的萃取体系和萃取条件,是提高萃取效率的有效方法;若一次萃取不能满足分离或测定的要求,可采用多次萃取法提高萃取效率。同量的萃取剂,分次萃取的效率要比一次萃取的效率高。

(二)萃取方式

由于疏水性物质可直接萃取到有机溶剂中,常采用直接萃取体系;亲水性物质需转变成疏水性物质后才可以萃取,萃取条件比较复杂,包括形成螯合物、离子缔合物、三元配合物等多种萃取体系。

1. 直接萃取体系　选用合适的有机溶剂直接萃取水溶液中的疏水性物质。例如食品中的脂肪可用乙醚或石油醚萃取,用正己烷萃取水中的烷基汞等。

2. 形成螯合物的萃取体系　利用金属离子与螯合剂作用生成疏水性的金属螯合物,再用有机溶剂进行萃取。这种萃取体系可用于多种金属离子的富集和分离。常用的螯合剂有二硫腙、8-羟基喹啉、二乙氨基二硫代甲酸钠(铜试剂,DDTC)、乙酰丙酮等。例如,在 pH ≈ 9 的氨性溶液中,Cu^{2+} 与 DDTC 作用生成疏水性螯合物,可被氯仿萃取。

3. 形成离子缔合物的萃取体系　利用离子缔合反应将亲水性被萃取物转变成疏水性离子缔合物,再用有机溶剂萃取。例如,在 HCl 介质中,Fe^{3+} 与 Cl^- 形成 $FeCl_4^-$ 阴离子,乙醚与 H^+ 形成 $(C_2H_5)_2OH^+$ 阳离子,二者可缔合成 $[(C_2H_5)_2OH][FeCl_4]$ 疏水性中性分子,然后用乙醚萃取。

4. 形成三元配合物的萃取体系　被萃取的组分与两种不同的配位剂通过配位、缔合形成三元配合物,再用有机溶剂萃取。例如,萃取溶液中的 Ag^+,可先将 Ag^+ 与 1,10-邻二氮菲配位生成配位阳离子,再与染料溴邻苯三酚红的阴离子缔合成可溶于有机溶剂的三元配合物而被萃取。三元配合物比二元配合物疏水性更显著,所以萃取效率高。

五、蒸馏法和挥发法

挥发法(volatilization)和蒸馏法(distillation)是利用待测成分中各组分挥发性的不同进行分离的方法,可以排除大量非挥发性基体成分对测定的干扰,主要用于分离非金属、有机物和少数金属组分。

1. 挥发法　利用待分离组分具有挥发性或经处理后转变为具有挥发性的气体,通过加热或通惰性气体,使其从样品基体中逸出而与干扰组分分离的方法。采用挥发法对样品进行处理,通常是将有关组分转化为挥发性的氢化物、卤化物等。例如,在强酸性介质中,用锌或硼氢化钠作还原剂,可使砷、锑、铋、锗、锡、铅、硒、碲等形成氢化物逸出,与干扰组分分离后,直接进行测定。

2. 蒸馏法　通过加热蒸馏或水蒸气蒸馏,使被分离组分以蒸汽形式从样品的基体中逸出,直接收集馏分或用适当的溶剂吸收后进行测定。常用的蒸馏方法有常压蒸馏、减压蒸馏和水蒸气蒸馏等。常压蒸馏用于沸点为 40~150℃ 的化合物的分离;减压蒸馏用于沸点高于150℃或沸点虽低但受热易分解的物质的分离;水蒸气蒸馏适用于蒸气压较低的物质的分离,或在自身沸点温度下不稳定,但在 100℃ 时的蒸汽压大于 1.33kPa,且与水不互溶的物质的提取。

六、顶空法

顶空法(headspace extraction)可把痕量易挥发性组分从液体、半固态和固态样品的基体中分离出来,适用于处理分子量小、沸点低、易挥发的有机物,常作为气相色谱分析的前处理方法。顶空法的优点是能使复杂样品的提取、净化过程一次完成,简化了样品的前处理过程,操作简便。缺点是有限的顶部空间若多次取样,则顶空气浓度有所改变,影响测量的精密度。通常与气相色谱联用,可分为静态顶空法和动态顶空法。

1. 静态顶空法　该方法是将样品置于密闭的顶空瓶中,在一定的温度条件下加热,样品中具有挥发性的待测组分在气-液(或气-固)两相间达到分配平衡后,直接抽取顶空气用气相色谱测定待测组分的含量,可间接得到待测样品中该组分的含量。静态顶空法目前技术比较成熟,应用也较为广泛,但是灵敏度较低,可通过对加热温度、溶剂、顶空瓶等条件的优化,提高分离效率。

2. 动态顶空法　该方法是在样品顶空分离装置中不断通入惰性气体,使其中挥发性待测成分随气流逸出,并收集于吸附柱或冷阱中,经热解析或溶解解析后进行分析。与静态顶空法相比,操作较复杂,但灵敏度较高,可用于痕量低沸点化合物的检测。

(宋秀玲)

第三节　固相萃取技术

固相萃取(solid phase extraction,SPE)是从 20 世纪 80 年代中期发展起来的一项样品前处理技术,主要基于液-固萃取和液相柱色谱技术相结合发展而来一种快速有效的富集、分离和纯化样品的方法。利用固体吸附剂将待检液体样品中的目标化合物吸附,与样品的基体和干扰化合物分离,然后再用洗脱液洗脱或加热解吸附,达到分离和富集目标化合物的目的,具有操作简便、选择性高、易于自动化操作等特点,广泛应用于食品检验、环境监测、医药卫生、化工等领域。

一、固相萃取原理

固相萃取法的基本原理与液相色谱分离机制相似,都是根据待分离组分和样品中其他成分与固定相的作用力(吸附、分配、离子交换等)强弱不同而进行分离,一般情况下,固定相对分离物的吸附力比溶解分离物的溶剂更大,当样品溶液通过预先填充固定相填料的柱子,待分离成分通过吸附、分配、离子交换等形式被保留,用适当的溶剂清洗除去杂质,然后在一定的条件下选用合适的洗脱剂将被测物质洗脱下来,从而达到分离、富集和净化待测物的目的。也可选择性吸附干扰杂质,而让被测物质流出;或同时吸附杂质和被测物质,再使用合适的溶剂选择性洗脱被测物质。

二、固相萃取的特点

与液-液萃取法相比,固相萃取主要有以下几个优点:①固相萃取不需要大量互不相溶的溶剂,处理过程中无乳化现象,提高了分离效率;②操作简便快速,简化了样品预处理步骤,缩短了预处理时间;③所需有机溶剂量少,减少了对环境的污染;④采用高效和高选择性的吸附剂,可有效地将待测组分与干扰组分分离,重现性好;⑤易于自动化操作,易于与其他仪器联用,实现自动化在线分析;⑥可同时处理大批量样品。而其缺点是:不适用于处理固体形态的样品,须先将固态样品转化为液态才能进行萃取;对样品的洁净度要求较高,要求样品中不能含有悬浮物或其他固体颗粒,否则会使柱子堵塞,无法进行操作。

三、固相萃取的实验技术

(一) 固相萃取的装置

固相萃取装置的基本装置是固相萃取柱或固相萃取盘。

固相萃取柱由柱管、筛板和固定相三部分组成。萃取柱柱管材料多由聚丙烯、聚乙烯、聚四氟乙烯、玻璃或不锈钢等材料制成。筛板位于萃取柱的下方,孔径为 $20\mu m$,用以支撑固定相,筛板也可用玻璃棉代替。筛板上填充一定量的固定相,然后再加一块筛板,防止加样时破坏柱床。固相萃取柱上端敞开,下端为出液口,液体经过吸附剂后从出液口排出。商品化的固相萃取柱的外观与针筒相似,规格可分为 1ml、3ml、6ml、10ml、15ml、20ml、30ml、60ml等,也可根据要求生产特殊规格,使用时根据被测物质与样品基体的性质、检测手段等选择合适的柱型和填料。由于从柱体、筛板和填料都可能向试样中引入杂质,在建立和验证固相萃取柱方法时,必须做空白萃取实验。

固相萃取盘又称膜片式固相萃取,外观与膜过滤器相似,是含有固定相的聚四氟乙烯圆片或载有填料的玻璃纤维片,盘的厚度一般为 0.5~1mm,其中固定相的量约占盘重的60%~90%。与萃取柱相比,固相萃取盘的面积增大了,对于同质量的填料,固相萃取盘的截面积比固相萃取柱大 10 倍。因此,液体试样的流量可加快,从而缩短了样品的前处理时间。同时由于填料紧密地嵌在盘片中,避免了固相萃取柱在萃取过程中液流通过大颗粒的填料时引起的沟流现象,从而使萃取效率提高,增大回收率。

(二) 固相萃取的操作步骤

固相萃取主要有以下几个操作步骤:

1. 萃取柱的预处理(即固定相活化)　在萃取样品之前,萃取柱必须要用适当的溶剂淋洗进行预处理,一是为了使固相萃取填料活化,以使目标萃取物与固定相表面紧密接触,二是为了除去柱填料中可能存在的杂质,从而提高固相萃取的效率。

2. 加样　将液态样品或溶解后的固体样品加入活化后的固相萃取柱,然后利用抽真空、加压或离心的方法使样品进入吸附剂,使样品中待测成分保留在固定相上,而其他组分随溶剂一起流出萃取柱。加样量取决于萃取柱规格、填料量和固定相的类型及待分离组分的性质等。

3. 淋洗　选用适当的溶剂冲洗萃取柱,目的是尽可能洗去样品基体中的干扰组分,而将待分离组分留在固定相上。

4. 洗脱　选择适当的洗脱溶剂将待分离组分从固定相上洗脱下来,收集洗脱液,挥干溶剂备用也可以直接进行在线分析。为了尽可能地将待分离组分洗脱,而使杂质留在萃取柱上,需要选择强度合适的洗脱溶剂。

(三) 固相萃取方式

1. 离线固相萃取　离线固相萃取是萃取过程与分析测定过程分别独立进行的方法,仅为以后的分析提供试样。萃取时可通过柱前加压、柱尾减压或抽真空的方法增加溶剂的流速,但溶剂流量不可过高,以免因样品溶液与固定相的接触不充分,影响待分离组分的保留。一般固相萃取柱流量保持在每分钟数毫升,萃取盘截面积大,允许的溶剂流量可适当增加。

2. 在线固相萃取 在线固相萃取又称在线净化和富集技术,固相萃取处理样品与分析测定过程在一个系统中,含待测组分的洗脱液直接进入气相色谱仪或高效液相色谱仪进行分析,实现富集、分离和检测过程的自动化,其可靠性、重现性和工作效率等得到了很大程度的提高。

四、固相萃取的理论和方法选择

固相萃取是基于液-固色谱理论,采用选择性保留、选择性洗脱的方式对样品进行分离、纯化、富集。根据固相萃取剂的种类不同,固相萃取法分为正相、反相和离子交换固相萃取。其作用机制主要包括非极性作用(范德华力、色散作用)、极性作用(氢键作用、偶极矩和诱导作用等)、离子作用和共价作用等。

(一)固定相的分类

1. 极性固定相 正相固相萃取所用的固定相都是极性的(如氧化铝、硅酸镁、氨基、氰基、双醇基键合硅胶等),吸附剂的极性大于洗脱液的极性,用来萃取极性物质。主要是通过待分离组分的极性官能团与固定相表面的极性官能团发生相互作用,其中包括了氢键、π-π键、偶极-偶极和偶极-诱导偶极相互作用以及其他的极性-极性相互作用,使溶解在非极性溶剂中的极性物质被富集在固定相的表面;洗脱剂要用非极性有机溶剂,如正己烷、四氯化碳等。

2. 非极性或弱极性固定相 反相萃取的固定相和目标化合物通常是非极性或极性较弱的,目标物与吸附剂之间的作用是疏水性相互作用,属于范德华力或色散力。如烷烃类化学键合相(键合硅胶 C_{18}、C_8 等),通过待分离组分的碳氢键与固定相表面官能团非极性-非极性相互作用,使得溶剂中的非极性和中等极性的组分保留在固定相表面,使用甲醇、乙醇、乙腈等溶剂洗脱。当样品中杂质的极性比待分离组分的极性强时,一般可采用反相固相萃取。当样品溶液流过萃取柱时,杂质不被保留,随溶剂一起流出,而待分离组分保留在萃取柱上,然后选择合适的洗脱剂,将待分离组分洗下。若杂质的极性比待分离组分极性弱,也可采用此种分离模式,但要进行分步洗脱,即先用极性较强的溶剂将极性组分洗下,再用极性较弱的溶剂除去杂质。

3. 离子交换固定相 离子交换固相萃取的固定相为离子交换树脂,用来萃取有机和无机离子型化合物,如氨基酸、核酸、有机碱、离子表面活性剂等。按其活性基团的不同,又分为强酸型阳离子交换树脂和强碱型阴离子交换树脂,作用机制都是待分离组分的带电荷基团与固定相表面的带电基团发生离子静电吸引,从而实现分离。分离组分是离子型化合物,采用高离子强度的缓冲液进行洗脱。

4. 吸附剂固定相 吸附固相萃取的固定相为吸附剂,如常用的吸附剂有大孔吸附树脂、石墨碳材料、硅胶、氧化铝等。除使用大孔吸附树脂、石墨碳材料可以萃取非极性物质外,吸附固相萃取主要用于极性化合物的萃取。

此外,还有以葡聚糖凝胶为固定相,根据待测组分大小不同进行分离,小分子或离子自由扩散到凝胶颗粒的空隙中,大分子被排阻,而被优先洗脱。免疫亲和固定相为抗体与惰性基质(如键合硅胶、珠状琼脂糖)的偶联物,利用抗原-抗体之间的特异性、可逆性免疫结合反应的原理,当含有待测组分的样品通过固定相时,固定抗体选择性地结合待测物,其他不被识别的干扰成分则流出,尤其适用于复杂样品中极稀组分的净化与富集。分子印迹聚合物为固定相,利用分子印迹聚合物特异性锁定目标物,再通过洗脱将目标物洗脱下来从而达到富集和检测的目的,分子印迹固相萃取技术的使用可弥补固相萃取选择性盲目的不足,对于复杂样品中的特定成分的富集与分离十分有效。

(二) 固定相的选择

待分离组分的最佳保留效果取决于组分的极性与固定相的相近程度,二者极性越接近,则保留效果越好。因此,选择固定相,其极性要尽量与待分离组分的极性相似,与样品溶剂的极性相似。若待分离组分极性适中,则正、反相固相萃取都可使用。

选择固定相还须考虑以下因素:①待分离组分在极性或非极性溶剂中的溶解度;②待分离组分是否能够离子化,可否采用离子交换固相萃取;③能否与固定相形成共价键而影响洗脱;④杂质与待分离组分在固定相上的竞争作用的强弱,对分离效果的影响等。

固定相的用量取决于待分离组分的性质及其在样品中的浓度。增加固定相的用量,通常可以增加待分离组分在柱中的保留,一般可通过绘制固定相作用曲线来确定固定相的用量。

(三) 洗脱剂的选择

在固相萃取中,选择洗脱剂时,应考虑以下几个因素:①溶剂强度要足够大,可以保证吸附在固定相上的分析物定量的洗脱下来;②洗脱剂不应对分析物的检测产生干扰;③选择的洗脱剂应与后续的分析相适应。

洗脱剂的选择主要取决于待分离组分和固定相的性质。对于非极性或弱极性固定相如键合硅胶 C_{18},可使用甲醇或乙腈;极性固定相要用非极性有机溶剂,如正己烷、四氯化碳等;离子交换吸附剂要用高离子强度的缓冲液,目的是中和待分离组分官能团上所带的电荷,或者是中和键合硅胶官能团上所带的电荷,破坏其静电作用,使待分离组分洗脱下来。

五、固相萃取技术的应用

(一) 在食品分析中的应用

1. 食品中农药残留分析 食品种类繁多,基体类型复杂,因此须根据样品性质、待测农药类型,选择固定相和萃取剂。一般可选择采用 C_{18} 柱、Florisil 固相萃取小柱等,以甲醇、丙酮、二氯甲烷、正己烷或混合溶剂为提取剂和洗脱剂,提取分离粮食、蔬菜、水果中的有机氯、有机磷等农药和杀虫剂等污染物。

2. 食品添加剂分析 食品和饮料中防腐剂、色素、人工合成甜味剂,如对羟基苯甲酸甲酯、柠檬黄、糖精钠等,均可采用固相萃取法进行提取、分离。

(二) 在环境分析中的应用

1. 环境水体中有机污染物的分析 固相萃取技术可广泛用于水体中有机污染物的痕量富集。苯并[a]芘是多环芳烃中致癌性最强的化合物之一,测定水中苯并[a]芘的关键在于待测物的分离和富集。采用 C_{18} 富集小柱,以极性较小的二氯甲烷和苯为洗脱剂,回收率为 87% ~ 102%。

2. 环境水体、土壤中农药残留分析 测定水体中的农药残留可采用 C_{18} 或 C_8 柱,用甲醇作为洗脱剂,将提取、分离和富集同时完成。土壤中的农药残留,须先采用适当的方式将待测组分提取出来,再利用固相萃取进行分离、富集。此法可用于有机磷、有机氯、拟除虫菊酯、氨基甲酸酯、三嗪类农药、杀虫剂、除草剂的分离、富集。

3. 环境空气中痕量有机物分析　环境空气污染中挥发性和半挥发性组分,一般采用固相萃取、溶液吸收和低温冷凝富集采样。在常温或低温下使空气通过小柱,利用分配系数的不同,将待测组分保留在柱上,而空气中正常组分如氮、氧等通过小柱流出,从而达到富集有机化合物的目的。

（三）在药物分析中的应用

固相萃取技术与高效液相色谱、质谱法等分离检测手段联用,可实现样品在线预处理,使其在药物代谢动力学、新药研发和临床诊断,以及药用植物分析等药学领域的应用日益增多。

（宋秀玲）

第四节　固相微萃取技术

固相微萃取(solid phase micro-extraction,SPME)是 20 世纪 90 年代初在固相萃取的基础上发展起来的一种新型样品前处理技术,集萃取、浓缩、进样于一体的样品前处理方法。与固相萃取技术相比,SPME 具有操作简便、设备简单,萃取速度快、效率高、溶剂使用量少、易于实现自动化等优点而备受关注,适用于不同基质样品中挥发性与非挥发性物质的萃取分析。随着固相微萃取技术的日趋完善,该技术目前已在医药卫生、食品检验、生物化学、法医学等领域广泛应用。

一、固相微萃取原理

固相微萃取是根据相似相溶的原理,利用熔融石英纤维表面涂渍的固定相对样品中待测组分的吸附作用,使待测组分被萃取和浓缩,然后将萃取的组分从固定涂层上解析下来进行分析的一种样品预处理方法。根据萃取方式的不同,主要有以下几种方式:

1. 直接固相微萃取法原理　直接固相微萃取(direct-SPME)将萃取头直接插入样品溶液或暴露于气体中,适用于气态样品或基体较为纯净的液体样品中的有机成分的分析。待测物在固相微萃取纤维涂层吸附剂和水相样品基质之间的分配常数 $K_{fs}=c_f/c_s$,c_f 代表待测物在纤维吸附剂中的浓度,c_s 代表待测物在水溶液样品中的浓度。K_{fs} 的值越大,目标物在吸附剂中的浓度就会越高,分析的灵敏度就会越高。当待测物在固相涂层和水溶液中分配达到平衡时,待测物在固定相的量与在水溶液中的初始浓度及在两相间的分配系数有关:

$$n=\frac{K_{fs}V_fc_0V_s}{K_{fs}K_f+V_s}$$

式中,n 为待测物在固相涂层上的量;K_{fs} 为待测物在两相间的分配系数;c_0 为待测物在样品中的初始浓度;V_f、V_s 分别为涂层和样品的体积。当 $V_s \gg K_{fs}V_f$ 时,上式可简化为:

$$n=K_{fs}V_fc_0$$

此时,萃取量与样品体积无关,与样品中待测物浓度呈线性关系。直接固相微萃取法的灵敏度取决于 K_{fs} 和 V_f 值,固相涂层越厚,萃取选择性越高,方法的灵敏度越高。

2. 顶空固相微萃取法原理　顶空固相微萃取(head-space SPME,HS-SPME)是萃取头不与样品直接接触,而是将萃取头置于样品溶液或固体样品的上方进行顶空萃取,可以避免基体中非挥发性物质、大分子物质的干扰,此法适用于各种废水、油脂、高分子量羧酸及固体样品中的挥发性、半挥发性的有机成分分析。顶空固相微萃取是固相、气相和液相三相参与样品分配。当待测物通过扩散达到分配平衡时,存在如下关系:

$$n = \frac{c_0 V_1 V_2 K_1 K_2}{K_1 K_2 V_1 + K_2 V_3 + V_2}$$

式中,n 为待测物在固相涂层上的量;K_1 为待测物在固相和气相间的分配系数;K_2 为待测物在气相和液相间的分配系数;V_1、V_2、V_3 分别为固相、液相和气相的体积。K_1、K_2、V_1、V_2 和 V_3 都是定值,故 n 与待测物在水溶液中的浓度成函数关系,在一定浓度范围内二者呈线性关系。

另外还有膜保护法(membrane-protected-SPME),它是通过一个选择性的膜将样品与萃取头隔离,膜允许待测物质通过而阻塞干扰物,可实现样品的粗分离,增加选择性,在对样品萃取的同时进行了纯化。由于膜的作用,萃取头还可受到保护,免受基质污染,但是平衡时间延长,所以萃取的时间相应延长。衍生化法(derivatization-SPME)是通过衍生化作用降低极性化合物的极性,提高涂层/水或涂层/气相的分配系数,待测物的低极性衍生化产物更适合色谱的分离、检测。衍生化反应可以在萃取头上进行,也可以在反应液中进行,但是处理过程复杂,萃取头容易污染。

二、固相微萃取试验技术

1. 固相微萃取装置 固相微萃取装置类似于微量注射器,主要由萃取头和手柄两部分组成。萃取头是一根熔融石英纤维,表面涂有固相微萃取涂层。外套不锈钢针管,保护石英纤维在穿过密封圈时免受损坏,石英纤维可在针管内伸缩。按其设备构造的不同一般分为三种:纤维针式固相微萃取、管内固相微萃取和搅拌棒固相微萃取。

2. 固相微萃取的操作技术 平时萃取头收缩在手柄内。测定时,萃取头的石英纤维收于针管内。以针头穿透样品瓶密封垫,插入瓶中,推出萃取头,浸于样品液中或置于样品上部空间(顶空)进行萃取,有机物吸附在萃取头上。经过 2~30 分钟后吸附达平衡,将萃取头收入针头内,拔出针头。与气相色谱联用时,将针头直接插入气相色谱仪的进样室,推出萃取头,升温热解吸后进行测定;与高效液相色谱联用时,将针头插入高效液相色谱仪的解吸室,待测物解吸附后,进入色谱柱分析。

三、固相微萃取技术的影响因素

1. 固相涂层 由固相微萃取原理可知,固相萃取量与分配系数 K_{fs} 和涂层的体积 V_f 有关,K_{fs} 取决于涂层的性质。由不同涂层构成的萃取头,对物质的萃取能力不同,萃取头是固相微萃取装置的核心,而涂渍在萃取纤维上的涂层则是影响灵敏度的关键因素。涂层的选择包括选择涂层的类型和涂层厚度两个方面。

(1) 涂层的类型:根据待测物的分配系数和极性选择涂层。极性涂层,如聚丙烯酸酯(PA)、聚乙二醇(PEG)对极性待测物有较强的亲和力,适用于分离酚等强极性化合物。非极性涂层,如聚二甲基硅氧烷(PDMS)对非极性待测物有较强的亲和力,适于非极性或极性小的化合物的分离;涂层厚度为 $100\mu m$ 的 PDMS 适用于分析水溶液中低沸点、低极性的物质,如苯类、有机合成农药等;30μm 中等厚度的涂层适用于分析非极性半挥发有机化合物;7μm 的最小涂层厚度适用于分析中等沸点和高沸点的物质,如苯甲酸酯、多环芳烃等。此外,还有活性炭萃取头,适用于分析极低沸点的强亲脂性物质。

（2）涂层的厚度:固相萃取量与涂层体积成正比,即涂层越厚,固定相保留量越大,可降低检出限,提高方法灵敏度。但涂层越厚,达到平衡所需的时间也越长,分析速度越慢。通常,涂层薄的萃取头适用于萃取分子量大或半挥发性物质,涂层厚的萃取头适用于萃取分子量小、易挥发物质。

2. 萃取时间　分配系数、扩散速率、样品基质、样品体积、萃取膜厚度、温度等诸多因素都影响萃取时间。固相微萃取法实际萃取时间由萃取时间-萃取量曲线决定,即曲线接近平缓的最短时间,为最佳萃取时间。萃取时间一般在 5~60 分钟为好。操作中只有严格控制萃取时间一致,才能保证良好的重现性。

3. 萃取温度　温度对萃取过程具有双重影响。一方面,温度升高,分子运动加快,可提高待测物的扩散速率,加快达到萃取平衡;另一方面,温度升高会使分配系数 K 值降低,影响萃取的灵敏度。萃取温度一般为 40~90℃。

4. 搅拌　搅拌可以增加传质速率,加速萃取平衡。使用电磁搅拌器可缩短达到平衡所需的时间,提高萃取效率,且转速越高,达到平衡的速度也越快。在顶空固相微萃取法中,搅拌可使顶空区待测物浓度增大,提高分析的灵敏度。采用超声振荡仪比电磁搅拌器的效果更好,但超声效果会随温度升高而逐渐降低。

5. 盐效应和溶液 pH 的影响　待测物在固相和液相之间的分配系数与基体性质有关,在水溶液中加入盐(如氯化钠、硫酸钠等)可增加溶液中的离子强度,使有机物的溶解度降低,分配系数 K 值增大,提高分析灵敏度。

控制溶液的 pH 也能改变溶液中的离子强度,从而改变有机物在水溶液中的溶解度。如萃取酸性或碱性化合物时,通过调节样品的 pH,可改善组分的亲脂性,从而大大提高萃取效率。但酸度太强的溶液不适于直接固相微萃取法分析,以免破坏固相涂层。

四、固相微萃取技术的应用

1. 在环境分析中的应用　采用固相微萃取技术可以对固态(如沉积物、土壤等)、液态(地下水、地表水、饮用水、污水)及气态(空气及废气)样品中污染物(如苯及其同系物、多环芳烃、酚类化合物、氯代烷烃、多氯联苯)进行测定;可以用于环境样品中农药(如有机磷、有机氯等)的残留分析;还可用于环境样品中的微量元素分析。

2. 在食品分析中的应用　主要用于水果、蔬菜及食品中农药和除草剂的残留分析,抗生素等有害物质分离。另外,在食品中挥发性物质、风味物质测定方面也得到广泛的应用,如食品添加剂中香味成分分析、水果中挥发性化合物的分析、饮料中咖啡因的含量检测、植物油中挥发性有机污染物检测、蜂蜜中残留杀虫剂检测、酱油中苯甲酸等防腐剂的分析等。

3. 在医学领域的应用　固相微萃取已用于生物代谢产物、体液等样品中微量有机成分的分析。在临床和生物样品分析中,主要用于分析人体血液中和体液中乙醇、苯、甲苯、氯化物、苯丙胺(安非他明)、镇痛剂、麻醉剂、抗抑郁剂、巴比妥酸盐、苯并二氮、可卡因和类固醇等。

此外,固相微萃取技术还可用于分析中草药及中药材中的挥发性成分,如烟草中的生物碱、烟叶中的香味物质等。

五、固相微萃取技术展望

固相微萃取技术由于其自身独特的优点,已广泛用于环境、食品、药品及生物材料分析等领域。近年来的研究热点主要集中在以下几方面:

1. 新型涂层的研制　固相微萃取技术发展的关键在于萃取头上的涂层,涂层的性质决定了其应用范围和检测灵敏度。因此,发展高选择性,甚至专一性的固相涂层,有利于进一步拓宽固相微萃取技术的应用范围。针对生物大分子、高沸点化合物的检测,需要研制具有生物亲和力、耐高温的固相涂层。目前所用的萃取头纤维易碎、易裂,因此需要发展高强度、寿命长且耐溶剂侵蚀的固相涂层。例如各种无机涂层和生物吸附剂涂层的不断开发。

2. 发展联用技术　将现代仪器分析技术与 SPME 有效结合,是固相微萃取技术发展方向之一。SPME 与气相色谱(GC)、高效液相色谱(HPLC)、高效毛细管电泳(HPCE)、电感耦合等离子光谱(ICP)、质谱(MS)等多种现代分析仪器联用,实现在线自动化,发展与其他仪器的联用,可以进一步拓宽其适用范围。例如电子鼻技术的出现,SPME 将会得到更加广泛的应用,从而扩展了应用范围,检测结果也更加准确。

3. 提高自动化程度　由于影响固相微萃取技术准确性和重现性的因素之间没有固定的关系,因此,要求各种操作条件必须完全一致,提高固相微萃取技术的自动化程度,才能保证分析结果的重复性和定量准确性。

随着新型固定相材料的不断开发,各种新的萃取头的出现以及 SPME 与其他分析仪器联用研究的进一步深入,将对改进 SPME 的应用起到巨大的作用。该技术的应用必将日趋广泛,在样品前处理领域中发挥更大的作用。

（宋秀玲）

第五节　微萃取技术

一、微乳相萃取技术

微乳相(microemulsion phase)是一种热力学稳定的体系,它是由油-水-表面活性剂-助表面活性剂组成,是具有热力学稳定和各向同性的、透明的多分散体系,其分散微粒的尺度在纳米量级,其中包括胶团溶液、反胶团溶液和双连续相等。

微乳相萃取突破了传统萃取体系中水相和有机相的概念,是利用溶液体系微相结构和特性的过程调控而发展起来的分离新技术,包括胶团萃取、反胶团萃取、双水相萃取及三相萃取等与微乳相结构有关的萃取分离新技术的统称。

微乳相萃取分离是利用萃取体系不同的微相结构,提高对待测组分分离的选择性和高效性。分离过程中,溶液中待分离组分与形成微乳相的萃取剂或表面活性剂作用,从而转移至萃取相中。影响微乳相萃取的主要因素是表面活性剂的特性、水溶液的 pH、离子强度等,调节这些因素,可达到最佳分离效果。

（一）微乳相的结构模型

根据 Winsor 分类,萃取体系中的微乳相一般可能有如下四种不同的独特类型(图 6-1)。

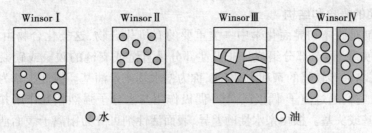

图 6-1　萃取体系中微乳相的结构模型

Winsor I 型:在油水两相中,上相为有机相,下相为水包油型微乳相(包括胶团相)。

Winsor II 型:油水两相中,下相为水相,上相为油包水型微乳相(包括反胶团相)。

Winsor III 型:在油水两相中形成第三相——中间微乳相(有时称为双连续相)。

Winsor IV 型:油水两相完全混合形成均一单相,此微乳相可能包括胶团相、反胶团相、膨胀相和双连续相等复杂体系。

(二) 微乳相萃取特点

1. 具有广泛的适应性　由于微乳相结构的多变性,可以根据不同分离体系和分离物质特性进行相应的调整,从而提出具有高效适用的微乳相萃取分离技术。

2. 可以实现规模化、连续化操作　微乳相萃取继承了传统萃取技术在工业化应用方面的优点,便于快速、连续和安全操作。

3. 分离工艺流程简单,生产能力大、设备投资少。

4. 分离过程基本在常温、常压下完成;分离效率高、能耗少。

5. 易于其他分离技术耦合,可以实现分离过程强化。

(三) 微乳相萃取的影响因素

表面活性剂在油水两相中因发生不同程度的聚集可形成微乳相,表面活性剂的类型与溶液的物化特性是微乳相形成的重要影响参数。离子型表面活性剂形成的微乳相对其影响较大的因素有电解质、pH、表面活性剂的亲水基和亲油基种类、助表面活性剂醇类。非离子表面活性剂形成的微乳相,其表面活性剂一般指脂肪酸聚氧乙烯醚和烷基酚聚氧乙烯醚系列,以及烷氧基嵌段共聚物类化合物。在非离子表面活性剂形成的微乳相中,电解质的加入可以使非离子的水溶性下降,油溶性增加;温度的影响相比较离子型表面活性剂微乳相要大得多,当温度升高时,表面活性剂的水溶性下降,油溶性增强。

溶液中无机盐特性在微乳相形成过程中同样十分重要。溶液化学特性对微乳相的影响是通过溶质和溶剂相互反应来改变表面活性剂分子的偶极-偶极间的反应。通过控制溶剂的性质(分子的几何结构、偶极矩、介电常数、溶解度参数等)和温度等主要参数可实现相应的相变化,即随电解质浓度变化等参数的影响,油、水、表面活性剂体系的表面张力及增溶特性将发生改变并在宏观上表现出不同的相分离行为。同时,水相盐度也是离子表面活性剂微乳液相行为的重要影响因素。

二、胶团微乳相萃取技术

胶团是表面活性剂在水溶液中形成的水包油型微乳相。Hurter 和 Hatton 等最早提出使用聚氧乙烯-聚氧丙烯-聚氧乙烯(PEO-PPO-PEO)嵌段共聚物胶团萃取水中微量多环芳香烃。

（一）胶团的概念和结构

表面活性剂是胶体和界面化学中一类重要的有机化合物,这类化合物由非极性的"尾链"和极性的"头基"两个部分组成。非极性部分是直链或支链的碳氢或碳氟链,它们与水的亲和力极弱,与油有较强的亲和力,因此,称为憎水基或亲油基。极性头基为正、负离子或极性的非离子,它们通过离子-偶极或偶极-偶极作用与水分子强烈相互作用并且是水化的,因此称为亲水基或头基。根据亲水性的差异,表面活性剂可分为阳离子表面活性剂、阴离子表面活性剂和非离子表面活性剂。由于双亲性质,表面活性剂趋向于富集在水/空气界面或油/水界面从而降低水的表面张力和油/水界面张力,因而具有"表面活性"。表面活性剂又称为双亲物质、胶体电解质等。

微乳相的结构分为水包油(O/W)和油包水(W/O)两个类型。表面活性剂在水溶液中形成的水包油型微乳相,一般称为胶团,而表面活性剂在有机溶剂中形成的油包水型微乳相称为反胶团。

表面活性剂在胶团内部的排列方式是以亲油基相互靠拢构成胶团的内核,亲水基朝向水,构成胶团-水界面。胶团一般为对称的球状。随着浓度的增大或者电解质的加入,胶团聚集数增大,球形胶团可能转变为不对称的棒状和层状,也可能形成囊泡或双层胶团。

开始形成胶团时的表面活性剂浓度称为临界胶团浓度(critical micellization concentration,CMC)。当浓度低于 CMC 时,表面活性剂以分子或离子状态存在,称为单体(monomer);当浓度超过 CMC 时,表面活性剂主要以胶团状态存在。由于表面活性剂聚集为胶团,溶液的许多物理化学性质,如表面张力、当量电导、渗透压、密度和增溶性能等,在一个很窄的浓度范围里呈现不连续变化。

胶体与单体之间存在热力学平衡。虽然整个胶团是热力学稳定的,但就单个胶体来说,它不是一个静态的聚集体,而是一个具有一定寿命的动态聚集体。

（二）双亲嵌段共聚物

非离子表面活性剂由于不带电荷,对电解质的敏感度较差,但对温度的敏感度要比离子型表面活性剂敏感。双亲嵌段共聚物是一种使用非常广泛的非离子型表面活性剂。它是由亲水高分子链段和亲油高分子链段组成的高分子表面活性剂。其中应用较多的是聚氧乙烯-聚氧丙烯-聚氧乙烯,简写为 PEO-PPO-PEO 分子结构如下:

$$—(CH_2\text{-}CH_2\text{-}O)_{\overline{m}}(CH(CH_3)—CH_2\text{-}O)_{\overline{n}}—(CH_2\text{-}CH_2\text{-}O)_{\overline{m}}$$

聚氧乙烯是亲水性的高分子,聚氧丙烯具有弱的水溶性。在合成时通过控制 PEO 和 PPO 嵌段的长度以及 PPO/PEO 两相相对含量可以改变 PEO-PPO-PEO 嵌段共聚物的亲水/亲油性质,得到系列化的产品。与普通的非离子型表面活性剂相比,PEO-PPO-PEO 嵌段共聚物对温度更为敏感,其溶解特性随温度的升高而降低。当共聚物温度高于某一温度时,则发生相分离而出现浑浊,该现象称为"浊点"。利用这种对温度依赖的聚集性质,在室温或较高温度下,实施胶团萃取。在较低温度时,胶团解离,增溶的有机物从溶液中分离出来,也可采用超临界二氧化碳萃取胶团增溶的有机物,达到 PEO-PPO-PEO 嵌段共聚物再生和循环利用的目的。

（三）聚合物胶团萃取的影响因素

在 CMC 到达以前并没有明显的萃取作用,只有在 CMC 以后萃取作用才明显地表现出来。形成的胶团越多,微溶物也就溶解得越多。胶团微乳相萃取作用的大小与待萃物及表面活性剂的结构有关,影响表面活性剂的各种因素必然也影响萃取效果。

1. 表面活性剂的结构　烃类以及长链极性有机物,基本上被增溶在胶团内部,胶团越大,该类物质的溶解度越大,随碳原子数增加,胶团变大,对烃类以及长链极性有机物的溶解度增强。

2. 萃取物的结构　脂肪烃与烷基芳烃在胶团中的溶解度随链长增加而减小,随其不饱和度和环化程度增加而增加;对于多环芳烃,溶解度随着分子大小的增加而下降;有分支的化合物与直链化合物的溶解度差别不大。

3. 有机添加剂的影响　在胶团中添加非极性化合物,能增加极性有机物在胶团中的溶解度;反之,当表面活性剂中添加了极性有机物,会使非极性碳氢化合物溶解度增加。

4. 无机盐效应　无机盐的添加可增加烃类的溶解度,减少极性化合物的溶解度。

5. 温度的影响　对于离子型表面活性剂,增加温度使胶团发生热运动而使其增溶空间增大,萃取物的溶解度增大;对于聚氧乙烯非离子表面活性剂,增加温度,聚氧乙烯水化作用减少,胶团容易形成,聚集数增大,使非极性碳氢化合物溶解度增大。

(四) 聚合物胶团萃取应用

随着社会的进步,人们对环境的要求越来越高,消除环境中低浓度有害物质成为科学研究面临的新课题。清除环境中低浓度有机物,常用的方法有:有机溶剂萃取法、活性炭或高分子树脂吸附法和生物降解法等,这些方法各有优缺点。但有机溶剂萃取过程的二次污染问题,活性炭再生困难,生物降解比较缓慢等缺点也限制了这些方法的应用。

近年来,采用表面活性剂清除水中低浓度有机物已引起一些学者关注。根据表面活性剂在水溶液中形成胶团,胶团可以增溶水中有机物,分离胶团,就可以达到萃取水中低浓度有机物的目的,因此有人提出了胶团萃取的概念。胶团萃取可以高效地分离水体系中的低浓度物质,并且再生方便,若使用无毒、可生物降解的表面活性剂,可以最大限度地减少二次污染。

如 Hurter 和 Hatton 等提出用中空纤维超滤膜隔离 PEO-PPO-PEO 嵌段共聚物溶液和溶解了微量多环芳烃的水。由于嵌段共聚物本身具有较大的相对分子质量,并且它在水中可以形成较大的胶团,两者皆不能透过膜,可以充分利用膜分离的优点。芳烃有机物分子可以穿过膜,进一步增溶在 PEO-PPO-PEO 嵌段共聚物胶团中,达到萃取水中低浓度多环芳烃的目的。

Moeser 和 Hatton 等合成了一种类似磁性聚合物胶团的磁流体用于萃取溶解于水中的有机物。这种磁流体的结构是以磁性 Fe_3O_4 为核心,外面包裹着一层 PPO 链段,PPO 链段外面再包裹着一层 PEO 链段。这种仿聚合物胶团的磁流体既有聚合物胶团的优点,可以溶解在水中,萃取水中的有机物,使其溶解在磁流体的 PPO 层,同时具有磁性,有助于磁流体的循环利用,回收率达到 98%。

三、反胶团微乳相萃取技术

反胶团是表面活性剂在非极性溶剂中浓度超过临界胶束浓度后,其分子在非极性溶剂中自发形成的亲水基向内,疏水基向外的具有极性内核的纳米尺度的多分子聚集体,是一种具有热力学稳定的有序结构。构成反胶团的表面活性剂最好具有空间体积较大的疏水基团和体积较小的亲水基团,顺-(二)-(2-乙基己基)-丁二酸酯磺酸钠(AOT)分子就具有这样的特点。

胶团内可溶解少量水而形成微水池,蛋白质、核酸、氨基酸等生物物质溶解在其中,由于胶团的屏蔽作用,这些生物活性物质不与有机溶剂直接接触,保护了生物物质的活性,实现了生物物质的溶解和分离。反胶团萃取具有选择性高、萃取过程简单,且正向萃取、反向萃取可同时进行,又能有效防止大分子失活、变性等优点。因此,该技术作为一种新型的生物分离技术应用于蛋白质、氨基酸、药物及农药等物质的分离分析中显示了巨大的应用潜力。

（一）反胶团萃取体系

1. 单一反胶团体系 这是最简单的反胶团体系,它是由一种表面活性剂溶解在有机溶剂中构成的反胶团体系,其表面活性剂有阴离子型、阳离子型和非离子型。最常用的是阴离子表面活性剂 AOT,AOT/异辛烷体系形成的反胶团体系结构简单稳定,适用于等电点较高、相对分子量较小的蛋白质分离。AOT 反胶团体系是最常用的阴离子表面活性剂体系,具有双链,极性基团小,形成反胶团时不需要助表面活性剂。常用的阳离子表面活性剂主要有十六烷基三甲基溴化铵（CTAB）、三辛基甲基氯化铵（TOMAC）等,在形成反胶束时,一般须加入一定量的助表面活性剂。两性表面活性剂是指同时携带正、负两种离子电荷的表面活性剂,其两性的分子结构使它具有许多优异的性能,该类表面活性剂毒性低、生物降解性好,研究最多的两性表面活性剂是卵磷脂反胶团体系。

2. 混合反胶团体系 混合反胶团体系是由两种或两种以上表面活性剂构成的体系,利用表面活性剂的协同作用萃取蛋白质。一般来说,混合反胶团体系比单一的反胶团体系具有更高的分离效率,而非离子表面活性剂的加入可使反胶团变大,可萃取相对分子量更大的蛋白质。

3. 亲和反胶团体系 亲和反胶团体系是在反胶团体系中加入与目标蛋白有特异亲和作用的助表面活性剂形成的体系。助表面活性剂的极性官能团是一种亲和配体,可选择性结合目标蛋白质,使蛋白质的萃取率和选择性大大提高,操作范围（pH、离子强度等）变宽。这些优点已使亲和反胶团体系成为当前的研究热点。

（二）影响反胶团萃取的主要因素

1. 水相 pH 水相的 pH 决定了蛋白质表面电荷的状态,从而对萃取过程造成影响。只有当反胶束内表面电荷,也就是表面活性剂极性基团所带的电荷与蛋白质表面电荷相反时,两者产生静电引力,蛋白质才有可能进入反胶束。故对于阳离子型表面活性剂、溶液的 pH 须高于蛋白质的等电点值,反胶束萃取才能进行,对于阴离子型表面活性剂则相反。

2. 离子强度和种类 离子强度对萃取率的影响主要是由离子对表面电荷的屏蔽作用所决定的。一般低离子强度有利于蛋白质的萃取,高离子强度有利于蛋白质反萃取。离子种类不同不但影响反胶团中的含水量,并且缓冲体系本身也影响着蛋白质的溶解。一般来说,离子半径小的离子有利于萃取,如 Na^+、Cl^-、Ca^{2+},离子半径大的离子有利于反萃取,如 K^+、Br^-、SCN^-。

3. 表面活性剂类型 一般来说,阴离子表面活性剂适合萃取相对分子量较小、等电点较高的蛋白质,而阳离子表面活性剂适合萃取分子量较大、等电点较低的蛋白质,但离子型表面活性剂往往在极端的 pH 和离子强度下萃取,使蛋白质的生物活性降低,甚至失活。使用非离子表面活性剂与亲和表面活性剂可改善萃取性能。

4. 表面活性剂浓度　增大表面活性剂的浓度可增加反胶束的数量,从而增大对蛋白质的溶解能力。但表面活性剂浓度过高时,有可能在溶液中形成比较复杂的聚集体,同时会增加反萃取过程的难度。因此,应选择蛋白质萃取率最大时的表面活性剂浓度为最佳浓度。

5. 萃取温度　温度的变化对反胶束系统中的物理化学性质有很大的影响,当温度升高到一定时,反应活性达到最大,促进反胶团稳定形成,能够增加蛋白质在有机相的溶解度,提高萃取率。但另一方面温度升高会使反胶团结构破坏,造成蛋白质在水中的分配系数下降,使萃取率降低,同时高温对蛋白质的生物活性也会有影响。

（三）反胶团萃取应用

1. 蛋白质提取　利用反胶团萃取蛋白质在蛋白质分离中研究最多。由于反胶团的屏蔽作用使蛋白质不与有机溶剂直接接触,而"水池"的微环境又保护了蛋白质的活性,可达到溶解、分离、浓缩蛋白质的目的。目前,研究较广泛的是对 α-淀粉酶、细胞色素 c、溶菌酶等蛋白质的分离、提纯和浓缩。

2. 反胶团萃取在日化工业中的应用　可从植物中同时提取油和蛋白质。用烃类有机溶剂提取植物种籽(如花生、大豆、葵花籽)中的油时,残渣中含有 30%~50% 的蛋白质。Leser 等使用烃类为溶剂的反胶团溶液作为提取剂,油被直接萃取到有机相,蛋白质却溶入反胶团的"水池"内。先用水溶液反萃取得到蛋白质,再冷却反胶团溶液使表面活性剂沉淀分离,最后用蒸馏方法将油与烃类分离。

3. 反胶团与超临界流体联用萃取技术　超临界流体中的反胶团是指表面活性剂在超临界流体中形成的反胶团。将反胶团应用到超临界流体技术中,既可克服超临界二氧化碳(supercritical carbon dioxide, Sc-CO$_2$)不能溶解强极性物质的难题,又可避免反胶团萃取过程中存在的后处理问题。例如,Johnston 等使用全氟聚醚碳酸胺(PEPE)/H$_2$O/Sc-CO$_2$ 体系成功的萃取出了相对分子量为 67 000 的牛血清蛋白。

此外,反胶团体系可用于酶催化反应,将其作为酶反应介质,具有组成灵活、热力学稳定、界面积大,可通过相调节来实现产物回收等优点。近来研究发现,反胶团也可制备纳米材料,这为反胶团的应用扩展了新的空间。

四、液-液-液三相萃取技术

由双水相和有机相构筑的三相体系是最近发现并逐渐引起人们关注的新型体系。三相萃取技术是基于复杂体系中多目标产物的合成或提纯,对于混合物中物质间或种类间在物化性质上有明显差异的组分可以实现同步分离与纯化,因而在工业废水处理以及发酵产品的提取中具有广泛的潜在应用前景。

（一）第三相萃取

有机相/水相液-液萃取体系在一定条件下可产生第三相,从而形成液-液-液三相萃取体系,随着生物分离技术的不断发展,生物体系萃取过程中产生第三相的现象越来越多。随着对第三相的认识逐渐深入,在有机物提纯、金属萃取、材料制备、生物质的分级和提纯、元素分析测试等领域的应用报道迅速增加。

（二）三相体系的分类

液-液-液三相萃取体系是一类非常复杂的化学体系,按其组成不同将液-液-液三相萃取体系分为以下几类:Ⅰ类,由有机相/水相萃取体系及其生成的第三相组成的液-液-液三相萃取体系;Ⅱ类,由两个互不相溶的有机相与一个水相组成的液-液-液三相萃取体系;Ⅲ类,由均一水溶液转化而来的液-液-液三相萃取体系;Ⅳ类,由两个互不相溶的水相与一个有机相组成的液-液-液三相萃取体系;Ⅴ类,由氟溶剂组成的液-液-液三相萃取体系。

（三）液-液-液三水相萃取及应用

由于双水相与有机相构筑的三相体系可以人为地控制相界面的形成,容易预测相界面位置与各相比例,既具有双水相萃取条件温和的特点,又具有传统两相萃取的高效、便于连续操作及适于工业放大的特点,是一类具有良好应用前景的三相体系。双水相可以由两种互不相容的高聚物的水溶液构成(比较常见的是葡聚糖-聚乙二醇-水),也可由一种高聚物与一种无机盐的水溶液组成(通常由聚乙二醇与硫酸盐或磷酸盐的水溶液构成)。考虑到经济与环境保护的要求,通常采用的双水相体系是聚乙二醇-硫酸铵-水体系,而有机相可以是乙酸丁酯、高级醇等非极性溶剂。比较典型的是聚乙二醇-硫酸铵-水构成的双水相体系与乙酸丁酯的组合。

三相一步法萃取青霉素的工艺将成相组分(高聚物和盐或高聚物和高聚物)按一定比例加入含有青霉素的发酵液或其滤液中形成双水相体系,然后加入乙酸丁酯形成三相体系,利用有机溶剂与双水相体系共同组成的三相体系一次完成对复杂混合物提取和纯化。三相之间协同作用完成目标产物和副产物的定向分离,在一次萃取中完成有机相/水以及双水相之间的协同萃取分配过程。用该方法对青霉素发酵液和发酵滤液进行萃取,有效地简化了现行的工艺流程,提高了产品质量。

五、浊点萃取技术

浊点萃取(cloud point extraction,CPE)是利用非离子型表面活性剂胶束水溶液的溶解性和"浊点",通过改变试验条件(如温度)到达其浊点时引发相分离,从而将待测物质与基质分离开来,并得到一定程度的富集,可用于不同样品中具有不同极性的有机化合物的萃取和浓缩。与传统的液-液萃取相比,CPE具有富集倍数高、萃取效率高、环境污染小、操作简单、可与各种仪器联用等优点,而被广泛应用于生物大分子、食品、环境中的重金属等的检测。

（一）浊点萃取的基本原理

浊点萃取主要是利用表面活性剂的两个重要功能即增溶和浊点现象。在水溶液中的表面活性剂溶解达到临界胶束浓度而形成胶束后,能使不溶或微溶于水的化合物结合到胶束上而使溶解度显著增大,形成澄清透明溶液的现象。浊点(cloud point,CP)即在一定的温度范围内,表面活性剂可溶于水,而当温度升高或降低时出现析出、分层的现象,溶液由澄清溶液变为浑浊溶液,此时的温度就是浊点。发生浊点现象的表面活性剂水溶液经放置或离心后可以形成透明的两相:一相是表面活性剂相,约占总体积的5%;另一相为水相。这个过程是可逆的,如果改变外界条件(如温度)可以再次形成均相溶液。

样品中的疏水性物质与表面活性剂的疏水基结合,被萃取进入胶束相,亲水性物质则留在水相中,这种利用浊点现象使得样品中疏水性物质与亲水性物质分离的萃取方法即为CPE法。同时由于胶束相的体积远小于水相,分析物在与基体成分分离的同时还可以得到一定程度的富集。

改变温度是引发相分离的最常用方法。表面活性剂胶束溶液浓度与浊点温度的共溶曲线形状随表面活性剂的种类而不同(见图6-2)。

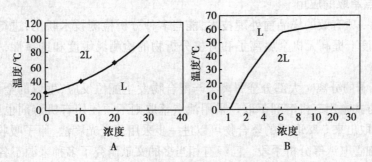

A. 非离子型;B. 两性离子型。

图6-2 表面活性剂胶束溶液的相图

图 6-2A 是非离子表面活性剂胶束溶液的相图。温度-浓度曲线把图分为两部分,上部为两相区(2L),下部为单相区(L)。在一定胶束浓度的表面活性剂溶液中,提高温度可以引发两相分离。曲线的最低点对应的浓度与温度分别为表面活性剂的 CMC 和 CMT。图 6-2B 是两性离子表面活性剂胶束溶液的相图,温度-浓度曲线同样把相图分为两个区域。不同的是上部为单相区,下部为两相区。这就意味着温度升高两相消失,温度降低至浊点以下,两相又出现,与非离子型表面活性剂恰好相反。

（二）影响浊点萃取效率的因素

CPE 的萃取效果在很大程度上取决于表面活性剂的浊点温度。可以通过改变表面活性剂种类和浓度、溶液 pH、平衡时间及温度等因素来优化浊点萃取过程。

1. 表面活性剂的种类及浓度　一般来说,浊点温度与表面活性剂分子结构和浓度有关。当表面活性剂中疏水链相同时,亲水链长度增加,浊点升高;反之,亲水链相同,疏水链长度增加,浊点下降。增大表面活性剂可提高萃取率,但浓缩因子和分配系数降低。如果表面活性剂浓度太低,则分层后胶束相体积太小,不利于萃取后两相分离,影响方法的准确性和重现性。因此,用于 CPE 的理想表面活性剂应具有合适的疏水性和适宜的浓度,以得到理想的浊点温度、最大的萃取率。

2. 溶液 pH　由于中性分子电离后疏水性降低,与胶束的结合能力不如中性未电离时强,萃取效率会降低。因此,要获得较好的萃取效率,体系的 pH 应控制在被萃取物处于电中性状态。对于金属离子的萃取需要加入络合剂形成疏水性的络合物,才能萃取到表面活性剂相,pH 影响络合物的形成,从而影响萃取效率。体系的 pH 对于离子型表面活性剂,特别是阴离子表面活性剂的影响较大,但对非离子型表面活性剂的影响不大。

3. 平衡温度和时间　在浓度确定的表面活性剂体系中,由于水溶液中表面活性剂以水合形式存在,温度升高时氢键断裂、脱水,所以平衡温度升高,萃取效率增大,表面活性剂相体积减小。要达到较好的萃取效果,常选用高于 CPT15~20℃的平衡温度。增长平衡时间会提高萃取率,但过长的平衡时间对萃取率无明显影响。

4. 添加剂　在浊点萃取系统中,加入盐、醇、酸、聚合物、尿素及其他添加剂以改变表面活性剂的 CPT。各添加剂对不同类型表面活性剂的 CPT 影响不同。对非离子表面活性剂,加入氯化物、硫酸盐、碳酸盐、叠氮化物等盐析型电解质,可使胶束中氢键断裂脱水,导致表面活性剂分子沉淀而降低 CPT。引发相分离所需的盐浓度与表面活性剂的疏水性有关,疏水性强则所需浓度低。多数实验中加入氯化钠以降低 CPT、缩短相分离时间。

(三) 浊点萃取的应用

CPE 作为一项有效的样品前处理技术,能与多种分析检测技术联用,进行样品的测定。可以在很大程度上提高无机金属离子和有机分析物的检测灵敏度和选择性,并获得更低的检测限。

1. 金属离子的分离　大部分金属离子与配合物发生配位反应,生成的金属螯合物不溶于水,过去的方式是用有机溶剂萃取。采用浊点萃取则不须使用有机溶剂也可以将金属螯合物有效地萃取出来。萃取后的螯合物可以进一步采用分光光度法、原子吸收法、等离子发射光谱法、毛细管电泳等分析手段。已经有相当多的文献研究了多种来源于各种水体(饮用水、海水、河水等)、饮料、血清、生物样品等中的各种金属离子的浊点萃取条件。

2. 有机样品的分离　由于其操作条件温和,且分离后不须复性,CPE 技术特别适合用来处理生物样品。例如 CPE 可用于分离膜蛋白、酶、动植物和细菌的受体,与色谱法联用替代硫酸铵分级法作为纯化蛋白质的最初步骤,也可用于分离各种有机环境污染物,如含酚废水、有机染料、多环芳烃等的分离测定。

(宋秀玲)

第六节　膜萃取技术

一、膜和膜分离过程的分类

(一) 膜的定义

由于存在许多类型的膜和膜分离过程,很难给膜下一个明确的定义。一般来说,膜可以定义为"两相间的选择性屏障"。当向膜施加一种驱动力时,物质即可从一相(给体,donor)传输至另一相(受体,acceptor),这种传输被称作通量。当某种物质的传输大于其他物质时即可达到分离的目的。

(二) 膜和膜分离过程的分类

膜分离应用于很多领域,对膜的分类也有很多种,这里仅介绍根据膜结构和膜分离机制的两种分类方法。

根据膜结构不同可将膜分为多孔膜和非孔膜两类。多孔膜是基于体积排斥(size-exclusion)原理进行分离的,即足够小的分子能透过膜,大分子则无法透过膜,从而达到分离的目的。非孔膜则是一类由液体或聚合物薄膜组成的完全不同的膜,被分离的分子必须能溶解于膜中才能透过该膜。为此,化合物在溶液本体相和膜相间的分配系数是一个重要参数,对物质在膜中的传输起着十分重要的作用。非孔膜可被认为是一种选择性膜,只有那些容易从给体相萃取至膜相,且又容易从膜相反萃取至受体相的化合物才容易传输通过膜。化合物的分离也是基于液液萃取和反萃取的原理,即使大小相同的分子只要具有不同的物理化学性质就能被有效分离。离子交换膜是一个特例,这种膜是在聚合物膜上共价键合有带正电荷或负电荷的官能团,其分离不仅与分子体积有关,而且与分子的电荷有关,与膜带相同电荷的分子将被排斥。

根据膜分离过程的驱动力的不同,膜分离过程分为以下四类,即分别以压差、浓度差、电势差和温度差为驱动力的分离过程。压力推动的膜分离过程可分为过滤、微滤、超滤;以浓度差为推动力的膜分离过程有渗析、渗透和膜萃取;以电势差为驱动力的膜分离过程有电渗析和电渗透。以温度差为驱动力的膜分离过程有膜蒸发、渗透气化。通常,在一种膜分离过程中有一个以上的驱动力起作用,但其中只有一种驱动力起主要作用。

二、样品处理中的膜分离过程

用于样品前处理的膜分离过程主要有渗析、电渗析、过滤和膜萃取等。

(一) 渗析

渗析是溶质在浓度梯度的作用下,得以分离的膜过程。在渗析中,膜可用于从相对分子质量高的基体中分离相对分子质量低的分析物,从而实现样品的有效净化,但对不同的小分子物质无法分辨。膜渗析广泛应用于生物化学的蛋白质浓缩中。

渗析单元由带沟槽的惰性材料块(如聚四氟乙烯)和渗析膜组成。渗析膜被固定夹在两块带沟槽的惰性材料块之间,形成给体和受体两个液流通道。当样品被引入给体通道时,大小合适的溶质分子在浓度梯度的作用下,扩散通过膜而进入受体通道中,受体通道与液相色谱系统在线连接。

在膜渗析中,单位时间内透过膜的溶质分子数(通量)与膜的面积和厚度、溶质的浓度梯度和扩散系数等因素有关。而扩散系数又由样品的黏度、温度、膜的孔径大小等因素决定。为了获得高的通量,即溶质的回收率,必须对这些影响因素进行优化。

(二) 电渗析

在电渗析中,将阴、阳电极分别置于分离膜的两侧施加电压,带电的溶质即透过分离膜向阳极或阴极迁移。分析物的分离不仅与分子体积有关,而且还与其所带电荷有关。对于弱酸、弱碱化合物,还可通过调节 pH 提高选择性,达到分离富集的目的。电渗析所用的膜可以是普通的纤维素膜或离子交换膜。为了防止被分离物在电极附近电解,可以用离子交换膜将电极包裹。

电渗析的影响因素较多,除了影响膜渗析的因素外,其他参数如所施加的电压、样品流速、样品的离子强度和 pH 等也影响分离富集效率。对标准的纤维素膜而言,所施加的电压一般应小于 10V,高于 10V 会因为焦耳热使膜受损害。

电渗析可与色谱或毛细管电泳在线联用,用于血清、食品发酵液和环境样品的前处理,如对地表水和地下水中的一些酸、碱化合物测定。

(三) 过滤

膜过滤是将样品置于膜的一侧,并施加压力使大小合适的溶质分子以及溶剂通过膜孔过滤到膜的另一侧。当进行离线操作时,膜过滤的驱动力可通过真空或离心来实现。在线操作中,用泵将样品泵入膜过滤器的给体通道,并在其出口端施加压力,使样品通过膜而进入受体通道中。

膜过滤中,影响体积通量的因素主要有施加的压力、样品黏度以及影响膜阻力的一些参数如面积、厚度和孔径等。

(四) 膜萃取

膜萃取是膜过程与液-液萃取过程相结合的一种新的分离技术,膜萃取过程中,萃取剂和料液分别在两侧流动,其传质过程是在分隔料液相和萃取相的膜表面进行的。其萃取过程与常规萃取过程中的传质/反萃取过程十分相似,因此又称为微孔膜液液萃取。由于其传质是在有机溶剂和水溶液相接触的固定界面层上完成的,故又被称为固定界面层膜萃取,简称膜基溶剂萃取或膜萃取。膜萃取由于没有普通溶剂萃取过程中的相分散和聚结问题,不形成直接接触的液液两相流动,既减少了萃取剂在料液中的夹带损失,又可以克服单纯液液萃取易形成乳状液而导致分离不完全的缺点。此外,由于料液和萃取溶剂在膜两侧流动,两相并不直接接触,所以对选择萃取剂的物性要求可以大大放宽,且不会受到"反混"的影响和"液泛"的条件限制。由于膜装体积小,用较少的溶剂既可获得较高的富集率,得到的萃取液可直接转移到检测仪器中,如与气相色谱、高效液相色谱、毛细管电泳、质谱仪等联用。膜萃取技术具有富集倍数高、净化效率高、有机溶剂用量少、选择性高、成本低等优点,因此在分离提纯方面显示了独特的优势,可广泛应用于样品处理过程中。膜萃取主要有支持液体膜萃取(SLM)、连续流动液膜萃取(CFLME)和微孔膜液液萃取(MMLLE)等几种模式。

三、支持液体膜萃取

(一) 支持液体膜萃取原理

支持液体膜(supported liquid membrane,SLM)萃取是将多孔高分子固体膜(如聚四氟乙烯膜)浸在有机溶剂中,使有机溶剂充满膜的空隙形成液膜,再将液膜置于料液和萃取液之间,此两相一般均为水相,从而形成水相-有机相-水相的三相系统,料液又叫给体(donor),萃取液又叫受体(acceptor)。样品与适当试剂在给体相中混合,使待萃取物转换为中性分子并萃取入有机膜相,然后再穿过有机膜相,扩散进入受体相。待萃取物在受体相内被转换为非离子态化合物,以阻止其返回有机膜相。保持吸收液静止而样品等液流流动时,即可达到萃取富集的目的。

装置如图 6-3,将憎水性膜(通常为聚四氟乙烯膜)夹在两片惰性材料(聚四氟乙烯)中间,材料与膜的接触面有沟槽,称给体槽和受体槽,根据槽的体积不同可做成螺旋形和直线型,一般应用的槽体积在 1.0~1 000μl 之间。

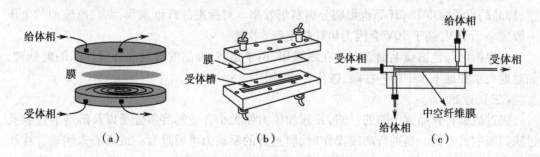

(a)1.0ml;(b)10μl;(c)1.0μl。

图 6-3　SLM 萃取装置

图 6-4 为萃取碱性化合物(胺)为例的 SLM 萃取示意图,可以用强酸溶液为萃取液。

首先加碱调节样品溶液的 pH 使胺不能电离。未电离的中性胺分子可被萃取进有机膜相,在受体相一侧与强酸作用,电离成不溶于膜相的离子,因此受体相的中性胺浓度接近于零,使膜相两侧始终保持最大浓度差,促进胺的迁移,直到强酸全部反应完,当受体相保持静

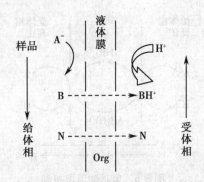

A. 酸性物质；B. 碱性物质；N. 中性物质

图 6-4　SLM 萃取原理

止且其中强酸足够多，连续不断的样品流入给体槽时，样品可以得到高达几百倍、几千倍的富集倍数。

在这个富集过程中，样品中的酸性化合物因在碱性条件下发生电离，不能进入有机膜，同样带有电荷的其他杂质也不能够被萃取，而中性化合物虽然能通过有机膜，但最终在膜两侧达到平衡，不会被富集。

（二）影响萃取的因素

1. 溶液的组成和酸度　给体溶液和受体溶液的组成和酸度是影响富集效率的关键因素。主要是通过调节样品 pH 使目标分子转化为可萃取形式，而通过调节受体相 pH 使目标分子离解进入受体相。对于碱性分析物的萃取，受体的最佳 pH 要低于分析物 pK_a 值 3.3 个单位，而给体溶液 pH 要高于分析物 pK_a 值 3.3 个单位，当受体的缓冲容量较低时，随着萃取的进行，酸性受体相 pH 会升高，导致目标物的萃取不完全。对于酸性化合物的萃取，两相的酸度条件与之相反。在实际样品分析时，由于环境样品成分复杂，包括很多干扰离子，其中与待分析物具有同样电荷和性质的离子会与萃取载体发生竞争性反应，使目标物萃取率下降。另外样品溶液中的离子强度对萃取也有一定影响，向给体溶液中加入盐（如 NaCl）可以增大其离子强度，提高分析物在有机相的分配系数，从而提高富集效率和富集倍数，而且还可以防止系统中乳状液的生成。

2. 样品的流速　对于固定长宽的萃取槽，萃取效率随样品体积流速增大而降低，而富集倍数则随样品体积流速增大而增大，因此在低流速下可以得到最有效的萃取。理论上，当样品流速接近于零时，萃取效率接近 100%，但考虑到分析时间问题，通常在给定的萃取时间内，倾向于获得较大的富集倍数而不是富集效率。而且样品的流速通常受样品体积的制约，当样品体积很小时（尤其是生物样品），常采用低流速，相反，大体积样品（如环境样品）常采用高流速。

3. 有机溶剂的种类　用作液膜的有机溶剂是影响萃取效率和富集倍数的主要因素，有机溶剂应选用非极性、低挥发性、低黏度的有机溶剂，这样可以避免液膜的挥发和流失，增加液膜的稳定性。现在常用的有机溶剂有正十一烷、二正己基醚、三正辛基磷酸酯。

4. 支持体的种类膜材料　应选用对有机溶剂浸润性强的惰性膜材料，常用聚四氟乙烯膜，一般膜孔径小，孔率大，富集倍数大。如当孔径达 3.0μm 时，膜两侧溶液会发生渗漏，孔径为 0.2μm 时富集效果最好。

5. 温度　提高萃取温度，液膜黏度变小，扩散速度变快，平衡时间变短，有利于萃取效率的提高。但温度升高，分配系数变小，液膜挥发速度加快，对维持液膜的稳定性不利。一般常温下操作即可保持较好的萃取效率。

（三）支持液膜萃取在样品处理中的应用

1. 氨基酸类的萃取　氨基酸类物质一般通过有机液膜中的离子型载体进行萃取。Wieczorek P 等在有机液膜三-2-乙基己基磷酸酯（TEHP）中加入载体二-2-乙基己基磷酸酯（DEHPA）对氨基酸，可萃取色氨酸、苯丙氨酸和酪氨酸。载体对氨基酸的传输过程可用下式表示：

$$A^+ + 2(HR)_2 \longrightarrow AR(HR)_3 + H^+$$

其中 A$^+$ 为氨基酸离子,(HR)$_2$ 为 DEHPA。萃取时,氨基酸分子首先在 pH=3.0 的样品溶液中形成正离子,在液膜界面上与载体复合形成中性分子 AR(HR)$_3$ 和 H$^+$,中性分子通过液膜进入受体相,在受体相一侧,高浓度的 H$^+$ 取代氨基酸离子,A$^+$ 进入受体相,载体释放出来又重新回到给体相界面进行循环传输,如图 6-5。以 1mmol/L HCl 为受体,萃取 0.01nmol/L 分析物,萃取效率达 60%,富集倍数达 150 倍。

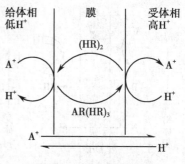

图 6-5　氨基酸萃取机制

2. 金属离子的萃取　金属离子的萃取原理与氨基酸萃取原理相似,在液膜中加入离子对试剂或螯合试剂作为载体,实现传输富集作用。Diane 等在煤油液膜中,以 DEHPA 为载体对河水中的 Cu^{2+}、Cd^{2+}、Pb^{2+} 进行富集,萃取效率为 80%～95%,检测限分别达 0.19μg/L、0.024μg/L、0.09μg/L。

3. 除草剂的萃取　磺酰脲类除草剂为弱酸性化合物,可将样品溶液酸化,进行 SLM 萃取,Nilvé G 等用 H$_2$SO$_4$ 酸化磺酰脲类除草剂样品,用 pH 为 8.5 的磷酸缓冲盐为受体相,以正十一烷与二正己基醚(1∶1)混合液为有机膜相,采用螺旋形萃取装置,萃取液经过 C$_{18}$ 预柱富集后转移至分析柱检测,该方法的结果与直接固相萃取的测定结果进行比较,发现 SLM 方法萃取后的色谱图杂峰明显少于用固相萃取所得的色谱图,因此降低了检测限,可达 0.05～0.10μg/L,而用固相萃取方法得到的检测限为 1.00μg/L 左右。

4. 有机弱碱的萃取　已有文献以正十一烷为有机液膜对环境水样和尿样中的苯胺及其衍生物进行 SLM 萃取,并与液相色谱联用进行在线测定,当样品的体积较大(大于或等于 1ml)时,常将样品溶液先转移到一预柱上,再转入分析柱进行分离测定,相当于分析物在预柱上进行再一次的富集,检出限可达 0.005～0.015μg/L。

四、连续流动液膜萃取

SLM 萃取作为一种新的样品预处理技术已经应用于很多领域,在环境及生物样品中的有机及无机污染物、药物等的富集中得到广泛的应用。但该方法用作液膜的有机溶剂必须具备不溶于水、难挥发、黏度小等条件,仅能使用十分有限的几种有机溶剂作为液膜且存在液膜被穿透的风险,比较常用的有机溶剂为二正己基醚、正十一烷、三正辛基磷酸酯。使用这些溶剂分离富集极性化合物,因溶解度小,往往效率很低。例如,当使用弱极性溶剂如二正己基醚时,液膜寿命非常短,仅数小时。因此出现了一种针对克服这种缺点的膜萃取方法——连续流动液膜萃取技术(continuous flow liquid membrane extraction,CFLME)。

(一)基本原理

CFLME 萃取是建立在连续流动液液萃取(CFLLE)和 SLM 萃取基础上的一种新的液膜萃取模式,即在 SLM 萃取前进行连续流动液液萃取步骤,它综合了 CFLLE 和 SLM 的优点,克服了二者的缺点。在 CFLME 体系中,作为液膜的有机溶剂由微量泵连续输入系统,在流动液膜体系中,流失于给体相或受体相中的膜液可被随时补充到微孔中,液膜的稳定性得到了增强。理论上,所有适用于液液萃取的有机溶剂都可以使用,从而大大拓宽了液膜的选择范围,而且还避免了使用大量有机溶剂。图 6-6 是连续流动液膜萃取流路示意图,CFLME 包含以下三个步骤:①将样品 S 以一定的流速(2.0～3.0ml/min)而有机相以极小的流速(一般 0.05ml/min)泵入萃取系统的给体通道中,进行连续流动液液萃取使分析物萃入有机相;

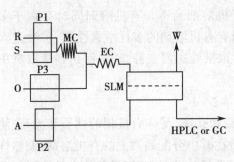

S. 样品;R. 缓冲溶液;O. 有机溶液;A. 受体;W. 废液;P_1、P_2. 蠕动泵;P_3. 柱塞泵;MC. 混合圈;EC. 萃取盘管;SLM. 支持液体膜萃取装置;HPLC. 高效液相色谱;GC. 气相色谱。

图 6-6　连续流动液膜萃取流路示意图

②给体流入 SLM 萃取装置后,有机相在聚四氟乙烯膜表面形成有机溶剂液膜;③分析物透过液膜被反萃取并捕集于另一侧的受体溶液 A 中。

CFLME 主要有以下优点:①由于有机溶剂在系统中连续流动,液膜连续更新、长期稳定。理论上讲,只要与水不互溶的有机溶剂都可使用,从而大大拓宽了有机溶剂的选择范围,扩展了流动式支载液体膜萃取技术的应用范围。②由于可使用极性、挥发性有机溶剂,从而大大提高极性化合物的萃取效率。③由于设计了一个聚四氟乙烯萃取盘管,可使大部分目标物预先萃取到有机相中,提高了萃取富集效率。

（二）影响因素

影响 CFLLE 的一些因素,如萃取盘管的内径和长度、样品流速、有机溶剂的流速等,对连续流动液膜萃取有重要的影响。①萃取盘管:当 SLM 沟槽长度较短时,萃取效率随萃取盘管长度的增加而增加直至恒定;②样品流速:样品流速增加可以提高单位时间的富集倍数,但会使系统不稳定,因此样品流速不宜过大,一般为 2.0~3.0ml/min;③有机溶剂的流速:有机溶剂流速的增加导致富集倍数降低,当达到 0.20ml/min 时,仅为 0.05ml/min 时富集效率的一半;④有机溶剂的选择:根据相似相溶的原理,采用极性大的有机溶剂有利于提高极性物质的富集速率。

（三）应用

可用于环境样品的预处理中,获得更高的富集效率。例如,可用 CFLME 萃取水中甲磺隆和胺苯磺隆等磺酰脲类除草剂。刘景富等报道为测定地表水中 ng/L 级的 5 种磺酰脲类除草剂,建立了 CFLME-C18 预柱-高效液相色谱在线联用系统。磺酰脲类除草剂先经 CFLME 后被萃入 960μl 缓冲溶液（受体）中,再经在线中和后转移至 C18 预柱进行第二次富集,最后经 C18 分析杆分离测定。样品经过 60 分钟的富集后,可达到 5~50ng/L 的检测限。在 50~100ng/L 加标水平下,5 种磺酰脲类除草剂在地表水中的回收率为 86.6%~117%。与柱切换及固相萃取的对比研究表明,经 CFLME 富集后,样品的基体峰明显减小,即样品比较"干净",不须进一步处理就可以获得较低的检测限。该方法的检测限比用 C18 固相萃取柱富集——高效液相色谱测定时低 200 倍,为这类污染物的监测和环境毒理研究提供了高选择性、灵敏和廉价的测定方法。

五、微孔膜液液萃取

SLM 主要应用于极性化合物如有机酸和碱、带电化合物及金属离子。因低极性或非极性化合物在有机溶剂中的分配并不高,因此用 SLM 和 CFMLE 萃取效率并不理想。所以对于憎水性强的化合物,如有机氯农药（OCPs）、多氯联苯（PCBs）和多环芳烃（PAH）等,应选用由水相和有机相两相组成的微孔膜液液萃取（microporous membrane liquid-liquid extraction,MMLLE）体系。

（一）原理

MMLLE 的装置与 SLM 相同,所用的膜也相同,不同的是其为两相系统。即在多孔的憎水性膜(如聚四氟乙烯膜)的两边分别为样品和有机溶剂通道。有机溶剂同时存在于多孔憎水性膜和有机溶剂通道内,待萃取物穿过吸附有有机溶剂的多孔憎水性膜,扩散进入含有相同有机溶剂的通道内。待萃液流速快,而萃取液流速慢或静止,从而达到萃取富集的目的。

(二) 影响因素

MMLLE 的影响因素包括微孔膜材质、厚度、孔径和孔率,受体有机相的性质和流速,给体相的 pH 和流速等。一般来说,应尽可能选用溶质在其中分配系数大的有机溶剂,调整样品溶液的 pH 使目标化合物转化为可萃取形式,当样品量足够时,选用尽可能大的流速以获得大的萃取效率。

(三) 应用

由于 MMLLE 中,受体相是有机溶剂,因此特别适合与气相色谱和正相液相色谱联用。如果分配系数比较大,保持受体相静止,将分析物萃取至体积较小的有机溶剂中可获得较高的富集倍数;还可以低流速连续将萃取后的受体相转移至预柱,使分析物保持较高的过膜速率,提高富集效率。

Núria Fontanals 等利用中空纤维进行多孔膜液液萃取,测定了环境水样中痕量的溴系阻燃剂-多溴联苯醚,将充满正十一烷的中空纤维膜中浸入含有 ng/L 级目标分析物的水溶液中,搅拌萃取 60 分钟,富集倍数可达 5 200 倍,自来水、河水及垃圾渗滤液中多溴联苯醚的回收率为 85%～110%,检测限低于 1.1ng/L。

T. Hyötyläinen 等建立了 MMLLE-GC 联用在线检测葡萄酒中十几种杀虫剂的方法,MMLLE 与 GC 联用进行样品预处理,提供了高的选择性和富集效率,在几种不同产地的红酒中得到了很好的应用,使用 FID 检测器所有杀虫剂的检测限为 0.05～2.30μg/L,而使用 MS检测器,检测限可降至 0.03～0.40μg/L。

(宋秀玲)

第七节　免疫亲和固相萃取技术

一、技术原理

凡能够刺激机体产生抗体,并能与之结合引起特异性免疫反应的物质称为抗原。物质刺激机体产生抗体的特异性叫做免疫原性,与相应抗体发生免疫亲和反应的特性称为反应原性。大分子物质(如蛋白、多糖)既有免疫原性又有反应原性,可以直接用于免疫动物制备抗体,这种物质又称完全抗原。而相对分子量小于 1 000 的化合物一般不具有免疫原性,可以通过化学反应将小分子化合物结合到载体蛋白上,使之获得免疫原性。

免疫亲和固相萃取(immunoaffinity solid phase extraction,IASPE)是利用抗原与抗体的高亲和力、高专一性及可逆性的特性建立的一种固相萃取法。将检测化合物的特异性抗体固定到适当的固相基体上,制成免疫亲和萃取固定相。被测化合物具有反应原性,与抗体特异性地结合在固定相上。淋洗去除杂质,再选用合适的洗脱液将结合在抗体上的目标化合物洗脱下来,从而使被测物质被选择性的提取与浓缩。所得提取物可直接采用气相色谱、液相色谱等方法进行检测。

二、实验技术

（一）人工抗原的制备

卫生化学分析中,待测物质(如真菌毒素、农药和兽药残留等)多为小分子物质,本身无免疫原性,不能直接用于刺激动物产生抗体,需要采用适当的方法将其偶联到载体分子(如蛋白质)上制成人工抗原,用于免疫动物,才能诱导产生抗体。

1. 制备方法　小分子物质人工抗原的制备是根据其分子结构采用适当的化学反应来实现的。一般要求所制成的人工抗原稳定性好,有一定的待测物质残基,且残基暴露充分,这样不易被基体破坏和排除,可在体内存留较长时间,足以刺激机体的免疫系统产生免疫应答,从而得到高效价和高特异性的抗血清。根据小分子物质及其衍生物分子中的反应基团,选用适当的方法与载体蛋白质偶联。

（1）带羧基半抗原与载体蛋白质的偶联方法:对于分子中有羧基的半抗原,可利用其羧基与蛋白质分子上的氨基反应形成肽键发生偶联制成人工抗原。偶联方法有:水溶性碳化二亚胺法:半抗原分子中的羧基在水溶性碳化二亚胺存在下与氨基作用形成肽键而偶合到蛋白质分子上。偶合反应式为:

$$\begin{array}{c} O \quad NR_1 \\ RC{-}OH + \underset{NR_2}{\overset{\|}{C}} \longrightarrow \underset{NR_2}{RC{-}O{-}\overset{\|}{C}} \xrightarrow{H^+} RC{-}O{-}\overset{\overset{+}{NHR_1}}{\underset{NR_2}{\|}} \xrightarrow{H_2N{-}\textcircled{P}} RC{-}NH{-}\textcircled{P} + \underset{NHR_2}{\overset{\|}{C}} \end{array}$$

$\overset{O}{RC}{-}OH$ 表示带羧基的半抗原,$R_1N{=}C{=}NR_2$ 表示水溶性碳化二亚胺(EPDC),$H_2N{-}\textcircled{P}$ 表示载体蛋白质。

常用的水溶性碳化二亚胺有1-乙基-3-(3-二甲基氨基丙基)碳化二亚胺盐酸盐(EPDC·HCl)和1-环己基-3-(2-马啉基乙基)碳化二亚胺-N-甲基对甲基苯磺酸盐(Morpho CDI)等。

制备抗原时,一般是将半抗原溶于水或少量乙醇、二甲基甲酰胺、二氧六环等有机溶剂中,再与蛋白质水溶液混合,加入水溶性碳化二亚胺(EPDC·HCl),室温下搅拌反应数小时。在反应期间补加几次EPDC,以保证EPDC的有效浓度。亦可先让半抗原与EPDC反应一定时间,再加到蛋白质溶液中反应数小时。

该法操作简便,反应条件温和,在真菌毒素和农药等物质的人工抗原制备中应用较多。但该法需要使用大量的EPDC,会引起蛋白质分子间的相互交联而出现沉淀,影响抗原的产量和质量。

混合酸酐法:半抗原分子中的羧基与氯甲酸异丁酯在无水溶剂和有机碱存在下反应生成混合酸酐,再滴加到蛋白质溶液中,与游离氨基作用形成偶联物。该法通过生成混合酸酐提高了羧基的反应活性,偶联效率高,蛋白质分子胶联减少。反应式为:

$$RC{-}OH + Cl{-}\overset{O}{\overset{\|}{C}}{-}O{-}CH_2CH(CH_3)_2 \xrightarrow{N(n{-}C_4H_9)_3} RC{-}O{-}\overset{O}{\overset{\|}{C}}{-}O{-}CH_2CH(CH_3)_2$$

$$RC{-}O{-}\overset{O}{\overset{\|}{C}}{-}O{-}CH_2CH(CH_3)_2 + H_2N{-}\textcircled{P} \longrightarrow RC{-}NH{-}\textcircled{P}$$

R—C(=O)—OH表示带羧基的半抗原，Cl—C(=O)—O—$CH_2CH(CH_3)_2$为氯代甲酸异丁酯。

活性酯法：在碳化二亚胺存在下，半抗原分子的羧基与N-羟基丁二酰亚胺作用生成活性酯，再与蛋白质分子中的游离氨基作用形成偶合物。反应方程式为：

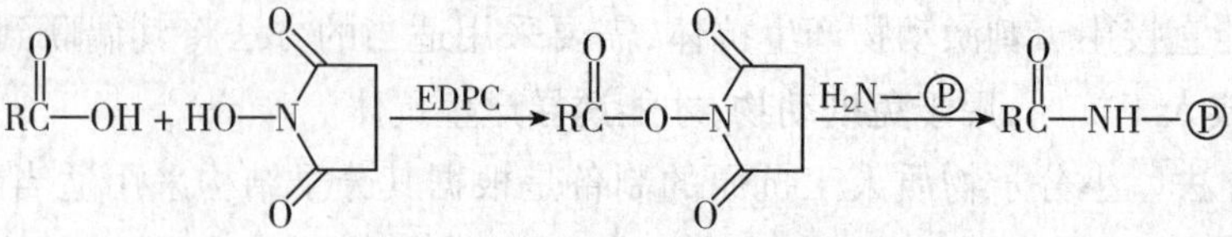
RC—OH + HO—N
EDPC
RC—O—N
H₂N—Ⓟ
RC—NH—Ⓟ

R—C(=O)—OH表示带羧基的半抗原，EDPC 表示水溶性碳化二亚胺，H_2N—Ⓟ表示载体蛋白质。

通过将半抗原制成活性酯，使其分子中羧基的反应活性增加，更易与蛋白质分子中的氨基反应生成偶联物，这可显著提高半抗原的利用率和人工抗原的质量，减少蛋白质分子间的胶联，并可较好地控制偶联物分子上半抗原的残基数目。

（2）带苯胺基半抗原与蛋白质的偶联：先将半抗原与亚硝酸反应生成重氮盐，然后滴入pH 为 7~9 的蛋白质溶液中，生成偶氮化合物。反应式如下：

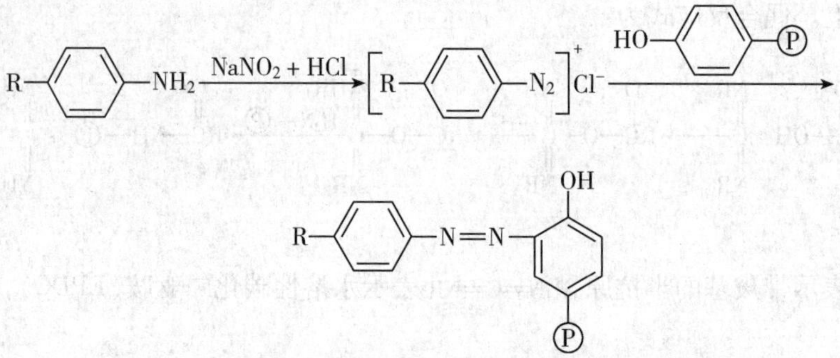
R
NH₂
NaNO₂ + HCl
R
N₂
Cl⁻
HO
Ⓟ
OH
R
N=N
Ⓟ

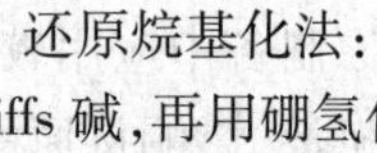
R
NH₂
表示半抗原，
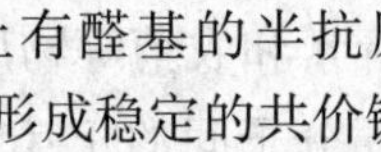
HO
Ⓟ
表示载体蛋白质。

使用重氮化偶合反应，半抗原通过重氮键连接到蛋白质分子中酪氨酸和组氨酸残基上，由于分子间形成共轭 π 键，结合物通常呈黄色或棕色，根据反应前后蛋白质颜色的变化可以判断半抗原是否结合到载体蛋白质上。这类方法已较成熟，操作简便，偶联效率亦较高。

（3）带其他基团半抗原与载体蛋白质的偶联方法

还原烷基化法：对于分子上有醛基的半抗原，可先让醛基与蛋白质分子的氨基形成 Schiffs 碱，再用硼氢化钠还原而形成稳定的共价键。

戊二醛法：利用双功能试剂戊二醛的两个醛基分别与半抗原的氨基和蛋白质的氨基形成 Schiffs 碱而将半抗原偶联到蛋白质上。

2. 人工抗原制备的注意事项　①在制备抗原时，制备免疫抗原和测定用包被抗原所用的载体必须来自不同的种源，而且种源差别越远越好。②卫生化学分析中的待测物质（如真菌毒素或残留农药）常具有较强的毒性，因此，制备好人工抗原后，应经过透析或凝胶过滤等方法将人工抗原纯化，除去未与蛋白质偶联的半抗原或偶合反应中生成的其他小分子物质，以免制备抗体时对动物产生毒害作用。

（二）抗体的制备

将半抗原偶联到蛋白质上制成人工抗原后，可采用一定的方法免疫动物制备抗体。

1. 多克隆抗体的制备　多克隆抗体的制备方法简便,技术要求不高,费用低,是真菌毒素和残留农药免疫分析中最常用的抗体制备方法。

免疫方法:常用的实验动物有家兔、羊、马、猪、豚鼠等,可根据抗血清的需要量选择免疫动物。下面介绍家兔免疫方法:①首次免疫:采用 Fraund's 完全佐剂配制抗原乳浊液,按 0.5~2.0mg 抗原/只的剂量在家兔的背部作皮内或皮下多点注射;②加强免疫:一般在首次免疫后 2~4 周对动物进行加强免疫。加强免疫时,用 Fraund's 不完全佐剂配制抗原乳浊液,按相同剂量在家兔背部作多点注射,或于四肢作肌内注射,并于加强免疫后 1 周取耳血测定抗体效价。必要时,可在 2~4 周后再进行加强免疫,一般免疫 3 次以上即可获得较高抗体效价的抗血清。在最后一次加强免疫后 1 周采血,分离血清。

2. 单克隆抗体的制备　单克隆抗体是一簇亲和力和特异性完全相同的抗体。单克隆抗体的制备是通过淋巴细胞杂交瘤技术来完成的。这种技术的基本原理是致敏小鼠的脾(B 细胞)能分泌特异性抗体,但在一般培养基中不能生长繁殖,5~7 天内死亡;小鼠骨髓瘤细胞则具有在体外培养基中不断繁殖的能力,但不能分泌特异性抗体。如利用聚乙二醇作细胞融合剂,将这两种细胞融合成为杂交瘤细胞,该细胞一方面具有骨髓瘤细胞在体外迅速生长繁殖的能力,另一方面又继承了 B 细胞产生某种特异性抗体的遗传信息,在正常情况下它既能大量繁殖,又能分泌特异性的单克隆抗体。

单克隆抗体的制备方法如下:①免疫动物,可采用腹膜内注射、皮下注射或采用脾内直接注射人工抗原 3 次以上,以致敏实验动物 BALB/c 小鼠。②建立杂交瘤细胞株:取致敏小鼠脾细胞,按 1:5~1:10 的比例与处于对数生长期的骨髓瘤细胞用聚乙二醇进行融合,经选择培养(只让杂交瘤细胞在选择培养基中存活并繁殖下去)、筛选(通过抗体检测,选出能分泌特异性抗体的杂交瘤细胞)和克隆化培养(选出能分泌特异性抗体的单个杂交瘤细胞,使之繁殖成为一个细胞株,并淘汰遗传信息不稳定的杂交瘤细胞),建立杂交瘤细胞株。③制备单克隆抗体:将克隆化的杂交瘤细胞扩增培养,注入给予过弗氏不完全佐剂的 BALB/c 小鼠腹腔,待腹水形成后,收集腹水,分离得到单克隆抗体。

商品化的免疫吸附剂或免疫亲和柱一般采用单克隆抗体。主要是因为单克隆抗体可以在培养液中大量制备,且具有良好的均一性,便于产品质量控制。

（三）抗体的选择

免疫亲和柱所用的抗体与目标化合物的亲和力必须适中,这与其他免疫分析方法不同。免疫亲和萃取或亲和色谱所用的抗体的解离常数通常为 10^{-7} ~ 10^{-8} mol/L。如果亲和力太高,需要比较严格的条件才能将目标化合物洗脱下来,容易使蛋白质变性,不利于免疫吸附剂的再生。反之,亲和力太低,萃取能力显著降低,导致溶质的分离能力差,目标化合物流失。

（四）免疫吸附剂的制备

固定抗体的固相载体材料的选择是影响免疫萃取柱性能的重要条件之一。常用的固相载体所用的化学材料主要有琼脂糖、纤维素、聚合物(如乙烯、聚苯乙烯或聚甲基丙烯酸酯衍生物等)、硅藻土、玻璃珠。琼脂糖由于化学稳定性好,非特异性吸附少等优点,在离线免疫萃取柱中使用较多。目前已经有商品化的琼脂糖出售,如常见的 CNBr 活化 sepharose 等。但由于琼脂糖机械强度差,高压下易被压缩变形,所以,琼脂糖作为固定载体的免疫亲和柱不能与 HPLC 等仪器在线联用。另外,琼脂糖载体的生物稳定性差,储存中易降解。

在线免疫萃取常用的固体载体是硅藻土、多孔玻璃。由于硅藻土在碱性条件下不稳定,使用时必须注意 pH 范围。

将抗体在合适的条件下固定在固相载体上就可以用于免疫吸附。常用的抗体固定方法是直接通过双功能试剂,使抗体分子上的自由氨基、羟基基团与活化的固相载体共价结合。

三、免疫亲和固相萃取柱的性能评价

(一) 免疫吸附剂的容量

免疫亲和萃取柱的一个重要指标是免疫吸附剂的容量。单位数量免疫吸附剂固定抗体的总量是免疫吸附剂的容量。虽然免疫吸附剂的容量可以进行理论估算,但在固定化过程中会有一部分抗体的抗原结合部位由于空间取向、静电屏蔽、化学键等因素而失去活性,造成实际吸附容量小于理论值。另外,在亲和萃取中,亲和柱萃取的化合物可能是几种结构相近的化合物,而并非一种。这使得免疫吸附剂的容量计算较为复杂。目前主要有两种计算方法。一种是以一种代表化合物来测量柱容量,这种方法简便,可以用于简单估算;另一种是在一定量其他化合物存在时,分别测定每一种化合物对应的结合容量,这种方法更接近于样品萃取的实际情况。

(二) 回收率

造成免疫亲和萃取回收率降低的主要原因是分析物没有与抗体充分结合使得部分分析物直接流出亲和柱。在合适的反应缓冲液中,流速会影响分析物与抗体的充分结合。流速过快,分析物不能完全与抗体结合。上样过程中如果能停留一段时间,回收率就可能会显著提高。

另外,分析物与抗体的亲和性也是影响回收率的原因之一。分析物与抗体的结合力必须适中,亲和力如果太低,目标化合物难以与抗体成分结合;亲和力太高又会造成洗脱困难,二者都会降低回收率。

免疫亲和吸附剂的容量也是影响回收率的重要原因。样品体积一定时,浓度增加,则化合物的结合容量增加。但当样品浓度增加到一定程度,抗体上的抗原结合位点饱和,即达到免疫亲和柱的最大容量,此时,目标化合物结合量不再增加。所以目标化合物的总量应在免疫亲和柱的容量范围以内。在此范围以内,萃取回收率不受样品目标化合物的种类和多少的影响。

(三) 交叉反应性

免疫亲和萃取柱特异萃取目标化合物的能力被称为免疫亲和萃取柱的交叉反应性。要注意的是,目标化合物与其结构类似物在免疫萃取柱上的交叉反应性与酶联免疫分析结果不完全相同。多数情况下,化合物在免疫亲和萃取柱上的交叉反应性比在酶联免疫分析中的结果要高。

(四) 使用寿命

影响固相萃取柱使用寿命的主要因素是洗脱条件。温和的洗脱条件,如 pH 为 3.0 左右的甘胺酸缓冲液可以延长免疫亲和柱的使用寿命;而加入有机溶剂则降低使用寿命。

四、方法应用

免疫亲和固相萃取技术主要用于真菌毒素的测定和农药与兽药残留检测。

1. 在真菌毒素分析中的应用 黄曲霉毒素的免疫亲和柱在欧洲已作为一种常用的净化手段用于各种食品、饲料及体液的分析。

欧盟委员会 2002/657/EC 文件,认证了测定牛奶中黄曲霉素 M1 的方法,该方法先用免疫亲和色谱对样品进行前处理,再用配荧光检测器的 HPLC 测定其含量。检测限为 0.006μg/kg,定量限为 0.066μg/kg,平均回收率为 91%,最大相对标准偏差为 15%。

2. 在农药和兽药残留分析中的应用 Sanchez 研制出一种免疫亲和柱,能从水样中选择性提取、纯化除草剂 Triclopyr。该柱先固定 Triclopyr 抗体在衍生后的二氢唑酮基体中,以甲醇:水为7:10洗脱,然后与 HPLC 联用检测。该色谱柱的回收率为 80%~110%,色谱柱在使用后可以回收并重复使用至少 30 次,在液相色谱图的样品峰之间未见任何杂峰,该亲和柱让检测过程变得简单而快速。

韦林洪等采用碳酰二咪唑将 Sepharose CL-4B 活化并与纯化的抗三唑磷多克隆抗体共价偶联,合成免疫亲和萃取吸附剂并制备对三唑磷具有特异性亲和力的免疫亲和萃取柱。选择 0.02mol/L、pH 为 7.2 的磷酸盐缓冲液作吸附与平衡介质,60%甲醇水作洗脱剂,该固相萃取柱对三唑磷的动态柱容量达 1.91μg/ml 床体积,当标样溶液中三唑磷含量为 2ng/ml 时,柱富集的效率近 250 倍。采用该柱,在稻米中添加三唑磷 0.1μg/ml,洗脱液采用 HPLC 测定,5 次重复测定的平均回收率为 102.5%,相对标准偏差 4.44%。

在兽药残留检测中对激素类药物和 β_2-受体激动剂的残留检测中样品前处理使用免疫亲和固相萃取技术应用广泛。β_2-受体激动剂是含氮激素中的苯乙胺类药物。免疫亲和固相萃取是 β_2-受体激动剂检测的关键净化步骤,有时甚至是唯一的净化方法。目前国外已有不少商品的免疫亲和固相萃取色谱柱出售。

3. 在生物大分子蛋白检测中的应用 目前有研究显示,通过免疫亲和萃取技术与毛细管电泳或高效液相色谱与质谱联用来测定人或动物体内大分子蛋白的特性。方法具有更好的分辨率和更详细的分解代谢物的鉴定,增加了蛋白质分析的灵敏度和可重复性。

(高　蓉)

第八节　微波辅助萃取技术

微波辅助萃取(microwave-assisted extraction,MAE)是将被萃取的原料浸于一定的溶剂中,利用微波能使原料中的化学成分迅速溶出萃取的方法。与传统的萃取方法相比,微波辅助萃取技术具有操作简便、设备简单、重现性好、适用范围广、经济、省时等优点,广泛用于食品加工、卫生检验、制药工业等领域。

一、微波辅助萃取的机制

微波辅助萃取是利用物质吸收微波能力的差异,使基体物质中的某些区域和萃取体系中某些组分被选择性加热,从而使物质从基体中分离,进入到介电常数较小、吸收微波能力相对较差的萃取剂中。

微波辅助萃取的机制可从以下三方面考虑:①热效应,微波加热是通过分子极化和离子传导两种效应对物质直接加热,加热具有选择性,分子极性越大,加热越快;而非极性分子不受微波的影响;②扩散效应,微波所产生的电磁场可加速被萃取组分的分子由物料内部向萃取溶剂界面扩散的速率;③生物效应,微波对有机物萃取的辅助作用主要来源于对细胞膜的生物效应。微波辐射是高频电磁波可穿透萃取介质到达细胞内部,使细胞内温度迅速升高,内部压力增大,导致细胞破裂,细胞内的成分流出,溶解于萃取介质中。

二、微波辅助萃取的试验技术

微波辅助萃取所用的装置主要有微波炉、转动装置和样品容器。样品容器分为敞口容器和密闭罐。敞口萃取器适用于热不稳定物质,密闭式萃取器可以达到较高的气压和萃取温度,提高萃取率。微波萃取一般在密闭的聚四氟乙烯罐中进行,提取罐允许微波能自由穿透,本身耐高温、高压,且不与溶剂发生反应。为使样品升温均匀,一般需要转动样品。

实验室用微波萃取装置有多模腔体式和单模聚焦式两种,工作频率均为 2 450MHz。微波萃取设备的主要部件有微波加热装置、萃取容器和控压、控温装置。多模腔体式微波萃取系统一次可制备多个样品,易于控制萃取条件,萃取速度快。单模聚焦式微波萃取装置不用控压、控温,制样量大,缺点是一次只能制备一个样品,萃取时间较长。

常规的微波萃取方法是把溶剂与被萃取样品混合,装入萃取容器中,在密闭状态下放入微波系统中加热。根据被萃取组分的性质,控制萃取压力或温度和时间。加热结束,萃取罐冷却,样品过滤,滤液直接进行测定,或作相应处理后进行测定。萃取溶剂和样品总体积一般不超过容器体积的三分之一。

微波在线萃取方法采用长约 20m、内径 1mm 的聚四氟乙烯管作为样品萃取容器,把样品与溶剂预先混合,利用流动注射泵把样品送到微波炉内的萃取管中,样品在流动中经微波加热处理,然后进入色谱富集柱,将待测组分富集,再用洗脱液将其洗下带到检测器进行测定。

三、微波辅助萃取的影响因素

1. 溶剂的选择　不同物质的介电常数不同,吸收微波能也不相同。溶剂的选择主要从以下几个方面考虑:①溶剂应有一定的极性,非极性溶剂不能吸收微波能,选用非极性溶剂必须在其中加入一定比例的极性溶剂,以增加萃取体系的介电常数。因此,萃取体系可以是一元体系,也可以是多元体系。②溶剂对萃取组分有较强的溶解能力和选择性。③溶剂对萃取组分的后续测定干扰较少。

此外,还应考虑萃取溶剂的沸点、被萃取组分基体的性质、样品量与溶剂体积的比例等因素对萃取回收率的影响。

2. 萃取温度　微波萃取通常是在密闭容器中进行,高压下萃取溶剂沸点升高,有利于提高萃取率而萃取组分又不至于分解。但萃取温度应低于萃取溶剂的沸点。最佳萃取温度与样品基体、萃取组分性质有关。

3. 萃取时间　萃取时间与样品量、溶剂体积和微波输出功率有关,一般萃取时间为 10~15 分钟。萃取过程中,加热 1~2 分钟即可达到要求的萃取温度。萃取时间对萃取效率的影响并不显著,萃取回收率随萃取时间增加幅度可忽略不计。

4. 溶液的酸度　溶液的酸度对微波萃取效率有一定的影响。不同的萃取样品须采用不同的酸碱度,萃取所需最佳 pH 应通过实验来确定。

5. 样品基体的性质及状态　基体物质对微波萃取结果的影响可能是由于基体物质中含有对微波吸收较强的物质,或是由于某种物质的存在,在微波加热过程中可发生某些化学反应。

6. 微波辐射条件的选择　微波辐射频率、功率和时间等对萃取效率具有明显的影响。常用频率一般为 915MHz 和 2 450MHz。微波功率对于达到萃取温度所需时间和萃取时间有较大影响,一般在选定萃取溶剂和压力后,通过控制萃取功率和时间来确定最佳萃取温度,以获得最大萃取产率。

7. 试样含水量的影响 水分能有效吸收微波能而产生温度差,所以样品含水量的多少对萃取回收率的影响较大,对于不含水分的物料,要采取再湿的方法,使其具有适宜的水分。

四、微波辅助萃取技术的应用

目前,微波萃取已广泛用于土壤分析、食品化学、农药提取、中药有效成分提取、环境化学及矿物冶炼等方面。由于微波萃取具有选择性加热的特点,已逐渐由一种分析方法向生产制备方向发展。

1. 微波萃取在环境分析中的应用 微波萃取在环境样品分析中主要集中在土壤、河泥、海洋沉积物及水中各种有机污染物、重金属及有毒元素(锡、汞、铅、砷等)的萃取分离和富集。用微波萃取的基体中有机污染物时,溶剂用量很少,只须常规萃取方法的十分之一,萃取5~20分钟。

2. 微波萃取在食品分析中的应用 食品中含有水、蛋白质、脂类、碳水化合物、维生素、矿物质等,其中大部分为极性分子,在微波场中能够被加热,由于不同物质的介电常数不同,因此,可采用微波萃取的方法提取食品中的营养成分、香料、色素和添加剂,如油脂类、氨基酸、香精油、番茄红素、果胶、壳聚糖等。微波萃取还可用于粮食、蔬菜及水果中农药残留的萃取、测定。

3. 微波萃取在天然产物提取中的应用 微波萃取可用于天然产物中黄酮类、苷类、挥发油、多糖及生物碱等化学有效成分的提取,且具有选择性高、重现性好、节能环保、萃取效率高、不破坏被提取成分的生物活性和化学结构等优点。

五、微波辅助萃取技术的特点

与其他萃取方法相比,微波萃取具有以下特点:①高度选择性,微波只对极性分子进行选择性加热,因此,对天然产物活性成分有较强的选择性溶出,分子极性差异越大,选择性越高。②高效性,微波加热是利用离子传导和分子极化效应直接对物质进行加热,热效率高,加热均匀,在同一样品提取中,传统方法需要几小时甚至十几小时,而微波提取只需几分钟即可完成,缩短了萃取时间。另外,微波萃取可以在相同条件下同时萃取多个或多种样品。③节能、节物、环保,微波功率较小,辐射时间短,因此,能耗是传统方法的几十分之一甚至几百分之一。另外,微波萃取可选用的溶剂多,在使用无毒、低毒溶剂的同时,溶剂用量少,节省试剂,减少污染,绿色环保。

与微波消解不同的是,微波萃取不是将试样消化分解,而是保持了分析对象原来的形态。

第九节 加速溶剂萃取和亚临界水萃取技术

一、加速溶剂萃取技术

加速溶剂萃取(accelerated solvent extraction,ASE)技术是一项全新的样品预处理自动化方法。它通过升高温度和压力再结合使用适合的有机溶剂,可快速、有效地从样品中分离和提取待测组分。

（一）加速溶剂萃取装置及原理

加速溶剂萃取系统由 HPLC 泵、气路、不锈钢萃取池、加热炉及萃取收集器等部件组成，如图 6-7 和图 6-8。

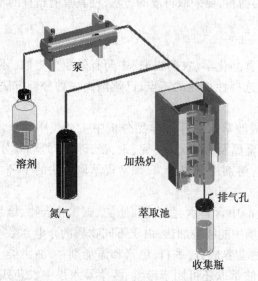

图 6-7　加速溶剂萃取装置图

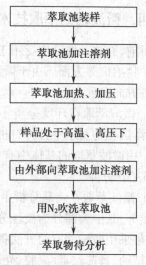

图 6-8　加速溶剂萃取操作流程示意图

其中 HPLC 泵是一种压力控制泵，萃取池用不锈钢制成。操作时让样品在萃取池提高温度和压力的条件下以压缩气体将待萃取的组分吹入收集瓶，然后供分析测定。加速溶剂萃取操作简便，所用萃取溶剂与索氏萃取法相同，一般萃取温度为 150~200℃，压力为 3.3~19.8MPa。在上述条件下进行静态萃取，全程约需 15 分钟。该方法适用于固体或半固体样品的预处理。

（二）影响加速溶剂萃取的因素

用液体有机溶剂萃取时，增加温度和压力较室温和常压下的萃取效率明显提高。

1. 温度的影响　增加萃取温度可使体系中各组分的扩散速度加快。当温度从 25℃升高至 150℃时，扩散系数增大 2~10 倍，因而明显增大了溶剂扩散到样品基体的速度。从溶解度和质量传递两方面看，升高温度对加速萃取的影响显著，这是因为范德华力、氢键及溶剂分子和基体活性部位的偶极吸引力等均随温度的升高而被削弱。温度升高，液体的黏度减小，有利于加快基体粒子运行速度，提高萃取效率。温度升高也会使溶剂、溶质与萃取物接触增加，加快萃取速度。

2. 压力的影响　其他条件一定，液体沸点随压力增大而升高。因而，在试验中，如要在一定温度下获得理想的萃取结果，必须同时施加足够大的压力，保持溶剂为液态。施加压力有利于将已捕获于基体微孔内的待测组分从样品中萃取出来。因为压力大可使溶剂进入那些常压下溶剂不能进入的基体区域。

3. 加热方式的影响　加速溶剂萃取是在高压下进行加热，高温的时间一般少于 10 分钟，故热降解不明显。实际操作中，可根据被处理样品的挥发难易程度，采用两种方式之一对样品进行处理。即预加热法（preheat method）或预加入法（prefill method）。预加热法是在向萃取池加注有机溶剂前先将萃取池加热，预加入法是在萃取池加热前将有机溶剂注入。

预加热法适用于萃取不易挥发的组分;预加入法可以防止易挥发组分在萃取过程中的损失。选用适当条件,加速溶剂萃取法既可用于难挥发组分的萃取,也可用于易挥发组分的萃取。

4. 选择合适的提取溶剂 这也是加速溶剂萃取优化的重要步骤,溶剂必须能溶解目标分析物,同时减少基质干扰成分的协同提取。除此之外,循环次数、淋洗时间、辅助溶剂等的优化也是加速溶剂萃取需要考虑的因素。

(三) 加速溶剂萃取法的应用

加速溶剂萃取技术是近两年发展起来的新技术,因其具有萃取效率高等优点,已在环境、食品、药物等分析检测部门迅速得以应用。以卫生检验为例:用加速溶剂萃取法萃取环境样品中的有机磷农药、有机氯农药、苯类、石油成分等待测组分,快速简便,回收率高;土壤中某些杀虫剂、多氯联苯类、多环芳烃及城市废水与污泥中的多氯联苯、城市灰尘中的多环芳烃等组分均可用加速溶剂萃取技术进行预处理。据有关资料报道,加速溶剂萃取法也能方便地用于生物样品的处理,如萃取鱼及海产品中的多氯联苯。食品中游离脂肪用此法萃取,可避免经典预处理法的繁琐操作,且回收率高。此外,加速溶剂萃取技术与气相色谱、高效液相色谱等技术的联用测定有机氯农药、多环芳烃、多氯联苯、多溴联苯类物质目前已得到较为广泛的应用。研究表明,联用技术的使用提高了方法的灵敏度和可靠性,适用于样品的快速批量测定。

二、亚临界水萃取技术

亚临界水萃取(subcritical water extraction,SCWE)技术是一种较新的不使用或少使用有机溶剂的绿色萃取技术,越来越受到分析工作者的重视。

(一) 亚临界水萃取原理

亚临界水(subcritical water)也称为高温水、超热水,是指在一定压力下,将水加热到100℃以上,但在临界温度以下的高温,水体仍然保持在液体状态。通过对亚临界水温度和压力的控制可改变水的极性、表面张力及黏度。此时,亚临界水对有机物的溶解能力会显著增加。亚临界、超临界流体的物理、化学特性的改变,主要与流体微观结构的氢键、离子水合、离子缔合、簇状结构的变化有关,随着温度的增加,亚临界水的氢键被打开或减弱了。下表列出了几种有机溶剂在常温常压下的介电常数和水在不同温度下的介电常数。从表6-1可以看出水在250℃、5MPa时的介电常数为27,介于常温常压下乙醇和甲醇之间,这表明亚临界水应对中极性和非极性有机物具有一定的溶解能力。

表6-1 水和有机溶剂的介电常数

溶剂	介电常数 ε (常温常压)	温度/ $t \cdot ℃^{-1}$	水的介电常数 ε/ 5MPa
正己烷	1.89	50	71
苯	2.27	100	56
二氯甲烷	8.93	150	45
丙酮	20.7	200	35
乙醇	24	250	27
甲醇	33	300	22
水	80	400	8

从水体、底泥、土壤等环境样品、植物、食物等复杂基体中提取某些化合物时,可以采用亚临界水作为萃取溶剂,萃取所用的水要求是高纯水,萃取前需用氮气除去水中的溶解氧,以避免有机物在亚临界水中被氧化。亚临界萃取可应用于某些有机物的选择性萃取,不同物质的介电常数不同,通过改变亚临界水的温度和压力,使水的极性接近于样品中的待测组分,提高其萃取能力。

亚临界水萃取技术采用纯水作为萃取溶剂,是一种没有污染的新型绿色样品预处理技术。与目前常用的一些预处理方法相比较,对多环芳烃、多氯联苯以及酚类等不同极性有机物的萃取效率有所提高,且具有较好的选择性,萃取时间短。

亚临界水萃取技术是一种简便、快速、对设备要求不苛刻的预处理技术。亚临界水萃取可以采用静态和动态两种操作方法,其加热装置最常见的是气相色谱炉,也可以采用专门的炉子,如马弗炉。此外,亚临界水萃取完成后,通常还后接液液萃取或固相微萃取等富集步骤,再与 GC-MS、GC-FID、HPLC 等分析技术联用。

(二) 影响亚临界水萃取的因素

萃取温度、萃取时间、萃取压力以及萃取溶剂的选择对亚临界水萃取的萃取效率具有一定的影响。

1. 萃取温度　亚临界水萃取技术的最主要影响因素是温度。仅仅调整亚临界水的温度,就可选择性地萃取无机或有机物质、极性或非极性有机物质。

亚临界水的温度控制与待测组分有关,通过对水体温度的控制,可以选择性地萃取不同极性的组分。处在亚临界状态下的水,随着温度地增加,可以改变水的极性。

此外,亚临界水萃取的温度还与基体的性质有关。采用亚临界水萃取技术,分别从玻璃担体、氧化铝、硅酸镁载体、硅胶键合 C_{18} 和聚合 XAD-4 树脂等吸附材料上洗脱加入的有机物质,发现吸附材料的类型对洗脱效率有很大影响。实验表明,较低的温度就可以破坏吸附质与玻璃担体、氧化铝、硅酸镁载体之间的偶极矩作用,而要求较高温度的亚临界水来打开吸附质与硅胶键合 C_{18} 之间的范德华力,对于吸附质与聚合 XAD-4 之间的 π 电子作用,温度要求则更高,即使在洗脱氯酚类极性较强的物质时,温度仍然要求 200℃ 。

2. 萃取时间　亚临界水萃取的时间比较短,一般小于 1 小时。采用亚临界水萃取目标组分时,当这些组分萃取完全后,如果再延长萃取时间,有时会导致回收率降低,部分萃取出来的物质重新分配回样品。

3. 萃取压力　超临界流体萃取(SFE)的压力一般高达 40MPa 左右,而亚临界水萃取技术对压力的要求较低,它主要受温度的影响,只要适当的压力(小于 4MPa)使亚临界水保持在液体状态即可。

4. 萃取后处理　在萃取结束后,系统由相对高温高压的状态恢复室温常压时,水的极性急剧增强,萃取到水中的中等极性和非极性物质会有一部分重新分配到样品基体中,存在一个样品/水体平衡。接着进行的液-液萃取或固相萃取、固相微萃取,也存在一个萃取平衡。由于亚临界水萃取出来的物质并不是可以全部收集起来进入仪器分析,因此,在分析实际样品时,必须进行校正。目前,多采用通过加入内标的方法进行校正。通过内标校正后,试验结果与索氏提取结果比较一致,但是在选择内标的时候,必须选择与待测物分子量接近的物质,否则得出的结果就会与索氏提取结果出入太大。为了避免亚临界水降温过程中待测物质重新分配到样品基体中,有学者在亚临界水萃取的过程中加入吸附材料,这样待测物被萃取出来后就被吸附材料吸收,减少重新分配回样品基体的比例。

5. 萃取溶剂的改良　亚临界水萃取溶剂主要是水,但可以根据萃取对象不同,在纯水里加入一些改良剂,提高萃取效率。例如,采用硝酸酸化后的亚临界水萃取煤和工业石油中的金属元素,其萃取效率优于纯水;纯水中添加十二烷基磺酸钠,可以提高水体萃取低极性物质的能力。

(三) 亚临界水萃取的应用及发展趋势

亚临界水萃取技术与其他样品预处理方法相比,有很多优点。它是一种绿色环保型萃取技术,萃取溶剂是纯水,一般不需要有机溶剂,不会给环境带来污染;萃取时间短,有较好的选择性,通过对萃取条件的控制可以萃取不同极性的物质;重现性好,萃取装置和操作比较简单,萃取条件不苛刻,检出限低,灵敏度高。

亚临界水萃取技术被誉为一种新型的"绿色处理方法",可弥补超临界 CO_2 萃取技术仅适用非极性或弱极性化合物的萃取,而对大分子或极性较强的有机物提取效率较低(两者比较见表6-2)。

表6-2　超临界流体萃取技术和亚临界水萃取技术的比较

技术类型	超临界流体萃取技术(SFE)	亚临界水萃取技术(SCWE)
定义	用以 CO_2 为主的超临界流体作为萃取溶剂进行萃取的一种技术	以纯水为溶剂,通过调节温度和压力改变纯水的极性,提取有效成分的选择性连续提取技术
萃取物	非极性、弱极性化合物	极性强,相对分子量大的化合物
优点	效率高、费时少、环境友好	简单迅速、设备要求低、绿色环保
缺点	难于测定强极性物质	加热会使热敏性物质性质改变
应用领域	石油化工、医药、环境保护等	环境保护、天然产物、生工等

亚临界水萃取技术与固相萃取、固相微萃取、气相色谱、高效液相色谱技术的联用是目前研究的一个热点。研究表明,在线 SCWE-SPE-HPLC 与离线系统相比,操作起来更方便,灵敏度也更高。但是这种联用技术的自动化水平和可靠性还有待提高,其主要难点在于连接各技术的接口研究。如何避免因水的温度和压力降低而引起的分析物的损失,是目前亟待解决的关键问题,而联用技术为解决这一问题提供了可能。

亚临界水萃取技术所需的高温可能会使热敏性物质的性质或大分子物质的结构发生不可逆的转变,因此单一使用亚临界水萃取技术并不能满足产品纯度的要求。目前,该技术除了与 HPLC、GC、MS 等联用应用于有效物的提取与分析测定,提高提取分离效率外,也可将超声波、大孔树脂、微波、生物酶法、分子印迹技术与该技术相结合,可提高产品的品质和提取效率。比如,已有研究利用亚临界水萃取技术与分子印迹技术相结合对样品中三嗪类除草剂进行快速高效的提取研究。寻找或替代更环保的改良剂以及亚临界水萃取技术与其他技术联合使用是今后的重要研究方向。

亚临界水萃取技术在国内外的研究、应用还比较少,除了应用于环境样品预处理外,还应用于天然产物的提取、工业分析、生化分析等领域。亚临界水萃取用于环境样品预处理的研究,主要集中在土壤、水体沉积物、空气颗粒物以及其他一些固体环境样品中的 PAHs、PCBs、酚类、有机氯农药、除草剂、杀虫剂的分析预处理。

(高　蓉)

第十节 超临界流体萃取技术

超临界流体萃取（supercritical-fluid extraction，SFE）是用超临界流体作为萃取溶剂进行萃取的一种技术。从 20 世纪 80 年代起，SFE 的发展就呈现出了前所未有的势头，成为分析化学领域一种新的样品制备方法。与索氏提取和液-液萃取等传统方法相比，SFE 具有效率高，费时少，不使用或少使用有机溶剂，萃取流体易与萃取物分离，自动化程度高等优点。因而，SFE 技术广泛应用于食品、石油、化工、医药及环境保护等领域。

一、超临界流体及其萃取原理

根据温度和压力的不同，纯净物质呈现出液体、气体、固体等状态变化。三相平衡、共存时的特定状态点称为三相点。当继续提高温度和压力并达到某一特定值时，气-液两相达成平衡状态，液体与气体界面消失，这一状态点称为临界点。临界点时的温度、压力分别称为临界温度、临界压力。超临界流体（supercritical fluid，简称 SF 或 SCF）指的是处于临界点以上温度和压力区域下的流体。在临界点附近，流体的密度、黏度、溶解度、热容量和介电常数等所有物性将发生急剧变化。超临界流体具有气体和液体的双重特性，其黏度与气体相似，而扩散系数比液体大得多，其密度与液体相近。

超临界流体萃取分离就是利用超临界流体的溶解能力与其密度的关系，即利用压力和温度对超临界流体溶解能力的影响而进行的萃取分离。在超临界状态下，将超临界流体与待分离的物质接触，使其选择性地把极性不同、沸点不同及分子量不同的组分依次萃取出来。当然，对应各压力范围所得到的萃取物不可能是单一的，但可以通过控制条件进行分离，获得最佳比例的混合组分，然后借助减压、升温的方法使超临界流体变成普通气体，被萃取物质完全或基本析出，从而达到分离提纯的目的，因此，超临界流体萃取过程是由萃取和分离组合而成的。

通常应优先选择那些临界条件较低的物质作为超临界流体萃取剂。常见的溶剂中，水因其临界值高，故较少使用；CO_2 使用率最高，因为它不但临界值相对较低，而且还具有以下显著优点：化学性质稳定，不易与溶质发生化学反应；无臭、无味、无毒、不会造成二次污染；纯度高，价格适中，便于推广应用；沸点低，易于从萃取后的馏分中除去，后处理较为简单；萃取过程无须加热，适用于对热不稳定的化合物的萃取。

二、超临界流体萃取的流程与操作模式

超临界萃取装置可以分为两种类型，一是研究分析型，主要应用于少量物质的分析，或为生产提供数据。二是制备生产型，主要应用于批量或大量生产。

1. 仪器的组成及萃取流程 超临界萃取装置包括三部分。第一部分是超临界流体发生源，它由萃取剂贮槽、高压泵及其他附属部件构成，其作用是将萃取剂由常温常压态转变为超临界流体；第二部分是萃取部分，由样品萃取管及附属部件构成，超临界状态的萃取剂将待分离组分从样品中溶解出来，并借助超临界流体的流动作用使之与样品的共存组分分开；第三部分是减压分离部分，由喷口和吸收管组成。含有待分离组分的超临界流体经喷口后减压降温转变为常温常压态，流体则挥发逸出，而被萃取组分被吸收管中多孔填料所吸附，最后用适当的淋洗液洗脱备用（图 6-9）。

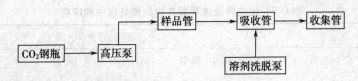

图 6-9 超临界流体萃取流程图

2. 操作模式　超临界流体萃取可分为动态萃取、静态萃取和循环萃取三种方式。动态法是将萃取剂通过样品萃取管,使待测组分直接从样品中分离出来进入吸收管。该法简便、快速,十分适合于萃取在超临界萃取剂中溶解度很大的组分;静态法是先用超临界流体萃取剂"浸泡"样品,再将"浸泡液"输入吸收管。该法操作比动态法费时,但对于萃取样品中共存组分较难分离的待测物或在萃取剂中溶解度不大的待测组分较为合适;循环法是将动态法和静态法相结合的一种方法。操作时先将萃取剂充满装有样品的萃取管,再用循环泵使流体反复流经管内的样品,故其萃取效率高于静态法,同时可以克服动态法的缺点,适用于处理动态法不宜萃取的样品。

三、超临界流体萃取技术的影响因素

超临界流体萃取技术受多种因素影响,主要有以下 5 项。①萃取压力。萃取压力是 SFE 最重要的参数之一。萃取温度一定时,压力增大,流体密度增大,溶剂强度增强,溶剂的溶解度增大。不同的物质,其萃取压力有很大的不同。②萃取温度。温度对超临界流体溶解能力的影响比较复杂,在一定压力下,升高温度时,一方面被萃取物挥发性增加,增加了被萃取物在超临界气相中的浓度,使萃取量增大;但另一方面,超临界流体密度降低,化学组分溶解度减小,导致萃取量减少。因此,在选择萃取温度时要综合考虑这两个因素。③萃取颗粒大小。粒度大小可影响提取回收率,减小样品粒度,可增加固体与溶剂的接触面积,使萃取速度提高。但如果粒度过小、过细,不仅会严重堵塞筛孔,还会堵塞萃取器的出口过滤网。④CO_2 的流量。CO_2 流量变化对超临界萃取有两个方面的影响。一方面 CO_2 的流量太大,会造成萃取器内 CO_2 流速增加,CO_2 停留时间缩短,与被萃取物接触时间减少,不利于萃取率的提高。但另一方面,CO_2 的流量增加,可增大萃取过程的传质推动力,相应地增大传质系数,使传质速率加快,从而提高 SFE 的萃取能力。因此,在超临界流体萃取中,合理选择 CO_2 的流量相当重要。⑤夹带剂的选择。极性较大的溶质在超临界 CO_2 中溶解较差,难以萃取,但若加入适当的夹带剂改变溶剂的活性,在一定条件下,就可以萃取出来,而且萃取条件要求会更低,萃取率更高。常用的夹带剂有甲醇、氯仿等。夹带剂的种类可根据萃取组分的性质来选择,加入的量一般通过实验来确定。

四、超临界流体萃取技术的应用

作为一种实用的样品预处理技术,超临界流体萃取特别适用于处理烃类和非极性脂溶性化合物,已被广泛用于各种香料、草本植物中有效成分的提取。例如,德国、美国等国的咖啡厂利用超临界流体萃取技术脱除天然咖啡豆中的咖啡因,处理后的咖啡仍然保留其特有的芳香物质。该技术还广泛应用于啤酒生产中啤酒花的萃取,植物油中香精油等风味物质的萃取,从动物油中萃取各种脂肪酸,从天然产物中萃取药用成分等。在卫生检验领域中,也已采用超临界流体萃取技术处理样品,固体样品尤其适用超临界流体萃取技术进行处理,其代表性的应用见表 6-3。

表 6-3　超临界流体萃取在样品预处理中的应用

被萃取组分	样品	超临界流体	萃取时间/min
多氯联苯、多环芳烃	土壤、飞灰、沉积物、降尘、飘尘	CO_2、N_2O、$CO_2/MeOH$	1~60
农药	土壤、底质、生物样品	CO_2、$CO_2/MeOH$、$MeOH$	30~120
二噁英	底质、飞灰	CO_2、$CO_2/MeOH$、N_2O	20~120
有机胺	土壤	CO_2、N_2O	20~120
酚类	水、土壤	CO_2、$CO_2/MeOH$、CO_2/C_2H_6	20~120

　　超临界流体萃取与其他分析仪器联用,可以避免样品转移损失,减少各种人为误差。例如,用经典样品预处理、脱机超临界流体萃取和联机超临界流体萃取三种技术分别处理测定城市灰尘中的多环芳烃,结果表明联机操作方法结果优于其他两种方法。

　　超临界流体萃取与其他分析方法的联用技术在卫生检验中的应用范围不断扩大,尤以色谱分析应用最广。例如超临界流体萃取-气相色谱(SFE-GC)、超临界流体萃取—超临界流体色谱(SFE-SFC)、超临界流体萃取-高效液相色谱(SFE-HPLC)等。经 SFE 预处理的样品绝大多数可进行 GC 分析或 SFC 分析,而且分离效率高,因此,SFE/GC、SFE/SFC 联用技术的应用比 SFE/HPLC 更为普遍。相对而言,SFE/GC 的操作比 SFE/SFC 的更简便。所以凡能用 GC 分析的组分应优先考虑选用 SFE/GC 技术进行分析。无论在样品消耗量,所需溶剂量及样品处理所需时间等方面,联机分析比经典方法及单独预处理方法都具有更明显的优势,已被用于分析空气、水质、生物材料等样品中的多环芳烃、多氯联苯、各种农药残留量等有毒有害成分。

　　超临界流体具有高密度、高扩散率、低黏度等特点,从而决定了超临界流体萃取具有经典方法无法比拟的优越性。用超临界流体萃取技术预处理样品的速度比经典方法快 10~100 倍;由于全过程不用有机溶剂,因此萃取物无溶剂残留,同时也防止了提取过程对人体的毒害和对环境的污染;能把高沸点、低挥发度、易热解的物质在其沸点温度以下萃取出来;超临界流体萃取技术与其他仪器分析方法联用避免了样品转移过程的损失,提高了分析方法的灵敏度及分析结果的精密度和准确度。这对于生物材料及其他复杂的环境样品中待测组分的分析特别合适。SFE 预处理技术还存在一些不足:它的萃取对象多数仍局限于非极性或弱极性物质,对含有羟基、羧基等极性基团的物质则难以萃取或无法萃取,尽管可用加入其他试剂的方法来提高萃取剂的极性,增大对极性物质的溶解度,但应用范围依然十分有限;对于食品中的糖、氨基酸、蛋白质、核酸及纤维素等分子量较大的物质的分析,用超临界流体萃取预处理样品也不甚理想。如何将其萃取范围扩大到极性物质甚至离子型物质,是超临界流体萃取预处理技术有待突破的一个重要问题。

第十一节　吹扫捕集技术

　　1974 年 Bellar 和 Lichtenberg 首次发表了有关吹扫捕集色谱法测定水中挥发性有机物的论文。吹扫捕集技术适用于从液体或固体样品中萃取出沸点小于 200℃、溶解度小于 2% 的挥发性及半挥发性有机物。吹扫捕集法处理样品不使用有机溶剂,对环境不造成二次污染,而且取样量少、富集效率高、受基体干扰小且容易实现在线检测,因此一直受到分析化学界的重视。

一、吹扫捕集技术原理与实验技术

吹扫捕集(purge-and-trap)是气相萃取的一种方式。氮气、氦气或其他惰性气体连续通过样品,将其中的挥发性组分萃取后在吸附剂或冷阱中捕集,再进行分析测定,因而是一种非平衡态的连续萃取。其过程为用氮气、氦气或其他惰性气体以一定的流量通过液体或固体进行吹扫,吹出所要分析的痕量挥发性组分后,被冷阱中的吸附剂所吸附,然后加热脱附进入气相色谱系统分析。由于气体吹扫破坏了密闭容器中气、液两相的平衡,使挥发性组分不断地从液相进入气相而被吹扫出来,即在液相顶部的任何组分的分压都为零,从而使更多的组分从液相逸出进入气相,因此,吹扫捕集比静态顶空法更适用于痕量组分的分析。

吹扫捕集气相色谱法分析流程如图 6-10。六通阀的作用是吸附和脱附,吸附剂管外面用管式电炉进行加热脱附,若需要在低温下吸附时,可把吸附管置于冷阱中。在吸附管加热脱附时,毛细管放入装有液氮的瓦瓶中,这样可以把组分集中在分析柱的柱头,提高分析柱的分析能力。

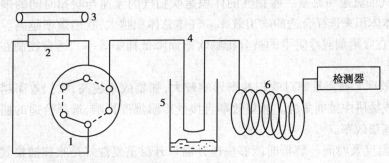

1.六通阀;2.吸附剂管;3.管式电炉;4.冷柱头;5.杜瓦瓶;6.气相色谱柱。

图 6-10 吹扫捕集气相色谱分析流程

吹扫捕集气相色谱分析步骤是:①取一定量的样品放入到吹扫瓶中;②吹扫气经过硅胶、分子筛和活性炭干燥净化后,以一定流量通入吹扫瓶;③吹扫出的组分保留于吸附剂或冷阱中;④打开六通阀,吸附管置于气相色谱的分析流路;⑤吸附管加热进行脱附,挥发性组分被吹出后进入气相色谱分析柱;⑥进行色谱分析。吹扫捕集技术与其他无溶剂样品前处理方法的比较见表 6-4。

表 6-4 吹扫捕集技术与其他无溶剂样品前处理方法的比较

前处理方法	吹扫捕集技术	超临界流体萃取	膜萃取
原理	利用物质的挥发性	利用超临界流体密度高、黏度小及对压力变化敏感的特性	利用膜的吸附作用
分析对象	挥发性有机物	烃类及非极性化合物	挥发及半挥发性物质
萃取相	气体	CO_2、氨、水等	高分子膜、中空纤维
优点	取样量少、富集效率高、受基体干扰小、对环境友好	简单迅速、设备要求低、绿色环保	富集倍数高、净化效率高、有机溶剂用量少、成本低
缺点	易形成泡沫,使仪器超载	加热会使热敏性物质性质改变	待测物受膜限制较大

二、吹扫效率的影响因素

吹扫效率是指在吹扫捕集过程中,被分析组分能被吹出回收的百分率。影响吹扫效率的因素主要有吹扫温度、样品的溶解度、吹扫气的流速和流量、捕集效率和解吸温度及时间等。

1. 吹扫温度　蒸汽压是吹扫时施加到固体或液体上的压力,它依赖于在吹扫温度下蒸汽相与液相组分之比。吹扫温度提高相当于蒸汽压提高,因此吹扫效率也会提高。在吹扫含有高水溶性的组分时,吹扫温度对吹扫效率影响更大。但温度过高,带出水蒸气量增加,不利于下一步吸附,给非极性的气相色谱分离也带来困难,水对火焰类检测器也具有淬灭作用,所以一般选50℃为常温温度。高沸点强极性组分,可以设置更高的吹扫温度。

2. 样品的溶解度　组分在水中的溶解度越高,吹扫效率越低。水溶性高的组分,提高吹扫温度能提高吹扫效率。另外,盐效应能够改变有机组分的溶解度,因而,可以通过加入盐来改变样品的溶解度。通常盐的含量大约为15%~30%,但不同的盐对吹扫效率的影响也不同。

3. 吹扫气的流速和流量　吹扫气的体积是吹扫气的流速与吹扫时间的乘积。通常可以用控制气体体积来选择合适的吹出效率。气体总体积越大,吹出效率越高。但总体积越大,会将捕集在吸附剂或冷阱中的被分析物吹落而降低捕集效率。通常控制在400~500ml之间。

4. 捕集效率　捕集效率对吹扫效率影响较大,捕集效率越高,吹扫效率越高。吹出物是在吸附剂或冷阱中被捕集的。捕集效率直接受冷阱温度影响,选择合适的捕集温度可以得到最大的捕集效率。

5. 解析温度及时间　解析时能够快速升温且升温重复性好是吹扫捕集气相色谱分析的关键,它影响整个分析方法的准确度和可重复性。较高的解析温度能够更好地将挥发性物质送入气相色谱,从而得到较窄的色谱峰,因此,一般都选择较高的解析温度。水中的有机物(主要是芳烃和卤化物),解析温度通常采用200℃。一旦解析温度确定,解析时间越短,获得的色谱峰越对称。

三、吹扫捕集技术的应用

由于吹扫捕集技术灵敏度高,因此广泛用于环境、食品、临床化验等挥发性有机化合物的样品前处理。美国国家环保局和日本新的国家标准多采用吹扫捕集作为样品前处理技术。特别是随着商业化吹扫捕集仪器的广泛使用,吹扫捕集法在挥发性有机物分析中起着越来越重要的作用。

（高　蓉）

参 考 文 献

[1] 杨铁金.分析样品预处理及分离技术.2版.北京:化学工业出版社,2018.
[2] 王崇臣.环境样品前处理技术.北京:机械工业出版社,2017.
[3] 康维钧.卫生化学.8版.北京:人民卫生出版社,2017.
[4] 江桂斌.环境样品前处理技术.2版.北京:化学工业出版社,2016.
[5] 张文清.分离分析化学.2版.上海:华东理工大学出版社,2016.

［6］　密特拉. 分析化学中的样品制备技术. 北京：中国人民公安大学出版社,2015.

［7］　胡永红,李凤珠,韩曜平. 生物分离工程. 武汉：华中科技大学出版社,2015.

［8］　戴猷元,王运东,王玉军,等. 膜萃取技术基础. 北京：化学工业出版社,2015.

［9］　吴采樱. 固相微萃取. 北京：化学工业出版社,2012.

［10］　陈小华,汪群杰. 固相萃取技术与应用. 北京：科学出版社,2010.

［11］　杜晓燕. 现代卫生化学. 2 版. 北京：人民卫生出版社,2009.

［12］　张国华,赖卫华,金晶,等. 免疫亲和色谱的原理及其在食品安全检测中的应用. 食品科学,2007,28（10）:577-581.

［13］　邵秀金,刘曙照,冯大和,等. 免疫亲和色谱及在农药残留分析中的应用. 农药学学报,2003,5(4):9-14.

［14］　Muscarella M. ,Magro S L,Palermo C,et al. Validation according to European Commission Decision 2002/657/EC of a confirmatory method for aflatoxin M1 in milk based on immunoaffinity columns and high performance liquid chromatography with fluorescence detection. Anal Chim Acta,2007,594(2):257-264.

［15］　Sanchez F C,Diaz A N,Herrera R G,et al. Development and characterisation of an immunoaffinity chromatographic column for the on-line determination of the pesticide triclopyr. Talanta,71(3):1411-1416.

［16］　韦林洪,王莲,刘曙照. 稻米中三唑磷残留免疫亲和色谱——高效液相色谱分析. 中国农业科学,2006,39(5):941-946.

［17］　江桂斌,刘维屏. 环境化学前沿. 北京：科学出版社,2017.

［18］　邵秀梅,王琳玲,黄卫红,等. 亚临界水萃取技术应用于环境样品预处理. 理化检验——化学分册,2005,41(8):614-624.

［19］　Bellar A,Lichtenberg J. The determination o f volatile organic compounds in water at the μg/L level in water by gas chomatography. J. Amer. Water WorksAs. ,1974,66:739.

［20］　American Public Health Association,American Water Works Association,Water Environment Federation. Standard Methods for the Examination of Water and Wastewater 20th Edition. Washinton,DC,1998.

第三篇

分子光谱分析法

第七章

紫外-可见分光光度法

紫外-可见分光光度法(ultraviolet-visible spectrophotometry, UVS)是根据物质分子对紫外或可见光区电磁辐射的吸收特征和吸收程度而建立起来的定性、定量及结构分析方法。在紫外光区(波长200~400nm)测定称为紫外分光光度法,在可见光区(波长400~760nm)测定称为可见分光光度法。

紫外-可见分光光度法具有灵敏度较高(可测 $10^{-7} \sim 10^{-4}$ g/ml 的微量组分),准确度较好(相对误差1%~2%),仪器结构简单,价格低廉,操作简便快速,易于掌握和推广等优点,因而是预防医学、卫生检验、医学检验、临床医学、药物分析、食品分析、环境保护、生命科学等领域广泛采用的一种仪器分析方法。

第一节 紫外-可见分光光度法基本原理

一、紫外-可见吸收光谱的形成

(一) 分子对电磁辐射的选择性吸收

光是一种电磁辐射(electromagnetic radiation),是一种以巨大速度通过空间传播的光量子流。光具有微观粒子的波动性和粒子性,即波粒二象性。

当辐射通过固体、液体或气体等透明介质分子时,电磁辐射的交变电场导致分子的外层电子相对原子核的振荡,致使这些分子发生周期性的极化。若入射的电磁辐射能量(E)正好与分子基态与激发态之间的能量差(ΔE)相等,分子就会选择性吸收该辐射能由基态跃迁至激发态,产生吸收光谱。

$$\Delta E = E_2 - E_1 = h\nu = \frac{hc}{\lambda} \qquad \text{(式 7-1)}$$

式中,E_1 为分子基态的能量;E_2 为分子激发态的能量;h 为 Plank 常数 6.626×10^{-34} J·s;ν 为频率;c 为光速 2.998×10^8 m/s。

测定某一溶液对不同波长单色光的吸收程度(用吸光度表示),以波长为横坐标,以吸光度为纵坐标绘图,所描绘的图形称为吸收光谱(absorption spectrum),又称为吸收曲线(absorption curve)。如图7-1所示,吸收程度最大处所对应的波长称为最大吸收波长(maximum absorption wavelength, λ_{max})。吸收光谱的特征(形状和 λ_{max})是定性分析的依据之一;在定量分析中,则通过吸收光谱选择适宜的测定波长,一般选用 λ_{max},以获得最佳的测定灵敏度和准确度。

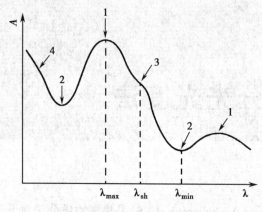

1. 吸收峰；2. 谷；3. 肩峰；4. 末端吸收。

图 7-1　吸收光谱示意图

（二）紫外-可见吸收光谱的主要跃迁类型

1. **有机化合物的电子跃迁类型**　许多有机化合物吸收紫外-可见光辐射后发生电子能级跃迁，产生吸收带。当有机化合物吸收了紫外或可见光后，分子单键中的 σ 电子、双键中的 π 电子和 O、N、X 或 S 等杂原子上未成键的孤对电子即 n 电子都有可能跃迁到能级较高的 σ^* 或 π^* 轨道上。

有机化合物分子中电子跃迁通常有以下四种类型：①$\sigma \rightarrow \sigma^*$ 跃迁：实现 $\sigma \rightarrow \sigma^*$ 跃迁所需的能量最大，所吸收的辐射波长一般小于 150nm，位于远紫外区。超出一般紫外分光光度计的检测范围，因此，一般不讨论由 $\sigma \rightarrow \sigma^*$ 跃迁所引起的吸收谱带。②$n \rightarrow \sigma^*$ 跃迁：含有非成键 n 电子的杂原子（如—OH、—NH_2、—X 等基团）的饱和烃衍生物则发生这种跃迁。实现 $n \rightarrow \sigma^*$ 跃迁所需的能量比 $\sigma \rightarrow \sigma^*$ 跃迁小，最大吸收波长一般在稍低于 200nm 的区域内。由于 $n \rightarrow \sigma^*$ 跃迁产生的吸收峰多为弱吸收峰，在紫外区仍不易观察到这类跃迁。③$\pi \rightarrow \pi^*$ 跃迁：孤立的 $\pi \rightarrow \pi^*$ 跃迁的最大吸收波长一般在 200nm 附近，$\pi \rightarrow \pi^*$ 跃迁的能量随着 π-π 共轭程度的增大而减少，吸收峰向长波方向移动（红移）。共轭双键中 $\pi \rightarrow \pi^*$ 跃迁所产生的吸收带称为 K 带，其主要特点是摩尔吸光系数值一般大于 10^4，属于强吸收。④$n \rightarrow \pi^*$ 跃迁：实现 $n \rightarrow \pi^*$ 跃迁所需的能量最小，因此，其最大吸收波长一般在近紫外区。含有杂原子的不饱和键化合物（含 >C=O、—C≡N 等）都会发生这类跃迁。由 $n \rightarrow \pi^*$ 跃迁产生的吸收带称为 R 带，其主要特点是吸收弱，摩尔吸光系数值一般小于 100。

在上述四类跃迁中，$\pi \rightarrow \pi^*$、$n \rightarrow \pi^*$ 跃迁所需能量在紫外或可见光区，吸收的波长可用紫外-可见分光光度计测定。$\pi \rightarrow \pi^*$ 跃迁与 $n \rightarrow \pi^*$ 跃迁有两个显著差别：①摩尔吸光系数不同。$\pi \rightarrow \pi^*$ 跃迁的摩尔吸光系数很大，单个不饱和键的摩尔吸光系数在 10^4 左右；而 $n \rightarrow \pi^*$ 跃迁的摩尔吸光系数很小，一般在 $10 \sim 100$ 范围内。②溶剂的极性对这两种跃迁吸收峰波长的影响不同。当溶剂的极性增加时，$\pi \rightarrow \pi^*$ 跃迁所产生的吸收峰向长波长移动，称长移（红移）；而 $n \rightarrow \pi^*$ 跃迁所产生的吸收峰随溶剂的极性增加则向短波长移动，称短移（蓝移或紫移）。在 $\pi \rightarrow \pi^*$ 跃迁的情况下，激发态 π^* 的极性比基态 π 强，极性溶剂使激发态 π^* 的能量比 π 的能量降低更多，$\pi \rightarrow \pi^*$ 跃迁较容易，因而使吸收峰红移。而在 $n \rightarrow \pi^*$ 跃迁中，非成键 n 电子在基态时与极性溶剂容易形成稳定的氢键，引起 n 轨道能量降低，使跃迁时所需能量增加则变得不易发生，从而使吸收峰蓝移。这种溶剂效应提示，在有机化合物的紫外吸收光谱测定中，应根据具体情况选择适当的溶剂。

2. **无机化合物中主要的电子跃迁类型**　与某些有机物相似，无机化合物可在电磁辐射的照射下，产生无机化合物的电子光谱，其电子跃迁形式一般分为两大类。

（1）配位场跃迁：按照晶体场理论，某些过渡金属或镧系和锕系元素形成的配合物，在配体的配位场作用下，镧系和锕系元素能量相等的 f 轨道或过渡金属元素能量相等的 d 轨道分裂成能量不等的 f 轨道或 d 轨道，在光能激发下，低能态 f 电子或 d 电子跃迁到高能态的 f

轨道或 d 轨道上的跃迁,产生配位场吸收带。此类跃迁吸收峰波长受配位体的影响比较大,摩尔吸光系数一般小于 100。

(2) 电荷迁移跃迁:指金属配合物中电子从配位体(电子给予体)的轨道跃迁到中心离子(电子接受体)轨道上的跃迁,产生电荷迁移吸收带。此类跃迁的摩尔吸光系数一般大于 10^4,测定灵敏度高,常利用电荷迁移跃迁产生的吸收测定金属离子的含量。

二、光吸收定律

Lambert 研究得出:溶液对光的吸光度与液层厚度 b 呈正比,称为 Lambert 定律。Beer 研究得出:溶液对光的吸光度与溶液浓度 c 呈正比,称为 Beer 定律。若综合考虑吸光度与液层厚度 b 和溶液浓度 c 的关系,即将两定律合并便得到 Lambert-Beer 定律:当一束平行的单色光照射到吸光物质的溶液中,溶液的吸光度与溶液的浓度及液层厚度的乘积呈正比。其数学公式表述为

$$A = \lg \frac{I_0}{I_t} = Kbc \qquad (式7-2)$$

Lambert-Beer 定律是光吸收的基本定律,是分光光度法定量分析的依据。

式(7-2)中的比例系数 K 值,与吸光物质的性质、入射光波长及溶剂等因素有关。当浓度 c 用 mol/L,液层厚度 b 用 cm 为单位时,K 用符号 ε 表示,称为摩尔吸光系数,其单位为 L/(mol·cm)。ε 是吸光物质在一定波长和溶剂条件下的特征常数,可作为定性参数之一。在定量分析中,可用 ε 值评价方法的灵敏度,ε 值愈大,表示测定的灵敏度愈高。当 c 以 g/L,b 以 cm 为单位时,K 用 a 表示,称为吸光系数,单位为 L/(g·cm)。

三、偏离 Lambert-Beer 定律的因素

(一) Lambert-Beer 定律成立的条件

Lambert-Beer 定律在入射光为平行的单色光、溶液均匀、吸光粒子(分子或粒子)的行为互不影响的条件下才严格成立。实际上有些条件难以达到,如不能获得单一波长的光,溶液中粒子的电荷分布相互影响,将改变粒子的吸光能力。因此,Lambert-Beer 定律在应用时有一定的局限性。

(二) 影响 Lambert-Beer 定律成立的因素

1. 非单色光 光吸收定律只有在入射光为单色光的情况下才能成立。但分光光度计的光源经单色器分光时,由于单色器分辨率的限制及仪器的狭缝必须保持一定的宽度才能得到足够的光强度,因此,由单色器获得的光并不是严格意义上的单色光,而是包含一定波长范围的有限宽度的谱带,是以 λ_0(中心吸收波长)为中心的一种狭窄波长范围的复合光。对于带宽为 $\Delta\lambda$ 的单色光,测得的吸光度一般小于 λ_0 处的真实吸光度值,产生负偏离。

光谱带宽间接表示分光光度计的狭缝宽度,其定义式为

$$SBW = \frac{d\lambda}{dL} \times b \qquad (式7-3)$$

式(7-3)中,SBW 为光谱带宽,单位为 mm,$\frac{d\lambda}{dL}$ 为单色器的线色散率的倒数,单位为 $\frac{nm}{mm}$,即 $d\lambda$ 以 nm 为单位,dL 以 mm 为单位,b 为狭缝宽度,代表分光光度计的机械狭缝宽度(通

常仪器厂商不直接给出,具有一定的保密性),单位为 mm。

单色器的线色散率 $\dfrac{dL}{d\lambda}$ 的定义式为

$$\frac{dL}{d\lambda} = \frac{mf}{d}\cos q \tag{式7-4}$$

式(7-4)中,$\dfrac{dL}{d\lambda}$ 为单色器的线色散率,f 为单色器物镜的焦距,m 为光谱级数,d 为光栅常数,q 为衍射角。

为了减小非单色光的影响,应选用较纯的单色光(即尽可能窄波长范围的复合光);同时选择吸收曲线上 λ_{max} 作为测定波长,以提高灵敏度,减小对 Lambert-Beer 定理的偏离。

2. 杂散光 从单色器得到的光,有些与所需单色光的波长相隔较远而不在谱带宽度范围内,这种光称为杂散光。杂散光是紫外可见分光光度计的主要分析误差来源。杂散光主要是由光栅、外光路及单色器内壁散射等原因产生。仪器的绝大部分杂散光来自光栅,其使分析测试的吸光度变小,特别在高浓度时,杂散光的影响更为严重,导致偏离 Lambert-Beer 定律。另外,由于物质在某些介质中分散为许多微小的粒子,这些粒子会对入射光产生散射。粒子浓度越大,散射越严重,使透射光强度降低,吸光度增大,偏离 Lambert-Beer 定律。

3. 溶液浓度 当溶液处于高浓度时,吸光物质分子或离子间的平均距离缩小,它们之间的电荷分布将互相影响,从而改变了对光的吸收能力,使吸光度与浓度之间的线性关系发生改变。

4. 体系均匀性 当待测溶液为胶体溶液、乳浊液或悬浮液时,入射光通过溶液后,除了一部分光被待测物质吸收之外,还会有少部分光因折射、散射或反射而改变方向被损失掉,从而使透过光的强度减弱,实测的吸光度增加;当悬浊液发生沉淀时,又会使透过光强度增加,吸光度减少。这些情况都会导致偏离 Lambert-Beer 定律。

5. 化学因素 溶液中的化学反应,如吸光物质发生离解、缔合、互变异构、配位或配合物组成变化等,都可改变其浓度,从而导致偏离 Lambert-Beer 定律。

第二节 紫外-可见分光光度计

紫外-可见分光光度计(ultraviolet-visible spectrophotometer)的型号很多,应用广泛。仪器的基本组成可分为光源、单色器、吸收池、检测器、显示系统等五个部分。分光光度计的类型一般根据仪器的结构分为单光束紫外-可见分光光度计、双光束紫外-可见分光光度计、双波长紫外-可见分光光度计等类型。

一、单光束紫外-可见分光光度计

单光束紫外-可见分光光度计的光学系统示意图如图 7-2 所示。此类仪器只有一束单色光、一个吸收池、一个光电转换元件。从单色器出来的单色光进入吸收池后,透射出来的光进入检测器被检测,所得的电信号经放大后由显示系统显示出来。单光束紫外-可见分光光度计受光源稳定性影响较大,再者杂散光、光度噪声、光谱带宽等对其测定也有影响,因此,分析测定误差较大。

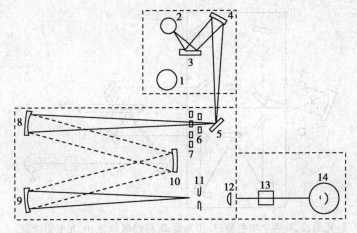

1.氘灯;2.钨灯;3,5.平面反射镜;4.聚光镜;6.进口狭缝;7.滤光
系统;8,9.球面反射镜;10.光栅;11.出口狭缝;12.透镜;13.吸收
池;14.光电倍增管。

图 7-2　单光束紫外-可见分光光度计的光学系统示意图

二、双光束紫外-可见分光光度计

双光束紫外-可见分光光度计的光学系统示意图如图 7-3 所示。由图看出,此类仪器有两个单色器、两个吸收池、一个光电转换元件。从单色器出来的一束单色光通过切光器分解为两束强度相同的光束,交替通过参比池及样品池,其透过光又通过切光器交替照到同一检测器上,然后检测器在不同的瞬间接收和处理参比信号和样品信号,其信号差再通过对数转换变为吸光度,由显示系统显示出来。双光束分光光度计能消除光源强度变化对分析的影响,准确度较高。

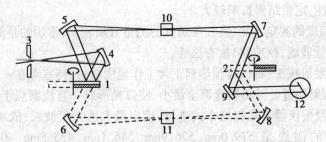

1,2.同步切光器;3.单色器出光狭缝;4,5,6,7,8.凹透镜;
9.平面镜;10,11.参比与样品吸收池;12.光电倍增管。

图 7-3　双光束紫外-可见分光光度计示意图

三、双波长紫外-可见分光光度计

双波长紫外-可见分光光度计的光学系统示意图如图 7-4 所示。双波长分光光度计装有两个单色器,光源发出的光被分成两束光,分别经过两个单色器,得到两个波长的单色光,经切光器控制,交替通过同一个装有待测溶液的吸收池,测得待测溶液对两个波长单色光的吸光度差。由于不用参比溶液,因此可以消除因吸收池不匹配及参比溶液与样品溶液基体差异等造成的误差。

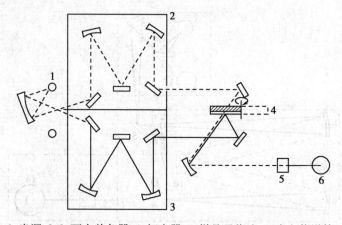

1. 光源; 2, 3. 两个单色器; 4. 切光器; 5. 样品吸收池; 6. 光电倍增管。

图 7-4 双波长紫外-可见分光光度计的光学系统示意图

四、仪器技术指标的测试方法与仪器评价

（一）仪器技术指标的测试方法

紫外-可见分光光度计的稳定可靠与仪器的技术指标密切相关,在实际工作中,须对新安装仪器的主要技术指标进行全面检测,对已使用过的仪器,也要定期检测其技术指标,以保证仪器在最佳状态下运行。

1. 波长准确度

（1）波长准确度的表示方法:波长准确度是指仪器波长指示器上所指示的波长值与实际输出的波长值间的符合程度,用波长的实际测定值与理论值的差值表示。波长误差主要取决于仪器设计制造误差及仪器搬动后使波长装置部件与出射狭缝间的相对位置发生变化引起的误差,对定性、定量结果影响较大。

（2）波长准确度的测定方法:波长准确度的测量方法较多,常用的是低压汞灯发射线法和稀土玻璃(如镨钕玻璃、钬玻璃)检查法等。

1）低压汞灯发射线法:将仪器预热到正常工作温度后,保持室温在一定范围,将汞灯置于靠近单色器的入射狭缝处并将狭缝调至最小,使弧光形成一直线聚焦于入射狭缝,以最慢速度扫描,全部测量按仪器正常扫描方式进行,读出最大透光度波长,依顺序逐一核对谱带的位置。最常用的谱线是 579.0nm、576.9nm、546.1nm、435.8nm、404.5nm、364.9nm、253.7nm。对光栅分光光度计,全波段的波长误差一般不应超过 ± 1nm;对棱镜分光光度计,低于 400nm 时,不大于 ± 1nm,高于 400nm 时,不大于 ± 2nm,如果超过上述指标,应按说明书规定步骤进行校正。

2）镨钕玻璃检查法:在可见光区校正波长最简便的方法是绘制镨钕玻璃吸收光谱,如图 7-5 所示,通常采用 573nm 和 586nm 的双峰谱线进行波长校正。

2. 光度准确度

（1）光度准确度的表示方法:光度准确度(photometric accuracy)用吸光度准确度(ΔA)或透射比准确度(ΔT)表示。国际上绝大多数国家用吸光度的准确度表示,是指标准样品在 $\lambda_{\max}$ 处吸光度的测定值与真值之间的偏差。偏差越小,准确度越高。

（2）光度准确度的测定方法:选用纯度高、稳定性好的物质作为测试光度准确度的材

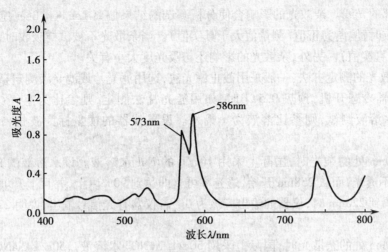

图 7-5　镨钕玻璃滤光片的吸收光谱图

料,最常用的是铬酸钾(K_2CrO_4,一般在碱性溶液中)、重铬酸钾($K_2Cr_2O_7$,一般在酸性溶液中)、硝酸钾、中性滤光片等,其中以铬酸钾溶液应用最普遍。在25℃时,把 0.040g 铬酸钾溶解在 1L 0.05mol/L KOH 溶液中,将该溶液盛放在 1cm 的吸收池内,测定其在不同波长下的吸光度,结果列于表7-1。注意若溶液中含杂质,则对吸光度有影响。这种校正方法适用于紫外-可见光区。

表 7-1　铬酸钾溶液的吸光度

波长/nm	吸光度	波长/nm	吸光度	波长/nm	吸光度	波长/nm	吸光度
220	0.455 9	300	0.151 8	380	0.928 1	460	0.017 3
230	0.167 5	310	0.045 8	390	0.684 1	470	0.008 3
240	0.293 3	320	0.062 0	400	0.387 2	480	0.003 5
250	0.496 2	330	0.145 7	410	0.197 2	490	0.000 9
260	0.634 5	340	0.314 3	420	0.126 1	500	0.000 0
270	0.744 7	350	0.552 8	430	0.084 1		
280	0.723 5	360	0.829 7	440	0.053 5		
290	0.429 5	370	0.991 4	450	0.032 5		

3. 光度重复性

(1) 光度重复性的表示方法:光度重复性又称光度精密度,指多次测量(一般3~5次)中的最大值与最小值之差。光度重复性反映紫外-可见分光光度计分析测试结果的可靠性。

(2) 光度重复性的测定方法:仪器冷态开机(即关机后2小时后开机),预热0.5小时,由同一操作者对选择的一个标准样品或自选的其他样品进行光谱扫描3~5次,然后在图谱上选择几个特征吸收峰,计算各峰值的最大值与最小值之差,其中最大的峰-峰差值代表仪器的光度重复性。人们常常将光度准确度和光度重复性的测定在一次操作中完成。

4. 杂散光

(1) 杂散光的表示方法:杂散光是指在给定波长的接收光线中混杂有不属于入射线光

束或通带外部的光线。杂散光的影响会使分析测试的结果偏离 Lambert-Beer 定律。当杂散光被试样吸收时,偏离为正值(测量值大于真实值)。当杂散光不被试样吸收时,偏离为负值(测量值小于真实值)。另外,杂散光的影响还与吸光度大小有关。

(2) 杂散光的测定方法:一般采用截止滤光法,选用滤光片或滤光液测定杂散光。其测试方法是:仪器冷态开机,预热 0.5 小时,如用滤光片法测定,则参比为空气;如用滤光液 NaI、$NaNO_2$ 水溶液测试,则参比溶液为蒸馏水。设置仪器的横坐标为波长(nm),纵坐标为 $T\%$。

测试 220nm 处的杂光时,国际上采用 10g/L 的 NaI 水溶液。该水溶液的光谱特性为:$0\sim258nm$ 处不透光,而从 258nm 开始,透光率可立即达到 90% 以上,并且上升坡度很陡。将仪器的波长调到 220nm 时,仪器的输出应该为 0。若仪器有光信号输出,说明 220nm 处有杂散光。

测试 340nm 处的杂散光时,国际上采用 50g/L $NaNO_2$ 水溶液。50g/L $NaNO_2$ 水溶液的光谱特征为:$0\sim385nm$ 处不透光,而从 385nm 处开始,透光率可达 90% 以上,并且上升坡度很陡。将仪器的波长调到 340nm 时,仪器的输出应该为 0,若仪器有光信号输出,这就是 340nm 的杂散光。

5. 光度噪声

(1) 光度噪声的表示方法:光度噪声是仪器的一种随时间而变化、但又是随机的输出信号。它是紫外可见分光光度计分析误差的主要来源之一,直接影响仪器的信噪比和检出限。目前国际上采用吸光度和透射比表示光度噪声。

(2) 光度噪声的测定方法:目前国际上的测试方法是:仪器冷态开机,预热 0.5 小时后,试样和参比比色皿均为空气,设置吸光度为 0、光谱带宽为 2nm、波长为 500nm。将仪器从长波到短波,进行 1 小时的时间扫描。在 1 小时内,任取 10 分钟的测试数据,求出峰-峰值,以 10 分钟内最大的峰-峰值作为 500nm 处的光度噪声。光度噪声的大小只影响仪器在 500nm 处的检测下限,它主要作为评价仪器好坏的依据之一。目前国际上高档的紫外-可见分光光度计的光度噪声(吸光度峰-峰值)为 ±0.000 2。

6. 基线平直度

(1) 基线平直度的表示方法:基线平直度是指仪器在全波长范围内每个波长上的噪声,用最大的峰-峰值表示。

(2) 基线平直度的测定方法:目前国际上对紫外可见分光光度计的基线平直度的测试方法一般是冷态开机,预热 0.5 小时后,试样和参比比色皿均为空气,光谱带宽为 2nm,吸光度值为 0,从长波向短波方向对仪器进行全波长慢速(或中速)扫描。而后,在全波长范围内,找出峰-峰值中最大的一点,作为该仪器的基线平直度。基线平直度限制了仪器实际可使用的波长范围,影响仪器波长范围内的检测下限,在低浓度测定时是分析误差的主要来源。

7. 光谱带宽

(1) 光谱带宽的表示方法:光谱带宽(spectral band width)以从单色器射出的单色光(实际上是一条光谱带)最大强度的 1/2 处的谱带宽度表示。它与狭缝宽度、分光元件、准直镜的焦距有关。

(2) 光谱带宽的测试方法:目前国际上对光谱带宽的测试方法一般采用谱线轮廓法。选用某些光源的特征光谱,对其进行光谱扫描,绘出该谱线的轮廓,其半高峰宽度即为光谱带宽。

用于光谱带宽测试的光源一般为线光谱光源。并且要求它在离被测的谱线附近20nm的范围内最好没有其他谱线。一般紫外可见分光光度计的制造者在测试仪器的光谱带宽时,多选用Hg灯;因为它的546.1nm、253.7nm等特征线在其前后20nm以内,都没有其他谱线,是紫外可见分光光度计光谱带宽测试最好的光源。

8. 稳定性　一般用基线漂移和光度重复性表示。基线漂移测定法:仪器开机预热30分钟后,设置仪器的参数分别为试样和参比比色皿均为空气,吸光度为0,光谱带宽为2nm,扫描方式为时间扫描,连续测试30分钟;取30分钟内吸光度的最大与最小值之差为基线漂移。光度重复性的测定方法同"3"所述。

(二) 仪器的评价

紫外-可见分光光度计是分析仪器的重要组成部分,是使用最多、覆盖面最广的一类分析仪器,目前已是光、机、电、计算机四位一体的技术密集型高科技产品,型号很多。评价和选择一台紫外-可见分光光度计主要从其适用性、可靠性、智能性、经济性、美学性、工艺性等方面考虑。

1. 适用性　紫外-可见分光光度计的适用性就是指仪器能满足使用要求的程度。仪器的技术指标决定其使用性。如在一般的相对测量的定量分析中,仪器的波长准确度就不是很重要,而在发表研究论文、对试样进行比较测定时,波长准确度就很重要,以便重复。光度噪声限制分析测定的下限,当仪器的噪声一定时,被分析试样的浓度越低,测定的误差就越大。因此,对于检测试样的浓度比较低的领域应选择噪声小的仪器。对光谱带宽有明确要求(如药检行业要求光谱带宽在2nm以下)的行业,应选择光谱带宽可调的仪器。

2. 可靠性　仪器的可靠性通过光度准确度、故障率及稳定性等几方面进行评价。光度准确度是仪器可靠性的重要内容,应重点考察。仪器的故障率越小越好,但仪器的电子元器件不能无限期使用而不出故障,所以仪器使用到一定年限是会出故障的。仪器性能的稳定期一般为8年左右,使用年限较长久的仪器要进行检验和维修。稳定性通过基线漂移指标反映,基线漂移越小,稳定性越好。

3. 智能性　指紫外-可见分光光度计的自动化程度。一些高档的仪器,自动化程度很高,仪器开机、自检、数据处理、结果打印等全部由计算机完成。仪器开机后进行全方位的自检,一方面可及时发现故障,便于维修。另一方面,可保证仪器在最佳状态下工作,避免人为操作误差,保证分析测试结果的可靠性。因此,评价和选择紫外-可见分光光度计时,要重视仪器的智能性。

4. 经济性　紫外-可见分光光度计的经济性是指仪器要物美价廉。通过性能价格比、功能价格比、使用成本价格比、质量价格比等进行综合考察评价仪器,要物美价廉,经济适用。

第三节　实验条件的选择和干扰的消除

一、实验条件的选择

有些物质在紫外或可见光区有较强的吸收,分析时,只需将样品制备成溶液,即可采用紫外-可见分光光度法测定待测组分。

由于大多数物质在紫外及可见光区没有吸收或吸收较弱,则不能直接进行分光光度法测定,通常选择适当的试剂与试样中的待测组分反应,将其转变成吸光系数较大的有色化合物,然后进行紫外-可见分光光度法测定。此种情况,必须选择较好的实验条件,以得到良好的测量灵敏度和准确度。

（一）显色反应条件的选择

将待测组分转变成有色化合物的反应,称为显色反应,所用的试剂称为显色剂。显色反应主要有配位反应、偶合反应、氧化还原反应等,其中配位反应应用较广。显色反应必须符合一定的要求,且在最优的条件下进行显色,才能获得满意的灵敏度和准确度。

1. 显色反应的要求　显色反应对分析测定的灵敏度及准确度影响很大,必须符合以下要求:

（1）待测组分应定量地转变成有色化合物,二者有确定的化学计量关系。

（2）反应生成的有色化合物的组成恒定、稳定,符合一定的化学式,且摩尔吸光系数要大（应大于 10^4）,以使测量的灵敏度高、重现性好、误差小。

（3）有色化合物与显色剂的颜色要有明显的差别,即显色剂的 ε_{max} 与生成物的 ε_{max} 差别要大,这样显色时的试剂空白值较小。

（4）反应选择性好,干扰少或干扰易消除。

2. 显色反应条件的选择　影响显色反应的因素较多,如显色剂用量、溶液酸度、显色温度、显色时间等,可通过试验确定显色反应条件。

（1）显色剂的用量:显色剂与待测组分转变成有色化合物的显色反应可表示如下:

$$\text{M} \quad + \quad \text{R} \quad \rightleftharpoons \quad \text{MR}$$
（待测组分）　　　（显色剂）　　　（有色化合物）

上述反应在一定程度上是可逆的。为了保证反应尽可能地进行完全,必须加入过量的显色剂。但有时过量太多,会使配合物组成改变,导致颜色减退,对测定不利。

显色剂用量可通过实验确定。绘制吸光度与显色剂加入量的关系曲线,选择吸光度值较大且已达到恒定所对应的显色剂用量。

（2）溶液的酸度:在显色反应中,控制溶液的酸度尤为重要。pH 对显色反应多个方面都有影响,主要包括对显色剂颜色、显色反应平衡、对金属离子存在状态等影响。

显色反应适宜的酸度则是通过实验来确定。方法是绘制 A-pH 曲线,选择 A 较大时所对应的 pH 范围。

（3）显色温度:一般显色反应在室温下就能迅速进行完全,但有的显色反应需要加热至一定的温度才能完成反应。合适的显色温度通过实验来确定,绘制 A-t（℃）曲线,选择 A 较大时所对应的温度进行显色反应。

（4）显色时间:各种显色反应速度和有色化合物的稳定性不同,显色溶液达到色调稳定、吸光度最大所需的时间有长有短,因此,必须通过试验确定适宜的显色时间。其方法是配制一份显色溶液,从加入显色剂开始计时,每隔几分钟测定一次吸光度,然后绘制 A-t（min）曲线,应在 A 保持较大的时间内完成测定。

（二）测定条件的选择

1. 测量波长的选择　一般根据待测组分的吸收光谱,选择最大吸收波长 λ_{max} 作为测量波长,以获得最高的测量灵敏度。

2. 吸光度读数范围的选择　任何分光光度计都有一定的测量误差,即光度误差。光度误差是指读数误差为单位百分透光率(即 $\Delta T\% = \pm 1$)时所引起的浓度相对误差$\left(\dfrac{\Delta c}{c}\right)$。在不同吸光度范围内,读数所引起的光度误差的大小不同。通过数学计算可知 $T\%$ 在 15%~65% 或 A 在 0.8~0.2 范围内,测定浓度的相对误差较小。因此,为得到较高的测量准确度,A 应在 0.2~0.8 范围内读数。在实际分析时,可通过控制溶液的浓度及选择适当厚度的吸收池使 A 在 0.2~0.8 范围内。对于精度高的分光光度计,透光率读数误差小于 0.01,由此引起的浓度相对误差会更小,此时吸光度读数范围可以比 0.2~0.8 宽。

(三)　参比溶液的选择

参比溶液(reference solution)也称空白溶液(blank solution)。测量试液的吸光度时,先用参比溶液调节透光率为 100%,以消除溶液中其他组分、吸收池和溶剂对入射光的反射和吸收所带来的误差。

1. 溶剂参比　当溶液中只有待测组分在测定波长下有吸收,而其他组分均无吸收时,可用纯溶剂作参比溶液,称为溶剂参比。

2. 试剂参比　如果除待测组分外,显色剂和其他试剂在测定条件下也有吸收时,则取与测定试液时所用的显色剂和其他试剂作为参比溶液(只是不加待测组分),称为试剂参比。

3. 试样参比　如果试样基体有颜色,而显色剂无颜色,并且也不与试样基体显色时,则用不加显色剂的试样溶液作为参比溶液,称为试样参比。

4. 平行操作参比　为了抵消在分析过程中引入的干扰物质的影响,可用不含待测组分的试样或溶剂或蒸馏水按照与试液完全相同的分析步骤进行平行操作,然后以所得的溶液作为参比溶液,称为平行操作参比。工作中也常以其他参比溶液为参比,测定出平行操作参比溶液的值,常称空白值,计算时用试液的测定值减去空白值。

二、干扰及其消除

样品组成一般比较复杂,样品溶液中的共存离子若本身有颜色,或能与显色剂生成有色化合物等都将对测定带来干扰,必须采取措施消除干扰。消除干扰的方法主要有以下几种。

(一)　控制酸度

控制溶液的酸度,使干扰离子不与显色剂作用。例如,用磺基水杨酸测定 Fe^{3+} 时,Cu^{2+} 与试剂生成黄色配合物则干扰测定。但控制 pH 在 2.5 左右,Cu^{2+} 则不与试剂显色,从而消除 Cu^{2+} 的干扰。

(二)　加入掩蔽剂

掩蔽剂与干扰离子生成无色配合物,这是常用的方法。例如,用丁二酮肟测定镍时,铁有干扰,可用柠檬酸作掩蔽剂以消除铁的干扰。

此外,还可以利用氧化剂或还原剂与干扰离子发生反应,从而改变干扰离子价态以消除干扰。例如,用铬天青 S 测定铝时,Fe^{3+} 干扰,可加入维生素 C(抗坏血酸),使 Fe^{3+} 还原为 Fe^{2+} 消除干扰。

(三)　改变测量波长

如测定含有 $K_2Cr_2O_7$ 的 $KMnO_4$ 溶液时,在 $KMnO_4$ 的最大吸收波长 525nm 处 $K_2Cr_2O_7$ 也有吸收,此时选择 545nm 为测量波长,即可消除 $K_2Cr_2O_7$ 的干扰。

（四）分离干扰离子

若采取上述几种方法不能消除干扰时,可采用沉淀或溶剂萃取等方法分离干扰离子以消除干扰。

（五）采用计量分析技术

有时可采用多波长分光光度法、导数分光光度法等分析技术消除干扰。

第四节　紫外-可见分光光度法的定性定量分析

一、定性分析

利用紫外-可见分光光度法对化合物进行定性分析时,须将待测试样和标准品用相同的溶剂配成浓度相近的溶液,以相同的条件分别测定其吸收光谱,然后比较两者吸收光谱的一些特征,如吸收峰数目和形状、最大吸收波长、摩尔吸光系数等,若两者非常一致,就可以基本上认为是同一种物质。如果得不到标准品,也可以与文献上的标准图谱进行对照、比较,但要注意其测定条件必须一致。

有机化合物的紫外吸收光谱的吸收带比较宽、数目少,当它们的结构及性质极其相近时,吸收光谱则非常相似甚至相同,因此,利用紫外-可见分光光度法对化合物进行定性分析有一定的局限性。

二、纯度检查

当纯物质与所含杂质的紫外吸收光谱有差别时,就可以用紫外-可见分光光度法检查物质的纯度。检测的灵敏度取决于两者的吸收系数。如维生素 C 在紫外光谱区域有吸收,其水溶液体系的 λ_{max} 为 265nm,0.01mol/L HCl 溶液体系的 λ_{max} 为 244nm。而杂质在此区域没有吸收。因此通过比较相同浓度试样和标样在最大吸收波长处的吸光度,从而确定试样中维生素 C 的含量。

若一种化合物在某一波段的紫外和可见光区域内无吸收或吸收很弱,而杂质有吸收时,则该化合物的生产精制应当进行到规定波长处的吸收系数降到最低时为止。中国药典中有些药物就是以此作为杂质限度检查的依据。此外,有些药物的杂质是通过比色法与杂质对照品比较进行控制的。

利用紫外分光光度法还可以检测 DNA 样品的纯度,当 DNA 样品中含有蛋白质、酚或其他小分子污染物时,会影响 DNA 吸光度的准确测定。DNA 在 260nm 处有较强的吸收,而蛋白质的特征吸收在 280nm 处,通常情况下同时检测 DNA 样品 260nm 处和 280nm 处的吸收度值 A_{260} 和 A_{280},可大致判断所提取的 DNA 纯度。A_{260}/A_{280} 的值在 1.7~1.9 之间,说明提取纯度较好;低于 1.7,说明提取的 DNA 中残留有较多的蛋白质或酚;若大于 2.0,说明有 RNA 污染或 DNA 链断裂。

三、定量分析

紫外-可见分光光度法主要用于定量分析,其定量依据是 Lambert-Beer 定律,定量方法主要有以下几种方法。

（一）标准曲线法

配制一系列（5~7 个）不同浓度的标准溶液，在待测物质的 λ_{max} 处，以适当的空白溶液作参比，逐一测定各溶液的吸光度 A。然后以浓度 c 为横坐标，A 为纵坐标，绘制标准曲线，或由试验数据求出直线回归方程及相关系数。

用同样方法配制待测试样的溶液，在相同条件下测定其吸光度 A_x，然后从标准曲线上查出与吸光度 A_x 相对应的试样溶液的浓度 c_x，或由直线回归方程计算 c_x。

（二）直接比较法

在相同条件下配制标准溶液 c_s 和待测试样溶液 c_x，分别测定它们的吸光度。根据光吸收定律得出：

$$c_x = \frac{A_x}{A_s} \times c_s \tag{式 7-5}$$

此法比较简便，但误差相对较大。使用时要注意前提条件，即标准曲线或工作曲线通过原点，分析时还要使 c_s 与 c_x 尽可能接近，以提高测定结果的准确性。

第五节　提高分析选择性和灵敏度的方法

紫外-可见分光光度分析法由于方法简单快速，设备价格低廉，具有较高的准确度和灵敏度等优点，使其在分析工作中占有重要的地位。但是建立在 Lambert-beer 定律基础上的经典单波长紫外-可见分光光度分析技术，无论是进行定性分析还是定量测定都要求待测试液必须是澄清、均一的溶液。

随着分析科学技术的发展，涌现出一些特殊的分光光度分析技术，如催化动力学分光光度法、胶束增溶分光光度法和固相分光光度法等，相对于其他的分析方法，催化动力学分光光度法操作方便，在灵敏度上高于普通光度法 2~4 个数量级，尤其近年来随着一些新的增敏剂应用显著提高了方法的灵敏度。胶束增溶分光光度法比普通分光光度法的灵敏度有较大程度的提高，摩尔吸光系数有的甚至高达 10^6 数量级。固相分光光度法使分离、富集、显色等步骤合为一体，具有简化分析手段、提高灵敏度和选择性的特点；与一般溶液分光光度法相比，其灵敏度可提高 2~3 个数量级；此外，利用固相载体的良好选择吸附富集的特性，从而明显增强该方法的选择性。这些特殊的分光光度分析技术大大提高了方法的灵敏度和选择性，简化了分析试验步骤，扩大了分光光度法的应用范围。

一、催化动力学分光光度法

动力学分光光度法是利用化学反应的速率与反应物、生成物或催化剂之间的定量关系，通过测量与反应速率成正比关系的物质的吸光度，进而求出待测物质的含量。

根据反应中是否有催化剂的存在可分为非催化动力学分光光度法和催化动力学分光光度法，用酶做催化剂时称之为酶催化动力学分光光度法。酶是生物化学催化剂，酶催化动力学分光光度法特效性强，不仅可用于测定酶的活性，也能用于测定底物、活化剂和抑制剂的浓度。

（一）动力学基础

1. 动力学速率方程

对一普通的二组分反应体系

$$dD + eE \rightarrow fF + gG$$

化学反应的速率 ν,可以用单位时间内反应物浓度的减少或产物浓度的增加来表示:

$$\nu = -\frac{dC_D}{dt} = -\frac{dC_E}{dt} = \frac{dC_F}{dt} = \frac{dC_G}{dt} \qquad (式 7\text{-}6)$$

式中 C_D、C_E、C_F、C_G 分别表示 D、E、F、G 的浓度。

在反应过程中,反应物的浓度逐渐减少,产物的浓度逐渐增大,因而在反应的不同瞬间反应速率是各不相同的。根据质量作用定律,当温度等条件不变时反应速率与该瞬间各反应物的浓度幂的乘积呈正比:

$$\nu = kC_D{}^d C_E{}^e \qquad (式 7\text{-}7)$$

式中 k 为速率常数,它与反应物的浓度无关,只与反应时的温度、反应物的本质及溶剂性质有关。

2. 反应级数 速率方程中反应物的方次之和称为该化学反应的反应级数,上述化学反应的级数为 $d+e$。

反应级数是研究物质浓度对反应速率影响的关键,当反应速率只受其他因素影响而与反应物浓度无关时(即 $d=0, e=0$),称为零级反应。其速率方程式为:

$$\nu = -\frac{dC_D}{dt} = k_0 C_D{}^0 C_E{}^0 = k_0 \qquad (式 7\text{-}8)$$

当反应速率与反应物浓度的一次方呈正比时(即 $d=1, e=0$),该反应称为一级反应,速率方程式为:

$$\nu = -\frac{dC_D}{dt} = k_1 C_D{}^1 C_E{}^0 = k_1 C_D \qquad (式 7\text{-}9)$$

一级反应在分析工作中应用十分广泛,因为只须简单的测定其反应速率,便可从速率-浓度的曲线上求得被测物质的浓度。对二级反应,加入过量的第二种反应物,便可使二级反应转变为假一级反应,从而使反应速率只与第一种反应物浓度有关而与其他的反应物无关,以此类推,多级反应都可以变为假一级反应。

(二) 基本原理

催化动力学分光光度法(spectrophotometry by catalytic kinetics)是以催化反应为基础、通过测定催化体系中指示物质(反应物或产物)的吸光度 A 来确定待测组分(催化剂)含量的方法。

运用催化动力学分光光度法测定某一物质的含量时,必须选择一个合适的反应,在一定的试验条件下,该反应的速率取决于待测物质的浓度,这样的反应称为该待测物质的指示反应。

1. 催化显色反应 设一显色反应在催化剂的催化下速度加快,指示反应为:

$$dD + eE \xrightarrow{\quad H \quad} fF + gG$$

若产物 F 为在紫外-可见区有吸收的化合物,则选择 F 为指示物质,根据质量作用定律,速率方程为：

$$v = \frac{dC_F}{dt} = K'C_D{}^d C_E{}^e C_H \qquad (式 7\text{-}10)$$

若只在占完成反应总时间的 1%～2% 的起始期间内测量反应速率数据，此时反应物 D、E 消耗不大，近似等于起始浓度，为常数，同时形成产物的量近似为零，可以忽略不计，催化剂 H 的量在反应前后不变也可视为常数。或者控制试验条件，使 C_D、C_E 的量很大，其浓度的改变可以忽略不计，即 C_D、C_E 为常数，与 K' 合并，则上式可变为：

$$\frac{dC_F}{dt} = K''C_H \qquad (式 7\text{-}11)$$

积分后得

$$C_F = K''C_H t \qquad (式 7\text{-}12)$$

产物 F 的吸光度 A 与其浓度 C_F 符合 Lambert-Beer 定律，即 $C_F = \dfrac{A}{\varepsilon b}$，代入上式得：

$$A = \varepsilon b C_F = \varepsilon b K''C_H t \qquad (式 7\text{-}13)$$

在试验条件一定时，ε、b 为常数，与 K'' 合并为 K，得

$$A = KC_H t \qquad (式 7\text{-}14)$$

(式 7-14) 为催化显色动力学分光光度法的定量依据。

2. 催化褪色反应　设一退色反应，指示反应为：

$$d\mathrm{D} + e\mathrm{E} \xrightarrow{\ \mathrm{H}\ } f\mathrm{F} + g\mathrm{G}$$

反应物 D 的颜色随着反应进行浓度减少而逐渐退色，在催化剂的催化下退色速度加快，D 的退色速率可表示为：

$$v = -\frac{dC_D}{dt} = K'C_D{}^d C_E{}^e C_H \qquad (式 7\text{-}15)$$

当 E 大量过量，反应物中 D 的浓度改变量可用仪器检测出来时，此时 C_E 可视为常数与 K' 合并，又通常设 $d=1$，则此反应为假一级反应，上式变为：

$$v = -\frac{dC_D}{dt} = K''C_D C_H \Rightarrow -\frac{dC_D}{C_D} = K''C_H dt \qquad (式 7\text{-}16)$$

上式积分得：

$$\ln \frac{C_{0D}}{C_D} = K''C_H t \qquad (式 7\text{-}17)$$

式中 C_{0D} 为反应物 D 的初始浓度，C_D 为退色反应进行到一定时间 t 时的浓度。

反应物 D 的吸光度 A 与其浓度 C_D 符合 Lambert-Beer 定律，即 $C_D = \dfrac{A}{\varepsilon b}$，设初始浓度 C_{0D} 对应的吸光度为 A_0，退色至 C_D 时的吸光度为 A_t，代入上式得：

$$\ln \frac{C_{0D}}{C_D} = K''C_H t \Rightarrow \ln \frac{A_0}{A_t} = K''C_H t \Rightarrow \lg \frac{A_0}{A_t} = KC_H t \qquad (式\ 7\text{-}18)$$

(式 7-18) 为催化退色反应的基本定量关系。

在实际工作中，$A = KC_H t$ 和 $\lg \dfrac{A_0}{A_t} = KC_H t$ 通常是催化显色反应和催化退色反应的定量分析依据。并常用作 $A\text{-}t$ 曲线和 $\lg \dfrac{A_0}{A_t}\text{-}t$ 的曲线进行条件选择，以对催化剂的浓度 C_H 进行测定。

（三）定量方法

在具体测定物质浓度时，可采用固定时间法、固定浓度法等来定量测定待测物质的含量，最常用的是固定时间法。

1. 固定时间法　在催化反应进行到一固定时间（即 t = 常数）后，用快速冷却、改变酸度、加入能与反应物牢固结合的物质或能使催化剂失去活性的抑制剂等方法终止反应，然后测定此时指示物的吸光度 A，t 为常数则（式 7-14）变为：

$$A = KC_H \qquad (式\ 7\text{-}19)$$

选择一系列 C_H 不同的标准溶液，并测定固定时间 t 时的吸光度 A，绘制 $A\text{-}C_H$ 标准曲线，然后由待测样品溶液的吸光度值求得样品中催化剂的浓度 C_H。

2. 固定浓度法　测量显色产物 F 达到一定浓度（一定吸光度值 A）时所需的时间 t。即此时 C_F 为常数，则 A 为常数，与 K 合并 K^0，（式 7-14）变为：

$$C_H = \frac{A}{K} \frac{1}{t} = K^0 \frac{1}{t} \qquad (式\ 7\text{-}20)$$

配制一系列不同浓度 C_H 的标准溶液，测定达到一定吸光度 A 时的时间 t，绘制 $C_H\text{-}\dfrac{1}{t}$ 曲线，然后由待测样品溶液经反应达到 A 时所需要的时间 t 求得 C_H。

此外，还有斜率法（正切法）、标准加入法和根据诱导期长短测定物质浓度的方法等。相对于其他的分析方法，催化动力学分光光度法所需仪器设备简单，操作方便，在灵敏度上又高于普通光度法 2~4 个数量级，尤其近年来随着一些新的增敏剂应用显著提高了方法的灵敏度。

二、胶束增溶分光光度法

胶束增溶分光光度法是 20 世纪 60 年代后期发展起来的一类新型光度分析方法，它是利用表面活性剂来提高显色反应的增溶、增敏作用的一类分光光度法。表面活性剂的亲水及亲油结构特征，使一些不溶于水的螯合物由于胶束增溶生成水溶性物质，得以直接水相光度法测定。胶束相的介质性质与水相不同，引起吸收光谱变化，使显色体系吸光度增大，从而起到增敏作用。胶束增溶分光光度法比普通分光光度法的灵敏度有较大提高，摩尔吸光系数有的高达 10^6 L/（mol·cm）。

（一）胶束增溶分光光度法的增敏机制

胶束增溶分光光度法的增敏机制与表面活性剂的性质有关。表面活性剂按其电离后的活性部分的性质分为阳离子表面活性剂、阴离子表面活性剂和两性表面活性剂,还有一类极难电离的表面活性剂称为非离子型表面活性剂。这些表面活性剂都具有胶束增溶作用,但各种类型表面活性剂增敏作用的机制不同。

目前普遍认为,阳离子表面活性剂的增敏机制是由于其亲水性部分的端电荷与显色分子的阴离子彼此相互缔合,使得显色分子的 π 电子轨道能量降低,导致 $\pi \rightarrow \pi^*$ 跃迁能级差变小,从而引起 λ_{max} 红移,显色反应的对比度增大;另外,阳离子表面活性剂的正电场对带负电的显色剂离子有浓集作用,促使金属离子和较多的显色剂阴离子相配合,生成具有确定组成的高配位化合物,从而增大了显色分子的有效吸光截面积,提高了显色反应的灵敏度。

阴离子表面活性剂的增敏机制主要是由于表面活性剂分子非极性部分的疏水作用,将显色剂分子的疏水部分包容在胶束内部,而显色剂的亲水部分则易与金属离子形成配合物,由于这种特殊介质环境的特殊作用,使得显色剂与金属离子的配合物水化作用显著降低,从而产生强烈的增敏作用,提高了显色反应的灵敏度。

非离子型表面活性剂的增敏机制是由于显色剂与表面活性剂之间形成氢键,金属离子和显色试剂形成的离子配合物则富集于非离子型表面活性剂胶束内,由于胶束内部环境与水溶液不同,因此,减少了金属离子的水解作用,使其配合物的配位数增加,从而增大了配合物的浓度和有效吸光截面积,提高了显色反应的灵敏度。

(二) 胶束增溶分光光度法应用

各种类型的表面活性剂单独使用或几种共同使用都有增敏效应,并能改善显色反应的选择性和有色配位化合物的稳定性。表7-2为其应用示例。

表7-2　胶束增溶分光光度法在卫生化学领域内的应用实例

体系	$\varepsilon(10^4)$	$\lambda_{max}(nm)$	样品
Fe(Ⅲ)-桑色素-吐温20	6.69	418	环境水样、植物
Tl(Ⅲ)-邻羧基苯基重氮氨基偶氮苯-OP(聚乙二醇辛基苯基醚)	13.4	512	水样、烟叶、煤灰
Al-CAS(铬天青S)-CPB(溴化十六烷基吡啶)	9.64	618	血清
K-乙基紫-OP	8.5	560	食盐
Cu(Ⅱ)-CAS-CPB-Brij35(聚氧乙烯月桂醚)	12.9	620	头发
Cd-PAN[1-(2吡啶偶氮)2萘酚]OP	4.6	555	水
Ge(Ⅳ)-水杨基荧光酮-CTMAB(溴化十六烷基三甲胺)	18.5	528	植物
Zn-KSCN-罗丹明B-PVA(聚乙烯醇)-OP	93.0	592	面粉、乳粉
Ge-PF(苯基荧光酮)-CTMAB	13.3	514	香菇
Cd(Ⅱ)-铬黑T-SDBS(十二烷基苯磺酸钠)-三乙酰胺	668	560	水样
Ge(Ⅳ)-钼酸铵-BRB(丁基罗丹明B)-ARG(阿拉伯树胶)	97.4	582	灵芝、枸杞、蘑菇、茶叶、大蒜
Co(Ⅱ)-PAN[1-(2吡啶偶氮-2-奈酚)]-吐温80-CTMAB	8.7	605	工业废水

续表

体系	$\varepsilon(10^4)$	$\lambda_{max}(nm)$	样品
Zn-二苯卡巴腙-OP	2.7	520	尿样
Fe(Ⅱ)-CAS-CTMAB	12.8	630	啤酒
Pb(Ⅱ)-PF-吐温 80-CTMAB	20.2	605	湖水
Hg(Ⅱ)-双硫腙-SDS(十二烷基磺酸钠)	7.0	490	水样
Ga(Ⅲ)-PF-CPB	14.6	560	电厂粉煤灰

三、固相分光光度法

通常的分光光度法是指溶液分光光度法,在溶液中显色和测定。Lambert-Beer 定律中 c 是溶液的浓度,因此适用于溶液分光光度法。1976 年日本科学家提出一种对固相中待测离子的有色配合物进行测定的光度分析方法叫固相分光光度法,由树脂相分光光度法、凝胶相分光光度法和泡沫塑料相分光光度法组成。该法使分离、富集、显色等步骤合为一体,具有简化分析手段、提高灵敏度和选择性的特点。与相应的溶液分光光度法相比,灵敏度可提高 2~3 个数量级。此外,利用固相载体的良好选择吸附富集的特性,从而明显提高该方法的选择性。

(一) 基本原理

固相光度法的测定原理基于下列公式:

$$A = A_{配} + A_{固} + A_{显} + A_{溶} \qquad (式 7-21)$$

(式 7-21)中 A 为测得的吸光度,$A_{配}$ 为固相中配合物的净吸光度;$A_{固}$ 为固相背景和基体物质本身的吸光度;$A_{显}$ 为固相中游离显色剂的吸光度;$A_{溶}$ 为固相微粒间隙中溶液的吸光度。一般情况下,当待测离子的配合物几乎完全吸附在固相时,$A_{溶}$ 可以忽略不计,$A_{配}$、$A_{固}$ 和 $A_{显}$ 受固相装填技术的影响,装填技术不同会改变光程长度或引起散射,所以固相的装填方式必须一致;另外,如果显色剂本身无色,$A_{显}$ 也可以忽略不计。在理想的情况下,可以用相似条件下制备的固相空白作参比,然后选择固相载体中有色配合物的最大吸收波长处测定吸光度 $A_{配}$。

当试液中待测离子完全被固相吸附时,根据吸附平衡的原理,待测物质的浓度与固相中配合物的吸光度有下列关系:

$$A_{配} = \varepsilon_{配} L_{固} C_0 \frac{V}{m} \qquad (式 7-22)$$

(式 7-22)中 $\varepsilon_{配}$ 为固相中待测离子有色配合物的摩尔吸光系数,$L_{固}$ 为经过显色固相的平均光程长度,C_0 为原始试液中待测物质的浓度,V 为原始试液的体积,m 为固相的质量。从上式可以看出测定条件固定,当试液体积和固相质量固定时,$A_{配}$ 和 $\varepsilon_{配}$ 之间可以得到良好的线性关系,这即为固相分光光度法定量分析的理论依据。

(二) 测量方法

1. 固相显色的方法　固相分光光度法通常选用树脂相、凝胶相、塑料泡沫相和滤纸相等作为固相载体。固相载体作为吸附剂通过搅拌或振荡吸附溶液中的待测离子、显色剂或

配离子等,然后不用洗脱成溶液直接进行测定。其显色方式通常有三种:

(1) 固相和显色剂一起加入试液中,固相直接吸附富集有色物质后测定。

(2) 显色剂先吸附于固相载体上后再加入试液中。

(3) 待测物质先吸附富集于固相中再与显色剂显色。

近年来一些研究中也出现了不用加入显色剂,直接利用一些选择性很强的特殊固相载体来测定待测物质的方法。

2. 测定方法　固相光度法操作中最重要的环节是测定吸光度这一步骤。因固相本身的特点,对于固相在比色皿中的填充方式要求很高,已由滴管滴加后静置发展到利用高速离心来实现良好的装填效果,以保证测定的重现性。还有不用比色皿的薄层压片法、滤膜法等。

常用的测定方法有传统的单波长法、双波长法和导数法等,固相光度法与流动注射技术(FIA)相结合也成为一个重要的发展方向。固相光度法发展到今天,由于具有许多优点,已成为光度分析的一个重要分支。固相光度法的研究对象不再局限于测定一些简单金属离子,现已发展到测定非金属元素和生命元素、有机化合物等。测定范围也由环境水样扩大到矿样、海水、动植物组织、土壤、食品、饮料、药物以及催化剂等许多方面。随着固相光度法研究的不断深入,科学工作者对其研究范围不再局限于测量的过程和结果,而是对其原理、过程机制和理论以及各种影响因素之间的相互关联都进行了深入地探讨。另外,不断研究出新的固相载体,与其他技术的联用,使固相分光光度法在卫生化学中的应用范围进一步拓宽。

第六节　计量分光光度法

由于实际工作样品大多为复杂的多组分混合样品,这些样品在运用单波长分光光度法定性定量分析时必须进行一系列前处理来消除对待测组分产生干扰的物质,不仅实验过程繁杂,而且测定结果的误差也比较大。还有一些无法制成透明溶液的浑浊样品,由于这些混浊物质对光有很强的散射作用和非特征吸收,其特征吸收往往会被淹没其中,同时也很难找到浊度性质与试样完全一致的参比溶液,这一类的样品就无法用单波长的分光光度法进行准确测量;另外还有很多成分复杂的生物样品无法运用经典的光度法进行多组分同时分析和在线分析,这就限制了分光光度法的应用范围。

随着化学计量学和计算机技术的发展,出现了一些新颖的多组分同时测定分光光度分析方法,如多波长分光光度法、导数分光光度法、最小二乘法分光光度法、卡尔曼滤波分光光度法等,这些独特的方法能够解决一些传统分光光度法无法解决的问题。不仅大大地提高了方法的灵敏度和选择性,简化了分析试验步骤,而且与现代计算机技术联用实现了分析过程的自动化,使分光光度法的精密度和准确度得到进一步提高,应用范围也进一步扩大。

一、双波长分光光度法

由于浑浊试样具有较大的背景吸收,又无法找到合适的参比溶液,因而不能准确测定,为实现对高浊度以及浊度不断变化的背景下微小吸光度的测定,美国的 B. Chance 于 1951 年制成了用振动镜使两束不同波长的单色光交替通过待测溶液的双波长分光光度计(double wavelength spectrophotometer),测定肌肉组织及生物细胞原始混浊液中的细胞素,从而奠定了双波长分光光度法的基础。1968年,日本研制出商品化的双波长分光光度计,在一定程度上克服了单波长光度计的局限性,使双波长分光光度法得到较广泛的应用。

(一) 双波长分光光度法的原理

双波长分光光度法是在传统的单波长分光光度法的基础上发展起来的,它的理论基础是差吸光度和等吸收波长。与传统分光光度法的不同之处,在于它采用了两个不同的波长即测量波长 λ_2 (又称主波长 λ_2)和参比波长 λ_1 (又称次波长 λ_1)同时测定一个样品溶液,以克服单波长测定的缺点,提高了测定结果的精密度和准确度。

双波长分光光度计的光学系统示意图如图7-4所示。在测定时,从光源发射的复合光被分成强度相同的两束,经过各自的单色器色散后射出两束不同波长的单色光 λ_1 和 λ_2,经斩光器(chopper)处理后,以一定的时间间隔交替照射样品池,经待测溶液吸收后,再交替照射到光电倍增管上,产生两个不同的吸光度信号,将这两个吸光度相减,最终显示器上显示的是样品在 λ_2 和 λ_1 吸光度差 ΔA。根据 Lamber-Beer 定律得:

$$A_{\lambda_2} = \varepsilon_{\lambda_2} bC + A_2 \qquad\qquad (式7-23)$$

$$A_{\lambda_1} = \varepsilon_{\lambda_1} bC + A_1 \qquad\qquad (式7-24)$$

式中 A_{λ_2}、A_{λ_1} 分别为待测溶液在主波长和次波长处的吸光度;ε_{λ_2}、ε_{λ_1} 分别为待测溶液在主波长和次波长处的摩尔吸光系数;b、C 分别为光程长度和待测溶液的浓度;A_2、A_1 分别为待测溶液在主波长和次波长处的散射或背景吸收。当 λ_2、λ_1 相差不太大时,由同一待测溶液产生的光散射吸光度和背景吸光度大致相等,即 $A_2 = A_1$,(式7-23)-(式7-24)得:

$$A_{\lambda_2} - A_{\lambda_1} = \Delta A = (\varepsilon_{\lambda_2} - \varepsilon_{\lambda_1}) bC \qquad\qquad (式7-25)$$

对于同一待测溶液来说,$\varepsilon_{\lambda_2} - \varepsilon_{\lambda_1}$ 是一常数 K,在光程长度 b 不变的情况下,(式7-25)可简化为:

$$\Delta A = KC \qquad\qquad (式7-26)$$

(式7-26)说明,待测溶液在 λ_2 与 λ_1 两个波长处测定的差吸光度 ΔA 与试样中待测物质的浓度 C 呈正比。这就是双波长法的定量依据。

由于双波长法测量的是同一溶液在不同波长下的吸光度差,测量时不需要参比溶液,因此具有可以克服浑浊溶液较大背景吸收的影响、共存组分吸收谱线叠加的干扰,以及减少吸收池的光学不均一等优点。

从上述公式可见,运用双波长分光光度法进行分析时,测定波长 λ_2 和参比波长 λ_1 的选择和组合是准确测定的关键。

(二) 选择双波长的方法

1. 等吸收点法　某种物质在两个不同波长处具有相同的吸光系数,也即吸光度相等,则具有相同吸光度的点称为该物质的等吸收点(isoabsorptive point),等吸收点所对应的波长称为等吸收波长(isoabsorptive wavelength)。等吸收点波长组合的选择,主要有作图法、一波长固定另一波长扫描法和精密确定法等。

(1) 作图法:如图7-6所示,设待测组分为 I,干扰组分为 II,从干扰组分的吸收光谱图上选出具有相同吸光度的两个波长进行波长组合。一般选择待测组分最大吸收峰对应的波长 λ_2 为待测波长,从 λ_2 作波长轴的垂线,与组分 II 的吸收光谱交于 M 点,过 M 点作波长轴

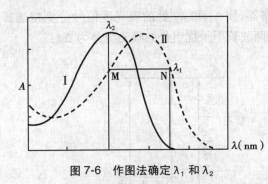

图 7-6　作图法确定 λ_1 和 λ_2

的平行线与组分 Ⅱ 的吸收光谱相交于另一点 N，从 N 点向波长轴引垂线，垂足所对应的波长即为参比波长 λ_1。

含有待测组分 Ⅰ 和干扰组分 Ⅱ 的试样在波长 λ_1 和 λ_2 处的吸光度分别为（用 1cm 的吸收池）：

$$A_{\lambda_1} = \varepsilon_\text{I} C_\text{I} + \varepsilon_\text{II} C_\text{II} \qquad (式 7\text{-}27)$$

$$A_{\lambda_2} = \varepsilon'_\text{I} C_\text{I} + \varepsilon'_\text{II} C_\text{II} \qquad (式 7\text{-}28)$$

式中 ε_I 和 ε_II 为待测组分和干扰组分在波长 λ_1 处的摩尔吸光系数，ε'_I 和 ε'_II 为两组分在波长 λ_2 处的摩尔吸光系数，C_I 和 C_II 为两组分的浓度。（式 7-28）-（式 7-27）得：

$$\begin{aligned}\Delta A = A_{\lambda_2} - A_{\lambda_1} &= (\varepsilon'_\text{I} C_\text{I} + \varepsilon'_\text{II} C_\text{II}) - (\varepsilon_\text{I} C_\text{I} + \varepsilon_\text{II} C_\text{II})\\ &= (\varepsilon'_\text{I} - \varepsilon_\text{I}) C_\text{I} + (\varepsilon'_\text{II} - \varepsilon_\text{II}) C_\text{II}\end{aligned} \qquad (式 7\text{-}29)$$

由（式 7-29）可知，如果在选择的 λ_1 和 λ_2 处，干扰组分 Ⅱ 具有相同的吸光度（吸光系数），则 $(\varepsilon'_\text{II} - \varepsilon_\text{II}) = 0$，此时（式 7-29）变为

$$\Delta A = (\varepsilon'_\text{I} - \varepsilon_\text{I}) C_\text{I} \qquad (式 7\text{-}30)$$

由（式 7-30）可见，此时混合物的吸光度差 ΔA 仅与待测物质的浓度成线性关系，与干扰组分无关，从而达到了消除干扰物影响的目的。

λ_1 和 λ_2 的选择原则：如果有数个等吸收点则应选择 ΔA 较大，且 λ_2 和 λ_1 差值较小的两个波长为最佳组合波长，以提高方法的精密度。λ_2 也不一定选取待测组分的最大吸收波长，而是既能得到较大的 ΔA 值和线性较好的回归线，又有利于消除干扰，从而选择合适的测定波长 λ_2。

（2）一波长固定，另一波长扫描法：该法是在干扰组分可能存在的上限范围内，配制几种含有不同浓度干扰组分的混合溶液。以待测组分的最大吸收波长为固定波长，对这几种溶液进行扫描得到一组光谱群，见图 7-7。从吸收光谱群和干扰组分在这一浓度范围内符合 $\Delta A = 0$ 的基线上找到 λ_2 和 λ_1，用该法选择的波长组合所测得的 ΔA 值不受干扰组分浓度变化的影响。

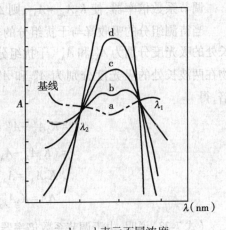

a，b，c，d 表示不同浓度。

图 7-7　一波长固定，一波长扫描法选择 λ_2 和 λ_1

（3）精密确定法：上述两种方法只能求出参比波长的近似值，为了提高测定的精密度，需要对初步确定的吸收波长进行精密的测定。配制数份不同浓度的干扰组分溶液，以作图法选择的波长组合为暂定波长，然后固定 λ_2，使 λ_1 向长波或短波方向改变 1nm 左右，观察 ΔA 的变化，找出不随干扰浓度变化且 ΔA 变化最小的波长为参比波长。

2. 系数倍率法　由双波长分光光度计的系数倍率器的研制成功，使双波长法可以用于干扰组分的吸收光谱没有吸收峰时待测组分的测定，系数倍率法又称 K 系数法。此法是在

双波长分光光度计的电学回路中引入系数倍率器,使 λ_1 和 λ_2 处的吸光度信号分别按选择的倍数放大。如图7-8(a),用双波长法测得在两波长下干扰组分的吸光度差为 ΔA:

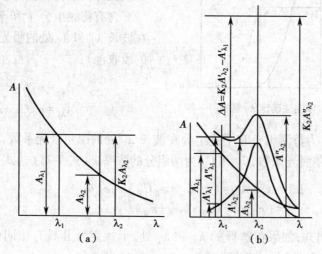

图 7-8　系数倍率法消除干扰组分的原理

$$\Delta A = K_2 A_{\lambda_2} - K_1 A_{\lambda_1} \qquad \text{(式 7-31)}$$

当 $A_{\lambda_2} < A_{\lambda_1}$ 时,设 $K_1 = 1$,则

$$\Delta A = K_2 A_{\lambda_2} - A_{\lambda_1} \qquad \text{(式 7-32)}$$

调节系数倍率器,使 $K_2 A_{\lambda_2} = A_{\lambda_1}$,则 $\Delta A = 0$

当待测组分的吸收峰与干扰组分的非吸收峰处重叠时,如图7-8(b),设待测组分在两波长处的吸光度分别为 A'_{λ_1} 和 A'_{λ_2},干扰组分在两波长处的吸光度分别为 A_{λ_1} 和 A_{λ_2},两组分混合物在两波长处的吸光度分别为 A''_{λ_1} 和 A''_{λ_2},调节系数倍率器,使在 λ_2 处的吸光度增大 K_2 倍,得

$$\Delta A = K_2 A''_{\lambda_2} - A''_{\lambda_1} = K_2 \left(A_{\lambda_2} + A'_{\lambda_2} \right) - \left(A_{\lambda_1} + A'_{\lambda_1} \right)$$
$$= \left(K_2 A_{\lambda_2} - A_{\lambda_1} \right) + \left(K_2 A'_{\lambda_2} - A'_{\lambda_1} \right) \qquad \text{(式 7-33)}$$
$$\because K_2 A_{\lambda_2} = A_{\lambda_1}$$
$$\therefore \Delta A = K_2 A'_{\lambda_2} - A'_{\lambda_1} \qquad \text{(式 7-34)}$$

(式 7-33)说明,由于调节系数倍率器,可消除没有吸收峰的干扰组分的影响,而(式 7-34)表明,ΔA 只与待测组分的吸光度有关,且与待测组分的浓度呈正比。

3. 双波长法的精密度和准确度　影响双波长法测定精密度的因素是光辐射噪声、电源不稳和读出噪声,采用强光源可以改善测定的精密度。

影响双波长法准确度的因素主要有以下三点。

(1) 由化学干扰物引起的误差,但这种误差要比单波长法小得多。

(2) 由物理干扰引起的误差,可通过采用较小的双波长差等方法来减少误差,而且这种误差本身就比单波长法更小。

(3) 由仪器的非理想性如样品池的性质和位置,以及信号失调、狭缝过大和杂散光等引起的误差,其中尤以后者引起的误差为大,因此要求仪器的波长精度要高,并且尽量减少杂散光。

二、三波长分光光度法

采用三波长分光光度法能有效地消除干扰组分及溶液浑浊对待测组分的影响。三个波长的选择原则是:三个波长(λ_1、λ_2、λ_3)相应于干扰组分的吸收光谱上的三点必须在一条直线上。如图7-9所示的A、B、C三点在一条直线上。

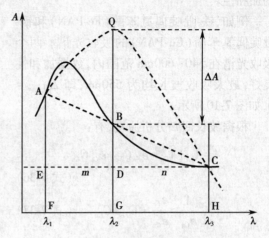

A,B,C是干扰组分的三点。

图7-9　三波长法原理图

由图7-9可知,三角形 ACE 和三角形 BCD 相似。根据相似三角形的对应边成比例的性质,可推导出三波长下的吸光度 A_1、A_2、A_3 之间的关系:

$$\frac{BD}{AE} = \frac{DC}{EC} \Rightarrow BD = \frac{DC}{EC} \cdot AE = \frac{DC}{EC}(AF - EF)$$

$$BG = BD + DG = BD + CH$$

$$= \frac{DC}{EC}(AF - EF) + CH = \frac{n}{m+n}(A_1 - A_3) + A_3$$

$$= \frac{n}{m+n}(A_1 - A_3) + A_3$$

$$= \frac{mA_3 + nA_1}{m+n}$$

$$\Delta A = QG - BG = A_2 - \frac{mA_3 + nA_1}{m+n} = \left(\varepsilon_2 - \frac{m\varepsilon_3 + n\varepsilon_1}{m+n}\right)bC \qquad (\text{式 7-35})$$

式中,$m = \lambda_2 - \lambda_1$,$n = \lambda_3 - \lambda_2$,$\varepsilon_1$、$\varepsilon_2$ 和 ε_3 分别为待测组分在 λ_1、λ_2 和 λ_3 处的摩尔吸光系数,b 为吸收池厚度,C 为待测组分物质的量浓度。

由(式7-35)可知,当试验条件一定时,ΔA 与待测组分的浓度呈正比,可通过 ΔA-C 曲线求出待测组分的含量。

三波长法消除干扰比双波长法更为优越,对生物学、医学等领域是一种非常有发展前途的微量物质测定方法,特别是用于生物组织液的分析。

三、多波长分光光度法

多波长法用于混合组分的测定比双波长法和三波长法更为简便,其测定方法多用于波长线性回归法和多波长 K 系数法。

(一)双光谱重叠组分的测定

多波长回归分析法是建立在 Beer 定律和吸光度数据加和性基础上,而且要使测定有较好的准确度和精密度,在整个测量波长范围内,待测组分有色配合物的吸光度必须具有良好的加和性。

例如,铁-吡啶偶氮苯酚(Fe-PAN)和铜-吡啶偶氮苯酚(Cu-PAN)的吸收光谱。两个吸收光谱在 540~600nm 范围内,数据加和性良好,最大吸收波长均为 550nm,即 $\Delta\lambda_{max}=0$,如图 7-10 所示。

根据波长回归分析原理,有:

$$A=A_{Fe}+A_{Cu}=\varepsilon_{Fe}C_{Fe}+\varepsilon_{Cu}C_{Cu} \qquad （式 7-36）$$

$$\frac{A}{\varepsilon_{Cu}}=\frac{\varepsilon_{Fe}}{\varepsilon_{Cu}}\cdot C_{Fe}+C_{Cu} \qquad （式 7-37）$$

$$\frac{A}{\varepsilon_{Fe}}=\frac{\varepsilon_{Cu}}{\varepsilon_{Fe}}\cdot C_{Cu}+C_{Fe} \qquad （式 7-38）$$

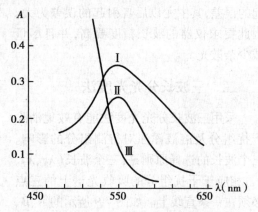

Ⅰ.Fe-PAN 对试剂空白;Ⅱ.Cu-PAN 对试剂空白;Ⅲ.PAN 对水。

图 7-10 铁、铜两配合物的吸收光谱

根据(式 7-36)和(式 7-37),取不同比例的铁、铜混合标准溶液,显色后用 1cm 比色皿,以试剂空白为参比,测定不同波长下的总吸光度,然后经 $\frac{A}{\varepsilon_{Cu}}$ 对 $\frac{\varepsilon_{Fe}}{\varepsilon_{Cu}}$ 及 $\frac{A}{\varepsilon_{Fe}}$ 对 $\frac{\varepsilon_{Cu}}{\varepsilon_{Fe}}$ 进行线性回归计算,由回归系数和常数项,即可分别求出 C_{Fe} 和 C_{Cu} 的结果。

关于波长范围的选择,分别配制两种纯物质的不同浓度溶液,在不同波长下测定其吸光度并计算 ε 值、相对标准偏差及 $\frac{\varepsilon_{Fe}}{\varepsilon_{Cu}}$,选相对标准偏差较小的而且 $\frac{\varepsilon_{Fe}}{\varepsilon_{Cu}}$ 值随波长变化较大的波长区域为最佳波长范围。

(二) 多波长 K 系数法混合组分的测定

1. 公式的推导 待测溶液中存在一个干扰组分时,可用波长 K 系数法进行测定。

$$\Delta A=A-K_1A_1=kC \qquad （式 7-39）$$

(式 7-39)中 A 及 A_1 分别为待测组分在测定波长 λ_2 及参比波长 λ_1 处的吸光度,K_1 为校正系数,它的作用是使干扰组分在测定波长处的吸光度以 K_1A_1 的形式得以扣除,C 为待测组分浓度,k 为工作曲线的斜率。

如果待测组分中有几个干扰组分,则可取几个参比波长,则有:

$$\Delta A = A - \sum_{i=1}^{n} K_iA_i = kC \qquad （式 7-40）$$

(式 7-40)中 K_i、A_i 分别为第 i 个参比波长的校正系数及吸光度。如果把干扰组分轮换当作测定组分,则各干扰组分均可测定。

2. 校正系数 K 的确定 确定准确的 K 值是使干扰组分在测定波长处的吸光度得以完全扣除的关键。设第 j 个干扰组分在测定波长 λ_2 及参比波长 λ_i 的吸光度分别为 A^j 和 A_i^j,依据 K 系数法扣除干扰吸光度的原理有:

$$A^j - \sum_{i=1}^{n} K_iA_i^j = 0 \quad (j = 1,2,3\cdots,n) \qquad （式 7-41）$$

在各有关波长处测出适当浓度的各单个干扰组分的吸光度,代入(式 7-41)可得 n 个方程,而解得各个 K_i 值。显然 K_i 值仅与参比波长的位置有关,而与干扰组分浓度无关。

3. 工作曲线斜率 k 的确定　准确配制一组待测组分溶液,测得各有关波长处的吸光度后,按(式 7-40)计算,可获得一组呈线性关系的 ΔA-C 值,其斜率即为 k。

4. 波长的选择　波长的选择对测定结果有一定的影响。一般以待测组分的吸收峰波长作为测定波长,而参比波长可通过试验方法选取,以获得较大的 k 值为佳。

多波长 K 系数法测定干扰组分体系,无须复杂的计算,只要 K 系数确定之后,仅须将试样在几个波长处的吸光度带入相应的算式,求得 ΔA 后即得待测组分浓度,有一定的实用意义。

四、导数分光光度法

在普通分光光度法中,如果吸光度很小,就不能得到准确度很好的信号。如果其他组分的吸收重叠在吸收峰上,测定就会受到干扰,尤其是两组分吸收峰非常接近、而干扰组分的吸收又很大,组分多而且吸收光谱非常复杂的样品,即便使用双波长分光光度法也无法解决。

1953 年,Hammond 等为解决上述问题,提出了导数分光光度法,把吸光度(或透光率)表达成波长的函数,然后对波长求导,所得到的就是导数光谱图。随着导数光度计的研制以及二阶、三阶和更高阶导数光谱的出现,使分光光度法的应用范围迅速扩大,在多组分的同时测定、浑浊样品分析、消除复杂背景干扰和复杂光谱的辨析等方面均发挥非常重要的作用。

(一) 导数分光光度法的基本原理

将吸光度 A(或透光率 T)写成波长的函数,并对其求导,导数值与对应的波长作图,所得到的曲线就是一阶导数曲线。以类似的方法可获得二阶、三阶、四阶及更高阶导数光谱曲线。描述导数曲线的方程式可由 Lambert-Beer 定律推出。以 I_0、I 分别表示入射光和透射光强度,ε 为摩尔吸光系数,b 为吸收池厚度,C 为待测物质的浓度则:

$$\frac{I}{I_0} = e^{-\varepsilon_{(\lambda)}bC} \tag{式 7-42}$$

对其求一阶导数:

$$\frac{dI}{d\lambda} = \frac{dI_0 e^{-\varepsilon bC}}{d\lambda} = I_0 bCe^{-\varepsilon bC}\frac{d\varepsilon}{d\lambda} \tag{式 7-43}$$

结合(式 7-42),得到透射光强度对波长的一阶导数方程式为:

$$\frac{dI}{d\lambda} = -IbC\frac{d\varepsilon}{d\lambda} \tag{式 7-44}$$

从上式看出,一阶导数值与试样浓度呈线性关系,直线斜率即摩尔吸光系数对波长的变化率,决定方法灵敏度。斜率越大,方法越灵敏。

同样方法可推导出各高阶导数方程式为:

二阶导数方程:

$$\frac{d^2 I}{d^2 \lambda} = Ib^2 C^2 \left(\frac{d\varepsilon}{d\lambda}\right)^2 - IbC\frac{d^2\varepsilon}{d\lambda^2} \tag{式 7-45}$$

三阶导数方程：

$$\frac{d^3I}{d^3\lambda} = -IbC\frac{d^3\varepsilon}{d\lambda^3} + 3Ib^2C^2\frac{d\varepsilon}{d\lambda}\frac{d^2\varepsilon}{d\lambda^2} - Ib^3C^3\left(\frac{d\varepsilon}{d\lambda}\right)^3 \tag{式 7-46}$$

由上两式可看出，二阶、三阶导数当摩尔吸光系数对波长的变化率$\left(\frac{d\varepsilon}{d\lambda}\right)$为零时，导数值与试样的浓度呈线性关系，即二、三阶导数光谱的极值处$\left(\frac{d\varepsilon}{d\lambda}=0\right)$可作为定量分析时选择波长的依据。

四阶导数方程：

$$\frac{d^4I}{d^4\lambda} = -IbC\frac{d^4\varepsilon}{d\lambda^4} + 4Ib^2C^2\frac{d\varepsilon}{d\lambda}\frac{d^3\varepsilon}{d\lambda^3} + 3Ib^2C^2\left(\frac{d^2\varepsilon}{d\lambda^2}\right)^2 - Ib^4C^4\left(\frac{d\varepsilon}{d\lambda}\right)^4 \tag{式 7-47}$$

在上式中当$\frac{d\varepsilon}{d\lambda}$和$\frac{d^2\varepsilon}{d\lambda^2}$同时为零时，光强度的四阶导数值与试样的浓度之间呈直线关系。

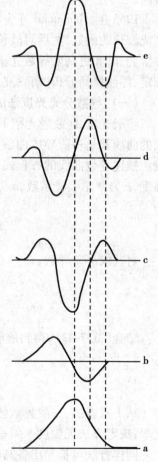

更高阶导数的情况与此类似。这就为利用导数光谱作为定量分析时正确选择波长提供了理论依据。具有导数光谱测量功能的分光光度计，一般将信号进行对数转换，变成常用的表达式，即：

$$A = -\lg\frac{I}{I_0} = \varepsilon bC \tag{式 7-48}$$

对吸光度A微分得：

$$\frac{d^nA}{d\lambda^n} = bC\frac{d^n\varepsilon}{d\lambda^n} \tag{式 7-49}$$

即吸光度A的 n 阶导数值与待测组分的浓度C呈线性关系。这就是导数分光光度法作为定量分析的基础。

（二）导数光谱的测定方法

1. 导数光谱曲线的特征　假设单一的吸收光谱曲线近似于高斯曲线，其基本曲线（零阶导数光谱）和各级导数光谱曲线（图 7-11），由各曲线的轮廓可看出各阶导数光谱曲线具有以下特征：

（1）在零阶导数曲线（基本吸收曲线）的极大处，相应的奇数阶（n = 1,3,5……）导数曲线通过零点；在零阶曲线的两拐点处，奇数阶导数曲线分别为极大和极小。这一特征有助于确定零阶导数曲线上的峰值和鉴别是否有"肩"峰存在。

（2）偶数阶（n = 2,4,6……）导数曲线具有和零阶导数曲线相类似的形状。零阶导数曲线的峰值对应偶数阶导数曲线的极值；极大和极小随导数阶数上升而交替出现；零阶曲线上的拐点对应偶数阶导数曲线上的零点。

a. 吸收光谱；b ~ e. 一至四阶光谱。

图 7-11　吸收光谱与导数光谱峰与谷的关系

（3）经过微分之后,较高阶的导数消除了阶次较低的背景函数,这在分析上表示干扰已被消除。

（4）随着导数阶数的增加,光谱的形状也变得更复杂了,光谱谱带变锐,带宽变窄,曲线的极值增多,谱带的精细结构就显得更为突出。极值数＝导数阶数(n)+1。

2. 导数光谱的测定方法　从各阶导数光谱曲线方程式可以看出,在一定条件下,导数信号值与待测物的浓度呈正比。通过对导数信号值的测量可以对待测组分的含量准确定量。常用的导数光谱法测定有以下几种:

（1）基线法:又叫正切法(7-12图),在导数光谱曲线上邻近两峰(两谷)之间作切线,然后测量这两峰(谷)中间的谷(峰)极值与切线之间的距离,如图7-12中的b,b和待测组分的浓度呈正比。该法适用于具有线性背景的光谱图。只要基线为直线,不管倾斜与否,都能测得正确的结果。

（2）峰-峰法:该法分为峰距法和峰-峰比法两种。峰距法通过测定相邻峰和谷之间的距离(图7-12中a)与物质浓度呈正比,以此进行定量分析。该方法灵敏度高,在多组分分析中较为常用;峰-峰比法通过测定相邻峰值比(图7-12中a/c值)来测量混合组分中某一组分的含量。

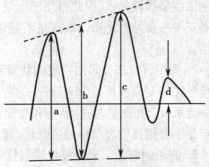

图 7-12　导数光谱图解测定法

（3）峰-零法:在基线平直条件下,通过测量峰至基线间的距离来确定待测物的含量(图7-12中的d)。此法适用于信号对称于横坐标的较高阶导数峰的测量,选择性好,但灵敏度较低。

（4）零点法:对高斯型谱带经 n 次求导,便得到 n 个零点。如果干扰组分的导数曲线和基线相交处的波长恰好等于或接近于待测组分导数曲线的极值波长,则可通过测量此波长处待测组分的导数值来进行定量分析。这种方法叫零点法,又叫基线相交法。它适合宽带吸收体系双组分的测定。

（5）面积积分法:根据一阶或二阶导数曲线面积与待测物浓度呈正比关系,通过对一阶或二阶导数曲线的面积测定而对待测物进行定量分析的方法。需要在计算前定义计算的区域,要给出开始和结束波长值(光谱)或开始和结束时间值(动力学),计算出指定区域的面积值。该法可以克服噪声对测定的影响,精密度好,检出限较低;便于仪器与计算机和相关软件联用,适应现在仪器发展的需求。

（三）获得导数光谱的常用技术

获得导数光谱技术主要有两大类,一类使用分光器进行微分操作的光学微分法,包括双波长分光光度法、固定狭缝法、波长调制法等;另一类是将获得的信号用电学方法转换为微分信号输出的电学微分法,包括电子微分法、数值微分法、位移微分法等。其中后者可以用计算机处理,实现自动控制,是目前获得导数光谱最常用的一种方法。

1. 双波长分光光度法　当双波长分光光度计中的两个分光器的波长差($\Delta\lambda$)足够小($\Delta\lambda \leq 2nm$)时,可以认为 $\dfrac{\Delta I}{d\lambda} = \dfrac{dI}{d\lambda}$。保持 $\Delta\lambda$ 为一常数 K,让两个波长同时扫描,则 $\dfrac{\Delta I}{d\lambda} = \dfrac{dI}{K}$,沿吸收曲线连续记录恒定波长间隔所产生的吸光度差可获得导数曲线。

设波长在 λ 和 $\lambda+\Delta\lambda$ 处的输出信号分别为 S_λ 和 $S_{\lambda+\Delta\lambda}$,根据 Lambert-Beer 定律:

$$S_\lambda = I_\lambda \cdot D_\lambda e^{-\varepsilon_\lambda bC} \qquad\qquad (式 7\text{-}50)$$

$$S_{\lambda+\Delta\lambda} = I_{\lambda+\Delta\lambda} \cdot D_{\lambda+\Delta\lambda} e^{-\varepsilon_{\lambda+\Delta\lambda} bC} \qquad\qquad (式 7\text{-}51)$$

式中 D_λ 和 $D_{\lambda+\Delta\lambda}$ 分别为 λ 和 $\lambda+\Delta\lambda$ 处的仪器函数；ε_λ 和 $\varepsilon_{\lambda+\Delta\lambda}$ 为待测组分在 λ 和 $\lambda+\Delta\lambda$ 处的摩尔吸光系数；b 为吸收池厚度，C 为待测物浓度。根据(式 7-50)和(式 7-51)可得：

$$\lg\frac{S_\lambda}{S_{\lambda+\Delta\lambda}} - \lg\frac{S'_\lambda}{S'_{\lambda+\Delta\lambda}} = (\varepsilon_{\lambda+\Delta\lambda} - \varepsilon_\lambda)bC \qquad\qquad (式 7\text{-}52)$$

式中 S'_λ 和 $S'_{\lambda+\Delta\lambda}$ 分别为波长 λ 和 $\lambda+\Delta\lambda$ 处的空白输出信号。(7-52)说明输出信号与待测物浓度呈线性关系，因此可用于定量测定。双波长法被广泛用于紫外可见光度分析，且能顺利获得一阶导数光谱。缺点是不能消除仪器函数，基线不平坦，不能测定二阶以上的导数光谱。

2. 固定狭缝法　采用一定的装置和技术可以使分光器出射狭缝发射出的波长中心为 λ 的单色光转变成波长差($\Delta\lambda$)很小的两束光。一条为通过样品池的光束 λ_s，一条为通过参比池的光束 λ_R，在测量时，样品池和参比池内均装入待测样品溶液，记录导数光谱。该方法的优点是不经扫描就能获得导数光谱，缺点是基线不平坦。

3. 波长调制法　采用波长调制技术让分光器射出的光以很小幅度作周期性的变化，测定调制成分的方法称为波长调制法。它是获得导数光谱最广泛的应用技术。该法不需要进行波长扫描就能获得必要次数的导数输出信号。多用于气体分析。它能克服光源漂移而引起的低频噪声。但在二阶以上的导数光谱中由于混杂了其他阶的导数信号，信噪比欠理想。

4. 电子微分法　用 R-C 回路和运算放大器组成的模拟微分电路作为分光光度计的附属装置，保持波长扫描速度不变，即 $\left(\dfrac{dI}{d\lambda}\right)$ 为常数，将仪器的输出信号(I)对时间(t)微分，可获得透过光强度对波长的一阶导数为：

$$\frac{dI}{d\lambda} = \frac{dI/dt}{d\lambda/dt} \qquad\qquad (式 7\text{-}53)$$

因 $\dfrac{d\lambda}{dt}$ 为常数 K，故：

$$\frac{dI}{d\lambda} = \frac{1}{K} \cdot \frac{dI}{dt} \qquad\qquad (式 7\text{-}54)$$

由于 $\dfrac{dI}{dt}$ 和 K 均为已知值，故可求得 $\dfrac{dI}{d\lambda}$ 的值。这种处理方法简单实用，可使用各种扫描光度计。

5. 位移记忆法　以磁带或计算机作记忆元件，使两条磁带记录波长少许位移的信号。同时将它们再生，取出两输出信号之差，得到一阶导数信号。如果将这些方法分别进行串联，则可获得高阶导数信号。

6. 数值微分法　此法将光谱数据以数值形式表达并用微机对数值进行处理，然后输出导数信号。现在带微机的紫外可见分光光度计一般都具有 1~4 阶甚至 1~7 阶导数光谱的附件，$\Delta\lambda$ 可在 1~10nm 进行选择。选用不同的微分方法，可获得各阶导数光谱。

五、最小二乘法

紫外可见分光光度法可利用多个波长点进行多组分同时测定,通过各组分的标准溶液测定它们在不同波长处的吸光系数,再测定未知混合溶液的吸光度,通过联立方程组求解各个组分的浓度。线性方程组法,从理论上可以用于多组分测定,但组分多时,试验误差较大。实际上可以利用全部波长数据采用最小二乘法来计算各组分含量,准确度更高。最小二乘法可以简便地求得未知的数据,并使这些求得的数据与实际数据之间误差的平方和为最小。

最小二乘法是多元线性回归方法在多组分分光光度法中的应用,其基本原理如下:

对于 n 个组分的混合物,在 m 个波长处(m>n)测得该混合物的吸光度值,可得下列方程组

$$\begin{cases} A_1 = a_{11}c_1 + a_{12}c_2 + \cdots + a_{1n}c_n \\ A_2 = a_{21}c_1 + a_{22}c_2 + \cdots + a_{2n}c_n \\ \cdots\cdots \\ A_m = a_{m1}c_1 + a_{m2}c_2 + \cdots + a_{mn}c_n \end{cases}$$ （式 7-55)

简写为

$$A_i = \sum_{i=1}^{n} a_{ij}c_j \quad i = 1, 2, \cdots, m$$

写成矩阵形式

$$A = aC$$ （式 7-56)

其中

$$A = [A_1, A_2, \cdots, A_m]$$
$$C = [c_1, c_2, \cdots, c_n]$$
$$a = \begin{pmatrix} a_{11} & a_{12} & \cdots & a_{1n} \\ \cdot\cdot & \cdot\cdot & \cdot\cdot & \cdot\cdot \\ \cdot\cdot & \cdot\cdot & \cdot\cdot & \cdot\cdot \\ a_{m1} & a_{m2} & \cdots & a_{mn} \end{pmatrix}$$

按照最小二乘法原理,可求方程的解

$$C = (a^T a)^{-1} a^T A$$ （式 7-57)

在实际应用时,测定 a_{ij} 和混合物 A_i 要尽可能精确,再者要选择适当的测定波长,使系数矩阵的条件数尽可能小,以使方程组处于良态,保证结果的准确性。

六、卡尔曼滤波法

滤波法是指把混合信号中某个分量分离出来或去掉。由于观测数据中包括系统中的噪声和干扰的影响,通过对一系列观测结果的数据处理,消除包含其中的干扰,从而获取待测样品中所需要量的估计值。

20 世纪 60 年代卡尔曼(Kalman)和布西(Bucy)等把信号与噪声的状态空间模型引入滤

波处理,并提出了一种递推估计算法,被称之为卡尔曼滤波理论。卡尔曼滤波是以最小均方误差为估计的最佳准则,来寻求一种递推估计的算法,该方法不要求保留过去的测量数据,当新的数据测得后,根据新的数据和前一时刻诸量的估计值,即可算出新的诸量的估计值。它适合于实时测定和计算机运算。

卡尔曼滤波法在多组分分光光度法中的应用原理如下:

一个含 n 个组分的物质,通过分光光度法的测定,在第 k 个波长处的吸收值 $A_{\lambda k}$ 为:

$$A_{\lambda k} = \varepsilon_{1(\lambda k)} c_1 + \varepsilon_{2(\lambda k)} c_2 + \cdots + \varepsilon_{n(\lambda k)} c_n + V_{(\lambda k)} \qquad (式7\text{-}58)$$

其中 $c_i(i=1,2,\cdots,n)$ 为待测组分中第 i 组分的浓度,$V_{(\lambda k)}$ 为测量噪声,$\varepsilon_{i(\lambda k)}$ 为第 i 组分在波长 λ_k 的摩尔吸光系数。

令

$$C = [c_1, c_2, \cdots, c_n]^T$$

$$E_{(\lambda k)} = [\varepsilon_{1(\lambda k)}, \varepsilon_{2(\lambda k)}, \cdots + \varepsilon_{n(\lambda k)}]^T$$

则有

$$A_{\lambda k} = E_{(\lambda k)}^T C + V_{(\lambda k)} \qquad (式7\text{-}59)$$

根据卡尔曼滤波理论,对于多组分分光光度法分析,有下列递推公式:

$$\hat{C}_{(\lambda_k)} = \hat{C}_{(\lambda_{k-1})} + K_{(\lambda_k)} [A_{(\lambda_k)} - E_{(\lambda_k)}^T \hat{C}_{(\lambda_{k-1})}] \qquad (式7\text{-}60)$$

$$K_{(\lambda_k)} = P_{(\lambda_{k-1})} E_{(\lambda_k)} [E_{(\lambda_k)}^T P_{(\lambda_{k-1})} E_{(\lambda_k)} + R_{(\lambda_k)}]^{-1} \qquad (式7\text{-}61)$$

$$P_{(\lambda_k)} = P_{(\lambda_{k-1})} - K_{(\lambda_k)} E_{(\lambda_k)}^T P_{(\lambda_{k-1})} \qquad (式7\text{-}62)$$

其中 $\hat{C}_{(\lambda_k)}$ 为第 k 点递推计算求得的浓度估计值,$K_{(\lambda_k)}$ 称为增益矩阵,$R_{(\lambda_k)}$ 为第 k 个波长 λ_k 处测量误差的方差矩阵。(式7-60)中因子 $[A_{(\lambda_k)} - E_{(\lambda_k)}^T \hat{C}_{(\lambda_{k-1})}]$ 称为预报残差,该式的物理意义是:新估计值等于老估计值加上一个修正项,由预报残差乘增益矩阵构成。$P_{(\lambda_k)}$ 为估计误差方差(协方差)矩阵。常用下式代替(式7-62)。

$$P_{(\lambda_k)} = [I - K_{(\lambda_k)} E_{(\lambda_k)}^T] P_{(\lambda_{k-1})} [I - K_{(\lambda_k)} E_{(\lambda_k)}^T]^T + K_{(\lambda_k)} R_{(\lambda_k)} K_{(\lambda_k)}^T \qquad (式7\text{-}63)$$

其中 I 为单位矩阵,该式的数值稳定性好于式7-62。

递推算法须有初值才能进行,若缺乏任何先验信息,可选择初始估计值

$$\hat{C}_{(\lambda_0)} = 0 \qquad (式7\text{-}64)$$

其估计误差方差矩阵 $P_{(\lambda_0)}$

$$P_{(\lambda_0)} = \begin{bmatrix} \sigma_1^2 & & 0 \\ & \sigma_2^2 & \\ 0 & & \sigma_n^2 \end{bmatrix} \qquad (式7\text{-}65)$$

$\sigma_i(i=1,2,\cdots,n)$ 可按下式计算

$$\sigma_i = \alpha \left[\frac{R_{(\lambda_1)}}{(\varepsilon_{i(\lambda_1)})^2} \right]^{1/2} \qquad (式7\text{-}66)$$

其中 α 的选取与计算机的精度有关,通常取 $10 \sim 100$ 的范围。在紫外分光光度计产生

的讯号中,其测量噪声平均值为零,方差约为 10^{-6},由于 $R_{(\lambda_k)}$ 难于确定,故在紫外光谱数据计算中 $R_{(\lambda_k)}$ 作为常数来考虑,简记为 R,常取 $R = 10^{-6}$。

卡尔曼滤波法除了可用于组分含量的测定外,还可以用来估计系统误差 b。当进行估算系统误差 b 时,应将原来的 n 维向量 C 增加为 $(n+1)$ 维的向量 C^α。

$$C^\alpha = [c_1, c_2, \cdots, c_n, b] \qquad (式 7\text{-}67)$$

n 维 E_{λ_k} 也增加到 (n+1) 的 $E_{\lambda_k}{}^\alpha$

$$E_{(\lambda_k)}{}^\alpha = [\varepsilon_{1(\lambda_k)}, \varepsilon_{2(\lambda_k)}, \cdots, \varepsilon_{n1(\lambda_k)}, 1] \qquad (式 7\text{-}68)$$

卡尔曼滤波递推公式的运用,不仅可获得待测组分浓度的最优估计,而且还能求得系统误差 b 的估计值。

（吴拥军）

参 考 文 献

[1] 李昌厚. 紫外可见分光光度计. 北京:化学工业出版社,2005.

[2] 孙风霞. 仪器分析. 北京:化学工业出版社,2004.

[3] 吴谋成. 仪器分析. 北京:科学出版社,2007.

[4] 李磊,高希宝. 仪器分析. 北京:人民卫生出版社,2015.

[5] 康维钧. 卫生化学. 北京:人民卫生出版社,2017.

[6] 相秉仁. 计算药学. 北京:中国医药科技出版社,1990.

[7] 张汉辉. 波谱学原理及应用. 北京:化学工业出版社,2016.

第八章

分子荧光分析法

某些物质吸收外界能量后，其电子能级由基态跃迁到激发态，激发态不稳定，将很快释放出能量回到基态。激发态物质以光辐射的形式释放出这部分能量，根据辐射光的特征和强度建立的分析方法称为发光分析法。外界提供能量的方式有光能、热能、化学能和生物能等，物质吸收光能后的激发态又以光辐射形式回到基态，称之为光致发光。常见的光致发光有荧光(fluorescence)和磷光(phosphorescence)两种。分子荧光分析法是建立在这一现象基础上的分析方法。物质的结构不同，所吸收紫外光的波长和发射荧光的波长也不同，利用这个特性可以进行物质的定性鉴别。物质的浓度不同，所发射荧光的强度也不同，测量荧光强度可用于物质的定量分析。

分子荧光分析法是一种重要的光谱分析技术。在其他学科迅速发展的影响下，激光、微处理机和电子学的新成就等一些新的科学技术的引入，大大推动了荧光分析法在理论方面的进展，促进了诸如荧光探针技术、同步荧光测定、时间分辨荧光测定、单分子荧光检测技术、偏振荧光分析技术和荧光光纤化学传感器等新方法和新技术的发展。目前，在工业、农业、环境保护、食品分析、医药卫生、公安情报和科学研究等各个领域中都活跃着荧光测定的应用。分子荧光分析法具有取样小、灵敏度高、重现性好、快捷方便等优点。

第一节 基本原理

一、分子的激发与去活化

在室温条件下，大多数分子处于电子基态的最低振动能级。受光照射时，物质分子将吸收一定波长的光能从基态最低振动能级跃迁到第一电子激发态以至更高电子激发态的不同振动能级，成为激发态分子。

激发态分子不稳定，可以通过辐射跃迁或无辐射跃迁释放出能量返回基态，这一过程称为去活化过程(de-excitation processes)。分子吸收光能被激发和激发态分子去活化过程如图8-1所示。

辐射跃迁的去活化过程，发生光子的发射，产生荧光或磷光现象；非辐射跃迁的去活化过程，其结果是电子激发能转化为振动能或转动能，包括振动弛豫、内部转换和体系间跨越。荧光发射(F)：当分子处于第一电子激发态的最低振动能级时仍不稳定，很快($10^{-7} \sim 10^{-9}\text{s}$)以发光的形式释放能量，回到基态各振动能级。由于振动弛豫使激发态分子在发射前失去部分能量，因此辐射出的光子能量比吸收的光子能量要低。

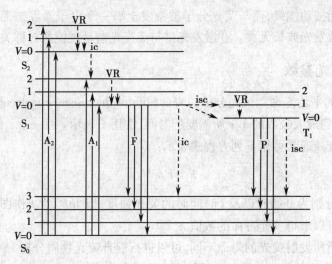

A₁、A₂. 吸收;F. 荧光;P. 磷光;ic. 内转换;isc. 体系间跨越;
VR. 振动弛豫。

图 8-1　分子内的激发和去活化过程

二、激发光谱和荧光光谱

所有荧光化合物,都有两种特征光谱,即荧光激发光谱与荧光发射光谱。

1. 荧光激发光谱　荧光激发光谱(excitation spectrum)简称激发光谱,是通过测量荧光物质的荧光强度随激发光波长变化而获得的光谱。获得激发光谱的方法是:固定荧光波长,改变激发光波长,测定不同波长的激发光激发荧光物质所得到的荧光强度,然后以激发光波长为横坐标,荧光强度 F 为纵坐标作图,即为该荧光物质的激发光谱。(如图 8-2虚线部分)。激发光谱反映了在某一固定的发射波长下所测量的荧光强度对激发波长的依赖关系。

2. 荧光发射光谱　荧光发射光谱(fluorescence spectrum)简称荧光光谱。获得荧光光谱的方法是:使激发光的波长和强度保持不变,而让荧光物质所产生的荧光通过发射单色器后照射于检测器上,扫描发射单色器并检测各种波长下相应的荧光强度,以荧光波长为横坐标,荧光强度 F 为纵坐标作图,即为荧光光谱。

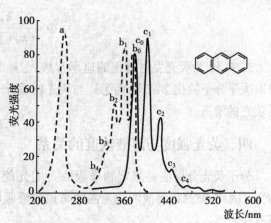

图 8-2　蒽乙醇溶液的激发光谱(虚线)和荧光光谱(实线)

(如图 8-2 实线部分)。此光谱上荧光强度最大的波长称为最大荧光波长。发射光谱反映了在某一固定的激发波长下所测量的荧光的波长分布。

3. 荧光光谱的特征　①荧光波长较激发光波长较长。在溶液荧光光谱中,所观察到的荧光波长总是大于激发光的波长。斯托克斯在 1852 年首次观察到这种波长移动的现象,因而也称为斯托克斯位移。②荧光光谱的形状与激发光波长无关。由于荧光发射发生于第一电子激发态的最低振动能级,而与荧光分子被激发至哪一个电子激发态无关;因此,荧光光谱的形状通常与激发光波长无关。③激发光谱与荧光光谱呈现镜像对称关系。

三、主要荧光参数

1. 荧光分子的平均寿命　荧光分子的寿命(life of fluorescence molecule)是指停止激发后,荧光强度衰减到最大吸收的 $1/e$ 所需要的时间,常用 τ 表示。

荧光强度的衰减通常可用下列方程式表示:

$$F_t = F_0 e^{-t/\tau} \tag{式 8-1}$$

式中,F_0、F_t 分别为开始时以及 t 时间时的荧光强度,以 $\ln F_t$ 对 t 作图,可得一条直线,由此直线的斜率可以求得荧光寿命的数值。

依据荧光物质所发射荧光的寿命不同,可以进行混合荧光物质分析。

2. 荧光发射的量子产率　荧光物质的荧光量子产率(fluorescence quantum yield)或称荧光效率(fluorescence efficiency),用 Φ 表示。Φ 是一个物质荧光特征的重要参数,它反映了荧光物质发射荧光的能力。Φ 定义如下:

$$\Phi = \frac{发射荧光的光子数}{吸收激发光的光子数}$$

可见 Φ 最大为 1,但事实上大部分荧光物质的 Φ 值均小于 1。有分析应用价值的荧光化合物,Φ 值一般为 0.1~1。也就是说,并不是能吸收光能的物质都可以发射出荧光,因为在激发态分子释放激发能的过程中除发射荧光外,有无辐射跃迁过程与之竞争。因此,荧光效率与荧光发射过程的速率及无辐射过程的速率有关,即:

$$\Phi = \frac{k_F}{(k_F + \sum k_i)} \tag{式 8-2}$$

式中,k_F 为荧光发射过程的速率常数;$\sum k_i$ 为无辐射跃迁过程的速率常数总和。k_F 主要取决于分子的化学结构,而 $\sum k_i$ 与荧光物质分子所处的化学环境有关,$\sum k_i$ 降低有利于体系荧光的增强。

四、荧光强度与溶液浓度的关系

分子荧光分析法是测定物质吸收一定光能被激发之后,物质本身所发射的荧光强度(F)。因此,被测物溶液的荧光强度与该溶液吸收光能的强度及溶液中荧光物质的荧光效率有关。

假设强度为 I_0 的入射光,照射到浓度为 c,液层厚度为 b 的荧光物质溶液上,透射光强度为 I,被溶液吸收光强度为 I_0-I,溶液的荧光效率为 Φ,荧光强度为 F。根据光吸收定律:

$$\frac{I}{I_0} = 10^{-abc} \tag{式 8-3}$$

故　　　　　　　　　　$I = I_0 10^{-abc}$

$$I_0 - I = I_0 - I_0 10^{-abc} = I_0(1 - 10^{-abc}) \qquad (式8-4)$$

由于溶液的荧光强度 F 与被溶液吸收的光强度及荧光效率呈正比：

$$F = k\Phi I_0(1 - e^{-2.3abc}) \qquad (式8-5)$$

将式(8-5)中的指数项展开并整理，当溶液很稀时，即 $abc < 0.05$ 时，得到下式：

$$F = k\Phi I_0 \times 2.3abc \qquad (式8-6)$$

当荧光物质一定，测定条件固定时，上式可进一步简化为：

$$F = k'c \qquad (式8-7)$$

即：在一定的条件下，对某荧光物质的稀溶液（$abc < 0.05$），荧光物质发出的荧光强度与该溶液的浓度呈正比。式8-7为分子荧光分析法的定量依据。

五、散射光对荧光分析的影响

当一束平行光投射在液体样品上时，大部分光可透过溶液，而少部分光由于和溶剂分子相碰撞，光子运动方向改变，向不同方向散射，这种光称为散射光。

散射光常常是荧光分析实验操作中灵敏度的一种限制因素，在有些分析中，往往难以分辨甚至干扰分析。散射光主要有四种：容器表面的散射光，丁铎尔（Tyndall）散射、瑞利（Reyleigh）散射和拉曼（Raman）散射。

前三种散射光的波长都与激发光波长相同，所以一般离荧光峰较远，比较容易辨认。如采用荧光分光光度计，只要选用合适的波长，不致引入误差。如采用滤片荧光计，则须选择适宜的滤光片，以降低由于散射而造成的本底值。

拉曼散射是由于溶剂分子吸收了光能，被激发到基态的较高振动能级以后，返回到稍高于或稍低于原来的能级，发出的光称拉曼散射光。其波长比它的激发光波长稍长或稍短，且它的波长随激发光的波长不同而改变。一般来说，拉曼散射要比瑞利散射弱，但是当测定溶液浓度低，而要求仪器灵敏度高时，拉曼峰常常成为测定中的突出矛盾。因为它比瑞利峰更靠近待测物荧光峰，有时甚至发生重叠，不易分辨。特别是使用滤光片荧光计时，拉曼散射常常成为荧光空白的一部分，使得荧光本底值过高，从而降低测定的灵敏度和准确度。

拉曼散射光波长比激发光波长更长，对荧光的测定干扰更大，必须采取措施消除。由于拉曼散射光波长与激发光波长有差值，并且随激发光波长改变而改变，而荧光物质发射的荧光波长与激发光波长无关。如改用波长较短的激发光进行激发，荧光物质的荧光峰并不发生改变，而溶剂的拉曼峰将向短波方向改变。这样即可通过选择适当的激发光波长把物质的荧光与溶剂拉曼散射光区别开来。若使用荧光分光光度计，则可减小狭缝或采用截止滤片等以除去拉曼散射的影响。有时溶剂的拉曼光谱与物质的荧光光谱相重叠影响荧光测量，故激发光的选择一方面要考虑较高的灵敏度，另一方面要使溶剂的拉曼散射光与荧光峰相距远些，以避免干扰。

表8-1为水、乙醇、环己烷等常用溶剂在不同波长激发光照射下拉曼光的波长。可供选择激发光波长或溶剂时参考。

表8-1　在不同波长激发光下主要溶剂的拉曼光波长/nm

溶剂	激发光波长				
	248	313	365	405	436
水	271	350	416	469	511
乙醇	267	344	409	459	500
环己烷	267	344	408	458	499
四氯化碳	—	320	375	418	450
氯仿	—	346	410	461	502

（李　珊）

第二节　荧光与分子结构的关系

荧光是物质吸收紫外-可见光后激发并发射光量子的光致发光现象。物质是否发射荧光取决于分子的结构,分子必须具有吸收紫外-可见光的结构并具有一定的荧光量子产率。在已知的大量有机和无机物中,仅有小部分会发射强的荧光,它们的激发光谱、发射光谱和荧光强度都与它们的结构有密切的关系,因此可根据物质的分子结构来判断物质的荧光特性。

一、有机化合物的荧光

在大量有机化合物中,只有小部分会发射强的荧光,能发射强荧光的有机化合物通常具有以下的结构特征:①π→π* 电子跃迁类型;②共轭 π 键结构;③刚性平面结构;④给电子取代基。

（一）π→π* 电子跃迁类型

有机化合物中有三种类型的价电子,即单键上的 σ 电子、双键上的 π 电子及 O、N、S、X (卤素)等杂原子上未成键的孤对电子(n 电子)。σ 键由电子云沿核间连线方向重叠而成,原子间结合紧密,电子不易激发;π 键是两原子 p 轨道电子云在垂直于核间连线方向部分重叠而成,键合不如 σ 键牢固,较易激发;n 电子轨道能量比 σ 电子和 π 电子轨道的能量都要高。三种价电子图示如下:

$$
\overset{\sigma\quad\pi}{H-C=\overset{..}{\underset{|}{O}}:\leftarrow n}
$$
$$
\underset{H}{|}
$$

大多数能发射荧光的有机化合物均具有 π→π* 或 n→π* 类型的跃迁,这类物质吸收光辐射后首先发生 π→π* 或 n→π* 跃迁,然后激发态分子经过振动弛豫等无辐射跃迁形式,回到第一电子激发态的最低振动能级,再通过 π*→π 或 π*→n 跃迁回到基态的各个振动能级而产生荧光。n→π* 和 π→π* 两种跃迁方式相比,n→π* 跃迁比 π→π* 跃迁的摩尔吸光系数小 $10^2 \sim 10^3$,且 n→π* 跃迁的寿命($10^{-5} \sim 10^{-7}$)比 π→π* 跃迁的寿命($10^{-7} \sim 10^{-9}$)长,因此 n→π* 跃迁较 π→π* 跃迁的荧光发射速率常数小得多,也就是说 π*→π 辐射跃迁较

$\pi^* \to n$ 辐射跃迁更易发射荧光。$\pi \to \pi^*$ 跃迁类型是发射荧光最主要的跃迁类型。

(二) 共轭 π 键结构

产生荧光的物质分子,多具有共轭双键(大 π 键)的结构体系,其共轭程度越大,电子的非定域或离域性越大,离域大 π 键中的电子越容易被激发,有利于产生更多的激发态分子,从而产生荧光的能力也就越强。绝大多数能产生荧光的物质都含有芳香环或杂环,芳环越大,共轭度越高,电子的非定域性就越大,荧光强度往往也越强,且最大激发和发射波长都向长波长方向移动。如表 8-2 中的几种多环芳烃。

表 8-2　几种多环芳烃的荧光

化合物	苯	萘	蒽	丁省	戊省
λ_{ex}/nm	205	286	356	390	580
λ_{em}/nm	278	321	404	480	640
φ	0.11	0.29	0.36	0.60	0.59

含有多个共轭双键的脂肪族或脂环族化合物也有可能产生荧光,如维生素 A,但此类化合物的数目不多。

(三) 刚性平面结构

具有强烈荧光的有机物分子,多数具有刚性平面结构。如果一个有机物分子是具有共轭双键的非刚性链,并存在重叠的原子轨道,使分子处于非平面构型,那么这样的有机物分子大多不会发射荧光。

分子具有刚性结构可以减少分子的振动,使分子与溶剂或其他溶质分子之间的相互作用减少,从而减少了荧光分子的能量损失,有利于荧光的产生。如酚酞与荧光素,二者结构十分相近,荧光素分子与酚酞分子相比多一个氧桥,氧桥使分子的三个环成为一个平面,两个苯环不再能自由旋转,分子的刚性增加,因而在溶液中呈现强烈的荧光。在 0.1mol/L 的 NaOH 溶液中,荧光素的荧光效率达 0.92,而酚酞却不发荧光。

荧光素　　　　　　　　　　　　酚酞

(四) 给电子取代基

芳烃及杂环化合物的荧光激发光谱、发射光谱及荧光效率常随其取代基的不同而异,取代基的性质对荧光物质的荧光特性和强度均有强烈的影响。表 8-3 列出了部分取代基对苯的荧光特性的影响情况。

实验表明,单取代或双取代的苯衍生物的荧光性质,主要取决于芳环上的电子密度,而这与芳环上引入的电子基团的性质有关。

1. 给电子取代基使荧光增强　属于这类基团的有—NH₂、—HR、—NR₂、—OH、—OR、—CN 等。这些基团上的 N、O 等杂原子上均含有未成键的孤电子对(n 电子),n 电子

表 8-3　取代基对苯的荧光的影响

化合物	分子式	荧光波长/nm	相对荧光强度	化合物	分子式	荧光波长/nm	相对荧光强度
苯	C_6H_6	270~310	10	酚离子	$C_6H_5O^-$	310~400	10
甲苯	$C_6H_5CH_3$	270~320	17	苯甲醚	$C_6H_5OCH_3$	285~345	20
丙苯	$C_6H_5C_3H_7$	270~320	10	苯胺	$C_6H_5NH_2$	310~405	20
一氟代苯	C_6H_5F	270~320	17	苯胺离子	$C_6H_5NH_3^+$	–	0
一氯代苯	C_6H_5Cl	275~345	7	苯甲酸	C_6H_5COOH	310~490	3
一溴代苯	C_6H_5Br	290~380	5	苯基氰	C_6H_5CN	280~360	20
一碘代苯	C_6H_5I	–	0	硝基苯	$C_6H_5NO_2$	–	0
苯酚	C_6H_5OH	285~365	18				

云与芳环上的 π 电子轨道几乎平行,因而可形成 p~π 共轭体系,增大了体系的共轭程度及苯环上离域电子的电子云密度,较未取代芳香化合物更有利于电子的激发。因此,在芳环上引入此类取代基后,化合物的荧光强度增大了(如上表中的苯、苯胺、苯酚、苯基氰)。

2. 吸电子取代基使荧光减弱　属于这类基团的有羰基(—COOH,—CHO,—C＝O)、硝基(—NO₂)及重氮基(—N≡N—)等。这些基团上的 N、O 等杂原子同样含有未成键的 n 电子,但 n 电子云不与芳环上的 π 电子轨道平行,因而不能形成 p~π 共轭体系,这类化合物的 n→π* 跃迁,属于禁阻跃迁,摩尔吸光系数小,不利于荧光的发射。

3. 取代基位置的影响　取代基的位置对苯类物质的荧光也有影响,一般邻位、对位取代使荧光增强,间位取代使荧光减弱,硝基、偶氮基等能阻止荧光的产生。如对二甲苯的荧光量子产率为 0.40,而邻二甲苯为 0.18,间二甲苯为 0.14。但并非所有的取代基都是对位上的影响最大,例如间硝基二甲苯胺的荧光就比对位和邻位的硝基二甲苯胺要强一些。

取代基的空间位阻效应明显影响物质的荧光。下图物质中,当在萘环上引入—SO₃⁻时,由于空间位阻效应使—N(CH₃)₂与萘之间的键发生了扭转,从而减弱了化合物分子的平面结构,荧光强度减弱。

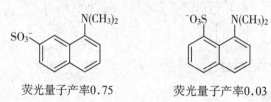

荧光量子产率0.75　　　　荧光量子产率0.03

二、无机盐的荧光

大多数无机盐类金属离子,在溶液中不能产生荧光,但某些无机化合物在低温(液氮)下有荧光。常见的主要有镧系元素(Ⅳ)的化合物,U(Ⅵ)化合物,Tl(Ⅰ),Sn(Ⅱ),P(Ⅱ),As(Ⅲ),Sb(Ⅲ),Bi(Ⅲ),Se(Ⅳ)等类汞离子化合物。这些化合物在低温下都有较高的荧光效率和选择性,因此常用低温荧光法进行测定。

Ce,Pr,Nd,Pm,Sm,Eu,Gd,Tb 和 Dy 等镧系元素的三价离子无机盐都会发荧光,Cr(Ⅲ)

的无机或有机配位物的固态、溶液均会发荧光,温度越低,温度猝灭作用越小,发光越强;许多铀的不同价态的无机物会发荧光,U(Ⅳ)无机盐在 $200 \sim 300nm$ 间有强吸收带,在 $300 \sim 550nm$ 间也有弱的吸收带,且铀盐的荧光寿命很长,约为 $10^{-4}s$,荧光量子产率较高,其水溶液荧光分析灵敏度很高。

三、配合物的荧光

有些有机化合物本身不发荧光或荧光较弱,但和金属离子形成配合物后,随着分子的刚性增强,平面结构的增大,常会发射荧光;而一般不发荧光的无机离子与具有吸光结构的有机试剂配合后,也可以生成会发荧光的金属有机配合物。如:8-羟基喹啉是弱荧光物质,与 Mg^{2+},Al^{3+} 配合后荧光增强;2,2-二羟基偶氮苯无荧光,与 Al^{3+} 结合有荧光。

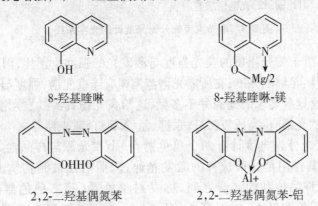

8-羟基喹啉　　　　　　　　8-羟基喹啉-镁

2,2-二羟基偶氮苯　　　　　2,2-二羟基偶氮苯-铝

能发荧光的金属配合物可能是配合物中配位体的发光,也可能是配合物中金属离子的发光。

大部分芳香族化合物能与金属离子形成荧光配合物。芳族配位体通常带有两个或两个以上的官能团,其中一个能与金属离子形成 σ 键,如—OH、—NH$_2$、—SH、—COOH 等基团;另一含有孤对电子的官能团,如—OR、—N ═、—O— 等。带有两种官能团的芳族配体与金属离子形成配合物后,通过 $\pi^* \rightarrow \pi$ 或 $\pi^* \rightarrow n$ 跃迁方式发射荧光。

目前,三元荧光配合物的研究和应用是荧光分析研究热点之一,主要有两类,一类是离子缔合三元配合物,另一类是芳族化合物配位的三元配合物。三元配合物可大大提高荧光分析法的灵敏度和选择性。现在已有多种元素采用三元配合物的荧光分析。

(李　珊)

第三节　荧光分光光度计

一、仪器结构

常见的荧光分光光度计均由光源、激发单色器、样品室、发射单色器、检测器、显示器等组成。图 8-3 为单光束荧光分光光度计的光学系统图。

工作原理可简述为:光源光束经入射单色器色散、提取所需要波长单色光照射于样品上,样品发出的荧光经发射单色器色散后照射于光电倍增管,光电倍增管把荧光强度信号转变为电信号,并经放大器放大后由记录器记录或读出。

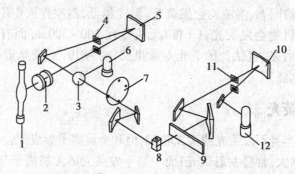

1. 氙灯；2. 透镜；3. 光束分裂器；4、11. 水平狭缝；5. 激光光
栅；6. 参考光电管；7. 光闸；8. 样品池；9. 样品池光闸；10. 发
射光栅；12. 光电倍增管。

图 8-3 单光束荧光分光光度计的光学系统

1. **激发光源** 由于荧光物质的荧光强度与激发光的强度呈正比，因此，理想的激发光源应该满足以下条件：足够的强度；在所需光谱范围内有连续光谱；强度与波长无关；光强度稳定。但实际上符合这些要求的光源并不多见，这给荧光物真实激发光谱的测绘带来很大困难。实际通常用的光源有：高压氙弧灯、汞灯、氙-汞弧灯、激光器等。

2. **单色器** 荧光分光光度计有两个单色器，一个在光源与样品池之间，称激发单色器（第一单色器），其作用是让所选择的激发光通过，照射在被测物质上，而把不需要的光滤去。另一个在样品池和检测器之间，称发射单色器（第二单色器），只让特征波长的荧光通过，照射于检测器上，而把容器的反射光、溶剂的散射光及溶液中杂质所产生的荧光等除去。

3. **样品池** 荧光测定用的样品池用石英制成（因为玻璃会吸收紫外光）。样品池的形状以散射光较少的方形为宜。低温荧光测定时可在石英池外套上一个盛放液氮的石英真空瓶，用来降低温度。

4. **检测器** 光电倍增管（photo-multiplier tube，PMT）是目前几乎所有普通荧光分光光度计普遍采用的检测器。PMT 是一种很好的电流源，在一定的条件下，其电流量与入射光强度呈正比。

5. **显示器** 电信号经放大器放大后可由表头指示或数字显示读出荧光强度。通常荧光仪器的显示装置有数字电压表、记录仪和阴极示波器等几种。目前，计算机软硬件技术的发展为人们根据不同的需求选择不同的直观读出方式提供了方便。

二、荧光光谱的校正和荧光仪器的性能

1. **荧光光谱的校正** 一般荧光分光光度计所测得的谱图均为表观光谱或称为未校正过的光谱，不是真实的。虽然在例行的定量测定中，其光谱是表观光谱还是校正光谱并不重要，但在诸如荧光量子产率的计算时，则要求采用真实光谱。因此要对光谱进行校正。

造成荧光激发光谱和荧光发射光谱失真的原因有：①光源的强度随波长的不同而改变；②单色器对各种波长光线的透射率不一样，单色器的效率受偏振光影响；③每一个检测器（如 PMT）对不同波长光的接受敏感度不同，即检测器的感应与波长不成线性等。

由此可见，荧光激发谱失真主要是由激发光源和激发单色器的光谱特性所造成的。

在校正激发光谱时,为了避开检测器的光谱特性影响,多采用光量子计,把不同波长的激发光光量子数转化为成正比例的荧光信号,而后用 PMT 检测。罗丹明 B 乙醇溶液是一种常用的光量子计,这种罗丹明 B 溶液能够提供一个恒定波长的荧光信号和一个正比于激发光光量子的信号,这样一来,PMT 所检测到的信号就能正确地反映激发光的光量子数与波长的关系。另外还有光量子计-微机校正法、光量子计-程序电位计法等。

荧光发射光谱的校正方法有:对于荧光分光光度计可采用微机-光量子计法校正和微机-散射光法。对于缺少可自动校正发射光谱的荧光计可以采用标准灯校正法(采用已知光谱输出的标准灯,例如标准钨灯)和标准荧光物质校正法(用标准荧光物质校正发射光谱,对照同一荧光物质的表观发射光谱而获得各波长的校正系数。这些标准荧光物质有硫酸奎宁、β-萘酚、3-氨基酞酰亚胺、m-硝基二甲苯胺等)。微机-散射光法、程序电位器-散射光法这几种光谱校正中,以微机-光量子计法校正激发光谱和微机-散射光法校正发射光谱最为快速和较为可靠。

目前,为了方便分析工作者能够直接记录到校正光谱,配有光谱校正装置的荧光分光光度计已经面市。

2. **荧光仪器的性能**　荧光仪器的性能一般从以下几个方面考察:①波长准确度与波长重复性:分别将发射单色器和激发单色器波长置零级位置,灯室内正确安好笔型汞灯。将漫反射板校正具放入样品室,使用实际可行的最窄狭缝宽度和快响应时间,慢速度从短波向长波方向对激发单色器和发射单色器扫描。记录仪最大读数时的波长为测量值,连续测量三次,根据测得最大相应值和汞灯的参考波长计算波长准确度与重复性。②分辨率:分别扫描发射单色器和激发单色器,应能分辨出汞三线 365.02、365.48 和 366.33nm 所对应的测量峰。③检出限:在荧光仪器中通常用适当浓度的硫酸奎宁标准溶液作样品,灵敏度最高档,选择适当的狭缝宽度。将激发波长置于 360nm,扫描发射波长找出测量峰值对应的 λ_{em}。将发射波长固定在 λ_{em},分别对空白溶液和标准样品溶液连续交替十一次测定,计算标准偏差。用三倍的标准偏差乘以线性斜率表示该仪器的检出限。另外,还有线性误差、基线漂移、光谱峰值强度的重复性和荧光池的成套性等。

(李　珊)

第四节　环境因素对荧光光谱和荧光强度的影响

虽然物质产生荧光的能力主要取决于分子结构,然而环境因素,尤其是介质对分子荧光可能产生强烈影响。了解和利用环境因素的影响,有助于寻求荧光分析提高灵敏度和选择性的途径。

一、溶剂性质的影响

同一种荧光物质在不同的溶剂中,其荧光光谱的位置和荧光强度都有一定差异。溶剂的影响主要与溶剂的极性、黏度、纯度有关。例如,许多共轭芳香族化合物激发时产生 $\pi \rightarrow \pi^*$ 跃迁,其激发态比基态具有更大的极性,随着溶剂极性的增大,激发态能量的降低程度比基态大,结果使荧光光谱随溶剂的极性增大而向长波方向移动。见图 8-4。

另外,某些荧光物质与溶剂分子之间形成氢键或配位键,使荧光峰的波长和荧光强度发生变化。

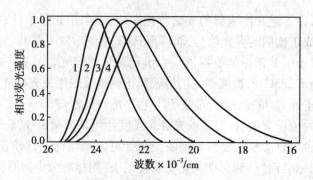

1. 乙腈；2. 乙二醇；3. 30%乙醇-70%；4. 水。

图 8-4　2-苯胺基-6-萘磺酸的荧光发射光谱

二、溶液 pH 的影响

溶液体系的酸度对荧光强度的影响主要表现在下列几个方面：

1. 影响荧光物质的存在形式　荧光物质本身是弱酸或弱碱时，在不同酸度条件下分子和离子间的平衡发生改变，造成存在形式不同，而不同的结构型体具有其特定的荧光光谱和荧光效率。例如苯胺，分子和离子间的平衡如下：

$$\underset{\text{pH<2}}{\text{（）—NH}_3^+} \quad \underset{H^+}{\overset{OH^-}{\rightleftharpoons}} \quad \underset{\text{pH为7~12}}{\text{（）—NH}_2} \quad \underset{H^+}{\overset{OH^-}{\rightleftharpoons}} \quad \underset{\text{pH>13}}{\text{（）—NH}^-}$$

苯胺在 pH 为 7~12 的溶液中主要以分子形式存在，—NH_2 为提高荧光效率的取代基，此时苯胺可产生蓝色荧光，而 pH<2 和 pH>13 的溶液中苯胺为离子形式，无荧光产生。

2. 影响荧光配合物的组成和形式　溶液酸碱性的改变将影响金属离子与有机试剂生成配合物的稳定性和组成，从而影响物质的荧光性质。例如，Ga^{3+} 离子测定，Ga^{3+} 与 2,2-二羟基偶氮苯在 pH 为 3~4 的溶液中形成 1:1 配合物，产生荧光。而在 pH6~7 的溶液中则形成 1:2 的配合物，不产生荧光。荧光物质的荧光光谱、荧光效率及荧光强度随溶液 pH 的变化而变化。为提高实验结果的灵敏度和准确度，在测定过程中应严格控制溶液的 pH。

三、溶液温度的影响

溶液的温度对物质的荧光强度影响很大，随着温度的升高，荧光物质的荧光效率和荧光强度减小。其主要原因是荧光分子内部能量的转化作用，温度升高增快了振动弛豫而丧失了能量。其次是温度升高时，介质黏度减小，分子运动加快，分子间碰撞概率增加，增加了分子的无辐射跃迁，降低了荧光效率。另外，有些荧光物质在较高温度下会发生光分解，导致荧光效率降低。降低温度有利于提高荧光效率，因此，低温荧光分析技术已成为荧光分析的一个重要手段。

四、其他因素的影响

表面活性剂对发光分子的发光特性有着显著的影响，可增强发光分子的荧光强度，在荧光分析中广泛应用。表 8-4 是某些已在分析中使用的典型表面活性剂。

表 8-4　某些典型的表面活性剂

表面活性剂	CMC/mol·L^{-1}	N
阳离子型		
溴化十六烷基三甲铵(CTAB)	9.2×10^{-4}	61
$C_{16}H_{33}N^+(CH_3)_3Br^-$		
氯化十六烷基三甲铵(CTAC)	1.3×10^{-3}	78
$C_{16}H_{33}N^+(CH_3)_3Cl^-$		
氯化十四烷基二甲基铵(zephiramine,zeph)	3.7×10^{-4}	–
$C_{14}H_{29}N^+(CH_3)_2CH_2C_6H_5Cl^-$		
阴离子型		
十四烷基硫酸钠(NaTDS)	2.2×10^{-3}	–
$C_{14}H_{29}SO_4^-Na^+$		
十二烷基硫酸钠(NaLS,SDS)	8.1×10^{-3}	62
$C_{12}H_{25}SO_4^-Na^+$		
两性型		
N-十二烷基-N,N-二甲基铵-3-丙烷-1-磺酸	3.3×10^{-3}	55
(sulfobetaine,SB-12)		
$C_{12}H_{25}N^+(CH_3)_2(CH_2)_3SO_3^-$		
N,N-二甲-N-(羧甲基)-辛铵(octylbetaine)	0.25	24
$C_8H_{17}N^+(CH_3)_2CH_2COO^-$		
非离子型		
聚氧化乙烯(23)十二烷醇(brij-35)	9.0×10^{-5}	40
$C_{12}H_{25}(OC_2H_4)_{23}OH$		
聚氧化乙烯(9.5)对-特辛苯酚(Ttiton X-100)	3.0×10^{-4}	143
$C_8H_{17}C_6H_4O(C_2H_4O)_{9.5}H$		
聚氧化乙烯(6)十二烷醇	9×10^{-5}	400
$C_{12}H_{25}(OC_2H_4)_6OH$		

在低浓度的水溶液中,表面活性剂分子绝大部分被分散为单体,也有少数的二聚体或三聚体等形式存在。当表面活性剂的浓度达到临界胶束浓度(CMC)时,表面活性剂分子便会动态地缔合形成聚集体,称为胶束。胶束通常很小,直径为 3~6nm,以致胶束溶液在宏观上近似于真溶液,在常规的光谱测定法中并不引起可测量的光散射误差。胶束溶液透明、稳定,对荧光测定有增溶、增敏、增稳等作用,因而被作为提高荧光测定灵敏度和选择性的有效途径。

对难溶于水而极性较小的荧光物质,在胶束水溶液体系中可增加溶解度,从而得以测定。并且不使用有机溶剂萃取步骤,既简化了操作,又避免了有机溶剂的毒性。

胶束溶液在发光分析中可增强发光分子的荧光强度,提高测定灵敏度。在胶束溶液中,荧光分子被分散进入胶束的内核或栅栏部位,或者被束缚在胶束-水界面,这既降低了荧光分子活动的自由度又屏蔽了荧光分子;降低了荧光分子与溶剂分子或其他溶质分子的碰撞猝灭作用和无辐射衰变过程的速率。这样就提高了荧光的量子效率,增大荧光强度。并且金属离子在胶束溶液中形成荧光配合物的过程中,表面活性剂也进一步参与组成高次的配合物,从而使配合物分子的有效吸光截面积增大,摩尔吸光系数增大,导致荧光强度增大,最终提高荧光分析的灵敏度。

对于不发荧光或荧光量子产率很低而不能直接进行荧光测定的化合物,要在测定之前通过荧光衍生反应转化为发荧光的型体。但是,许多这样的衍生反应速率太慢而缺乏实用价值。如果选择适当的表面活性剂,则有可能加速所要求的衍生反应,从而使这类化合物的荧光测定成为可能。

表面活性剂的胶束溶液还可以减小干扰离子的影响。一般来说,阴离子胶束有利于防止阴离子干扰。阳离子胶束有利于防止阳离子干扰。而非离子胶束有防止来自阴、阳离子的干扰作用。

总之,利用表面活性剂的胶束增敏作用进行荧光分析,除了可提高分析灵敏度,还可改善分析条件,拓宽分析领域。

另一种应用于荧光分析的是环糊精。环糊精系淀粉经酶解环合后得到的由六个以上葡萄糖连结而成的环状低聚化合物,目前发现有含 $6 \sim 12$ 个葡萄糖单元的多种环糊精,最常见的是由 6、7 和 8 个葡萄糖单元组成的 α-β- 和 γ- 环糊精,其中 β-环糊精的应用最广。近年来,随着对 β-环糊精研究的深入,开发了一系列 β-环糊精的衍生物,以改善 β-环糊精的性能,扩大它的应用范围。

环糊精类化合物的特点是,分子结构中存在一个亲水的外缘和一个疏水的空腔,疏水的空腔能与许多有机物结合形成主客体包合物,这一结构特点是它们获得广泛应用的基础。某些荧光物质分子,它们对于环糊精的疏水空腔有更大的亲和力,当分子的尺寸大小合适时,便能够与环糊精分子结合形成包合物而进入环糊精的腔体。这样形成的包合物具有很强的稳定性,同时亦能使荧光强度增大。

有机物的荧光现象,除了受溶剂效应的影响之外,也会因为与其他溶质的相互作用而受到影响。

例如有非过渡金属离子(如 Zn^{2+}、Cd^{2+}、Al^{3+} 以及 Ga^{2+} 等)存在的荧光体系中,金属离子与芳香族配位体的配位作用,在配位体的配位位置上产生了正极化作用,由这些金属离子的配位作用所产生的光谱移动,与配位体在配位位置上的质子化作用所产生的光谱移动相类似。例如:8-羟基喹啉乙醇溶液是无色的,发蓝色荧光;但当在 8-羟基喹啉的乙醇溶液中加入氢离子或非过渡金属离子时,溶液变为黄色,发出绿色荧光。并且有光谱向长波方向移动的现象。

许多过渡金属离子与芳香族配位体配位后,往往导致配位体发光的静态猝灭。至于荧光体可能与其他溶质发生化学反应、能量转移、电荷转移或碰撞作用等过程而导致荧光体的荧光猝灭现象,请参见本章第五节。

(李　珊)

第五节　荧光的猝灭

一、荧光猝灭

荧光猝灭又称荧光熄灭,从广义上讲荧光猝灭是指任何可使某给定荧光物质的荧光强度降低的作用,或者任何可使荧光强度不与荧光物质的浓度呈线性关系的作用。从狭义上讲荧光猝灭是指荧光物质分子与溶剂分子或其他溶质分子之间的相互作用,导致荧光强度降低的现象。

　　能够与荧光物质分子发生相互作用而引起荧光强度降低的物质,称为荧光猝灭剂。氧能使多数荧光物质产生不同程度的荧光猝灭现象;胺类是大多数未取代芳烃的有效猝灭剂;卤素化合物、重金属离子以及硝基化合物等也都是灵敏的荧光猝灭剂。猝灭剂的存在对荧光分析有不利影响,但另一方面,也可以利用某种物质对某一荧光物质的荧光猝灭作用而建立起对该猝灭剂的荧光测定方法,即荧光猝灭法。荧光猝灭法一般比直接荧光测定法更为灵敏,并具有更高的选择性。

二、荧光猝灭的类型

　　荧光猝灭作用因猝灭机制不同可分为动态猝灭、静态猝灭、动态和静态的联合猝灭、电荷转移猝灭、能量转移猝灭及光化学反应猝灭等类型。

(一) 动态猝灭

　　动态猝灭又称碰撞猝灭,是猝灭剂与荧光物质的激发态分子相互作用的结果。在荧光物质的寿命范围内,猝灭剂通过扩散与其碰撞,通过能量转移或电荷转移机制使其回到基态,增大了无辐射衰减常数,从而使荧光量子产率降低、荧光强度减小。动态猝灭的效率受荧光物质激发态分子的寿命和猝灭剂的浓度控制。在这一过程中,荧光物质分子并未发生化学变化。

(二) 静态猝灭

　　静态猝灭又称生成化合物的猝灭,是猝灭剂与荧光物质基态分子之间相互作用的结果。荧光物质分子和猝灭剂之间形成无荧光或荧光较弱的基态配合物,使荧光物质溶液或在加入猝灭剂后荧光强度显著下降,或其荧光强度随着温度的升高而增强,吸收光谱也发生了明显变化,这种猝灭现象称为静态猝灭。

　　动态猝灭和静态猝灭的区分还要根据其他信息,如猝灭现象与寿命、温度和黏度的关系,以及吸收光谱的变化等,最确切的方法是测量荧光的寿命。静态猝灭时猝灭剂的存在并没有改变荧光分子激发态的寿命,而在动态猝灭时,猝灭剂的存在使荧光寿命缩短。

(三) 动态和静态的联合猝灭

　　某些情况下,荧光物质不仅能与猝灭剂发生动态猝灭,而且可与同一猝灭剂发生静态猝灭,即发生了动态和静态的联合猝灭现象。

(四) 电荷转移猝灭

　　通过猝灭剂与荧光物质激发态分子发生电荷转移而引起的猝灭现象称为电荷转移猝灭。由于激发态分子往往比基态分子具有更强的氧化还原能力,因此荧光物质的激发态分子比其基态分子更容易与其他物质的分子发生电荷转移作用,带有强吸电子基团的物质,往往是有效的荧光猝灭剂。

(五) 能量转移猝灭

　　当猝灭剂吸收光谱与荧光物质的荧光光谱有重叠时,处于激发单重态的荧光体激发分子的能量就可能转移到猝灭剂分子上或者猝灭剂吸收了荧光物质发射的荧光,猝灭剂被激发,而荧光猝灭,这种猝灭方式称为能量转移猝灭。

　　根据能量转移过程中作用机制的不同,激态电子能量转移可分为辐射能量转移和无辐射能量转移两种类型。辐射能量转移指荧光物质分子(能量供体)所发射的荧光被猝灭剂(能量受体)吸收,猝灭剂被激发而荧光猝灭;无辐射能量转移指荧光物质与猝灭剂之间直接交换能量,或通过两物质分子间偶极-偶极耦合作用转移能量。

(六) 光化学反应猝灭

光致激发的电子激发态分子所发生的化学反应,称为光化学反应。由光化学反应引起的荧光猝灭称为光化学反应猝灭。

依据光化学反应的不同,引起光化学反应猝灭可能有以下几种原因:分子较易发生光离解或光降解反应;因而荧光物质在光激发过程中可能与杂质发生光氧化或还原反应;有些具有多官能团的荧光物质分子可能发生光互变异构作用;某些多环芳烃等荧光物质,在浓度较高的溶液中,其激发态分子有可能与基态分子形成二聚体。

(七) 其他类型的猝灭

1. 自猝灭　当荧光物质的浓度较大时(超过 $1g/L$),会使荧光强度降低,荧光强度与浓度不成线性关系,称为荧光物质的自猝灭。自猝灭可能是由以下原因引起:荧光物质分子之间的碰撞能量损失;荧光物质的自吸收;荧光物质的激发态分子与基态分子形成二聚体或多聚体;基态的荧光物质分子的缔合等。

2. 三重态猝灭　具有"重原子效应"的物质如溴化物和碘化物等,都能促使荧光分子的激发单重态转入激发三重态,导致荧光的猝灭。

3. 氧猝灭　氧是最普遍的荧光猝灭剂。氧对溶液荧光产生猝灭作用的原因比较复杂,完整的机制还有待进一步研究。

(管春梅)

第六节　荧光分析方法

一、常规分析方法

(一) 直接测定法

利用物质自身发射的荧光进行测定分析。许多有机芳香族化合物和生物物质具有内在的荧光性质,往往可以直接进行荧光测定。对于这些本身发荧光的被测物,可以通过直接测量其荧光强度的方法测定其浓度。当然,若有其他干扰物质存在时,则应预先采用掩蔽或分离的办法加以消除。

在实际操作中,最常用的定量方法是工作曲线法或直接比较法。为了使不同时间所测得的工作曲线先后一致,应用过程中要校正。如果该溶液在紫外光照射下不够稳定,则须改用另一种稳定而且荧光峰相近的标准溶液来进行校正。例如测定维生素 B_1 时,用硫酸奎宁为基准;测定维生素 B_2 时,用荧光素钠作为基准。

(二) 间接测定法

间接测定法适用于本身不发荧光,或者因荧光量子产率很低而无法进行直接测定的样品。间接测定的方法有多种,可根据分析物质的具体情况加以适当的选择。

1. 荧光衍生法　荧光衍生法可分为化学衍生法、光化学衍生法和电化学衍生法。分别通过采用化学反应、光化学反应和电化学反应,使不发荧光的分析物质转化成发荧光的适合于测定的产物,然后,实现间接测定被分析物质。例如,许多无机金属离子的荧光测定方法,就是通过使它们与某些金属螯合剂反应(也称为荧光试剂),生成具有荧光的螯合物之后再间接测定金属离子含量而进行的测定。

通过利用氧化还原反应、光化学反应、降解反应、缩合反应等办法可以使某些不发光的有机化合物转化为荧光物质。例如:叶酸本身荧光很弱,用 $KMnO_4$ 氧化叶酸,其氧化产物蝶呤-6-羧酸能发荧光。通过测定叶酸氧化产物蝶呤-6-羧酸的荧光强度,可间接测定叶酸的含量。并且较直接荧光分析法测定叶酸的灵敏度提高 12.5 倍。

2. 荧光猝灭法　某些情况下,虽然被分析物质本身不发荧光,但却能使某种荧光化合物发生荧光猝灭,并且荧光猝灭的程度与被分析物质的浓度存在定量的关系。因此,通过测量荧光化合物荧光强度的下降程度,能够间接测定被分析物质含量。利用这一性质建立的荧光测定法,称为荧光猝灭法。荧光猝灭法在化学、医药、食品安全、环境科学及生化分析中有着广泛的应用。

在药物的荧光分析中,应用静态猝灭法研究第三代头孢新药盐酸头孢吡肟、头孢匹胺和头孢唑钠与人血清白蛋白和牛血清白蛋白的作用,并计算了它们的结合常数。(血清白蛋白为荧光剂,药品为猝灭剂)。

在食品安全检测中,基于硼砂对姜黄素的荧光猝灭作用,测定食品中的硼砂含量;应用微波消解荧光猝灭法测定奶粉中的微量硒;应用异丙肾上腺素体系荧光猝灭法测定食品中的痕量锰等。

利用酪氨酸作为荧光探针研究酪氨酸与 DNA 的相互作用,通过荧光猝灭法发现酪氨酸与鲑鱼精子 DNA(SM DNA)是以沟槽模式结合;对羟基苯丙酮酸含量是确定先天性代谢紊乱的重要标志物,利用对羟基苯丙酮酸在一定条件下对色氨酸的自体荧光的显著猝灭作用,可用于血清中的对羟基苯丙酮酸含量的测定。

利用磷化物与罗丹明形成配合物从而猝灭罗丹明的荧光的特点,可以用猝灭法测定水中痕量磷。

荧光猝灭法比直接荧光法灵敏度更高、选择性更好。

3. 敏化荧光法　敏化荧光法是建立在受光激发的分子与另一种分子碰撞时,把激发能传递给另一个分子使其激发,后者再以辐射形式去激发而发射荧光,即为敏化荧光。

利用敏化荧光法,对不发荧光的被分析物质,可以通过选择合适的荧光试剂作为能量受体,在待测物质受激发后,通过能量转移的办法,经过单重态-单重态(或三重态-单重态)的能量转移过程,将激发能传递给能量受体,使能量受体分子被激发,再通过测定能量受体所发射的荧光强度,即可以对分析物进行间接测定。

对于浓度很低的待测物,往往由于荧光信号太弱而无法采用一般的荧光测定法检测。假如能够寻找到某种合适的敏化剂(能量供体),在敏化剂与被分析物质紧密接触的情况下,敏化剂被激发后,在敏化剂与被分析物质之间的激发能转移效率很高,这样能大大提高被分析物质测定的灵敏度。

(三) 多组分混合物的荧光分析

分子荧光分析法可同时测定或选择性地测定混合物中某种组分。这是由于荧光化合物都具有荧光激发光谱和发射光谱,在测定时相应地有激发波长和发射波长两种参数可供选择。

当混合物中各组分的荧光峰相距较远、彼此干扰很小,可分别在不同的发射波长测定各个组分的荧光强度。若混合物中各组分的荧光峰相近,彼此严重重叠,而它们的激发光谱却有显著的差别,这时可选择不同的激发波长进行测定。

当分别选择激发波长和发射波长仍无法满足混合物中各组分的分别测定时,还可通过联合测定并解联立方程式的办法。

除上述两方法之外,还可以利用某些化学方法以达到同时测定的目的。例如用不同的化合物在不同 pH 介质中荧光性质不同的特点,分别测定不同 pH 试样溶液的荧光强度。例如,吗啡和可待因的激发峰均在 285nm,荧光峰均在 350nm。吗啡在 pH 值为 1~3 的溶液中荧光强度最大,而在 pH 为 10~12 的溶液中荧光几乎完全消失;可待因在 pH 为 1 的溶液中的荧光强度约和同浓度的吗啡溶液相等,而在碱性溶液中荧光强度并不减弱。据此,可先将混合物试样溶液的 pH 调节至 1,在 350nm 测定荧光强度以求出混合物中吗啡和可待因的总量,然后调节溶液 pH=12,测定荧光强度以求出可待因的含量。最后由两者的差值求出吗啡的含量。

在混合物的荧光联合测定中,更为先进的方法有同步荧光测定、导数荧光测定、时间分辨荧光测定、相分辨荧光测定和化学计量学的方法等,以此来达到分别测定或同时测定的目的。

二、同步荧光分析法

同步荧光分析法(synchronous fluorescence spectrometry)是多组分混合物荧光物质测定的有效手段之一。它比常规荧光分析法谱图简单、选择性高、光散射干扰少。同步荧光扫描技术与常用的荧光测定方法最大的区别是同时扫描激发和发射两个单色器波长,由测得的荧光强度信号与对应的激发波长(或发射波长)构成光谱图,称为同步荧光光谱图。荧光光谱与同步荧光光谱是不同的,两者之间的差异如图 8-5 所示。

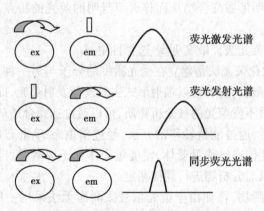

图 8-5 荧光光谱与同步荧光光谱

在同步扫描荧光测定中,同步荧光的信号强度 $I_{sf}(\lambda_{ex}, \lambda_{em})$ 可表示如下:

$$I_{sf}(\lambda_{ex}, \lambda_{em}) = kbc \mathrm{Ex}(\lambda_{ex}) \mathrm{Em}(\lambda_{em}) \qquad (式 8\text{-}8)$$

式中,c 为待测物质的浓度;b 为试样溶液的厚度;$\mathrm{Ex}(\lambda_{ex})$ 表示激发光谱;$\mathrm{Em}(\lambda_{em})$ 表示发射光谱;k 为实验的条件常数。由(式 8-8)可知,对于某种待测物质,在实验条件保持一定的情况下,同步荧光信号的强度与待测物质的浓度呈正比。

(一)恒波长同步荧光分析法

恒波长同步荧光分析法(constant-wavelength synchronous fluorescence spectrometry,CWS-

FS）就是在扫描过程中，激发波长与发射波长之间保持固定的波长间隔（$\Delta\lambda = \lambda_{em} - \lambda_{ex}$ = 常数），也就是通常所说的同步荧光法。在恒波长同步荧光法中，$\Delta\lambda$ 的选择十分重要，这会直接影响到同步荧光光谱的形状、带宽和信号强度。在可能条件下，选择等于斯托克斯位移的 $\Delta\lambda$ nm。恒波长同步荧光法可有效克服瑞利散射的影响，若光谱扫描过程中发射波长和激发波长维持足够的间隔，就可完全避开瑞利散射的影响。

　　同步荧光光谱法较多用于多组分多环芳烃的同时测定。多环芳烃性质很相似，尽管有强的荧光，但各种化合物的激发光谱和发射光谱往往重叠严重，用经典荧光法难以进行混合物的直接分析。同步荧光法具有选择性好、灵敏度高、干扰少等特点，可用于多组分多环芳烃混合物的同时测定。恒波长同步荧光光谱法除应用于多环芳烃的分析外，还常用于药物分析和蛋白质、氨基酸测定。

　　例如苏丹红Ⅱ和苏丹红Ⅲ的同时测定。苏丹红Ⅱ和Ⅲ属萘酚偶氮染料，溶液中苏丹红Ⅱ和Ⅲ激发光谱和荧光光谱存在严重的重叠（图 8-6a），常规的荧光法无法对它们进行同时测定。而苏丹红Ⅱ和Ⅲ的同步荧光光谱重叠程度减少（图 8-6b），无须预分离，通过选择适当的波长差，只须一次扫描就可实现恒波长同步荧光法同时测定苏丹红Ⅱ和Ⅲ。

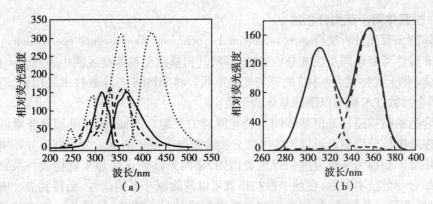

图 8-6　苏丹红Ⅱ和苏丹红Ⅲ荧光光谱和同步荧光光谱

（二）恒能量同步荧光分析法

　　恒能量同步荧光分析法（constant-energy synchronous fluorescence spectrometry，CESFS）是在激发波长 λ_{ex} 和发射波长 λ_{em} 的同时扫描过程中，两者保持恒定的能量差 $\Delta\nu$ 关系 $[\Delta\nu = (1/\lambda_{ex} - 1/\lambda_{em}) \times 10^{-7} = 常数]$。CESFS 以荧光体的量子振动跃迁的特征能量为依据进行同步扫描。选择能量差 $\Delta\nu$ 值等于振动能量差，则在同步扫描中，当激发能量和发射能量刚好匹配特定的吸收-发射跃迁条件时，该跃迁处于最佳条件，由此产生的同步光谱峰可达最大强度。

　　CESFS 的理论比 CWSFS 简单，可得到较为精确的光谱峰值位置、强度、半峰宽度的计算式。此法除了具有 CWSFS 的一般优点外，还具有另一个显著的优点是能从根本上解决拉曼散射的干扰问题。这是其他同步法所不能达到的。

　　CESFS 特别有利于多环芳烃的鉴别和测定。方法的光谱优点非常突出，可以以定量形式来表达并用来选择扫描参数，从而为体系的参数优化提供了便利。该法可应用于空气样品中多环芳烃的光谱指纹鉴别、汽油机废气中多环芳烃和苯酚的分析。也用于多种多环芳烃的测定，绝对检测限低，线性动态范围宽。

（三）可变角同步荧光分析法

可变角同步荧光分析法（variable-angle synchronous fluorescence spectrometry，VASFS）在测绘同步光谱时，使激发和发射两个单色器以恒定的波长但是不同的速率或方向同时扫描得到三维荧光光谱。与恒波长同步荧光相比，可变角同步荧光法具有合并谱图的特点，可减少扫描次数，达到快速测定的目的。

VASFS 可分为线性与非线性两类。线性可变角同步荧光法的扫描路径表现在等高线图中是一条不为 45°的直线；而非线性可变角同步荧光法的扫描路径表现在等高线图中为折线或任意曲线。非线性可变角同步荧光扫描时，要求激发、发射两个单色器能以不同的速率和不同的方向进行扫描。此法能使扫描路径方便地有选择性地通过各点因而获得非常好的光谱分辨。

应用非线性可变角同步荧光法，最重要的一点是测定前选好测定扫描路径，而选择最适宜的扫描路径，可以获得最好的非线性可变角同步荧光光谱，即得到最高的荧光信号、最小的干扰。

VASFS 应用于药物、多环芳烃、维生素、氨基酸、除草剂混合物等样品含量的分析。如用导数可变角同步荧光分析技术分别测定水样中 1-萘酚和 2-萘酚、苯酚和苯胺、苯胺和 1-萘酚的混合物。

（四）恒基体同步荧光分析法

恒基体同步荧光分析法（matrix isopotential synchronous fluorescence spectrometry，MISFS）被认为是非线性可变角同步荧光分析法的一种，其扫描路径在等高线图中表现为一曲线，该曲线是基体（将干扰物视为基体）的等荧光强度线。将 MISFS 与导数技术联用，沿着等高线扫描，再结合导数技术就可以消除基体的干扰。

选择合适的扫描路径是恒基体同步荧光测定的关键。例如，粪卟啉和原卟啉的同时测定。粪样中卟啉的分型测定可以为卟啉症分类诊断提供重要依据。分别假设原卟啉和粪卟啉为干扰组分。扫描另一组分的三维荧光谱图，将两条路径连接起来就构成一条完整的扫描路径。结合导数技术之后，在前一段扫描就可以消除原卟啉的信号，而得到粪卟啉的净信号。同样地，在后一段扫描时，则可得到原卟啉的净信号。因此，只须一次扫描就可实现粪卟啉和原卟啉的同时测定。

（五）同步荧光分析法的应用

同步荧光分析法对于提高分析选择性，解决多组分荧光物质同时测定具有良好优势。并且最早发展起来的恒波长同步荧光分析法在一般的荧光分光光度计上均可方便实现，已经在环境、医药、卫生和生物等领域获得广泛的应用。近期，带有恒能量同步扫描功能的商品化荧光分光光度计业已出现。同步荧光分析仪器的普及将进一步促进同步荧光技术在各分支领域的发展和应用。

三、时间分辨荧光分析法

前面讨论的荧光分析法大多是利用荧光强度和荧光波长之间关系的荧光光谱信息而建立的分析方法。然而在荧光发射过程中还有它的寿命信息。时间分辨荧光分析法也叫时间分辨荧光免疫分析（time-resolved fluoroimmunoassay，TRFIA）是建立在荧光强度与时间的变化关系上的方法。当用很短的脉冲光激发荧光体时，形成激发态荧光分子的群体，激发群体随时间而衰变，其衰变率为：

$$N_t = N_0 e^{-t/\tau}$$

（式 8-9）

式中，N_t 为激发后 t 时的激发态分子数目；N_0 为激发态的总数目；τ 为激发态分子的平均寿命；t 为时间。在 t 时的荧光强度 F_t 则为

$$F_{(t)} = F_0 \cdot e^{-t/\tau}$$

$$\ln F_{(t)} = \ln F_0 - \frac{t}{\tau} \qquad\qquad\qquad (式 8\text{-}10)$$

通过测量荧光强度随时间的变化，便可以用 $\ln F_t$ 对 t 作图（图 8-7b）。从线性的斜率求得荧光体的寿命 τ，从截距求得 F_0，它与荧光物质的浓度呈正比。

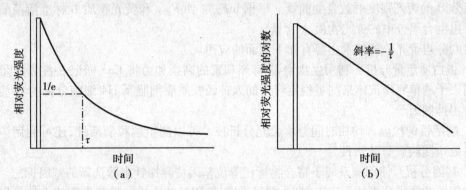

（a）相对荧光强度与时间的关系曲线；（b）相对荧光强度的对数与时间的关系曲线。

图 8-7　脉冲法荧光寿命测量图解

用脉冲法测量荧光的寿命，必须对荧光强度随时间的衰变进行测量（图 8-7a）。近年来广泛应用激光光源的时间分辨荧光计。随着激光技术和检测技术的进步，时间分辨检测下限达到飞秒（10^{-15} s）数量级。

时间分辨荧光分析法已应用于以下几个方面：金属配合物荧光寿命的测定；混合荧光体中两组分的同时测定；痕量分析中干扰物与背景荧光的消除；多环芳烃的检测；芳基的检测；溶剂松弛时间的分辨测量；等等。例如，混合物 A、B 的同时测定，当荧光体混合物中两组分的荧光寿命之差超过 4 纳秒时，混合物中两组分可以通过荧光衰变曲线进行同时测定。如图 8-8（a）所示，分别为两种荧光物质 A、B 及 A 和 B 混合物的相对荧光衰变曲线。

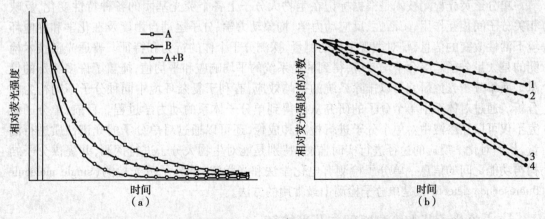

（a）相对荧光强度与时间的关系曲线；（b）相对荧光强度的对数与时间的关系曲线。

图 8-8　混合物 AB 脉冲法荧光寿命测量图解

由 $\ln F_{(t)}$ 对 t 作图得到图 8-8(b)，其中曲线"1"和"2"分别是荧光物质 A 和 B 标准溶液的荧光强度的对数衰变曲线，均呈直线，截距分别为 $\ln F_{A(0)}$ 和 $\ln F_{B(0)}$；曲线"3"为 A 和 B 混合物溶液的荧光强度对数衰变曲线，因含两种荧光混合物，所以对数衰变曲线弯曲。但在达到一定时间后，寿命短的荧光组分 B 的荧光强度衰变趋于零，长寿命组分 A 占主要优势而呈直线，其斜率和曲线"1"一致，把这段直线延长至零时间（虚线），得到混合组分中 A 荧光强度对数曲线的截距 $\ln F_{Ax(0)}$。根据 $\ln F_{Ax(0)}$、$\ln F_{A(0)}$ 和荧光物质 A 标准溶液的浓度可计算出混合组分中的荧光物质 A 含量。根据 $\ln F_{Ax(0)}$ 计算出不同时间混合组分中的荧光物质 A 荧光强度 $F_{Ax(t)}$，从混合物的荧光强度 $F_{Ax+Bx(t)}$ 中扣除 $F_{Ax(t)}$，由 $\ln(F_{Ax+bx(t)}-F_{Ax(t)})$ 对 t 作图得到短寿命组分 B 的荧光强度对数衰变曲线。根据 $\ln F_{Bx(0)}$、$\ln F_{B(0)}$ 和荧光物质 B 标准溶液的浓度可计算出混合组分中的荧光物质 A 含量。

时间分辨荧光分析技术主要有如下方面的应用。

1. 蛋白质定量分析　利用生物素-链霉亲和素的高亲和力将 Eu^{3+} 标记 β-淀粉样蛋白分泌抑制因子的单克隆抗体来测量稳定转染的人神经胶质瘤细胞系 H4 细胞分泌的 β-淀粉样蛋白分泌抑制因子。

2. 酶活性的检测　均相时间分辨荧光分析技术可以测量端粒酶活性，还可利用该分析系统高效检测羧肽酶 B 活性。

3. 基因分析　使用镧系离子螯合物标记等位基因特异探针来筛选新的基因标志。

时间分辨荧光分析技术优点突出，发展迅速，应用日益广泛。随着生物技术的发展和对微量检测要求的提高，具有多种特殊优点的时间分辨荧光技术将在更多领域内得到应用和发展。

（管春梅）

第七节　单分子荧光检测技术

单分子检测（single molecule counting，SMC）是 20 世纪 80 年代迅速发展起来的一系列超灵敏的检测技术。SMC 是对溶液样品中的特定种类单个分子进行检测和统计，从而对溶液浓度进行检测的定量方法。近年来，单分子检测技术取得了重要进展，并为生命科学的发展，开辟了全新的研究领域。

单分子荧光检测技术是根据标记在生物大分子上各个荧光基团的各种特性变化，反映相关分子间相互作用、酶活性、反应动力学、构象动力学、分子运动自由度及在化学和静电环境下活性改变的信息，是对微观个体的测量，探测分子个体的行为和特征。普通光谱技术检测的是大量分子的综合平均效应，得到的是系统的平均响应和平均值，掩盖了许多特殊的信息。而单分子光谱研究可以排除系统的平均效应，有利于复杂环境中同种分子不同行为的分析。通过对体系中单个分子的研究从而得到单分子体系的动力学过程。目前，单分子研究不仅可以在溶液中对单个分子进行检测和成像，还可以通过对单分子的光谱性质进行测量，从而对化学反应的途径进行实时监测，特别是能对生物大分子进行探测，并提供分子结构与功能之间的信息。单分子检测有电化学法和光学法，单分子荧光检测（single molecule fluorescence detection）是单分子检测中最常用的方法。

一、单分子荧光检测原理与荧光特征

单分子的光学探测可由频率调制的吸收光谱和激光诱导荧光检测，因其背景低、信噪比高,激光诱导荧光(laser induced fluorescence,LIF)成为单分子检测最常用的方法。

(一) 单分子荧光检测原理

在一定的条件下,对某荧光物质的稀溶液($abc<0.05$),荧光物质发出的荧光强度与该溶液的浓度呈正比。此为分子荧光分析法的定量依据。同样,在开放微区内平衡时记录的荧光信号强度也与其中的荧光分子数呈正比。在最佳条件下,1 个分子大约能辐射出 $10^5 \sim 10^6$ 个荧光光子。利用高效单光子计数雪崩光电二极管(APD),能接收到 5% ~ 10% 的荧光光子。因此,可从一个荧光分子中观测到 5 000 ~ 50 000 个光子,不仅足以探测到单个分子,而且足以进行光谱辨认和实时监测。

当荧光素(或荧光标记物)标记分子通过高能量的激光焦点时,荧光素(或荧光标记物)所发射的光闪烁信号被检测器测得。光闪烁信号的次数和强度与分子浓度呈正相关性,通过对一定时间之内光闪烁信号进行统计,可以对溶液浓度进行定量检测。

(二) 单分子荧光的特征

单分子荧光有两个典型特征:

1. 量子跳跃特征 单分子荧光的主要特征之一是形成发射-暗态交替的量子跳跃过程,产生单分子荧光光谱和荧光强度涨落现象,量子跳跃特征是由单分子的周围环境及其猝灭途径决定的。通过测量单分子荧光的量子跳跃过程、荧光寿命及荧光量子产率,可以获得很多关于单个分子所在局域环境的特性及变化情况的信息。

2. 荧光偏振特征 单个荧光分子具有唯一的固定吸收跃迁偶极矩,分子只吸收偏振方向与其吸收跃迁偶极矩方向一致的光子,并发出具有一定偏振方向的荧光。因此,在偏振激光的激发下,通过测量单个分子的吸收和荧光的偏振方向,可以确定单个荧光分子的空间取向。在单分子检测中,就是利用单个分子跃迁偶极矩的方向及分子所处的环境差异来研究和推测生物大分子的结构和功能。

二、单分子荧光检测方法

单分子荧光探测必须满足两个基本条件:一是在被照射的体积中只有一个分子与激光发生相互作用,降低研究体系的浓度或密度可以实现;二是确保单分子的信号大于背景的干扰信号。尽可能减少拉曼散射、瑞利散射、溶液中杂质产生的荧光等背景信号对分析信号的干扰。减小检测体积可有效地降低周围环境产生的背景干扰。采用高效滤光片,要获得理想的信噪比需要激发体积最小化,利用共聚焦、近场和消失波激发,可以满足单分子荧光检测条件。根据所用仪器及对样品激发方式的不同,单分子荧光检测技术可分以下四种。

(一) 近场扫描光学显微镜技术

近场扫描光学显微镜(near-field scanning optical microscope,NSOM)中的近场指光源与样品间的距离接近到纳米水平,而且光源通过针孔甚至光纤的尖端加以限制,分辨率由光源尺寸和光源-样品的间距决定,因而可以达到几十纳米的分辨率。

近场扫描光学显微镜的优点是具有较高的分辨率,已被用来研究单分子对荧光共振能量转移及单分子荧光成像。但有输出功率低、针尖制备的重复性较差及镀膜针尖对样品的检测会产生干扰等缺点。

(二) 远场共聚焦显微镜技术

在光学设计中,共聚焦激光扫描显微镜(confocal scanning optical microscope CSOM)的激光束经物镜聚集到样品上,形成一个接近衍射极限的光斑,利用同一物镜收集样品反射回来的光,经一个直径为 50~100μm 的共焦小孔后被探测器接收,而非焦面的光则被小孔滤掉,保证了良好的光学收集效率和高信噪比。研究表明,运用这一方法研究溶液中的染料分子及荧光标记的蛋白质和 DNA 片段。远场共焦具有激发强度不受限制、非侵入式检测、灵敏度高及操作简单等优势,非常适合于研究单个给体和受体间的荧光共振能量转移。

（三）倒置荧光显微镜技术

倒置荧光显微镜(inverted microscope)是在普通的倒置荧光显微镜上添加一些简单的附件,便可用作单分子检测。光学系统主要包括激光光源、散焦光学装置、双色光束分离器和油浸物镜。配以电感耦合器件(charged coupled device,CCD)或超敏电感耦合器件(intensity charged coupled device,ICCD),则可进行高灵敏检测。目前用倒置荧光显微镜已观察到四甲基罗丹明标记的单个肌动蛋白细丝在酶解肌球蛋白上的滑动。

（四）消失波激发技术

在玻璃-液体/空气界面的全内反射产生指数衰减的消失场,在界面薄层上的分子可被消失波激发。消失波单分子成像的全套装置类似于倒置荧光成像,不同的是它的激发光束从物镜另一侧直接射向样品。消失波激发视野比较宽,样品厚度非常薄,具有更低的背景信号,是一种应用比较广泛的单分子荧光检测方法。研究表明,用这一方法来观测单个荧光团标记的肌球蛋白和肌动蛋白分子的运动,研究单个三磷酸腺苷(ATP)转化反应及细胞表面表皮生长因子受体的二聚化。

此外,原子力显微镜是扫描探针显微镜的一种,非常适合于从形貌角度分辨固定于玻片或云母表面的单个生物大分子,将原子力显微镜与共焦显微镜或荧光显微镜结合到一起,可同时获得分子的形貌和荧光信息,从而提供了一种更为直接的单分子检测方法。

单分子检测的研究对象,主要集中在较简单有机荧光染料分子(如罗丹明及其衍生物),但这些荧光染料存在光漂白现象。现在有三种类型纳米粒子可代替有机荧光染料用作荧光标记物:具有光学活性的金属纳米粒子;荧光纳米颗粒;量子点。单分子荧光检测形式可分为基本的三种:光子爆发检测、单分子图像记录和单分子光谱测绘。光子爆发检测最为简单,直接测定爆发的光子数。单分子成像可指示分子在图像中的位置和发光强弱,实时跟踪记录单分子。

三、单分子荧光检测的应用

在单分子水平上研究生物分子反应的动力学过程,研究分子的构象及构象随时间的变化,可以揭示生物大分子的结构和功能,尤其在生命科学中具有广阔的应用前景,为生命科学提供了新的研究手段。单分子检测在化学分析、DNA 测序、纳米材料分析、医学诊断、法医分析、单 DNA 操纵、活细胞分析、分子动力学机制等方面都具有独特的应用价值,对许多学科领域的发展具有深远的影响。

（一）超灵敏分析

单分子检测的一个独特应用是分子计数和分类(荧光激活分子分选器),可对浓度极低的复杂溶液中的目标分子进行分析。它无需标准样品,可以很好地消除无关分子的干扰,且能利用对大量单分子事件的荧光相关分析获得极稀溶液的浓度。除了超稀溶液的分析外,单分子检测所用的样品体积极小,特别适于仪器微型化。超灵敏测定及成像技术在微流控芯片、生物芯片等微型和纳米器件中有着重要作用。如全内反射荧光显微术研究溶胶-凝胶膜中分子传输过程,可对各单分子运动轨迹进行跟踪。

（二）活细胞分析

活体细胞基体非常复杂,荧光背景高,激发光对细胞可能产生毒性作用,条件也不容易控制。2001 年底,Brauchle 等首次利用荧光单分子检测技术观测到病毒侵入活细胞的过程,并将其清楚地记录下来。Berland 等将 7nm 和 15nm 荧光素标记羧基胶乳微球植入老鼠纤维原细胞,采用双光子荧光相关光谱研究了微球在细胞内的扩散行为。

（三）核酸研究

利用单分子检测技术作 DNA 序列的快速测定是目前极富挑战性的问题之一。其基本原理是用不同荧光标记的 4 种核苷酸合成长达几千碱基对的 DNA 片段,把 DNA 分子与微珠连接,放在缓冲液流的中间,流体中含有的外切核酸酶每隔一定时间消除一个核苷酸,剪切下的核苷酸分子流经激光束时根据它们的荧光标记物被逐个地检测和识别。研究表明,采用共聚焦荧光显微镜,可获得多种荧光参数,大大提高了测定准确度。

（四）分子马达的研究

分子马达(molecular motor),又称为分子发动机,是一类分布于细胞内部或细胞表面的蛋白质,它们的构象会随着与 ATP 和 ADP 的交替结合而改变,ATP 水解的能量转化为机械能,引起马达形变,或者是它和与其结合的分子产生移动。分子马达本质上是一类 ATP 酶。一类由生物分子组成,具有马达(发动机)功能的分子机器,能够像马达一样依赖于微管推进细胞器运动,故称为分子马达。常见的分子马达多为蛋白质,其家族有:驱动蛋白、动力蛋白和依赖于微丝的肌球蛋白,利用 ATP 水解得到的能量(化学能)推动马达转动(动能),从而推动细胞器运动。

尽管目前可以测量单个分子马达的力和运动,但对力产生的分子机制即蛋白质结构的改变与力的产生有何关系仍不清楚。用荧光法检测附着在马达蛋白质上的单个荧光团可解决上述问题,单分子水平上的荧光偏振测量和机械力测量可以监测单个肌球蛋白分子的构象。

（五）单分子动力学研究

单分子荧光检测技术在单分子动力学研究方面得到广泛的应用,如光谱波动、扩散运动、构象变化和能量传递等。通过测量单个分子的吸收和荧光的偏振方向,可以确定单个荧光分子的空间取向,观测单分子的转动。如果将荧光分子标记到生物大分子的某一特定位置,实时分析单个荧光分子的偏振状态、荧光强度及荧光寿命等的变化,就可以了解生物大分子构象的状态及其变化的动力过程。如研究单个酶分子的反应活性,能揭示酶是否存在不同的构象。

生物单分子检测的研究尽管已取得了一些进展,但仍存在一些技术问题,尤其接近生理条件下和活细胞中的生物单分子的实时在线研究方法并不成熟,须进一步发展不易光解和性能稳定的荧光探针,代替传统的有机荧光染料等。随着分析方法和技术的不断完善,人们完全可能从单分子水平上揭示生命过程的奥秘。

（管春梅）

第八节 偏振荧光分析法

当荧光分子被偏振光激发后发射偏振光。通过测定发射消偏振光而对物质分析的方法称为偏振荧光分析法。这种偏振发射是由荧光分子对激发光子取向的选择和发射光子的取向引起的。实际测得的荧光一般是消偏振的。引起荧光分子发射消偏振的原因较多,而由于荧光分子在激发态寿命期间发生旋转运动而引起发射消偏振最具有研究意义。目前,荧光偏振测定已广泛地应用于生命科学、临床医学、药物分析和环境科学等领域。

一、荧光偏振与荧光各向异性

(一) 荧光偏振与荧光各向异性定义

1. 荧光偏振现象　荧光偏振(fluorescence polarization,FP)和各向异性(anisotropy)的测量揭示了荧光体吸收光子和随后发射光子的平均角移。偏振度与荧光体转动速度呈反比,可用于测定抗体和抗原的含量。

当荧光分子受平面偏振光激发时,如果分子在受激发时期保持静止,发射光将位于同样的偏振平面。如果在受激发时期,分子旋转或翻转偏离这一平面,发射光将位于与激发光不同的偏振面。如果用垂直的偏振光激发荧光素,可以在垂直的和水平的偏振平面检测发射光光强(发射光从垂直平面偏向水平平面的程度与荧光素标记的分子的迁移率有关)。如果分子很大,激发时发生的运动极小,发射光偏振程度较高。如果分子小,分子旋转或翻转速度快,发射光相对于激发光平面将去偏振化。

2. 荧光偏振与荧光各向异性的定义　荧光分子在偏振光激发下,荧光体发射的荧光亦是偏振光。在平行和垂直于激发光偏振方向所观察到的荧光强度 $I_{//}$ 和 $I_{\perp}$ 是不同的。荧光偏振可以用荧光偏振度(polarization) P 和荧光各向异性 r 来度量。荧光偏振度(polarization) P 和荧光各向异性 r 的定义如前所述(第八章第一节)。

如果在多种荧光体体系中,所测得的荧光各向异性是各种荧光体荧光各向异性的平均值。

3. 荧光偏振度的物理意义及其影响因素　假设荧光体在激发态寿命期间未发生旋转运动,其能量也未经转移而损失,那么,所观察到的 $I_{\perp}=0,P=r=1$。实际上,稀溶液中的荧光体总是满足 $P\leq0.5,r\leq0.4$。这一现象称为发射消偏振或发射去偏振。

当 $I_{//}=I_{\perp},P=r=0$ 时,为自然光或非偏振发射,荧光分子运动很快,取向随机。(在稀溶液中)。

当 $I_{//}=0$ 或 $I_{\perp}=0$ 时,$P=\pm1$,为偏振光,荧光分子运动很慢,取向有序。

当 $I_{//}\neq I_{\perp}\neq0$ 时,$0<P<1$,为生物大分子的荧光属于这种情况。

荧光偏振与荧光体的分子形状、转动速度及温度有关;还与荧光体的吸光对偏振激发的取向、光选择性、激发矩与发射矩是否共线等因素有关。在稀溶液中的荧光各向异性,由荧光体的内在光谱性质决定。因为溶液的黏性越高,越阻碍了激发态分子在发射前的有效旋转扩散,P 增加。温度升高,P 降低。同时,在极稀的溶液中,可以忽略能量转移或再吸收引起的发射消偏振。

(二) 荧光体的激发与光选择

荧光分子可以被看成一个振荡偶极子(oscillating dipole),有内在的吸收偶极矩(absorption dipole moment)和发射偶极矩(emission dipole moment),也称吸收跃迁矩和发射跃迁矩。分子的吸收偶极矩和发射偶极矩的取向取决于分子内电子跃迁本质,即取决于分子的结构。由于荧光分子基态与激发态的电子分布不同,荧光分子的吸收偶极矩和发射偶极矩通常不共线。对于一个荧光分子不发生旋转运动时,吸收偶极矩和发射偶极矩之间的夹角 θ 是固定的,其夹角 θ 大小由荧光分子的结构决定(图8-9)。

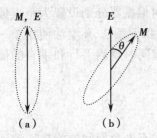

(a) 吸收概率 $\propto M$；(b) 吸收概率 $\propto M\cos^2\theta$。

图 8-9 光吸收选择示意图

用偏振光激发一个荧光分子随机取向的体系,吸收偶极矩与光子电矢量平行的荧光分子优先被激发。吸收偶极矩与光子电矢量呈夹角 θ 取向的荧光分子,其吸收光子的概率与 $\cos^2\theta$ 呈正比。这种光吸收现象称为光选择。以平行于 z 轴的偏振光激发荧光体时,激发态荧光体布局是围绕 z 轴呈对称分布的。

（三）荧光体的偏振光谱

通常情况荧光体的吸收偶极矩和发射偶极矩不共线。如果吸收偶极矩和发射偶极矩间交角为 α 取向的荧光分子,在各向同性、均匀的玻璃化稀溶液中,荧光发射进一步消偏振,测得的荧光各向异性为:

$$r_0 = \frac{2}{5}\left(\frac{3\cos^2\alpha - 1}{2}\right) \tag{式 8-11}$$

式中,r_0 表示旋转扩散、能量转移及其他消偏振过程不存在的条件下所观测的各向异性,又称荧光体的内在各向异性,其大小是吸收偶极矩与发射偶极矩间交角的度量。不同吸收带的吸收偶极矩的取向不同,因而 α 值随激发波长而改变,r_0 值也随激发光波长而改变。在玻璃化稀溶液中,荧光体的旋转扩散受到抑制,由测量 r_0 随激发光波长的变化而绘制的谱图称为偏振(激发)光谱,其反映了荧光体吸收偶极矩与发射偶极矩交角随波长变化的情况。通常情况下,各向异性与发射波长无关。如果由不同的电子态发射,得到的不同发射光谱,此时各向异性可能与发射波长有关。

（四）荧光体的旋转扩散与 Perrin 方程

在稀溶液中,荧光体在激发时发生旋转运动,使发射偶极矩偏离吸收偶极矩,导致发射消偏振。荧光各向异性(r)与荧光体发射偶极矩在激发时的平均角移有关。当用脉冲偏振光激发球形荧光体时,荧光各向异性值随荧光体的旋转相关时间(ϕ)呈单指数衰变。

$$r(t) = r_0 e^{-t/\phi} \tag{式 8-12}$$

$$\phi = \frac{\eta V}{R_g T} \tag{式 8-13}$$

式中,r_0 为荧光体的内在各向异性;ϕ 为荧光体的旋转相关时间,η 溶液黏度;V 为旋转体体积;T 为温度;R_g 为理想气体常数。因此,稳态荧光各向异性的测定即是总荧光强度 $F(t)$ 权重的荧光各向异性 $r(t)$ 的平均值,得 Perrin 方程:

$$r = \frac{r_0}{1 + \dfrac{\tau}{\phi}} \tag{式 8-14}$$

式中,τ 为荧光分子荧光寿命(或称延迟时间)。当荧光体体积很大、小分子荧光体键合于大分子上及溶液的黏度很大时,$r = r_0$;如果荧光体体积很小、溶液黏度小及荧光寿命长时,$r < r_0$。但多数情况下荧光体并非球体,即使是球状分子,荧光发射偏振 $P(t)$ 的衰变也不是呈单指数衰变的。

（五）荧光各向异性的测量

普通荧光分光光度计也可用于测定荧光偏振和荧光各向异性。但需要在激发光路和发射光路中同时插入偏振附件,根据测量需要将激发偏振器和发射偏振器分别设置为垂直偏振或水平偏振。测量荧光各向异性或荧光偏振的方法有 L-型法和 T-型法,L-型法使用单一的发射通道时更为常用,T-型法常用于建立两个分立的发射通道同时观测平行和垂直的偏振发射时。

二、荧光偏振与荧光各向异性的应用

荧光偏振和荧光各向异性值的测定,提供了与荧光体在激发态寿命期间的旋转运动动力学相关的信息,荧光偏振技术在分子生物学特别是蛋白质变性、酶与底物相互作用研究中获得了越来越广泛的应用。

(一) 荧光偏振免疫分析

荧光偏振理论与免疫分析相结合,建立了荧光偏振免疫分析理论与实验方法。荧光偏振免疫分析(fluorescence polarization immunoassay,FPIA)是用小分子荧光体(F)标记抗原(Ag),再联结到大分子蛋白质或抗体上发生特异性免疫反应后,旋转体的体积变大,旋转运动受到抑制,荧光偏振与各向异性显著增大(图 8-10)。

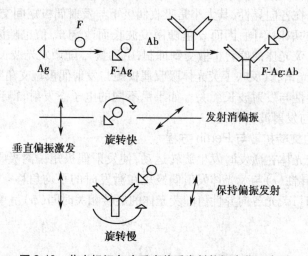

图 8-10　荧光标记免疫反应前后发射偏振变化示意图

若样品中存在小分子的抗原(多数为用药或待测成分),则抗原可能夺走联在抗体大分子上的荧光体,结果偏振度下降。根据荧光偏振程度与小分子浓度呈反比关系,可用于抗原或抗体的测定。通过对荧光偏振或荧光各向异性的测定,为研究抗原-抗体免疫反应、测定抗原或抗体提供理论基础和实验技术。荧光偏振免疫技术被广泛地应用于环境检测、食品安全监督、疾病诊疗和化学、生命科学的相关分析中。

1. 环境检测　FPIA 在环境监测中有重要的应用,具有灵敏度高、精密度好、操作简单等优势。如,丁草胺是水稻等农作物种植中常用高效的除草剂,但其会对土壤和水体造成污染,尤其对于鱼类呈高毒性,因此,对丁草胺的检测非常重要。传统的检测技术都存在灵敏度不佳、耗时、成本高等缺点,用荧光标记物(如丁草胺半抗原-5-氨基荧光素)对丁草胺进行荧光偏振免疫分析,取得良好的结果,用于对环境中丁草胺的污染情况进行监测。利用此法还可对大米中的丁草胺的残留量进行分析。

2. 食品安全检验　FPIA 技术在食品安全检验方面也显示了灵敏、快速的优势,如,奥比沙星(orbifloxacin,ORB)是第三代喹诺酮类抗菌药物,对革兰氏阴性菌和革兰氏阳性菌均有较好的抑制作用,被作为兽药广泛使用,检测食品中残留的 ORB 十分必要。用荧光标记无LOM-BDF 对牛奶中的奥比沙星进行 FPIA 分析,可收到满意的效果。另外,粮食及其制品中的真菌霉素也可以使用 FPIA 进行检验,尤其适合大量粮食样品的快速检测。在其他农药、兽药及其一些小分子如苯菌灵、阿特拉津等检验中 FPIA 发挥着巨大作用。尽管 FPIA 分析技术还有待提高,但其应用前景十分乐观,有实力发展为该领域的主要技术手段之一。

(二) 蛋白质体积的测量与蛋白质旋转扩散的表征

应用 Perrin 方程测量蛋白质的表观体积是荧光偏振测定的早期应用之一。做法是选用寿命匹配的外源荧光分子共价标记蛋白质,以 $1/r$ 或 $(1/P-1/3)$ 相对于 T/η 作曲线,曲线外推延长至与 y 轴交点得截距 $1/r_0$,r_0 即荧光分子的内在荧光各向异性。由曲线的斜率计算蛋白质的体积。

另外,蛋白质被荧光分子标记后,要做旋转运动外,还伴有局部的扩散运动。荧光分子的快速旋转扩散运动导致表观内在各向异性 r_0^{app} 比不存在旋转运动时的 r_0 小,实验结果计算出蛋白质的表观体积。如果荧光分子局部的旋转扩散比蛋白质的旋转扩散快得多,表观体积体现的是蛋白质整体旋转运动的体积,因此,表观体积仍然是实际体积的很好估计值。但荧光分子局部扩散旋转与整体运动旋转相关时间差异不大,表观体积将比实际体积显著降低。

(三) 荧光各向异性在生物大分子研究中的应用

目前,荧光各向异性对生物大分子的研究集中应用于以下几个方面:

1. 描述蛋白质分子中氨基酸的旋转运动及其构象变化 对蛋白质分子中的某个氨基酸的旋转运动及其相关基团的旋转运动状态的描述以及环境对它的影响。如,在不同蛋白质中色氨酸的旋转相关时间各有不同;在不同温度下,色氨酸的旋转运动速度也大不相同;通过色氨酸旋转速率的变化可以推测色氨酸在蛋白中的旋转运动及其构象变化。同理,也可推测色氨酸和蛋白质中其他氨基酸的作用情况。

2. 生物大分子与其作用物的相互作用的描述 通过研究蛋白质、核酸等与作用物作用前后的松弛时间变化,可以推测其相互作用情况以及环境因素对它们的影响。Frank 等对转铁蛋白与人转铁蛋白受体、单链 DNA 与六聚 DNA-螺旋酶 Rep A 的作用动力学进行了研究。其他如细胞膜组成顺序的变化及其动力性质的研究,酶分子内部动态运动及其性质的研究,药物与蛋白质之间相互作用研究等均可采用荧光各向异性方法。

荧光各向异性方法在生物大分子研究中的应用处于起步阶段,由于其高灵敏性、动态研究特征及单分子研究等特点,必将成为生物大分子研究中的一种重要研究手段。

(管春梅)

参 考 文 献

[1] 杜晓燕,毋福海,孙成均,等. 现代卫生化学. 2 版. 北京:人民卫生出版社,2010.

[2] 许金钧,王尊本. 荧光分析法. 3 版. 北京:科学出版社,2006.

[3] 许春向,邹学贤. 现代卫生化学. 北京:人民卫生出版社,2000.

[4] 严拯宇. 仪器分析. 2 版. 南京:东南大学出版社,2015.

[5] 高向阳. 新编仪器分析. 4 版. 北京:科学出版社,2016.

第九章

化学发光分析法

在化学反应中,产物分子吸收了反应过程中释放的化学能而被激发发光,称为化学发光。化学发光(chemiluminescence,CL)分析技术主要基于某些化学反应中间体或产物或受体分子吸收该反应产生的化学能而被激发,受激分子发射光子,根据受激发分子发射的光谱及发射光的强度对物质进行定性定量分析的方法,称为化学发光分析法。它与光致发光分析法不同的是化学发光不需要外辐射源。

化学发光分析法的特点是灵敏度高、线性范围宽、无放射性、仪器简单、价格便宜,在化学、生命科学、环境科学、医药和卫生检验领域有特殊的重要性。此外,高效液相色谱、毛细管电泳和微流控芯片与化学发光检测联用技术也逐步广泛地应用于食品分析、医学检验、卫生检验、农林牧产品检验、药品检验、环境监测等各个领域。

近年来,纳米材料的迅速发展为化学发光分析法提供了新的机遇,将纳米材料引入化学发光领域的研究,为化学发光方法注入了新鲜的血液,其作为一种新型化学发光响应单元,对于提高化学发光检测灵敏度、提高化学发光效率、开辟化学发光新体系有很大的意义。

第一节　化学发光分析基础理论

一、化学发光的产生过程

在没有任何光、热或电场等激发的情况下,反应体系中的某些物质分子吸收了化学反应释放的能量而由基态跃迁至激发态,受激分子再由激发态返回到基态时,能量以光的形式辐射出去,完成一个化学发光过程。其过程可以通过图 9-1 所示的两个过程来表示。

这一过程可以用如下反应式来表示:

(1) 直接氧化还原反应产生化学发光的过程:

$$A + B \longrightarrow C^* + D$$
$$C^* \longrightarrow C + h\upsilon$$

(2) 能量转移产生化学发光的过程:

$$A + B \longrightarrow C^* + D$$
$$C^* + F \longrightarrow C + F^*$$

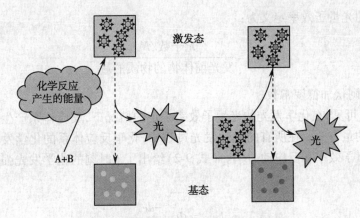

图 9-1　化学发光及激发态分子形成过程

$$F^* \longrightarrow F + h\upsilon$$

此外,还存在另一种情况的化学发光反应过程:间接化学发光。间接学发光分析过程包含两个化学反应,第一个反应能够定量生成某一化学发光反应体系所需反应物(或催化剂),另一个反应则为相应的化学发光反应。根据化学发光强度可以测定第一个反应中某一反应物的含量。间接化学发光过程如下:

$$A + B \longrightarrow C + D$$
$$C^* + D \longrightarrow E^* + F^*$$
$$E^* \longrightarrow E + h\upsilon$$

二、化学发光产生的条件

化学发光的产生必须满足以下条件:

1. 充分的能量化学反应必须能释放出足够的能量(170~300kJ/mol),以引起电子激发;由于化学激发的瞬时性,这个能量必须由某一步骤单独提供。因为前一步反应释放的能量将因振动弛豫消失在溶液中而不遗留至下一步。许多氧化还原反应所提供的能量与此相当,因此大多数化学发光反应为氧化还原反应。

2. 形成激发态中间产物至少要有一种物质能够接受化学反应提供的能量,并能有效地生成激发态产物。对于有机物分子的液相化学发光来说,容易生成激发态产物的物质通常是芳香族化合物和羰基化合物。

3. 能量以光的形式释放要观察到化学发光现象,激发态分子必须在反应条件下能够以光的形式释放能量回到基态。

三、化学发光法的定量基础

化学发光的光量子效率(Φ_{CL})取决于受激分子的生成效率(Φ_{ex})和受激分子的发光效率(Φ_L)两个方面,并为二者的积。受激分子的生成效率是产生受激分子的部分占母体反应物分子总数的比例,受激分子的发光效率则是发射出的光子数占总受激分子的比例。对于大多数用于分析的化学发光反应来说,化学发光的光量子效率在 0.001~0.1 之间。

化学发光的光量子效率定义为:

$$\Phi_{CL} = \frac{光子数/N_a}{发光前体物的物质的量}$$ （式9-1）

式中 N_a 为阿伏加德罗常数。

由(式9-1)可见,在化学发光的光量子效率一定的情况下,反应体系产生的光子数与化学发光前体物的量有关。在所有的化学发光过程中,化学反应体系的化学发光强度依赖于化学发光的光量子效率和反应动力学。(式9-2)给出了 t 时刻的化学发光强度与发光反应速率的关系:

$$I_{CL(t)} = \Phi_{CL} \frac{-dc}{dt}$$ （式9-2）

式中: $I_{CL(t)}$ 为 t 时刻的发光强度(光子/秒); $-dc/dt$ 为分析物的反应速率(即化学发光前体物的消耗速率,单位为反应分子数/秒)。

在将反应物混合后,由于化学发光物母体的不断消耗,化学发光强度将随反应时间而衰减,化学发光强度随反应物混合时间变化的关系曲线如图9-2所示。

当化学发光反应的试验条件确定时,在一定的浓度范围内,最大发光强度与待测物的初始浓度呈正比,其关系可表示为:

$$I_{CLmax} = Kc$$ （式9-3）

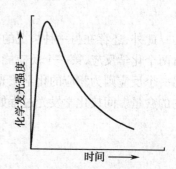

图9-2 化学发光强度随反应物混合时间变化的关系曲线

式中: c 为待测物的浓度(mol/L); K 在一定验条件下是一个常数; I_{CLmax} 为最大发光强度。

对于一定的化学发光体系,总化学发光强度 I_{CL} 则为:

$$I_{CL} = \int I_{CL(t)} dt = -\Phi_{CL} \int \frac{dc}{dt} dt = \Phi_{CL} \cdot c$$ （式9-4）

(式9-3)和(式9-4)为化学发光分析的定量依据。

四、常见的化学发光体系

在化学发光分析中,发光体系是一个重要的部分。在不断地研究与实践中,人们发现了许多化学发光的发光体系,在生命科学研究领域应用较多的体系有以下几种。

1. 鲁米诺发光体系 鲁米诺是发现最早和应用最多的化学发光化合物,传统的鲁米诺发光体系一般由发光剂(鲁米诺、异鲁米诺等)、氧化剂和催化剂组成,其反应机理如下(图9-3):

在碱性溶液中,鲁米诺可被许多氧化剂[如 H_2O_2、$K_3Fe(CN)_6$、$NaClO$、KIO_4、$KMnO_4$ 及活性氧等]氧化而发光,其中 H_2O_2 最为常用。但鲁米诺氧化发光的反应速度较慢,通常需要添加某些酶类或无机催化剂来加快反应的进行。常用的酶类有辣根过氧化酶、过氧化氢酶、血红蛋白等,无机类催化剂如 Fe^{3+}、Cr^{3+}、Cu^{2+}、Co^{2+} 和它们的配合物等。

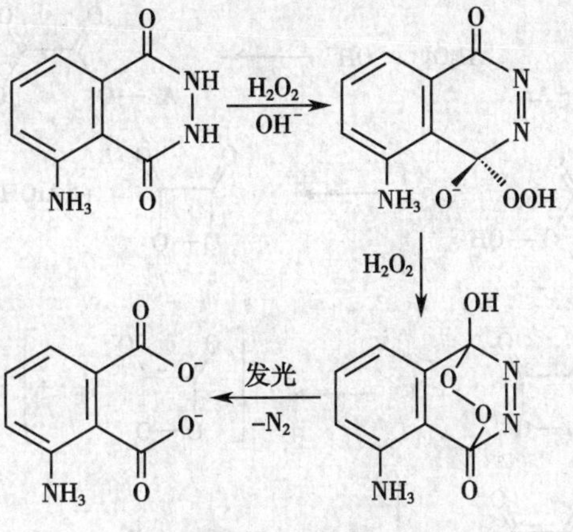

图9-3　鲁米诺化学发光机理

2. 吖啶类化合物发光体系　光泽精(lucigenin)是第一个被发现有化学发光性质的吖啶类化合物,这类化合物在 H_2O_2 和 OH^- 存在时能迅速产生化学发光。光泽精的化学发光机理为(图9-4):

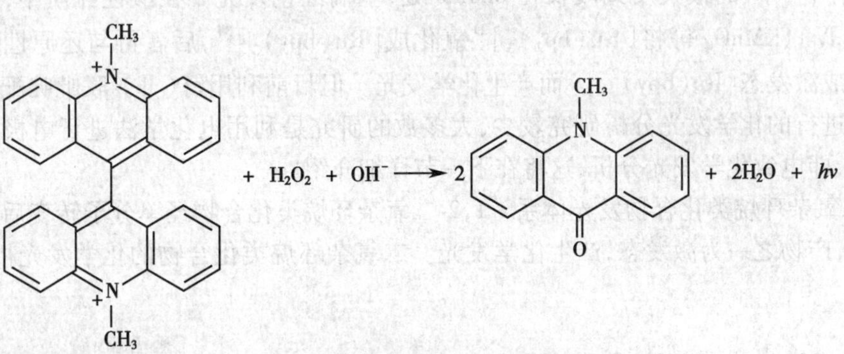

图9-4　光泽精化学发光机理

光泽精发光体系本身是一个非常缓慢的氧化反应,当 Sn^{4+}, Fe^{2+}, U^{3+} 等金属离子作为催化剂时,光泽精发光体系的发光速率急剧加快,发光强度也随之增强。另外,还有很多有机化合物对光泽精的化学发光有明显的增强作用,如抗坏血酸、尿酸、羟胺、丙酮等。因此该化学发光体系主要被用于无机还原剂和有机还原剂的测定。

3. 过氧化草酸酯类化合物发光体系　过氧化草酸酯类(peroxyoxalate)化学发光体系是指芳香草酸酯、过氧化氢和荧光剂组成的化学发光反应。过氧化草酸酯类的化学发光机理如下图9-5所示。

过氧化草酸酯类化合物的化学发光反应被认为是目前效率最高的非酶催化的发光反应体系,最大的量子产率高达34%。过氧化草酸酯类化学发光体系与鲁米诺和其他化学发光反应不同,它必须由加入的荧光物质通过能量转移产生明显的化学发光。当加入的荧光物质的种类不同时,发出光的颜色也不同。由于该发光反应体系具有产率高、强度大、寿命长的特点,过氧化草酸酯类试剂除了在分析化学领域被广泛地研究和应用,还适合于各种化学光源的研制与开发。

4. 钌(Ⅱ)联吡啶配合物发光体系　钌(Ⅱ)联吡啶配合物($[Ru(bpy)_3]^{2+}$)也是常用的

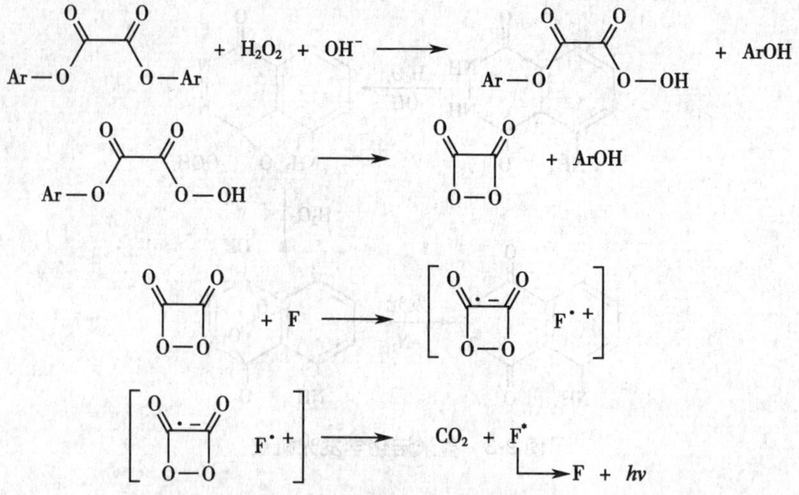

图 9-5 过氧化草酸酯类化学发光机理

化学发光体系之一。它具有独特的化学稳定性、氧化还原能力和发光性质。激发态 ${[Ru(bpy)_3]^{2+}}^*$ 的最大发光波长在 620nm 处，呈橘红色发光。在酸性介质中，氧化剂如 PbO_2，$Ce(Ⅳ)$、$KMnO_4$ 等将 $[Ru(bpy)_3]^{2+}$ 氧化成 $[Ru(bpy)_3]^{3+}$，后者再与还原性分析物发生反应生成激发态 $[Ru(bpy)^{2+}]^*$ 而产生化学发光。但目前利用钌(Ⅱ)-联吡啶配合物氧化还原反应进行的化学发光分析研究较少，大多数的研究是利用电化学法进行电极氧化产生化学发光，即电致化学发光分析，这将在下一节详细介绍。

5. 二氧杂环烷类化合物发光体系 1,2-二氧杂环烷类化合物经单分子转变后生成含羰基的产物，产物之一为激发态，产生化学发光。二氧杂环烷类化合物的化学发光机理为(图 9-6)：

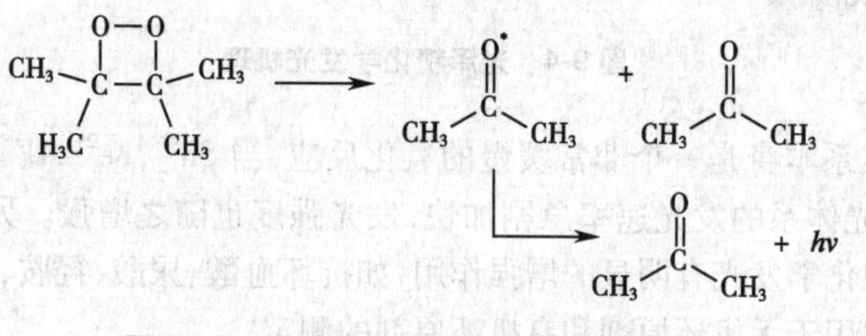

图 9-6 二氧杂环烷类化合物化学发光机理

在二氧杂环烷类化合物结构中的—O—O—键很不稳定，且四元环存在较大的张力能，因而在反应过程中会释放大量能量并满足化学发光反应的能量需求。研究发现：在许多化学发光和生物发光的中间体中可能生成这种过渡态。目前已报道了 100 多种二氧杂环烷类的化合物，并得到广泛的研究和应用。

6. 高锰酸钾化学发光体系 目前，关于高锰酸钾参与的化学发光体系的研究依然比较活跃。高锰酸钾作为氧化剂能与很多生物碱直接发生氧化还原反应产生化学发光。关于高锰酸钾化学发光的机理尚还没有定论，但是大多数研究都认为高锰酸钾与还原剂发生氧化还原反应，产生激发态中间体，激发态返回基态时发出光，或激发态分子能量转移给荧光物质，使荧光物质发出荧光。高锰酸钾化学发光应用的体系也比较多，有高锰酸钾在酸性溶液

(碱性)中直接与药物反应的高锰酸钾-酸性(碱性)体系;有高锰酸钾-甲醛(乙二醛、戊二醛)-药物的化学发光体系;高锰酸钾-罗丹明 B(6G)-药物的化学发光体系;高锰酸钾-亚硫酸钠(硫代硫酸钠、连二亚硫酸钠)-药物的化学发光体系;高锰酸钾-过氧化氢-药物的化学发光体系等。利用这些体系,可以测定的药物有氨基酸、头孢类药物、磺胺类药物、大环内酯类抗生素、激素、毒品等。

7. **四价铈化学发光体系** 四价铈 Ce(Ⅳ)也是一种重要的化学发光氧化剂,在酸性介质中,Ce(Ⅳ)氧化还原电位为 1.72V,与很多还原性物质(如二氧化硫、亚硫酸盐等)发生氧化还原反应时可产生微弱的化学发光,可以利用此体系直接测定相关物质。Ce(Ⅳ)化学发光体系的应用大多集中于有机化合物,应用于药物分析的 Ce(Ⅳ)化学发光体系多为 Ce(Ⅳ)-罗丹明 6G(B)-药物化学发光体系;Ce(Ⅳ)-亚硫酸钠(连二亚硫酸钠)-药物化学发光体系;Ce(Ⅳ)-铽-亚硫酸钠-药物化学发光体系;Ce(Ⅳ)-钌(Ⅱ)联吡啶(邻菲罗啉)-药物化学发光体系以及用 Ce(Ⅳ)作氧化剂在酸性溶液中直接与药物反应等。Ce(Ⅳ)在氧化一些含有巯基或含硫的药物时,化学发光一般很微弱,常用一些荧光物质(如奎宁、罗丹明 B 或罗丹明 6G 等)来增敏化学发光,如卡托普利、青霉胺、巯基酰甘氨酸、双氢克尿噻、酚噻嗪等药物的测定。

8. **超常态金属配合物体系** 由于具有强氧化性和优异的催化能力,超常态金属配合物在近年来备受关注。文献中已报道的超常态金属配合物都是由高氧化态的过渡金属与合适的配体组成的配合物,如图 9-7 所示。其中,Ag(Ⅲ)、Cu(Ⅲ)、Ni(Ⅳ)的超常态金属配合物得到了较为广泛的应用。Ag(Ⅲ)、Cu(Ⅲ)、Ni(Ⅳ)可与鲁米诺、荧光素在碱性条件下实现对 6-巯基嘌呤、异噁噻酰胺、肾上腺素、硫酸双肼屈嗪、莱克多巴胺、非诺特罗、抗坏血酸、尿酸、还原性谷胱甘肽、氧化性谷胱甘肽等物质的分析测定,也可利用自身的强氧化性在酸性或碱性条件发生直接的氧化还原反应实现对氟喹诺酮类、阿魏酸、林可霉素等的测定。

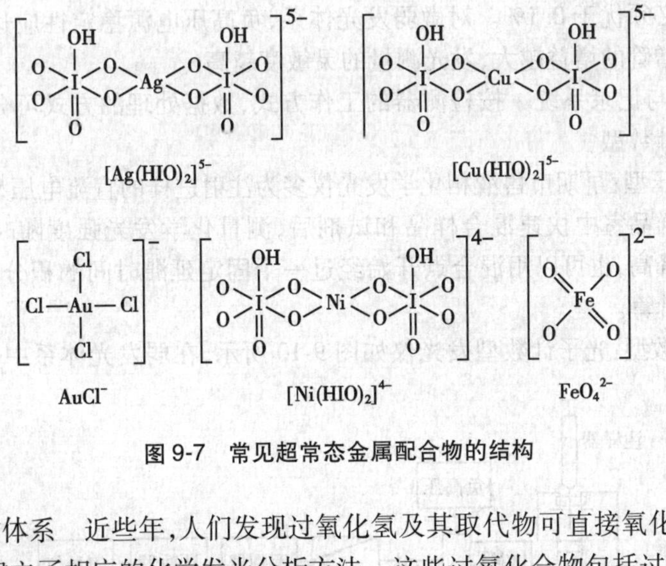

图 9-7　常见超常态金属配合物的结构

9. **过氧化物体系** 近些年,人们发现过氧化氢及其取代物可直接氧化一些物质产生化学发光,并依此建立了相应的化学发光分析方法。这些过氧化合物包括过氧化氢(HOOH)、过氧亚硝酸($HOONO_2^-$)、过氧硫酸盐($HOOSO_3^-$)、过氧碳酸盐($HOOCO_2^-$)和过氧亚硫酸盐($HOOSO_2^-$)等。一般来说,这些过氧化物都具有很强的氧化性,均有活性氧自由基生成并参与发光过程。研究人员利用过氧化物的这些特点,实现了亚硝酸盐、硝酸盐、喹诺酮类、多酚类化合物、叶酸、甲硫氨酸、苯并[a]芘-7,10-醌等的测定。

第二节　化学发光仪

一、基本组成

化学发光仪主要由三部分组成:样品室、检测系统、信号处理系统(图9-8)。

1. 样品室　样品室是为化学发光反应物提供反应的场所,必须置于密封的暗室中,以便有效地隔离杂散光,避免外界光的干扰。样品室与光电倍增管之间应设有保护光电管阴极的快门。样品与试剂的混合方式可分为静态注射方式(图9-8)和流动注射方式(图9-9),流动注射方式将在流动注射化学发光分析一节中进行详细阐述。

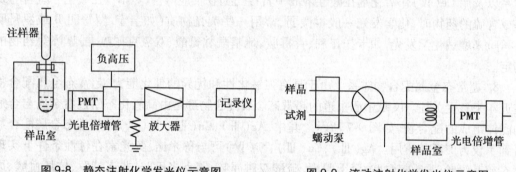

图9-8　静态注射化学发光仪示意图　　图9-9　流动注射化学发光仪示意图

2. 检测系统　检测系统主要包括光电倍增管和负高压电源。光电倍增管用于定量检测化学反应发光的光强度。负高压电源的稳定性对光电倍增管增益影响很大,所以要求负高压电源稳定性必须优于0.1%。对微弱发光体系,负高压电源稳定性应达0.05%以上,负高压越高光电倍增管的增益越大,发光测量的灵敏度越高。

3. 数据处理与记录系统　按检测器的工作方式,数据处理的方式可分为二类:直流电压型和交流光子计数型。

(1)直流电压型:早期市售液相化学发光仪多为注射进样的直流电压型发光仪,放大器为直流放大。在样品室中快速混合样品和试剂后,测量化学发光强度随时间的变化轮廓。定量分析可以用峰高,也可以用混合点开始经过一个固定延滞时间的积分面积或者整个峰的积分面积进行计算。

(2)光子计数型:光子计数型发光仪如图9-10所示,在弱发光体系中光电倍增管输出

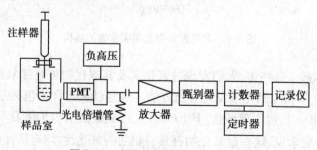

图9-10　光子计数型发光仪示意图

的信号为各个离散的脉冲状态,以各脉冲数作为信号,经脉冲高度甄别器将其与噪声脉冲分离,具有很好的稳定性和信噪比,因此有较高的灵敏度和重现性,线性范围宽,特别适合于微弱发光体系的定量分析。

早期的发光仪采用模拟数据在电表上显示或用记录仪记录,随着计算机技术的迅速发展,信号采集系统与计算机相结合使得化学发光的信息处理内容更丰富、速度更快捷。

二、基于不同混合方式的化学发光分析仪

(一) 流动注射化学发光分析仪

在分析化学中,化学发光通常是在比较快的反应中产生的,因此,必须同时满足以下两个条件,化学发光分析才能具有实际应用价值:一是化学发光现象必须在化学反应进行的同时同步进行光检测;二是被分析物与发光反应试剂的混合重现性好。所以,直到丹麦分析化学家 Ruzicka 和 Hansen 提出流动注射分析法(flow injection analysis,FIA)以后,具有实际分析应用能力的化学发光方法才得到了巨大的促进和长足的发展。流动注射是自动分析的一种形式,它让样品和试剂在流入导管时产生混合,其混合的程度可以通过选择一定的流速条件来控制。不像一般的流动分析,流动注射分析不使用气泡来隔断流路。采用注射的方法是进行快速、重现测量的最方便手段,它特别适用于自动化化学发光分析。

流动注射分析的装置一般由驱动系统(蠕动泵)、进样阀、混合反应器、检测器和记录系统组成。当上述的流动注射分析的流路中的溶液更换成化学发光反应溶液、检测器变成化学发光检测器时,就构成了流动注射化学发光分析(CL with FIA,FIA-CL)系统。以下几个方面的问题在很大程度上会直接影响到流动注射化学发光分析仪的性能:

1. 避光问题　流动注射化学发光分析中一个特别需要注意的问题:检测器要绝对避光,否则就会引起很高的、无法控制处理的背景噪声。尽管检测器避光是非常容易做到的,但是很多时候,流路所使用的管道会引起类似的光纤传导作用而造成光直接到达检测器的情况。

2. 流路构成　与其他的流动注射分析技术相比,在设计流路构成时,试剂和载流的数量是很重要的方面。在实际工作过程中,试样一般都是先注入载流,再与化学发光试剂混合,产生化学发光反应。当然,流路的设计还与化学发光反应的速度有关系。如果反应是相对比较慢的,试样就可以直接注入化学发光试剂流路中。因为即使这样,反应的最大发光强度也不会在流路混合溶液进入流通池前产生。如果反应速度很快,试样就应该先注入一个独立的载流中,再在离混合流通池入口附近与化学发光试剂混合。

3. 流通池体积　理想状况下,化学发光反应从开始到完成的整个过程最好能恰好发生在混合流通池中。然而,由于受到实际条件的限制,不可能按照每个单独反应的要求而随意改变流通池的体积。

4. 试样体积　当试样和标准溶液的体积增大时,峰高和峰面积、信号时间都会变大。但是,如果试样体积过大,会导致浓度梯度差异变大(载流与试样间的对流和分子扩散受限,边缘交界处很大,而中间很小),这时很有可能会出现峰分裂的现象,导致错误的分析结果。

(二) 顺序注射化学发光分析仪

顺序注射分析(sequential injection analysis,SIA)是在流动注射分析基础上发展起来的一种自动化溶液处理与分析方法。顺序注射分析系统的装置示意见图 9-11。在顺序注射分析系统中,溶液驱动靠的是一个由注射器和步进电机所组成的注射泵 P,而它的阀则是一个多

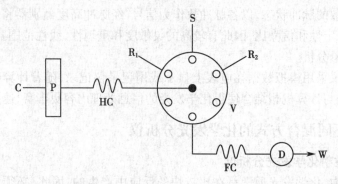

C. 载流；D. 检测器；FC. 反应管；HC. 储存管；P. 泵；R$_1$、R$_2$. 试剂；
S. 试样；V. 多位阀；W. 废液。

图 9-11　顺序注射分析系统示意图

通道的选择阀 V。选择阀由一个位于转子上的中央公共通道和 6~8 个位于定子上的可供选择的支通道所组成。公共通道通过一个储液管 H（与流动注射分析中的反应盘管相似，但容积大）与注射泵相连，而支通道则分别与检测器 D、试样 S、试剂 R$_1$、R$_2$ 等相连。在电脑控制下，将选择阀的公共通道顺序切换至连接试样 S、试剂 R$_1$、R$_2$ 的支通道，同时协调注射泵的抽吸，依次从相应的储液瓶中吸取一定体积的试剂、试样，并将它们储存在储液管 HC 中。然后，将选择阀的公共通道切换至连接检测器的支通道，并使注射泵反向推注，将试剂、试样溶液区带推至检测器。在注射泵抽吸和推注的过程中，由于扩散和对流作用引起试样区带和试剂区带相互渗透和混合，进而发生化学反应生成可以检测的产物，当试样带流经检测器时，产生与流动注射分析相似的峰形信号。与流动注射分析相比，顺序注射分析具有以下特点：①只有一条流路，结构简单，可靠性好；②注射泵和选择阀非常便于电脑控制，抽取试剂和试样的体积可以精确到数微升水平，且长期运行的稳定性好；③所消耗的试样和试剂体积很小；④顺序注射分析的单流路特性，决定了它处理溶液的速度明显不如流动注射分析系统。

（三）停流化学发光分析仪

对于一些反应速率不是非常快的体系，往往希望通过延长反应时间来深化反应进行的程度，提高产率。在流动体系中，延长反应时间可以通过增加反应管道的长度来实现。但是，试样带的分散度会随反应管道的长度增加而增大。因此，对于反应速率较慢的体系，增加反应管道长度使反应产物增加所带来的收益往往被过度地分散而抵消。在这种情况下，可以采用停流技术来延长反应时间。停流技术是在试样带注入载流并与试剂发生反应后进入检测器或到达检测器前使之停止流动一段时间。在这段时间内，化学反应依然进行，然而分散却几乎不进行，由此增加反应物的产率，提高测定的灵敏度。

第三节　化学发光分析技术

一、化学发光的影响因素

化学发光的分析性能受所有参与化学反应的组分和发射组分的发光特性的影响，因此，控制化学反应条件是十分重要的。影响化学发光的主要因素有化学反应速度、反应试剂混合速度和发光增敏剂。

1. **反应速度**　化学发光强度在一定条件下与化学反应速度呈正比。如果反应速度慢，发生微弱慢发光，则几乎测不到光的信号。对同一个反应体系，如果能改变反应条件加快反应速度，发光能在瞬间完成，就可以测到一个较强的信号，化学发光分析的灵敏度与反应速度直接相关。因此，影响反应速度的因素诸如温度、浓度、pH、竞争反应、共存物质的催化或抑制作用等都会影响发光分析。

2. **反应试剂混合速度和混合方式**　化学发光的强度与反应时间的曲线在开始时强度增加（图 9-2），这是由于试剂混合需要一定时间或反应处于诱导期，达到最大值时信号开始下降，这是由于试剂的消耗和化学发光的光量子效率随着间改变而引起的。混合速度影响化学发光反应过程动力学，也就影响体系的反应速度，最终影响到化学发光的强度，因此，在化学发光分析检测时必须严格控制反应体系的混合速度和混合方式，以确保化学发光反应体系的稳定。混合方式可以利用进样力，也可以借助磁力搅拌或搅拌器加速混合。为了防止信号损失，混合和测定应同时在光电倍增管的窗前进行。

3. **发光反应试剂的浓度**　在发光反应体系和化学发光的光量子效率一定的情况下，化学发光的强度取决于化学反应动力学。参与化学发光反应的试剂是影响化学反应动力学的主要因素，化学发光强度随反应试剂的浓度增大而增大，但必须考虑浓度大时的背景干扰和试剂浪费。因此，需在满足分析要求的同时尽可能地减少试剂的用量。

4. **溶液的 pH**　溶液的 pH 影响被测物质和发光体的存在形态或发生其他副作用，对发光体系产生严重的影响。每个发光体系的最佳 pH 条件应该通过试验确定，并严加控制。例如，用鲁米诺-H_2O_2 发光体系测定 Cr^{3+} 时，试液 pH 为 2.50，鲁米诺分析液的 pH 为 12.60，反应混合液的 pH 控制为 10.95 时可获得最大发光强度。

5. **催化剂**　一些化学发光反应速度较慢，发光强度小。某些试剂加入以后可大大加速发光反应的进行，使发光强度增强。这些试剂就是化学发光反应的催化剂。化学发光反应常用的催化剂有金属离子、过氧化物酶、卟啉类金属配合物等。近年来，随着纳米技术的飞速发展，纳米离子对化学发光反应的极佳催化效果被人们所发现，纳米粒子参与的化学发光反应已成为化学发光领域的研究热点。利用各种催化剂对化学发光反应的催化作用这一特点，可以通过化学发光反应实现多种物质的测定，如 Cu、Mn、Co、Fe、Cr、Hg、V 等金属离子和 H_2O_2 等。例如，利用 Fe^{2+} 对鲁米诺-H_2O_2 的化学发光反应的催化作用原理，可实现对深海中低至 0.05nmol/L Fe（Ⅱ）和总 Fe 的测定。

6. **发光增敏剂**　在化学发光反应中加入某种发光增强剂，可使发光体系的发光强度大大增加，且发光衰减缓慢，增加了发光检测的灵敏度和特异性，提高了检测的稳定性。常见的发光增强剂有卤酚类，如对碘苯酚、对溴苯酚等；萘酚类，如 β-萘酚、α-溴-β-萘酚等；酚代用品，如对碘基苯酚；胺衍生物类，如 3-氨基荧蒽；以及 6-羟基苯并噻唑衍生物类，如甲壳虫动物荧光素、脱氢荧光素等。例如用辣根过氧化物酶（HRP）标记生物分子，H_2O_2 作氧化剂，在鲁米诺（luminol）-HRP-H_2O_2 体系中加入发光增强剂对碘苯酚，能使发光强度增大 1 000 倍以上。

7. **流速**　流通池的体积不足可以通过精确地控制每一个参与反应的流路的流速来弥补。在实际工作中，可以通过改变优化泵的工作条件来调节流速，从而实现达到控制化学发光溶液到达流通池的驻留时间。流速与化学发光反应的速度直接相关。当化学发光反应速度增加时，流速也要相应地提高。当然，此时试剂的消耗量也会增大。另外，流速会影响化学发光的峰形、峰高和样品通量(也就是单位时间内测定试样或标准溶液的个数)。

在实际分析中要综合考虑各方面的因素,选择合适的条件,既要有利于前处理及分离,又要保证能较好地检测。

二、化学发光分析法的应用

1. 无机物的分析　Cr^{3+} 是生物所需微量元素之一,微量铬可提高植物体内过氧化酶和多酚氧化酶活性,增加叶绿素和葡萄糖含量,使产量大幅度提高。但土壤含铬量大于一定限度时会毒害某些植物的根,阻碍植物对钙、镁、磷和铁等元素的吸收,出现缺铁失绿现象甚至死亡。

应用化学发光分析法测定环境水样、土壤和生物样品、粮食和食品中的微痕量铬,具有灵敏度高、选择性好、线性范围宽、成本低廉等特点而显著优于其他分析方法。所依据的原理是:样品经混酸用微波消解为试液后,用亚硫酸盐将 Cr(Ⅵ)还原为 Cr^{3+},利用 Cr^{3+} 对碱性鲁米诺-H_2O_2 化学发光体系的线性催化作用,定量测定样品中的铬。

该体系在适量 EDTA 和 PAN 联合配位剂存在的条件下,试液中常见的 Ca^{2+}、Mg^{2+}、Cu^{2+}、Zn^{2+}、Fe^{3+}、Mn^{2+}、Fe^{2+}、Co^{2+} 和 NO_3^-、NO_2^-、CO_3^{2-}、SO_4^{2-}、SiO_3^{2-} 等离子均不干扰,所以该法测铬有很好的选择性,检测下限为 $6.2 \times 10^{-13} g/ml$。

2. 有机物的测定　有机化合物可以多种形式参与化学发光反应,如被测组分作为反应物、催化剂、猝灭剂、能量受体等参与化学发光反应。利用化学发光分析已测定了苊、芘、蒽、苯并芘、苯并蒽、儿茶酚胺、去甲肾上腺素、多巴胺类、抗癌药物、抗生素类药物等。

3. 生物医学领域的应用　将酶促反应与化学发光相耦合,以生物分子作为测定对象,把生物能量转化为化学发光信号而输出,通常称为化学发光生物传感器。该方法利用酶的特异性,克服了化学发光分析选择性差的缺点,从而使它兼具化学发光分析的高灵敏度和酶法分析的专一性。这类传感器的应用中以 H_2O_2 的检测最为常见。许多酶能催化底物氧化或还原,并产生或消耗 H_2O_2,将这些酶固定化作为接受器,辣根过氧化酶作为换能器,已广泛用于测定生物样品中的葡萄糖、尿酸、乳酸、胆固醇、蛋白质、DNA、RNA、胆碱、乙酰胆碱、肌酐、嘌呤类等物质。

第四节　纳米材料参与的化学发光分析

一、概述

随着科学技术的快速发展,人类的认知范围也在不断扩大,由宏观世界逐渐发展到微观世界,这样就促进了纳米材料的诞生。人们之所以大力关注和研究纳米材料,是由于其特殊的尺寸分布(1~100nm),其性质既不同于宏观物体,也不同于微观世界的原子、分子,而是介于两者之间。所以,纳米材料具有许多传统材料所不具备的奇特性质,如表面界面效应、量子尺寸效应、小尺寸效应及宏观量子隧道效应。这些性质使得此类物质的化学活性高,易发生表面化学反应。

近些年来,人们在纳米材料的可控合成和性质探讨方面做了大量深入的研究,开发出一些纳米材料参与的化学发光新体系,在一定程度上弥补了化学发光体系少的不足,也扩大了纳米材料的应用领域。纳米材料可以以催化剂、标记物、还原剂、发光体或能量受体等多种形式参与化学发光、电致化学发光以及催化化学发光,为化学发光方法注入了新的活力。

二、纳米材料参与的化学发光技术的分类

(一) 金属纳米材料参与的化学发光

金属纳米材料由于具有独特的光、电、磁及化学性质而受到人们的青睐,目前金属纳米材料参与的化学发光的很多研究都涉及了机理研究。

在金属纳米材料中,金纳米粒子是最早出现的纳米材料,也是纳米科学领域研究的热点之一。其中金纳米粒子作为催化剂的研究已成为纳米材料催化的一个重要代表,影响纳米颗粒催化能力的因素主要是其大小、形状及聚集或分散状态。截至目前,金纳米粒子参与的鲁米诺化学发光体系的研究报道很多,其中球形金纳米粒子催化鲁米诺-过氧化氢体系的发光开创了纳米颗粒参与化学发光的先河。其化学发光机理如图 9-12 所示。

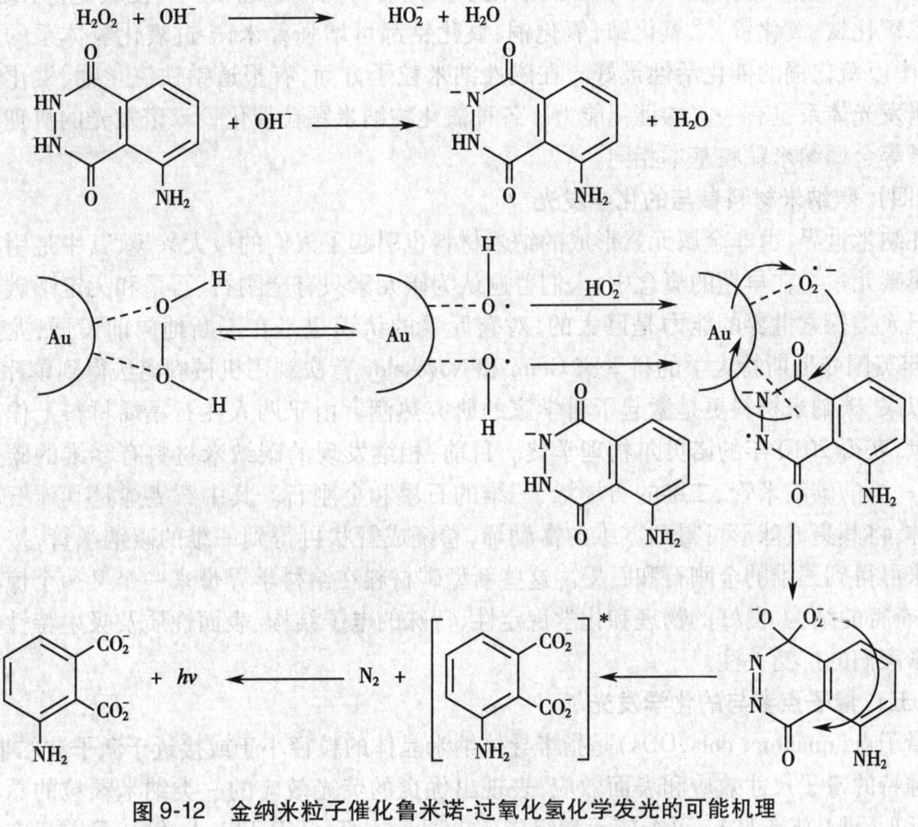

图 9-12　金纳米粒子催化鲁米诺-过氧化氢化学发光的可能机理

化学发光机理(图 9-12)可从以下几步来理解:①在金纳米粒子催化作用下,过氧化氢中的 O—O 键发生断裂生成 OH·,通过和金纳米粒子发生部分电子转移反应,有利于该自由基在金纳米粒子表面的稳定存在;②在碱性溶液中生成的鲁米诺阴离子和过氧化氢阴离子与金纳米粒子表面的 OH·反应,生成鲁米诺自由基和超氧阴离子自由基·O_2^-;③在金纳米粒子的催化作用下,鲁米诺自由基和·O_2^-进一步发生电子转移反应,生成一种关键的、不稳定的过氧化中间体,这种中间体很快分解生成 3-APA* 并产生化学发光。

银纳米粒子催化活性的研究比金纳米粒子要早。理论上,相同条件下,银纳米粒子的催化活性要比金和铂纳米颗粒强,这是因为银的氧化还原电势比金和铂低,因此银化学吸附氧

的能力强于金,所以银的表面通常有 Ag_2O 等稳定的氧化物存在,而金的表面却没有。

与上述提到的金纳米粒子、银纳米粒子相比,铂纳米材料参与化学发光体系的报道还相对较少。

（二）合金纳米材料参与的化学发光

单一组分的纳米材料对鲁米诺的化学发光有一定的催化能力,这一点已被大量的试验事实证明。但随着纳米技术的快速发展,由单金属纳米颗粒经适当反应形成的合金纳米材料引起了人们浓厚的研究兴趣。合金纳米颗粒不仅仅具有各组分纳米颗粒的性质,而且还具有组分间的复合协同效应,这样就使其综合性能(如催化能力)更加优异。

（三）氧化物纳米材料参与的化学发光

半导体氧化物纳米粒子具有表面积大和毒性低等特点,在化学发光领域具有良好的应用潜力。对于磁性纳米粒子而言,目前在大多数的研究中,主要是将其作为具有催化活性的多孔材料的替代品,将磁性纳米粒子用于化学发光的研究报道还较少。在氧化物方面,已报道如二氧化钛、氧化锌、二氧化铈、氧化铜、氧化钴都可增强鲁米诺-过氧化氢体系的发光强度,其中以氧化铜的催化活性最好。在磁性纳米粒子方面,有报道钴铁氧化物、氧化铁等对鲁米诺发光体系也有一定的催化能力。各种氧化物纳米颗粒催化鲁米诺发光的机理和金纳米粒子等金属纳米颗粒基本相同。

（四）碳纳米材料参与的化学发光

在纳米世界,由非金属元素形成的纳米材料也引起了人们的极大兴趣,其中最引人注目的当属碳元素。在早期的概念中,人们普遍认为碳元素只有金刚石、石墨和无定形碳三种形态。但人类探索世界的能力是巨大的,对碳元素的认识也是在不断地向前发展,尤其是自2004 年英国曼彻斯特大学的科学家 Geim 和 Novoselov 首次利用机械剥离法得到单片层的石墨烯以来,碳纳米材料更是激起了科学家的研究热潮。由于两人在石墨烯材料上作出的突出贡献,获得 2010 年的诺贝尔物理学奖。目前,相继发现的碳纳米材料有零维的碳点和富勒烯、一维的碳纳米管、二维的石墨烯、三维的石墨和金刚石。其中石墨烯是其他石墨形态的母体,将其裹成球形可得到零维的富勒烯,卷绕成管状可得到一维的碳纳米管,按片层堆积起来可得到三维的金刚石和石墨。这些新型碳材料在给科学界带来一个又一个惊喜的同时,其奇特的结构、良好的物理和化学稳定性、特殊的电子结构、表面性质及吸附特性等引起了科学家们的广泛关注。

（五）量子点参与的化学发光

量子点(quantum dots,QDs)是指半导体纳米晶体的粒径小于或接近于激子波尔半径时,具有独特的量子尺寸效应和表面效应,表现出优良的荧光效应的一类纳米颗粒的总称。主要由 ⅡB～ⅥA 族或ⅢA～ⅤA 族元素组成(如 CdSe、CdTe、InP 和 InAs 等),目前研究较多的是 CdX(X＝S、Se、Te)。它的光学性质主要取决于半径大小,通过改变量子点的大小可以获得从紫外到近红外范围内任意点的光谱。宽能带的 ⅡB～ⅥA 族量子点比ⅢA～ⅤA 族有着更大的激发结合能和更广泛的用途。

半导体粒子与金属相比,能带是不连续的,半导体的能带结构通常由一个充满电子的低能价带和一个窄的高能导带构成,价带和导带之间存在一个区域为禁带,区域的大小通常称为禁带宽度(也称能隙 Eg),半导体的光吸收阈值 λg 与禁带宽度 Eg 有着密切的关系。当量子点受到能量大于或等于禁带能量的光照射时,量子点价带中的电子会被激发跃迁至导带,从而在价带上产生光生空穴(h^+),在导带上产生电子(e^-)。当电子从导带返回价带时,就

会与价带中的空穴发生复合,产生光辐射。量子点的发光原理如图 9-13 所示。电子和空穴再次复合的主要途径有以下三种:

①电子和空穴直接复合,产生激发态发光。由于量子尺寸效应,量子点所产生的发射光波长随颗粒尺寸的减小而蓝移。②通过表面缺陷态间接复合发光。量子点的表面存在许多悬挂键,形成很多表面缺陷态,当量子点受光激发后,光生载流子以极快的速度受限于表面缺陷态而产生表面态发光。量子点的表面越完整,表面对载流子的捕获能力就越小,表面态的发光就会越弱。③通过杂质能级复合发光。

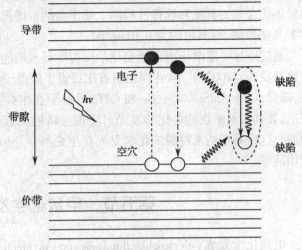

图 9-13　量子点发光原理示意图

以上三种情况的发光相互竞争。如果量子点表面存在很多缺陷,对电子和空穴的捕获能力很强,电子和空穴一旦产生就被俘获,就会使电子和空穴直接复合的概率降低,激发态的发光变弱甚至可能观察不到。通常需要设法制备表面完整的量子点或者对量子点表面进行修饰来减少表面缺陷,从而消除由于表面缺陷引起的缺陷态发光,使电子和空穴能够有效地直接复合而得到激发态的发光。

传统的量子点因含有 Cd、Cr 等元素,对环境造成污染而备受诟病。2004 年,美国克莱蒙森大学的 Scfivens 等人在纯化单壁碳纳米管的过程中首次制备出碳量子点。在随后的几年中,碳量子点以其良好的水溶性、卓越的光电性质、稳定的化学性质、生物兼容性、环境友好和耗费低等优点得到人们越来越多的关注和研究。

碳量子点,简称碳点,是指粒径在 10nm 以下具有荧光性质的碳颗粒,包括碳纳米点、石墨烯量子点和聚合物点,成为碳材料家族中一颗冉冉升起的新星,有望代替传统的金属半导体量子点应用于化学传感、光电器件、生物成像、光催化、食品安全等领域,展现出了广阔的应用前景。

在碳点参加的化学发光反应中,体系的化学发光会被碳点增敏,从而提高化学发光检测的选择性和灵敏度,因此近年来碳点增敏化学发光的应用报道逐渐增多。国内林金明研究组的研究指出,在化学发光中,当量子点是唯一发光体时,量子点被氧化,产生化学发光;当有两个以上发光体时,量子点可能作为催化剂和发生能量转移的能量受体的双重身份。

三、纳米材料参与的化学发光分析技术的应用

金属纳米粒子能够直接参与化学发光反应,例如金、银和铂的纳米颗粒能够催化过氧化氢降解生成活性氧,增强鲁米诺-过氧化氢体系的化学发光。银纳米颗粒能够明显增强柠檬酸盐-钌(Ⅱ)联吡啶和 Ce(Ⅳ)体系化学发光,可以来测定样品中的柠檬酸根。小粒径纳米金作为还原剂可以还原酸性高锰酸钾产生激发态 $Mn(Ⅱ)^*$ 的光发射。金属纳米颗粒在外界条件诱导下还会影响一些化学发光体系的反应机理,例如,16nm 的金纳米颗粒能增强鲁米诺在中性和碱性下的电化学发光,并诱导产生新的化学发光峰。此外,卤素离子、巯基化合物等作为吸附剂能够增强银纳米粒子的还原性,并导致其还原光泽精产生化学发光。

金纳米增强的鲁米诺柱后化学发光应用于毛细管电泳分离检测,实现血清中痕量尿酸的分析,最低检测限为 4.6×10^{-8} mol/L。采用金纳米增强的毛细管电泳-化学发光方法实现肾上腺素等化合物的灵敏和选择性检测。基于金纳米增强的免疫传感器用于食品中葡萄球菌肠毒素 B 的检测,检测限约为 0.01ng/ml。

通过施加一定电压或者接受化学反应所释放的能量能够激发具有荧光特性的量子点产生化学发光。2002 年,Bard 课题组首次报道了硅量子点在有机相中的液相电致化学发光现象,随后,CdSe、CdSe/ZnSe、Ge 和 CdTe 等量子点在有机相中的电致化学发光现象也相继被报道,如利用量子点的电化学发光可实现三磷酸腺苷(ATP)、蛋白以及无机、有机化合物的检测。这些基于纳米材料的化学发光在生命科学、环境科学和分析化学等领域有着广阔的应用前景。

第五节 电致化学发光分析

电致化学发光(electrochemiluminescence or electrogeneratedchemiluminescence,ECL),又称电化学发光,是指通过电化学手段,在电极表面产生一些电生的物质,然后这些电生物质之间或电生物质与待测体系中的某些组分之间通过电子传递形成激发态,由激发态返回到基态而产生的一种发光现象。电致化学发光分析法是电化学技术与化学发光分析有机的结合,通过测量电致化学发光的强度与被测物质间的线性关系进行定量分析的一种方法。

电致化学发光的发现可以追溯到 1927 年,Dufford 等发现 Grignard 化合物在溶剂醚中电解可产生发光。1929 年 Harvey 在电解碱性鲁米诺水溶液时,发现在阴极及阳极上都有发光现象,揭开了电致化学发光研究的序幕。由于电致化学发光反应建立在电化学反应基础之上,且本身也是一个发生在电极表面附近空间,受电极表面环境等因素影响的化学发光过程,因此它具有许多自身独有的性质和特点。该技术集成了化学发光的高灵敏度和电化学电位可控性等优点,克服了化学发光分析中存在的一些缺点,如一些化学发光试剂特定条件下不稳定,难以实现时间和空间上的控制,化学发光试剂难以重复使用等。进入 21 世纪,电致化学发光的应用范围更广,研究者对反应机理的认识更深入,其已成为分析化学工作者的热点研究领域之一。

一、基本原理

电致化学发光反应实际经历两个过程:电化学反应和化学发光反应。电化学反应过程提供发生化学发光反应的中间体,而这些中间体之间或中间体与体系中其他组分之间发生化学反应产生化学发光。电化学反应不同,其发光机理不尽相同。下面以钌(Ⅱ)联吡啶电致化学发光体系及其机理为例进行介绍。

1972 年,Tokel 和 Bard 首次发现了 $Ru(bpy)_3^{2+}$ 的电致化学发光现象,开始对 $Ru(bpy)_3^{2+}$ 类金属配合物无的电致化学进行了一系列的详细研究,奠定了 $Ru(bpy)_3^{2+}$ 电致化学发光的应用基础。钌(Ⅱ)联吡啶的化学结构如图 9-14 所示:

由于 $Ru(bpy)_3^{2+}$ 具有水溶性好、化学性能稳定、氧化还原可逆、发光效率高、应用的 pH 范围较宽以及可电化学再生和激发态寿命长等特点而广泛应用于电致化学发光。其反应机理一般认为主要有以下四种。

1. 氧化还原-循环电化学发光 也称为双电位电化学发光,是指当对电极施加正负双阶跃脉冲时,在 $+1.3 \sim -1.3V$(vs. Ag/AgCl)电位范围内,$Ru(bpy)_3^{2+}$ 分别发生氧化和还原反应,生成 $Ru(bpy)_3^{+}$ 和 $Ru(bpy)_3^{3+}$,两者发生湮灭反应,生成激发态的 $[Ru(bpy)_3^{2+}]^{*}$,$[Ru(bpy)_3^{2+}]^{*}$ 返回基态时,产生化学发光。

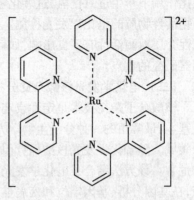

图 9-14 $Ru(bpy)_3^{2+}$ 的化学结构

2. 氧化-还原型电化学发光　当体系中存在强还原性共反应物如三丙胺、草酸等时,对电极施加一个合适的氧化电位,可使 $Ru(bpy)_3^{2+}$ 氧化为 $Ru(bpy)_3^{3+}$,同时三丙胺、草酸等也在电极上被氧化,并进一步地生成还原型中间产物。该产物与 $Ru(bpy)_3^{3+}$ 可发生氧化还原反应,产生激发态的 $[Ru(bpy)_3^{2+}]^{*}$,从而产生发光。

3. 还原-氧化型电化学发光　当体系中存在强氧化性物质时,对电极施加一个合适的还原电位,可将 $Ru(bpy)_3^{2+}$ 还原为 $Ru(bpy)_3^{+}$,同时另一共反应物也在电极上被还原,生成强氧化性的中间体与 $Ru(bpy)_3^{+}$ 发生氧化还原反应,产生激发态的 $[Ru(bpy)_3^{2+}]^{*}$,返回基态时引起发光。

4. 基于溶解氧还原的 $Ru(bpy)_3^{2+}$ 阴极电化学发光　以上三种发光过程都是在很正或很负的电位下进行的。另一种基于溶解氧还原的 $Ru(bpy)_3^{2+}$ 阴极电化学发光,该过程的激发电位仅为 $-0.4V$,故可以在更温和的条件下产生电化学发光,而且,所有能增强氧化还原型电致化学发光的物质都能增强该类型的电化学发光。

二、电致化学发光技术

(一) 电化学发光传感器

电化学发光传感器(ECL sensor)是指通过化学修饰的方法将直接或间接参与化学发光反应的试剂固定在电极表面而形成的一类试验装置。与化学发光传感器相比,电化学发光传感器克服了前者需要源源不断补充发光试剂的不足,减少了昂贵试剂的使用,并简化了试验装置。将 $Ru(bpy)_3^{2+}$、鲁米诺或其衍生物固定化制成电化学发光传感器是近年来电化学发光领域研究的重要方向。

(1) $Ru(bpy)_3^{2+}$ 电化学发光传感器:在电化学发光中,$Ru(bpy)_3^{2+}$ 电化学发光传感器从用途上主要分三种:一是基于固定化 $Ru(bpy)_3^{2+}$ 的电化学发光酶传感器;二是 $Ru(bpy)_3^{2+}$ 电化学发光免疫传感器与 DNA 探针;三是利用 $Ru(bpy)_3^{2+}$ 电化学发光制备的发光器件。若是按照 $Ru(bpy)_3^{2+}$ 及其衍生物的固定化方法,又可以分为四种,即利用 Langmuir-Blodgett 膜、分子自组装膜、离子交换聚合物薄膜或溶胶-凝胶(sol-gel)等技术进行固定化。钌(Ⅱ)联吡啶在反应前后的化学形态和性质基本不变,是一个循环反应过程。但,目前固定联吡啶钌的方法普遍存在稳定性差、使用寿命短、修饰物易泄漏等问题。研究和开发新的固定化材料将是今后发展的重点。

(2) 鲁米诺电化学发光传感器:鲁米诺是酰肼类化合物中最具代表性的电化学发光物质。与联吡啶钌不同,鲁米诺的电化学发光是不可逆的。所以涉及鲁米诺电化学发光反应的传感器固定化的试剂不是鲁米诺分子,而是间接参与发光反应的底物氧化酶。这类装置也称为电化学发光生物传感器。许多生物活性物质如葡萄糖、胆碱和乳酸等,在底物氧化酶催化作用下产生过氧化氢,过氧化氢对鲁米诺电化学发光体系有增敏作用,即可实现对这些生物活性物质的电化学发光检测。鲁米诺的电化学发光在碱性介质中的发光效率较高,但碱性介质对酶活性有不良影响,如何解决两者的 pH 不匹配问题是鲁米诺电化学发光生物传感器研究的重点。

(二) 电化学发光核酸杂交分析

核酸分子杂交技术是定性或定量检测特异性 RNA 和 DNA 序列片段的有力工具。作为最基本、最常用的一种分子生物学方法技术,已经普遍应用于生命科学和医学基础研究的各个领域。随着化学发光核酸探针引入杂交分子的检测,其过程避免了放射性同位素的污染和危害。该方法结合了电化学发光检测技术与核酸分析的优点,成为近年来的一个研究热点,在基因分析、基因定位和疾病早期诊断方面显示了发展潜力。但该方法存在的不足是化学发光结束后样品的发光无法再现。

电化学发光核酸杂交分析的步骤包括以下几步:①将 ssDNA 固定到电极表面,形成 DNA 探针电极;②将 DNA 探针电极放入含有互补靶标 ssDNA 的被测液中,在电极表面形成 dsDNA;③测量电化学发光信号。电化学发光核酸杂交分析的标记物有 $Ru(bpy)_3^{2+}$ 衍生物、鲁米诺及其衍生物等。

根据电化学发光指示剂与核酸作用方式的不同,可将电化学发光核酸杂交分析分为两种类型:标记剂型和嵌入剂型。标记剂型是指发光活性物质通过化学键合的作用直接或间接地连接在 ssDNA 链的末端,得到电化学发光活性物质标记的 ssDNA 探针,该探针与固定在电极上的目标 ssDNA 通过碱基配对原理进行杂交,实现电化学发光检测。嵌入剂型电化学发光核酸杂交分析,是指将杂交反应后的电极浸入含嵌入剂的溶液中反应一段时间,或将嵌入剂直接加到杂交反应的溶液中,让杂交反应和嵌入作用同时进行,然后再进行电化学发光检测,电化学发光信号的变化值可以反映电极表面形成 dsDNA 的多少。

(三) 溶出电化学发光分析

溶出电化学发光分析法是一种新型的化学发光分析法。该法先将金属离子从大体积的试液中富集在微小的电极上,同时通过控制各种条件进行电位溶出或化学溶出,将被测离子选择性地富集在电极表面而溶出,并在电极表面的扩散层中发生发光剂反应,产生发光信号。这种方法克服了化学发光法选择性较差的不足,结合了溶出伏安法的高选择性和化学发光法的高灵敏度的优点。

(四) 电生试剂化学发光分析

化学发光反应多为氧化还原反应,常见的氧化剂包括 H_2O_2、$K_3Fe(CN)_6$、$KMnO_4$、$Ce(Ⅳ)$ 以及 ClO^-、BrO^-、Co^{3+}、Mn^{3+}、Cu^{3+}、Ag^{2+} 等。其中一些氧化剂不是很稳定,如 ClO^-、BrO^-、Co^{3+}、Mn^{3+}、Cu^{3+}、Ag^{2+} 等,在溶液中很快就被还原,影响使用。通过利用电化学在线产生不稳定试剂,可以解决试剂不稳定的难题。电生试剂化学发光分析法,即利用恒电流电解在线电生某些高活性的参加化学发光反应所需的试剂,通过直接氧化还原反应,或通过能量转移或增敏反应而建立的一种电化学发光分析方法。目前已用于一些神经递质、抗生素和药物有效成分的检测。

(五) 电位分辨的电化学发光

在不同的电位下,鲁米诺、光泽精等传统的发光物质具有多个电化学发光反应通道,同时发现脉冲激发的电化学发光不能分辨这些通道,这种循环伏安驱动电化学发光,被称为电位分辨的电化学发光。

电位分辨的电化学发光图类似于循环伏安图,但比后者更灵敏。一些氧化还原过程在循环伏安图上无峰或有较弱峰,但在电位分辨的电化学发光图上呈现清晰的峰。通过对电位分辨的电化学发光行为和规律进行观察,发现了鲁米诺、光泽精、$Ru(bpy)_3^{2+}$ 体系的电化学发光多通道现象和对电极电位、电极材料和电极表面状态的依赖性,提出了各通道的反应机理。电位分辨的电化学发光为电化学发光的研究提供了一条新的思路,对电化学发光机理研究和探索新的电化学发光反应具有重要的意义。

三、电致化学发光检测技术应用

1. 无机物的测定　利用 EDTA 螯合物与 $Ru(bpy)_3^{2+}$ 产生电化学发光,可以建立测定金属离子的电化学发光分析法。通过这种方法研究亲氮金属离子,检测限可达 nmol/L 级别。如用电化学溶出伏安法测定了水样中铜离子的浓度,检测限达 $0.02\mu g/L$,该方法无论是灵敏度还是选择性都优于普通的阳极方波溶出伏安法或是化学发光法。利用还原-氧化型电化学发光可以在碳糊电极上检测 $S_2O_8^{2-}$。

2. 有机物的测定　$Ru(bpy)_3^{2+}$ 电化学发光体系广泛应用于胺类、氨基酸和多肽、蛋白质、核酸、药物的检测。利用地塞米松磷酸钠能够使 Mn^{3+}-$NaSO_3$ 体系的化学发光大大增强的原理,张成孝等建立了在线电生 Mn^{3+} 流动注射电化学发光法测定地塞米松磷酸钠的新方法。利用在线电生不稳定试剂化学发光法,已经建立了测定多巴胺、肾上腺素、去甲肾上腺素、儿茶酚胺、潘生丁、安乃近、异烟肼、喹啉、抗坏血酸、维生素 B_1 等的方法。

第六节　化学发光检测的联用技术

一、概述

化学发光分析法以其仪器简单、操作方便、分析快速、灵敏度高、线性范围宽等显著的优点备受人们青睐,是一种有效的微量和痕量分析技术。然而,化学发光反应固有的选择性差的缺点使得这种分析方法受到了极大的限制。如何将高灵敏度的化学发光法和高选择性的分离技术结合,是分析化学发展的一个前沿方向。

高效液相色谱(HPLC)是近四十年发展的一种分离技术。它具有分离效率高、分析速度快、自动化强等特点,是石油、化工、环保、医药、生化等部门科研和生产中分离检测的一个重要工具。毛细管电泳(capillary electrophoresis,CE)是以高压直流电场为驱动力,以毛细管为分离通道,依据样品中各组分之间电泳淌度或分配行为的差异而实现分离的一种新型液相分离技术。

化学发光检测手段与具有高效分离能力的高效液相色谱法(HPLC)、毛细管电泳(CE)、微流控芯片等分离技术相结合,兼具分离效率高和灵敏度高的优点,可直接用于复杂样品中微量组分的分离和测定,成为理想的分离分析方法,在生命科学、医学、药学、环境科学等领域中得到了广泛的应用。

二、化学发光检测的联用技术分类

1. 高效液相色谱-化学发光联用技术(HPLC-CL)　高效液相色谱化学发光联用是通过

液相色谱分离系统分离混合物中的各组分,再利用化学发光检测系统对各组分进行测定的技术。HPLC-CL 检测装置一般由图 9-15 所示的几个部分组成,往往包括输液泵、色谱柱、混合器和化学发光检测器。待测组分经色谱柱分离后与发光试剂混合发生化学发光反应,流通池内的发光信号由光电倍增管或者其他光电转换器件转换并放大,最后由记录仪或数据采集装置记录。作为色谱柱后检测的常用化学发光体系有鲁米诺、高锰酸钾、四价铈等。

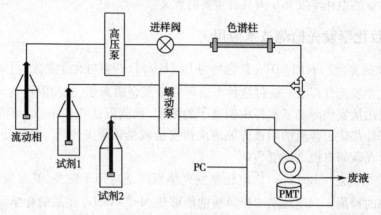

图 9-15 高效液相色谱-化学发光检测装置示意图

要获得好的分离和灵敏的检测,往往需要综合考虑各方面的因素:①流动相的选择应与化学发光检测系统相兼容,此外,还要考虑发光试剂在其中的溶解度,以避免发生沉淀。②pH 对化学发光反应的发光强度影响很大,因此选择合适的 pH 十分重要。③应选择适宜的流速,以保证分离完全并能检测到强的发光信号。④所用试剂应纯化,以减小化学发光的背景。⑤化学发光检测器的设计应死体积要小、仪器简单、便于操作。

2. 毛细管电泳-化学发光联用技术(CE-CL) 毛细管电泳技术(CE)是以高压直流电场为驱动力,以毛细管为分离通道,依据样品中各组分之间电泳淌度或分配行为的差异而实现分离的一种新型液相分离技术。它结合了经典电泳和现代微柱分离技术,具有分离效率高、分析速度快、样品和试剂消耗少的优点,使分析科学从微升水平进入纳升水平,是继高效液相色谱之后分析科学领域的又一次开拓性贡献。自从 20 世纪 80 年代该方法创立以来,已广泛应用于无机离子、有机分子和生物分子的分离分析。毛细管电泳在生物大分子的分离分析方面与 HPLC 相比尤其具有优势。其中将电致化学发光和毛细管电泳结合起来,可以兼备电化学发光的高灵敏度和毛细管电泳的高分离效率的特点,直接用于样品中微量组分的分离和测定,是一种极具应用潜力的分离分析技术。

毛细管电泳-化学发光联用技术中,毛细管电泳电致化学发光利用技术是最为常见的一种,该技术是结合毛细管电泳的高效分离性和电致化学发光的高灵敏性的一种现代分析技术。其中最常用的电致化学发光检测体系是钌(Ⅱ)联吡啶化学发光体系。钌(Ⅱ)联吡啶类化合物具有水溶性好、稳定性强、发光效率高、电化学可逆、可重复激发、检测灵敏度高、线性范围宽等优点,得到了研究者的广泛关注。

3. 微流控芯片-化学发光联用 微流控实验室通常被简称为微流控芯片(microchip)或芯片实验室(lab on a chip),它把化学和生物等领域中所涉及的样品制备、反应、分离检测、细胞培养、分选和裂解等基本操作单元集成到一块很小的芯片上,由微通道形成网络,以可控流体贯穿整个系统,以实现常规化学或生物实验室的各种功能。一般微通道的尺寸为几十到几百微米,承载 $10^{-18} \sim 10^{-9}$ L 的微流体。微流控芯片电泳与化学发光、电化学发光分析方法联用显著地提高了化学发光分析方法的选择性和特异性,减少了假阳性结果,因此受到研究人员的广泛关注。在毛细管电泳-电化学发光技术发展的基础上,Ru(bpy)$_3^{2+}$ 电化学发光技术近几年才开始逐渐应用于微流控芯片技术。而电化学发光方法在药物分析、免疫分析和 DNA 探针分析中的应用,说明电化学发光方法是一种非常有前景的检测技术。而这两种分析技术结合将会在医药、化学、环境及单细胞分析等诸多领域拥有广阔的应用前景。

三、化学发光检测的联用技术的应用

1. 液相色谱-化学发光联用技术的应用　在众多体系中应用最多的是鲁米诺及其衍生物的化学发光体系、过氧草酸酯化学发光体系,除此之外,Ce(Ⅳ)、高锰酸钾、钌(Ⅱ)联吡啶、铁氰化钾、光泽精和吖啶酯等体系也被广泛应用于高效液相色谱-化学发光联用技术中。

高锰酸钾试剂是一种强氧化剂,在酸性介质中其氧化性更强,可以直接或间接和某些分析物发生化学反应,释放出大量能量将中间产物激发至激发态,向基态跃迁时以光的形式释放能量,辐射光的强度与分析物的浓度呈线性关系,从而达到检测分析物的目的。

铈属于镧系金属,四价态具有强氧化性,可以直接氧化一些具有还原性的物质如亚硫酸盐、含巯基物质等,在反应中可产生弱的化学发光,可以利用发光的强度与分析物的浓度形成的线性关系直接来测定这些物质。有些分析物对四价化学发光体系具有增敏作用,由此可以通过所增强的化学发光强度与分析物浓度的线性关系来达到检测的目的。

光泽精在碱性介质中可被过氧化氢等氧化剂氧化产生化学发光。在有 Cr(Ⅲ)、Fe(Ⅱ)、Ni(Ⅱ)、Co(Ⅱ)等金属离子催化剂存在时,对此发光体系有增敏效用,由此可定量测定某些催化剂或催化剂标记物的组分。

表 9-1 列举了部分液相色谱-化学发光联用技术在各领域应用的事例。

表 9-1　液相色谱-化学发光联用技术在实际样品中的应用

分析物	化学发光体系	检出限	应用
槲皮素,芦丁	鲁米诺-KMnO$_4$	3.8 ~ 10.1μg/L	中草药
辅酶 Q	鲁米诺-二硫苏糖醇	26μg/L	人血清
神经递质	鲁米诺-H$_2$O$_2$/金纳米	1.32 ~ 1.90μg/L	鼠脑
亚硝胺类物质	鲁米诺-光解产物	1.5 ~ 3μg/L	井水,河水,工业污水处理厂出水
除虫脲、杀铃脲	鲁米诺-KMnO$_4$	0.5μg/kg(除虫脲),2.6μg/kg(杀铃脲)	番茄
大环内酯类和三环类抗抑郁药	Ru(bpy)$_3^{2+}$	0.003 ~ 0.06μg/L	蜂蜜
苄基哌嗪和苯基哌嗪	Ru(bpy)$_3^{2+}$/Ce(Ⅳ)	35.2 ~ 540μg/L	派对丸
儿茶酚胺类	TDPO/H$_2$O$_2$/咪唑	0.64×10^{-5} ~ 9.5×10^{-5}μg/L	鼠脑
低分子量脂肪醛	TCPO/H$_2$O$_2$	0.02 ~ 0.4μg/L	水

TDPO:二[4-硝基-2-(3,6,9-三氧杂癸基氧羰基)苯基]草酸酯;TCPO:双(2,4,6-三氯苯基)草酸酯。

2. 毛细管电泳-化学发光联用技术的应用　利用某些金属离子能增强或抑制化学发光的现象,毛细管电泳化学发光法最初应用于金属离子的分离分析。其中应用最为广泛的是鲁米诺-过氧化氢发光体系。基于 V(Ⅳ)、Nb(Ⅳ)、Ta(Ⅴ)、Cr(Ⅲ)、Cr(Ⅵ)、Fe(Ⅱ)、Fe(Ⅲ)、Ni(Ⅱ)、Co(Ⅱ)、Cu(Ⅱ)等对鲁米诺化学发光体系的显著增强作用,实现了毛细管电泳-化学发光法对这些金属进行了分离检测。随着毛细管电泳分离技术在生命科学领域的迅速发展,毛细管电泳-化学发光法在氨基酸和多肽的检测方面体现出了一定优势。相比传统的色谱方法,其样品前处理更加简便,多数无须衍生,且分离效率高于高效液相色谱。随着新的化学发光体系不断被发现,继鲁米诺-过氧化氢体系之后,鲁米诺-铁氰化钾等发光体系越来越多地被用于各种药物的分析,化学发光检测用于药物分析成为分析科学领域的一个热点领域。近年来毛细管电泳-化学发光联用用于药物测定的文献报道如表9-2所示。

表 9-2　毛细管电泳-化学发光联用技术在药物分析方面的应用

分析物质	发光体系	检出限/$mol \cdot L^{-1}$	应用
诺氟沙星	鲁米诺-过氧化氢	2.9×10^{-10}	尿液
左氧氟沙星	鲁米诺-$K_5[Cu(HIO_6)_2]$	1.1×10^{-12}	尿液
左旋多巴	鲁米诺-铁氰化钾	2.0×10^{-8}	血浆
硫酸特布他林	鲁米诺-铁氰化钾	1.0×10^{-8}	尿液
舒必利	$Ru(bpy)_3^{3+}$	2.9×10^{-8}	尿液、血浆
胍丁胺	鲁米诺-BrO^-	4.3×10^{-6}	生物样品

(程祥磊)

参 考 文 献

[1] 杜晓燕,毋福海,孙成均,等.现代卫生化学.2版.北京:人民卫生出版社,2009.

[2] 李磊,高希宝.仪器分析.北京:人民卫生出版社,2015.

[3] 林金明.化学发光基础理论与应用.北京:化学工业出版社,2000.

[4] 鞠煋先.电化学分析与生物传感技术.北京:科学出版社,2006.

[5] 陈义.毛细管电泳技术及应用.2版.北京:化学工业出版社,2006.

[6] 屈凌波,吴拥军.化学发光分析技术及其在药品食品分析中的应用.北京:化学工业出版社,2012.

[7] García-Campaña AM,Baeyens WRG,Zhang XR. Chemiluminescence in analytical chemistry. Marcel Dekker, Inc,2001.

[8] Chen H,Lin L,Li HF,et al. Quantum dots-enhanced chemiluminescence:mechanism and application. Coordination Chemistry Reviews,2014,263-264:86-100.

[9] Huertas-Perez JF,Moreno-Gonzalez D,Airado-Rodriguez D,et al. Advances in the application of chemiluminescence detection in liquid chromatography. Trac-Trends in Analytical Chemistry,2016,75:35-48.

[10] Iranifam M. Chemiluminescence reactions enhanced by silver nanoparticles and silver alloy nanoparticles:Applications in analytical chemistry. Trac-Trends in Analytical Chemistry,2016,82:126-142.

第十章

激光分子光谱分析法

激光光谱分析法以激光为光源,主要包括激光分子光谱法和激光诱导击穿光谱法。由于激光具有光通量大、峰值功率高、单色性好等优点,提高了光源的信噪比,使激光光谱分析法的灵敏度得到大幅提高,达到了原子和分子光谱分析的灵敏度极限。在结构分析方面,激光使拉曼光谱分析获得了新生。激光拉曼光谱和红外光谱相辅相成,成为有机化合物和生物物质结构、含量的重要测定方法。由于激光方向性好,光束发散角极小,能量高度集中,可用来进行微区和无损分析。此外,激光为远距离检测提供了强度大、分辨率高的光源。激光雷达技术为遥测大气和水污染物质开辟了广阔的前景。

当然,激光光谱分析法也具有一些不足的地方:①激光器价格比较昂贵,造成分析成本高,难以普及;②很多激光器仅处于实验室阶段,未能商品化,仍然不能满足光谱分析对光源要能覆盖从远红外到真空紫外整个光谱区的要求;③激光强度过高,容易使样品温度升高甚至产生分解,而降低激光功率则会影响检测的灵敏度和准确性。一般可考虑采用脉冲激光器来防止或减少这种现象。

本章将介绍激光光谱分析法的基本原理,并对激光分子吸收光谱法、激光分子荧光光谱法、激光拉曼光谱分析法、激光光声光谱和光热光谱分析法分别进行阐述。其中激光拉曼光谱分析法和激光分子荧光光谱法目前研究和应用较为广泛。

第一节 基 本 原 理

一、激光的产生

1. 自发辐射和受激辐射　物质与光的相互作用与组成物质的基本粒子(分子、原子或离子)的运动状态有关,即基本粒子的内能变化有关。一定的运动状态具有确定的能量,对应一定的能级。基本粒子的能级是不连续的,这是一切微观粒子所共有的属性。基本粒子的能级中,能量最低的能级称为基态,其他能级称为激发态。处于基态的基本粒子吸收能量后,将被激发跃迁至激发态。激发态不稳定,将会在很短的时间(约 10^{-8} 秒)内返回基态,产生辐射。激发态返回基态产生的辐射有自发辐射(spontaneous radiation)和受激辐射(stimulated radiation)两种。

自发辐射:受激发的粒子完全不受外界作用,仅由其本身运动导致的由高能级向低能级的跃迁称为自发跃迁。伴随自发跃迁而产生的辐射称为自发辐射。自发辐射是随机发生的,与外界条件无关,过程无法控制。日常接触到的各种普通光源,如电灯、高压汞灯、日光

225

灯、氙灯等发出来的光,都是由自发辐射跃迁产生的。在普通光源中,许多粒子各自进行自发辐射,发出的光方向不一致,初相位也不同,相干性很差(图10-1)。

受激辐射:用一个具有一定能量的光量子照射已经处于激发态的粒子,会诱使粒子从高能级向低能级跃迁,同时辐射出一个光子。这种辐射称为受激辐射(图10-2)。受激辐射是由外来光子带动而产生的,所以受激辐射跃迁产生的光子与外来光子具有完全相同的特征,即方向、频率、相位及偏振特性完全相同。受激辐射的发光机制有两个特点:一是系统中各发光中心是相互关联的;二是每发生一次受激辐射,光子数目就增加一倍,即所谓的受激放大。受激辐射和受激放大是形成激光的重要基础。

图10-1　自发辐射跃迁　　　　　　　　　　　　图10-2　受激辐射跃迁

只有外来光子的频率和粒子的相应能级相当时,才能发生受激辐射。此外,受激辐射的概率还与粒子的能级寿命有关。粒子停留在激发态的平均时间称为粒子在该能级的平均寿命,简称能级寿命,用 τ 表示。由于粒子的内部结构不同,其各能级的能级寿命不同。有的能级寿命很短,约 10^{-9} 秒,有的却很长,达几毫秒。寿命很长的能级称为亚稳态能级(meta-stable level)。能级寿命短,自发跃迁的概率大;能级寿命长,自发跃迁的概率小。显然,只有具有亚稳态能级的粒子才有可能产生激光。在氦原子、氖原子、氩离子、铬离子、钕离子、二氧化碳分子及许多有机染料分子中都有这种亚稳态能级。

2. 粒子数反转分布　在吸光介质中,光的吸收和受激辐射这两个相互矛盾的过程共存。前者使光子的数目减少,后者使光子的数目增加。光吸收过程和受激辐射过程何者占支配地位,主要取决于粒子按能量的分布情况。在正常情况下,根据玻尔兹曼分布,处在基态的粒子数目总是远远大于处在激发态的粒子数目。因此,光吸收占主导地位。欲使受激辐射占优势,就必须采取某种方法使粒子在能级上的正常分布倒转过来,也就是使激发态的粒子数目大于基态的粒子数目,实现所谓的粒子数反转分布(inverted population)。这种使粒子数的正常分布发生反转的过程称为光抽运(optically pumped)或激励(也称泵浦)。常用的光抽运方法有用光照射工作物质,或用电能、化学能来激励工作物质。例如,气体激光器一般采用 2 000~4 500V 的直流电使气体放电进行光抽运。

下面以红宝石激光器为例说明激光器的激发、跃迁及粒子数反转的建立。红宝石是由少量氧化铬掺入氧化铝晶体组成,当用脉冲氙灯作为激励能源照射红宝石时,大量处于基态能级(E_0)的铬离子被激发到激发态能级(E_2),由于 E_2 的能级寿命很短,发生自发跃迁的概率很大,很快以无辐射跃迁的形式跃迁到能量较低的激发态能级(E_1),E_1 是亚稳态,寿命很长,自发跃迁概率很小,因此,大量铬离子处于该能级。当氙灯的光足够强时,就可能使处于 E_1 的铬离子数超过处于 E_0 的铬离子数,这样就实现了粒子数的反转分布(图10-3)。

粒子数的反转分布是使受激辐射占主导地位的前提,也就是受激放大的条件。当一定特征的光通过粒子数反转分布的工作物质(称为增益介质)时,由于受激辐射占主导地位,产生了大量特征完全相同的光子,使输出的光强超过入射的光强,产生了受激放大。这种放大

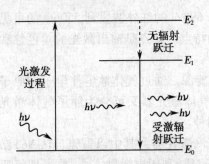

图 10-3　红宝石能级间粒子数反转的建立

作用可表示为

$$I = I_0 e^{GL} \qquad (式 10-1)$$

式中，I_0 为初始光强；I 为通过长度 L 的增益介质后的光强；G 为增益系数，即通过单位长度增益介质后光增强的百分数，由增益介质的性质和激励能源的能量或功率所决定；L 为增益介质的长度。

由上式可知，增益系数 G 越大，增益介质长度 L 越长，激励光强越强，受激放大作用越显著。

3. 激光振荡　在增益介质两端装上反射镜，光就在反射镜之间来回多次反射，相当于增加了增益介质的长度，使受激发射光强 I 急剧增大，形成光放大，这种现象称为激光振荡。要产生激光振荡，两个反射镜之间的光必须是驻波，波节在两个反射镜处。此外，光在反射镜之间来回所产生的增益必须超过由于偏离光轴、反射镜的漫反射和吸收等造成的损失，也就是超过激光产生的阈值条件。这也就是产生激光的必要条件之一。

二、激光器

如果采取适当的方法和装置，使受激辐射以一定的方式持续进行，形成一种光的受激辐射振荡器，就可以持续发射大量特征相同的光子（激光），这种装置就是激光器。

（一）激光器的组成

一般激光器由激励能源（泵浦源）、工作物质（增益介质）和光学谐振腔三部分组成（图 10-4）。

激励能源：将处于低能级的粒子泵浦到高能级上去，实现粒子数反转分布。激励能源的种类很多，有光能（如氙闪光灯、氮分子激光器等）、电能、化学能、热能和电子束等。

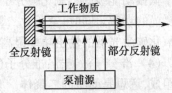

图 10-4　激光器示意图

工作物质：能够实现粒子数反转分布的物质。它可以是固体（如晶体、半导体等）、液体或气体。

光学谐振腔：由两块相互平行的反射镜组成，置于工作物质两端。这两块反射镜相对面上镀有多层介质膜，一块是全反射，另一块是部分反射。谐振腔的两块反射镜使受激辐射的光在平行于腔轴的方向上反馈和振荡，使光强反复放大，最后通过部分反射镜输出激光。谐振腔在保证激光的强度、方向性和单色性方面具有重要作用。

（二）激光器的类型

激光器种类很多。按工作物质可分为固体激光器、气体激光器、染料激光器、半导体激光器和光纤激光器等。

1. 固体激光器　以固体为工作物质，以光能为激励能源。固体激光器的工作物质由能产生受激发射作用的金属离子（激活离子）掺入晶体或玻璃体等基质制成。激活离子主要有：过渡金属离子（如 Cr^{3+}）、稀土元素离子（如 Nd^{3+}、Sm^{2+}、Dy^{2+} 等）、锕系元素离子（如 U^{3+}）。固体激光器常用的工作物质有：红宝石、钕玻璃、掺钕的钇铝石榴石（YAG）等。固体激光器常用的激励能源有：脉冲氙灯、氪弧灯等。固体激光器多以脉冲氙灯作为激励光源。其工作方式可以是连续的,也可以是脉冲的,输出波长范围从 $2.69\mu m$ 的红外波段到 $550nm$ 的可见区域。固体激光器具有体积小、使用方便、输出功率大的特点。缺点是输出激光的单色性和稳定性方面不如气体激光器。

2. 气体激光器　以气体为工作物质,以电能为激励能源。通过气体放电使电子与原子(离子或分子)相互碰撞实现粒子数反转而产生激光。气体激光器又可分为原子气体激光器、离子气体激光器、分子气体激光器和准分子激光器四种。

(1) 原子气体激光器:包括各种惰性气体和金属蒸汽激光器。其中以氦氖(He-Ne)激光器最为成熟。氦氖激光器是以氦、氖混合气体为工作物质,利用电激励方式,首先把氦原子由基态激发到激发态,由于氦原子的激发态能级寿命较长,可以与基态的氖原子发生碰撞,使氖原子激发并实现氖原子的反转分布。氖原子在谐振腔中通过受激辐射过程主要发出 $3.39\mu m$、$1.153\mu m$ 和 $632.8nm$ 三个波长的激光。

(2) 离子气体激光器:主要包括氖、氩、氙、氯、氮、氧、碘、汞等离子。其中以氩离子(Ar⁺)激光器最常用。氩离子激光器可以产生 10 种波长的激光,其中最强的是 $488nm$(蓝光)和 $514.5nm$(绿光)。Ar⁺激光器是可见光波段上的大功率连续波激光器,除可直接利用这些谱线外,常被用作染料激光器和其他激光器的泵浦源。

(3) 分子气体激光器:是一类效率比较高(可达 $10\% \sim 25\%$)、能量比较大(可获得几百瓦乃至更高的激发功率)的激光器,其中以红外波段的二氧化碳(CO_2)激光器最为重要。二氧化碳激光器的工作原理和氦氖激光器类似,在其放电管里充入二氧化碳、氮和氦的混合气体,这里二氧化碳和氮是主要工作物质。给放电管通以几十毫安或几百毫安的直流电,将混合气体中的氮分子激发到激发态,激发态的氮分子通过碰撞把激发能传给二氧化碳分子,将二氧化碳分子激发到较高的振动能级上,并实现二氧化碳分子的反转分布。氦原子可以使处于低振动能级的二氧化碳分子数减少,增加二氧化碳分子的反转分布程度,提高激光器输出激光的功率。同时,氦还对二氧化碳有冷却作用,可用来防止二氧化碳气体温度的升高。二氧化碳激光器的输出功率很高,激光波长为 $10.6\mu m$,属中红外激光。

(4) 准分子激光器:准分子(excimer)是由 excited(被激发的)和 dimer(二聚体)两个单词组成,意思是受激的二聚体。它是一类特殊条件下的分子,只在电子激发态时处于束缚态,在基态时不稳定会产生离解。作为工作物质的准分子基本可分为多种类型:稀有气体、稀有气体氧化物、稀有气体卤化物、金属蒸汽准分子及金属卤化物准分子等。如稀有气体卤化物准分子包含稀有气体和卤素两种元素。基态下的稀有气体原子电子壳层已被充满,从而保持其化学惰性。当这些原子被激发,由于电子被激发到更高的轨道上而打破了最外层的满壳层电子分布,此时可以与其他原子形成寿命极短($10^{-13} \sim 10^{-8}$ 秒)的分子——准分子。不同稀有气体与卤素的二聚体在解离时会释放不同波长的准分子激光。

与其他激光器相比,准分子激光器的发光机制有其自身的特点。一般激光器是利用工作物质的长寿命激发亚稳态,通过激励使粒子数反转分布而产生激光。而准分子激光器是使基态(或低能态)的粒子数恒为零或保持非常少的粒子达到粒子数反转的目的。如 KrF 激光器,处于基态的稀有气体 Kr 不会和其他原子结合,而在激发态可很快和其他原子结合成准分子 KrF*。准分子以 6 纳秒的短自发辐射寿命从激发态回到基态并放出光子。由于基态存在互斥势能,两原子间有强烈的互相排斥力而直接离解。因为工作物质的基态粒子数恒为零,很容易实现粒子数的反转分布。由于采用了这种技术,尽管在紫外范围内激发态能级的寿命极短,仍能制成高效率的准分子激光器。改变准分子激光器的充入气体,可以获得不同波长的激光。准分子激光器发射的激光波长可以从红外一直到真空紫外,但最有实用价值的是高功率、高效率的紫外准分子激光器。

3. 染料激光器 以溶解在乙醇、甲醇或水等溶剂中的一些有机染料作为工作物质。其工作原理是:将浓度为 $10^{-5} \sim 10^{-3} \text{mol/L}$ 的染料溶液置于染料池中。当激励光源照射染料溶液时,染料分子从基态跃迁到激发态的较高振动能级上,分子在这些能级的寿命非常短(只有 10^{-12} 秒),很快把一部分能量传给周围的溶剂分子,本身则无辐射地弛豫到此激发态的最低振动能级上。当分子再从该能级跃迁到基态的较高振动能级时,由于室温时这些能级上的粒子分布几乎为零,因此,形成了粒子数反转分布,产生激光。

影响染料激光器对激光输出的因素很多,在粗略地选择激光波长时,可通过选择不同的染料、溶剂、浓度、温度、酸度、谐振腔的 Q 值等条件来实现。但要精细地调谐和获得较窄的线宽时,就需要用有波长选择装置的谐振腔。

染料激光器突出优点是输出的激光在很宽的波长范围内连续可调。与其他可调谐激光器相比,染料激光器的设备简单,易于推广。广泛应用于高分辨率光谱学、激光光谱分析、同位素分离、污染物质探测等方面。

4. 半导体激光器 以半导体为材料制成的激光器,常用的工作物质有砷化镓(GaAs),砷铝镓(GaAlAs)等。半导体激光器体积小、效率高。其激励方式有电子束照射、光激发及向激光二极管的 P-N 节注入电流等。半导体激光器多为脉冲式,峰值功率可达几十瓦。它可在 $0.32 \sim 45 \mu\text{m}$ 的范围内获得可调谐的激光输出。近年来,半导体激光器在光度分析研究中以其价格低廉、性能优良和操作方便等特性,颇受分析化学家的青睐。

5. 光纤激光器 指以掺杂光纤为介质的激光器。激光器的激活粒子是掺杂的稀土元素电离形成的三价离子如铒(Er^{3+})、钕(Nd^{3+})、镱(Yb^{3+})等。常采用的泵浦源为二极管激光器或钛宝石、YAG 等固体激光器。如掺镱(Yb^{3+})光纤输出波长和调谐范围为 $0.9 \sim 0.95 \mu\text{m}$、$1.06 \mu\text{m}$、$1.07 \sim 1.14 \mu\text{m}$。

此外,按工作方式分,激光器还可以分为连续式、脉冲式、Q 突变等几类。脉冲式工作时间短,一般为毫秒数量级,因此输出的脉冲功率很大。连续式由于器件被加热、温度升高,因此输出功率受到限制。Q 突变激光器(或称 Q 开关激光器)是一种脉冲更短、功率更高的激光器,脉冲时间可短至纳秒数量级,其输出功率可达数千兆瓦。它在激光雷达、光学方法产生高温等离子体及许多新型的科学实验中都有重要的应用价值。

随着光谱技术的发展,这些激光器的输出波长不止局限于一个或几个波长,而是所发射的激光波长可以连续改变,可在一定范围内进行调节,称为可调谐激光器,又称波长可变激光器或调频激光器。如半导体激光器、色心激光器和振动能级固体激光器是应用最为广泛的可调谐红外激光器;各种类型的染料激光器和掺钛蓝宝石激光器是可见光区最重要的可调谐激光器;近年来发展的自由电子激光器,其工作介质是在周期性磁场中运动的高速电子束,激光波长可覆盖从微波到 X 射线的广阔波段。尤其随着非线性光学混频技术的发展,涌现了一些性能良好、更宽波长范围的可调谐激光器,如光学参量振荡器、可调谐拉曼激光器、X 射线激光器等(图 10-5)。但这些激光器大部分处于实验室阶段,有待于进一步商品化和实际应用。

光学参量振荡器是基于非线性光学混频技术的可调谐激光器,其工作物质为非线性晶体,是以三个光波在合适的非线性材料中的非线性相互作用为基础而获得较大波长范围的可调谐激光器。如果三个波的频率和波矢量满足能量和动量匹配条件,即 $\omega_1 = \omega_2 + \omega_3$,$K_1 =$

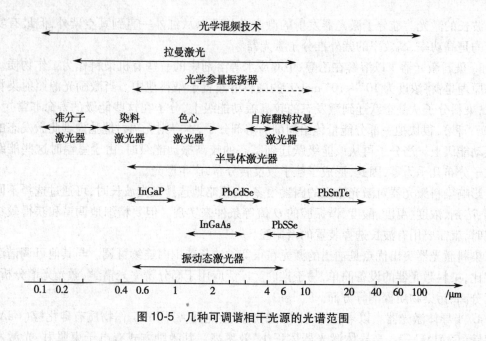

图 10-5 几种可调谐相干光源的光谱范围

$K_2 + K_3$，则一个强的波（$\omega_1 K_1$）就能产生并放大其他两个较低频率的波（$\omega_2 K_2$、$\omega_3 K_3$）。将反射镜放在非线性晶体两端就能构成频率为 ω_2 或 ω_3，或同时有这两个频率的光学谐振腔。利用非线性晶体的双折射特性改变折射率（倾斜或加热晶体）就能够使匹配的频率发生改变并能调谐输出。例如，用较短波长的辐射激励以 $LiNbO_3$ 晶体为主的光参量振荡器，将温度改变200℃即可获得 $0.6 \sim 3.7\mu m$ 的可调谐激光。选择透射光谱范围宽且具备充分高参量放大作用的非线性晶体，可获得更大波长范围的可调谐激光。

由于光谱分析是建立在物质的各种光谱基础上，有了波长可以连续改变的激光，就能获得物质的各种激光光谱。因此，可调谐激光器拓展了激光光谱分析的应用范围，对于激光光谱学和激光光谱分析法的研究十分重要。

三、激光的特性

激光器作为一种光源，可发射不同波长的紫外光、可见光和红外光。与普通光相比，激光具有如下特性：

1. 单色性好 由于激光产生于受激辐射，而且要符合激光振荡器的条件，所以激光器发射出来的光具有很好的单色性。在普通光源中，以氪同位素（^{86}Kr）灯发出的波长（λ）为605.7nm 的谱线的单色性最好，在低温下其谱线宽度（$\Delta\lambda$）为 0.000 47nm，而氦氖激光器发出的波长（λ）为 632.8nm 的激光，其谱线宽度（$\Delta\lambda$）小于 10^{-8}nm，单色性比氪同位素灯提高了 10 万倍。

2. 方向性强 激光可以看作是一束方向性极强的平行光。这是由于只有在光轴方向往返的光才能被放大。所得到的光束沿光轴方向直线传播，而且发散角很小。

3. 相干性好 在普通光源中，各发光中心相互独立，它们之间基本上不存在相位相关关系，相干性很差。相反，激光是受激辐射产生的，各发光中心是相关的，所以激光的相干性很好。

4. 亮度高 激光的方向性好，发射光的立体角极小，所以亮度高。例如，红宝石巨脉冲激光器比高压脉冲氙灯的亮度提高了 37 亿倍。

由于激光的上述特点,以其作为光源的激光光谱分析法为研究原子、分子等物质的含量和精细结构提供了强有力的工具和手段。

第二节　激光分子吸收光谱分析法

用于分子吸收光谱分析的光源理论上应为单色光,但实际上都是由氙灯(紫外)、钨灯(可见)等普通的连续光源发出的光经过滤光和分光获得,并不是真正意义上的单色光。而且经过分光后,光强大大减弱,使得吸收光谱分辨率和灵敏度降低。所以采用普通光源进行分子吸收光谱分析具有较大的局限性。激光光源具有单色性好、强度大、相干性好等优点,作为光源使用将大大提高吸收光谱的灵敏度和分辨率,尤其是用可调谐激光器作为光源的分子吸收光谱表现出显著的优越性。

激光分子吸收光谱和普通分子吸收光谱一样遵循 Lambert-Beer 定律,通过检测透过吸收池的透射光强来获得吸收光谱信息或进行定量分析。除了可以采用普通的分子吸收光谱法进行分析外,随着激光光谱技术的发展,出现了一些高灵敏度的吸收光谱技术,如腔内吸收光谱技术、频率调制光谱技术、外腔吸收光谱技术等,使激光分子吸收光谱分析法的检测灵敏度大大提高。

一、内腔吸收法

内腔吸收法(intra-cavity absorption method)应用了腔内吸收光谱技术,将样品池放入激光谐振腔,光在谐振腔内多次来回传播的同时,增大了样品对光的有效吸收路径长度,即通过多通效应、阈值效应和模式竞争效应的作用使激光的输出功率明显减弱,并表现为吸收增强。从而可获得比传统吸收光谱检测高得多的灵敏度。一般灵敏度可提高 2~3 个数量级,有的甚至可提高 5 个数量级。谐振腔中待测痕量物质吸收激光辐射后,使光强减弱形成凹陷,通过测定谱带的透射率或表观吸收并对波长作图即得内腔吸收光谱图,如图 10-6。根据吸收光谱中波谷的位置可定性鉴定样品的成分,根据波谷激光强度 I 减弱程度,采用工作曲线法进行定量分析。

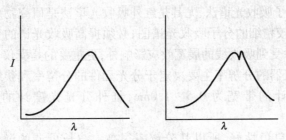

图 10-6　激光内腔吸收光谱示意图

根据激光线宽和样品吸收线宽的差别,内腔吸收法可分为宽带内腔吸收(broad-band absorption)和窄带内腔吸收(narrow-band absorption)两种。其中宽带内腔吸收法较为常用,其特点是激光器(如染料激光器)输出的是宽带光谱(通常带宽为 10.0~20.0nm),脉冲式和连续式均可。如果样品同时有两个或多个被测组分,它们在激光的宽带光谱范围内存在窄而互不重叠的吸收峰时,则可同时测定。

激光内腔法适用于气体和透明样品的分析,由于激光腔内吸收光谱分析结果的重现性和灵敏度受激光器参数的限制,其应用范围有待扩宽。

二、激光分子吸收光谱仪

激光分子吸收光谱仪的结构与一般分子吸收光谱仪基本相同,只是激光光源代替了一般分子吸收光谱仪中的光源和单色器。因此,激光分子吸收光谱仪比较简单,仅包括激光光源、样品池和检测器三大部分。

激光光源可用单波长激光器,也可用可调谐激光器。紫外-可见区范围常用可调谐染料激光器、光学参量振荡器,红外区可选择半导体激光器。在选择激光器时,除了注意波长范围外,还必须注意激光器的稳定性、谱线宽度和输出功率。

样品池或吸收池根据采用的分析方法不同,如果是普通的激光分子吸收光谱法,一般置于谐振腔外,若采用内腔吸收法,则置于谐振腔内。

检测器主要有光电检测器和热检测器两类。光电检测器包括光电子发射检测器、光电导检测器、光伏特检测器和光二极管检测器等。这类检测器灵敏度高、选择性强,主要用在紫外-可见区。热检测器有 Golay 盒、电阻测辐射热计、真空热电耦等。这类检测器主要用在红外区。随着激光技术的发展,更灵敏的检测技术也在不断出现,如激光光声检测技术和激光外差检测技术。

三、激光分子吸收光谱法的特点

与普通分子吸收光谱法相比,激光分子吸收光谱法具有以下主要特点:

1. 灵敏度高　对于吸收光谱来说,光源的单色性越好,测定的吸收系数越接近被测物质的吸收峰处的吸收系数,因而灵敏度越高。这对于窄吸收带的物质尤为重要。

另外,根据 Lambert-Beer 定律,增加吸光厚度亦可提高测定的灵敏度。但普通光源由于其强度低、光束的发散角大,增加物质吸光厚度是有限的,而激光强度大、光束的发散角很小,因而可通过增加吸光厚度来提高吸收光谱的灵敏度。Antcliffe 等用红外连续可调谐激光器,在 1m 的光路上,可检测出 $1\mu g/m^3$ 大气污染物的浓度。此外,可通过频率调制光谱技术对激光频率进行高频调制,抑制背景噪声,获得最大的信噪比,从而提高灵敏度。

2. 分辨率高　分子吸收光谱法,尤其是红外吸收光谱法是研究物质分子结构的重要工具之一。为了获得比较精细的分子吸收光谱图,必须提高吸收光谱的分辨率。在通常的吸收光谱中,其分辨率除受到吸收线的展宽效应影响外,更重要的是受仪器分辨率的限制。在普通分光光度计中,仪器的分辨率主要决定于分光元件的分辨率和狭缝的宽度。如一般的紫外-可见分光光度计的带宽为 0.5 ~ 1.0nm,红外分光光度计的分辨率最好的也只有 $0.05cm^{-1}$。

由于激光光源的单色性好,所以其分辨率很高。波长可调的激光器,分辨率可达到 $10^{-6}cm^{-1}$ 数量级(相当于 $10^{-6}nm$ 数量级),有的甚至达到 $10^{-8}cm^{-1}$。这时,吸收光谱的分辨率主要取决于被测物质吸收谱线的展宽。因此,用激光吸收光谱可获得物质的精细分子结构图谱。

3. 扩大了测定的线性范围　Beer 定律只适用于单色光,而普通光源分光后得到的是带宽较窄的复合光。物质的吸收系数与波长有关,波长不同,吸收系数不同。因此,采用复合光会偏离 Beer 定律,这种偏离常使工作曲线随浓度的增加而出现弯曲。光的单色性越差,线性范围越小。这种情况对吸收峰比较窄的物质尤为明显。

激光光源在分子吸收光谱分析中的应用,可扩大线性范围,因而能直接用于高浓度物质的测定。如二硫腙分光光度法测定汞时,用氦-氖激光器作光源比用钨灯作光源的线性范围显著变宽(图10-7)。

4. 仪器结构简单　激光器兼有一般分光光度计中光源和单色器的作用。因此,激光吸收光谱仪的结构相对比较简单。

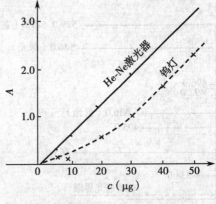

图 10-7　二硫腙法测汞中,用 He-Ne 激光器和钨灯作光源线性范围的比较

四、激光分子吸收分析法的应用

在激光分子吸收光谱分析中,内腔吸收法由于其高灵敏度而受到人们关注,并将其广泛应用于紫外-可见和红外光谱中。

1. 在紫外-可见吸收光谱分析中的应用　由于紫外-可见吸收光谱带是比较宽的,因而多采用宽带内腔吸收法进行测定。如用宽带内腔吸收法测定空气中 NO_2,光源为闪光灯激励的染料激光器,以染料 7-二乙胺基-4-甲基香豆素的乙醇溶液为工作物质,NO_2 吸收带的波峰在 583.5nm 附近,在吸收峰处的表观吸光度与 NO_2 的浓度呈线性关系,可进行定量分析。

2. 在红外吸收光谱中的应用　激光内腔吸收方法用于红外吸收光谱可较大地提高其测定灵敏度,对有机化合物的结构测定非常重要。此外,由于激光的单色性好、分辨率高,激光红外吸收光谱可以反映许多物质的精细结构。

如用二氧化碳激光器对一些有机磷农药进行测定。激光器波长通过旋转光栅来调节 (9.3~10.8μm),样品吸收池长度 16cm,用电阻测热辐射计-电流计检测系统测量激光强度,测定空气中浓度为 $10^{-5} \sim 10^{-4}$ mg/L 的 1605、1059 和敌敌畏三种农药。与气相色谱法相比,此法灵敏度高且操作方便。

3. 瞬时样品的测定　在化学反应等过程中常常产生过渡态,这些过渡态的测定对探讨化学反应机理非常重要,但由于这些过渡态寿命太短($10^{-3} \sim 10^{-6}$ 秒),它们的吸收光谱非常微弱,很难用普通吸收光谱技术测定。激光内腔吸收法具有很高的灵敏度,可用于测定这些瞬时样品。如用内腔吸收法可测定由氨光解产生的 NH_2 自由基和由甲醛、乙醛光解产生的 HCO 自由基。

第三节　激光分子荧光光谱分析法

在普通的分子荧光光谱分析中常用高压汞蒸汽灯或氙弧灯作光源。高压汞灯的谱线强度(图10-8)相差悬殊,在分子荧光分析中最常用的是 365.0nm 的谱线,其次是 405.0nm 和 436.0nm 的谱线。激发只能限于少数波长,不能满足各种待测物质激发的需要。氙弧灯所发射的谱线强度大,并且是连续光谱(250~700nm),在 300~400nm 范围内所有的谱线强度几乎相等。但在紫外区输出功率较小,只有用大功率的氙弧灯才能显著提高其在紫外区的输出,而大功率的氙弧灯无论是稳定性还是热效应都存在许多亟待解决的问题。

采用激光作为激发光源可以克服以上缺点,该方法又称为激光诱导荧光光谱分析法。

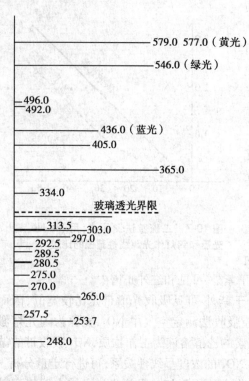

图 10-8 高压汞灯光谱及谱线相对强度

尤其是可调谐激光器的使用,以及激光光源和微弱信号检测技术在荧光分析中的应用,使激光诱导荧光光谱分析法成为检测痕量物质的高灵敏方法,其检测限已达到分子光谱分析的灵敏度极限——单分子检测。

一、激光紫外-可见分子荧光光谱分析法

利用激光具有高强度的特性,采用激光器作为激发光源可大大提高荧光测定的灵敏度。例如分别用激光荧光法和普通荧光法测定维生素 A 等待测物质,前者检出限约比后者低两个数量级。采用激光分子荧光分析法对水中的多环芳烃进行含量测定,检出限达到 ppt 量级。例如采用 273nm 的激光作为激发光,在发射波长为 395nm 对芘进行测定,检出限达 2.5×10^{-12} mol/L。

由于激光单色性好,可聚成很小的光斑($\phi 10 \sim 100 \mu m$),可极大地减少样品的用量,用零点几微升就可进行荧光分析。如分析生物器官中组分的含量,甚至单细胞乃至单细胞核内组分的含量,这在生命科学的研究中特别重要。

对于含量极低的生化样品如维生素、氨基酸、酶、蛋白质、激素等,要获得较大的荧光信号必须采用高强度的激发光源,在高功率激光的照射下有可能导致样品热分解。若采用脉冲激光器作激发光源,其峰值功率大,可产生较强的荧光信号。由于激光脉冲持续时间短、平均能量低,可避免样品组分的分解。

除了对液体样品进行分析外,激光分子荧光法还可对气体样品进行分析。例如用 Ar^+ 激光器(488.0nm)为激发光源,对 NO_2 进行测定,检测限可达 $1 \mu g/m^3$;用倍频闪光灯激励的染料激光器为激发光源(326.2nm),对空气中甲醛进行测定,检测限可达 $50 \mu g/m^3$。

激光荧光法对游离基的检测也具有重要意义。例如,痕量 OH·自由基对上层大气的光化学反应起着重要作用,同时又是光化学烟雾的重要中间产物。质谱法检测 OH·自由基易受大气中水分的影响,而激光荧光法则可消除干扰并获得很高灵敏度。

二、激光红外荧光光谱分析法

物质分子吸收辐射光的能量后发生自发跃迁的概率和辐射光的频率有关。频率越高(即能量越大),自发跃迁的概率越大。红外光的能量比紫外-可见光小,所以物质分子在紫外-可见区自发跃迁的概率较大,而在红外区自发跃迁的概率较小。当物质分子吸收了红外光后,被激发到较高的振动能级,在从寿命较长的激发态返回基态的过程中,很容易通过相互之间的碰撞把能量以热辐射的形式传递给其他分子,导致红外区的荧光效率很低。特别是溶液或液体中的分子更是如此。因此,吸收了红外光的分子若用普通光源激发,由于荧光

信号非常微弱,难以检测。

因为荧光强度与入射光强度呈正比,所以用大功率的红外激光器作光源,可产生较强的红外荧光。

激光红外荧光光谱的测定装置主要由激光器、样品池和红外分光光度计三部分组成(图10-9)。激光器一般用大功率的二氧化碳激光器;样品池通常由普通玻璃制成,三个红外窗用的是红外材料,如 KBr、AgCl、艾尔特蓝-Ⅱ 等,其中以艾尔特蓝-Ⅱ 最好;红外分光光度计包括单色器和检测器等主要部件。激光光束通过样品池的红外窗口,激发气体样品,产生的红外荧光通过与激光光束垂直的红外窗口进入红外分光光度计,对红外荧光进行扫描,得到红外荧

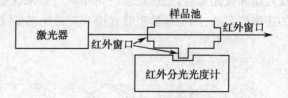

图 10-9　激光红外荧光测定装置示意图

光光谱。在红外荧光波峰处测定荧光强度,可进行定量分析。

以二氧化碳激光器($10.6\mu m$)作光源,测定了 40 多种化合物的红外荧光光谱,结果发现大多数化合物的红外荧光光谱的大部分波峰与其红外吸收光谱的波峰接近,一般仅相差 $20 \sim 30 cm^{-1}$。这表明它们的红外荧光光谱具有特征性,可用于研究化合物的分子结构。

尽管激光红外荧光光谱分析法还不够完善,但因其具有高的灵敏度和选择性,对环境样品中有毒有害物质的检测具有一定的应用价值,尤其是在遥测环境污染物的激光雷达技术中起着重要作用。

三、激光低温荧光光谱法

溶液中的环境因素对分子荧光会产生显著影响,尤其是温度。一般荧光光谱法是在室温下进行的,荧光光谱为带状光谱。由于各种变宽因素的影响,谱带往往较宽并容易相互重叠,使得许多化学结构颇为相近的异构体和衍生物的荧光分析很难进行。

随着温度的降低,介质的黏度增大,荧光分子与溶剂的碰撞机会及分子的内部能量转化作用将大大减少,荧光物质的量子产率将增高,荧光强度将增大,分子的吸收光谱和荧光光谱在低温下窄化,由宽峰光谱变为线状光谱。所以在低温等特殊条件下,荧光物质可产生荧光光谱的精细结构——"准线状光谱",从而可实现对样品中荧光物质的"指纹识别",甚至实现混合物中某些特定组分的定量测定。

低温荧光法和室温荧光法相比,由于光谱带宽的窄化,在选择性上得到了根本性的突破,不足之处在于需要低温设备,且有的方法对溶剂有严格的要求,使其应用范围受到一定限制。

激光低温荧光光谱法可分为 Shpol'skii 荧光光谱法、基体隔离光谱法、荧光窄线光谱法、超声喷射光谱法等,它们被称为分子光谱的"指纹识别法",在环境、毒理等领域中多用于多环芳烃及其异构体和代谢物的测定。

1. 激光 Shpol'skii 荧光光谱法　激光 Shpol'skii 荧光光谱法是将 Shpol'skii 光谱和激光荧光结合起来的一种高分辨率的光谱分析方法。Shpol'skii 光谱的基础是 Shpol'skii 效应。Shpol'skii 效应于 1952 年由苏联科学家 Shpol'skii 提出。在足够低的温度下,多环芳烃被急速冷冻在正烷烃溶剂中,溶质分子嵌入到结晶溶剂的晶格中并有严格的取向,分子之间的相互作用、分子的振动能、转动能及热展宽效应大大减少而产生了精细的准线性光谱,得

到各种PAHs的指纹信息,这种在低温正烷烃溶剂中多环芳烃化合物谱线变窄的现象叫做Shpol'skii效应。产生的光谱称为Shpol'skii光谱。

Shpol'skii效应并不普遍存在,只有在溶质分子和溶剂分子的线性尺寸和几何关系相匹配的情况下才能发生(图10-10),即溶剂和溶质分子的大小和空间构型应符合"锁和钥匙"的关系。如用光源照射处于低温(10~15K)下的苯并[a]芘乙醇溶液,可观察到一宽带的吸收光谱和荧光光谱,谱线宽度约$500cm^{-1}$;如果在相同的低温条件下,用光源照射苯并[a]芘的正庚烷溶液,则发现其吸收光谱和荧光光谱呈线状,线宽约为$10cm^{-1}$。

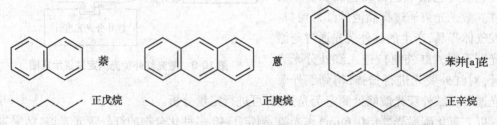

图10-10 多环芳烃和溶剂分子间的匹配关系

用窄带的激光光源选择性激发,谱线宽度可进一步变窄,使得荧光光谱的分辨率大大提高,特别适用于多环芳烃混合物的定性和定量分析。有报道尿和血中1-羟基苯并[a]芘的检出限可达12fg。在实际操作中,溶质浓度、溶质在匹配溶剂中的溶解度及冷冻速率对Shpol'skii光谱都会产生影响。

2. 激光激发的荧光窄线光谱法 在低温下用宽度为$1~2cm^{-1}$的狭窄激光线激发在有机玻璃体中的待测物质可得到锐线的荧光光谱,这种方法称为荧光窄线法。荧光窄线光谱的发生有两个主要条件:一个是上述激发波长和溶质分子的纯电子跃迁配合,另一个条件是温度必须足够低,介质温度一般低于20K,常用温度4K左右。由于有机玻璃基体透明,具有优良的光学性质,能够把激光散射减至最小,而且有机玻璃基体容易制备,均匀性等性能优良,所以该方法一般采用有机溶剂和水组成的有机玻璃体作介质。该技术已用于水样和其他基质中多环芳烃及其代谢物的定性和定量分析及其致癌机制的探讨。

激光激发的荧光窄线光谱技术的特点是:①选择性很好,但灵敏度低于激光激发Shpol'skii荧光法。②不要求溶质分子与溶剂分子之间一定要匹配,可供选择的基体范围较宽,其应用比Shpol'skii法更灵活广泛。

3. 激光基体隔离荧光光谱法 激光基体隔离荧光光谱法是一种将低温基体隔离技术与激光荧光相结合的高分辨光谱分析方法。低温基体隔离(matrix isolation)技术是将固体或液体样品气化,然后与大量(物质的量比为$10^5~10^8$)的稀释气体即基体混合,气体混合物接触并沉积在低温(11~15K)光学窗口上进行荧光测定。N_2或Ar化学性质不活泼,在测量的波长范围内不吸收,是适宜的稀释气体。通过低温基体隔离技术,所有的样品分子都均匀地分布在基体分子之间,基体分子起到隔离样品分子的作用,它们与基体的相互作用很弱,并且在低温下热展宽效应明显降低,因而对光谱的干扰作用大大降低。

4. 基体隔离Shpol'skii荧光光谱法 基体隔离Shpol'skii荧光光谱法是用正链烷烃作基体物质,先把样品分子隔离在沉积的正链烷烃中,然后加热到溶剂的特征温度,短时间"退火",再冷却至低温进行荧光测定。该方法结合了Shpol'skii荧光光谱法分辨率高和基体隔离荧光光谱法线性范围宽的特点,获得更好的测定效果。如多环芳烃的检测,可采用正庚烷作隔离基体,先将正庚烷溶液气化,沉积在15K镀金的铜表面上,得到无定形固体,然后加热到145K,退火5分钟,再降至15K进行测定。这样获得的荧光光谱和Shpol'skii荧光光谱一样具有高的分辨率。

　　上述四种方法的共同之处在于,尽管采用不同方法,但目的都是尽最大可能排除发光谱中引起谱带变宽的主要因素来进行荧光测定。在实际应用中,这些低温荧光法又各有特点。激光Shpol'skii荧光光谱法具有分辨率高的特点;荧光窄线光谱法因为不需要特殊的溶剂和溶质几何关系,可使用的基体多,应用范围更广;基体隔离荧光法在定量分析中得到的线性工作范围和精密度优于冷冻溶液Shpol'skii荧光法。实际应用分析中冷冻溶液Shpol'skii荧光光谱法和荧光窄线光谱法最为常用。

四、激光时间分辨荧光分析法

　　激光时间分辨荧光分析法是利用目标物荧光寿命特性实现其鉴别、分析的一种方法。用很短的脉冲激光激发荧光体,停止激发时,对荧光强度进行时间扫描,可得荧光体的荧光衰减曲线。其衰减曲线方程为:

$$I_t = I_0 e^{-\frac{t}{\tau}} \tag{式 10-2}$$

　　式中,I_t 为时间 t 时的荧光强度;I_0 为最大荧光强度,即 $t=0$ 时的荧光强度;τ 为荧光寿命,即荧光强度降为最大荧光强度的 $1/e$ 时的时间。图10-11给出荧光强度随时间的变化规律。

　　荧光寿命 τ 是表示荧光体的荧光持续时间长短的特征时间常数,是研究分子激发态弛豫的一个重要物理量,不同荧光体具有不同的荧光寿命,据此可区分不同的化合物。大多数芳香化合物和生物大分子的荧光寿命在 $1\sim100$nm 数量级范围。

　　时间分辨荧光光谱技术既可消除瑞利散射和拉曼散射的干扰,也可根据荧光寿命的差异对荧光光谱重叠组分进行测定。例如,室温时蒽和

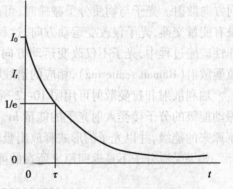

图 10-11　荧光强度衰变曲线

芘的荧光光谱重叠,但蒽的荧光寿命为 10 纳秒,芘的荧光寿命为 200 纳秒,用时间分辨荧光光谱技术对二者进行测定可取得良好效果。

五、激光分子荧光法与色谱分离技术联用

　　激光荧光分析装置用作高效液相色谱、毛细管电泳的检测器已成为非常活跃的研究领域,并取得许多重要进展。激光诱导荧光检测有许多优点:①灵敏度高;②激光空间分辨率强,能聚焦为很小的光斑,可大大缩小检测池的体积,提高选择性;③激光单色性好,可选择性消除散射光的干扰;④以脉冲激光为光源,采用时间分辨技术可有效消除散射光的干扰,提高方法的选择性。

　　除常规的激光诱导荧光光谱检测外,荧光窄线光谱和时间分辨荧光光谱的检测也有报道。毛细管区带电泳激光诱导荧光光谱检测的研究尤为活跃。许多荧光效率低的物质可采用衍生技术进行荧光标记进行检测。结合电荷耦合器件检测器(CCD),可实现光谱的快速

扫描和二维光谱成像,在毛细管阵列 DNA 测序中发挥重要作用。半导体激光器的采用将进一步促使毛细管电泳/激光诱导荧光光谱检测向实用化方向发展。目前,毛细管电泳/激光诱导荧光光谱检测在 DNA 测序、PCR 产物分析、氨基酸和许多生化样品的分析上应用非常成功,并具有广阔的发展前景。

第四节　激光拉曼光谱分析法

拉曼光谱(Raman spectrum)是建立在拉曼散射效应基础上的光谱分析法。1928 年,印度物理学家 C. V. Raman 发现了拉曼散射现象,并以此为基础建立了拉曼光谱分析法。开始拉曼光谱法以高压汞灯为光源,产生的谱线极其微弱,因而需要长的曝光时间和较大的样品用量,且只限于无色液体的分析,在很大程度上限制了其发展。直到 20 世纪 60 年代随着激光技术的发展,以激光作为拉曼光谱的激发光源后,才使拉曼光谱法得到迅速发展。目前,拉曼光谱法主要用于物质的鉴定和分子结构的研究,广泛应用于生物、材料、医药、食品和化学化工等领域。

一、基本原理

1. 拉曼散射　当一束平行单色光照射在溶液上,其中一部分光被吸收,一部分光透过溶液,还有一小部分光由于光子与物质分子的相互碰撞,使光子的运动方向发生改变而向不同方向散射。光子与物质分子碰撞时,可产生弹性碰撞和非弹性碰撞。在弹性碰撞过程中,没有能量交换,光子仅改变运动方向,这种散射被称为瑞利散射(Rayleigh scattering)。在非弹性碰撞过程中,光子不仅改变运动方向,而且和物质分子间有能量交换,这种散射被称为拉曼散射(Raman scattering),相应的谱线称为拉曼散射线,简称拉曼线。

瑞利散射和拉曼散射可用图 10-12 所示的分子散射能级图解释。处于电子基态的某一振动能级的分子接受入射光子的能量 $h\nu_0$ 后跃迁到受激虚态,受激虚态很不稳定,很快返回到原来的能级,并以光子的形式释放出吸收的能量 $h\nu_0$,这就是瑞利散射。

如果受激分子不是返回原来所在的能级,而是跃迁到电子基态的其他振动能级,并以光

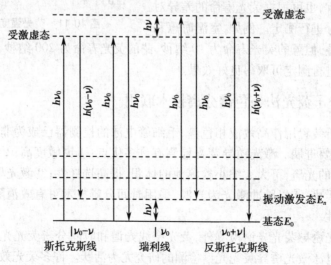

图 10-12　分子散射能级图

子的形式释放能量,则光子的能量就要发生变化,这就是拉曼散射。拉曼散射有两种情况:一种情况是受激分子跃迁到比原来所在能级高的振动能级,因此释放出的光子能量为$h(v_0-v)$,由此产生的拉曼线称为斯托克斯(Stokes)线,其频率低于入射光的频率;另一种情况是受激分子跃迁到比原来所在能级低的振动能级,因此释放出的光子能量为$h(v_0+v)$,由此产生的拉曼线称为反斯托克斯(Stokes)线,其频率高于入射光的频率。根据玻耳兹曼分布可知,常温下绝大多数分子处于电子基态的最低振动能级,所以斯托克斯线比反斯托克斯线强得多。随着温度的升高,斯托克斯线的强度降低,反斯托克斯线的强度升高。

2. 拉曼位移　入射光频率和拉曼散射光频率的差值称为拉曼位移(Raman shift)。拉曼线的频率虽然随入射光频率的变化而变化,但拉曼位移却与入射光频率无关,只与物质分子的振动、转动能级有关。不同物质的分子具有不同的振动和转动能级,因而有不同的拉曼位移。因此拉曼位移是表征物质分子振动、转动能级特性的物理量,是进行物质分子结构分析和定性鉴定的依据。

3. 退偏比　当入射光是偏振光时,偏振方向和入射光垂直的拉曼散射光光强与偏振方向和入射光平行的拉曼散射光光强的比值,称为退偏比。它表示偏振入射光作用于物质分子后,所产生的拉曼散射光对于原来入射光退偏振的程度。退偏比是反映分子对称性的重要参数,在拉曼光谱中是一个重要的物理量,它与分子的极化率有关。退偏比越接近零,产生的拉曼光越接近完全偏振,分子含有的对称振动成分越多。退偏比越接近3/4,分子的振动含非对称振动成分越多。因此,用激光作为偏振光源测量退偏比是获得分子对称信息的重要手段。

4. 拉曼散射光强度　拉曼散射光强度与分子的极化率、光源的强度、样品组分的浓度等因素有关。一般情况下,拉曼散射光的强度与入射光波长的四次方呈反比,所以短波长的入射光激发所产生的拉曼散射光强度较长波长激发的强。当入射光波长等实验条件固定时,与荧光光谱相似,拉曼散射光的强度与物质的浓度呈正比,据此可用于定量分析。

二、拉曼光谱与红外光谱

拉曼光谱和红外光谱均属分子光谱,都是反映物质分子的振动和转动特征的,这是它们的共性。但它们产生的机理却有本质区别。拉曼光谱是由于分子对入射光的散射引起的,红外光谱则是分子对红外光的吸收产生的。红外光谱是以会引起偶极距变化的极性基团和非对称性振动为研究对象,拉曼光谱则是以会引起分子极化率变化的非极性基团和对称性振动为研究对象。某种振动形式是否红外活性,取决于振动时偶极距是否发生变化;而是否拉曼活性,则取决于振动时极化率是否变化。如线性二氧化碳分子有四种基本振动形式,由于简并现象,实际上只有三种不同的振动形式,即对称伸缩振动、反对称伸缩振动和弯曲振动。在对称伸缩振动中,偶极距不发生变化,而极化率随振动而发生变化。因此,它对红外光谱是非活性的,对拉曼光谱是活性的,即在此处无红外吸收,而有拉曼散射;在非对称伸缩振动中,偶极距发生变化,但极化率不发生变化,所以,在此处产生红外吸收,而无拉曼散射;在弯曲振动中,既有偶极距变化,又有极化率变化,对红外和拉曼光谱都是活性的,因此,在此处既有红外吸收,也有拉曼散射。

一般来说,极性基团的振动和非对称性振动使分子的偶极距发生变化,是红外活性的;非极性基团和全对称振动使分子的极化率发生变化,是拉曼活性的。拉曼光谱适于研究相同原子的非极性键振动,红外光谱适于研究不同原子的极性键振动。如极性基团—OH、—C ≡O 等在红外光谱中有强的吸收带,但在拉曼光谱中却没有反映;对于非极性但易于极化的键或基团,如—C ≡C—、—N ≡N—等,在红外光谱中根本不能或不能明显反映,在拉曼光谱中却有明显反映。因此,拉曼光谱和红外光谱是相互补充的,两者相互结合可以得到分子结构的完整信息。

三、激光拉曼光谱仪

(一)色散型拉曼光谱仪

色散型激光拉曼光谱仪主要由激光光源、样品池、单色器和检测器组成,如图 10-13 所示。

1. 光源 由于拉曼散射很弱,所以拉曼光谱仪多采用高强度的激光光源,包括连续激光器和脉冲激光器。目前常用的有 Ar^+ 激光器 (488.0nm 和 514.5nm)、Kr^+ 激光器(568.2nm)、He-Ne 激光器(632.8nm)、红宝石激光器(694.0nm)等。前两种激光器功率大,能提高拉曼线的强度,后两种激光器的辐射能量较低,不易使样品分解,同时不足以激发样品分子外层电子的跃迁而产生较大的荧光干扰。

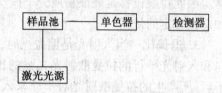

图 10-13 色散型激光拉曼光谱仪示意图

2. 样品池 由于拉曼散射的强度较弱,所以样品的放置方式至关重要。样品池的类型取决于样品的状态和数量。

(1) 气体样品:由于气体样品散射效率低,拉曼信号很弱。通常放在多重反射气槽或激光器的共振腔内。

(2) 液体样品:常量液体样品可用常规样品池,微量液体样品则用毛细管样品池。对于易挥发的液体样品,应将毛细管封闭。

(3) 固体样品:透明的棒状、块状和片状固体样品可置于特制的样品架上直接测定;粉末状样品可放入玻璃样品管或压片测定。

对于极微量样品($\leq 10^{-9}$g),最好先溶于低沸点溶剂,装入毛细管中,在测定前将溶剂挥发。对空气或湿度较敏感的样品,可置于抽真空的安瓿瓶中测定。

样品池或样品架置于在三维空间可调的样品平台上。

为了得到较大的拉曼散射强度,通常使照射在样品上的入射光与所检测的拉曼光之间的夹角为 90°,对于液体和固体还可选 0 和 180°。

激光作为光源可使拉曼散射信号增强,但同时也增加了不稳定样品分解的可能性,特别是某些有机高聚物、生物高分子化合物和深色化合物更是如此。这是因为激光的激发线往往在样品的吸收带内,由于它们对辐射快速而强烈的吸收会引起样品局部过热,导致分解。用脉冲激光器作光源可防止或减少这种影响。

防止样品分解的最有效方法是采用旋转技术。该技术是利用一特殊装置使激光光束的焦点和样品的表面作相对运动,以避免样品因局部过热而分解。该技术不仅可以用于固体样品,也可用于液态样品。它除了能防止样品分解外,还能提高分析灵敏度。

3. 单色器 由于拉曼位移较小,杂散光较强,为了提高分辨率,对单色器的要求比较高。一般采用多单色器系统,最好的是带有全息光栅的双单色器,能有效地消除杂散光,使与激发波长非常接近的弱拉曼线得到检测。

4. 检测器　一般采用光电倍增管作检测器。由于拉曼光很弱,因此,要求光电倍增管要有较高的量子效率和较小的暗电流。为了减小暗电流,提高信噪比,常常对光电倍增管采取致冷措施。最常用的检测器为 Ga-As 光阴极光电倍增管,其优点是响应范围宽,量子效率高,在可见区响应稳定。

(二) 傅立叶变换拉曼光谱仪

傅立叶变换拉曼光谱仪由激光光源、样品池、干涉仪、检测器、计算机等组成,如图 10-14所示。从激光器发出的光被样品散射后,经过干涉仪,得到散射光的干涉图,再经过计算机进行快速傅立叶变换后,就得到正常的拉曼线强度随拉曼位移变化的光谱图。

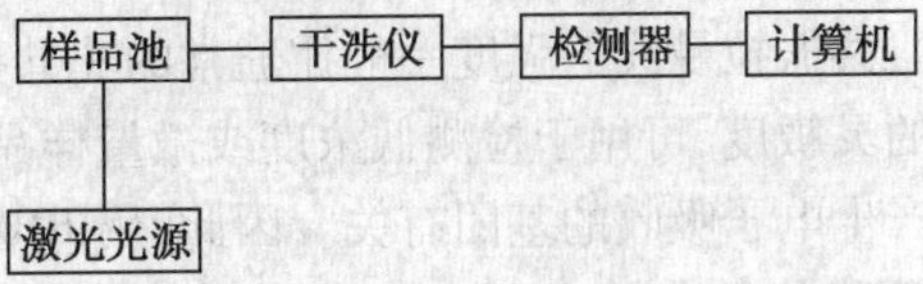

激光光源为 Nd/YAG 激光器,其发射波长为 1.064μm,属近红外激光光源。由于它的能

图 10-14　傅立叶变换拉曼光谱仪示意图

量较低,可以避免大部分荧光的干扰。仪器还采用一组特殊的滤光片,它由几个介电干涉滤光片组成,用来滤去比拉曼散射光强 10^4 倍以上的瑞利散射光。以 Michelson 干涉仪代替色散元件,采用置于液氮冷却下的 Ge-Si 检测器或 In-Ga-As 检测器。

傅立叶变换拉曼光谱仪由于采用近红外的激光光源,能量较低,既可以消除荧光干扰,又可以避免某些样品因光照而分解,非常有利于有机化合物、高分子及生物大分子等的研究。此外,该类仪器还具有扫描速度快、一次扫描就可以得到全光谱、分辨率高、波数精度和重现性好等特点。而且,近红外光在光导纤维中传递性能好,在遥感测量上傅立叶拉曼光谱有着良好的应用前景。缺点是由于光源能量低,其拉曼散射信号比色散型激光拉曼散射信号弱。傅立叶变换拉曼光谱仪是分子结构表征的重要工具和手段。

四、荧光干扰的消除

用激光激发分子,不可避免会产生荧光,造成对拉曼检测的强烈干扰。可采用一些方法来消除荧光干扰。①选择适当的激光频率,避免产生荧光的波长,使拉曼线与荧光线分离。②加入荧光淬灭剂如硝基苯及其衍生物、溴化物、重氮化合物等可降低或消除荧光干扰。③分析前采用强光光源如蓝色激光或大功率汞灯照射样品,使其中微量荧光物质干扰降低,但要注意控制功率和时间,不要使样品分解。④通过蒸馏、重结晶、萃取、过滤等分离手段将荧光杂质预先去除。⑤采用时间鉴别技术,利用荧光和拉曼光产生的时间差来消除。拉曼效应是一个瞬时效应,激发光照射后在 $10^{-14} \sim 10^{-12}$ 秒内即产生,而荧光的产生需 $10^{-9} \sim 10^{-8}$ 秒,采用特定装置,使用超短脉冲激发和具有电子快门的光电计数器处理,可实现两者的分离。

五、激光拉曼光谱新技术

激光虽然使拉曼效应增强了,但自发拉曼散射光仍然比较弱,因而使拉曼光谱的应用受到限制。随着激光技术和光谱处理技术的发展,一些新的拉曼光谱技术及拉曼光谱技术与其他技术联用被用于分析检测,极大地提高了激光拉曼光谱分析的灵敏度、选择性和抗荧光干扰能力。其中较为常见的有共振拉曼光谱(resonance Raman spectroscopy,RRS)、表面增强拉曼光谱(surface-enhanced Raman spectroscopy,SERS)、表面增强共振拉曼光谱(surface-enhanced resonance Raman scattering,SERRS)、显微拉曼光谱、相干反斯托克斯拉曼光谱、受激拉曼光谱、时间分辨拉曼光谱、激光光纤拉曼光谱等。这些光谱技术扩展了拉曼光谱的应用范围,因此成为拉曼光谱中比较活跃的研究领域。

1. 共振拉曼光谱　其基本原理是共振拉曼效应(resonance Raman effect,RRE)。共振拉曼效应是指当激发光频率与待测分子的电子吸收带频率接近或重合时,某些拉曼线的强度会急剧增大的现象。如果激发频率接近分子的吸收带,但还未进入吸收带范围时所发生的共振拉曼效应称为准共振拉曼效应。激发频率进入分析吸收带范围时所发生的共振拉曼效应称为严格的共振拉曼效应。

共振拉曼线的强度一般比通常的非共振拉曼线强度增大 $10^4 \sim 10^6$ 倍,因此 RRS 具有较高的灵敏度,可用于检测低浓度或微量样品;由于 RRS 中拉曼线的增强是选择性的,与分子中产生电子吸收的基团有关。因此,用 RRS 可研究大分子的局部结构特点;由于 RRE 与电子激发态有关,因此用 RRS 可研究处于电子激发态的分子结构;采用 RRS 偏振测量技术,还可得到有关分子的对称信息。RRS 已在低浓度样品的检测和配合物的结构表征中发挥着重要作用。

RRS 应用中存在的最大困难是荧光的背景干扰和局部过热而引起的样品分解。前者可利用荧光和拉曼光产生的时间差,采用时间分辨技术来消除;后者可通过采用脉冲激光光源、样品旋转技术和激光扫描样品表面来解决。

2. 表面增强拉曼光谱　将样品分子吸附在某些金属(Ag、Cu、Au 等)的粗糙表面或胶粒上,由于散射截面增加 5~6 个数量级,可大大增强其拉曼光谱信号,基于这种表面选择性增强效应而建立的方法称为表面增强拉曼光谱法。该法可使某些拉曼光谱信号的增强因子达 $10^4 \sim 10^8$。SERS 已成为表面科学、催化、电化学等领域的重要研究手段。

SERS 与吸附金属种类和金属表面粗糙度有关。其中金属 Ag 的表面增强效应最为显著,是最为常用的吸附金属种类。只有当金属表面具有微观或亚微观结构时,才有表面增强效应,这种金属表面的特定形态被认为是产生 SERS 的必要条件。如当 Ag 的表面粗糙度为 100nm,Cu 为 50nm 时,增强效应较大。目前,关于 SERS 的理论还不够完善,提高 SERS 的稳定性、重现性和拓展分析应用范围是目前研究的重点。

表面增强拉曼光谱法在食品药品痕量化学检测中广泛应用,如通过制备表面增强基体,与拉曼光谱技术相结合,为快速检出酸性橙 Ⅱ、苏丹红、孔雀石绿、三聚氰胺等食品非法添加剂提供了有效方法。

将 SERS 和 RRS 联用即表面增强共振拉曼光谱可进一步提高检测方法的灵敏度。

3. 显微拉曼光谱　是将拉曼光谱分析技术与显微分析技术结合起来的一种应用技术。在常规拉曼光谱仪的基础上加上高倍光学显微镜,入射激光通过显微镜聚焦到样品上,可实现逐点扫描,并获得高分辨率的三维拉曼图像。显微拉曼光谱技术具有微观、原位、多相态、稳定性好、空间分辨率高等优点,可获得微米级的单细胞成像图像,获取样品微区有关化学成分、晶体结构、分子取向及分子间相互作用等各种拉曼光谱信息。在化学化工、材料科学、生物医学和药学等领域均有广阔的应用前景。

以共焦光学技术为基础的共焦拉曼显微镜将物镜和目镜的焦点重合于一点,焦平面与样品探测平面重合,排除了非焦点的结构对成像的影响,具有成像清晰、对比度高、信息量大的优点,并可显示物质的三维结构。近场拉曼显微镜用于探测小于波长尺寸物体光学传播近场,分辨率可达纳米数量级,在样品微区结构探测中的应用正在拓展。

4. 激光拉曼光纤探针　是将光导纤维传感技术与拉曼光谱结合使用的技术。激光光源经过显微镜的聚焦进入光纤,传导至样品接触的探头部分,与样品作用后产生拉曼散射信号,再经光纤拉曼探头收集,将信号传到检测器获得拉曼光谱。传统拉曼光谱必须把样品放置在测量光路中(样品池)中,而引入光纤探针后,光和信号的传输收集通过光纤来完成。因而极大地简化了传统光谱方法的光学系统,提高光谱仪器的测量范围,特别适用于遥测技术,使得在线分析、实时分析、活体分析、现场监测、多点测量等成为可能。

5. 拉曼光谱与其他技术联用　拉曼光谱的另一热点是它与色谱、电泳和流动注射等分析技术联用。拉曼光谱用作色谱的检测器既能获得高分离效率,同时可得到样品的成分和结构信息,其中表面增强拉曼光谱和共振拉曼光谱与色谱技术联用研究比较活跃。如共振拉曼光谱检测果汁中经高效液相色谱分离后的葡萄糖,检出限可达 10ng。拉曼光谱与毛细管电泳联用可用于检测水中除草剂百草枯、杀草快等。以银胶和银电极为活性基体的表面增强拉曼光谱与流动注射分析联用,成功地获取到嘌呤和嘧啶类化合物的结构信息。这些联用技术兼具两者特点,应用前景良好。

六、激光拉曼光谱分析的应用

激光拉曼光谱法的应用领域十分广泛,是一种比较有发展前途的光谱分析方法。

1. 在物质定性和结构分析中的应用　拉曼位移表征了分子中不同基团的振动特性,因此可以通过拉曼位移的测定对分子进行定性和结构分析。还可以通过退偏比确定分子的对称信息。对于研究有机化合物的结构,虽然激光拉曼光谱的应用远不如红外光谱广泛,但激光拉曼光谱适合水溶液中有机化合物的测定。它适合测定有机分子的骨架,对—C=C—、—C≡C—等红外信号较弱的基团,却有较强的拉曼信号。拉曼光谱还可用来研究高聚物的几何结构、碳链骨架结构、结晶度等。

由于激光拉曼光谱法适合于水溶液体系的研究,因此也是生物大分子测定的有效手段。激光拉曼光谱可以在接近自然状态的极稀浓度下研究生物大分子的组成、构象和分子间的相互作用,甚至可以对样品的原始状态直接进行测定。这是红外光谱无法比拟的优点。因此,激光拉曼光谱法在生物医学研究中具有重要意义。

2. 在定量分析中的应用　拉曼谱线的强度与样品的浓度呈正比,这是拉曼光谱定量的基础。但拉曼谱线的强度受仪器和样品等多种因素影响,其中有些因素还难以控制,难以用标准曲线法或直接比较法定量。因此实际工作中可采用内标法定量,即在被测样品中加入一定量内标物,在激光照射下,它也产生拉曼光谱,选择它的一条拉曼谱线作为标准,将样品的拉曼谱线强度与内标物的拉曼谱线强度进行比较即可定量。由于内标物和样品所处的试验条件完全相同,所以各种影响因素可以相互抵消。

激光拉曼光谱有许多优点,可用于许多无机化合物和有机化合物的分析。激光拉曼光谱法能用于水溶液分析,且准确度较高。此外,它还可同时测定多种组分。如以 Ar^+ 激光器的 514.5nm 线为激发线,NO_3^- 和 ClO_4^- 为双内标,可同时测定 CrO_4^{2-}、NO_2^-、SO_4^{2-}、PO_4^{3-} 和 $Al(OH)_4^-$ 等阴离子。

一些含有硝基苯结构的杀虫剂和杀菌剂在 300~400nm 范围有吸收带,用 Ar^+ 激光器的 457.9nm 线和 488.0nm 线为激发线,可获得它们的准共振拉曼光谱,特别在 1 320~1 360cm^{-1} 范围有较强的拉曼线。因此,可用准共振拉曼光谱法测定水中各种取代硝基苯衍生物,如 2-硝基苯酚、2,4-二硝基苯酚、2-甲基-4,6-二硝基苯酚等。

第五节　激光光声光谱分析法

光声光谱分析(photoacoustic spectroscopy)是基于光声效应发展起来的一种吸收光谱技术。它不是测量光谱本身,而是检测物质在吸收辐射后产生的其他一些物理量的变化,所以属于吸收光谱中的特殊应用技术。物质吸收辐射后,通过无辐射跃迁返回基态时常会将激发能转变为热能,热能又可以激发出声波,通过接收热激发的声波来获取光谱信息,称为光声光谱技术。

一、光声效应和光声光谱

早在1881年,Bell等就发现了气体的光声效应,但由于当时使用的是普通光源,强度不够大,并且没有微音器等声敏元件来收集激发产生的微弱声波,未能进一步应用和发展。直至20世纪70年代,随着激光作为高强度光源的出现及可调谐激光器的发展,高灵敏度微音器作为检测器的出现,激光光声光谱分析得到了迅速的发展。

光声效应可以用图10-15的简单装置进行说明。光源为连续发光的石英碘灯。样品池采用普通试管,将被测样品密封在样品池内。当光源打开后,切光板以一定频率转动,光以切光板的频率对样品进行周期性的照射,样品周期性地吸收特定波长的光,吸收的波长由被测组分的性质决定。被测组分分子吸收光能后,从基态跃迁到激发态,激发态不稳定,很快以无辐射跃迁的方式回到基态。这个过程不是发光或转化为化学能的过程,而是转变为热能的过程。热能传导给周围的气体,气体被周期性加热,产生一个周期性

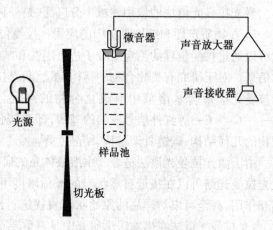

图 10-15　光声效应示意图

的压力变化,这个变化被置于样品池上的微音器所监测,得到一个与切光板转动频率相同的声波,这一现象称为光声效应(optoacoustic effect)。

光声光谱是一种吸收光谱,若对入射光波长进行扫描,由于被测组分对光的吸收随波长不同而变化,因而产生不同的气体压力,通过微音器监测,经放大后得到光声信号。以光声信号对入射光波长(或频率)作图即为光声光谱图。

和其他光谱一样,光声光谱反映的是物质与光相互作用的特性,反映的是物质对光的吸收特性,波长范围很宽,可从紫外光区一直到红外光区。光声光谱是无辐射弛豫通道的直接研究手段,可作为吸收光谱和荧光光谱技术的补充。

和一般的吸收光谱不同,光声光谱是一个能谱。吸收光谱的检测系统采用的是光电管或光电倍增管,它们的响应正比于光子通量;光声光谱的检测器采用微音器,它的响应正比于被测组分所吸收的能量,即除了正比于光子的通量外,还正比于光子的能量(频率)。一般吸收光谱中,测定的是透射光与入射光的比值,当吸收的光强与入射光强的比例较大时,这种吸收光谱对测量较强的吸收是很方便的,但对弱吸收则可能造成相当大的误差;而光声光

谱检测的是样品吸收的能量,即使在弱吸收的情况下,也能被微音器检测。所以,光声光谱是一种极灵敏的检测方法。

激光光声光谱分析法具有以下特点:采用可调谐激光器作为光声光谱分析的光源,其检测灵敏度比普通光声光谱法可提高几个数量级。光声光谱法对物质的形态没有特殊要求,既可测定粉末状或晶体固体样品,也可测定气体和液体样品,而且样品无须进行复杂的前处理。并且激光光声光谱仪构造简单、体积小、价格低,易于和其他仪器联用。因此,激光光声光谱法在弱吸收、高光散射、非透明和不均匀样品的检测中具有明显优势。光声光谱能够检测高度禁阻的光学跃迁和化合物中的微量成分,它在微量分析、弱光跃迁光谱学、光密样品探测等方面有重要应用价值。

二、光声光谱仪器

光声光谱仪主要由激光光源、斩波器、光声样品池(简称光声池)、声检测器、信号放大和记录系统组成,图 10-16 是单光束激光光声光谱仪的结构示意图。

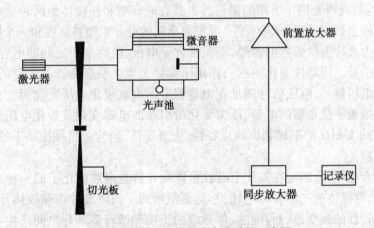

图 10-16　单光束激光光声光谱仪示意图

1. 光源　光声光谱要求光源的功率足够大。常用的光源有普通光源和激光光源两大类。普通光源随分析样品的种类而异,常用的有氙灯、卤素灯和硅碳棒灯。这类光源的特点是波长范围宽,但分辨率低,灵敏度和选择性较差。激光单色性好,脉冲峰值功率大,灵敏度高,分辨率高,是比较理想的光源。波长主要在近红外到中红外光谱区,常用的有:CO_2 激光器、Ar^+ 激光器、He-Ne 激光器、半导体激光器及可调染料激光器等。灵敏度可达 ppt 水平。

2. 调制技术　光声光谱使用的是周期性的辐射源,即脉冲光源或调制的连续光源。脉冲光源不需要特别调制即可用作光源,但连续光源只有进行调制才能观察到光声信号。光的调制技术有振幅调制和频率调制两种,前者较为常用。振幅调制可通过机械斩波器、电调制、声-光调制和电-光调制等技术来完成。其中机械斩波器调制是一种便宜而有效的方法。

3. 光声池　光声池是光声光谱仪的核心部件。它的设计好坏对光声信号的影响最大。一般来说,光声池的容积不易过大,制作材料的热传导系数要小,内壁要抛光,以减少声信号的损耗。不同类型的样品应采用不同的光声池。图 10-17 为气体、液体和固体样品的光声池结构示意图。

4. 声检测器　用来检测样品组分吸收光所产生的声信号,是将光声信号转换为电信号

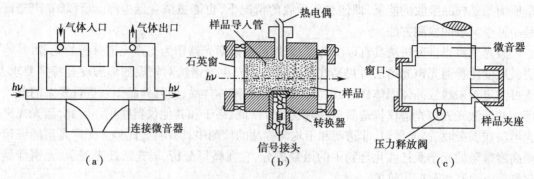

(a)分析气体；(b)分析液体；(c)分析固体。

图 10-17　光声池

的装置。有微音器、压电元件、折射率传感器和温度传感器等,其中气体样品常用微音器,液体和固体介质以压电元件较为常用。

(1) 微音器:光声光谱中所用的微音器主要有电容型和驻极体型两种。电容型微音器是由一个很薄的金属膜或镀(或喷)了一层很薄金属的电介质塑料薄膜和一个坚硬的导电厚板组成。当压力波冲击微音器的薄膜,把膜推进导电板,使两个面之间的电容增加,电容微音器就输出电信号。周期性变化的压力作用于薄膜上就会引起微音器电容的周期性变化。电容变化引起电压信号,电压信号随加在电容器上的直流极化电压变化而变化。微音器输出信号的大小依赖于微音器的电容、压力变化所引起的电容变化及极化电压的大小。电容微音器一般有约 15kHz 的平坦频率响应特性,失真度低,通常对机械振动不敏感,对压力脉冲有良好的响应。

与电容微音器不同,固定在基片上的驻极体微音器是由被极化了的一种介电常数大的固体材料组成,驻极体的一侧有导电性,一侧是绝缘的。当声波冲击驻极体导电一侧时,引起驻极体极化特性的改变,从而在驻极体导电的正面和微音器基片之间产生小的电压。驻极体微音器不需要加偏压,因此,结构简单,体积较小,便于制成小型微音器。

(2) 压电元件:压电性是材料的物理尺度与外界电场变化相关联的现象。某些材料在沿一定方向上受到外力作用而变形时,其表面会产生电荷。当外力去掉后,它又恢复到不带电的状态,这种现象称为压电效应。具有这种性质的材料称为压电材料或压电元件,如水晶、某些亚磷酸盐和酒石酸盐等。用压电元件可以传感在固体或液体吸收中产生的声波,这类元件对凝聚态样品有很好的声阻匹配。人造压电晶体锆钛酸铅系陶瓷(PZT)是一种优良的压电原件,它作为光声光谱的检测器不仅灵敏度高、稳定性好,而且频率响应范围宽。

5. 信号放大和记录系统　信号放大和记录系统包括前置放大器、同步放大器和记录仪等。由声检测器输出的信号非常微弱,必须经过前置放大器放大后,再输入同步放大器。同步放大器有两个信号输入,一个是由声检测器出来并经前置放大器放大的测量信号,另一个是由斩波器引出的与测量信号同步的参比信号。参比信号由一个光敏二极管或参比光声池将光信号转变为电信号输入同步放大器。最后由记录仪记录不同波长下的光声信号强度,即得光声光谱图。

常用的激光光声光谱仪有长程光声腔光声光谱仪、激光器腔内光声池光声光谱仪和皮秒光栅光谱仪。

三、光声信号强度的影响因素

以固体样品为例,样品吸收入射光的能量跃迁至激发态,再从激发态通过无辐射跃迁回到基态的过程中,把能量转化为热能,热能再通过样品周围的气体转化为声信号的能量,在这些转换过程中能量会有损失。吸收的光能通过无辐射跃迁转换为热能的有效转换系数为 β,热能转换为声能的有效转换因子为 α。根据光的吸收定律,在理想状态下,光声信号强度与光源能量、被测物质的吸光系数、浓度、吸收层厚度、能量有效转换因子 α 和 β 呈正比。

除此之外,光声信号强度和样品池填充气体的恒容热容、热传导系数等物理因素也有关系。气体的恒容热容增大,光声信号强度明显减小,因为填充气体热容大,样品吸收相同的能量只能产生较小的温度和压力的变化,产生的光声信号也不强。研究表明,在样品池或检测器中采用不同于空气的其他填充气体并无特别的优点和高的灵敏度。填充气体的热传导系数增大,固气界面热的有效传递增加而有利于光声信号的增强。但热传导系数太大又会增加在样品池壁对能量的吸收损耗。

样品颗粒大小对光声信号强度也有影响。一般情况下,随着样品粒度减小,光声信号振幅增大。可能由于粒度减小,光的有效吸收路径增加了;或因为气固界面增大,热的有效转换因子变大了。因此,对于粉末状固体样品,粒度大小是光声光谱用于定量分析的一个重要因素。

光声信号强度与光源调制频率的关系表现在随着调制频率的增加,样品从每个脉冲所吸收的有效能量减少了,样品的光声信号强度也随之减弱。一般认为,固体样品光源的调制频率不大于 200Hz,这样可以获得足够的光声信号强度和最佳信噪比。对于气体样品,光源的调制频率通常介于 $10^2 \sim 10^3 Hz$ 之间。

四、激光光声光谱分析法的应用

激光光声光谱法不仅可用于物质的定性、定量和结构分析,而且还可用于物质变化过程中各组分的瞬时分析及振动跃迁弛豫速率、无辐射跃迁等瞬时过程。由于光声光谱检测的是样品吸收的能量,因此可以弥补普通吸收光谱法和荧光光谱法的不足。随着新光源、声传感技术及检测微弱信号的电子技术的不断进步,以及光声光谱学理论的逐步完善,光声光谱技术得到了迅速发展。目前,该技术已广泛应用于物理、化学、生物、医学、环境保护等领域。

1. 在气体样品分析中的应用 对于气体和大气污染物的分析,激光光声光谱法具有很高的灵敏度,常用的激光器为 CO_2 或 CO 激光器。如测定空气中的 SO_2、NO、NO_2、NH_3 和甲醛等,检测限比常规方法低 1~3 个数量级。因此,它特别适用于大气污染物的分析和监测,以及气体混合物的自动分析和工业过程的控制。例如,利用 $1\,825 \sim 1\,925 cm^{-1}$ 的连续可调谐的自旋反转激光器作光源的光声探测技术可测得高空中极低浓度的 NO。激光光声探测技术还可以作为检测器与气相色谱联用,仪器构造简单,价格便宜。

2. 在液体样品分析中的应用 激光光声光谱法可用于溶液中痕量组分的分析。如测定水样中的 MnO_4^-,检测限为 $5 \times 10^{-8} mol/L$,比常规分光光度法低 60 倍。测定萃取在氯仿中的镉-二硫腙配合物,比常规的火焰原子吸收法和分光光度法的检测限降低 2 个数量级。激光光声光谱法还可用来分析混浊液。对超痕量悬浮物 $BaSO_4$ 的测定结果表明,光声法受悬浮颗粒物颗粒大小的影响比浊度法小,而检测限可降低 2 个数量级,线性范围增大了 3 个数量级。

3. 在固体样品分析中的应用　激光光声光谱法用于固体样品的分析有两大优点,一是样品不需要特殊的制备;二是可以解决普通光谱法不能解决的问题。

有些无机物在通常的溶剂中溶解度很低,难以获得紫外-可见吸收光谱。用光声光谱则可方便获得这类物质的吸收信息。由于光声光谱法受散射光的影响不大,所以很适合粉末样品吸收光谱的测定。

对于一些与溶剂有化学反应的化合物,如金属有机化合物,也不能获得通常溶剂中的吸收光谱,这时采用光声光谱对其进行研究则非常有利。特别是在无机化合物中有许多对水和空气极不稳定的所谓水敏或气敏化合物,也不能获得相应的光谱数据。而在光声光谱中,样品是密封在样品池中,并且可以充惰性气体保护。如过氧铬酸钾在室温下遇水即分解为铬酸钾,因而无法获得其水溶液的吸收光谱,但其晶体的光声光谱则可获得。

光声光谱还可用于薄层色谱中被分离物质的鉴定。薄层色谱对许多混合物具有很好的分离效果,但是在鉴定被分离的物质时,若采用通常的化学方法往往得不到好的测定结果,若采用普通光谱技术,则由于硅胶吸附剂的不透明和强烈散射性质,也不易测定,而光声光谱则能非常简单地对其进行非破坏性鉴定。这种鉴定方法可以在薄层板上直接进行,并具有快速、准确、灵敏度高等优点。

4. 在生物样品分析中的应用　一般光谱法很难对生物样品进行直接测定。光声光谱法可对生物样品直接进行分析,获得有关生物组织的光学信息。例如,对于全血样品,由于其中的蛋白质、脂肪、红细胞等强散光性物质的影响,很难用普通的吸收光谱法进行测定,往往需要采取萃取的方法把血液中的血红蛋白分离后才能进行测定。而采用光声光谱法可不经分离直接测定。

光声光谱法还可对人体组织进行研究,探讨这些组织的生长发育过程、病理变化和药物作用等,为某些疾病的早期诊断提供了新的手段。光声光谱还可用于生物体新陈代谢的研究,提供反映新陈代谢过程中每一瞬间变化情况的“活性”光谱。

第六节　激光光热光谱分析法

激光光热光谱分析法(laser photothermal spectroscopy)是以光热效应为基础的光谱分析技术。激光光热光谱分析和光声光谱分析都是基于物质吸收激光后通过辐射弛豫产生的热效应的一类吸收光谱分析技术。

光热效应是指物质通过吸收强度随时间变化的光(能)束或其他能量束而被时变加热(即加热随时间而变化)时所引起的一系列效应,如光热折射率变化、表面变形等。由此建立了一系列相应的光热检测技术。如激光热透镜光谱法(laser photothermal lens spectroscopy)、激光光热偏转光谱法(laser photothermal deflection spectroscopy)、激光光热折射光谱法(laser photothermal refraction spectroscopy)、激光光热位移光谱法(laser photothermal displacement spectroscopy)等。这些技术可检测的电磁波波长范围很宽,能测量各种气体、液体、固体、超临界流体中具有极微弱吸收的物质;还可用来研究弛豫过程、辐射过程的量子效率,以及用于测定物质的热学性质、弹性性质、薄膜厚度和对不透明材料亚表面热波成像等各种非光谱的研究。

一、激光热透镜光谱分析法

激光热透镜光谱法是目前研究和应用较多的激光光热光谱分析技术。它是基于热透镜效应(thermal lens effect)或热模糊效应(thermal blooming effect)的一种高灵敏光谱分析方法。按通过样品池的光束数,热透镜光谱技术可分为单光束和双光束热透镜光谱技术;按激光器的工作状态可分为连续波和脉冲波激光热透镜光谱技术;按加热光束和探测光束的传播可分为共线式和倾斜相交式;按样品池所处激光腔的位置可分为激光内腔和激光外腔热透镜光谱。下面主要介绍连续波单光束热透镜光谱。

1. 热透镜效应 用一单模连续波激光束经光学透镜聚焦后照射到样品池上,样品分子吸收光能,从低能态跃迁到高能态,高能态的受激分子不稳定,以无辐射跃迁的方式回到低能态,释放出的热能使周围的分子(样品或介质)吸收热量,局部温度上升。由于单模激光束具有高斯强度分布,因而激光束中心处样品和介质的温度最高,而且热量会从光束辐射区域的中心向外传导,致使在样品或介质中产生温度梯度分布。样品或介质的温度变化将导致折射率的变化,因而在样品或介质中形成折射率的梯度变化,相当

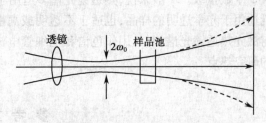

—无热透镜效应时的光束轮廓;---有热透镜效应时的光束轮廓。

图 10-18 热透镜效应示意图

于在样品或介质中形成了一个光学透镜——液体热透镜。由于折射率温度系数通常为负,因此形成的热透镜为凹透镜,致使通过的探测激光发生散焦。在距离样品池一定距离处可观察到发散的或模糊的光斑,此种现象称为热透镜效应(图 10-18)。热透镜效应的信号强度与吸收光的能量成正比。

2. 激光热透镜光谱法的应用 激光热透镜光谱是一类"超灵敏"的光谱分析方法。目前,该方法的应用主要集中于气体和液体中微量组分的分析。如利用 NO_2^- 与盐酸-N-萘乙二胺及对氨基苯磺酸显色,用热透镜光谱检测,可测定痕量 NO_2^-,其检测限比普通分光光度法降低了200 倍。用脉冲激光热透镜测量装置测定大气中 NO_2 的浓度,其检测限可达 $0.8\mu m/m^3$。

由于激光具有较高的空间相关性,激光热透镜光谱具有较高的灵敏度,所以激光热透镜光谱技术也广泛用做流动注射、液相色谱和毛细管电泳的检测器,并取得了重要进展。例如,热透镜光谱技术应用于液相色谱检测硝基苯胺及其衍生物。用 190mV 的 Ar^+ 激光器为激发光源,采用1cm 长、18μl 的流通池,以甲醇与水(1∶1)为流动相,流速 1.0ml/min,可检测的最小吸光度为 1.5×10^{-5},对应的邻硝基苯胺检出限为 $5.0\times10^{-10}g$。18 种氨基酸的毛细管电泳的激光热透镜柱上检测,其质量检出限为 $10^{-18}mol$。

随着激光技术、实验方法和仪器设备的发展,激光热透镜光谱的应用前景将十分广泛。

二、激光光热偏转光谱分析法

激光光热偏转光谱分析法是基于 20 世纪 80 年代发现光热偏转效应建立的一种光热光谱技术。它所依据的原理与热透镜光谱基本相同。区别仅在于热透镜效应表现为发散透镜的作用,光热偏转效应表现为倒置的三棱镜作用,热透镜光谱探测的是折射率的梯度变化,而光热偏转光谱探测的是折射率的曲率变化。

用激光照射样品,使其表面吸收光能,通过无辐射弛豫转变为热能,热能传入与样品相接的薄层流体介质中,使介质的折射率产生梯度变化。同时采用另一束激光在靠近样品表面的位置上通过介质受热区时,光束发生偏转,检测这一偏转即可得到样品吸收与含量的关系。

激光光热偏转光谱法根据采用的光路不同可分为横向式光热偏转光谱和共线式光热偏转光谱法两种。在横向式光热偏转光谱法中,样品为吸收介质,与样品相邻的流体为偏转介质,适用于不透明或光学特性差的样品分析,多用于固体样品分析;在共线式或倾斜交叉式光热偏转光谱法中,样品既是吸收介质,又是偏转介质,多适于气体和液体样品的分析。

激光光热偏转光谱法具有很高的灵敏度和良好的适应性,其灵敏度比光声光谱法还高2~3个数量级。一般来说,热透镜光谱多适用于光学特性透明样品的分析;而光热偏转光谱既适用于光学透明的样品,也适于不透明或高散射的固体样品的分析,并可进行无损检测。与激光热透镜光谱相似,用作色谱和毛细管电泳检测器的研究仍是激光光热偏转光谱分析的研究热点。

（王琦　毋福海）

参 考 文 献

[1] 汪尔康. 21 世纪的分析化学. 北京:科学出版社,2001.

[2] 陆同兴,路轶群. 激光光谱技术原理及应用. 2 版. 合肥:中国科学技术大学出版社,2009.

[3] Demtröder W. 激光光谱学(基本原理、实验技术两册). 北京:科学出版社,2012.

[4] 叶向晖,沈于兰,申兰慧. 拉曼光谱法在食品药品分析中的应用与进展. 中国药业 2017,26(1):1-5.

[5] 淤立军. 低温荧光分析新方法研究及其在多环芳烃分析中的应用. 厦门:厦门大学,2002.

第四篇

原子光谱分析法

第四篇

原子光谱分析法

第十一章

原子吸收光谱分析法

第一节 概　　述

一、发展简史

原子吸收光谱法（atomic absorption spectrometry, AAS）是基于样品蒸汽相中待测元素的基态原子，对光源发射出的共振辐射的吸收强度来测定该元素含量的分析方法。

1955 年 Walsh 发表了 AAS 的第一篇应用论文，并创建了火焰原子吸收光谱法（flame atomic absorption spectrometry, FAAS），1961 年第一台商品化火焰原子吸收光谱仪诞生；1959 年 L'vov 提出了石墨炉原子吸收光谱法（graphite furnace atomic absorption spectrometry, GFAAS），后经 MassMann 的发展和改进，于 1970 年推出第一台配有石墨炉的原子吸收光谱仪。1965 年 Willis 应用氧化亚氮-乙炔火焰原子化，极大改善了部分高温元素分析的灵敏度。1969 年 Holak 推出氢化物发生原子吸收光谱法（hydride generation atomic absorption spectrometry, HG-AAS），使能形成共价氢化物的金属及类金属元素的测定灵敏度优于 GFAAS 法。此后，相继出现了自吸效应和塞曼背景校正、化学改进剂、石墨炉平台等技术及 Slavin 提出的"等温平台石墨炉"（stabilized temperature platform furnace, STPF）技术，有效克服了基体干扰，为复杂样品的分析和实现无标准的绝对分析奠定了基础。

经历了半个多世纪的发展，AAS 法已成为一种测定微量及痕量元素的有效方法。随着原子光谱理论的发展及仪器制造技术的进步，AAS 与流动注射、色谱等技术的联用，拓展了间接 AAS 法在有机化合物分析中的应用范围。多元素同时测定技术的发展，也使 AAS 技术的分析效率得到了极大的提高。目前，AAS 分析已广泛应用于地质、冶金、机械、化工、农业、食品、轻工、生物医药、环境保护、材料科学等多个领域。

二、原子吸收光谱分析法的特点

AAS 法的特点大致归纳如下：

（1）检出限低：FAAS 法的检出限达 ng/ml 级，GFAAS 法的检出限已达 $10^{-13} \sim 10^{-14}$ g。

（2）精密度高：FAAS 法的相对标准偏差能达到 1%，甚至更低；GFAAS 法的精密度一般在 3%~5%。

（3）选择性好：原子吸收光谱是元素的固有特征，采用特定的锐线光源，谱线宽度仅为 0.03nm，光源辐射的光谱较纯。

（4）谱线干扰少：原子吸收线数量少，一般不存在共存元素的光谱干扰，主要干扰来自化学干扰等。

（5）用量小：FAAS 法进样量为 $3 \sim 6ml/min$，微量进样时为 $10 \sim 50\mu l$；GFAAS 的液体进样量为 $5 \sim 20\mu l$，固体进样量为数毫克。

（6）应用范围广：可分析周期表中绝大多数金属元素和非金属元素。不仅可以直接和间接用于元素成分分析，而且利用联用技术可进行元素的形态分析。

（7）仪器构造比较简单，操作简便。

（8）主要用于单元素的定量分析，因此限制了分析速度；校准曲线的线性范围相对较窄，有些元素的测定灵敏度还不能令人满意。

第二节　原子吸收光谱分析的基本原理

一、基态与激发态原子的分布

一个元素的原子具有多种能级状态，包括基态和多种激发态。当样品中待测元素在一定能量作用下进行原子化时，其中一部分转变成基态原子，另一部分因热激发而成为激发态原子。在热力学平衡条件下，基态原子与激发态原子数之比，服从 Boltzmann 分布定律：

$$\frac{N_j}{N_0} = \frac{g_j}{g_0} e^{-E_j/KT}$$
（式 11-1）

式中：N_j、N_0 分别为激发态和基态原子数；g_j、g_0 分别为激发态和基态的统计权重；E_j 为激发能（eV）；K 为 Boltzmann 常数（$1.38 \times 10^{-23}J/K$），T 为绝对温度（K）。

AAS 分析中，原子化的温度一般不超过 3 000K，元素的激发能 E_j 为 $2 \sim 10eV$。根据式 11-1 进行计算，多数元素即使在 3 000K 时，其 N_j/N_0 值也不超过 1%，即基态原子数近似等于原子化时待测元素的原子总数，为 AAS 分析奠定了基础。

二、谱线轮廓与谱线变宽

AAS 分析中，由于基态原子在蒸汽相中受多种因素影响，导致原子吸收谱线轮廓有一定的宽度。以基态原子的吸收系数 K_ν 对频率 ν 作图所得的曲线，称为吸收线轮廓（图 11-1）。峰值吸收系数 K_0 所对应的频率为吸收线的中心频率 ν_0，当 $K_\nu = K_0/2$ 时，谱线轮廓上两点间的频率之差称为吸收线的半宽度 $\Delta\nu$。

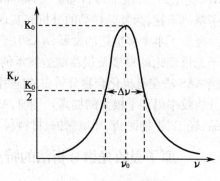

图 11-1　吸收谱线轮廓

影响谱线轮廓变宽主要有以下两个因素：

（一）多普勒变宽

多普勒变宽与原子在空间做无规则热运动有关。原子化器内基态原子的热运动符合 Maxwel 分布定律，处于热力学平衡状态时，谱线的多普勒宽度可用式 11-2 表示：

$$\Delta v_D = \frac{2v_0}{c}\sqrt{\frac{2RT \ln2}{A}} = 7.16 \times 10^{-7} v_0 \sqrt{\frac{T}{A}}$$
（式 11-2）

式中:Δv_D 为多普勒宽度(nm);v_0 为中心频率;c 为光速($cm \cdot s^{-1}$);R 为气体常数(8.31J/mol·K);T 为吸收介质的绝对温度(K);A 为待测元素的原子量。

由式 11-2 可知,温度越高,原子量越小,则多普勒宽度越大。

(二) 碰撞变宽

原子与其他粒子(分子或原子)之间的碰撞,导致原子的基态能级发生变化,使谱线轮廓变宽。由于气态粒子间的碰撞是因压力所致,故又称压力变宽,包括洛伦兹变宽和霍尔兹马克变宽,但后者通常影响不明显。因此谱线的碰撞变宽宽度可用式 11-3 表示:

$$\Delta v_L = 9\,740 \times 10^{15} p\sigma^2 \sqrt{\frac{2R}{\pi T}\left(\frac{1}{A}+\frac{1}{M}\right)} \qquad (式\ 11\text{-}3)$$

式中:Δv_L 为碰撞变宽宽度(nm);p 为外部气体压力;σ^2 为碰撞有效截面;R 为气体常数(8.31J/mol·K);T 为吸收介质的绝对温度(K);A 为待测元素的原子量;M 为外界气体分子量。

由式 11-3 可知,外界气体压力是影响谱线变宽的主要因素,两者呈正比关系,气体的分子量不同,对谱线变宽产生的影响也不同。

此外,还有自然宽度、场致变宽、自吸变宽等,但在原子吸收分析的条件下可忽略不计。

三、原子吸收光谱分析的定量关系

(一) 积分吸收系数、峰值吸收系数与原子浓度的关系

1. 积分吸收系数与原子浓度的关系　辐射光通过基态原子吸收层,其中大部分吸收了中心频率为 v_0 的光,剩余部分分别吸收了 v_1、v_2……等处的光。不同频率处的吸光度累加,可用积分吸收系数 $\int K_v dv$ 表示,与基态原子数有以下关系:

$$\int K_v dv = \frac{\pi e^2}{mc} f N_0 \qquad (式\ 11\text{-}4)$$

式中:K_v 为待测原子吸收频率为 v 的光子的吸收系数(cm^2);e 为电子电荷;m 为电子质量(g);c 为光速($cm \cdot s^{-1}$);f 为吸收跃迁的振子强度;N_0 为基态原子数。

由于原子化过程中,N_0 近似等于待测元素原子的总数 N,式 11-4 可简化成:

$$\int K_v dv = KN \qquad (式\ 11\text{-}5)$$

从式 11-5 可知,只要测定了积分吸收系数,就可以确定吸收层内待测原子总数。但由于原子吸收线的半宽度非常窄,准确测定积分吸收系数,就需要使用分辨率为 10^6 以上的分光系统,目前的技术水平难以达到。

2. 峰值吸收系数与原子浓度的关系　Walsh 设计了能够产生与吸收谱线中心频率一致的锐线光源-空心阴极灯。灯内气压大大低于原子化时的常压,则碰撞变宽基本不存在;灯电流仅数毫安,温度远低于原子化时的温度,则多普勒变宽几乎可以忽略。因此相对于常压、高温环境中原子吸收线轮廓的半宽度,空心阴极灯的辐射线半宽度是很窄的(图 11-2)。此时发射线的中心频率与吸收线的中心频率一致,因此可用测量峰值吸收系数代替积分吸收系数的测定。

已知峰值吸收系数为 K_0,是吸收谱线半宽度 Δv 的函数,即:

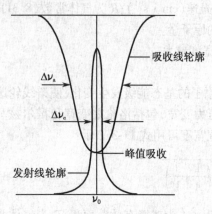

图 11-2　吸收线与空心阴极灯发射线轮廓比较

$$K_0 = b \frac{2}{\Delta v} \int K_v dv \qquad (式\ 11\text{-}6)$$

式中 b 为常数,将式 11-5 代入式 11-6,则得:

$$K_0 = b \frac{2}{\Delta v} KN \qquad (式\ 11\text{-}7)$$

即峰值吸收系数与原子化过程中待测原子的浓度呈正比。

又根据光吸收定律:

$$A = \lg \frac{I_{0v}}{I_v} = 0.434\,3 K_v l \qquad (式\ 11\text{-}8)$$

式中:A 为吸光度;I_{0v} 为辐射光强度;I_v 为透射光强度;l 为原子蒸汽的厚度。

在峰值处 $K_v = K_0$,将式 11-7 代入式 11-8,则得:

$$A = K'Nl \qquad (式\ 11\text{-}9)$$

即在待测元素的共振频率下,光束中待测原子的浓度与吸光度呈正比。而 N 与待测元素的浓度 c 成一定比例,因此,式 11-9 可用式 11-10 表示:

$$A = Kc \qquad (式\ 11\text{-}10)$$

即当试验条件一定时,吸光度与试液中待测元素的浓度 c 在一定范围内呈正比。这就是 AAS 定量分析的基础。

(二)定量分析

AAS 分析常用的定量方法有标准曲线法和标准加入法。

1. **标准曲线法**　在实际分析中,当吸光度值较高时,标准曲线将向浓度轴弯曲。因此在使用标准曲线法定量时应注意以下问题:

(1) 选择较低的灯电流,可获得宽度窄的入射光;

(2) 选择适当的光谱通带,可保证谱线的纯度;

(3) 所配制的标准溶液浓度,应在线性范围内,避免高浓度测定;

(4) 选择最佳仪器工作条件,以获得良好的精密度和较高的灵敏度;

(5) 选择有效的背景校正方法;

(6) 由于测试条件的波动,标准曲线的斜率也会随之波动,因此,每次测定前应用标准溶液进行检查和校正;

(7) 尽可能使标准溶液与样品溶液的基体匹配、测定条件一致。

2. **标准加入法**　当样品中的基体成分复杂,用常规的背景校正无法抑制基体干扰时,可采用标准加入法。使用时应注意以下问题:

(1) 适用于吸光度与浓度成线性的范围内,且标准曲线必须通过原点;

(2) 应使最低浓度的样品溶液的吸光度值为 0.1~0.2,加标量适当,最好是使测量值增加 2~4 倍;

(3) 必须校正背景和空白值;

（4）只能消除物理干扰和与"浓度无关"的化学干扰，即样品的基体干扰不随待测元素和干扰组分含量的比值而改变，只影响标准曲线的斜率。

AAS 分析中，方法的评价指标与其他分析方法一样，包括检出限、灵敏度、精密度、准确度等。此外，IUPAC 还建议将产生 1% 吸收或 0.004 4 吸光度所需要的待测元素的浓度或质量分别称为特征浓度（$\mu g/ml/1\%$）或特征质量（$pg/1\%$）。

第三节　原子吸收光谱仪

原子吸收光谱仪由辐射光源、原子化器、分光系统、检测器、数据处理系统和必要的附属装置组成。

一、辐射光源

AAS 法测定的是峰值吸收，要求辐射光源是锐线光源，目前主要是空心阴极灯（hollow cathode lamp，HCL）和无极放电灯（electrodeless discharge lamp，EDL）。激光光源和高聚焦短弧氙灯也被用于原子吸收光谱仪。

（一）空心阴极灯

1. 结构与工作原理　空心阴极灯的阳极由钛、锆、钨棒或其他材料制成，阴极则由待测元素材料制成。电极密封于充有惰性气体氖气或氩气的带有石英玻璃窗的灯管内（图 11-3）。当两极间施加数百伏电压时，灯管内发生放电，惰性气体离子的轰击使阴极释放出的电子在电场作用下，向阳极运动，并与惰性气体原子发生碰撞，使其产生电离。带正电荷的惰性气体粒子高速撞向含有待测元素的阴极表面，溅射出待测元素原子，这些原子在空心阴极灯内聚积，与其他粒子相互碰撞而被激发，处于激发态的原子在跃迁回基态的过程中发射出共振辐射。

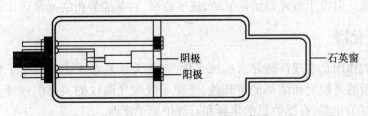

图 11-3　空心阴极灯结构示意图

2. 空心阴极灯的性能质量

（1）共振线的纯度和强度：光谱通带内不得出现其他干扰谱线，即共振线的纯度要高。虽然增加灯电流可提高谱线的发射强度，但对于一些挥发性元素，大电流将导致多普勒变宽加大，阴极溅射严重，使自吸变宽加大。实际应用中，一般要求在较小的灯电流下，能发射强度足够大的共振辐射。

（2）背景：要求在最佳灵敏度的工作电流下，背景应小于 1%。

（3）稳定性：空心阴极灯经 10~30 分钟预热后，其内阻趋于稳定，阴极溅射过程与负辉光区的激发过程达到平衡，此时灯的发射强度趋于稳定。

（4）噪声：正常情况下噪声应小于 1%。实际应用时，一般选用最强的共振线做分析线，可获得较大的信噪比和最低的检出限。

（5）使用寿命：一般应保证灯电流为 5mA 工作时，灯的寿命在 1 000 小时以上。因此，在满足必要的发射强度和稳定输出的前提下，尽量使用较低灯电流。

空心阴极灯若长期贮存不用，由于慢漏气或从灯内材料释放出杂质等原因，导致灯的性能降低，此时可进行去气处理。

（二）无极放电灯

1. **结构与工作原理**　在一支石英管内，装入几毫克待测元素的纯金属或金属卤化物后抽成真空，再充入压力为数百帕的惰性气体氩或氖，封口后制成放电管。当此灯置于射频或微波高频电场中进行激发时，管内金属或金属卤化物随温度升高而蒸发或解离，形成气态金属原子，与同时被激发的惰性气体原子相互碰撞，使基态金属原子被激发，进而发射出待测元素的共振辐射。

2. **无极放电灯的特点**　灯内温度较低，多普勒变宽很小，能发射出很窄的锐线光源，其共振辐射强度比空心阴极灯更大；具有更高的信噪比和灵敏度，很小甚至没有自吸现象。如测定 As、Se、Sn 时，使用无极放电灯，可克服辐射强度低、光谱纯度差、背景吸收大、稳定性差等不足，获得良好的效果。

（三）其他光源

1. **连续光源**　AAS 分析中，应用较多的连续光源是氘灯和氙弧灯。氘灯是一种低压气体放电灯，在 180~400nm 光谱带内有连续的发射，被广泛应用于原子吸收光谱仪，作背景校正的光源。而氙灯的发射强度相当高，辐射的波长能覆盖从远紫外到近红外全波段，如高压短弧氙灯的工作波长为 200~1 500nm，是多元素同时顺序测定原子吸收仪较为理想的光源。目前已有商品化的高分辨连续光源原子吸收光谱仪，采用高压短弧氙灯配合高分辨中阶梯光栅与相应棱镜组成的双单色器，可使分辨率达到 0.002nm（280nm 处），改变了传统原子吸收单元素分析的局面。

2. **激光光源**　具有单色性好、相干性强、方向集中、功率高等特点，在原子光谱分析中被用于激发光源。但由于激光器结构复杂、成本较高，目前能分析的元素还比较有限。

二、原子化器

原子化器的作用是实现待测元素的原子化，产生大量基态原子。其原子化效率和稳定性直接影响分析的灵敏度和结果的重现性，是原子吸收光谱仪的关键组成部分。常用的原子化器有火焰原子化器、石墨炉原子化器和石英炉原子化器。

（一）火焰原子化器

目前普遍使用的预混合型火焰原子化器由雾化器、雾化室和燃烧器三部分组成（图 11-4）。

1. **雾化器**　气动雾化装置将试液转化成气溶胶雾滴并送入火焰中原子化。良好的雾化器雾化效率高，一般为 10%~15%；气溶胶雾滴粒度小，分散度好，容易去溶剂，有利于原子化；喷雾稳定性好，信噪比大，精密度好，检出限可得到改善。

2. **雾化室**　其作用是使经雾化器输入的气溶胶进入火焰前，进一步细化液滴，减少喷雾过程的波动，稳定气溶胶的传输效率，并使较大的液滴凝聚后从废液管排出。

火焰原子化器通常采用不锈钢制作的带有撞击球或扰流器的单筒雾化室。雾化器喷出的大雾滴直接冲向撞击球，形成小雾滴，使气溶胶粒径分布更均匀，有利于更多的气溶胶在火焰中有效原子化。另外撞击球的阻碍使气体流速减缓，也利于雾滴细化。正确调整撞击

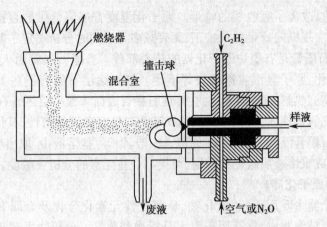

图 11-4 预混合型火焰原子化器结构示意图

球与雾化器的相对位置,可保证分析的最佳灵敏度。

3. 燃烧器 雾化室内的气溶胶从燃烧器喷出,在火焰中燃烧,使待测元素原子化。燃烧器由不锈钢或金属钛等耐腐蚀、耐高温材料制成。单缝燃烧器应用最为广泛,产生层型火焰,干扰少,火焰稳定,安全性好,吸收光程较长,有足够的灵敏度。

（二）石墨炉原子化器

石墨炉原子化器是将石墨管作为一个电阻,当通以大电流时,石墨管温度可达 2 000~3 000℃,从而使待测元素蒸发并原子化。其基本结构包括石墨管、炉体(含加热和保护气系统)、电源、水冷装置等。

1. 炉体 目前有纵向加热和横向加热两种类型。

（1）纵向加热石墨炉:石墨管置于有水冷却装置的石墨锥之间。管内外通以氩气,内气流由管两端流向管中央,可将干燥与灰化过程中的水分及其他共存组分从管中心上方的进样孔带出石墨管,同时保护已原子化了的原子不再被氧化,减少蒸汽在两端的凝聚,而外气流则起屏蔽保护石墨管的作用(图 11-5)。

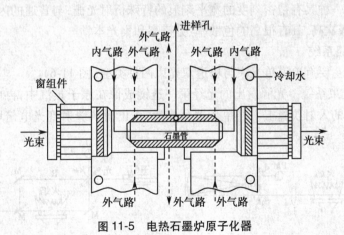

图 11-5 电热石墨炉原子化器

（2）横向加热石墨炉:由于纵向加热石墨炉存在管内空间和时间的不等温性,导致基体背景干扰。20 世纪 90 年代初期出现了横向加热石墨炉原子化器,管内固定一半圆同心弧形平台,在垂直于石墨管方向施加电流,使管内在时间与空间上基本达到等温,显著降低了基体效应和记忆效应,改善了吸收线的峰形。原子化温度普遍降低了数百摄氏度。横向加热石墨炉的应用,为实现纵向塞曼背景校正、无衰减多元素同时分析奠定了基础。

2. 石墨管　石墨管是石墨炉原子化器的核心部件。普通石墨管由人造石墨制成,存在升华温度低、易氧化、原子蒸汽渗透损失等不足。热解涂层石墨管是在 $10\%CH_4$ 和 $90\%Ar$ 的混合气流中用高温热解 CH_4 的方法,在普通石墨管表面涂敷一层热解石墨而制成,致密性好,不渗透试液,抗氧化性强,升化温度高达 3 700℃,具有良好的惰性,其使用寿命优于普通石墨管。另外将石墨管浸入一些金属(如钽、钛、锆、钼等)盐溶液中,取出后置一定温度下处理,使石墨表面形成难熔金属碳化物薄层,可提高一些元素的分析灵敏度。

（三）石英炉原子化器

石英炉原子化器主要用于汞、氢化物、易挥发性元素化合物及金属有机化合物的原子化。由带支管的石英管制成,支管用于引入分析物和载气。分析物由载气导入石英管内原子化,从光源发射出的共振辐射沿轴向通过管内原子蒸汽后进入检测器。

石英炉原子化器分为火焰加热和电加热两类。火焰加热石英炉原子化器即用空气-乙炔火焰直接加热置于燃烧器上的 T 形石英管,从而使输入管内的挥发性化合物原子化,有效地消除了火焰的背景吸收,延长了基态原子在光路上的停留时间,提高了方法灵敏度。而电热石英炉原子化器目前使用较多,在石英管外缠绕电阻丝,通电加热,其原子化温度可调,可获得最佳的原子化条件。

三、分光系统

分光系统主要包括单色器和外光路两部分。

（一）单色器

单色器主要用于从原子化区透射的辐射光中分离出待测元素的分析线,一般由狭缝、色散元件、准直镜、成像物镜组成,其核心部件是光栅。光栅的光学特性可用色散率、分辨率和闪耀波长来表示。

20 世纪末一些光谱仪开始采用分辨能力强、结构紧凑的中阶梯光栅取代平面光栅作为分光元件。这是一种具有精密刻度的宽平刻痕的特殊衍射光栅,与普通的闪耀光栅相比,其闪耀角大,光谱级次高,具有很高的色散率、分辨率和集光本领。

（二）外光路系统

外光路系统主要有单道单光束与单道双光束两种类型(图 11-6)。

1. 单道单光束系统　光源发出的光经第一透镜成像在原子蒸汽中,再由第二透镜聚焦并成像在单色器的入射狭缝上。经单色器分光后,由出射狭缝射到光电倍增管。单道单光

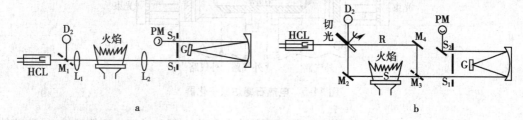

a.单道单光束仪;b.单道双光束仪;D₂.氘灯;R.参比光束;S.样品光束;M₁.切光器;M₂,M₃,M₄.反射镜;PG.光电倍增管;S₁,S₂.狭缝;G.光栅;L₁,L₂.透镜。

图 11-6　原子吸收光谱仪的外光路图

束仪器结构简单,光能损失少,但易受光源强度变化影响,灯预热时间长,分析速度慢。

2. 单道双光束系统　光源发出的光经外光路分成两束,一束通过原子蒸汽,为样品光束,另一束为参比光束,不通过原子蒸汽,两束光经调制后交替进入分光系统,再由出射狭缝照射到光电倍增管。单道双光束仪器可消除光源强度变化及检测器灵敏度变动的影响,提高了仪器的稳定性,同时消除了基线漂移。缺点是仪器结构复杂,光能量损失较严重,但目前也有厂家采用全光纤光路实时双光束光路设计,同时检测样品光束和参比光束,光能量得以提高。高通量的光学系统和固态检测器的结合,可获得极佳的信噪比。

四、检测器与数据处理系统

(一) 检测器

检测器的作用是将单色器分出的光信号转换为电信号。AAS 分析中,要求检测器同时具有很高的光电转换效率和信噪比,目前应用最多的有以下两类:

1. 光电倍增管　利用二次电子发射的倍增作用而制成的一种光电转换器件。要求其工作电压的波动小于 0.01%。无光情况下,光电倍增管因热发射和场致发射产生暗电流,导致噪声增加,因此应使用暗电流小的光电倍增管。

2. 电荷转移器件　这是第三代新型光学多通道检测器。根据其转移测量光致电荷的方式不同,又分为电荷耦合器件(charge coupling device,CCD)和电荷注入器件(charge injection device,CID)。

电荷转移器件是积分型光信号阵列检测器,其感光区由许多称为像素的感光小单元排列组成。像素的基本结构是由金属或低阻多晶硅膜、二氧化硅和硅组成的金属氧化物半导体电容,在外加电场作用下,形成势阱,收集和储存光信号所产生的光致电荷。通过变化应用于覆盖在感光区上的一系列电极的电压,光致电荷被转移到测定区,经信号放大、模数转换等处理步骤,输出数字图像信息。

电荷转移器件具有光谱响应范围宽(165~1 100nm)、量子效率高、灵敏度高、响应速度快、暗电流小、噪声低、线性范围宽等优点。

(二) 数据处理系统

由检测器转换后的电信号须经信号测量和显示系统处理,转变为易于理解并处理的信息,这一过程是由信号测量和读出系统来完成。现代仪器均配备了微机程序控制、自动数据处理和打印系统。

五、背景校正装置

背景校正装置是原子吸收光谱仪中必不可少的附属装置,常用的有氘灯背景校正装置、塞曼效应背景校正装置和自吸效应背景校正装置。

(一) 氘灯背景校正装置

氘灯安装在侧光路上,空心阴极灯和氘灯发射出的光,经切光器分别交替在同一条光路上,通过原子化器,并经单色器后至检测器,分别测得总吸收及背景吸收的信号(图 11-7)。两信号之差即为扣除背景后的待测元素的吸收信号。有关原理详见本章第六节。

在 FAAS 分析中,由于待测元素浓度相对较高,一般为 mg/L 级,背景干扰的问题不是很严重,用氘灯校正背景即可。

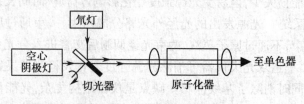

图 11-7 氘灯背景校正示意图

（二）塞曼效应背景校正装置

在 GFAAS 分析中,当待测元素浓度相对于背景很低,且基体复杂时,则一般采用塞曼效应背景校正技术,由 Prugger 和 Torge 于 1969 年提出。

塞曼调制有两大类,一类是正向塞曼,即磁场加在光源,使发射线发生分裂,另一类是反向塞曼,即磁场加在原子化器,使吸收线发生分裂。若磁场方向垂直于光束方向则为横向塞曼,平行于光束方向则为纵向塞曼。此外磁场又可分为恒定磁场和交变磁场。因此塞曼效应有八种组合方式。目前商品仪器使用的主要是横向恒定磁场反向塞曼、横向交变磁场反向塞曼、纵向交变磁场反向塞曼(图 11-8)。其相关原理详见本章第六节。

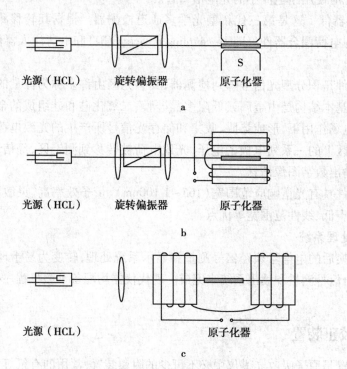

a. 横向恒定磁场;b. 横向交变磁场;c. 纵向交变磁场。

图 11-8 常见塞曼效应背景校正装置

（三）自吸效应背景校正装置

1982 年,Smith 和 Hieftje 提出了自吸效应背景校正技术。利用空心阴极灯在大电流下的谱线自吸效应进行背景吸收校正,简称 S-H 背景校正。该装置结构简单,只需要一个供电方式不同的空心阴极灯和灯电流控制电路。其校正原理详见本章第六节。

第四节 原子吸收光谱分析中的原子化方法

一、火焰原子化

火焰原子化的特点是分析速度快、测定精度好、干扰少、应用元素范围广、操作简单。

（一）火焰原子化过程及其主要反应

1. 火焰原子化过程　试液雾化后呈雾滴湿气溶胶状态，与火焰气体预混合进入火焰干燥区，脱水后呈固体微粒干气溶胶状，随气体进入火焰蒸发区形成分子蒸汽状态，而后进入火焰原子化区进行原子化，同时吸收共振辐射。

2. 火焰原子化过程中的主要反应

（1）热分解：气态分子 MX 在火焰中受热能作用，使分子化合物键断裂，解离出待测元素的基态原子。在热力学平衡条件下，解离反应为一可逆平衡过程，其解离平衡常数 K_d 和解离度 α_d 分别为：

$$K_d = \frac{P_M P_X}{P_{MX}} \qquad\qquad (式 11\text{-}11)$$

$$\alpha_d = \frac{P_M}{P_M + P_{MX}} \qquad\qquad (式 11\text{-}12)$$

式中：P_M、P_X、P_{MX} 分别为金属原子 M、非金属原子 X 和气态分子 MX 的分压。

将式 11-11 代入式 11-12，则得式 11-13：

$$\alpha_d = \frac{1}{1 + P_X/K_d} \qquad\qquad (式 11\text{-}13)$$

从式 11-13 可知，K_d 越大，P_X 越小，则 α_d 越大。若 $P_X \ll K_d$，则 $\alpha_d \approx 1$，即待测元素几乎完全解离为基态原子。若 $P_X \gg K_d$，则 $\alpha_d \approx 0$，即待测元素基本不解离。

K_d 还与分子的解离能及火焰温度有关，可用式 11-14 表示：

$$\lg K_d = k + \frac{1}{2}\lg T - \frac{5\,040 D_0}{T} \qquad\qquad (式 11\text{-}14)$$

式中：D_0 为金属化合物的解离能（eV）；T 为绝对温度（K）；k 为常数。

由式 11-14 可见，火焰温度越高，越利于分子的解离。当温度一定时，D_0 越小，K_d 越大，则 α_d 越小，分子越易解离。一般来说，$D_0 < 3.5\text{eV}$ 的分子在火焰中不稳定，容易解离，而 $D_0 > 5\text{eV}$ 的分子解离就比较困难。表 11-1 为一些常见金属氧化物的解离能。

（2）还原反应：空气-乙炔焰和氧化亚氮-乙炔焰不仅具有热分解的能力，而且在燃烧过程中还能产生具有很强还原能力的 C_2、CH、CO、NH、CN 等半分解产物，形成还原性气氛，促使火焰中较难解离的氧化物分解，产生基态原子，提高灵敏度。尤其对在火焰中容易形成氧化物的元素如 Ca、Al、Be 或一些高温难解离的元素如 Si、Ta、Ba 的原子化是非常有利的。

表 11-1 常见元素单氧化物的解离能 D_0

元素	D_0/eV	元素	D_0/eV	元素	D_0/eV	元素	D_0/eV
Ag	2.5	Cd	3.8	Li	3.4	Sb	4.4
Al	5.0	Cr	4.4	Mg	3.9	Sc	6.9
As	4.9	Cu	4.9	Mn	4.2	Se	3.5
Ba	5.8	Fe	4.0	Mo	5.0	Sr	4.8
Be	4.6	Ga	2.6	Na	2.8	Ti	6.8
Bi	3.7	Ge	6.9	Ni	4.2	Zn	4.0
Ca	4.8	In	1.1	Pb	3.9	Zr	7.8

(3) 电离反应:火焰中被解离的自由中性原子,受高温或其他因素的影响,发生电离反应:$M = M^+ + e$,待测元素在火焰中的电离度与其电离电位和火焰温度有关。火焰温度越高,元素电离电位越小,则电离度越大,参与原子吸收的基态原子数越少,导致灵敏度下降,产生电离干扰。

(4) 化合反应:在火焰中存在的氧化性组分 O_2、O、OH 等导致已生成的自由原子有可能再生成 MO,特别是 MO 稳定性高的元素,使其原子化效率降低。

(二) 火焰的结构与分类

火焰是由燃气与助燃气按一定比例混合后燃烧形成的。理想的火焰应当不吸收或仅吸收极少量的共振辐射,不产生发射,并具有较高的原子化效率,避免待测元素原子与样品中的共存组分或火焰气体的燃烧产物发生第二级反应。

1. **层流型火焰的结构** 将燃气与助燃气预先混合,再导入燃烧器燃烧,又称为预混合火焰。其结构可分为四个区:

(1) 预热区:燃气与助燃气在雾化室混合后,从燃烧器缝口喷出,进入预热区,被加热至着火温度。

(2) 第一反应区:在预热区之上,有一个蓝色焰心标志。此区域内进行燃烧反应,由于燃烧不充分,半分解产物较多,温度未达到最高。

(3) 中间薄层区:在第一反应区上,其高度约为第一反应区的一半,该区域温度最高,火焰气体大部分已燃烧分解,只存在一些稳定的分子和自由基。此区为原子化的主要区域。

(4) 第二反应区:此区为尾焰部分,由于燃气已充分反应,区内温度逐渐下降,被解离的基态原子又重新形成化合物。

2. **火焰的状态** 通过调节燃助比可得到不同的火焰状态,在火焰温度、火焰气氛上均有所差异。

(1) 化学计量火焰:是指按照燃气与助燃气化学反应的计量比所构成的火焰,其燃助比为 1∶4。此火焰层次分明、清晰、温度高、稳定、噪声小、背景低,稍具还原气氛,是普遍使用的一种火焰。对于不易在火焰中形成氧化物的元素(除碱金属外),化学计量火焰均具有较高的灵敏度。

(2) 富燃火焰:即燃气所占比例高于化学计量火焰。火焰温度低,含有未完全燃烧的燃气,有丰富的半分解产物,具有较强的还原气氛,可将金属氧化物还原成基态原子。适用于易氧化、且氧化物熔点较高的元素,如 Al、Ti、Mo 和稀土等的测定。

（3）贫燃火焰：即燃气所占比例低于化学计量火焰。由于燃烧充分，火焰温度较高。但燃烧不稳定，测量重复性差，半分解产物少，不具有还原性，仅适用于不易氧化的元素，如Cu、Ag、Co、Ni 和碱金属元素的测定。

3. 常用火焰

（1）空气-乙炔火焰：燃烧稳定，重复性好，噪声低，燃烧速度不是很大，使用安全，是目前最常用的一种火焰。在较宽的光谱区域内不吸收辐射光，仅在 230nm 波长以下才有较大的吸收，且火焰发射极小。但该火焰温度不够高，易形成难熔氧化物的元素 B、Be、Al、Sc、Ti、Zr、V 和稀土元素等，在该火焰中原子化效率低。

（2）氧化亚氮-乙炔火焰：燃烧速度低、温度高（约 3 000℃），在富燃焰中有 C、CH、CO、NH、CN 等还原性半分解产物，可使高温元素的分析得到改善。但由于在高温火焰中很多元素会出现强烈的电离，导致灵敏度下降；其次是火焰有较强的发射辐射；同时在较宽的光谱范围内，常出现很强的 CN、CH、NH 带，与待测元素分析线重叠，产生光谱干扰。

二、石墨炉原子化

石墨炉原子化是应用最广泛的非火焰原子化方法，具有灵敏度高、检出限低，用样量少、可直接进样等优点。

（一）石墨炉原子化过程中的主要反应

石墨炉高温原子化采取电加热及程序升温方式，得到一条具有峰值的原子化曲线。待测元素在石墨炉内的反应及其原子化机理非常复杂。原子化过程中可能发生的化学反应主要有以下几类：

1. 石墨表面的还原作用　石墨碳可使一些金属氧化物还原，产生自由金属原子，即：

$$MO_{(s)} + C_{(s)} \rightarrow M_{(g)} + CO_{(g)}$$

如 Pb、Cu、Ni、Co、Sn、Fe 等元素，经还原反应后更利于原子化。

2. 固体氧化物的热分解　按以下反应式直接由固体分解为气态金属原子，如 Al、Cd、Zn 等。

$$MO_{(s)} \rightarrow M_{(g)} + 1/2O_{2(g)}$$

3. 蒸汽相中氧化物分子的解离　固体氧化物经高温蒸发后，在气相中分解为气态金属原子，如 Cd、Mn、Zn、Ca、Mg、Sr、Ba 等，反应如下：

$$MO_{(s)} \rightarrow MO_{(g)} \rightarrow M_{(g)} + 1/2O_{2(g)}$$

金属硝酸盐、部分硫酸盐在热分解中先生成金属氧化物，再按上述反应分解为金属原子，如硝酸盐的热分解式如下：

$$M(NO_3)_{(s)} \rightarrow MO_{(s)} + NO_{(g)}$$

4. 蒸汽相中卤化物分子的解离　金属卤化物大多具有热稳定性，一般很难以固体卤化物直接解离，大多数经热蒸发后，通过气相形式直接分解，反应如下：

$$MX_{(s,l)} \rightarrow MX_{(g)} \rightarrow M_{(g)} + X_{(g)}$$

5. 碳化物的生成　许多元素在石墨炉内的高温作用下，形成稳定的碳化物，引起分析信号峰变宽和拖尾。某些金属氧化物如 Al、Ca、Cr 等，与碳生成稳定金属碳化物的温度，往

往低于金属被还原成气态金属原子的温度,反应为:

$$MO_{(s)}+2C_{(s)}\rightarrow MC_{(s)}+CO_{(g)}$$

金属碳化物非常稳定,当其解离能大于其氧化物的解离能和游离金属蒸发热时,原子化温度将取决于金属碳化物的解离能。因此 W、B、Si、Zr、V 等易生成稳定碳化物的元素,难以用石墨炉法原子化。

（二）石墨炉的升温程序

GFAAS 分析中的样品,可以是溶液、悬浮液或固体。因此在原子化之前,样品经一系列斜坡升温和分段升温方式,高温排除其中的共存干扰组分,使待测元素在相对纯化的条件下原子化。GFAAS 一次分析周期包括进样、干燥、灰化、原子化、净化、冷却六个步骤。

1. 干燥 目的是除去样液中的溶剂,使溶质在石墨炉表面形成紧密接触的薄层,有利于获得良好的精密度,避免直接高温灰化引起样液产生暴沸及飞溅损失。干燥温度的选择一般应接近或略高于样品溶剂的沸点。对于高基体或黏度较大的样液,应进行多步干燥。干燥时间取决于进样体积、样液黏度及干燥温度。而对于基体简单的水溶液样品,可将温度快速升至略低于水的沸点,再缓慢升至略高于水的沸点。

2. 灰化 在原子化之前使样品中的有机物分解,无机共存物在不损失待测元素的情况下挥发,尽可能将试样基体除尽,减少原子化阶段出现的背景干扰。灰化的效果取决于灰化温度和灰化时间。通过绘制吸光度随灰化温度变化的曲线,确定最佳灰化温度。达到最大吸收信号的最高温度为最高灰化温度,一般选择略低于最高灰化温度。在确定样品的最佳灰化温度和灰化时间时,应注意以下问题:

（1）当样品与标准溶液的灰化温度不同时,如直接测定植物油中砷,其标准溶液的灰化温度可高达 1 800℃,而油样则为 1 500℃。因此对高基体样品或采用悬浮进样、直接固体进样等未经预处理的样品,应选择样品的最佳灰化温度,以防待测元素损失。

（2）当待测元素的挥发温度与基体成分的挥发温度相同或比基体成分的挥发温度更低时,应使用化学改进剂提高待测元素的挥发温度,进而提高灰化温度,消除基体干扰。

（3）当待测元素比样品基体难挥发时,在不损失待测元素条件下,尽可能提高灰化温度,减少灰化时间。

3. 原子化 待测元素将在此阶段被转化为基态原子蒸汽。原子化温度可通过绘制吸光度随原子化温度变化的曲线来确定。在尽可能不损失待测元素以获得最佳原子吸收信号的条件下,使用较低的原子化温度,温度过高将缩短石墨管的使用寿命,并导致基线不稳定。原子化时间取决于进样量及试样的性质,可根据原子化曲线的情况,在吸光度下降至基线后再延长 1~2 秒。

干燥和灰化阶段一般采用斜坡升温,而原子化阶段则须使用最大功率升温,改善峰形,提高分析灵敏度。

4. 净化 除去在原子化阶段残存在石墨管内的待测元素或基体物质,避免干扰下次测定,尤其是高温元素。净化温度通常设置为高于原子化温度 100~200℃,净化时间一般为 3 秒。

（三）石墨炉原子化方式

石墨炉原子化方式主要有管壁原子化和平台原子化。管壁原子化是将样品置于两端与电极紧密接触的石墨管管壁上,通过电极为石墨管供电,使其发热升温,待测元素化合物自管壁蒸发、解离并原子化。这种方式存在管内空间上的不等温特性。原子化时,管两端温度低于中间温度,基态原子向两端扩散时冷凝,降低了吸收信号,而且基体中的化合物在原子化时分解为气态原子,经扩散至冷端后又结合成分子,产生背景干扰。此外还存在时间上的不等温特性。待测元素是在温度不断上升中原子化,复杂的样品基体有可能与其形成低温挥发物而损失。此时石墨管内的温度也随时间而上

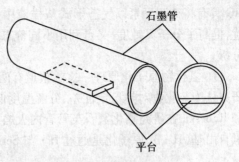

图 11-9　石墨平台示意图

升。因此不同基体导致同一元素的出峰时间不一致,气态原子的滞留时间也不一致,从而影响测定准确度。1977 年,L'vov 提出了热解石墨平台技术,即在石墨管内加一片石墨片,构成石墨平台,样品则加在石墨片上原子化(图 11-9)。

平台受热辐射升温,即在平台达到预定原子化温度时,石墨管及其空间气氛已达到预定的原子化温度或更高一些,而且接近恒定,待测元素在此环境内原子化,克服了空间不等温性导致的气相干扰,延长了自由原子在石墨管中的停留时间,提高了灵敏度。而且平台达到预定原子化温度的时间较管壁法滞后,即在石墨管及其空间气体达到平衡后,待测元素才开始原子化,克服了时间不等温性的干扰。

此外,探针原子化也可实现等温原子化,试液先置于石墨或金属的探针上,炉外干燥后,将探针插入预先恒温的石墨管内进行灰化,灰化完毕取出探针,待石墨炉升温到设定原子化温度后,重新插入探针,在稳定温度条件下进行原子化。

（四）等温平台石墨炉（STPF）技术

与火焰原子化相比,石墨炉原子化虽然灵敏度有很大提高,但基体干扰明显增加,甚至十分严重。20 世纪 70 年代后期,为改进石墨炉原子化所存在的不足,分析工作者开展了卓有成效的研究,主要包括:Hadeish 于 1971 年使用塞曼背景校正技术;L'vov 于 1977 年提出热解石墨平台技术;Ediger 于 1974 年推荐使用基体改进剂;Fernandez 于 1978 年建议在原子化阶段使用最大功率升温;Barnard 于 1979 年提出应用快速响应的电子测量技术;Slavin 分别于 1979 年、1981 年提出使用热解镀层石墨管及应用积分吸收峰面积测量信号、使用自动进样装置。

以上技术措施虽然从各个方面解决了石墨炉原子化中存在的一些问题,但是单独使用还是不能完全消除所有不足。1981—1984 年,Slavin 连续发表了关于 STPF 技术的研究报告,将上述多项技术措施同时应用,起到了综合改进石墨炉原子化的效果,降低了基体干扰,有效改善了分析方法的精密度和准确度。

三、化学原子化

化学原子化是通过化学反应,使样品溶液中待测元素生成挥发性化合物或气态原子,从而与样品基体分离,然后经载气带入原子化器进行原子化的方法。主要包括氢化物原子化、汞蒸汽原子化及其他挥发物原子化。

（一）氢化物原子化

1969 年,Holak 首次将 HG 技术与 AAS 结合,建立了砷的测定方法。此后 HG 作为 AAS 分析的一种进样方式,成功地应用于 Se、Sb、Bi、Ge、Sn、Te、Pb 等十余种元素的分析。由于

HG 具有将待测元素以气态形式从样液中分离并浓缩的作用,极大地消除了非特征吸收干扰,提高了分析灵敏度,又可利用不同价态的同一元素形成氢化物反应条件的差异进行形态分析。

1. 氢化物原子化原理　文献报道有两种观点:热解原子化和自由基碰撞原子化。早期研究认为氢化物对热稳定性差、分解温度低,其原子化过程是一个热分解过程。后来 Dedina 和 Rubeska 在研究硒化氢石英管管内火焰加热原子化时,发现在氩-氢低温火焰中存在大量氢自由基($H \cdot$),原子化是通过 $H \cdot$ 与 SeH_2 碰撞反应而实现的。反应如下:

$$SeH_2 + H \cdot \rightarrow SeH + H_2$$

$$SeH + H \cdot \rightarrow Se + H_2$$

目前应用广泛的外加热石英管原子化器,管内虽无火焰燃烧,但 $H \cdot$ 主要来源于:①载气从反应溶液带出的残留氧气与氢气反应产生的 $H \cdot$;②高温下石英管表面的 SiOH 活性基团与氢气反应,释放出 $H \cdot$。此外,要求石英管中 $H \cdot$ 的浓度远远高于平衡浓度,或 $H \cdot$ 的寿命比较长。而且在保证有足够的氢气条件下,适量氧气则起到重要的支持作用。

2. 氢化物发生体系

(1) 金属-酸还原体系:最初使用锌与稀硫酸或稀盐酸反应,发生 AsH_3,后来又发展了其他的金属-酸还原体系,如 Zn-HCl-$SnCl_2$-KI 体系发生硒化氢,Mg-$TiCl_3$-HCl 体系发生锑化氢等。但该体系存在反应速度慢、还原能力弱、干扰较为严重、不易实现自动化等缺点。

(2) 硼氢化钠(钾)-酸还原体系:1972 年,Braman 首次提出了硼氢化钠-酸还原体系,反应如下:

$$NaBH_4 + 3H_2O + HCl \rightarrow H_3BO_3 + NaCl + 8H^* \xrightarrow{E^{m+}} EH_n + H_2 \uparrow (过量)$$

式中 E 为可生成氢化物的元素,m 大于或等于 n。

硼氢化钠(钾)-酸还原体系具有以下优点:①反应速度快,可在几秒内完成,氢化物可直接引入原子化器,因此可以提高峰值吸收测定的灵敏度;②还原能力强,目前可还原二十余种元素;③易于实现自动化;④若将硼氢化钠溶于 0.1% ~ 2% 的氢氧化钠溶液中,并用 $0.45 \mu m$ 滤膜过滤,可在冰箱内保存较长时间。

此外,在碱性样液中引入 $NaBH_4$ 和酸进行氢化反应,称为"碱性模式"。在 $NaOH$ 强碱性介质中氢化元素形成可溶性含氧酸盐,而铁、铂、铜族元素都不能以可溶性盐类存在于溶液中,因此能够排除这些元素的化学干扰。

(3) 电解氢化物发生体系:发生装置由流动注射部分、电解液流通池、气-液分离器组成(图 11-10)。

可形成氢化物元素在酸性电解液内,于低电流密度、高氢超电压的阴极表面,经电荷转移反应还原,在阴极表面沉积,并形成氢化物。电解氢化物的发生效率与分析物的氧化态、形态、操作条件、阴极材料、过渡元素的干扰及共存的可发生氢化物元素等有关。

3. 氢化物发生装置　手动氢化物发生装置无固定设计,随各实验室而异,虽然简单,但影响因素较多,已很少使用。后来陆续出现了连续流动、流动注射、断续流动等自动氢化物发生装置。尤其是流动注射技术与原子吸收光谱法的联用,全面提高了 HG-AAS 的分析性能。

4. 氢化物原位富集原子化技术　早期是将氢化物由载气直接送入空气-乙炔火焰中原

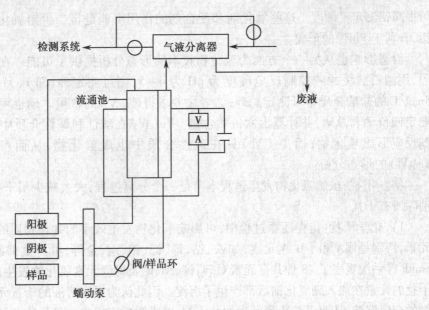

图 11-10 电解氢化物发生装置的示意图

子化,灵敏度较低,被加热石英管原子化技术取代。后来 HG 与石墨炉原子化技术进行联用,称为氢化物原位富集,即将发生的氢化物在线富集在石墨炉内,然后快速升温原子化。这是一种灵敏度高、相对干扰少的分析技术。氢化物的输入方式主要有两种:①通过仪器的载气入口从石墨管两端同时输入氢化物;②从石墨管的进样口插入石英毛细管导入氢化物。研究发现,在较低的温度下,氢化物可分解沉积在石墨表面,然后再高温原子化。对于不同的可发生氢化物的元素,沉积效率与其沉积温度、沉积时间、载气流速有关。

5. 影响测定的因素

(1) 反应酸介质及其浓度:硼氢化物还原体系中,可使用盐酸、硫酸、硝酸、过氯酸、酒石酸及苹果酸等,其中盐酸用得最多。酸的浓度对不同元素的影响各异。如有文献认为盐酸浓度为 $1\sim4\text{mol/L}$ 时,As、Bi、Ge、Sb 及 Se 的信号几乎不随酸度而改变,而 Sn 在酸度大于 0.7mol/L 时信号下降,Pb 在酸浓度为 0.2mol/L 时才能获得最大吸收信号。但若采用铁氰化钾反应体系,盐酸浓度在 $0.2\sim0.6\text{mol/L}$ 时,Pb 的信号不受影响。酸度不合适,既影响氢化物的生成速度,又容易产生固态氢化物或泡沫状的衍生物。如在较低酸度条件下,浓度较高的 As(Ⅲ)容易生成固态氢化物 As_2H_2、As_2H_4。

(2) 硼氢化物浓度:硼氢化物的用量随待测元素及酸不同而异。用量不足则待测元素还原不完全,用量过大则产生大量的氢气稀释待测元素,均将导致灵敏度下降。硼氢化钠浓度一般在 1%~10%之间,而 1%~2%最为常用。

(3) 待测元素价态的影响:砷、锑的三价和五价氧化态的峰高灵敏度有很大差异。在特定酸度下,砷(Ⅴ)的灵敏度为砷(Ⅲ)的 70%~80%,锑(Ⅴ)的灵敏度为锑(Ⅲ)的 50%,因此可先通过预还原至低价态后,再进行氢化物发生。

硒和碲的价态影响更为明显,酸性介质中,六价态完全不产生信号。将六价硒在热的 6mol/L 盐酸中还原后测定,碲比硒更易还原,在盐酸中稍加热即可。锗和锡未见元素价态对灵敏度有影响。二价铅转化为氢化物的效率最低,Fleming 在硼氢化钠体系中加入氧化剂重铬酸钾,使其分析灵敏度有很大提高。另有文献报道,过氧化氢、过硫酸铵、铁氰化钾等均可提高铅测定灵敏度。这些氧化剂和配合剂的作用可能是将二价铅氧化成亚稳态的四价铅,有利于 PbH_4 的形成。

价态影响也从另一个方面为氢化物技术的形态分析提供了可能。在加入硼氢化钠之前,用酒石酸缓冲液控制反应酸度为 pH 为 4~5,则可测定砷(Ⅲ),另将反应液控制在5mol/L 的盐酸介质中可测定总砷,二者之差求得砷(Ⅴ)的含量。硒也可在还原前后分别测定四价硒和总硒,并计算出六价硒含量。Te(Ⅳ)在酸性和碱性介质中均可以与硼氢化钠反应形成氢化物,而 Te(Ⅵ)只在碱性介质中生成氢化物,从而可进行 Te(Ⅳ)与Te(Ⅵ)的形态分析。

(4) 干扰:虽然氢化物发生过程本身是一个分离过程,大大减少了干扰,但并不能完全消除所有干扰。

1) 化学干扰:指在还原过程中,可影响氢化物发生效率的共存物质的干扰。许多过渡元素,特别是ⅧA 和ⅠB 族元素,如铁、钴、镍、钯、铂、铜、金等,可严重抑制氢化物的产生。Smith 曾系统观察了 48 种共存元素对砷、铋、锑、硒及碲等元素氢化物发生的影响,发现产生干扰的元素在加入硼氢化钠后都产生了沉淀。因此认为反应溶液的干扰元素先被还原为细微的金属沉淀,从而引起待测元素的共沉淀,或吸附反应生成的氢化物并催化分解。也有文献认为干扰元素产生的沉淀是金属硼化物。

2) 气相干扰:可生成氢化物的元素共存时将在气相中相互干扰,如锡、硒、锑对砷、碲、硒、砷、锡等对锗的测定均将产生气相干扰。文献在研究硒和砷共存干扰时,认为在加热石英管内的气相中,由于硒化氢的发生比砷化氢快,因此硒化氢提早进入原子化器,消耗了石英管内不太充足的氢基,致使反应速度慢的砷化氢由于氢基不足,导致原子化效率下降。由于气相干扰主要是不同元素形成氢化物的速度差异造成的,因此可通过减慢干扰元素形成氢化物的速度,甚至阻止其进入原子化器来消除这类干扰。若加入约 50mg/L 的铜,能充分抑制硒化氢的生成,而对砷化氢的测定无影响。

3) 动力学干扰:这类干扰主要由以下因素引起。①在恒定条件下,反应液体积增大,阻碍氢化物从溶液中逸出,脉冲信号变小,峰形变宽;②样品溶液的黏度。如未经充分分解的生物样品,加入硼氢化钠后会产生泡沫,滞留一部分氢化物在溶液中,使分析信号偏低;③反应容器体积过大,存在死体积,导致灵敏度下降;④载气流量过小,峰形变宽拖尾;流量过大,使基态原子在原子化器中停留时间减少,也会使吸收信号下降。

(二) 汞蒸汽原子化

汞是唯一能在室温下以原子状态存在的元素。1963 年,Poluektov 等用氯化亚锡将汞盐还原为金属汞,并将分离出的汞蒸汽导入石英管吸收池内,用 AAS 法进行测定。汞蒸汽原子化使用的还原剂为氯化亚锡或硼氢化钠,在酸性条件下可迅速完成汞的还原反应,达到原子化。影响汞蒸汽发生的因素有以下几个方面:

(1) 反应温度:影响平衡时汞的分配系数 K 值。温度增高,K 值增大,则气相中汞浓度增大。因此测定时应尽量保持反应液温度一致。一般在室温 25℃ 以下对吸收信号有明显影响。

(2) 水蒸气:载气所携带的液滴或吸收池中水蒸气凝集的雾滴将造成背景吸收。可使用硅胶、过氯酸镁等干燥管吸收水分。

(3) 共存元素:银、金、铂等元素将严重抑制汞的信号,产生负干扰,这是由于金属汞还原上述金属,并生成汞齐。其他如砷、锑、铋、硒等在一定浓度时也将干扰汞的测定。尤其是氯化亚锡和硼氢化钠体系对上述元素的干扰浓度存在明显差异,如在氯化亚锡还原系统中0.005 5%的硒即可干扰测定,而硼氢化钠体系中0.5%的硒才会干扰。此外碘化物、氯化物、亚硫酸盐、亚硝酸盐等在一定浓度下也会产生干扰。

(三) 其他挥发物原子化

除 As、Pb、Se、Sn 等元素可进行氢化物原子化外,近三十年来,大量文献报道了 Cd、Zn、Cu、Ni、Cr、Fe、Co、Ag、Au、Pd、Pt、Rh 等元素在硼氢化钠-酸反应体系中被还原,生成挥发性化合物,导入原子化器进行原子化,并采用 AAS、AFS、ICP-AES 以及 ICP-MS 进行测定。

1989 年,Cacho 首次在 N,N'-二甲基甲酰胺介质中,酸性 $NaBH_4$ 溶液发生了 Cd 的挥发性化合物,并用 AAS 测定。此后郭小伟等证实样液中存在一定量 Co 及硫脲,可极大提高 Cd 的挥发性化合物的发生效率,建立了高灵敏度超痕量 Cd 的原子吸收测定法,成功地用于环境和生物标准物质的分析。此外,文献还报道了流动注射-蒸汽发生-原位富集 GFAAS 法测定土壤、沉积物、海水中极低含量镉,特征质量为 3pg。在挥发物形态的研究中,Sanz 指出挥发性 CdH_2 极不稳定,在传输过程中极易分解为 Cd^0 和 H_2,但 BH_4^- 分解产生过量的 H_2,阻止 CdH_2 的完全分解,因此有一定量的 CdH_2 会进入吸收池被测定。

Luna 等研究了酸性水溶液硼氢化钠体系中,Zn、Cu、Ag、Au 挥发性化合物的发生,并用加热石英原子化器进行原子化和测定,4 个元素的发生效率均在 85% 以上。

此外,还有挥发性氟化物、氯化物、螯合物和烷基化合物的发生。

可生成挥发性氯化物的元素有 Ge、As、Bi、Cd、Mo、Pb、Sn 等。在特制的氯化物发生装置中,通入过量的盐酸蒸汽与金属氧化物、碳酸盐等反应生成挥发性氯化物,与 FAAS 联用测定 Cd、Mo、Pb。将挥发性 $AsCl_3$ 导入管内氧氢焰加热的石英原子化器进行原子化和检测,检出限为 20ng。由于 As(V) 在此条件下不发生反应,因此可进行 As 的形态分析。

可生成挥发性氟化物的元素有 Si 和 As 等。利用微波消解装置,加入 CaF_2 和浓硫酸处理样品,反应生成的挥发性 SiF_4 由氮气带入 0.3mol/L NaOH 溶液中吸收,用 FAAS 测定。

可生成挥发性烷基化合物的元素有 Cd、Pb、Hg 等。酸性介质中,用 $NaBEt_4$ 还原镉盐溶液,生成挥发性镉的烷基化合物,烷基化温度对反应动力学影响较大,随温度升高,挥发性镉的生成及传输非常快。

碱性介质中,先用硼氢化钠将化合态的 Ni 还原为金属 Ni,再通入 CO,生成的挥发性 $Ni(CO)_4$,由载气 N_2 带入加热石英原子化器原子化,方法检出限为 10ng。另有文献研究了在横向加热石墨炉内发生和捕集 $Ni(CO)_4$ 的方法,捕集效率达 80%。

第五节 原子吸收光谱法中的干扰和消除

一、光谱干扰

光谱干扰是由分析元素吸收的辐射与测量系统所接受的来自光源或原子化器的其他辐射或辐射吸收分离不全所引起的。AAS 分析中光源辐射为线光谱,而分析元素的吸收谱线简单且轮廓半宽度较窄(0.001~0.010nm),因此,光谱干扰相对较少。但是由样品基体或原子化过程中出现的伴生物所导致的其他辐射吸收,仍会带入一定的光谱干扰。AAS 分析中的光谱干扰主要有以下两类:

（一）光谱线干扰

1. 多重谱线干扰　理想状态下,光谱通带内只有一条可供吸收的发射线,但某些元素在光谱通带内有多重辐射线及吸收谱线,且每条谱线又有不同的发射强度与吸收系数(图11-11)。这就导致了校正曲线的非线性及灵敏度降低。多重谱线干扰在过渡元素中较多,尤其是 Fe、Co、Ni 等多谱线元素,如 Ni 的灵敏吸收线为 232.0nm,两侧还有 231.98nm 及 232.14nm 两条相邻吸收线。一些非过渡元素如 Al、Ge、V 等,也存在多重谱线干扰。对于主吸收线与邻近谱线波长相差较小的多重谱线干扰,可适当减小狭缝宽度,提高光源辐射强度消除干扰。若两相邻谱线波长相差太小,则必须另选吸收谱线。

2. 非吸收线干扰　光谱辐射在光谱通带内发射两条以上不可分开的谱线,而其中只有一条是可被吸收的谱线(图11-12)。非吸收光不存在时,测得的吸光度为 $A=\lg(I_0/I)$,非吸收光存在时,测得的吸光度 $A'=\lg[(I_0+i_0)/(I+i)]$,A' 小于 A,致使分析灵敏度降低。当非吸收光 i_0 在入射光 I_0 中所占比例一定时,待测元素浓度越高,i_0 越大,非吸收光干扰越大,导致校正曲线的非线性。

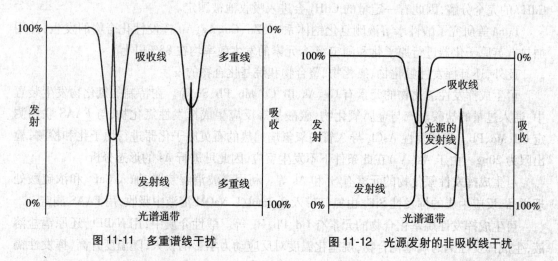

图 11-11　多重谱线干扰　　　　　　图 11-12　光源发射的非吸收线干扰

造成这种干扰的原因有:①具有复杂光谱的元素如 Fe、Co、Ni 等,本身就可发射出单色器不能完全分开的谱线;②空心阴极材料中的杂质,或充入的惰性气体的谱线干扰,如铝灯阴极中的微量铜发射 216.5nm 谱线将干扰铝 217.0nm 谱线的测定,氩 357.7nm 谱线与铬 357.9nm谱线非常接近。可通过减小狭缝宽度,使非吸收线分开,但同时信噪比变小。因此可选用灵敏度稍低的其他分析线。

3. 吸收谱线重叠干扰　一些元素有多种能级跃迁,出现与其他元素相同的吸收谱线,产生直接光谱重叠(图11-13)。表11-2列出了产生谱线重叠干扰的某些谱线。干扰的大小取决于谱线重叠的程度、干扰元素的浓度及其灵敏度。可通过另选分析线、预分离干扰元素等手段消除干扰。

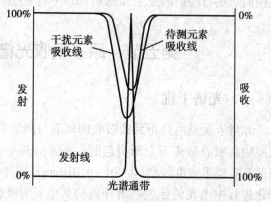

图 11-13　吸收线重叠干扰

表 11-2　产生谱线重叠干扰的谱线(nm)

分析线	干扰线	分析线	干扰线	分析线	干扰线
Al308.215	V308.211	Fe271.973	Pt271.904	Pb341.173	Co241.163
Ca422.673	Ge422.675	Ga403.298	Mn403.307	Sb217.023	Pb216.999
Cd228.802	As228.812	Hg253.652	Co253.649	Sb231.147	Ni231.097
Co252.136	In252.137	Hg285.242	Mg285.213	Si250.690	V250.690
Cu324.754	Eu324.753	Mn403.307	Ga403.298	Zn213.856	Fe213.895

（二）背景吸收

背景吸收是指检测器所测得的待测元素特征吸收以外的所有吸收信号。其中主要是原子化过程中出现的分子吸收和光散射。

1. 分子吸收　由原子化过程中未解离的卤化物、氧化物、氢氧化物等气体分子带状光谱吸收光源辐射引起的干扰。

（1）金属盐类的分子吸收：钠、钾卤化物的分子吸收曲线在 200~300nm 波段，对吸收线在此波段内的待测元素存在背景吸收。在氢氧化钙样品中测定铋，氢氧化钙的分子吸收带为 548.0~560.0nm，干扰铋的吸收波段(553.6nm)。

（2）无机酸的分子吸收：常用无机酸中，硫酸与磷酸在 250nm 波长处有强的吸收谱带，而硝酸与盐酸吸收很少。因此样品制备中尽量避免使用硫酸及磷酸。

（3）火焰气体吸收：由某些伴生物与火焰气体反应生成较高浓度的 C_2、CO_2、OH、CH、CN 及 N 等。OH 的带光谱在 281.1~306.4nm 波段干扰 Mg 的吸收波段(285.2nm)，308.9~330.0nm 波段干扰 Bi 的吸收波段(306.7nm)、V 的吸收波段(318.5nm)、Ag 的吸收波段(328.0nm)、Cu 的吸收波段(324.7nm)；CH 的带光谱在 387.2~410.0nm 波段干扰 Pb 的吸收波段(405.7nm)；C_2 带光谱在 468.5~473.7nm 波段干扰 Sr 的吸收波段(460.7nm)。另外，火焰气体对波长小于 230.0nm 的辐射光源将产生吸收，其中空气-乙炔火焰吸收较大，氩-氢火焰较少，而且富燃气体吸收较大，贫燃气体则较小。

2. 光散射　不挥发固体微粒对光源辐射产生散射，在客观上起到背景吸收的作用，主要存在于 GFAAS 分析中，形成原因为：①灰化阶段基体物质(特别是有机基体)在惰性气氛中未完全燃烧的残渣，在原子化阶段以微粒形式进入测量光束引起散射；②基体分子化合物在原子化时蒸发，未解离的分子产生分子吸收，当其扩散至石墨管两端时，再冷凝成分子微粒产生光散射；③测量高温元素或石墨管质量欠佳时，石墨表面高温溅射出的 C_2、C_4、C_6 形成的碳微粒，将以光散射方式产生背景干扰。

3. 背景吸收的特性

（1）波长特性：由于背景吸收的强度随波长而变，具有明显的波长特性。可通过背景吸收曲线考察其波长特性，对避免和消除干扰起到一定作用。

（2）时间特性：石墨炉原子化过程中，待测原子和基体物质蒸发时，其蒸汽浓度随时间急剧变化，为一动态过程。由于基体化合物的物理与化学性质不同，背景吸收随时间的分布也不同，具有强烈的时间特性。若基体与待测元素的挥发性相差很大时，两者出峰的时间可完全分开。利用这一时间特性可以克服背景吸收干扰。

（3）空间特性：石墨管在原子化过程中的不等温特性，使待测元素与基体物质的蒸发与扩散也在不断变化。因此,石墨管内空间的基体物质浓度分布不均匀,导致基体背景吸收有强烈的空间特性。使用石墨平台及最大功率升温技术可克服空间不等温特性。

此外,背景吸收还具有温度特性,通过提高原子化温度可提高分子解离度,使分子吸收降低。

在 AAS 分析中,由分子吸收和光散射产生的表观的虚假吸收可以采用各种背景校正技术消除,有关背景校正技术详见本章第六节。

二、化学干扰

化学干扰是指在样品溶液或气相中由于待测元素与其他组分之间的化学作用而产生的干扰效应,主要影响待测元素化合物的解离、原子化等过程。这种影响可以是正效应,提高原子吸收信号,也可以是负效应,降低原子吸收信号。化学干扰是一种选择性的干扰效应,不仅取决于待测元素和干扰元素的性质,而且与原子化的条件有关,如火焰类型、状态和区域,石墨炉原子化器的表面特性,原子化温度等。

(一) 化学干扰的种类

1. FAAS 分析中的化学干扰

(1) 阳离子干扰:一些亲氧能力很强的元素,与氧形成晶格能大、熔点高、挥发性很低的氧化物晶体,抑制待测元素的解离或起包埋作用。如 Al 在 Ca、Mg、Sn 的测定中,由于生成了难熔混合物晶体,致使待测元素吸收信号下降。阳离子的干扰还与溶液介质有关。在盐酸介质中测定 Fe、Co、Ni 时,Cu 不干扰测定,但在硝酸介质中,Cu 有严重的抑制现象。

(2) 阴离子干扰:与其所形成的盐对热稳定性有关。一类是形成难挥发热稳定化合物,使吸收信号降低,如碱土金属的磷酸盐、硫酸盐的生成热与熔点都比氯化物高得多。因此在火焰中磷酸根与硫酸根对碱土金属呈负干扰,其作用强度为:$PO_4^{3-}>SO_4^{2-}>Cl^->NO_3^->ClO_4^-$。另一类是形成易挥发的化合物使吸收信号增加,如氢氟酸与 Al、Ti、Ta 形成挥发性氟化物,高氯酸与 Cr 形成易分解的次氯酸铬等,均可提高吸收信号值。

(3) 阴、阳离子的混合干扰:由于阴阳离子相互影响,干扰有一定的加和性,如 Ca 与 Al 在盐酸溶液中生成难熔混合氧化物,当有磷酸根和硫酸盐存在时,又可形成热稳定的磷酸铝和硫酸铝,均产生负干扰。

(4) 气态化合物干扰:主要是待测元素与燃气中的组分氧形成难解离的单氧化物(MO)。在热力学平衡条件下,气态分子解离为:MO→M+O,其解离平衡常数 K_{MO} 为:

$$K_{MO}=\frac{P_M P_O}{P_{MO}}$$

(式 11-15)

式中:P_M 为待测元素分压;P_O 为氧分压;P_{MO} 为氧化物分压。

由于待测元素形成的氧化物很稳定,则 P_{MO} 几乎不随温度而变化,P_M 与 P_O 成反比。在富燃气火焰中,P_O 很低,则 P_M 增大,使吸收信号增大,产生正干扰。如 Al 及 Ti 对 V、Y 对稀土元素测定的正干扰都属于上述干扰机制。

2. GFAAS 分析中的化学干扰 其实质和 FAAS 分析中一样,是待测元素与共存物形成了某种化合物,这种反应有的在室温时就已发生,有的在升温时发生。除此之外,高温石墨炉中来自碳、气氛和基体成分,与待测元素生成难解离的碳化物、氮化物、氧化物和易挥发的氯化物等,也要产生干扰。

（二）消除方法

由于化学干扰产生的原因极为复杂,因样品性质、待测元素、试验条件不同所采取的消除干扰的方法也各不相同。

1. 提高火焰温度　高温火焰有利于难解离化合物的分解,可部分消除或完全消除化学干扰。如在空气-乙炔焰中测定钙,磷酸根与钙形成稳定的焦磷酸钙而干扰钙的测定,但在氧化亚氮-乙炔高温火焰中即可消除干扰。

富燃火焰中存在 C、CH、CO、NH、CN 等强还原组分,有利于易形成难熔、难挥发氧化物的 Si、Ti、Al 等元素的原子化。选用富燃空气-乙炔焰测定 Cr 时,氧化铬通过还原反应原子化,显著提高了灵敏度。此外不同高度火焰区的温度和氧化还原气氛不同,干扰也不同。通过选择合适的观测高度,可减少或消除干扰。

2. 加入释放剂　当待测元素与干扰元素形成稳定的化合物时,加入释放剂,使其与干扰元素生成更难挥发的化合物,从而使待测元素从难解离化合物中释放出来。常用的释放剂有氯化镧和氯化锶等。如磷酸根干扰钙的测定,加入适量的氯化镧以后,由于与磷酸根结合生成更稳定的化合物而将钙释放出来。

3. 加入保护剂　保护剂的加入或者是与待测元素形成稳定的络合物,阻止其和干扰元素之间生成难挥发化合物,如加 EDTA 抑制磷酸根对钙的干扰就是由于钙与 EDTA 结合而不再与磷酸根反应的结果;或者是与干扰元素起作用,把待测元素释放出来,如 8-羟基喹啉消除铝对镁的干扰就是由于 8-羟基喹啉与铝生成了稳定的络合物;或者是加入的保护剂同时与待测元素和干扰元素形成各自的络合物,而避免了干扰元素与待测元素间的反应。

4. 加入缓冲剂　于试样和标准溶液中均加入过量的干扰元素,使干扰影响不再变化,起到缓冲作用。但这种方法显著降低了灵敏度。

5. 加入助熔剂　在 FAAS 分析中氯化铵对很多元素都有增感作用,可抑制铝、硅酸根、磷酸根、硫酸根的干扰。主要是由于氯化铵的熔点低,在火焰中很快熔融,对于一些高熔点的待测物质起助熔作用。

6. 加入化学改进剂　在 GFAAS 分析中,于试样中加入合适的化学改进剂,如氯化钯、硝酸钯、磷酸二氢铵、硝酸镁、硝酸镍、EDTA 等,使待测元素在干燥或灰化阶段发生化学变化,改变待测元素的挥发性或增加基体的挥发性等,从而消除基体干扰。

7. 化学分离　常用的方法有萃取、离子交换、吸附和沉淀等。这些方法不仅可消除干扰,而且还可起到浓缩富集的作用。

8. 采用标准加入法　只能消除"与浓度无关"的化学干扰。

三、电离干扰

电离干扰是指由于原子化产生的自由中性原子继续电离,导致基态原子数减少,吸光度降低,使校正曲线随浓度增加而向浓度轴弯曲的效应。在 FAAS 分析中尤为明显。元素在火焰中的电离度与电离平衡常数、电离电位及火焰温度有关。火焰温度越高,元素的电离电位越低,则电离度越大,电离干扰越严重。因此这类干扰主要发生于电离电位较低的碱金属和碱土金属(表 11-3)。在待测溶液中加入电离抑制剂钾盐或铯盐,可增加火焰中电子浓度,抑制电离干扰。另一种方法是使用温度较低的火焰,但对多数元素并不适用,因为较低的火焰温度不能使它们有效蒸发和原子化,导致灵敏度降低,甚至不能测定。

表 11-3　碱金属和碱土金属在火焰中的电离度

元素	电离电位/eV	电离度/%	
		空气-乙炔	氧化亚氮-乙炔
Li	5.4	5.2	63.8
Na	5.2	9.0	78.9
K	4.3	48.9	98.4
Rb	4.2	85.0	99.1
Cs	3.9	95.2	99.7
Be	9.3	<0.1	0.1
Mg	7.6	<0.1	2.8
Ca	6.1	2.0	40.5
Sr	5.7	5.2	68.5
Ba	5.2	16.4	92.4

四、物理干扰

物理干扰是指试样在转移、蒸发、热解、灰化和原子化过程中,由于试样的物理性质的改变而引起吸收信号变化的效应,属非选择性干扰,对样液中各元素的影响基本上是相同的。

FAAS 分析中,样品溶液与参比溶液的物理性质不同,在相同观测高度上,对通过火焰水平横截面积的气溶胶流量产生影响,改变吸收信号的强度。样液的黏度与密度、进样毛细管的直径和长度、浸入试样的深度等均将影响样液的提升率;样液表面张力的变化,影响雾滴和气溶胶粒子大小与分布以及雾化效率;大量基体物质在火焰中蒸发和解离时,消耗大量的热能,而且在蒸发过程中,又可能包裹待测元素,延缓待测元素的蒸发,影响原子化效率;另外高盐含量(>1%)可能造成燃烧器缝隙堵塞而改变火焰状态。

GFAAS 分析中虽然不存在火焰原子化因物理因素形成的传输干扰,但进样量的大小与样液在石墨炉内位置的重现性非常重要,进样量过大,会使部分待测原子蒸汽逸出石墨炉外。样液在石墨炉内位置不能重现,将影响原子化速率,导致分析精密度变差。另外程序升温中的干燥、灰化以及原子化的温度与时间的设置,对吸收信号均有直接的影响。

消除物理干扰的常用方法是配制与样液基体组成相似的标准溶液,或采用标准加入法。若待测元素含量较高,可通过稀释的方法来克服。

第六节　原子吸收光谱分析中的特殊技术

一、进样技术

进样是整个分析测试过程中一个比较重要的步骤,直接影响原子化效率、分析方法的灵敏度、精密度和准确度。在 AAS 分析中,除常规液体进样外,还有以下一些特殊进样技术。

(一) 固体悬浮液进样

与溶液分析技术相比,固体样品直接分析具有简化样品预处理过程,缩短分析时间,避免痕量分析组分在样品处理过程中的挥发与持留损失,减少使用腐蚀性试剂及避免待测组分的沾污等优点。在 GFAAS 分析中,固体样品直接分析主要有固体直接进样和悬浮液进样两种样品引入方式。由于固体直接进样技术需要特制的进样工具、称量重现性较差、难以保证待测组分的均匀性、缺乏基体相同或匹配的参比标准物质、大量的基体物质将导致基体干扰、使用化学改进剂不如液体进样方便。1974 年,Brady 等提出将固体样品制成悬浮液直接进样,并应用于 GFAAS 分析。悬浮液进样是介于液体和固体之间的进样技术,兼有二者的优点。

1. 悬浮液的制备　先将样品制成一定大小颗粒的干燥粉末,而后采用机械搅拌,加入悬浮剂,增加悬浮液黏稠度,使样品微粒在液体中达到均匀稳定的悬浮状态,从而保证测定的重现性和准确性。

与悬浮液稳定性有关的因素主要有固体样品颗粒的大小、悬浮剂的浓度、搅拌方式等。其中固体颗粒大小则是影响悬浮液稳定性、取样重现性以及分析物原子化效率的重要因素。Fuller 认为直径在 $10\sim30\mu m$ 之间可保证悬浮液的稳定性及良好的分析精密度。此外,分析生物、环境等固体样品时,一般要求样品颗粒小于 $80\mu m$。

加入悬浮剂可保证悬浮液的稳定。常用悬浮剂有琼脂、甘油、TritonX-100、黄原胶、非离子表面活性剂和高黏度的有机溶剂。悬浮剂的浓度应控制在合适范围内,浓度过小,悬浮能力较弱,样品容易沉降,导致取样不具有代表性;浓度过大,稳定时间增长,悬浮液的黏度也较大,取样困难。以琼脂为悬浮剂将土壤样品制成均匀稳定的悬浮液,0.05%的 $NH_4H_2PO_4$ 作为化学改进剂,采用平台 GFAAS 法测定土壤中的 Pb 和 Cd,回收率为 93%~109%。用 Pd 和 Mg 作化学改进剂,加入 0.1%Triton X-100 作悬浮剂,GFAAS 法直接测定人乳中的硒。

搅拌方式有机械搅拌、超声搅拌等。样品粉碎后,利用机械搅拌使之悬浮,并在搅拌过程中动态进样。如在自动进样盘下安装一微型电磁搅拌装置,进行石墨粉中硅的悬浮进样测定,RSD 值仅为 5%。还可应用超声波钛探针在进样杯内直接搅拌,制成均匀的悬浮液。一般不须加入其他试剂,只有在测定如牛肝粉等轻质生物样品时,由于漂浮在液体表面不易扩散,可加入 0.04%的 Triton X-100,降低表面张力,促进扩散悬浮。

此外,还可利用样品的特殊性质制备悬浮液,如利用淀粉水解糊精化的性质,将面粉悬浮液在沸水中水解,不加任何悬浮剂,制备稳定的面粉、米粉悬浮液用以测定铅,稳定时间可达 50 分钟。根据植物油的可皂化性质,用氢氧化钾乙醇溶液制备出澄清、黏度低的均匀皂液用以测定砷。

2. 干扰问题　悬浮液中含有大量样品基体,对 GFAAS 分析的干扰主要来自以下两方面:

(1) 碳质残渣的形成:大量有机基质在灰化过程中,未完全灰化部分在石墨表面形成碳质残渣,多次累积后造成石墨表面不均匀,导致进样重现性差,原子化效率不稳定,影响分析精密度。此外碳质残渣还会阻挡部分入射光,形成非特征吸收,影响灵敏度。碳质残渣在 2 700℃的清扫温度下也无法除去,可通过加氧灰化,在 500~600℃即可完全避免残渣形成。

(2) 背景吸收:文献认为直接进样技术,引入大量的基体成分,其背景干扰将大于经消化处理后的样品溶液。但也有不少报道证实,样品经灰化后可除去大部分基体,一般背景值很低。如测定 NBS 牛肝样品中的铅时,背景值为 0.1A/mg,可用氘灯校正其背景吸收。文献在考察人血清、人肝及 NBS 牛肝参比标准的背景吸收时,发现最大背景吸收值为 0.7A/1.3mg,可用塞曼背景校正。

FAAS分析中,要求悬浮液颗粒粒径≤5μm。FAAS法测定番茄粉中的铜,先将样品在(105±2)℃烘干4小时,研磨后过200目筛,以0.15%的琼脂为悬浮剂制成悬浮液进样,与湿法消解测定结果的相对误差小于0.96%。将茶叶悬浮于琼脂胶体中制成悬浮液,直接喷入空气-乙炔火焰测定微量铬,测定结果与用灰化法处理样品一致。

(二) 蒸汽发生进样

蒸汽发生进样是通过化学反应使待测元素转化为挥发性的元素或化合物,由载气带入原子化器。1992年,IUPAC对这类发生挥发性化合物或元素的分离技术定义为"化学蒸汽发生"(chemical vapour generation,CVG)。与气动雾化进样中有95%以上的试样溶液被废弃不同,CVG进样能将待测元素从样品基体中分离并充分预富集,进样效率近乎100%,极大地消除了分子吸收、光散射及共存元素的干扰,提高了灵敏度,改善了检出限,扩大了线性范围,可以进行形态分析,与流动注射技术结合,更利于自动分析。

汞在室温下能以原子蒸汽状态存在,而且很容易从其化合物还原为金属汞,因此汞是最早应用蒸汽发生进样AAS法测定的元素,至今这一技术仍为多种样品中超痕量汞分析的最佳方法,也是唯一一个直接测定金属原子蒸汽的方法。

除此之外,HG是目前发展最快、技术最成熟、应用最为广泛的CVG进样方法。由于HG与AAS分别具有在分离与测定方面的特点,使之开创了痕量元素分析的一个全新技术领域,至1984年已成功建立了十个元素的HG-AAS法。近二十年来这一技术又有了新的发展,如Cd、Zn、Cu、Ag、Au等元素的挥发性化合物的发生与测定。

CVG还可与现代分析技术联用,尤其是与原子光谱法结合,已构成了原子光谱分析领域内一个相当重要的分支,是当今痕量金属元素的主要分析方法之一,目前可供分析的元素已达三十余种(表11-4)。

表11-4 化学蒸汽发生系统及被测元素

化学蒸汽发生系统	被测元素
氢化物发生	As、Bi、Ge、Pb、Sb、Se、Sn、Te、In、Tl、Zn、Cu、Co、Ag、Au、Rh、Pd
冷蒸汽技术	Hg、Cd
乙基化反应	Bi、Cd、Co、Ge、Hg、Pb、Se、Sn、Tl
丁基化反应	Be、Ga、Hg、Pb、Sn、Zn
羰基化物发生	Co、Fe、Ni
氯化物	As、Bi、Cd、Ge、Mo、Pb、Sn、Tl、Zn
氟化物	Ge、Mo、Re、U、V、W、As、Si
二硫代氨基甲酸脂(盐)	Co、Cr、Cu
β-二酮酸盐	Al、Co、Cr、Cu、Fe、Mn、Ni、Pb、Zn
其他蒸汽发生技术	B(CH$_3$O)$_3$、OsO$_4$、RuO$_4$

引自:Tsale D. L. Hyphenated vapour generation atomic absorption spectrometric techniques J. Anal. At. Spectrom. 1999,14(2):148.

(三) 乳化进样

对于一些石油化工类产品,如汽油、润滑油、油漆、涂料催干剂等,除用常规的干灰化方式进行样品前处理外,还可使用乳化法先将样品溶于有机溶剂,然后再加入乳化剂制成乳化液,FAAS 法直接测定。其优点是样品预处理简便快速,与有机溶剂稀释法相比,不消耗贵重的有机试剂和有机标样,且允许大进样量。

乳化进样的关键在于配制与试液黏度相同的参比溶液。用润滑油添加剂氯化石蜡取代难以获得的基础油配制参比溶液,并用少量苯溶解润滑油,加入乳化剂 OP 和水,振摇后制成样品乳化液,可稳定 1 小时,采用标准加入法,直接进样 FAAS 法测定润滑油中的锌和铅,锌、铅的检出限分别为 0.015mg/L 、0.19mg/L。将面漆样品溶于丙酮,加入 1:1 无水乙醇和 Triton X-100 制成乳浊液,直接喷入空气-乙炔火焰测定镉、铅、总铬,通过在与样品乳浊液等体积的空白溶液中加入适量甘油,可配成与试液黏度一致的参比溶液,与传统湿法比较无显著性差异。

(四)微量进样

微量进样又称脉冲进样。1973 年,Sebastiani 首次提出微量进样技术用于 FAAS,利用微量进样器,使小至几十微升的样品溶液瞬间通过雾化器并导入火焰中原子化,采用快速响应的测量系统记录待测元素的脉冲吸收信号。与常规气动雾化进样相比,试样消耗量小、干扰少、再现性好、分析速度快,还能避免含高盐或复杂基体的样品溶液堵塞雾化器和燃烧缝。适用于来源稀少、贵重、微量样品的分析,尤其是血液等生物样品和稀贵金属的多元素分析。

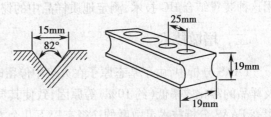

图 11-14　Ealton 微量取样杯

微量进样装置大部分为实验室自制。最简单的是 Ealton 微量取样杯(图 11-14),在流线工字板上制成能容纳 0.5ml 溶液的圆锥型小洞,先用微量进样器将样品溶液注入洞内,再将毛细管插入溶液中吸入雾化器。Manning 把小塑料杯直接插在金属毛细管上,用微量取样器将样品溶液注入杯中即可完成脉冲雾化(图 11-15)。此外,还有 Berndt 微量注射装置、文式取样器等。

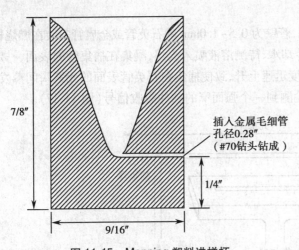

插入金属毛细管
孔径0.28″
(#70钻头钻成)

图 11-15　Manning 塑料进样杯

采用微量进样 FAAS 测定血浆、红细胞中铜、铁、锌,只需要 1ml 样品,RSD 值均小于 4%,与常规讲样法的回收率相近。用自制聚四氟乙烯进样杯、玻璃毛细管和微量吸液器,进行微量进样 FAAS 测定铝合金中的铜、镁、锰、锌,可获得与常规进样法基本相同的灵敏度和检出限。另有文献报道了微量脉冲-导数 FAAS 法测定调味品中铜和锌含量,检出限改善了近 40 倍。

节流脉冲进样是一种更为方便的进样方式。将毛细管在距吸液口一定距离处弯折出一个节点,缓慢吸取试液至节点处,移去溶液,放开弯折后样液迅速吸喷进入火焰,这时将产生一个瞬间的原子吸收信号。节流脉冲 FAAS 用于测定人发中微量元素锌、铜、锰等,RSD 值均小于 2%。

图 11-16 为双脉冲微量进样装置,在"加样"位置时,去离子水由 a、b 进入喷雾系统,此

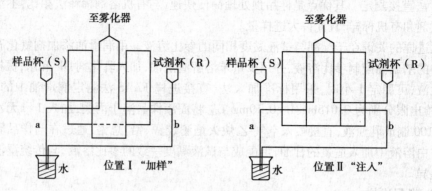

图 11-16　双脉冲微量进样装置

时将样液、试剂分别加入微量样品杯（S）和试剂杯（R），再将进样装置切换至"注入"位置，样液和试剂立即同时被吸入雾化器。试剂可以是释放剂、电离干扰消除剂或硼氢化钾。采用这种装置结合 HG 技术，测定地质样品中的铋，与推荐值无显著性差异。

二、增敏技术

FAAS 分析中，由于基态原子在火焰中停留时间短（约 10^{-3} 秒），火焰气体的稀释作用以及样品的雾化效率低（约 10%）等原因，致使其灵敏度比 GFAAS 法低 3~4 个数量级。目前，提高 FAAS 分析技术灵敏度的途径有以下几个方面。

（一）原子捕集技术

原子捕集是一种在火焰中在线预富集技术，避免了化学前处理及操作带来的污染与损失，保留了 FAAS 法的优点，并能提供较高的原子密度供测量，较常规火焰原子化技术灵敏度提高数倍甚至几百倍，特别适用于痕量易挥发元素的测定。主要有水冷式和缝管式两种捕集方式。

1. 水冷式原子捕集法

（1）结构与原理：将外径为 3~4mm，管壁为 0.5~1.0mm 的石英管或金属管安装在燃烧器狭缝正上方，置于火焰中。捕集管先通冷却水，待测溶液喷入火焰，凝集在捕集管的表面，一定时间后切断冷却水，改通空气，石英管温度迅速上升，致使捕集在石英管表面的元素瞬间蒸发，在火焰中形成高浓度的气态原子，从而检测到一个强而窄的脉冲吸收信号（图 11-17）。

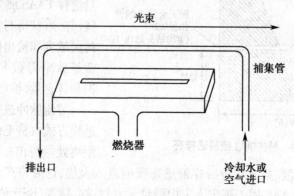

图 11-17　水冷式原子捕集装置图

（2）影响捕集效果的因素

1）火焰状态：对易形成氧化物的低温元素，可用富燃空气-乙炔火焰。如在用富燃火焰测定铜时，由于火焰中氧浓度低，氧化铜解离度大，有更多的铜原子被捕集，因此信号增强。某些元素如镉、铅在贫焰中捕集，富焰中释放，灵敏度比常规火焰法分别提高 208 倍和 238 倍。

2）捕集时间和冷却水流速：捕集时间长、流速快将提高信号强度。而且待测元素在一定浓度范围内，捕集时间与吸光度值呈线性关系。

3）捕集管的材料及规格：石英管导热性好、热膨胀小、耐高温，是制作捕集管的良好材料，但易被碱金属和碱土金属腐蚀。金属管的导热性优于石英管，表面温度更低，有利于原子捕集，提高灵敏度。管径大，易使火焰分裂，管径太小，捕集的表面积变小。

4）化学干扰：样品中的共存物质，如碱金属或碱土金属元素易在石英管表面形成硅酸盐，Cr、Mg 和 Mn 等元素易在石英管表面形成氧化物沉积，从而改变捕集管表面的结构和热力学性质，影响测定的重现性和灵敏度。采用喷入含有 Al、Fe、La 或 V 的溶液，可在石英管表面形成均匀的氧化物涂层，不仅可以避免石英管表面受到侵蚀，还可增加用于捕集的有效表面积，提高捕集效率。

2. 缝管式原子捕集法

（1）结构与原理：缝管式原子捕集器是一根底部和上部各有一条缝宽相同的狭缝的石英管，两条狭缝夹角为 120°～180°。将长缝向下，短缝向上，固定在燃烧器上。为了改善管的性质，可在管内喷以 Al 或 La 的溶液，使其内壁形成氧化物涂层。

首先待测原子被燃烧气体携带经石英管底部进入管内，由于管体大而使流速下降，同时待测原子在管内经多次折射后从二端管口及上缝排出，增加了基态原子在测量光区中的停留时间，从而导致测量光区中待测元素的原子密度和原子化概率增加，提高了灵敏度。其次捕集管的屏蔽作用部分地隔绝了外部空气，使管内火焰包含的氧化性物质相对减少，化学环境相对稳定，测量光路中基态原子浓度增加，灵敏度与精密度均得到一定程度的改善。

（2）影响捕集效果的因素：石英管的内径太小，挡光严重，太大则影响待测原子的富集。双缝石英管的上缝应短于下缝，使火焰气体的喷入量大于从上缝的排出量，以增加待测原子在测量光区内的停留时间。双缝夹角的大小对原子在石英管的停留时间有影响。管长 100mm、内径 8mm、上缝 40mm、下缝 50mm、缝宽 0.7mm 和缝间夹角 135°为最优结构。

缝管捕集的干扰与常规火焰法有所不同。如常规法测银时，铜不产生干扰，而缝管捕集则有负干扰。火焰类型不同，干扰也不尽相同。如用氩气-氢气火焰测定 As、Se、Sb、Hg 等，碱金属与碱土金属盐类干扰严重，而改用空气-乙炔火焰则干扰较小。

（二）增感技术

在无干扰的情况下，样液中加入某些物质，能提高待测元素吸收信号的现象，称为增感效应，这类物质称为增感剂。增感剂的种类繁多，目前应用较多的有以下几类：

1. 有机溶剂 甲醇、乙醇、丙酮等有机溶剂增感剂，可分别提高 Ca、Cu、Fe、Mg、Be、Pb、Zn、Cd、Pt 和 Rb 等元素的分析灵敏度。其作用主要是有机溶剂在火焰中燃烧时，半分解产物 CH、CO、C 等增多，加强还原气氛，有利于金属氧化物生成基态原子；有机溶剂可提高火焰温度，加快蒸发速度，而且对难熔金属及其氧化物起助熔作用，有利于提高原子化效率；有机溶剂还可以降低燃气流速，延长基态原子在火焰中的停留时间，相对提高了火焰中基态原子的浓度。此外，大多数有机溶剂的表面张力、黏度比水小，加入后可降低试液黏度和表面张力,增加提升量,获得更细的气溶胶颗粒。

2. 表面活性剂　1977 年,Kodama 发现阳离子表面活性剂对 Cr(Ⅵ)的测定起增感作用。继后文献报道了表面活性剂用于 Cr、Cu、Ni、Mn 和 Mo 等元素的增感,其中阴离子表面活性剂十二烷基硫酸钠(SDS)对除 Co 与 Sr 以外的金属均有增感作用,阳离子表面活性剂溴化十六烷基三甲铵(TAB)除 Cr 以外全无增感作用,非离子型表面活性剂 OP 对 Ni 和 Zn 以外的金属离子均有增感作用(表 11-5)。

表 11-5　表面活性剂的增感作用

表面活性剂	增感效率/%									
	Fe	Co	Ni	Mn	Zn	Cu	Cd	Cr	Sr	Pb
十二烷基硫酸钠	11.6	0	13.8	11.4	14.7	13	7.5	7.1	0	12.1
溴化十六烷基三甲胺	0	0	0	0	0	–	0	35.5	–	–
乳化剂 OP	69.2	28.6	0	22.9	0	83.3	10	43	58.3	89

表面活性剂在 FAAS 分析中起增感作用的现象比较复杂,随不同的表面活性剂及不同的待测元素而异,即使同一表面活性剂对同一元素不同价态,其增感作用也不尽相同。

表面活性剂可降低溶液的表面张力,致使气溶胶雾滴更小,因而在火焰中蒸发及原子化速度增加,导致吸收信号增加。而侧向扩散理论认为待测元素以气态存在时,能向所有方向扩散,导致火焰中心的基态原子数量减少,而表面活性剂能减缓侧向扩散速度,使靠近火焰中心待测元素浓度增加,从而起到增感作用。

气溶胶离子再分配模型则认为表面活性剂在其临界胶束浓度(critical micelle concentration,CMC)前,主要是因为气溶胶粒子再分配过程中,待测元素在上升的气溶胶中被富集;而在 CMC 之后,则是因为表面活性剂胶束和待测元素离子形成胶团化合物,改变待测元素的原子化进程,提高原子化效率,从而产生增感效应。此外也有文献认为表面活性剂分子与待测元素离子间的电荷引力作用是增感的主要原因。

3. 有机配合剂　有机配合剂与待测元素形成配合物,改变了待测元素热分解和原子化过程。如空气-乙炔火焰中柠檬酸钠等 16 种含键合原子氧或氧氮的有机配合剂对 Yb 有显著增感作用,尤其是柠檬酸钠,可与许多共存元素生成配合物,防止了难熔氧化物或混合氧化物的生成,起到了消除干扰保护待测元素的作用。该体系中 Yb 的特征浓度为 0.17μg/ml。另有文献在考察 37 种有机配合剂对 Yb 的增感效应时,发现配合剂的类型、配合剂分子中键合原子的种类、数量及其相对位置、有无共轭体系及其大小、在反应过程中能否形成螯合环等配合剂的结构因素与增感作用有关。磺基水杨酸体系 FAAS 分析法测定以 Y 为主量元素的混合稀土中的 Eu,增感倍数为 1.6,特征浓度可达 2.6μg/ml。魏继中等研究了空气-乙炔焰中,三苯甲烷类、变色酸偶氮类、羟基羧酸类和氨羧配合剂等对 Yb 的增感效应,发现具有增感作用的试剂主要含有氧-氧或氧-氮键合原子,且其中大多含有磺酸基和多元羟基,增感倍数为几倍至几十倍,其中铬天青 S 的增感倍数最大为 26.5 倍。

此外金属有机配合物在原子化过程中通常为放热,可提高火焰温度,增强火焰的还原气氛,有利于金属原子从难解离的氧化物中释放出来,提高原子化效率和分析灵敏度。

4. 无机盐增感剂　无机盐很早就被用作增感剂。氯化铵能与许多元素生成较易解离的氯化物,有利于待测元素的原子化,如加入氯化铵,FAAS 法测定铬的灵敏度提高近 300

倍。氯化铜对铅有增感作用,导数 FAAS 法测定金属铜中的微量铅,灵敏度提高了 17 倍。在空气-乙炔火焰中,高氯酸铵、硝酸铵、醋酸铵等无机盐,均可使部分元素的分析灵敏度得到不同程度的提高。此外,FAAS 分析中为消除干扰而加入的电离缓冲剂、释放剂、保护剂、助熔剂等,都可认为是一种增感效应。无机盐的增感效应虽然有物理作用,但更多的是化学作用,如 Ca 对 Be 的增感发生在气相,主要是 Ca 生成了 CaC_2 或 CaO 先热解为气态 Ca 后,再将 BeO 还原为气态 Be。

三、化学改进技术

早期的 GFAAS 法精密度差、基体干扰严重,1975 年 Ediger 提出了基体改进技术,其方法是在样液中加入一种或几种试剂,使待测元素转化为热稳定的形态,或使基体物质变成热不稳定的形态,均可在灰化阶段将基体挥发,从而使待测元素与基体干扰物质达到更有效的分离。1992 年,IUPAC 建议将"基体改进剂"定名为"化学改进剂"(chemical modifier),并对其进行了描述:为了使发生在原子化器内的过程按期望的方式进行,可加入称谓化学改进剂的试剂,使分析元素在高温热解阶段被保留,而除去无须存在的伴随物,或者以另一种方式改进原子化。

理想的化学改进剂应具备以下条件:①使待测元素尽可能在较高的灰化温度下稳定,从而使共存的基体组分挥发;②一种改进剂应尽可能适用于较多的元素;③改进剂应为高纯试剂,特别不应含有可测出浓度的待测元素;④应不损害石墨管;⑤不应导致过度的背景衰减。

1. 无机化学改进剂

(1)钯盐:主要有硝酸钯、氯化钯,可用于砷、铅、汞、铋、锡、铊等元素的测定。由于钯是不常测的元素,可制成高纯度的盐,不会对石墨管造成损害,也不产生过度背景衰减,是一个较为满意的化学改进剂,目前应用最为广泛。此外,有文献报道了 Colpd™ 胶体钯改进剂,这是一种成核粒径 5nm 左右的胶体钯,其高比表面积能产生更强的"嵌套效应",从样品干燥阶段就参与待测元素的基体保护,避免待测元素在石墨炉升温过程中损失。尤其适用于复杂液态样本(如尿样、血样、牛奶等)的直接进样分析。其常见重金属空白值低(<0.005Abs),纳米级的超微粒径还可增加钯在石墨管壁的涂镀效应,从而延长石墨管的寿命。

(2)硝酸镁:可用于铝、锰、铬、镍、锌等元素的测定。硝酸镁是良好的助灰化剂,有利于有机物的灰化分解。目前,硝酸镁多与其他化学改进剂混合使用,对一些元素的测定起到更好的化学改进作用。如与磷酸铵盐混合使用测定铅、镉;与硝酸镍混合用于硒的测定。

(3)硝酸镍:主要对砷、硒、碲等挥发性较强的元素有很强的稳定作用。如硝酸镍可使硒的挥发温度由 300℃提高至 1 200℃,砷的灰化温度达到 1 600℃。

(4)磷酸铵盐:磷酸二氢铵与磷酸氢二铵主要用于铅的测定,灰化温度可达 800℃。此外对于测定生物样品中的镉和地矿探测样品中的银也具有良好的化学改进作用。

2. 有机化学改进剂　包括抗坏血酸、枸橼酸、EDTA 等,主要作用是降低待测元素的原子化温度,使其提前从基体中挥发并原子化,从而消除基体干扰。

3. 混合化学改进剂　已报道的有磷酸氢二铵-硝酸镁、硝酸镍-硝酸镁、硝酸钯-抗坏血酸、硝酸钯-硝酸镁等。混合化学改进剂有时能获得比单一改进剂更好的效果。如测定海水中镉,使用$(NH_4)_2HPO_4$ 及 NH_4NO_3 混合改进剂,$(NH_4)_2HPO_4$ 在 550℃以内对镉起稳定作用,NH_4NO_3 可使海水中氯化物以 NH_4Cl 的形式挥发,排除氯化物干扰。文献在对硝酸钯-硝酸镁混合化学改进剂进行系统研究时,发现它有较强的抑制干扰能力,对待测元素有稳定作用,可提高灰化温度,更利于基体的挥发,适用于 20 多个元素的测定,因此将其称为通用化学改进剂。

4. 持久化学改进剂(permanent chemical modifier,PCM) 常规化学改进剂在使用中发现存在一些不足,如试剂空白信号高;干燥、灰化步骤时间长;增加了沾污及记忆效应等。1992 年,Shuttler 将 Pd+Ir 一次涂布在横向加热石墨管内,用以捕集 As、Bi、Se 的氢化物,该石墨管可连续使用 370 次。这一发现改变了近二十年来化学改进剂须每次随样品同时加入原子化器的经典方法。所用试剂称为"持久化学改进剂",大致可分为以下三类:

(1) 单元素改进剂:主要是 Pt、Pd、Ir、Rh、Ru 等,其中 Ir、Rh、Ru 熔点和热解温度均较高,而且可用于王水处理的样品。而 Pd 对氢有更强的亲和力,多用于可形成氢化物元素的原位富集。

(2) 复合型改进剂:将石墨表面处理成金属碳化物如 WC、ZrC 等,而后加入高沸点铂族金属,形成 Ir-W、Rh-W、Ru-W、Ir-Zr、Pd-W 及 Pt-W 等,是一类最成功、应用最广泛的持久改进剂。

(3) 系列改进剂:如 Pd-Ru-Rh、V-Zr-M-W 等,目前很少使用。

持久化学改进剂具有以下优点:一次加入石墨管内可长期使用,缩短了分析周期;可在石墨管内高温处理,使改进剂中的不纯物高温挥发,并原位纯化,降低空白信号,改善检出限;极大地提高了石墨管使用寿命;持久稳定的信号值改善了精密度;提高了可形成氢化物元素的捕集效率;降低了分析成本。近年来有大量文献报道,如 W-Ir 测定燃油及萘中的 Ni 和 V,W-Rh 测定鱼肉、浮游生物、河流沉积物中的 Cd、Pb、Se 和全血及尿中的 Bi,Ru 测定润滑油中的 Sb 及 Sn,Ir 测定全血与尿样中的 Pb 等。

四、背景校正技术

(一) 连续光源背景校正

连续光源背景校正于 1968 年由 koirtyohann 提出,采用氘灯作连续光源(图 11-7)。

空心阴极灯发射出锐线辐射 I_{HCl},氘灯发射出连续光谱辐射 I_{D_2},其谱带宽度与仪器光谱通带一致。测量前将 I_{HCl} 与 I_{D_2} 的光强度调节为 $I_{HCl}=I_{D_2}$,使显示器无读数。测量时两束辐射光交替通过原子化器。

空心阴极灯发出的锐线辐射通过原子化器时,被待测原子及背景物质所吸收,吸光度值为 A_a+A_b。氘灯发出的连续光源通过原子化器时,同样被待测原子及背景物质所吸收。但是原子吸收共振线的半宽度约为 0.003nm,而氘灯发射的连续光源的谱带宽度为 0.2nm。这种情况下,即使其中相当于主光源共振辐射 100% 被吸收,也只相当于连续光源总吸收强度的 1.5%。因此待测原子的特征吸收相对于背景物质的非特征吸收可以忽略不计,则背景吸光度值为 A_b,两者之差 $(A_a+A_b)-A_b=A_a$,即为校正背景后样品中待测原子的吸光度值。

氘灯连续光源背景校正的优点是装置简单,对连续背景有较好的校正效果,对测定灵敏度影响较小,但存在以下不足:

1. 背景校正能力低 一般背景吸光度值控制在 0.5A 以下。

2. 辐射光源的准直问题 若两束辐射光未能完全重合,特别是用石墨炉原子化器测定时,原子蒸汽在石墨管内分布不均匀,则将引入误差。

3. 波长范围受限制 氘灯的最佳使用波长在 190~360nm。高于 360nm 波长,则光强度减弱,因而很难在大范围内使两个光源强度调节到一致,从而影响校正的准确性。

4. 只能校正分子吸收和光散射引起的宽带吸收,不能校正结构背景。

5. 由于光谱通带大于 0.2nm,共存元素的光谱干扰难以避免。

6. 测得的背景值是光谱通带内的平均背景吸收值,不能真正代表分析线处的实际背景值,容易引起校正过度或校正不足。

(二) 塞曼效应背景校正法

1. 塞曼效应　1897 年,物理学家 Zeeman 发现,光源在磁场作用下,可使光谱线分裂,这种现象称为塞曼效应。

原子中不同的能级在磁场作用下分裂的情况不同,构成多种谱线分裂类型。在最简单的情况下,光谱谱线分裂为三个成分,称为正常塞曼效应(图 11-18)。分裂后的谱线,中间是与无磁场情况下的谱线频率 ν_0 相同,且与磁场平行的成分,称 π 成分。两侧是与磁场垂直的成分,称 σ^+ 和 σ^- 成分,其频率分别为 $\nu_0 \pm \Delta\nu$,$\Delta\nu$ 为塞曼分裂的裂距,与磁场的磁感应强度呈正比。

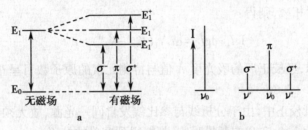

a. 能级的分裂;b. 所产生光谱谱线的分裂。

图 11-18　正常塞曼效应示意图

除了共振线的塞曼分裂外,辐射光还被偏振化,其偏振情况随观察方向而异。如果在磁场方向与辐射光成直角观察,π 成分偏振方向平行于磁场,而 σ 成分的偏振方向垂直于磁场的平面(图 11-19a),这种构型称为横向塞曼效应。若在磁场方向与辐射光平行时观察,π 成分将从光谱中消失,只能观察到圆偏振光 σ^+ 和 σ^- 成分(图 11-19b),这种构型称为纵向塞曼

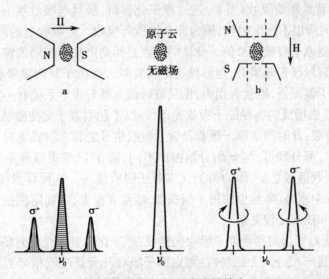

a. 横向塞曼效应;b. 纵向塞曼效应。

图 11-19　横向塞曼效应与纵向塞曼效应

效应,与横向塞曼效应的区别除偏振形式外,还有 π 成分的消失。在光强度的分配上,两个 σ 成分都表现为原来强度的一半,而横向塞曼效应的光强度分配按 $\sigma^+:\pi:\sigma^- = 25:50:25$ 的比例。

2. 塞曼效应背景校正的原理 设共振线经磁场分裂为 π 及 σ^+、σ^- 成分,其强度分别为 $I_{\pi 0}$ 及 $I_{\sigma 0}$。其中 π 为吸收线,σ 为参比线,在通过吸收介质后的光强度分别为:

$$I_\pi = I_{\pi 0} \exp[-\alpha L(K_\pi^A N_A + K_\pi^B N_B)] \qquad (式11\text{-}16)$$

$$I_\sigma = I_{\sigma 0} \exp[-\alpha L(K_\sigma^A N_A + K_\sigma^B N_B)] \qquad (式11\text{-}17)$$

式中:K_π^A、K_π^B 分别为 π 成分的原子吸收系数和背景吸收系数;K_σ^A、K_σ^B 分别为 σ 成分的原子吸收系数和背景吸收系数;N_A、N_B 分别为待测元素原子数和背景吸收物质数;α 为常数;L 为吸收光程。

磁致分裂条件下,π 与 σ 之间的 $\Delta \upsilon$ 很小,可认为 $K_\pi^B = K_\sigma^B$。又因 $I_{\pi 0} = I_{\sigma 0}$。将式 11-16 与式 11-17 取对数后相减,则得:

$$\lg I_\pi - \lg I_\sigma = \alpha L N_A (K_\pi^A - K_\sigma^A) = A \qquad (式11\text{-}18)$$

由式 11-18 可知,经校正后的吸光度 A 值与待测元素的原子数目呈正比,而与背景吸收无关。

在塞曼效应背景校正中,由于分析线与参比线发自同一光源,故无须调整光束和平衡强度。对于吸光度高达 1.4~2.0 的背景吸收,都能得到准确的校正。

3. 塞曼效应原子吸收光谱仪 塞曼效应有八种可能组合方式,但目前商品仪器大多采用横向磁场反向塞曼和纵向交变磁场反向塞曼调制方式,均属于吸收线调制背景校正方式。

(1) 横向恒定磁场反向塞曼原子吸收光谱仪:原子化器置于恒定磁场内,原子蒸汽在磁场作用下,吸收线轮廓分裂为 π 及 $\sigma^\pm$ 成分。光源经旋转偏振器后,交替通过不同偏振方向的光源辐射。一束平行磁场振动为 $P_\parallel$;一束垂直磁场振动为 $P_\perp$。两束光具有完全一样的波长,仅偏振面不同。当 $P_\parallel$ 通过原子化器时,由于与吸收线 π 成分波长相等且偏振方向相同,则为 π 成分及背景物质吸收;当 $P_\perp$ 通过原子化器时,虽然与吸收线 $\sigma^\pm$ 成分偏振方向相同,但频率相差 $\Delta \upsilon$,所以不产生吸收,但为背景物质所吸收。经吸收后的两成分辐射光的吸光度之差,即为待测原子吸收信号值。此法的优点是两光束具有相同的波长和几何形状,只是偏振方向不同,背景校正效果好,能够校正结构背景。但由于只测量吸收线的 π 成分,灵敏度有损失;使用了偏振器,能量有损失,而且旋转偏振器对光学系统有一定影响。

(2) 横向交变磁场反向塞曼原子吸收光谱仪:原子化器置于交变磁场中,无磁场时原子吸收谱线不发生分裂,此时测定原子吸收及背景吸收信号之和。有磁场时,由于静态偏振器只允许辐射光的 $P_\perp$ 部分通过,与 π 组分偏振面不同,而 $\sigma^\pm$ 已偏离原频率 υ_0,此时测量背景吸收。两种成分吸收信号之差,即为待测元素原子吸收信号。这种背景校正法的灵敏度高于横向恒定磁场反向塞曼,虽然也使用了偏振器,能量有损失,但固定偏振器,对光学系统的影响小,不过设备和技术比较复杂。

(3) 纵向交变磁场反向塞曼原子吸收光谱仪:原子化器置于交变磁场中,辐射光与磁场方向平行,检测不到 π 成分。无磁场时,测定原子吸收及背景吸收信号之和。有磁场时,吸收线分裂为 $\sigma^\pm$ 成分,由于光源辐射线位于 σ^+ 与 σ^- 组分波长的中间,不被待测原子吸收,只为背景吸收。分别测得的两个吸收信号之差,即为待测原子吸收信号。这种方法的优点是无旋转偏振器,减少了光能量损失,有利于提高信噪比,改善检出限。

4. 塞曼效应背景校正法的特点

(1) 基线稳定性好,噪声低,检出限低,精密度好。

(2) 背景校正能力强:能在 190~900nm 全波段范围内校正连续背景、线状背景和结构背景。

(3) 可拓宽校正曲线的线性范围。

(4) 校正曲线有逆转现象。据式 11-18,吸光度值与 $(K_\pi^A - K_\sigma^A)$ 有关,理想的情况是磁场强度能达到使 σ 成分频移出原来谱线轮廓以外,此时 K_π^A 值最大,而 K_σ^A 值最小,则 $(K_\pi^A - K_\sigma^A)$ 值最大,线性关系最好。交变磁场能满足这一要求。若使用恒定磁场,随浓度的增长,K_π^A 值相对于 K_σ^A 值增加较快,但逐渐出现 K_π^A 值增大的速度下降较快,而 K_σ^A 值较慢。浓度继续提高,至 K_π^A 值增大的速度与 K_σ^A 相等时,校正曲线达最大值,再提高浓度,曲线就开始出现逆转。

(三) 自吸效应背景校正法

1. 自吸效应与自蚀 空心阴极灯受热后,阴极的金属原子被电离的气体离子撞击,溅射出激发态原子并发射该原子的特征谱线。而一部分金属原子则以基态原子形式在阴极开口处前方形成基态原子云,吸收阴极激发态原子所发射的特征谱线,从而使空心阴极灯的发射光强度减弱,这一现象称为自吸。当阴极前方的基态原子浓度大到足以使阴极发射的特征谱线中心频率完全被吸收称为自蚀。

2. 自吸效应背景校正原理 首先使空心阴极灯在弱脉冲低电流下工作,此时发射轮廓较窄的谱线,用以测定待测原子与背景的吸收,再以短暂的强脉冲高电流通过空心阴极灯,使其产生自吸收并使发射线的谱线轮廓变宽,此时待测元素的原子吸收信号极大的下降,但背景吸收值保持不变(图 11-20)。背景吸收为宽带吸收,无论空心阴极灯发射的谱线如何,所产生的相对吸收总是相同的。因此相同干扰物质浓度,在低电流及高电流时测得的背景吸收值相同。二者吸光度值之差正比于分析元素浓度的吸光度。

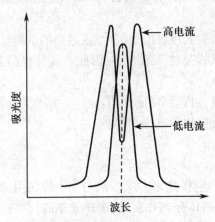

图 11-20 空心阴极灯高电流与低电流的谱线轮廓

自吸收效应与空心阴极灯的灯电流及阴极金属的蒸汽压有关,灯电流大、阴极金属蒸汽压低时,自吸现象更为明显。但阴极金属是恒定不变的,因此合理选择空心阴极灯的供电电流,对控制辐射谱线的自吸变宽程度,进行有效的背景校正十分重要。

3. 自吸效应背景校正法的特点

(1) 可在紫外可见整个波长范围内校正背景吸收,且校正能力强,可以校正吸光度高达 2A 的背景吸收,但对 GFAAS 的背景校正效果不如 FAAS。

(2) 可校正光谱背景干扰。空心阴极灯在高电流时产生的自吸变宽,其辐射波长的峰值与低电流脉冲的峰值波长位移很小。如高浓度镍存在时测量锑,锑的共振线为 231.147nm,镍为 231.096nm,连续光源背景校正无法消除镍的光谱干扰,而自吸收背景校正法则可有效消除干扰。

(3) 可有效校正结构背景干扰。测定磷酸氢钙中的痕量砷时,由于存在磷分子 P_2 所造成的较高结构背景,连续光源背景校正法出现严重的过度校正,而用自吸收背景校正可以完全消除。

（4）适用于高电流脉冲下分析线产生严重自吸的元素的背景校正。

（5）对灵敏度和准确度有一定影响。高电流条件下所形成的共振谱线的自吸收效应，不可能使共振辐射达到 100% 的自吸，在 γ_0 处仍有少量共振辐射的能量，因此背景吸收值中包含了少量待测元素的共振吸收，使测定灵敏度有所降低。此外，由于两次测定吸光度的时间差较长，导致分时测量两个背景吸收值引起的差异较大，从而影响了背景校正的准确性。

五、联用技术

（一）与流动注射联用

流动注射分析（flow injection analysis，FIA）是一种在非热力学平衡条件下，在液流中重现地处理试样或试剂区带的定量分析技术。FI-AAS 则是以 FI 作为在线化学预处理手段、以 AAS 进行检测的一种联用技术，具有以下特点：

1. 取样量少　单次测定一般为 $10 \sim 300 \mu l$，大部分在 $100 \mu l$ 以内。

2. 分析速度快　通常为 300 次/h，最快可达 500 次/h。

3. 绝对检出限低　虽然相对检出限高于传统进样方式，但由于试样量少，其绝对检出限低于一般方法。

4. 分析精度高　由于试样由载流连续输入原子化器中，火焰状态稳定，试样采集由进样阀控制，取样体积准确，RSD 值一般小于 1%。

5. 可实现在线富集　与多种化学分离技术联用，能有效地实现样品的在线分离和富集，富集倍数至少在 20 倍以上。可采用微型柱预富集器，即将离子交换树脂、螯合树脂、活性炭等对重金属元素有良好吸附效果的材料填充于微型柱中。文献报道，用阴离子交换树脂为填料，8-羟基喹啉-5-磺酸为螯合剂，在线微柱富集天然水中的 Cu，富集倍数达到 23，FAAS 法测定 Cu 的检出限为 0.2pg/ml。以 NaDDTC 为螯合剂，C18 反相微型键合硅胶柱在线吸附萃取 Pb，与 $50 \mu l$ 样品直接进样相比，富集 60s Pb 的富集倍数为 26，用乙醇洗脱，FI-GFAAS 进行测定的检出限为 $0.003 \mu g/L$。

6. 可测定高浓度试样　通过控制试样体积和混合管长度，随意稀释浓度过高的试样。

7. 直接测定高盐分试样　由于取样量少，而且试样是注入载流中，因此高盐分样品直接测定也不会堵塞雾化器或燃烧器。

8. 增感作用　使用与水不混溶的有机溶剂作载流，可起到增感作用。

9. 可在线加入消除化学干扰的释放剂、干扰抑制剂、化学改进剂等。

10. FI-FAAS 联用可使标准加入法更为简便可靠。

（二）与氢化物发生联用

HG 是化学蒸汽发生中技术最成熟、应用最广泛的进样技术。AAS 法与 HG 的联用，开发了 AAS 分析领域的新方法。其特点是：待测组分与基体分离并富集；进样效率高；在氩氢焰中实现原子化，背景吸收低；在石英炉和石墨管原子化器内原子化，原子在分析区的平均停留时间延长；与流动注射结合在线分离基体，试剂用量少，分析速度快，易于实现自动化；通过原位富集可以获得很低的检出限和很高的灵敏度；还可实现元素的形态分析。有关 HG-AAS 的内容详见本章第四节。

（三）与色谱技术联用

元素的不同形态具有不同的物理化学特性、毒性和生物效应，例如 Cr（Ⅲ）是人体必需的微量元素,而 Cr(Ⅵ)则是致癌物质,无机砷的毒性远远大于有机砷,而甲基汞比无机汞的毒性更强。因此在许多情况下,须对元素的形态进行分析,而且要求分析方法具有很强的分离能力和很高的检测灵敏度。现代色谱技术与 AAS 的联用正是综合了色谱的高分离效率与 AAS 检测的专一性和高灵敏度的优点,是元素形态分析最有效的方法之一。

气相色谱与原子吸收联用接口装置简单,选择性好,灵敏度足够高。用石英原子化器测定大气和汽油中的烷基铅,$(CH_3)_4Pb$、$(C_2H_5)_4Pb$、$(CH_3)_2(C_2H_5)_2Pb$ 等 5 种化学形态得到很好的分离,Pb 的最小检出量为 30pg,RSD 为 3.31%~4.12%,回收率为 94.6%~104%。用毛细管气相色谱法与原子吸收光谱联用测定大蒜油中的 $(CH_3)_2Se$ 和 $(CH_3)_2Se_2$,检出限分别为 0.3ng 和 0.04ng。

液相色谱用于 AAS 联用装置,是将色谱流出组分通过程序控制分时送入进样杯,再注入石墨炉内,或将色谱流出液直接引入雾化器或进行衍生化反应,转化为气态化合物后进行检测。HPLC-GFAAS 联用可分析不产生挥发性产物的化合物形态,如分离和检测含砷农药杀虫剂残留。以醋酸铵缓冲液为流动相,在强阴离子交换树脂上可有效分离 H_3AsO_3、MMA 和 DMA 三种形态的砷,并用 GFAAS 测定。在 C18 反相柱上,以硝酸四庚铵饱和的甲醇-水混合物为流动相分离 4 种形态的砷,可测定 10ng/ml 的砷。

第七节 应 用

原子吸收光谱法自 20 世纪 50 年代出现以来,经历了仪器设计制造的不断改进,分析方法的不断完善,在元素分析方面,具有灵敏度高、选择性好、精密度好、分析速度快、适用范围广、操作简便、易于掌握等诸多优点,已广泛应用于分析化学的各个领域。自 20 世纪 70 年代以来,该方法在卫生检验中发挥着越来越重要的作用,成功地应用于各类食品及食品添加剂、包装材料、水质及水处理剂、化妆品、生物材料、土壤及空气中微量及痕量元素的检测。

一、在食品分析中的应用

食品中的微量元素与人体健康密切相关,其中有些重金属元素一旦误食,直接对人体造成严重影响,甚至危及生命,而某些人体必需的微量元素,虽然对人体有益,如果缺乏会引起疾病,但若过量摄入,也会危害健康。AAS 法可为食品中痕量及微量元素的检测提供可靠的分析方法。

应用实例:食品中镉的测定

试样经灰化或酸消解后,制成样液,注入原子吸收分光光度计的石墨炉中进行测定。对于基体复杂的样品,可加入磷酸二氢铵等化学改进剂消除干扰。

测定参考条件如下:

——波长 228.8nm,狭缝 0.2~1.0nm,灯电流 2~10mA;

——干燥温度 105℃,干燥时间 20 秒;灰化温度 400~700℃,灰化时间 20~40 秒;原子化温度 1 300~2 300℃,原子化时间 3~5 秒;

——氘灯连续光源背景校正或塞曼效应背景校正。

二、在水质分析中的应用

水是生命之源,是人类生存和社会经济发展不可或缺的战略资源。水的安全直接关系到人类的健康、社会的稳定和经济的可持续发展。目前饮用水受到人类活动污染的影响是全世界饮用水质安全受到威胁的重要原因。GB/T 5750.6-2006《生活饮用水标准检验方法金属指标》中已将 AAS 法纳入了金属元素的常规分析方法。

应用实例:生活饮用水中铁、锰的测定

澄清的水样可直接测定;浑浊的水样在离心后取上清液测定;悬浮物较多的水样,在分析前须酸化并消化有机物。处理后的水样可采用以下的 FAAS 法测定:

——直接法:适宜测定范围分别为铁 0.3~5mg/L,锰 0.1~3mg/L。

——萃取法:在微酸性水样中加入吡咯烷二硫代氨基甲酸铵(APDC),和金属离子形成络合物,用甲基异丁基甲酮(MIBK)萃取,萃取液导入火焰原子化器。适宜的测定范围为铁、锰 25~300mg/L。

——共沉淀法:水样中的铁、锰离子经氢氧化镁共沉淀捕集后,加硝酸溶解沉淀,酸液喷雾进入原子化器。适宜测定范围分别为铁 0.01~0.05mg/L,锰 0.008~0.04mg/L。

三、在生物样品分析中的应用

铅是一种重要的环境污染物,可造成人体多系统损害,血铅是反映铅暴露的生物监测指标。GFAAS 法已成为测定血铅的标准方法之一,血中铅含量测定的准确与否直接影响临床诊断的结果。

应用实例:全血中铅的测定。

取 0.20ml 血样置于具塞聚乙烯离心管中,加入 5%硝酸溶液 1.80ml,振摇混匀后静止 15 分钟,以 6 000r/min 离心 10 分钟,吸取上清液,采用持久性化学改进剂铱 GFAAS 法测定。在标准系列中加入含 0.1%氯化钠作为基体匹配剂,无须采用正常人血或牛血配制标准。

测定参考条件如下:

——测定波长 283.8nm,灯电流 10mA,狭缝通带 0.7nm,进样体积 20μl。

——石墨炉升温程序见表 11-6。

——塞曼效应背景校正。

表 11-6　石墨炉升温程序

步骤	温度/℃	斜坡时间/s	保持时间/s	氩气流速/ml·min^{-1}
干燥	110	5	20	250
干燥	130	5	20	250
灰化	800	10	10	250
原子化	1 900	0	3	0
清除	2 300	1	3	250

(高　舸)

参 考 文 献

[1] 威尔茨. 原子吸收光谱法. 2 版,北京:地质出版社,1989.

[2] 邓勃. 原子吸收光谱分析的原理、技术和应用. 北京:清华大学出版社,2004.

[3] 郑国经. 分析化学手册原子光谱分析. 3 版,北京:化学工业出版社,2016.

［4］魏福祥.现代仪器分析技术及应用.北京:中国石化出版社,2011.

［5］杜晓燕,毋福海,孙成均,等.现代卫生化学.2版,北京:人民卫生出版社,2009.

［6］杨元.现代分析测试技术在卫生检验中的应用.成都:四川大学出版社,2008.

［7］陶锐,高舸.电热原子吸收光谱分析中的持久性化学改进剂.理化检验,2007,43(1):85-89.

［8］舒永红,何华焜.原子吸收和原子荧光光谱分析.分析试验室,2007,26(8):106-122.

［9］汪福意,江祖成.电热原子吸收分析中的固体进样技术.分析科学学报,2001,17(3):245-248.

［10］张钦龙,高舸.持久性化学改进剂铱用于电热原子吸收光谱法测定血中痕量铅.现代预防医学,2011,38(5):921-923.

［11］姜宪娟,淦五二.电化学氢化物/冷原子发生法(EC-HG/EC-VG)及其在原子光谱分析中的应用进展.分析试验室,2013,32(11):120-124.

［12］张宏康,王中瑗,劳翠莹.流动注射与火焰原子吸收联用测定食品中重金属的研究进展.食品与发酵工业,2014,40(6):135-140.

第十二章

电感耦合等离子体原子发射光谱法

原子发射光谱分析(atomic emission spectrometry,AES)是根据元素激发态原子所发射的特征辐射的波长和强度对其进行定性和定量分析的方法。原子发射光谱分析是光谱分析法中最早发展和应用的方法之一。早在19世纪中,Bunsen 和 Kirchhoff 就将分光镜应用于元素的鉴定及分析,并将元素与特征谱线相联系,确认了线光谱是原子发射的,建立了光谱定性分析的基础。20世纪30年代,Lomakin 和 Scherbe 分别提出了定量分析的经验公式,确定了谱线发射强度与浓度之间的关系。但当时采用的原子发射光谱的光源如化学火焰、电火花、电弧激光等重复性差、测量误差大,使原子发射光谱的发展一度落后于原子吸收光谱法。直到60年代中期,Fassel 和 Greenfield 引入了等离子体作为激发光源,创立了原子发射光谱新技术,电感耦合等离子体原子发射光谱被誉为"发射光谱发展新的里程碑",标志着原子发射光谱分析技术又进入一个崭新的发展时期。1975年国际纯粹和应用化学联合会(IUPAC)将电感耦合等离子体发射光谱分析法(Inductively Couple Plasma Atomic Emission Spectroscopy 或 Inductively Couple Plasma Optical Emission Spectrometry)推荐作为专用术语,简称为 ICP-AES 或 ICP-OES。

ICP-AES 技术具有以下特点:①选择性好:能够同时进行十几种甚至更多种元素的分析,元素周期表中已有73种元素可以测定,这是该技术最大的优势;②校准曲线具有较宽的动态范围:线性范围可宽达6~7个数量级,可同时测定极高和极低含量的元素;③灵敏度较高:检出限可达到 10^{-12} g/ml;④具有良好的精密度和重复性:当被测元素浓度大于或等于最小检测量的100倍时,RSD 可低至1%以内;⑤可分析的样品种类多,且用量少:固体、液体和气体样品可直接分析,且用量很少,只需几毫克至几十毫克的试样;⑥分析速度快。但 ICP-AES 技术也有一定的局限性,如无法测定元素的价态和形态分析,对常见的非金属元素如氧、硫、氮、卤素等谱线在远紫外区,目前一般的光谱仪尚无法检测;还有一些非金属元素,如 P、Se、Te 等,由于其激发电位高、灵敏度较低,氩气消耗大,费用较高。

近半个世纪以来,ICP-AES 仪器在灵敏度、精密度、确定度、自动化等方面都有了很大的发展,从而也推动了 ICP 分析技术的发展和应用。

第一节 基本原理

一、原子发射光谱的产生

原子由核及核外电子组成,核外电子按一定规律分布在具有一定能量的电子能级上。

原子光谱主要研究原子外层电子能级的跃迁。原子外层电子在通常情况下处于能量最低的轨道能级上,也就是原子处于稳定状态,称为基态。当有外界的能量如光能、电能、热能作用于原子时,原子的外层电子就会被激发,从基态跃迁到激发态。原子从基态跃迁到激发态所需的能量,称为激发能。由于激发态的原子是不稳定的,在很短的时间内($10^{-8} \sim 10^{-10}$ 秒)就从高能量的激发态跃迁回各较低能态或基态,电子则以电磁辐射的形式将激发能释放出来,这个过程产生的光谱称为原子发射光谱。

$$M^* \rightarrow M + h\nu$$

由于原子外层电子处于不同能量轨道运动时,其能量变化处于量子化,所以发射的谱线波长与能级的能量变化有关:

$$E_2 - E_1 = h\nu = \frac{hc}{\lambda} \qquad \text{(式 12-1)}$$

式中,E_2 为跃迁前能级的能量,E_1 为跃迁后能级的能量,以 cm^{-1} 或 eV 为单位;h 为普朗克常数;c 为光速;λ 为波长。

从基态跃迁到激发态所产生的谱线称为共振吸收线,从激发态跃迁到基态所产生的谱线称为共振发射线。同一元素产生的共振发射线和共振吸收线波长是相同的。同一元素的原子从不同的高能级向不同的低能级跃迁会产出很多的共振发射线,但第一激发态与基态之间的跃迁发生的概率最大,谱线的强度最强,通常称为第一共振线。由于不同元素的原子具有不同的能级结构,因此跃迁产生的第一共振线具有不同的波长,根据这些波长特征就可以确定元素的种类,这就是原子发射光谱定性分析的依据。以元素特征光谱中的第一共振线作为分析线,由于谱线强度与激发态原子数呈正比,根据激发态原子数与样品中对应元素的原子总数呈正比的关系就可以进行定量分析。

二、谱线的强度

谱线的强度 I 与原子单位时间内发生跃迁的次数(跃迁概率)A、激发态的原子总数 N^* 和跃迁能量差($E_2 - E_1$)呈正比:

$$I = A \cdot N^* (E_2 - E_1) \qquad \text{(式 12-2)}$$

由式 12-1,则

$$I = A \cdot N^* (E_2 - E_1) = A \cdot N^* \cdot h\nu \qquad \text{(式 12-3)}$$

根据热力学观点,在一定温度下体系达到平衡时,原子在激发态和基态中的分布也达到平衡,并符合玻尔兹曼公式:

$$\frac{N^*}{N_0} = \frac{g^*}{g_0} \cdot e^{-\frac{E^*}{kT}} \qquad \text{(式 12-4)}$$

式中,N^* 为激发态的原子数,N_0 为基态的原子数,g^* 和 g_0 为激发态和基态的统计权重,E^* 为激发态的激发能,k 为玻尔兹曼常量,T 为激发温度。

将式 12-4 代入式 12-3 中,得到

$$I = A \cdot N_0 \cdot \frac{g^*}{g_0} \cdot e^{\frac{E^*}{kT}} \cdot h\nu \qquad \text{(式 12-5)}$$

由式 12-5 可见,谱线的强度取决于:①谱线的激发能和跃迁概率:I 与 E^* 呈反比关系,说明被激发的原子所处的激发态能量越低,产生跃迁的概率越大,谱线的强度越强。这就可以解释为何第一共振线是最易激发且强度最强的谱线。②激发温度:激发温度的升高,在一定程度上可以增加被激发的原子数,使谱线的强度增强。但超过一定温度后,原子的电离增加,谱线的强度反而减弱。因此,激发温度应选择合适的温度使谱线强度达到最大。

式 12-5 还表明,I 与 N_0 呈正比,而在一定条件下,N_0 与样品中元素浓度 c 呈正比。故当激发能和激发温度恒定时,式 12-5 各项均为常数,用 K 来表示,则式 12-5 可表示为:

$$I = Kc \qquad \text{(式 12-6)}$$

式中,K 为与实验条件等有关的常数。该式表明,在一定的分析条件下,谱线强度与试样中元素的浓度呈正比。这就是原子发射光谱法的定量依据。

三、自吸与自蚀

通常激发光源是有一定区域的,区域中心的温度高,区域边缘的温度较低。同样在区域中心激发态原子的浓度比较高,在区域边缘的原子多处于基态或低能态。原子在区域中心发射出某一波长的辐射在通过区域边缘射出时,就有可能被区域边缘的同一元素处于基态或低能态的原子吸收,导致实际观察到的谱线强度减弱而轮廓却相应增宽。这种谱线辐射在传播途中被同种元素所吸收引起谱线强度和物理轮廓改变的现象称为自吸或自吸增宽。

自吸的程度与激发光源的温度分布及原子浓度的分布有关。当原子浓度较低时,自吸不发生,随着原子浓度增大,自吸逐渐增强。当原子浓度增大到一定程度,中心区域发射的射线严重减弱,甚至完全被吸收。由于吸收谱线宽度较发射谱线窄,使谱线看似分裂为两条谱线,这种现象称为自蚀。自蚀是自吸的极端情形(图 12-1)。

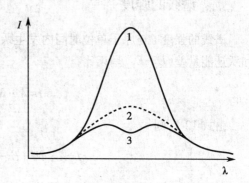

1. 无自吸;2. 自吸;3. 自蚀。

图 12-1 自吸与自蚀现象

由于有自吸现象,当元素浓度较大时,谱线强度的公式应修正为:

$$I = Kc^b \qquad \text{(式 12-7)}$$

式中 I 为谱线强度,K 为与试验条件等有关的常数,c 为元素浓度,b 为自吸系数。将式 12-7 转换为对数形式,则:

$$\lg I = \lg K + b\lg c \qquad \text{(式 12-8)}$$

由此可见,在没有自吸的情况下,I 与 c 是呈正比的。但试样中浓度较大时,出现自吸或自蚀现象,$\lg I$ 与 $\lg c$ 呈线性关系。

四、电感耦合等离子体

1. 等离子体　等离子体是一个近代物理学的概念,是指被电离了的气体(电离度超过 0.1%),被称为除固体、液体、气体以外的第四种物理状态。这种气体不仅含有中性原子和分子,而且含有相同数目的正离子和电子,呈电中性,故称为等离子体。由于等离子体含有大量的电子和离子,使其具有良好的导电能力。广义上,火花放电、火焰和电弧的高温部分、太阳和恒星表面的电离层等都是等离子体。

等离子体的浓度与温度有关。按温度不同可将等离子体分为高温等离子体和低温等离子体。高温等离子体是指温度达到 $10^6 \sim 10^8 K$ 时,气体中的所有分子、原子完全电离;低温等离子体是指温度小于 $10^5 K$ 时,气体仅部分电离,电离度约为 0.1%。光谱分析所用的光源基本上都是低温等离子体。

在光谱分析中的等离子体光源,通常指外观上类似火焰的一类放电光源。根据产生等离子体的电场种类不同,等离子体光源又分为如下几类:①直流等离子体(direct current plasma,DCP):是由一个直流电场穿过电极产生的等离子体;②微波等离子体:包括电容耦合微波等离子体(capacitive couple microwave plasma,CCMP)和微波诱导等离子体(Microwave induced plasma,MIP),是有一个微波场施加到共振腔上产生的等离子体;③高频等离子体:包括高频电容耦合等离子体(capacitive couple plasma,CCP)和ICP,是由一个高频电场通过一个线圈而产生的等离子体。这些等离子体光源都能可以用于光谱分析中,它们的共同优点在于:①具有较高的蒸发、原子化、离子化和激发能力,许多元素有很灵敏的离子线;②稳定性好;③基体效应小。目前,ICP 的研究最为广泛和深入,应用也最为普遍。

2. ICP 的形成　ICP 形成实际上是气体电离为离子和电子的过程。其工作原理是利用高频电流通过感应线圈,电离加热工作气体而产生的火焰状等离子体。具有温度高、离子线的发射强度大等特点。ICP 的形成依赖于高频发生器、工作气体、等离子炬管、点火器四大组成部件共同完成。

(1) 高频发生器:作用是产生固定频率的高频磁场以供给等离子体能量。频率多为 $27 \sim 50MHz$,最大输出功率通常是 $1 \sim 4kW$。其产生的高频电经过铜管绕成的线圈,对 ICP 矩管进行高频感应加热。当线圈上有高频电流通过时,则在线圈的轴线方向上产生一个强烈振荡的环形磁场。应用最广泛的高频发生器有自激发生器和利用石英晶体压电效应产生高频振荡的他激式高频发生器。

(2) 等离子体炬管:由三层同心石英管组成,其作用有三个:①使等离子体放电并且与负载线圈隔开以防止短路;②通过通入的冷却气带走等离子体的热量,以免石英矩管被高温所熔化;③限制等离子体的大小。

(3) 工作气体:工作气体为氩气,这是因为氩气易于形成稳定的等离子体,所需的高频功率也较低,即易于"点火";形成的氩等离子体温度高、灵敏度高、光谱背景较低,具有良好的分析性能。氩气的纯度一般要求达到 99.95% ~ 99.99%。氩气在矩管中分为三股气流,分别起不同作用:①冷却气:也称等离子气,沿切线方向引入外管并呈螺旋形上升,以产生涡旋气流,它主要起冷却作用,保护石英矩管免被烧坏,使等离子体的外表面冷却并与管壁保持一定的距离。②辅助气:沿切线方向通入中管和内管之间,作用是"点燃"等离子体,并使高温的 ICP 底部与中心管、中层管保持一定的距离,维持等离子体高度,以保护中心管和中层管的顶端不被烧熔或过热,形成等离子体焰炬后可以关闭;③载气:又称雾化气,其作用是将样品溶液转化为气溶胶,并将气溶胶引入 ICP,同时也对雾化器、雾化室、中心管起清洗作用。

(4) 点火器:它的作用是引入火种,使氩气局部电离为导电体,并进而产生感应电流。点火器有两种:一种是石墨棒加热,另一种是目前最常用的尖端放电的高压 Tesla 线圈。

氩 ICP 焰炬的形成:室温下,炬管中的干燥氩气并不导电,也不会产生感应电流。当高压 Tesla 线圈尖端放电时,氩气局部电离为导电体,产生电子和离子。当高频电流通过铜管线圈时,在矩管中产生轴向高频磁场。氩气局部电离产生的电子和离子被高频的电磁场以相反的方向加速,形成与炬管同轴的环形电流。原子、离子、电子在强烈的振荡运动中互相碰撞产生更多的电子与离子,当达到相当的电导率时,在气体垂直于磁场方向的截面上就会产生一个呈闭合圆形回路的涡流。这股强大的环形感应电流瞬间将气体加热到将近 10 000K 的高温,在矩管中形成明亮的氩等离子焰炬。此时的 ICP 矩管系统像一个变压器,感应线圈是初级线圈,等离子体相当于变压器的次级线圈,高频电能就通过感应线圈耦合到等离子体上,使等离子体"火焰"维持不灭。当载气将已经雾化的试样通过等离子体时,就被高温的等离子体间接加热到 6 000~7 000K,发生解离、原子化、激发、跃迁产生光辐射,见图 12-2。

3. ICP 焰炬的物理特性

(1) 环状结构:等离子体的形状与电流的频率有关。在低频时形成的 ICP 焰炬像泪滴,试样微粒不能从焰炬中通过,只能环绕焰炬表面通过,不利于试样的蒸发。在高频(约 30MHz)时形成的 ICP 焰炬像圆环形,试样微粒可以沿着 ICP 焰炬轴心通过,便于试样的蒸发和激发,见图 12-3。ICP 焰炬的环状结构是 ICP 光源具有良好光谱分析性能的关键。

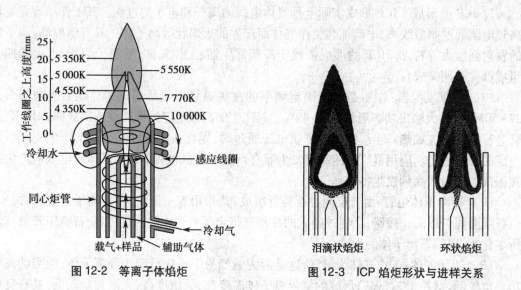

图 12-2　等离子体焰炬　　　　　图 12-3　ICP 焰炬形状与进样关系

ICP 环状结构的形成是由于高频电流的趋肤效应(skin effect)和通道效应共同作用的结果。趋肤效应是指高频电流密度在导体截面内不均匀分布的结果。ICP 中的高频感应电流绝大部分流经导体外围,越接近导体表面,电流密度越大,涡电流集中在等离子体的表面层内,形成环状结构。趋肤效应的大小用趋肤深度 δ 表示。δ 是当电流密度下降为导体表面电流密度 $1/e$(即 36.8%)时,距离导体表面的距离,相当于环形结构的厚度。δ 越小,趋肤效应显著,表明趋肤层比较薄,环形中心通道较宽。δ 过大,趋肤效应下降,环形结构会消失,样品无法引入中心通道。δ 的大小可以通过调节高频电流的频率来控制,它们的关系如下式:

$$\delta = \frac{5\,030}{\sqrt{\mu\sigma f}} \tag{式 12-9}$$

式中,μ 为相对磁导率,σ 为电导率,f 为高频放电频率。可见频率越高,δ 越小,趋肤效应越显著,中心通道越容易形成。

通道效应是指由于切线气流所形成的旋涡使轴心部分的气体压力较外周略低而形成的一条从焰炬底部穿越整个焰炬的通道。通道直径约 2mm,长约 5cm。这个通道具有较低气压、较低的温度和较小的阻力,使试样更加容易进入焰炬。试样的雾滴在这个通道中进行快速蒸发、离解、原子化、电离和激发。ICP 焰炬的外围由电流加热,而焰炬中心通道由外围层的热传导和辐射加热。这种加热方式使加热区组分的变化对受热区的样品影响较小,降低了光源的基体效应。同时,由于样品气溶胶通过通道的时间可达几个毫秒,比其他光源的停留时间($1\sim10\mu s$)长得多,因此被分析物质的原子可反复地受激发,故 ICP 光源的激发效率较高。另外,由于通道的温度较外围低,且外围的焰炬是氩气电离形成的,不含待测物质,因此即使试样的原子蒸汽扩散到外围,也不会形成自吸的冷原子蒸汽层,减少了光源的自吸现象,工作曲线的线性动态范围得以增宽。

(2) 温度分布:ICP 焰炬的温度分布是不均匀的,自下而上温度逐渐降低。高温区温度可达 10 000K,而尾焰区在 6 000K 以下。根据试样进入中心通道的顺序,通常将焰炬分为三个区:①焰心区:在环形感应放电区域内,温度最高,电流密度最大,加上外气流的热箍缩作用,温度可达 10 000K,呈白色不透明状。样品气溶胶在这个区域被预热、蒸发,所以又叫预热区。②内焰区:在感应圈上 $10\sim20$mm 处,温度约为 $6\,000\sim8\,000$K,呈淡蓝色半透明状。试样气溶胶在这个区域原子化、激发并发出很强的原子线和离子线。这个区域是最适合观测区域,也称测光区。测光时在感应线圈上的高度称为观测高度。在元素测定时,通过改变观测高度,可以找到最强的谱线强度和最佳的背景。③尾焰区:在内焰区上方,焰炬的环状结构消失,温度在 6 000K 以下,原子、离子、电子可能重新复合为分子或原子。只能用于观测易挥发、使用原子线做分析线的元素,例如 Li、Na、K。

第二节　电感耦合等离子体原子发射光谱仪

1964 年,Greenfiald 和 Fasel 分别发表了各自在 ICP-AES 技术方面的研究成果。ICP-AES 技术真正快速发展是在 20 世纪 70 年代。1974 年美国的 Thermo Jarrell-Ash 公司研制出了第一台商用电感耦合等离子体原子发射光谱仪(ICP-AES)。

几乎所有电感耦合等离子体原子发射光谱仪的工作流程都是相同的,大致的流程是:进样系统将试样溶液由蠕动泵或载气带入雾化系统进行雾化,以气溶胶形式进入光源系统中的 ICP 中。气溶胶微粒被充分蒸发、激发、电离和原子化,发射出很强的原子谱线和离子谱线。分光系统、检测系统和数据处理系统将各元素发射的特征谱线及强度经过分光、光电转换、检测和数据处理,最后输出各元素的含量。

一、基本结构

电感耦合等离子体原子发射光谱仪由光源系统、进样系统、分光系统、检测系统和数据处理系统组成,见图 12-4。

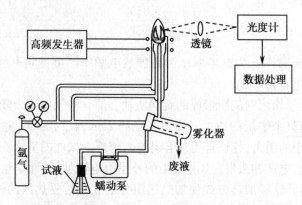

图 12-4　电感耦合等离子体原子发射光谱仪示意图

1. 光源系统　激发光源是原子发射光谱仪中一个极为重要的组成部分,它的作用是给分析试样提供蒸发、解离、原子化、激发、跃迁的能量,使其产生光谱。由于样品的种类繁多、试样元素的熔点、沸点、原子量、化学反应、化合物的离解能、元素的电离能、激发能、原子(离子)的能级等物理和化学性质不同,对激发光源的要求不同。不同的光源在蒸发温度、激发温度、放电稳定性等各方面都各有其特点和应用范围。因此,应该根据不同的需求,选择合适的激发光源。

原子发射光谱分析的误差,主要来源是激发光源,因此在选择激发光源时应尽量满足以下要求:①高灵敏度:样品中浓度微小变化即可引发检出的信号较大的变化;②低检出限:能对微量和痕量成分进行检测;③良好的稳定性:试样能稳定地蒸发、原子化和激发,分析结果具有较高的精密度;④谱线强度与背景强度之比大(信噪比大);⑤分析速度快;⑥结构简单,容易操作,安全;⑦自吸收效应小,校准曲线的线性范围宽。

原子发射光谱仪的发展历程,实际上就是寻找高温稳定的激发光源的历程。最早期的光源是高温火焰,稳定性比较好,但温度不高,仅有 2 000 ~ 3 000K,多用于钠、钾的分析。随后发展起来的光源有电弧及火花,其中电弧又分为直流电弧(DC arc)和交流电弧(AC arc),交流电弧比直流电弧稳定,电弧光源的温度可达到 4 000 ~ 7 000K,火花光源的温度更高,可达 10 000K。但这些经典的光源都有基体干扰严重,灵敏度不高的特点。目前比较常用的光源是等离子体及辉光放电光源,其中以电感耦合等离子体光源(ICP)居多,在不同的领域中都得到广泛的应用。

前面已经介绍过 ICP 的产生和性质,在此不重复。ICP 光源特点是:①重现性好;②检测限低;③基体效应和背景干扰小;④低自吸效应;⑤线性范围宽;⑥可同时分析 70 多种元素。不足之处是对非金属测定的灵敏度低、仪器昂贵、维护费用高。

2. 进样系统　ICP 进样系统是将试样高效、稳定、精确地输送到激发光源中去。按试样状态不同可以分为液体试样进样系统、气体试样进样系统或固体试样进样系统。不同类型的进样系统具有不同的装置。

（1）液体试样进样系统:由样品提升部分和雾化部分两个主要部分组成。样品提升部分一般为蠕动泵,也可使用自提升雾化器。要求蠕动泵转速稳定,泵管弹性良好,使样品溶液匀速地泵入,废液顺畅地排出。雾化部分包括雾化器和雾化室。样品以泵入方式或自提升方式进入雾化器后,在载气作用下形成小雾滴并进入雾化室,大雾滴碰到雾化室壁后被排出,只有小雾滴可进入等离子体源。雾化器的作用是通过压缩气体的气流将试样溶液转化为气溶胶形式（单个雾状微粒）,并带入等离子体中。由于气溶胶在等离子体中要经历脱溶、蒸发、原子化或离子化、激发一系列过程,因此要求产生的气溶胶直径要小、均匀、雾化效率高。雾化器常见的类型有:同心雾化器、巴冰顿雾化器、交叉雾化器、超声波雾化器。

同心雾化器又称迈恩哈德（Meinhard）雾化器,是 ICP 光谱分析中最常用的雾化器,其作用是利用通过小孔的高速气流形成的负压把待测样品雾化成气溶胶,见图 12-5（a）。同心雾化器通常由硼硅酸盐玻璃制成,采用固定式结构,具有不用调节、记忆效应小、雾化效率较高（3%~5%）、雾化稳定性好、耐酸（HF 除外）等优点。其主要缺点是对于高盐样品分析比较敏感,含盐量增加会影响分析性能,这是因为溶液物理性质的变化会在喷口处沉积而降低提升量从而改变雾化效率、导致光谱背景的增加。

巴冰顿雾化器又称 Babington 雾化器,是专门针对高盐试样的一款雾化器。其结构原理是从液体流经的通路中设一细孔,使气流从细孔中高速喷出,将沿 V 型槽流下的薄层液流喷成雾滴,见图 12-5（b）。这种雾化器由于在喷口处不停地有液流流过,盐沉积无法形成,从而克服了高盐分堵塞喷嘴的弊端,并具有耐氢氟酸腐蚀的优点。但这种雾化器没有负压自动提升能力,其雾化效率较低,而影响仪器的检出限。适用于高盐分样品、有机溶剂及含有悬浮颗粒样品溶液的分析。

交叉雾化器又称直角雾化器,其特点是在耐腐蚀的基座上进液管与雾化气管成直角,见图 12-5（c）。其雾化机理、检出限、精密度都与同心雾化器类似,但相对同心型雾化器而言,它比较牢靠、耐盐性能较好,但雾化效率稍差。

超声波雾化器是利用超声波振动的空化作用把试液雾化成高密度的气溶胶,见图 12-5（d）。其雾化效率可达 10%,这是由于超声雾化产生的雾滴比以上三种气动雾化产生的雾滴要细,使试样的利用率大大提高,如果样品基体不复杂的话,其检出限要比气动雾化器的高一个数量级左右。因其机理及结构相对复杂,如果有干扰,例如背景漂移或光谱重叠,则这些效应亦以同样的程度增加。并且存在较大记忆效应且价格较为昂贵。因此,应用并不广泛。

雾化室是与雾化器连接的体积为 $100~200cm^2$ 的玻璃容器。它的作用是:①去除雾化过程中产生的较大雾滴颗粒,加速气溶胶微粒在等离子体中去溶剂、蒸发和原子化的过程;②克服因蠕动泵的脉动对雾化所产生的影响,使分离后的细化雾滴能够平稳的进入等离子体;③排出废液,使气压保持稳定。典型的雾室有 Scott 雾化室（双筒形雾化室）、旋流雾化室（鼓形雾化室）和锥型雾化室。目前使用最多的是旋流雾化室,它使气溶胶以切线方向喷入雾室并向下盘旋行进,产生了作用在雾滴上的离心力,从而将大雾滴抛向器壁由底部废液管排出,而小雾滴通入伸入容器顶部一小段管进入炬管,进而达到细化气溶胶的目的。旋流雾化室具有高效、快速和记忆效应小的特点,在现代 ICP 中已得到广泛的应用。

（2）气体试样进样系统:气态样品可以直接引入等离子体焰炬中进行分析。有些元素如 Ge、Sn、Pb、As、Sb、Bi、Se、Te 和 Hg 可以转变成相应的挥发性氢化物（GeH_4、SnH_4、PbH_4、AsH_3、SbH_3、BiH_3、SeH_2、TeH_2 和 Hg 蒸汽）后再通过气体进样系统进入等离子体焰炬中进行

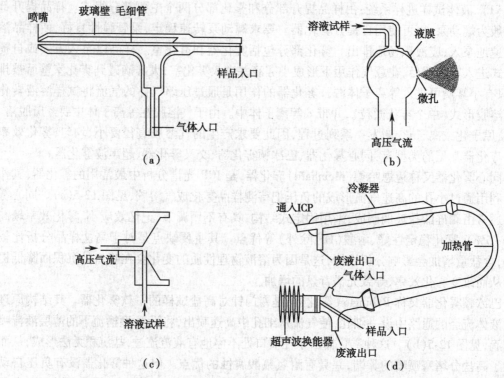

（a）同心雾化器；（b）巴冰顿雾化器；（c）交叉雾化器；（d）超声波雾化器。

图 12-5 几种常见的雾化器

分析,这种方法也称为氢化物发生法。氢化物的发生通常采用硼氢化钠（钾）-酸还原体系。反应式如下：

$$NaBH_4+HCl+3H_2O \rightarrow NaCl+H_3BO_3+8H$$

$$H+M^{m+} \rightarrow MH_n+H_2$$

氢化物的检出限比气动雾化法降低 1~2 个数量级,已在卫生检验、环境及玩具检测、钢铁等领域得到很好的应用。

（3）固体试样进样系统:固体试样进样有两种方式:①将固体或粉末样品直接气化,然后将蒸汽或固体气溶胶用载气引入等离子体。这类方法所用的采样装置主要有激光、控波火花、微电弧。其中用得比较多的是激光烧蚀进样法,它是采用钕钇石榴石（Nd YAG）激光器通过折射板照射样品上,使之蒸发、原子化、激发样品,然后引入 ICP 火焰检测样品成分。激光烧蚀进样法适用于导体和非导体、无机和有机试样、粉末和金属材料。②把固体或粉末样品直接送进或插进等离子体。这类进样方式包括双高频进样法、射流展开法和样品直接插入进样法等。目前,固体进样技术仍是 ICP 光谱分析的一个重要难题,特别是粉末进样法,至今仍是一个不成熟的技术。

3. 分光系统 试样经过高激发能的 ICP 光源后,辐射出极为丰富的发射谱线。1985 年 Wohles 发表的 ICP 谱线表中记录了 185~850nm 波长范围内约 15 000 条谱线。谱线的复杂性对分光系统提出了较高的要求:

（1）具有很宽的工作波长范围:ICP 可以同时测定多达 73 个元素,故需要配备工作波长范围包括近紫外、紫外、可见、近红外的分光装置,常用的波长范围为 190~780nm,如测定 <190nm 波长的光谱线,则需要对分光装置抽真空或充入惰性气体。

(2) 较高的色散能力和实际分辨能力:由于 ICP 发射光谱谱线的复杂性,导致谱线之间容易产生光谱干扰和重叠,因此需要分光装置应具备较高的色散能力和实际分辨能力。增加光栅宽度和面积能够提高分光装置的色散能力和分辨能力,但同时也带来仪器成本的增加。

(3) 较低的杂散光及高的光信噪比:有些元素含量过高时,产生的杂散光将导致高背景噪声,对测定痕量元素极为不利。因此分光装置应尽可能避免其他光的辐射、使用全息光栅,降低背景从而降低检出限。

(4) 具有良好的热稳定性:由于 ICP 光源的高温效应,分光器应采用恒温装置,使其不受温度变化的影响。

(5) 良好的波长定位精度:ICP 发射的谱线物理宽度不一样,一般在 2~5pm 范围内。为了准确测量的谱线强度,要求其定位精度须低于±2pm,甚至有的光谱仪定位精度小于±1pm。

(6) 快速定位检测能力:对于扫描型的光谱仪,要求分光器具有在非测定波长区域快速移动,而在测定波长区域定位扫描的能力,从而达到保证定位精度的同时提高扫描速度的作用。

分光系统通常由狭缝、准直镜、色散元件、凹面镜等组成。核心部分为色散元件,包括棱镜和光栅。ICP-AES 一般以光栅作为分光器,常用的光栅有:凹面光栅、平面光栅和中阶梯光栅。这三类光栅的原理基本相似、但结构不同、性能也不同。在此仅介绍中阶梯光栅。

中阶梯光栅是美国麻省理工学院的 Harrison 教授 1949 年从增大闪耀角,利用"短槽面"获得高衍射级次着手,增加两刻线间距离的方法研制成的一种新型光栅。这种光栅刻槽为直角阶梯形状,宽度比高度大很多,光栅常数为微米级,刻线数目较少(8~80 条),使用的光谱级次高(m = 28~200),具有光谱范围宽、色散率大、分辨率好等突出优点。20 世纪 70 年代后,中阶梯光栅与棱镜配合实现了交叉色散,将一维光谱变为二维光谱,使所有谱线在一个平面上按波长和谱级排列,见图 12-6。中阶梯光栅更好地避免了谱级重叠问题,相对于平面光栅有更高的分辨率和色散率,较高的稳定性和重复性;相对于凹面光栅,具有多元素分析能力的同时可以灵活选择分析元素和分析波长。

4. 检测系统 检测系统是检测元素的特征辐射,常用的检测方法有目视法、摄谱法和光电法。

(1) 目视法:目视法是用眼睛观察试样中元素的特征谱线或谱线组,并比较谱线强度的大小从而确定试样的组成及含量的方法。由于眼睛感色范围有限,工作波段仅限于可见光区 400~700nm 范围。常用的仪器称看谱镜,是一种小型简易的光谱仪,主要用于合金钢、有色金属合金的定性和半定量分析。

(2) 摄谱法:摄谱法是用感光板记录光谱中谱线的位置和强度从而进行定性和定量的一种方法。具体操作是:将感光板置于分光系统的焦面处,接受被分析试样的光谱的作用而感光,这一过程称为摄谱,经过显影、定影后得到显示出许多距离不等、黑度不同的光谱线的光谱底片,然后通过映谱仪放大、观察和辨认谱线的位置及大致强度,与标准图谱进行比较或通过长计(一种测量谱线间距离以求得谱线波长的仪器)进行定性分析及半定量分析,还可以通过测微光度计测量谱线的黑度,进行光谱定量分析。

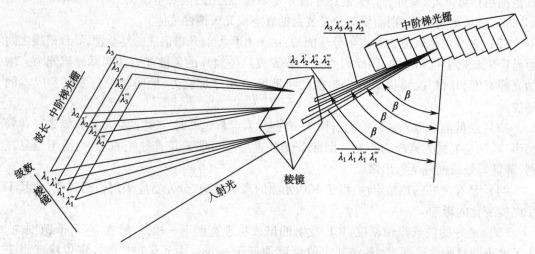

图12-6　中阶梯光栅-棱镜交叉色散原理示意图

感光板上谱线变黑的程度称为黑度,谱线的黑度与曝光量有关,曝光量越大,谱线愈黑。曝光量用 H 表示,它等于感光层所接受的照度 E 与曝光时间 t 的乘积,而照度又与辐射强度 I 呈正比,所以

$$H=Et=KIt \tag{式 12-10}$$

式中 K 为比例常数。谱线变黑的程度用黑度 S 表示,其值为透射率的负对数:

$$S=\lg\frac{1}{T}=\lg\frac{I_0}{I} \tag{式 12-11}$$

式中 I_0 是感光板未曝光部分透过光的强度;I 是谱板曝光变黑部分透过光的强度。黑度 S 可以通过测微光度计测量出来。

黑度 S 与曝光度 H 之间的关系较复杂。如果逐渐改变曝光量将感光板进行曝光,则可得到黑度不同的谱线,在测微光度计上依次测量这些谱线的黑度,然后以黑度 S 作纵坐标,以曝光量的对数值 $\lg H$ 为横坐标作图,即得乳剂特性曲线,见图 12-7。乳剂特征曲线分为四段:AB 段表示曝光不足,BC 段表示正常曝光,CD 段表示曝光过量,DE 段表示曝光量过大,黑度反而下降。

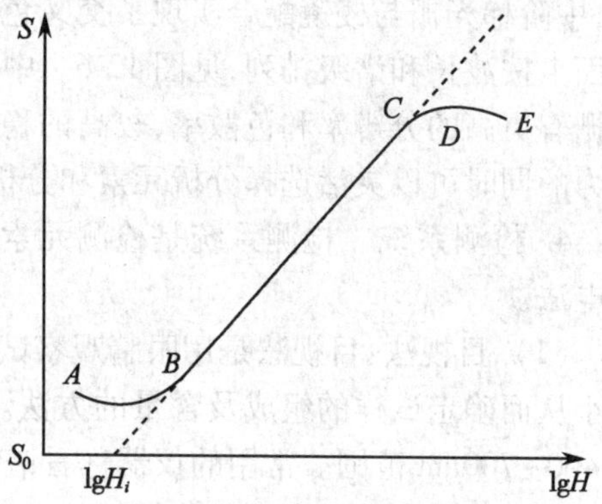

图12-7　乳剂特征曲线

光谱定量分析中,通常只需要利用乳剂特性曲线正常曝光部分 BC,因为此时黑度 S 和曝光量的对数 $\lg H$ 呈直线关系,

$$S=\gamma(\lg H-\lg H_i) \tag{式 12-12}$$

式中 γ 为 BC 段的斜率,也称为感光板的反衬度,它表示当曝光量改变时,黑度值改变的程度。反衬度高的感光板,当曝光量改变时,黑度变化较快。$\lg H_i$ 为直线部分 BC 延长后在横轴上的截距,H_i 称为感光板的惰延量,表示感光板的的灵敏度。对于一定的乳剂,$\gamma \lg H_i$ 为

一定值并以 i 表示,则

$$S = \gamma \lg H - i \qquad \text{(式 12-13)}$$

光谱定量分析时,宜选用反衬度高的感光板,因为浓度变化时,这种相板的黑度变化较明显,例如紫外 I 型感光板。定性分析时则选用灵敏度较高的紫外 II 型感光板。

(3) 光电法:光电法利用光电转换元件把代表谱线强度的光信号转换成电信号,然后进一步转换为数字显示出来。光电转换元件主要有两大类:一是光电发射器件,如光电倍增管;二是半导体光电器件,如固体检测器。光电发射器件是利用光电效应,将辐射作用于器件中的光敏材料上,使发射的电子进入真空或气体中产生电流。半导体光电器件是新一代光电转换元件,其原理主要是利用内光电效应,即光敏材料受到辐射能作用后产生的电子不脱离光敏材料,依赖吸收光子后产生的电子-空穴对在半导体材料中自由运动的光电导产生电流。

由于 ICP 光谱的复杂性,ICP 使用的光电倍增管是一种高动态范围的光电倍增管。它的动态范围达 5×10^9,这是由于采用的高动态范围检测器可以随光谱信号的强弱由计算机实时高速自动调节增益,配合快速信号采集电路可以采集更多的光谱信息,并保证有全波段均衡的分辨率。

固体检测器已经成为 ICP 光谱检测的主流元件,它是一类以半导体硅片为基材的光敏元件制成的多元阵列集成电路式的焦平面检测器,又分为电荷注入式固态检测器(CID)、电荷耦合固态检测器(CCD)及分段式电荷耦合检测器(SCD)。其中,CID 和 CCD 的技术较为成熟。这两种仪器都是将光子产生的电荷收集并存储在金属-氧化物-半导体(MOS)电容器中,从而可以准确地进行像素寻址且滞后极微。

CCD 器件是由许多个光敏像素组成,每个像素就是一个金属-氧化物-半导体(MOS)电容器,见图 12-8。其工作构成是一种电荷耦合过程。当辐射出的光子进入 MOS 时,产生电子跃迁,形成电子-空穴对,电子-空穴对在外加电场作用下,分别向电极两端移动,这就在半导体硅片内产生光生电荷。光生电荷与光强度呈正比,这就是 CCD 光电转换的原理。CCD 将光谱信息进行光电转换、储存和传输,在其输出端产生波长-强度二维信号,信号经放大和计算机处理后在末端显示器上同步显示出图谱。

CID 与 CCD 结构相似,也是由 MOS 电容构成,见图 12-9。其检测单元是 n-型硅半导体材料,收集的是少数载流子空穴。CID 的转移、输出读出方式与 CCD 不同,在 CCD 中信号电荷必须经过转移才能读出,信号一经读取即刻消失;而在 CID 中,信号电荷不用转移,即每当积分结束时,去掉栅极上的电压,存贮在势阱中的电荷少数载流子(电子)在外电路中引起信号电流,这种读出方式称为非破坏性读取。

当一个或多个检测器的像素被某一强光谱线饱和时,光子会流入相邻的像素,影响该过饱和像素及其相邻像素的分析正确性,并且需要较长时间才能使溢流的电荷消失,这就是 CCD 的溢流现象。采用 SCD 就可以解决这个问题。SCD 把 13mm×19mm 的 CCD 划分为 235 个子阵列,每个子阵列包含 20~80 个微元以检测一条相应的谱线或一区段的谱图,其四周设有屏蔽地线,以使每个子阵列的电荷即使是超饱和时也不能溢出到相邻的子阵列中,确保高、低、痕量元素检测的准确性。而每个子阵列都编上地址码,由计算机控制,按用户的选取直接输出所须测定的谱线数据,克服了 CCD 读出数据时必须全部顺序读出的缺点,使读出和打印数据更为灵活、快速。

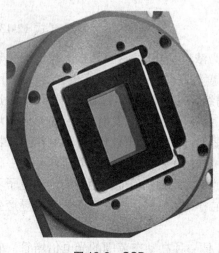
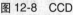

图 12-8　CCD

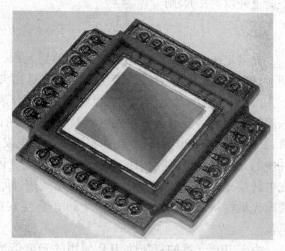

图 12-9　CID

固体检测器具有多谱线同时检测能力、检测速度快、动态线性范围宽、灵敏度高等特点。检测系统性能稳定,具有良好的灵敏度、分辨率和光谱响应范围,因此在 ICP-AES 中有更为广泛的应用。

5. 数据采集与处理系统　数据采集与处理由专用的计算机系统完成,该系统主要起到控制检测系统、分析数据处理、存储和传输的作用。计算机系统要求能够快速、稳定地实现自动化操作和监控。

二、电感耦合等离子体原子发射光谱仪类型

电感耦合等离子体原子发射光谱仪是将 ICP 光源发射的不同波长的电磁辐射经色散后,得到按波长顺序排列的单色光,并对这些不同波长的辐射进行观测和记录的仪器。根据光谱记录和测量方法不同,光谱仪分为摄谱仪和光电直读光谱仪。

1. 摄谱仪　摄谱仪分为棱镜摄谱仪和光栅摄谱仪。

（1）棱镜摄谱仪是用棱镜作色散元件、采用照相的方式记录谱线的光谱仪。其光学系统由照明系统、准光系统、色散系统及投影系统组成,如下图 12-10 所示。

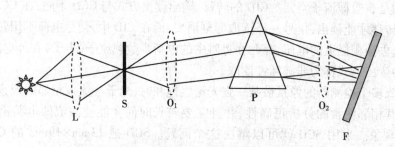

L. 透镜;S. 狭缝;O₁. 准光镜;P. 棱镜;O₂. 物镜;F. 感光板。

图 12-10　棱镜摄谱仪光路示意图

照明系统通常由一个或三个透镜组成,其主要作用是为了使被分析物质在电极上被激发而成的光源每一点都均匀而有效地照明入射狭缝S,使感光板上所摄得的谱线强度上下均匀一致。

准光系统包括狭缝 S 及准光镜 O_1。狭缝位于准光镜的焦面上,它相当于一个新的光源,再射至准光镜上 O_1,通过准光镜使光源所发射的球面光变为平行光束而投射到棱镜 P 上,使入射光对于棱镜的入射角都相同。

色散系统由一个或多个棱镜组成。其作用是使各色光分解为单色光,将不同波长的光以不同的角度折射出来,色散形成光谱。

投影系统包括暗箱物镜 O_2 及感光板 F。暗箱物镜使不同波长的光按顺序聚焦在物镜焦面上,而感光板则放在物镜焦面上,这样就可得到一清晰的谱线。

(2) 光栅摄谱仪:光栅摄谱仪是用光栅作色散元件,采用照相干板记录谱线的光谱仪。其光学系统也由照明系统、准光系统、色散系统及投影系统组成。见图 12-11。光源发射的辐射经过三透镜系统和精密狭缝后,投影到反射镜上,经反射之后投射至凹面反射镜下方的准光镜上,变成平行光束射至平面反射式光栅上,经色散后再投射到凹面反射镜上方的物镜上,最后按波长顺序排列于感光板上。转动光栅台,改变光栅的入射角,可以调节波长范围和改变光谱级次。

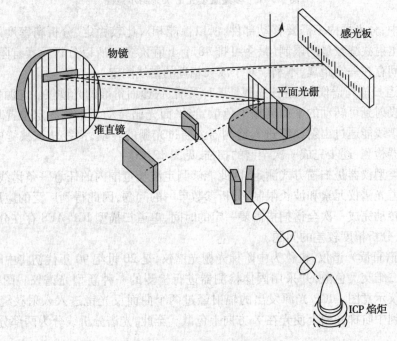

图 12-11　光栅摄谱仪光路示意图

2. 光电直读光谱仪　光电直读光谱仪按工作波段分,可分为非真空型(工作波段为近紫外和可见光谱区)和真空型(工作波段为远紫外区);按检测方式分,可分为通道型和全谱直读型。其中通道型又可分为单通道或顺序扫描型、多通道型和组合型。

(1) 多道直读光谱仪:该类仪器采用的分光系统是凹面光栅,也称为帕邢-龙格(Paschen-Range)装置。Paschen-Range 装置是以罗兰圆为基础的装置,其光路特点是光源、狭缝与凹面光栅固定在罗兰圆上,并在罗兰圆上安排许多出口狭缝和相应的光电倍增管,一次记录很宽的波长范围。从 ICP 光源发射光经透镜聚焦后,照到入射狭缝(在罗兰园上)成像并投影到凹面光栅上,经光栅衍射后的单色光按波长不同,分别照射到罗兰园安置不同波长的出口狭缝上,经光电倍增管检测各波长的光强后用计算机进行数据处理,图 12-12。在多道

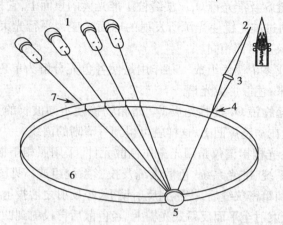

1. 光电管；2. ICP 源；3. 聚光透镜；4. 入射透镜；5. 凹面光栅；6. 罗兰园；7. 出射狭缝。

图 12-12　多道直读光谱仪光路示意图

直读光谱仪中,分光器内不需要移动部件,所以性能相对比较稳定,分析精密度好。但受到罗兰园内的出射狭缝数量的限制(最多可排 48 个出射狭缝),所以分析元素有限。同时,由于出射狭缝间存在一定距离,不利于对于波长相近的谱线测定。

(2) 单道扫描光谱仪:单道扫描型是一种灵活、快速而价廉的光谱仪。光源发出的辐射经入射狭缝投射到可转动的平面光栅上色散,当平面光栅转动至某一固定位置时只有某一特定波长的谱线能通过出射狭缝进入检测器。通过光栅的转动,谱线从该狭缝中依次通过并进入检测器检测,逐步完成一次全谱的扫描,见图 12-13。

由于该类型仪器是扫描方式测定,因此能够测定波长范围内的任意一条谱线,从而有效克服了多通道光谱仪元素和波长限制、分析参数单一的问题,因此得到广泛的应用。但由于通过光栅的转动完成一次全谱扫描需要一定的时间,单道扫描型 ICP-AES 存在分析速度慢、工作效率低、分析精度较差的问题。

(3) 全谱直读光谱仪:也称为中阶梯光栅光谱仪,是 20 世纪 90 年代初将中阶梯光栅结合棱镜实现二维交叉色散,并采用固体检测器进行检测的一种新型光谱仪。图 12-14 为全谱直读光谱仪示意图。ICP 光源发出的辐射经过两个曲面反光镜进入入射狭缝,经准直镜反射后照射到中阶梯光栅上使光在 X 方向上色散。至此,光谱分析线分为两部分:大部分光

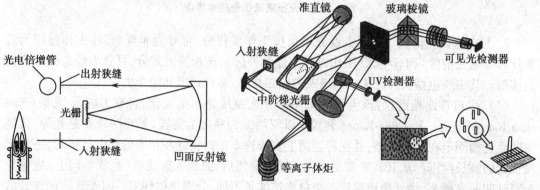

图 12-13　单道扫描光谱仪光路示意图　　　　**图 12-14　全谱直读光谱仪光路示意图**

经另一个光栅(Schmidt 光栅)在 Y 方向上进行二次色散,使光谱分析线全部色散在一个平面上,经反射镜进入紫外型 CCD 检测器进行检测;小部分光穿过 Schmidt 光栅上的小孔经棱镜进行 Y 方向上的二次色散,然后经反射镜进入可见光型 CCD 检测器进行检测。这一类型的仪器分光器焦距短,仪器结构紧凑,工作时无移动光学器件,故稳定性好,可以检测波长从 165~800nm 范围内的工作谱线,能够进行多元素同时测定和任意选择分析谱线的特点,同时兼具快速、准确、使用方便等优点,因此在各行业中应用广泛。

第三节　电感耦合等离子体原子发射光谱法实验技术

一、分析条件的选择

在 ICP-AES 分析中,需要选择合适的实验参数,以满足不同的分析要求。在不同的 ICP 类型中,参数的设置方式是不同的。单道扫描仪器是逐个元素测定的,因此可进行单一元素的参数设定,而全谱直读类型仪器则每个样品只能设置一组参数。因此,在设置参数时,要综合考虑,以获得最强的检测能力和最小的基体效应。ICP-AES 分析中主要的分析条件有:高频功率、工作气体流量、观测高度和试样进样速度等。

1. 高频功率　ICP 的高频功率和高频频率不同,高频频率不可调,通常使用的频率为 27.12MHz 与 40.68MHz,这是工业部指定的频率。高频发生器的输出功率又称发射功率。ICP-AES 的检测能力和基体效应都与发射功率有关。在一定的范围内,谱线强度随功率的增加而增加,但功率过大也会带来背景辐射增强,信噪比变差,检出限反而不能降低。较低的高频功率可获得较高的信噪比、较低的检出限,但会导致较明显的基体效应。不同元素或同一元素的不同谱线所要求的功率不尽相同,在单道扫描型光谱仪中,可分别根据元素的不同要求,设置不同的功率。但在多元素同时测定时,应综合考虑,选择合适的发射功率。在测定易激发又易电离的碱金属元素时,可选用更低的功率(750~950w),而在测定较难激发的 As、Sb、Bi 等元素时,可选用 1 350w 的功率。一般对于水溶液,功率设置在 950~1 350w 之间,对于有机溶液,功率设置在 1 350~1 550w 之间。

2. 工作气体流量　工作气体流量包括载气流量、辅助气流量和冷却气流量。冷却气和辅助气的波动对谱线强度影响较小,载气流量对谱线强度影响显著。①载气流量:载气流量增大,可以增大进入 ICP 的样品量,明显降低光谱背景,但会导致多数元素及谱线的基体效应增加;载气流量小,被测元素在 ICP 内的滞留时间长,轴向通道内温度高,利于谱线的发射,但载气流量小会导致雾化效率低,基体效应增强。对于直接利用载气提升样液量的光谱仪,还要考虑载气对样品提升量的影响。载气流量大,样液提升量也大,反之亦然。载气的流量一般控制在 0.4~1.2L/min。②冷却气流量:由于冷却气流量大,直接影响 ICP 的温度。流量过低,不利于保护石英炬管,甚至会将石英熔化;流量过高,ICP 的温度会太低,不能形成稳定的等离子体炬,测定的稳定性差。冷却气的流量一般为 10~20L/min。③辅助气流量:辅助气流量的大小虽然没有载气和冷却气的影响大,但也对测试结果有影响。特别是对于有机物的分析,辅助气可以防止炬管生成碳沉积物。辅助气流量一般为 0.5~1.5L/min。

3. 观测方式　目前 ICP-AES 光谱仪的观察方式有三种:垂直观察方式、水平观察方式和双向观察方式。

(1) 垂直观察方式:又称径向观察方式,是指焰炬气流方向与采光光路方向垂直,从炬管的径向测量谱线强度,是最常用的一种观察方式。这种观察方式需要选取合适的高度。从高频线圈的上缘到测量时所截取的那段炬焰的中心的垂直距离称作观测高度。在不同的观测高度,ICP 的温度、背景发射和电子密度都有不同,见图 12-2。一般而言,低电离电位激发的元素分布在较低的观测高度(高温区),如碱金属和碱土金属;中等激发能的中波长元素在中部(中温区),如大部分过渡元素;难电离及难激发的元素分布在较高的观测高度(低温区),如 As、Se。这是因为随着观测高度的升高,加热路程变长,这些元素可以更充分地原子化和激发。而原子发射光谱分析的一个重大优势是多元素同时分析,因此观察高度与其他参数一样,很难仅考虑个别元素的最佳观察高度,必须兼顾一次采样分析所有待测元素,所以一般采用折中的观察高度。在调试仪器时,一般以 1ppm 的 Cd 元素来选择最佳的观察高度(通常在 15mm 左右)。另可通过辅助气的改变使观察高度在 13~17mm 间调整。

(2) 水平观察方式又称轴向观察方式,是指焰炬气流方向与采光光路方向处于同一条直线上,由等离子体中心发出的所有谱线全部进入光路中。水平观察 ICP 光源的好处是整个通道各个部分的光都可被采集,增加了信号强度,从而提高了各元素的灵敏度,大多数元素的检出限可降低 10 倍以上,特别有利于难电离、难激发的元素。但由于尾焰部分不稳定,必须进行尾焰切割;水平观察的基体效应要比垂直观察大,且存在一定的易电离干扰的问题,同时由于炬管是水平放置,要包含整个等离子体,炬管易沾污,稳定性仍然不如垂直观察方式。

(3) 双向观察 ICP 光源:在水平观察 ICP 光源的基础,增加一套侧向采光光路,实现垂直/水平双向观察。如图 12-15 所示,当切换反射镜 M 移开时,ICP 为轴向采光,此时等同于水平观察 ICP,当切换反射镜 M 切入时,挡住了轴向的光。ICP 光源由侧向采光,经反射镜 M1、狭缝 S、反射镜 M2 和切换反射镜 M,即为垂直观察。切换反射镜 M 由计算机控制可上下移动,通过调节 M 的高度可实现全部元素谱线水平测量、全部元素垂直测量、部分元素谱线水平测量、部分元素谱线垂直测量的工作方式。同时,双向观察还能有效解决水平观察中存在的易电离干扰,进一步扩宽线性范围。

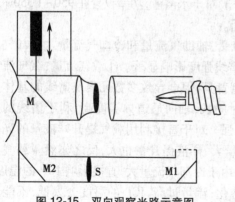

图 12-15　双向观察光路示意图

4. 进样量　气动雾化器一般通过调整蠕动泵来调整进样量。进样量高,能增大待测元素在等离子体焰中的浓度,提高发射强度。此外,进样量高对等离子体焰有冷却作用,可降低背景发射。但进样量太大不仅使样品消耗增加,而且容易形成大颗粒雾滴,使雾化器的雾化效果变差,背景噪声增加。因此,对低能量和中能量的原子谱线,最佳进样速度一般为 1.5~2.0ml/min,而离子和高能原子发射线的进样速度一般为 1.0~1.5ml/min。

5. 分析线　分析波长选择的基本原则是尽可能地选择灵敏度高而干扰少的分析线测定。同时应考虑分析对象:对于微量元素的分析,采用灵敏线;而对于高含量元素的分析,可采用弱线。

二、干扰和消除

尽管 ICP-AES 具有较高精密度和准确度,但仍存在各种不同类型的干扰。通常存在的干扰大致可分为两类:一类是光谱干扰,主要包括连续背景和谱线重叠干扰;另一类是非光谱干扰,主要包括化学干扰、电离干扰、物理干扰及去溶剂干扰等。

1. 光谱干扰及校正　ICP 光谱分析中的光谱干扰比火焰类光源的 AAS 法严重,也是 ICP-AES 中影响最大的干扰。由于 ICP 的激发能力很强,几乎每一种存在于 ICP 中或引入 ICP 中的物质都会发射出相当丰富的谱线,如有的过渡金属元素可达数千条谱线,每条谱线都有一定的宽度,因此产生大量的光谱干扰。光谱干扰是普遍现象。光谱干扰主要分为两类,一类是谱线重叠干扰;另一类是背景干扰。

(1) 谱线重叠干扰:它是由于光谱仪色散率和分辨率的不足,使某些共存元素的谱线重叠在分析线上的干扰。谱线干扰也可分为谱线完全重叠和谱线部分重叠。前者是分析线和干扰线几乎完全相同,产生的原因是由于等离子炬中第三元素的引入而产生与分析谱线波长完全重叠的干扰谱线。后者为分析线和干扰线波长不完全相同。

对于谱线重叠干扰,采用高分辨率的分光系统是可以在一定程度上减少这类光谱干扰,但并不是意味着可以完全消除,只能认为当光谱干扰产生时,它们可以减轻至最小强度。因此,最常用的方法是选择另外一条干扰少或无干扰的谱线作为分析线。另外,稀释样品浓度也能有效减少光谱干扰。对于固定通道的光量计,可采用干扰因子校正法(IEC)校正。干扰因子校正法(IEC)就是利用干扰元素所造成的分析元素浓度与干扰元素的浓度的比值,即干扰因子,然后从分析结果中扣除由于干扰造成的浓度的增加值,从而得到无干扰的分析数据。

(2) 背景干扰:背景干扰是最重要的光谱干扰,这类干扰与基体成分及 ICP 光源本身所发射的强烈杂散光的影响有关。其中,光源中未解离的分子(N_2、CO_2 和水蒸汽等)所带来的一系列分子谱线 CN、CO、NO、CH、NH 等是传统光源背景的重要来源。另外,分光系统的不完善,出现杂散光,也会造成背景值的升高。背景干扰的结果会造成背景的简单抬升或背景的斜坡漂移。前者是分析谱线两边的基线向上提升,幅度相同。后者是分析谱线两边的基线向上提升,不过幅度不同。对于背景干扰,最有效的办法是利用现代仪器所具备的背景校正技术给予扣除。

2. 非光谱干扰　非光谱干扰主要来源于试样组成对谱线强度的影响,它与试样在光源中的蒸发和激发过程有关。主要包括化学干扰、电离干扰、物理干扰及去溶剂干扰等。

(1) 物理因素的干扰:不同的样品溶液,其物理性质如表面张力、黏度、密度、酸度等不同,对雾化过程、雾滴粒径、气溶胶的传输、进样量以及溶剂的蒸发等会产生不同的影响,这类干扰叫做物理干扰。样品溶液的物理性质与溶液的组成、酸的浓度和种类及温度等因素相关。

1) 溶液组成:当溶液中含有机溶剂时,黏度与表面张力均会降低,雾化效率将有所提高,同时有机试剂大部分可燃,从而提高了尾焰的温度,结果使谱线强度有所提高,当溶液中含有有机溶剂时 ICP 的功率须适当提高,以抑制有机试剂中碳化物的分子光谱的强度。

2) 酸效应:为防止溶液在配制和保存过程中出现浑浊和沉淀,标准溶液和样品溶液都应含有少量酸。酸在等离子体炬中消耗一部分能量,使得元素的发射谱线强度下降。酸的种类和量的不同,消耗的能量也不同。在相同的酸度时,黏度以下列的次序递增:$HCl \leqslant HNO_3 < HClO_4 < H_3PO_4 \leqslant H_2SO_4$。$H_2SO_4$ 和 H_3PO_4 的黏度大且沸点高,消耗的能量大,因此在 ICP 光谱分析的样品处理中应尽量避免使用,尽可能用黏度小的 HCl 和 HNO_3。但事实上往往很多样品只采用 HCl 难以完全消解,必须采用其他酸如 H_2SO_4、$HClO_4$、H_3PO_4 等,有时还

须采用几种酸配合消解。在这种情况下消解完全之后应蒸去所有酸,再用 2% ~ 6% 的 HCl 配成与标准溶液含酸量一致的样品溶液。只要标准溶液和样品溶液含有的酸种类和含酸量一致,就可以校正酸效应。

3）含盐量:随着含盐量的增加,溶液的黏度增加,对样液的提升量将明显减少。因此,在配制溶液时,在保证测试时有足够的发射强度前提下,尽可能使溶液稀一些,使总盐量保持在 1mg/ml 左右,在此稀溶液中干扰往往是无足轻重的。对于含量很低的元素或很容易变黏的溶液,如 Zn、Mg 盐溶液,可采用基体匹配或标准加入法测试。

由此所见,物理因素的干扰是不可避免地存在的。减少物理干扰的最好办法是使标准试液与待测试样在基体元素的组成、总盐度、有机溶剂和酸的浓度等方面都尽可能保持完全一致。待测样和标准一致的溶液环境,可以采用内标校正法补偿、标准加入法有效消除物理干扰。目前进样系统中采用蠕动泵进样对减轻上述物理干扰可起一定的作用,另外采用基体匹配也可适当地补偿物理干扰的影响。

（2）电离干扰及其校正:电离干扰是指大量易电离元素如碱金属进入焰炬后,焰炬温度降低,使被测元素中性原子浓度增加而降低了离子浓度,导致谱线强度发生变化的现象。易电离元素含量越高,干扰越严重。电离干扰对离子发射谱线的影响很大,如 7 000μg/ml 的 Na 对 Ca 的 393.4nm 谱线的干扰相当严重,而对 Ca 的 422.7nm 的谱线无影响,因为前者为离子发射谱线,后者为原子谱线。

等离子体的温度对电离干扰也有很大影响。随着观察高度的增加,等离子体的温度逐渐降低,电离干扰明显增加。这是因为随着等离子体的温度降低,Ar 的电离度降低,抑制电离干扰的能力降低。对于垂直观察 ICP 光源,适当地选择等离子体的参数,可使电离干扰抑制到最小的程度。但对于水平观察 ICP 光源,这种易电离干扰相对要严重一些。目前采用的双向观察技术,能比较有效地解决这种易电离干扰。

一般来说,通过增加功率、降低载气流量、降低观察高度,从而提高等离子体温度,降低电离干扰。另外,采用基体匹配、分离技术或标准加入法也能校正电离干扰。

（3）化学干扰:化学干扰又称"溶剂蒸发效应"。在 ICP 光源中,分析区温度高达 6 000 ~ 8 000K,因此 ICP 光源中的化学干扰比起火焰原子吸收光谱或火焰原子发射光谱分析要轻微得多,可忽略不计。

三、光谱定性和定量分析

1. 定性分析　元素不同,则电子结构不同,发射的原子光谱也不同。每种原子各有其特征光谱谱线,根据特征光谱的波长,便可识别不同原子的存在,从而达到定性分析的目的。用于元素的定性或定量的特征谱线称为分析线。分析线又包括灵敏线和最后线。灵敏线是指元素特征光谱中强度最大的谱线。最后线是指当元素溶液的浓度稀释到最低限度时,仍能出现的谱线,也被称为最灵敏线。需要指出的是,最后线不一定是最强的谱线。由于光谱干扰的存在,定性分析时一般要根据两条以上谱线来进行判断。

定性分析就是根据原子发射光谱中各元素特征谱线的存在与否可以确定供试品中是否含有相应的元素。定性的方法有两种:①纯样光谱比较法:在相同条件下,将待测元素的纯物质与试样同时并列摄于同一感光板上,然后在映谱仪上比较两者的光谱,如出现相同波长的谱线,则表明试样中有待测元素。该方法适合于少量元素的分析。②铁光谱比较法:如对复杂组分进行全定性分析,则须采用铁光谱比较法。该方法是将其他元素的分析线标记在铁谱上,以铁谱作为标准(波长标尺)进行光谱比较。铁的光谱谱线较多,在210~660nm波长范围内约有4 600条谱线,谱线之间的距离较近,其中每条谱线的波长都被做过精确的测定,载于波长表内,而且在各个波段中均有容易记忆的特征光谱,所以将铁光谱作为波长比较的标尺。元素光谱图是由波长标尺、铁光谱和元素谱线及其名称组成,见图12-16。定性分析时,将试样与纯铁在完全相同条件下摄谱,将两谱片在映谱器(放大器)上对齐、放大20倍,检查待测元素的分析线是否与标准铁谱中的该元素谱线重合,从而确认试样中是否含有该元素。

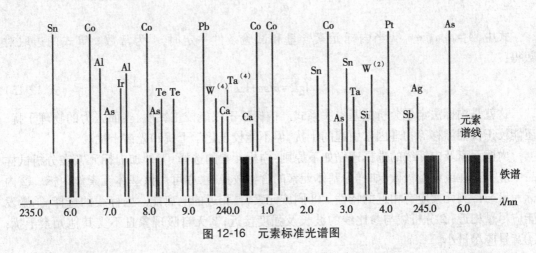

图12-16　元素标准光谱图

2. 定量方法　ICP-AES的定量分析,是根据试样光谱中待测元素的谱线强度来确定元素浓度的。谱线强度与浓度的关系见Lomakin-Schiebe(罗马金-赛伯)公式,即式12-7和式12-8:

$$I = Kc^b$$

$$或　　\lg I = \lg K + b\lg c$$

b为自吸常数,随浓度c增加而减小,当浓度很小,自吸消失时,$b=1$,此时,谱线强度和浓度呈直线关系。当样品溶液有显著空白值、光谱背景未扣除或未扣除干净时,K值不能忽略。

ICP-AES的定量方法主要有校正曲线法、标准加入法和内标法。

(1) 校正曲线法:配制3~5个浓度的标准样品系列,在合适条件下激发样品,分别测定其分析线强度,以$\lg I$对$\lg c$绘制校正曲线。在相同的分析条件下,测定未知溶液的分析线强度,由校正曲线获得未知样品中被测元素含量。

校正曲线法是测试中最简单的方法,适合样品浓度低、基体少或者样品溶液和标准溶液含盐量一致时的样品测定。当试样浓度过高,而又同时选用灵敏度很高的共振线时,产生的自吸而使校正曲线在高浓度区向下弯曲。当试样溶液和标准溶液存在黏度、表面张力、密度等的差异,因为两者的雾化效率不一样,也难以保证测定结果的准确。

(2) 内标法:由于影响谱线强度因素较多,直接测定谱线绝对强度计算难以获得准确结果,所以实际工作多采用内标法(相对强度法)。即在试样和标准样品中加入同样浓度的某一元素(内标元素),利用分析元素和内标元素的谱线强度比与待测元素浓度绘制工作曲线,并进行样品分析。

设被测元素和内标元素的含量分别为c和c_0,在被测元素的光谱中选择一条作为分析

线(强度 I),再选择内标物的一条内标线(强度 I_0),组成分析线对。则:

$$I = a \cdot c^b \qquad I_0 = a_0 \cdot c_0^{b_0}$$

令分析线和内标线的绝对强度之比(即相对强度)为 R,则

$$R = \frac{I}{I_0} = \frac{a \cdot c^b}{a_0 \cdot c_0^{b_0}} = A \cdot c^b \qquad \qquad (式 12-14)$$

式中,$A = a/a_0 \cdot c_0^{b_0}$,当内标元素含量和试验条件一定时,$A$ 为常数。等式两边取对数得:

$$\lg R = b\lg c + \lg A \qquad \qquad (式 12-15)$$

这就是内标法定量分析的基本关系式。内标法不仅能校正黏度、表面张力的物理干扰,还能校正仪器漂移等物理因素引起的干扰,但不能校正化学干扰和光谱干扰。

内标元素及内标线的选择遵循如下原则:内标元素的选择:①外加内标元素在分析试样品中应不存在或含量极微;如样品基体元素的含量较稳时,亦可用该基体元素作内标。②内标元素与待测元素应有相近的特性。③同族元素,具相近的电离能。内标线的选择:①激发能应尽量相近;②分析线与参比线的波长及强度接近;③无自吸现象且不受其他元素干扰;④背景应尽量小。

内标法的测定通常采用内标校正的标准曲线法,即在每个样品(包括标准溶液、供试品溶液和试剂空白)中添加相同浓度的内标(ISTD)元素,以标准溶液待测元素分析线的响应值与内标元素参比线响应值的比值为纵坐标,浓度为横坐标,绘制标准曲线,计算回归方程。利用供试品中待测元素分析线的响应值和内标元素参比线响应值的比值,从标准曲线或回归方程中查得相应的浓度,计算样品中含待测元素的含量。

加入内标有两种办法:一种是在配制标准溶液和样品溶液时都加入相同浓度的内标元素。另一种办法是,标准溶液和样品溶液的配制跟一般标准溶液系列法没有区别,只是在测试时在蠕动泵上另辟一条通道,专门用于添加内标溶液,在蠕动泵之后用三通将样品溶液通道和内标溶液通道合并,混合后再输入雾化器,称之为在线加内标。该方法方便、简单。内标法测定时往往采用在线加内标。

(3)标准加入法:标准加入法适合待测元素的含量比较低,且找不到合适的内标物时采用。具体方法是:分取几份等量的被测试样,在其中分别加入不同量的被测定元素标准溶液,依次在标准条件下测定它们的激发强度,绘制强度与加入量的校正曲线,校正曲线外延与横坐标相交,原点与交点的距离即为待测元素含量。若校正曲线通过原点,则待测溶液中无待测元素。该方法要求测定范围的工作曲线是直线,且加入的标准所产生的分析响应必须与原样品中的待测物质产生的响应一致。

第四节　电感耦合等离子体原子发射光谱法的应用

由于 ICP-AES 具有灵敏度高、再现性较好、能同时进行多元素分析等特点,成为当今最重要的元素分析手段之一,在国内外已被广泛应用。目前有 100 多个分析元素的国家或行业标准采用 ICP-AES 作为分析方法。其中包括中国国家市场监督管理总局、中国国家标准

化管理委员会、中国国家市场监督管理总局、德国标准化学会、美国材料与试验协会、法国标准化协会、英国标准学会、欧洲标准化委员会、澳大利亚标准协会、国际标准化组织等国家或行业组织。涉及的应用领域也非常广泛,包括环境、食品、石油化工、冶金、地质、材料、生物和临床医学等。现仅介绍与卫生检验有关的环境样品、食品、化妆品和生物材料方面的应用。

1. 环境样品　环境样品包括水、土壤、大气、固体废弃物、淤泥、工业烟尘、粉煤碳等。早在 20 世纪 90 年代,一些发达国家就把 ICP-AES 法作为环境监测的标准方法或推荐方法。如美国 EPA 把 ICP-AES 法应用于饮料水、地面水、家庭用水、产业废水中的 25 个元素的溶解态、悬浮态或总量的测定。日本 JIS 规定使用 ICP-AES 法测定水中 16 种元素。在中国国家环境保护总局组织出版的《水和废水监测分析方法(第四版)》中,将 ICP-AES 方法列为 B 类方法。

在大气环境监测中,ICP-AES 研究集中于大气悬浮物,包括粉尘、尾气等中多种元素的同时分析,研究还使用监控植物树叶来监控大气重金属和硫元素污染状况,为大气环境监控提供了可行的方法数据。由于大气悬浮物的成分复杂,前处理时一般采用 HNO_3、HF、$HClO_4$ 湿法分解、微波分解和高压釜分解的方式。

在土壤监测研究中,ICP-AES 研究不仅集中于土壤中的有害重金属研究,还包括了对植物生长必需元素的含量研究,土壤中稀土元素的监测监控等。国家土壤全国调查监测中,也使用了 ICP-AES 作为监测方法进行调研。土壤中元素的含量差距很大,更适合用 ICP-AES 的方法进行分析。

2. 食品分析　食品中元素的分析包括营养元素和有害元素的分析。食品中多元素的测定的国家标准为 GB 5009. 268-2016,它规定了食品中多元素测定的电感耦合等离子体质谱法(ICP-MS)和电感耦合等离子体发射光谱法(ICP-OES)。其中 ICP-MS 适用于食品中硼、钠、镁、铝、钾、钙、钛、钒、铬、锰、铁、钴、镍、铜、锌、砷、硒、锶、钼、镉、锡、锑、钡、汞、铊、铅的测定。ICP-OES 适用于食品中铝、硼、钡、钙、铜、铁、钾、镁、锰、钠、镍、磷、锶、钛、钒、锌的测定。该标准还规定了各元素的检出限和定量限,见表 12-1。

3. 化妆品分析　化妆品中元素测定包括作为有效成分的元素分析,也包括原材料自身带来或在生产中引入的重金属的监测。作为有效成分的元素主要有防晒剂(如二氧化钛)、美白剂(如汞、铅等)、微量元素(如锌、铁、硒、钙、镁、硅等)。重金属可通过皮肤的吸收,在人体内不断蓄积,从而对人体造成危害。《化妆品卫生规范》中规定了汞、砷和铅等重金属的限量标准,同时也规定了铍、铬、镉、铊、钴、钡、锑、钕和含金的成盐化合物。这些元素的测定都可以使用 ICP-AES 进行测定,其中中国出入境检验检疫行业标准 SN-T 1478 中规定,化妆品中二氧化钛含量的检测方法采用 ICP-AES 法。

4. 生物监测　根据元素在体内含量的作用,通常把它们分为必需元素和非必需元素。人体必需元素有 14 种,分别是铁、铜、锌、锰、铬、钴、镍、硒、钼、钒、锡、氟、碘和硅。非必需元素主要有铝、金、铂、铋、镓、锂、铅、镉、砷、汞、银、铍、锑等。非必需元素中有些可用于治疗,有些则是有害元素。生物监测主要是测定血液、尿样、头发或组织等生物样品中的金属或类金属原形。一般须将样品中的有机物消解氧化后,样品才能完全分解进行分析。血清、尿可经适当稀释后不经过消解直接进行 ICP-AES 分析,但可能会受样品黏度等影响雾化效果,堵塞中心管。对于组织样品或头发等固体生物材料,可通过干法(高温灼烧灰化)用王水溶解后测定,或者通过湿法(加入硝酸长时间低温消解有机物)进行 ICP-AES 测定。

表 12-1　GB 5009. 268-2016 标准中 ICP-AES 的检出限及定量限

序号	元素	检出限 1/ mg · kg^{-1}	检出限 2/ mg · L^{-1}	定量限 1/ mg · kg^{-1}	定量限 2/ mg · L^{-1}
1	Al	0.5	0.2	2	0.5
2	B	0.2	0.05	0.5	0.2
3	Ba	0.1	0.03	0.3	0.1
4	Ca	5	2	20	5
5	Cu	0.2	0.05	0.5	0.2
6	Fe	1	0.3	3	1
7	K	7	3	30	7
8	Mg	5	2	20	5
9	Mn	0.1	0.03	0.3	0.1
10	Na	3	1	10	3
11	Ni	0.5	0.2	2	0.5
12	P	1	0.3	3	1
13	Sr	0.2	0.05	0.5	0.2
14	Ti	0.2	0.05	0.5	0.2
15	V	0.2	0.05	0.5	0.2
16	Zn	0.5	0.2	2	0.5

注:样品前处理方法为微波消解法及压力罐消解法。

（黄东萍）

参 考 文 献

[1] 杜晓燕,毋福海,孙成均,等. 现代卫生化学. 2 版. 北京:人民卫生出版社,2009.

[2] 李磊,高希宝. 仪器分析. 北京:人民卫生出版社,2015.

[3] 毋福海,张加玲. 卫生化学. 北京:科学出版社,2016.

[4] 郑国经,计子华,余兴. 原子发射光谱分析技术及应用. 北京:化工出版社,2010.

[5] 邓勃. 实用原子光谱分析. 北京:化工出版社,2013.

[6] 杨春晟,李国华,徐秋心. 原子光谱分析. 北京:化工出版社,2010.

[7] 武汉大学. 分析化学. 5 版. 北京:高等教育出版社,2015.

[8] 刘约权. 现代仪器分析. 3 版. 北京:高等教育出版社,2015.

第十三章

原子荧光光谱法

原子荧光光谱法(atomic fluorescence spectrometry,AFS)也称原子荧光分析法,是基于测定基态原子蒸汽吸收了特征波长的光被激发后所发出的荧光强度对元素进行定量分析的方法。AFS 是原子光谱法的一个重要分支。

早在 19 世纪后期,Kirchhoff 在研究太阳光谱时就开始了原子荧光理论的研究。到 20 世纪初,Wood 等在丙烷-空气火焰中观察到了 Na 589.0nm 的原子荧光,之后又在石英汞弧灯的激发下,观察到了 Hg 253.7nm 的荧光辐射。随后又有多位研究者得到了许多元素(如 Zn、Cd、Hg、Tl、As、Ca、Cs、Ba、Cd、Pb、Cu、Ag、Bi、As 等)的原子荧光,到 20 世纪 60 年代研制出测量装置。

1964 年,Winefordner 等对荧光强度与被测元素浓度关系进行了理论推导和论证,提出原子荧光光谱可作为一种定量分析方法。Holak 等 1969 年将氢化物气体分离技术用于原子吸收光谱法测定砷。

1974 年,Tsujiu 等将原子荧光光谱和氢化物气体分离技术相结合,在酸性体系中用锌作还原剂产生砷化氢,提出了气体分离-非色散原子荧光光谱测定砷的方法,这是现代氢化物发生-原子荧光光谱法的基础。

与 AAS 及 AES 相比,原子荧光分析法有其独特的优势,如光谱干扰较少,可以通过增强光源的强度提高测定的灵敏度。但由于当时受光源强度、原子化方法等方面的限制,以及原子吸收和原子发射光谱仪器商品化的快速发展,使得该方法未能引起足够的重视,发展一度相对滞后。

20 世纪 70 年代末,我国以郭小伟为代表的科技工作者对原子荧光光谱仪器及测量技术进行了卓有成效的研究和开发。80 年代初,将氢化物发生-原子荧光光谱分析技术应用于我国地质领域矿物和岩石检测中,促使原子荧光分析法进入了快速发展的阶段。随着断续流动技术、流动注射技术的引入,仪器自动化程度的提高,各种类型的商品化仪器相继研制成功,使其在各类实际样品的分析中广泛应用。目前食品、水质、化妆品等样品中的 As、Hg、Pb、Se 等多种元素的原子荧光光谱测定方法已被认定为国家标准分析方法。

原子荧光光谱法灵敏度高、背景辐射低,可获得很低的检出限;谱线简单,光谱重叠干扰少,选择性好;线性范围宽,并可进行多元素同时测定;对单色器的要求不高,仪器结构简单、价格低廉。已经成为一种痕量元素分析的重要方法,广泛地应用于医药卫生、生命科学、环境科学及冶金地质等领域。

第一节 基 本 原 理

待测元素的基态原子蒸汽吸收激发光源发出的特征波长的光辐射后,原子的外层电子由基态跃迁至能量较高的各激发态,处于激发态的电子很不稳定,在极短时间内(约 10^{-8} 秒)自发地释放能量,由激发态跃迁返回基态或较低能态,若以光辐射的形式释放能量,则所发射的与激发光波长相同及波长不同的特征光谱称为原子荧光光谱。也就是说原子荧光本质上由光辐射激发的原子发射光谱,是光致发光,也称二次发光。

需要指出的是,对于有多个价电子的原子,核外能级分布较复杂。它的每一个价电子都可能跃迁而产生光谱,这些核外电子之间存在着相互作用,其中包括电子轨道之间、电子自旋运动之间以及轨道运动与自旋运动之间的相互作用等,使原来为同一电子层的能级发生分裂,形成多个能级相差较小的多重态,元素的荧光光谱也就表现为具有不同波长的数条谱线。

一、原子荧光光谱的类型

根据激发能源的性质和荧光产生的机理及波长,原子荧光光谱主要分为共振荧光(resonance fluorescence)、非共振荧光(non resonance fluorescence)及敏化荧光(sensitized fluorescence)等类型。

(一) 共振荧光

共振荧光是指发射波长与激发波长相同的荧光。如图 13-1a、图 13-1b 所示。由于原子最低激发态和基态之间的共振跃迁概率一般比其他跃迁概率大得多,所以由此共振跃迁产生的谱线强度最强,是最灵敏的分析谱线,应用最多。

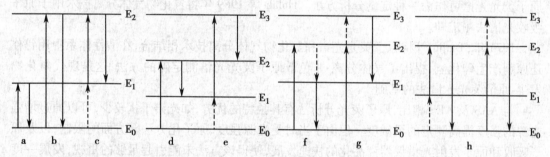

a,b. 共振荧光;c. 热助共振荧光;d. 直跃线荧光;e. 热助直跃线荧光;f. 阶跃线荧光;g. 热助阶跃线荧光;h. 反斯托克斯荧光。

图 13-1 原子荧光光谱的类型

当原子由于吸收热能或其他能量后,处于稍高于基态的亚稳态能级时,再通过吸收光源发出的适宜的非共振谱线,被进一步激发到更高能级,然后再返回亚稳态,发射出与吸收波长相同的荧光,这种荧光称为激发态共振荧光,也有的称为热助共振荧光(thermally assisted fluorescence),如图 13-1c 所示。

(二) 非共振荧光

非共振荧光是指发射波长与激发波长不相同的荧光。包括斯托克斯荧光(Stokes fluorescence)和反斯托克斯荧光(Anti-Stokes fluorescence)。当发射荧光的波长比激发光的波长长时,称为斯托克斯荧光。当发射出的荧光波长比激发光的波长短时,称为反斯托克斯荧光。根据产生荧光的机理不同,又分为直跃线荧光(direct-line fluorescence)和阶跃线荧光(stepwise-line fluorescence)。

1. 直跃线荧光 当原子吸收光能从基态跃迁到较高的激发态,然后直接辐射跃迁回到高于基态的一个亚稳态时,所发出的荧光叫做直跃线荧光。其特点是吸收和发射过程中的高能级相同,如图 13-1d 所示。例如,基态铅原子吸收 283.3nm 的辐射,发射 405.8nm 的直跃线荧光。

同样,当原子处于能量较低的亚稳能级,再通过吸收非共振辐射而激发产生的直跃线荧光,称为激发态直跃线荧光或热助直跃线荧光,如图 13-1e 所示。

2. 阶跃线荧光　当原子受光照激发到高能级后,首先以碰撞形式损失一部分能量,无辐射跃迁回到某一较低激发态,再从该能级跃迁回到更低能级或基态时所发射的荧光,称为正常阶跃线荧光。例如,钠原子吸收了 330.3nm 的辐射,先无辐射跃迁,然后再发射出 589.0nm 的荧光。如图 13-1f 所示。

当受光照激发的原子进一步又受热激发到较高的激发态,然后再辐射跃迁到较低能级所产生的荧光,称为热助阶跃线荧光,如图 13-1g 所示。

通常热助过程只有当两个或两个以上的能级间的能量相差较小,热能足以使原子由低能态跃迁到较高能态时才能发生。

实际分析应用中,非共振荧光具有很重要的作用,尤其是直跃线荧光,某些元素在适当条件下,直跃线荧光强度可能比共振荧光还强,而且没有激发光散射干扰及自吸收的干扰等问题。

3. 反斯托克斯荧光　当原子吸收热能跃迁到比基态稍高的能级上,再吸收光辐射被激发到更高的能级,或者当处于基态的原子被光激发到较高能级,再吸收热能跃迁至更高能级,然后跃迁返回基态时即产生反斯托克斯荧光。这是非共振荧光的特殊情况。可以是直跃荧光或是阶跃荧光。如图 13-1h 所示。例如铟吸收热能后处于较低的亚稳态能级,再吸收 451.13nm 的光后,发射 410.18nm 的荧光。

(三) 敏化荧光

敏化荧光是指受光激发的原子或分子 A(给予体)通过碰撞把激发能转移给待测原子 M(接受体)使其激发,然后处于激发态的待测原子 M^* 经过辐射跃迁,发射出的荧光即为敏化荧光。其过程可示意如下:

$$A+h\nu\rightarrow A^*$$
$$A^*+M\rightarrow A+M^*+\Delta$$
$$M^*\rightarrow M+h\nu'$$

式中:A^* 为给予体;M 为接受体(待测原子)。产生敏化荧光的条件是给予体的浓度要很高,通常在火焰原子化器中很难观察到敏化原子荧光。

总之,某一元素的荧光光谱可以包括具有不同波长的数条谱线。通常,共振线是最灵敏的谱线。

二、荧光强度与元素浓度的关系

由原子荧光产生的机理可知,荧光发射强度与吸收光被激发的原子数量相关,因此,当用一定波长、强度为 I_0 的平行激发光照射原子蒸汽时,若忽略自吸收,则产生的荧光强度 I_F 为:

$$I_F = \Phi I_a \qquad\qquad (式 13-1)$$

式中:I_a 为原子蒸汽吸收光强度;Φ 为原子荧光量子效率,即单位时间内发射的荧光光

子能量与吸收的光子能量之比。根据吸光定律,当基态原子数 n 很低时,可推导得出:(参见分子荧光强度公式推导过程)

$$I_a = I_0(1 - e^{-k_0 nL}) \qquad (式13-2)$$

$$I_F = \Phi I_0 k_0 nL \qquad (式13-3)$$

当试验条件一定时,试液中待测元素的浓度 c 与原子蒸汽中的基态原子数 n 呈正比。对某一确定的分析元素,Φ、I_0、k_0、L 均可视为常数,可表示为

$K = \Phi I_0 k_0 L$,则式13-3可简化为:

$$I_F = Kc \qquad (式13-4)$$

由上式可知,原子荧光强度 I_F 与试液中待测元素的浓度 c 呈正比线性关系,这是原子荧光定量分析的基础。需要注意的是公式只适用于元素浓度为痕量时的分析。随着元素浓度的增加,受自吸收、散射等因素影响,工作曲线可能偏离线性。

系数 K 中包含了 I_0 和 Φ,由此可以得出:增强光源强度 I_0,可以提高荧光强度 I_F,提高原子荧光分析的灵敏度;荧光效率 Φ 受溶液组成和原子化条件的影响。如在原子化器中与其他粒子(如分子、原子、离子、电子或固体微粒)发生碰撞,以热能或其他形式释放能量,以无辐射跃迁返回低能级,即发生荧光猝灭。所以应注意选择并控制适宜的实验条件,尽可能减小荧光猝灭,以提高原子荧光效率,从而提高荧光强度。

第二节　原子荧光光谱仪

一、仪器的基本构造

原子荧光光谱仪与原子吸收分光光度计的组成部件基本相同,主要由激发光源、原子化器、分光系统、检测和数据处理系统四个部分组成。由于原子荧光检测的是荧光发射强度,具有各向同性特性,为了避开光源激发光的影响,通常将仪器的检测器设置在与激发光源垂直的方向或成一定角度。将原子荧光与原子吸收及原子发射三种原子光谱仪器结构示意图进行比较,见图13-2所示,可以很清楚地看出它们的异同之处。

二、仪器的主要部件

(一)激发光源

激发光源是原子荧光仪器的重要部件,它的性能直接影响仪器的检出限、精密度及稳定性等。因此,理想的光源应当具有以下特点:①辐射强度大,无自吸现象;②噪声小,稳定性好;③光谱纯度好;④价格便宜、操作简便、安全、使用寿命长。光源主要有以下几种:

1. 高性能空心阴极灯　也称高强度空心阴极灯,是在 AAS 空心阴极灯的基础上增加了一个辅助阴极,且采用间歇式脉冲供电方式,使输出的光强度提高了几倍到几十倍,延长了灯的寿命,并具有很好的稳定性,是目前广泛应用的激发光源。由于荧光的强度与激发光源的强度呈正比,因此提高激发光源的强度有利于检测限的改进。高强度空心阴极灯主要适于制作 Cd、As、Sb、Bi 等十几种元素灯。由于这种灯专用于无色散原子荧光仪器,又称为特种空心阴极灯。

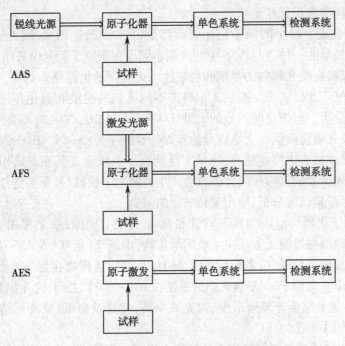

图 13-2 三种原子光谱仪器结构示意图

2. 无极放电灯 无极放电灯曾经作为原子荧光仪器的光源使用,虽然有辐射强度高、自吸收小、寿命长等优点,但由于这种灯的稳定性及微波辐射等方面的原因,现在应用较少。

3. 连续光源 是一种能够提供在测定波长范围区间辐射的光源,弥补单元素空心阴极灯的不足,如高压氙灯或高压汞氙灯,利用这种光源可实现多种元素同时测定。但与锐线光源相比,其检出限较差,对分光系统要求高,且散射光干扰和光谱干扰较严重。

4. 激光光源 激光光源是原子荧光分析的理想光源。使用最多的是可调谐染料激光器,它除具有发光强度高、单色性好、波长范围宽、且波长可调等优点外,还有一个很重要的优点,就是激光的输出光能比其他光源高出几个数量级,可以使原子蒸汽中的待测元素全部激发至预定的激发态,实现饱和激发,因而获得的荧光强度高且稳定,不像使用其他光源时,荧光强度受光源强度的影响。

此外,其特定的供电方式还可避免杂散光的影响,提高信噪比。其灵敏度比空心阴极灯作激发光源时可高出几个数量级,检出限降至极低,且线性范围能达 5~7 个数量级,甚至可具有探测单原子的能力。但由于激光光源结构复杂、价格昂贵,限制了它的实际应用,是具有商业开发前景的光源。

5. 电感耦合等离子体光源 电感耦合等离子体不仅是一种高效原子化器,也是一种原子荧光分析的激发光源。它是通过将高浓度的待测元素引入等离子体炬中,产生激发光。其激发光能量高、稳定性好、谱线宽度窄,其光源辐射中可供选择的谱线丰富,适用于多元素同时分析。

（二）原子化器

原子化器的作用是提供能量,将待测元素转变为基态原子蒸汽。其性能直接影响原子荧光分析的灵敏度和检出限。原子化器应具有以下特点:原子化效率高、荧光猝灭少、荧光量子效率高;背景辐射低、原子在激发光路中停留时间长、稳定性好等。实际上,无论哪种原子化器都不可能同时满足这些要求。

1. 火焰原子化器　最早的原子荧光仪器都是由 AAS 改造而来,因此火焰原子化器是 AFS 分析中应用最早的一种。与 AAS 中的火焰不同点在于原子荧光中采用火焰截面为圆形或方形的火焰,以提高荧光辐射的强度和稳定性。火焰原子化器操作简便、价廉、稳定性好,常用的火焰有空气-乙炔、氢-氧、氩-氢火焰等。不同火焰的温度和氧化还原性质各具特点,适用于不同元素分析。但燃烧时产生的大量气体分子(如 CO、CO_2、N_2 等),会引起原子荧光猝灭,导致原子荧光强度降低。火焰成分的猝灭特性顺序为:$Ar < H_2 < H_2O < N_2 < CO < O_2 < CO_2$。

此外,由于试液被火焰高度稀释,降低了待测原子的浓度及其在光路中停留的时间,火焰背景及火焰中未挥发的气溶胶固体微粒会产生光散射干扰,以及需要连续进样,所以不适于痕量组分元素、微量试液分析,应用受到一定的限制。

2. 石英管原子化器　由电加热石英管和氩-氢火焰共同组成,主要用于氢化物的原子化。它是将强还原剂与待测元素反应生成的氢化物,由载气(氩气)导入石英管原子化器中。还原反应同时生成的过量氢气,点燃后形成 Ar-H_2 火焰。氢化物在加热的石英管和氩-氢火焰中转变成为自由基态原子。氩-氢火焰的温度在 $650 \sim 700℃$ 之间,完全满足氢化物的原子化要求。而且氩-氢火焰荧光猝灭最少,荧光效率高,背景发射低,紫外区透明度高,重现性好,是 AFS 较理想的火焰。

Ar-H_2 火焰的实质就是氩气氛围下的氧氢火焰,习惯上称为 Ar-H_2 火焰。现在常用的是屏蔽式双层石英管,与单层石英管的区别是外层管中由切线方向也通入氩气,在管口上端的 Ar-H_2 火焰外围形成屏蔽层,降低周围空气对待测元素的氧化,提高原子化效率,从而提高仪器测定灵敏度。

这种原子化器直接利用了氢化物反应过程中产生的氢气,不需要外加可燃气体,具有结构简单、安全、方便的特点。是目前氢化物发生-原子荧光仪器广泛应用的原子化器。

3. 电热原子化器　电热原子化器包括石墨炉、石墨杯(或棒)等。其特点是背景辐射低、猝灭效应小、原子化效率高、化学干扰少、样品消耗量少($μl$ 级)、具有很低的检出限,还可用于固态样品的测定。是原子荧光分析很有前途、较理想的原子化器。

4. 等离子体原子化器　等离子体原子化器包括电感耦合等离子体(ICP)、微波诱导等离子体(MIP)及微波等离子体矩(MPT)等。

ICP 是强激发光源,也是一种高效的原子化器。具有原子化效率高、稳定性好、化学干扰及背景干扰少、荧光猝灭效应低等优点。与原子发射光谱中使用的 ICP 相比,作为原子荧光中原子化器的 ICP,使用较低的供电功率和稍长的炬管,以适当降低温度、抑制元素的电离。与火焰原子化器相比,ICP 的原子化温度高,更适合难熔元素的原子化,可用于复杂试样的多元素分析。

(三) 分光系统

由于原子荧光光谱只有在吸收了适宜波长的激发光后才能产生,因此,原子荧光的谱线仅限于那些强度较大的谱线,其谱线数目比原子吸收线更少,因而对单色器分辨率的要求不高。单色器的主要作用是提高聚光效果,减少原子荧光辐射的损失,以获得较大的信噪比。

根据有无色散系统,将分光系统分为色散型和非色散型两类。

色散型分光系统用光栅分光、用光电倍增管检测。这种类型的仪器,可进行荧光检测波长的选择,而且可供选择的波长范围宽,光谱重叠和杂散光干扰少、信噪比高,还适于多元素测定。其缺点是仪器的成本高,操作也较复杂。

非色散型分光系统没有分光元件,由滤光片与日盲光电倍增管(工作波段为160~320nm)配合使用,如氢化物发生-原子荧光光谱仪就是采用这种形式。这种分光系统结构简单、价格低廉、光谱通带宽、不存在波长漂移,荧光信号损失少、信噪比高,能获得很低的检出限,因而得到广泛应用。采用这种类型,要求被测元素的荧光谱线落在光电管的日盲区(通常为紫外区),如表13-1所示,这些元素的主要荧光光谱正好在此区间,如砷在紫外区有十多条原子荧光谱线,主要谱线都落在200~290nm,是日盲光电倍增管的灵敏波段。其不足之处是光谱干扰和散射光的影响较大,对光源的纯度要求高。

表13-1 几种常用分析元素主要原子荧光谱线

元素	As	Sb	Bi	Ge	Sn	Pb	Se	Te	Zn	Cd	Hg
谱线/nm	193.7	217.6	306.8	265.1	286.3	283.3	196.0	214.3	213.9	228.8	253.7

(四) 检测和数据处理系统

主要由光电倍增管和数据处理两部分组成,非色散型仪器必须采用日盲型光电倍增管。目前原子荧光光谱仪均采用计算机选择和控制仪器工作条件,处理荧光强度等相关数据,使得检测更加方便快捷。

三、原子荧光光谱仪的类型

原子荧光光谱仪主要依据分光系统有无色散,分为色散型和非色散型两类,如图13-3所示。又依据可同时检测元素的数量,分为单道及多道原子荧光光谱仪。多道仪器由于受到光电倍增管空间排列数量的限制,可同时测定的元素数量有限。

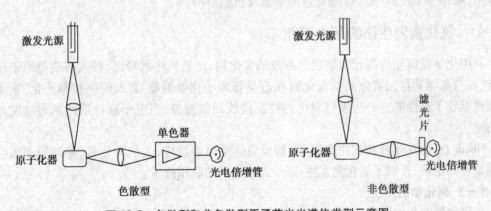

图13-3 色散型和非色散型原子荧光光谱仪类型示意图

目前实际广泛应用的原子荧光光谱仪是氢化物发生-原子荧光光谱仪,均无色散系统。其仪器类型按照同时测定元素的数量分为单道、双道和多道,对氢化反应条件接近的、荧光谱线不干扰的两元素或四元素通过对光源的调控进行同时测定。又可根据样品的引入方式分为间断进样、连续进样、断续流动进样等类型,详见第三节。

第三节 氢化物发生-原子荧光光谱法

氢化物发生-原子荧光光谱法(hydride generation atomic-fluorescence spectrometry, HG-

AFS)是将氢化物发生进样技术与无色散原子荧光技术相结合,也是目前最具有实际应用价值的原子荧光分析法。我国科研工作者成功研制了各种类型的仪器,是目前具有中国自主知识产权、国际同行认可的、发展最快、应用最广的原子荧光分析仪器。

对于 As、Sb、Bi、Ge、Sn、Pb、Se、Te 这 8 种元素(周期表中碳、氮、氧族)用常规原子荧光法分析时,背景干扰大,信噪比低,检出限不能满足要求。但这些元素的氢化物挥发性好、热稳定性差。利用这一特性,将这些元素用强还原剂转化成气态共价氢化物,在加热的石英管及氩-氢火焰的低温条件下即能将其原子化。用原子荧光法测定这些元素是较理想的方法。该方法还可用于能直接被还原成单质气态原子蒸汽的 Hg 元素和生成挥发性化合物的 Zn、Cd 元素测定,所以这种方法可更广泛地称之为蒸汽发生-原子荧光光谱法(vapor generation,VG-AFS)。

氢化物发生-原子荧光光谱法具有以下特点:

1)谱线简单,干扰小,采用日盲光电倍增管,仅需滤光片或普通分光的仪器,且无色散检测,光路简单,光程短,光损失少,仪器结构简单、价格低,操作简便。

2)采用蒸汽进样方式,进样效率高(接近 100%),灵敏度高。

3)蒸汽进样方式使待测元素与可能引起干扰的基体分离,基体干扰大大减小。

4)生成的氢化物易解离,原子化效率高,精密度高、检出限低,各种元素检出限分别达到($\mu g/L$):Cd、Hg<0.001,As、Sb、Bi、Sn、Pb、Se、Te<0.01,Ge<0.05,Zn<1.0,是分析这 11 种元素较理想的方法。

5)线性范围宽,一般可达 3~5 个数量级。

6)分析速度快,还可进行多元素同时分析。

7)利用不同价态的元素氢化物发生的条件不同,可进行价态分析。与 HPLC 等分析技术联用,可用于 Hg、As、Se、Sb 等元素的形态及价态分析。

一、氢化物发生法的基本原理

利用化学反应使待测元素生成易挥发的氢化物,由氩气将其带出,导入石英管原子化器中,使其与基体共存元素分离。氢化物在石英管原子化器及氩-氢火焰中被原子化,基态原子蒸汽吸收了高性能空心阴极灯发出的特征谱线而被激发,当电子跃迁返回基态时发出原子荧光。

Holak 在 1969 年首次利用金属 Zn-酸反应体系与砷反应,生成砷化氢,并与原子吸收光谱相结合测定砷,开创了氢化物发生-原子光谱分析的联用技术。

(一)氢化物的产生

氢化物的产生主要有金属-酸还原体系、硼氢化物-酸还原体系和电化学还原体系。

1. 金属-酸还原体系 最早见于报道的是 Marsh 反应:

$$Zn+2H^+ \rightarrow Zn^{2+}+2H \cdot$$

$$6H \cdot +AsO_3^{3-} \rightarrow AsH_3 \uparrow +3OH^-$$

$$8H \cdot +AsO_4^{3-} \rightarrow AsH_3 \uparrow +H_2O+3OH^-$$

此反应速度缓慢,约需 10 分钟才能反应完全,所以要借助捕集器收集方能用于测定。Fernahdez 用盐酸-碘化钾-氯化亚锡-锌体系产生砷、锑、硒的氢化物,不仅扩大了适用元素的范围,还将反应时间缩短为 4~5 分钟。其中碘化钾、氯化亚锡的作用是将 As(Ⅴ)、Sb(Ⅴ)、

Se(Ⅵ)还原为 As(Ⅲ)、Sb(Ⅲ)和 Se(Ⅳ),促进这些元素与 H·的反应。

金属-酸还原体系的缺点:①能发生氢化物的元素较少,见报道的只有 As、Sb、Se 三种元素;②包括预还原在内的反应时间较长,难以实现自动化;③干扰较为严重。由于这些缺点难以克服,所以这一方法未得到普遍应用。

2. 硼氢化物-酸还原体系 Braman 等人用硼氢化钠(钾)代替金属作为还原剂,首先反应生成了 AsH₃ 和 SbH₃。之后又有研究应用该体系,相继生成铋、硒、锗、铅、锡、碲的氢化物,并用于原子荧光分析,进而又有研究扩展至汞、锌、镉气化物的发生。

与金属锌作还原剂相比,这一还原体系的优点是:①KBH₄ 还原能力强、氢化物生成效率高、适应的元素更多;②反应可以在室温条件下迅速进行,为实现自动化提供了可能;③干扰程度较轻。是目前广泛应用的还原体系。

其总反应如下:

$$(m+n)BH_4^- + 3(m+n)H_2O + 8E^{m+} \rightarrow (m+n)H_3BO_3 + 8EH_n \uparrow + (7m-n)H^+$$

提出了"新生态氢"反应机理,认为氢化物反应分两步进行:

$$BH_4^- + H^+ + 3H_2O \rightarrow H_3BO_3 + 8H \cdot$$

$$(m+n)H \cdot + E^{m+} \rightarrow EH_n + mH^+$$

式中:E^{m+}是被测元素;H·是氢自由基;EH_n是生成的氢化物;m 可以等于或不等于 n。此外,关于化学蒸汽发生还有其他机理提出。

过量的 H·生成氢气。反应产生的氢气与载气 Ar 在空气中形成火焰,因而无须外加燃气。

对于能生成氢化物的这些元素,它们的氢化物都具有挥发性,沸点都在零度以下,在常温常压状况下均为气态,可以很容易被载气带出,与溶液基体分离。各种氢化物的沸点见表13-2。

表 13-2 各种氢化物的沸点

元素	As	Sb	Bi	Ge	Sn	Pb	Se	Te
氢化物	AsH₃	SbH₃	BiH₃	GeH₄	SnH₄	PbH₄	H₂Se	H₂Te
沸点/℃	−62.5	−47	−22	−88.5	−52.5	−13	−42	−4

这些氢化物的生成热值均较高,化学稳定性较差,很适宜在较低温度的 Ar-H₂ 火焰中分解并原子化。

该还原体系不足之处:①易受基体溶液中的过渡金属离子干扰;②硼氢化钾溶液不稳定;③氢化物反应需要一定的酸度,特别是铅、锡等氢化物发生时酸度条件较苛刻;④被测元素还原要求以一定的价态存在。因此,需要加入一些试剂,以消除过渡金属离子干扰;将硼氢化钠配制在碱性溶液中,且临用现配;对特定元素要严格控制溶液酸度,并且要预先对待测元素进行还原或氧化。

此外,还有氢化物碱性发生模式,即将样品溶于碱性溶液中,与酸性溶液发生反应,以沉淀复杂基体中诸如 Cu、Co、Fe、Ni 等离子的干扰。

3. 电化学还原体系 Rigin 等将传统的电化学氢化物发生技术引入原子光谱中,用于砷、锡的测定。其原理是利用电解水过程中，生成初生态的氢与电解液中待测离子结合生成氢化物及氢气。

电化学还原体系的特点是提高了氢化物发生的稳定性，无须使用硼氢化钾等还原剂，降低消耗和污染，降低了过渡金属离子的干扰，但 Ca、Fe 离子的干扰以及能生成氢化物的元素之间的干扰较严重。氢化物的发生效率与电极材料和氢的过电位有关，还与本体溶液扩散至电极表面的速度有关。对于电池结构、电极材料及可测元素范围和干扰的研究都有待深入，是一种有研究前景的还原体系。

（二）氢化物的产生条件

1. 酸度　发生氢化物反应时，溶液必须保持一定的酸度，不同元素反应酸度不同，通常是在 1~6mol/L 的 HCl 介质中。有些元素对酸度要求很严。酸度不仅影响分析灵敏度，还可以通过控制酸度，实现对元素不同价态的分析。

2. 价态　被测元素的价态直接影响反应的发生及其速度，如 As^{5+}、Sb^{5+} 可发生反应，但速度慢；Se^{6+}、Te^{6+} 则完全不反应，均需要预先还原。常用的还原剂有硫脲、抗坏血酸、碘化钾以及它们的组合等。溶液中的铅常以 Pb^{2+} 存在，需要将其氧化为四价，然后生成 PbH_4。常用氧化剂铁氰化钾在 pH=1 时将其氧化。

发生氢化物反应时，各被测元素应以如下价态存在：As^{3+}、Sb^{3+}、Bi^{3+}、Ge^{4+}、Sn^{4+}、Pb^{4+}、Te^{4+}、Se^{4+}。

（三）氢化物的原子化

氢化物原子化的机理主要有热解原子化和利用反应过程中生成自由基促进原子化两种观点。由于这些氢化物是共价化合物，沸点低、易分解，前一机理认为只要温度足够高，氢化物会直接热解为气态原子。但自由基机理认为是由于 H·自由基碰撞所致，理由是加热石英管中氩氢火焰的温度不足 1 000℃，而且其原子化都是在 H·最丰富的区域发生效率最高。也有认为是两种机理同时不同程度地起作用，还可能有石英管的表面作用或更复杂的中间作用。

二、氢化物发生系统

氢化物发生系统是氢化物原子荧光分析仪器的重要组成部分。由氢化物反应部分（包括样品、还原剂、载流或清洗液的引入装置）、气液分离装置、载气流量调节装置等部分组成。如果是全自动仪器，还包括自动进样装置。理想的氢化物反应系统应该具有氢化反应效率高、样品传输效率高、记忆效应小、重现性好、自动化程度高等特点。

主要的氢化物发生方式有间断法（手动）、连续流动法、断续流动法、流动注射法及顺序注射法等。

1. 间断式氢化物反应系统　间断式氢化反应系统是早期使用的手动式氢化物反应系统，结构如图 13-4 所示，由试剂加入装置和氢化物发生器两部分组成。两个分别装有还原剂（10）和清洗液（11）的储液瓶，吊挂在硬质玻璃制成的氢化物发生器上方约 60cm 高处（H），试剂靠重力滴入，用电磁阀（9）控制加入量。样品从进样口（2）加入，还原剂（硼氢化钾）从（3）口滴入，边滴加边发生氢化反应，产生的氢化物和氢气由载气（氩气）（6 口进入）带出到（5 口出）原子化器中进行原子化，然后荧光检测。测量完毕后，废液由（7 口）排出，由（4 口）加清洗液，从环形分布的小孔中喷洒，清洗整个氢化物发生器内壁。

这种进样装置的缺点是手动操作，化学反应集中，由于局部不均匀、储液瓶还原剂量及

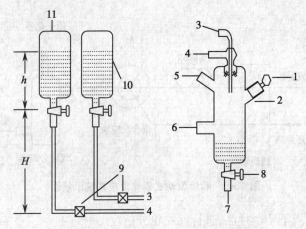

图 13-4　手动氢化反应系统示意图

滴加速度的改变,影响发生效率及测定重现性,已不再使用。

2. 连续流动式氢化物反应系统　如图 13-5 所示。由蠕动泵以确定的转速将样品溶液和还原剂溶液泵入混合反应块进行氢化反应,混合溶液、氩气及生成的被测元素氢化物和氢气一起进入气液分离器后,气体与溶液分离,气态氢化物连同氢气由氩气导入原子化器中进行原子化,废液从气液分离器下部排出。

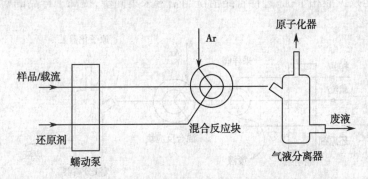

图 13-5　连续流动式氢化反应系统示意图

分析过程分四步:①转泵,样品和还原剂进入管路,至混合反应块中进行连续氢化反应,延迟一定时间,等荧光信号上升至平台峰后开始积分采集数据;②停泵,将进样管放入载流(清洗液)(一般为 2%~5%HCl)中;③转泵,载流和还原剂进入,清洗进样毛细管和整个氢化反应流路;④停泵,将进样毛细管放入下一个样品,重复上述过程进行下一个样品测量。

这种方式的优点是样品连续进样,减少了由于蠕动泵泵管疲劳而引起的进样量漂移的影响,且化学反应均匀而充分,荧光信号形成一个平台峰,采集平台峰面积积分数据,仪器的信噪比高,改善了检出限,提高了自动化程度。缺点是消耗样品量较大,记忆效应较严重,氢化反应过程与清洗分时实现,因此需要较多的还原试剂和较长的时间,分析速度受到限制。

3. 断续流动式氢化物反应系统　如图 13-6 所示,也称为连续流动间歇进样氢化反应系统。与连续流动装置基本相同,只是将样品/载流管路(入口至混合块)长度固定,当作定量环使用。分析过程:①转泵,进样品时,固定泵转时间和转速,管路中的样品量确定。②停泵,将进样管放入载流中。③转泵,载流和还原剂进入,载流推动样品进入混合反应块中与还原剂进行氢化反应,这样得到的荧光信号呈一个"馒头"峰形,记录积分面积或峰高。④停

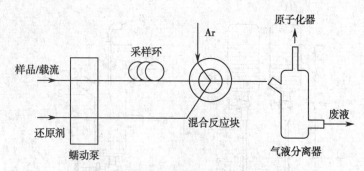

图 13-6　断续流动式氢化反应系统示意图

泵,将进样毛细管放入下一个样品,进行又一轮分析。

　　特点是进样量固定,且用样量减少;在载流推动样品进入混合反应块的过程中,样品管路同时被清洗,可直接进行下一样品的分析,避免了样品间的交叉污染,提高了分析速度。

　　现在有些仪器将样品流路的蠕动泵改为注射泵,克服了由蠕动泵进样引起的泵管疲劳、老化,进而引起的进样量漂移,使进样量更精确,提高了仪器测定精密度。

　　4. 流动注射式氢化物反应系统　　与连续流动式基本相同,区别在于采用了样品定量环,利用流动注射阀进样,见图 13-7。优点是自动化程度高,能提高分析效率和精度;耗样量少,同时有效地减少液相干扰;进样管路清洗与信号采集同步,提高了样品的检测速度。

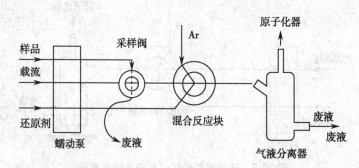

图 13-7　流动注射式氢化反应系统示意图

　　此外,还有顺序注射式氢化物反应系统。即将样品和还原剂两流路均采用注射泵,实现全自动进样。这种方式可以大大减少还原剂及样品、载流和气体的用量,同时由于自动化程度提高,进样精确,可以实现用单标准浓度自动配制标准系列和在线稀释高浓度样品。

三、氢化物发生原子荧光法的干扰及消除

　　原子荧光光谱法中的干扰类型与 AAS 和 AES 基本相同,也分为光谱干扰和非光谱干扰两大类。但由于原子荧光谱线数量远远少于 AAS 和 AES,因此谱线重叠引起的光谱干扰也很少。并且检测元素的主要原子荧光谱线都在紫外区,因此也避开了日光的背景谱带干扰。

　　散射光是由于原子化器中未挥发的气溶胶颗粒或固体颗粒对光源辐射的散射而产生的光谱干扰,它与单位体积内未蒸发颗粒的大小和数量有关。对于氢化物发生原子荧光法,由于是氢化物蒸汽进样,相对而言,散射光干扰也较其他进样方式的原子光谱法少。原子荧光分析中由于使用的火焰温度相对较低,因此电离干扰很少。物理干扰和化学干扰与原子吸

收法相似,归并在以下液相和气相干扰中介绍。由于目前广泛使用的是氢化物发生原子荧光光谱法,因此主要介绍与其有关的干扰。

通常把 HG-AFS 的干扰分为液相干扰和气相干扰两大类。

(一) 液相干扰

1. 液相干扰的产生　指在氢化物发生过程中液相共存物产生的干扰(化学干扰),包括氢化物发生的效率干扰和速率干扰。由于生成氢化物的反应速率对大多数元素来说通常较快,所以发生效率是液相干扰的主要影响因素。但对于 As(V)、Sb(V)反应速率较慢,也会发生速率干扰。

对于效率干扰,研究认为主要是由于干扰离子可能优先与 KBH_4 反应,生成金属或硼化物的小颗粒,这些小颗粒引起待测元素共沉淀,或吸附生成的氢化物,引起其分解或发生其他反应,致使氢化物的发生减慢或完全停止。如常见的 Cu、Co、Ni、Fe 等元素是主要的液相干扰。另外,共存的可生成氢化物的元素由于消耗了部分 KBH_4,产生竞争还原,致使被测元素还原不充分,产生干扰。

2. 液相干扰的消除　减小或消除的方法主要有:①加入络合剂、还原剂等,如硫脲-抗坏血酸、EDTA 等,可以络合或改变共存离子的价态,消除 Cu、Co、Ni、Fe 等的干扰。②适当提高酸度,一方面可增大金属微粒的溶解度。另一方面,$NaBH_4$ 还原反应与酸度密切相关,酸度高时,可被还原的元素较少,引起的干扰也减少。③通过化学反应,改变干扰元素价态,如加入氧化还原试剂,将 Se(IV)氧化为 Se(VI)或还原为 Se(0),抑制其与 $NaBH_4$ 的还原反应,可消除其对其他离子测定的干扰。④适当降低还原剂 $NaBH_4$ 的用量,可减小共存干扰离子的反应。⑤采用分离干扰元素及富集的方法来消除液相干扰。

(二) 气相干扰

1. 气相干扰的产生　是由可形成挥发性氢化物或原子蒸汽的元素之间,在氢化物的传输过程或在原子化过程中产生的相互干扰。传输过程中的干扰相对较轻,主要的干扰是在原子化过程中。如在原子化过程中,干扰物质与待测元素的自由原子生成了氧化物或其他多原子分子(如 AsSb 等),加速了原子态的消耗,或干扰元素的原子化消耗了 H·自由基,致使待测元素不能充分原子化等。

2. 气相干扰的消除　①注意防止干扰元素氢化物的生成或推迟其发生;②采用适当办法让干扰物的氢化物与被测物分时进入原子化器,或传输过程中利用不同氢化物的热稳定性不同,通过加温分解或吸收的办法消除;③通过选择适当的石英管出口火焰高度,得到原子化浓度最佳检测值。同时还应注意散射光的干扰和荧光猝灭的影响。

四、氢化物发生原子荧光分析实验技术

(一) 实验条件选择

1. 仪器工作条件选择　需要确定的试验条件很多,有些条件选择的原则与原子吸收法中相同,有的略有差别,下面简要说明几点不同之处:

(1) 灯电流:由于使用高强度空心阴极灯,针对不同的元素,各仪器厂商推荐了最佳灯电流,其中增加了一个辅助阴极灯电流的选择,以提高灯的发光强度,提高测定灵敏度。

(2) 载气流速:载气的作用是将生成的氢化物带入原子化器,流速太小时,氢化物在传输过程中可能会发生吸附、分解等现象,导致灵敏度下降;过大时,又会将分析元素迅速带出原子化区,冲稀原子化区的原子浓度,也使灵敏度降低。

(3) 屏蔽气流量:通常在氩氢火焰的周围还加有起屏蔽作用的氩气,将原子化区域的空

气隔离,以减少荧光猝灭。这样可以改善检出限和稳定性。

（4）原子化器温度:氢化物发生原子荧光仪器的原子化由加热的石英管和氩-氢火焰配合共同作用。石英管原子化器的温度不同厂商的仪器设计不同,有的设计为几档可调,有的则是固定温度。提高石英管的温度,可降低记忆效应和减小气相干扰,对于不同元素氢化物的原子化,可能稍有差异。

（5）原子化器高度:是指激发光聚集点至石英管顶端的距离,石英管位置过高时,会对光源的激发光产生反射,火焰的底部也会对光产生散射等作用,使信噪比下降;石英管位置偏下时,激发光不能正好照在原子化区域,荧光效率及灵敏度会降低。

此外,不同厂商的仪器还需要对荧光信号记录的延时时间、读数时间、信号类型等参数进行选择。

2. 溶液条件选择

（1）KBH_4 浓度选择:KBH_4 或 $NaBH_4$ 的浓度对于还原反应的进行及产生的氢自由基和氢气的量有关,浓度低时,还原反应不完全,灵敏度降低;但浓度过高时,产生 H_2 量过大,火焰会稀释原子化区的原子浓度。过高的 KBH_4 浓度,还可引起共存离子干扰增大及背景信号增强。KBH_4 或 $NaBH_4$ 一般无差别,但使用时应注意其分子量不同,物质的量浓度应相当。

另外,KBH_4 溶液必须配制在 KOH 或 NaOH（约 2g/L）的碱性溶液中,并且应避光,通常临用现配。

（2）载流酸度选择:载流推动样品前行与 KBH_4 反应,并对反应介质有一定影响,同时载流对样品管路有清洗作用,对空白值有影响,因此需要选择和控制。

（3）元素价态的选择:不同元素适宜生成氢化物的价态不同,试验表明低价态可直接形成共价氢化物,而高价态先还原为低价态后,再转化为氢化物,所形成的氢化物均为低价态的共价氢化物。但 Pb 比较特殊,只有高价态 Pb 才能形成氢化物。因此,需要预先加入还原剂或氧化剂将其转化。

（4）溶液酸度和酸的种类选择:发生氧化还原反应时要求有适宜的酸度,同时酸度还会对共存离子的干扰程度产生影响,还会影响空白值,因此需要优化和控制。在酸度满足要求的前提下,尽可能采用低酸度,以减少对仪器的腐蚀、降低空白及实验成本。

另外,还应注意不同元素所适宜的酸的种类也不相同。通常盐酸应用较多。

（5）样品预处理:样品经过消解处理后,测定的即是元素的总量,即将不同形态的被测元素均转变为无机态。处理时所用酸的种类应注意选择,以避免被测元素的损失;酸的纯度要高,用量尽可能少,以减小空白值。

（二）定量分析方法

与其他分析方法相同,根据公式(13-4)样品溶液的荧光强度与待测元素的浓度呈正比关系,采用工作曲线法进行定量分析,即作 $I_F \sim c$ 工作曲线,荧光强度通常采用峰面积信号。

五、原子荧光形态分析技术

（一）概述

这里涉及的化学形态主要包括价态和金属有机化合态。元素存在的形态决定了它在环境和生物体系中的毒性和生物利用度,如元素砷（As）,有无机的 As（Ⅲ）、As（Ⅴ）和有机形态—甲基砷（MMA）、二甲基砷（DMA）、砷糖（AsS）、砷甜菜碱（AsB）及砷胆碱（AsC）,其毒性顺序为 As（Ⅲ）>As（Ⅴ）>MMA>DMA,而 AsS、AsB 及 AsC 常被认为是无毒的。由此可以看出用元素总量不能全面反映其生物活性。因此,化学形态分析越来越被重视,随着仪器技术及各种联用技术的不断发展,应用也越来越多。

与元素总量检测相比,元素各种形态的含量更低,要求分析方法具有更高的灵敏度、选择性及分离效能。将分离技术与各种检测技术结合,可实现形态分析。如将 HPLC、GC 与原子发射光谱、原子吸收、原子荧光光谱及质谱联用,毛细管电泳法与 UV 检测结合,等等;其中 HPLC 与 ICP-MS 联用,被认为是目前高灵敏、高选择性的分析系统,但其成本高、运行费用也高、分析系统也是最复杂的。而将 HPLC 与氢化物发生原子荧光技术联用(HPLC-HG-AFS),具有与 HPLC-ICP-MS 相近的分析检出限、精密度及灵敏度。HG-AFS 最大特点是对含有特定元素的化合物具有高度专一性和高灵敏度,并且与 ICP-MS 相比较,它在仪器及使用成本上具有极大优势,即仪器结构简单、成本低廉、易于维护等。下面主要介绍 HPLC-HG-AFS。

（二）原理

原子荧光与色谱联用很早就有学者研究,但直到氢化物蒸汽发生技术、样品导入技术引入 AFS 后,消除了基体干扰,检测灵敏度提高后才得到迅速发展,现已实现对 As、Hg、Se、Sb 等元素形态的分析,使原子荧光光谱分析领域得到有效延伸,是原子荧光光谱分析未来发展的新趋势。

HPLC 与 AFS 联用关键是接口技术,既要起连接作用,还要匹配色谱单元和蒸汽发生单元及 AFS 单元,即不仅要保证色谱流出样品完全导入,又要保证较小的死体积,抑制色谱峰的展宽。由于色谱单元的流量较小,通常与 AFS 不匹配,必须采取一些方法达到匹配。

HPLC 流出物不能直接用于 AFS 分析,早期大多采用喷雾进样,通过雾化器转化为气溶胶后进入火焰中,但基体干扰严重。而将流出物中的待测物通过化学反应转化为蒸汽发生,成为氢化物,则可以消除基体干扰,可用于实际样品的分析。

液相色谱利用被测元素不同形态组分间存在的物理和化学性质差异,对其实现分离,接口装置将色谱柱分离出来的不同形态被测元素组分,以及参与氢化物反应的还原剂,通过液体输送设备带入反应管路中实现化学反应。对于不能直接发生氢化物反应或反应效率较低的元素有机物或生物化合物,可通过在线紫外消解装置,在紫外光的照射下将有机化合物消解为可以进行氢化物反应的无机价态,或同时加入在线氧化管路,加入氧化剂或还原剂提高氧化或还原效率。如常使用氧化剂 $K_2S_2O_8$,在紫外光产生强氧化性自由基条件下,将砷甜菜碱、砷胆碱在线氧化成氢化物反应发生效率高的无机物,或还原剂 KI 将 Se(Ⅵ)转变为 Se(Ⅳ)。流程如图 13-8。

无须紫外消解时,四通切换阀 1 位和 2 位相连,色谱流出物直接与载流(HCl)混合后再与还原剂(KBH_4)反应,气液分离后进行荧光检测;需要紫外消解时,转动切换阀旋钮,此时 1 位与 3 位相连,2 位和 4 位管路连通,色谱流出物进行紫外消解,或之前先与氧化剂混合后,再进行紫外消解。

常采用的色谱柱是 C18 反相柱,用四丁基羟胺、丙二酸的甲醇溶液或四丁基溴化铵的 NaH_2PO_4-甲醇溶液为流动相,可对亚砷酸、砷酸、MMA、DMA、洛克沙肿 5 种砷形态化合物进行检测;也可采用阴离子交换柱实现上述形态分析。

但是,目前 HPLC-AFS 也有其不足之处。如 AFS 所测量元素及其形态范围有限,长期运行的稳定性还不太理想;进样量不匹配,即液相色谱进样量只有几十微升,而 AFS 通常进样量是毫升级,所以 LC-AFS 联用的检出限比 AFS 的低数十倍,需要进一步提高 AFS 灵敏度等。

对于形态分析,样品前处理时应注意保持元素的原有形态,常用的提取方法主要有超声、振荡和微波萃取。如浸提砷的形态和价态时,高浓度的酸会促使样品中的有机砷分解为无机砷。用水和甲醇(体积比 1:1)混合溶剂代替 6mol/LHCl,可以避免形态的改变。

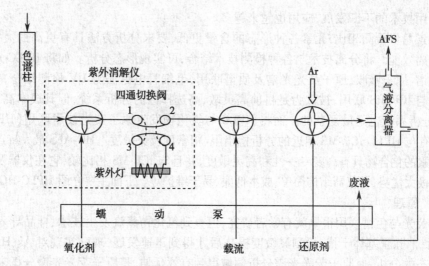

图 13-8 形态分析流路示意图

与高效液相色谱或离子色谱联用,可用于 Hg、As、Se、Sb 等元素的形态及价态分析。目前,氢化物发生原子荧光仪器在我国的使用率很高,将会在这些元素的检测中发挥越来越重要的作用。

第四节 原子荧光光谱法的应用

氢化物发生原子荧光光谱法具有仪器简单、价格低,操作容易、干扰少、检出限低,可同时进行多元素分析等特点,在食品、水质、药品、化妆品、生命材料等样品中已被广泛应用,仪器在我国也已相当普及。

虽然可分析的元素主要有 11 种,但这些元素均与人体健康密切相关,如对人体健康有害的重金属 As、Hg、Pb、Cd,对人体有益的元素 Se、Ge 等。很多样品的检测方法已被列为国家标准分析方法(GB),以及农业(NY)、环境(HJ)、进出口(SN)等行业标准分析方法。

如:GB 5009. 76-2014 食品添加剂中砷的测定;GB/T 5750.6-2006 生活饮用水标准检验方法 金属指标;GB/T 13079/13081-2006 饲料中总砷、汞的测定;GB/T 13883-2008 饲料中硒的测定;GB/T 21729-2008 茶叶中硒含量的检测方法;SN/T 3479-2013 进出口化妆品中汞、砷、铅的测定方法;NY/T 2822-2015 蜂产品中砷和汞的形态分析;SN/T 3941-2014 食品接触材料食具容器中铅、镉、砷和锑迁移量的测定;SN/T 2888-2011 出口食品接触材料高密度聚乙烯中锑的测定;GB5009. 17-2014 食品中总汞及有机汞的测定;GB 5009. 11-2014 食品中总砷及无机砷的测定;SN/T 3034-2011 出口水产品中无机汞、甲基汞和乙基汞的测定(LC-AFS)法等。

(张加玲)

参 考 文 献

[1] 刘明钟. 原子荧光光谱分析. 北京:化学工业出版社,2008.
[2] 杜晓燕. 现代卫生化学. 北京:人民卫生出版社,2009.
[3] 康维钧. 卫生化学. 北京:人民卫生出版社,2017.
[4] 李磊,高希宝. 仪器分析. 北京:人民卫生出版社,2015.

第十四章

激光诱导击穿光谱分析

激光诱导击穿光谱(laser induced breakdown spectroscopy,LIBS)技术是一种采用高功率、高能量的激光光源在被测样品表面形成高强度的激光光斑等离子体,使样品表面激发而发光,通过检测系统对激发光谱信号的分析,从而对被测样品表面的元素进行定性和定量分析的新技术。

1962 年,Breech 和 Cross 采用激光作为原子发射光谱的激发源,首次提出 LIBS 技术,但由于当时受相关部件的性能限制,分析仪器的测量可靠性不高,并没有被广泛应用。随着光谱探测器技术的发展,20 世纪 80 年代,LIBS 技术再次受到关注。近三十年来,LIBS 技术在各行各业都有不同程度的应用。早期主要是通过实验研究如何提高测量精度;20 世纪 90 年代中期开始出现便携式半定量的商品仪器,LIBS 仪器开始向经济型方向发展,其应用更加广泛。近几年,随着测量条件的改进与光谱优化处理方法的开发,LIBS 技术的应用精度与分析能力得到了大幅度提高。

LIBS 技术分析速度快,样品需要量少,对样品的尺寸、形状及物理性质要求均不严格;它不仅可以检测固态样品,还可以检测液态、气态样品;根据所分析元素的不同,可以检测到 ppm 到 ppt 级的含量,而且不需要对所测样品进行复杂的预处理。目前,该方法在卫生化学领域的应用主要包括环境监测、生物医学分析及危险物鉴别等方面。

第一节 基本原理

一束高能量密度的激光脉冲(纳秒、皮秒或飞秒量级)被聚焦到样品表面,当到达材料表面的功率密度达到甚至超过 $1GW/cm^2$ 时,材料样品表面激光聚焦点作用处的物质被瞬间加热到上万度的高温并产生蒸发、膨胀,使得少量(微克量级)物质喷射出来,这个过程被称为激光烧蚀。由于吸收大量激光能量,激光烧蚀区域的物质温度急剧上升,材料被瞬间融化、气化,在激光辐照区域上方附近形成一团由电子、离子、原子、分子等微粒组成的高能气态物质。该团气态物质在自由电子碰撞和激光脉冲后续部分的持续作用下,最终产生由电子、离子及原子组成的高温高压等离子体(电离度大于 0.1%)。

激光诱导等离子体的寿命一般为 1 微秒至数百微秒,期间等离子体温度不断降低,最后粒子重新聚合、凝结,等离子体消失于空气中。各部分温度、粒子密度均不相同,不存在统一的平衡状态。等离子体形成之后,内部自由电子、各种原子、离子经过充分的碰撞而交换能量,在局部区域的同一种原子或离子的不同能态之间满足 Maxwell-Boltzmann 分布定律,同一种元素的原子与不同电离态离子之间满足 Saha 电离方程,即等离子体形成动态局部热平衡,是定量分析的基础。在激光脉冲作用后,等离子体迅速向周围扩散并冷却,这段时间内,处于激发态的离子和原子从高能态跃迁到低能态,并发射出具有特定波长的特征辐射。其频率和强度分布代表了分析对象所包含的元素种类和浓度信息。

从时间上判断,发射谱线的形成过程可以为三个步骤(图14-1)。第一步,等离子体的形成。高能量的激光加热并蒸发少量的样品,形成一个等离子体态的包含原子、离子、电子以及分子或其他基团粒子的高温区。第二步,宽带发射的形成。在等离子体冷却过程中,电子在运动中动能降低,产生轫致辐射,轫致辐射与电子-离子复合导致宽带发射,主要为等离子体中各元素电离线形成的连续背景谱线,该过程需要几百纳秒。第三步,各元素的发射谱线的形成。电子在分立的束缚能级之间跃迁,形成代表原子(或离子)特性的线性光谱,即原子(或离子)发射光谱,谱线的波长和强度分别代表了元素的种类和浓度。该过程通常持续几微秒。

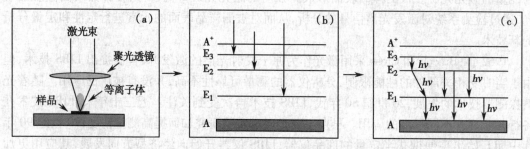

(a)等离子体的形成;(b)宽带发射的形成;(c)发射谱线的形成。

图 14-1　激光诱导等离子体发射谱线的形成过程

在激光的激发下,具有不同原子结构的元素产生系列特定波长的发射光谱,其波长大小由元素的原子或离子性质所决定。因此,如果检测到某种元素的特征谱线,即可定性判断激发样品内存在该元素。但元素探测浓度极限受光谱检测仪器、激发条件的限制,因此,即使某元素的谱线在光谱中不存在,也并不能说明该元素不存在。

LIBS 技术相对于其他用于测量元素含量的原子光谱技术(如火焰光度、微波诱导击穿光谱、电感耦合等离子体原子发射光谱、X 射线荧光光谱)而言,激光具有良好的光束质量,对分析对象的表面破坏只有微米量级,在工业中可以认为无破坏。同时,高能量强激光可以击穿任何物质使其形成等离子体状态,因此 LIBS 技术几乎可以分析元素周期表中的所有元素。此外,LIBS 技术还可与多色仪配合使用,对激光等离子体辐射光进行分光处理,实现多元素同步分析。激光具有良好的单色性和稳定性,如果利用光纤传导,可实现 LIBS 远距离分析和真正的快速分析,特别适合恶劣环境(如高温)下的现场分析检测。

第二节　激光诱导击穿光谱仪

LIBS 仪器由多个功能部件组成(图14-2),主要包括激光器、光学系统、延时器、样品台、检测系统及计算机。仪器的工作流程如下:高能量脉冲激光从激光器出发,经光学系统聚焦打到样品表面产生等离子,同时触发激光同步信号,激光同步信号经延时器延时一段时间(微秒级)后触发检测系统工作,检测系统通过光学系统收集等离子体信息,并将光谱数据上传至计算机。

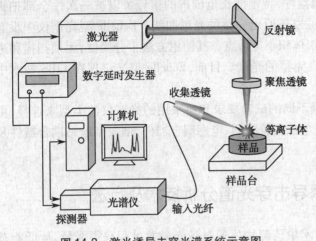

图 14-2　激光诱导击穿光谱系统示意图

一、激光器

激光器是产生激光脉冲输出的装置,通常对激光的波长并无特殊要求,只要具有相对高的能量,可以对样品完成激发、离解、等离子体化等任务即可。满足这种要求的商用激光器通常包括固态激光器(如 Nd:YAG 及红宝石激光器)、气态激光器(如 CO_2 和 N_2 激光器)及准分子激光器。但考虑到高频率重复脉冲与信号稳定性的要求,LIBS 仪器中最常用的激光器是 Nd:YAG 激光器,使用波长通常为 1 064nm、532nm 或 355nm,脉冲宽度为几纳秒,脉冲能量为几十到几百毫焦。最新研究表明,飞秒与皮秒级的短脉冲激光以及双脉冲激光,对于提高样品测量的精度与探测限水平具有明显效果,因此也逐渐得到应用。

二、光学系统

光学系统由反射镜、透镜和光导纤维组成,一方面改变光路并聚焦激光光束,选择合适的入射角灼烧样品使其离子化;另一方面收集等离子体,并将收集到的光谱传入检测系统。探测距离与光学系统的集成方式有关,根据探测距离的远近可将 LIBS 仪器分为三类:便携系统、远程系统和遥测系统。

三、延时器

等离子形成初期具有较强的连续光谱背景,为了将连续背景与有用的信号分离,通过外接脉冲延时器,在激光脉冲开始之后的一定延时时间后触发检测系统工作,从而避开等离子体初期较强的连续背景,提高信噪比。

四、样品台

样品台可以方便使用者调整样品位置,实现连续进样等操作。此外,将样品台封装在密闭的盒子中,做成样品室,可以实现多种试验条件(如填充惰性气体、真空、高温、高压等),用于观察不同的环境因素对等离子体寿命及光谱强度的影响。

五、检测系统

检测系统是 LIBS 仪器中不可或缺的组成部分,由具有分光作用的光谱仪和记录光谱的探测器组成。

目前最常用的光谱仪是 Czerny-Turner 型光谱仪和 Echelle 型光谱仪。Czerny-Turner 型光谱仪衍射光栅刻痕数密度达到 150mm^{-1} 即可满足 LIBS 分析要求,可以通过增加光栅的刻痕数密度来增加光谱分辨率,但会导致可探测光谱的波段范围降低。LIBS 应用中常采用多通道方式,用一个检测器,实现高分辨宽波段的采集。Echelle 型光谱仪配用标准的成像电荷耦合器或增强型电荷耦合器作为探测器件,特定波长范围内的信号可以被一次性全部拍摄下来。借助计算机软件的分析功能,可以还原出完整的光谱曲线。Echelle 型光谱仪中没有转动部件,具有分辨率高、光谱范围宽、体积小等特点。其使用方法十分简便,无须扫描和进行光谱曲线的"接合"便可以获得一段完整的光谱。目前,Echelle 型光谱仪在 LIBS 技术中已得到广泛应用。

LIBS 检测系统中探测器需要根据不同的试验要求和所采用的光谱仪的类型来选择,主要有光电倍增管、雪崩光电二极管、光电二极管阵列、电感耦合器件、增强型电感耦合器件及电子倍增电荷耦合器件。

第三节　激光诱导击穿光谱分析技术及方法

同其他发射光谱一样,在 LIBS 技术中待测物质通过激光激发过程获得能量,从低能态跃迁至高能态,处于高能态的粒子不稳定,因而在短暂的时间内自发地从高能态回到低能态或基态,能量以光的形式发射出来形成发射光谱。由部分电子被剥夺后的原子、原子团被电离后产生的正负离子组成的等离子体含有丰富的元素信息,可用于定性、定量分析。

在等离子体形成的一段时间内,等离子体区域中粒子碰撞频繁,粒子快速碰撞交换能量使得等离子体基本满足局部热平衡条件。处于热平衡状态的等离子体中的原子、分子、离子、电子具有近似相等的温度,电子的能及分布符合 Maxwell-Boltzmann 分布定律。若等离子体中各元素的含量能够代表被测样品各元素的含量,那么等离子体中从 E_i 能级跃迁到 E_j 能级发射的谱线的强度满足公式 14-1。

$$I_\lambda^{ij} = FC_s A_{ij} \frac{g_i}{U_s(T)} e^{-E_i/k_B T} \qquad （式 14\text{-}1）$$

其中,λ 是电子从 E_i 能级跃迁到 E_j 能级发射的谱线的波长;I_λ^{ij} 是光谱仪探测到的该发射线的信号强度;C_s 是发生这种跃迁的粒子的浓度;A_{ij} 是粒子发生这种跃迁的概率;g_i 是 E_i 能级的统计权重;F 是涉及接收系统的光学效率及总等离子体密度等因素的实验参数,k_B 是 Boltzmann 常量,T 是等离子体温度,$U_s(T)$ 是发生这种跃迁的粒子的配分函数。

光谱学参数 A_{ij}、E_i、g_i 可从美国标准与技术研究院 NIST 原子光谱数据库(ASD)中获得,F、C_s、T 须从实验数据中测量得到,一旦等离子体温度确定,每条谱线对应的配分函数可从光谱数据中测量得到。由公式 14-1 可知,对于给定的原子发射谱线,只要实验条件理想稳定,公式(14-1)的右边只有 C_s 是变量,其他的量对特定的谱线来说均是常量,由此可以得到谱线强度和含量的定量关系,这就是运用 LIBS 进行痕量分析的理论依据。

一、定性分析

通过对 LIBS 光谱线的波长位置、光谱线强度、线与线的相对强度,以及其线宽或者时间演化特征的研究可以实现定性、半定量及定量分析。定性分析可以明确给出分析物质中所含的元素种类,半定量分析大致地给出元素的相对丰度,定量分析则可以给出待测样品中指定某个元素或几种元素的含量。进行定性分析可以获得样品中的元素组成情况,在材料识别、分类、表面分析、进程监控等方面有重要的应用。

元素识别是 LIBS 定性分析的重要应用,采用 LIBS 技术对样品进行激光剥蚀,获取等离子谱图,通过谱峰波长位置确定元素种类及名称。在 LIBS 谱图中,电离能小于 6eV 的谱线较容易被观察到,电离能大于 10eV 的光谱激发难度大,其高级态的电离很难被观察到。在特定的试验条件下,可以观察到不同的元素种类。如 Fe 的第一电离能是 7.87eV,在空气环境下,仅能观测到铁元素的 Fe(Ⅰ)与 Fe(Ⅱ)谱线。而在真空条件下,尽管 Fe 的第二电离能高达 16.18eV,Fe(Ⅲ)谱线仍能被观测到。另外,元素发射谱线数量丰富,特征发射谱线会存在严重的重叠干扰。谱线识别的准确度与光谱仪分辨率直接相关,如 Al(Ⅰ)394.4nm、Al(Ⅰ)396.1nm、Ca(Ⅱ)393.3nm 与 Ca(Ⅱ)396.8nm 谱线在低分辨率情形下,易发生错误识别。待测物质的表面状况同样会影响 LIBS 定性识别,尤其是在表面膜成分鉴定时,对试验体系的能量分布须严格控制。

二、定量分析

LIBS 定量分析方法主要分为三种:外标法、内标法及自由定标法。

(一)外标法

用待测组分的纯品作为对照物质,以对照物质和样品中待测组分的响应信号相比较进行定量的方法称为外标法。

由公式 14-1 可知,原子光谱定量分析主要是根据光谱中出现的分析元素的谱线强度来确定该元素的含量。它也可以表示为经验公式 14-2:

$$I = aC^b \hspace{4cm} \text{(式 14-2)}$$

其中 I 表示所测的光谱线强度,a 和 b 为两个常数。a 的值取决于激发条件,如分析元素进入激发区的数量、干扰元素的影响等;C 为分析元素的含量;b 为分析元素本身含量的函数,$b = b(C)$,其取值范围为 0.5~1,当 C 很小时,$b = 1$。随着分析元素的含量 C 增大,系数 b 逐渐减小到 0.5。

对公式 14-2 左右两边同时取对数,得到公式 14-3:

$$\lg I = b\lg C + \lg a \hspace{3cm} \text{(式 14-3)}$$

该公式表明,当所分析元素的含量很低时,可以认为对应的光谱线强度与分析元素的含量呈正比。同时,只有在固定的仪器工作条件下,a 和 b 才为固定的常数。

基于标准样本的外标定量化方法要拟合出一条曲线,以作为待测元素的定标曲线。有了这条曲线,就可根据实验中获取的元素原子谱线信号强度得到对应的含量值。研究发现,如果在一组样品中添加不同量的 Cu 元素,随着含 Cu 量的增加,LIBS 探测出的信号强度会随之增加,比如某种样品中 Cu 含量与其 324.7nm 谱线信号强度的关系,根据这种关系,如果能够描绘出一条 Cu 含量与其 324.7nm 谱线信号强度的线性关系曲线,就可以反映出样品中 Cu 的含量,这就是外标法。

外标法的优点是简便、不须用校正因子,不论样品中其他组分是否出峰,均可对待测组分进行定量。缺点是要求对照物质的进样量十分准确,且要严格控制在与标准物相同的操作条件下进行,否则造成分析误差,得不到准确的测量结果;准确性较差,易受进样重复性和实验条件稳定性的影响。

(二)内标法及强度归一法

内标法是一种间接或相对的校准方法。在分析测定样品中某组分含量时,加入一种内标物质以校准和消除由于操作条件的波动对分析结果带来的影响,以提高分析结果的准确度。

　　由经验公式 14-2 可以看出,分析线的强度和元素的含量呈正比。基体效应或者激光脉冲能量波动等因素的影响会导致光谱强度变化,直接造成元素含量分析结果的误差。内标法是光谱分析中一种比较准确的定量方法,尤其在没有标准物对照时,此方法更显其优越性。

　　LIBS 进行定量分析时,通常每次试验过程中总有些实验参数(如激光脉冲能量)会随机波动,使实验结果带有随机性误差。为了消除这种误差,在建立定标曲线时需要选择一种内标元素,更确切地说是选择内标元素的某条原子谱线,用内标元素的光强和待测量元素的光强比值与它们的含量组成数据对,针对 N 组样品得到组数据对,然后拟合出定标曲线,曲线的横轴是两者特征元素含量比,纵轴是两者光强比值。内标元素要选取一些特征性较好、探测限较低、含量较高的元素。同时,应考虑所选取的内标元素在各样品中含量相等,该元素与分析元素具有相近的熔沸点、原子序数、理化性质及电离电位,内标线与分析线的波长和强度相近。激光激发等离子的过程中,受到激光能量波动、环境气氛、样品表面特性等因素的影响,导致等离子体温度的变化,表现为光谱强度的波动,使其不能很好地遵循公式 14-2。由于仪器及环境因素导致的光谱强度波动具有整体性,因此采用内标法能有效消除这一波动。

　　选取了分析元素和内标元素后,考虑分析线和内标线的光谱强度有如下关系:

$$\frac{I_1}{I_2}=\frac{\overline{I_1}+\Delta I_1}{\overline{I_2}+\Delta I_2}=\frac{\overline{I_1}}{\overline{I_2}+\Delta I_2}+\frac{\Delta I_1}{\overline{I_2}+\Delta I_2} \qquad (式14\text{-}4)$$

　　式中,I_1 和 I_2 分别为分析线和内标线的峰值强度,$\overline{I_1}$ 和 $\overline{I_2}$ 分别为理想的峰值强度(此处用光谱峰值平均强度表示),ΔI_1 和 ΔI_2 分别为实际的光谱线强度与平均峰值强度的差值。通常 ΔI_1 和 ΔI_2 分别远小于 $\overline{I_1}$ 和 $\overline{I_2}$,当谱线的相对峰值是在同一条件下得出时,可以认为 $I_1/I_2\approx\overline{I_1}/\overline{I_2}$。结合公式(14-2),可以得到公式 14-5:

$$\lg\overline{I_1}/\overline{I_2}=\lg C_1/C_2+\lg A_1/A_2 \qquad (式14\text{-}5)$$

　　通过计算待分析线和定标线的峰值强度比,可以削弱各种参数波动引起的偏差,减小等离子体信号涨落的影响,有利于提高测量重复率和测量精度。

　　强度归一化法的主要思想是从内标法入手,选用同一元素的一条或多条谱线,与内标元素的一条或多条谱线相比,也就是元素多谱线的归一化,使得到的比值波动更小,最终进一步减小谱线强度起伏对所分析元素含量的影响,提高分析可靠性。具体处理的方法是:利用光谱强度的加和性,分别采用同一元素的多条不同波长的谱线强度进行加和,再运用强度归一化法,增大分析线和内标线光谱强度 $\overline{I_1}$ 和 $\overline{I_2}$ 的值,以提高公式 $I_1/I_2\approx\overline{I_1}/\overline{I_2}$ 的可靠性,同时期望 ΔI_1 或 ΔI_2 的加和值能通过一定程度的相互抵消而减小。在此选择内标元素三条谱线进行强度加和(待测元素为一条分析线)为例,利用谱线强度与元素含量之间的对应关系,可以得到归一化法的分析公式 14-6:

$$\lg\frac{I_1}{I_2}=\lg\frac{\overline{I_{11}}}{\Sigma\overline{I_2}}=\lg\frac{\overline{I_{11}}}{\overline{I_{21}}+\overline{I_{22}}+\overline{I_{23}}}=\lg\frac{C_1}{C_2}+B \qquad (式14\text{-}6)$$

或对三条分析线加和,采用公式 14-7:

$$\lg \frac{I_1}{I_2} = \lg \frac{\Sigma \overline{I_1}}{\Sigma \overline{I_2}} = \lg \frac{\overline{I_{11}} + \overline{I_{12}} + \overline{I_{13}}}{\overline{I_{21}} + \overline{I_{22}} + \overline{I_{23}}} = \lg \frac{C_1}{C_2} + B' \qquad (式 14-7)$$

公式中 $\overline{I_{11}}$、$\overline{I_{12}}$、$\overline{I_{13}}$ 分别为同一种元素在同种情况下测得的三个不同波长的平均谱线强度,C_1、C_2 分别为分析元素和标定元素的含量,B、B' 为表征检测限的常数,在这里,由于选取无自吸收的分析线和内标线,可以忽略自吸收系数等的影响。

内标法的优点是测定结果较为准确,该方法是通过测量内标物及被测组分的峰面积的相对值进行计算,因此可在一定程度上消除操作条件等的变化引起的误差。缺点是操作程序较为麻烦,每次分析时内标物和试样都要准确称量,有时难以寻找到合适的内标物;内标物可能与样品混合不均匀、与样品组分发生反应;检测成本高。

(三) 自由定标法

自由定标法无须通过对标准样品进行实验测量得出定标曲线,而是直接根据得到的谱线相对强度计算出分析组分的浓度。

自由定标模型的提出基于以下假设:

1. 等离子体中各元素的含量能代表样品中各元素的含量;

2. 在观测的时空范围内等离子体满足局部热平衡条件;

3. 等离子体的空间分布均匀;

4. 没有自吸现象,激光等离子体是一个光学薄等离子体(即光学厚度很小的等离子体)。

以上任一条件的偏差都会造成定量分析结果的偏差。下面介绍自由定法的基本原理。

将公式 14-1 两边取对数,得:

$$\ln \frac{I_\lambda^{ij}}{g_i A_{ij}} = -\frac{E_i}{k_B T} + \ln \frac{F C_s}{U_s(T)} \qquad (式 14-8)$$

令:

$$x = E_i \qquad (式 14-9)$$

$$y = \ln \frac{I_\lambda^{ij}}{g_i A_{ij}} \qquad (式 14-10)$$

$$m = -\frac{1}{k_B T}, \quad T = -\frac{1}{k_B m}, \quad k_B = 1.38 \times 10^{-23} J/K \qquad (式 14-11)$$

$$q_s = \ln \frac{F C_s}{U_s(T)} \qquad (式 14-12)$$

将上面的四个关系式代入公式 14-8 则可以得到关系式 14-12:

$$y = mx + q_s \qquad (式 14-13)$$

根据公式 14-8 得知 E_i 和 $\ln \frac{I_\lambda^{ij}}{g_i A_{ij}}$ 满足线性关系,以 E_i 为横坐标,$\ln \frac{I_\lambda^{ij}}{g_i A_{ij}}$ 为纵坐标,进行直线拟合,其所构成的直线称为 Boltzmann 斜线,所得直线的斜率 m 反映等离子体的温度,直

线的截距 q_s 反映了分析物质的浓度。

假定等离子体中原子的种类浓度完全代表分析物质的组成浓度,理论上确定了等离子体的温度就可以直接根据公式 14-1 得到浓度分析的结果,但是由于试验常数 F 的不确定性,需要通过归一化来确定 F 的值,即:

$$\sum_s = \frac{1}{F} \sum_s U_s(T) e^{q_s} = 1 \qquad (式 14\text{-}14)$$

得到温度以后,可相应算出配分函数:

$$U_s(T) = \sum g_i \exp\left(-\frac{E_i}{k_B T}\right) \qquad (式 14\text{-}15)$$

在得到 F、q_s 和 $U_s(T)$ 的值后,可根据公式 14-15 计算样品中每个元素的含量:

$$C_s = \frac{1}{F} U_s(T) e^{q_s} \qquad (式 14\text{-}16)$$

自由定标法的优点是无需定标物,程序简化,与上两种方法相比成本较低;可实现全元素测量和远程在线实时分析。缺点是不考虑自吸收效应,对测量结果会有影响;须对所有的谱线进行分析,工作量相对较大。

第四节 激光诱导击穿光谱的应用

由于 LIBS 技术具有快速直接分析、几乎无需样品前处理、可检测几乎所有元素等优势,弥补了传统元素分析方法的不足,在微区材料分析、镀层/薄膜分析、缺陷检测、珠宝鉴定、法医证据鉴定、粉末材料分析、合金分析等应用领域具有优势明显。同时,LIBS 还可以应用于地质、煤炭、冶金、制药、环境、航天等不同领域,除传统的实验室应用之外,LIBS 相关应用已逐渐拓展到现场,甚至生产工艺过程中。本节主要阐述 LIBS 技术在卫生化学中的应用,应用范围涉及环境监测(包括土壤质量监测、大气重金属检测、水体中重金属检测),生物医学领域(包括动物组织分析、植物样品分析、微生物分析),以及危险物鉴别。

一、在环境领域中的应用

(一)土壤质量监测

随着经济快速发展,随之而来的日益严重的环境问题正在受到越来越广泛的重视。镉、砷、铅、铬、汞等重金属污染尤为严重,这些污染物长期存在并最终归于土壤,造成土壤污染。土壤污染不像大气污染能够看得见闻得到,也不像河流污染可自我净化。土壤污染具有隐蔽性和滞后性等特点,毒性大、难以治理且不可降解,会引发粮食生产安全问题,给人们生活带来重大的隐患——致癌、致畸、致突变,严重威胁人类健康。常规的土壤成分测定方法有X 射线荧光分析、原子吸收光谱法、电感耦合等离子体原子发射光谱法和电感耦合等离子体质谱法等。X 射线荧光分析受基体干扰严重,灵敏度相对较低,而后几种分析方法虽然测量准确,但样品预处理手续繁琐,完成分析耗费时间长,且运行成本高。因此 LIBS 技术因其分析速度快,样品前处理简单、仪器设备简单、运行后成本低等优点非常适合应用于土壤样品的分析检测。

在 LIBS 分析过程中,对于采集到的自然土壤,先后进行除杂、干燥、粉碎、研磨,筛粉得到均匀的粉末样品,对所得的粉末样品进行压片处理即可进行 LIBS 分析。应用 LIBS 技术对土壤中重金属 Pb、Cr、Cd、As 及 Zn、Cu、Ni 均可进行分析检测。目前使用 LIBS 技术进行土壤中重金属分析时,都使用单脉冲激光激发产生等离子体,检测灵敏度大多在几十 mg/kg,对少量金属可达到几 mg/kg。

(二) 大气中重金属检测

LIBS 技术应用于大气中重金属检测难点在于气体激光信号的接收,图 14-3 为大气中重金属检测 LIBS 装置及典型应用。激光束透过中孔反射镜后,由聚焦镜($\Phi = 50mm, f = 100mm$)聚焦到烟气装置的中心,在烟气中产生高温激光等离子体,激发烟气中的各种物质元素,它们发射的特征光谱仍由反应室两侧的吸光系统收到光纤中。

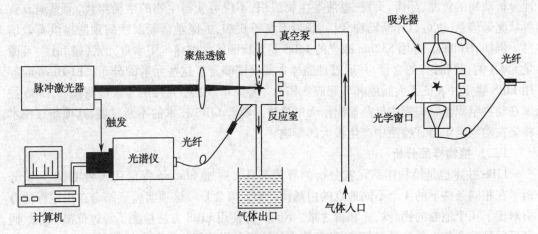

图 14-3　LIBS 装置及烟气接受装置示意图

(三) 水体中重金属检测

水是包括人类在内的所有生命赖以生存的重要资源,也是生物体最重要的组成部分。目前水环境重金属污染监测技术包括电化学分析、原子吸收光谱分析、电感耦合等离子体-原子发射光谱、电感耦合等离子体-质谱分析技术以及生物监测等方法。以上方法受到仪器昂贵、运行成本高或预处理复杂诸多因素限制,不能满足多组分同时分析的要求。而 LIBS 技术具有无需复杂前处理、运行成本低等优点,将 LIBS 应用于水样品中重金属的检测取得了较好的效果。

由于水中的重金属含量一般都很低,运用一些富集方法辅助检测可以得到更好的效果。常用的富集方法有电化学富集、化学过滤法、螯合物法、溶剂萃取法以及聚合物萃取法等。将富集方法和 LIBS 技术结合起来可以完成对水体中重金属的检测。常用的富集方法有滤纸富集、石墨烯富集、纤维富集、膜富集等。这些方法均有较好的富集效果,检出限可到 ppm 数量级。

(四) 塑料的分类与回收

传统的废旧塑料处理主要采用焚烧掩埋的方式,不仅污染环境,还造成了资源浪费,如何对废旧塑料进行回收再利用成为亟须解决的问题。近年来,国内外学者将 LIBS 技术与化学计量学的数据处理方法结合,用于解决塑料样品分类。具有代表性的包括:Lasheras 等比较了线性相关法和秩相关法在聚合物识别中的精度,其中前者精度为 100%,后者精度为

98.2%；Banaee 等将 LIBS 与判别函数分析法结合，对 6 种可回收塑料进行分类，分类精度达到 99%；Yu 等将 LIBS 技术与支持向量机方法相结合，并对得到的光谱权重进行调节，对 11 种塑料的分类精度接近 100%。上述研究对于塑料样品的分类效果较好，且部分研究已经得到实际应用。但是依据上述方法建立的分类模型，存在须更改的参数较多，所构建模型的普适性差的问题。吉林大学杨光课题组通过理论分析和实验验证的方式，针对上述问题，基于偏最小二乘方法建立分类模型，达到克服背景干扰、提高分类精度的目的。

二、在生物医学领域中的应用

（一）动物组织器官分析

LIBS 技术具有快速分析元素的特点，因此在动物组织器官分析方面具有广泛性，如快速分析动物的骨骼、牙齿、头发、血液等生物组织，不仅可获得生物的生活年代、栖息地及营养状况等信息，也可以诊断动物牙齿、肠胃系统等疾病，为医学诊断及疾病预防提供有效信息。例如，Hrdlicka 等用 532nm 激光的 LIBS 装置检测了骨骼样本中常量元素（磷和镁）及微量元素（钠、锌和锶）的含量，并通过骨骼样本截面图确定了这些元素的分布。EI-Hussein 等用 LIBS 鉴定并表征了大肠癌和乳腺癌。作为一种简单、快速、直接的元素检测技术，LIBS 技术在动物组织器官应用中已凸显出巨大的优势。随着 LIBS 技术的不断发展，这项新兴技术将会在动物组织器官检测中产生极大的影响。

（二）植物样品分析

LIBS 技术也是植物样品元素分析的有效工具。例如，Shuang 等使用飞秒 LIBS 系统分析了在相同条件下的 4 个不同地点的白杨树叶中元素含量。该项实验还结合自由定标法分析对比了 4 个地方的钙、铁、氮和磷含量。Nunes 等使用 LIBS 方法检测了经过低温、干燥、研磨后的甘蔗中的大量和微量元素，该项研究的结果与之前用 ICP 研究的结果基本相同，这也从侧面说明了 LIBS 用于植物分析的准确性与可行性，也充分显示出了 LIBS 技术在植物分析领域的巨大潜力及应用前景。李秋连等使用 LIBS 技术对烘干的脐橙橙皮和橙肉中的金属元素 Cu、Ni、Ti、Sr、Ba 及 Cr 进行定量分析。实验使用 1 064nm 的 Nd：YAG 调 Q 脉冲激光器及八通道光纤光谱仪组成的 LIBS 系统对事先经过同等条件灼烧的脐橙橙皮和橙肉进行分析，该项实验结果表明 LIBS 技术可以很好地实现对样品的快速实时检测。其后，彭秋海运用该技术对新鲜桔叶片样品的快速实时检测。其采用 1 064nm LIBS 系统对新鲜桔叶中的金属 Cr 进行定量分析，其实验结果显示 Cr 元素含量和光谱相对强度之间有较好的线性关系。这也验证 LIBS 技术是一种快速检测新鲜植物叶片中重金属元素含量的有效工具。

随着 LIBS 技术的日益成熟，各项研究均表明了 LIBS 技术在植物体元素检测方面的巨大潜力及可行性。伴随着化学计量学在数据分析处理中的灵活运用，将 LIBS 技术与化学计量学有效地结合并应用于植物样本的分析检测，为更好地实现植物体快速、实时、在线检测提供了有效的方法。

（三）微生物分析

病原体广义定义为能致病的微生物，包括细菌、病毒、霉菌、感染因子、变形虫、真菌等。由于这些微生物普遍存在于人类生活中又对人体健康有影响，所以，需要一项快速检测病菌的技术来测定这些微生物。在之前的研究中，所用的检测方法都需要研究者对核酸序列、抗原及细菌有一定的研究经验，这在很大程度上限制了这些方法的使用范围，也为病菌检测带来一定的影响。而 LIBS 技术因其无需须样品前处理及快速检测的优势，刚好填补了微生物检测这一领域的空缺。例如,Gottfried 通过熟练地构建 PLS-DA 模型及从 LIBS 光谱选择合适的变量,利用功率为 25MJ,波长为 1 064nm 的纳秒激光 LIBS 系统很好地辨别了大肠杆菌、MS-2 噬菌体、α 溶血素及金黄色酿脓葡萄球菌。

LIBS 技术作为一种快速元素检测技术,在微生物领域的应用越来越广泛,研究者对其的关注及研究探索也日益加深。在科技不断发展的今天,LIBS 技术在微生物领域的应用前景日益突出,相信在不久之后,这项技术将会在微生物领域做出更大的贡献。

三、危险物的鉴别

生物、化学战剂等危险物检测在反恐和公共安全领域具有重要应用价值,也是目前亟须解决的问题。对危险物检测预警的关键是在危险物侵入战区和居民区之前就能远距离检测到危险物的存在,或者在较近距离对极微量、低浓度的危险物进行检测和识别。发展危险物遥测技术是建立完整高效的侦察防御体系的首选。LIBS 技术利用高能激光脉冲诱导材料产生等离子体,通过探测等离子体辐射光谱从而分析其组成成分。由于 LIBS 技术能在有毒、强辐射等恶劣环境下对物质进行远距离、非接触、原位测量,因此在危险物的检测方面具有独特的优势。

美国陆军实验室与西班牙 Malaga 大学联合其他两家公司开展"基于 LIBS 的炸药及化学、生物危险物品的远距离探测技术研究"工作。对 RDX、TNT 和 C-4 等炸药以及化学战剂的 LIBS 光谱特性和光谱识别方法进行了研究,并研制了相应的便携式和远距离 LIBS 探测系统,开发了基于偏最小二乘-识别分析的光谱识别模型。利用远距离测量装置在 50m 距离处探测铝板上的有机炸药,正确识别率为 93%,虚警率为 6%。北京理工大学 LIBS 研究小组从 2008 年开始,在国内率先开展了炸药 LIBS 探测与识别技术研究。对有机和无机炸药的 LIBS 光谱进行了实验和理论研究,并利用主成分分析、偏最小二乘判别分析以及聚类分析等方法对 TNT、HMX、RDX 等炸药与常见几种塑料的判别分析进行了研究。

(贺锦灿)

参 考 文 献

[1] 段忆翔,林庆宇. 激光诱导击穿光谱分析技术及其应用. 北京:科学出版社,2016.

[2] 刘林美,林兆祥,张文艳,等. 利用激光击穿光谱检测大气中的重金属成分. 光谱实验室,2012,29(4):2384-2387.

[3] 刘可,邱春玲,田地,等. 一种基于激光诱导击穿光谱的塑料分类方法. 光谱学与光谱分析,2017,37(11):3600-3605.

[4] 李秋连,姚明印,胡淑芬,等. 应用激光诱导击穿光谱定量分析脐橙中的金属元素. 江西农业大学学报,2011,33(4):830-834.

[5] 彭秋梅,姚明印,刘木华,等. 激光诱导击穿光谱分析新鲜桔叶重金属元素铬. 江西农业大学学报,2012,34(2):397-402.

[6] GAFT M,NAGLI L,GORNUSHKIN I,et al. Doubly ionized ion emission in laser-induced breakdown spectroscopy in air. Analytical and Bioanalytical Chemistry,2011,400(10):3229-3237.

[7] TOGNONI E,CRISTOFORETTI G,LEGNAIOLI S,et al. Calibration-free laser-induced breakdown spectroscopy:state of the art. Spectrochimica Acta Part B:Atomic Spectroscopy,2010,65(1):1-14.

[8] LASHERAS R J,BELLO-GALVEZ C,ANZANO J. Identification of polymers by libs using methods of correlation and normalized coordinates. Polymer Testing,2010,29(8):1057-1064.

［9］ BANAEE M,TAVASSOLI S H. Discrimination of polymers by laser induced breakdown spectroscopy together with the DFA metho. Polymer Testing,2012,31(6):759-764.

［10］ YU Y,GUO L B,HAO X Y,et al. Accuracy improvement on polymer identification using laser-induced breakdown spectroscopy with adjusting spectral weightings. Optics Express,2014,22(4):3895-3901.

［11］ HRDLICKA A,PROKES L,STANKOVA A,et al. Development of a remote laser-induced breakdown spectroscopysystem for investigation of calcified tissue samples. Applied Optics,2010,49(13):C16-C20.

［12］ EL-HUSSEIN A,KASSEM A K,ISMAIL H,et al. Exploiting LIBS as a spectrochemical analytical technique in diagnosis of some types of human malignancies. Talanta,2010,82(2):495-501.

［13］ MA S,GAO X,GUO K M,et al. Analysis of the element content in poplar tree leaves by femtosecond laser-induced breakdown spectroscopy. Science China Physics,Mechanics&Astronomy,2011,54(11):1953-1957.

［14］ NUNES L C,BRAGA J W,TREVIZAN L C,et al. Optimization and validation of a LIBS method for the determination of macro and micronutrients in sugar cane leaves. Journal of Analytical Atomic Spectrometry,2010,25(9):1453-1460.

［15］ GOTTFRIED J L. Discrimination of biological and chemical threat simulants in residue mixtures on multiple substrates. Analytical and Bioanalytical Chemistry,2011,400(10):3289-3301.

［16］ DE LUCIA F C,GOTTFRIED J L. Classification of explosive residues on organic substrates using laser induced breakdown spectroscopy. Applied Optics,2012,51(7):B83-B92.

［17］ GAONA I,SERRANO J,MOROS J,et al. Range-adaptive standoff recognition of explosive fingerprints on solid surfaces using a supervised learning method and laser-induced breakdown spectroscopy. Analytical Chemistry,2014,86(10):5045-5052.

［18］ WANG Q Q,LIU K,ZHAO H,et al. Detection of explosives with laser-induced breakdown spectroscopy. Frontiers of Physics,2012,7(6):701-707.

第五篇

电化学分析法

第十五章

电位分析法

第一节　电化学分析法概论

电化学分析法(electrochemical analysis)又称电分析化学法(electroanalytical chemistry)，它是将两支电极插入被测溶液中,组成一个化学电池,通过测量该电池的电化学参数或参数变化,确定被测组分含量的方法。测量的电化学参数主要有:电位(电动势)、电导、电量及电流-电压曲线等。依据测量的电化学参数不同,电化学分析法可分为以下几类。

电位分析法(potentiometry)通过测量被测溶液组成的化学电池电动势(电位)来求得被测组分浓度,分为直接电位法和电位滴定法。依据电位与被测组分浓度的关系直接进行测量的方法称为直接电位法(direct potentiometry);通过测量滴定过程中电位变化来确定滴定终点的方法称为电位滴定法(potentiometric titration)。电位滴定法适合有色溶液、混浊溶液以及无合适指示剂等无法目视判断滴定终点的滴定分析。

电导分析法(conductometry)是以溶液电导为测量参数的方法。伏安分析法(voltammetry)是通过测量电解过程中的电流-电压曲线来确定溶液中被测组分含量的方法。库仑分析法(coulometry)是通过测量电解池电量从而求得被测组分浓度的方法。

电化学分析法除具有快速、准确、灵敏的特点外,与其它分析方法相比,它还可以测定元素的特定价态,不像其它方法测量的只能测量浓度(c),其还能测定出元素的活度(a),这对于生理学研究具有特别重要的意义。同时,它还具有仪器简单、价格低廉、线性范围宽、易于实现自动化等优点。在卫生化学、医药分析、环境保护等领域应用广泛,并且在自动监测、在线分析和在体分析中发挥着重要作用。

第二节　电化学分析法基础

一、化学电池

化学电池(electrochemical cell)是实现化学能和电能相互转化的一种装置。

化学电池分原电池(galvanic cell)和电解池(electrolytic cell)两种。能自发地将化学能转变成电能的装置称为原电池;需要消耗外电源电能,将其转变为化学能的装置称为电解池。

1. 原电池的构成　丹聂尔电池是典型的原电池,如图 15-1 所示。它是将 Zn 片插入到 $ZnSO_4$ 溶液中,将 Cu 片插入到 $CuSO_4$ 溶液中,两溶液间由饱和 KCl 盐桥相连通。当外电路

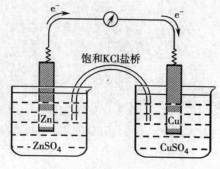

图 15-1　丹聂尔电池示意图

用导线接通时,就会有电流产生,并在两个电极上发生氧化还原反应。

$$Zn 片: Zn \rightleftharpoons Zn^{2+} + 2e^- \quad 氧化反应$$

$$Cu 片: Cu^{2+} + 2e^- \rightleftharpoons Cu \quad 还原反应$$

$$电池总反应: Zn + Cu^{2+} \rightleftharpoons Zn^{2+} + Cu$$

由于 Zn 比 Cu 活泼,所以 Zn 片失去电子成为 Zn^{2+} 进入溶液,发生氧化反应。Cu^{2+} 得到电子在 Cu 片上析出金属 Cu,发生还原反应。

通常把电池中的两个电极按其电位高低分为正极和负极,电位高的为正极(如丹聂尔电池中的铜极),电位低的为负极(如丹聂尔电池中的锌极)。而不管是原电池还是电解池,IU-PAC 规定发生还原反应的电极为阴极(cathode),发生氧化反应的电极为阳极(anode)。要注意的是,在原电池中,因正极上发生的是还原反应,所以是阴极;而负极上发生氧化反应,则是阳极。

电位分析法使用的是原电池,而其它几种电化学分析法则利用的是电解池。

2. 原电池的表示　为便于描述,常按如下规定用符号来表示原电池:

(1) 负极(发生氧化反应的电极)写在左边,正极(发生还原反应的电极)写在右边。

(2) 用化学式表示电池中各物质的组成,并在括号中注明其状态。气体注明压力(p),溶液注明活度或浓度(a/c),固相用(s)表示。

(3) 用单线"|"表示产生电位差的两相界面,用双线"‖"表示盐桥。

图 15-1 所示的丹聂尔电池可以表示为:

$$(-)Zn(s) \mid Zn^{2+}(c) \parallel Cu^{2+}(c) \mid Cu(s)(+)$$

一个原电池可以看作是由两个半电池组合而成,如 $Zn \mid Zn^{2+}(c)$ 称为一个半电池。习惯上,把一个半电池又称作一个电极,如 Zn 电极应指 Zn 片及相应的 Zn^{2+} 溶液,而不单指 Zn 片。

二、电池电动势和电极电位

1. 电池电动势　当把原电池两极用导线连通时,便有电流通过。若通过的电流无限小,电池两极的端电压即是该电池的电动势(cell potential)。电池电动势实质上就是原电池内各个相界面上相间电位的代数和。如丹聂尔电池主要存在以下几个相间电位:

$$Zn(s) \mid Zn^{2+}(a) \parallel Cu^{2+}(a) \mid Cu(s)$$

$$\varphi_- \qquad \varphi_j \qquad \varphi_+$$

(1) 金属 Zn 与 Zn^{2+} 溶液之间的相间电位,称为负极电位 φ_-;

(2) 金属 Cu 与 Cu^{2+} 溶液之间的相间电位,称为正极电位 φ_+;

(3) 两种不同溶液($ZnSO_4$ 与 $CuSO_4$)接界面上的电位,称为液体接界电位,简称液接电位 φ_j;

(4) 两金属片(Zn 与 Cu)之间用导线相连,其电位称接触电位 $\varphi_{接}$。

电池电动势　$E_{电池} = \varphi_+ - \varphi_- + \varphi_j + \varphi_接$

其中,液接电位 φ_j 可以通过使用盐桥将其降至很小。接触电位 $\varphi_接$ 一般很小,可忽略不计。所以电池电动势主要由正负两个电极的电极电位决定,即

$$E_{电池} = \varphi_+ - \varphi_-。$$

2. 电极电位的形成　金属晶体中都含有金属离子和自由电子。将金属插入含该金属离子的溶液时,金属相中的离子可以从金属相转入溶液,而将电子留在金属上,使金属带负电。溶液中由于有了多余的金属离子而带正电,在两相的界面上形成双电层,产生电位差。相反,金属离子也可以从溶液进入金属相中,使金属上有多余的正电荷。两种倾向同时存在,只是在不同的条件下,两者进行的程度不同。究竟哪一种倾向为主,取决于金属的性质,或者说是金属离子在溶液相中的稳定性。

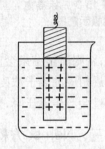

图 15-2　电极电位形成示意图

以 Cu 电极为例,Cu^{2+} 在金属相中的稳定性大于溶液相,这时溶液中的 Cu^{2+} 进入金属相,使金属相带正电。溶液中由于少了正离子而带负电,在金属与溶液的界面上形成了双电层,如图 15-2 所示。

由于双电层的建立,使溶液中的 Cu^{2+} 进入金属相的速度减慢,同时使金属相中的 Cu^{2+} 进入溶液相的速度加快,最后达到动态平衡状态,在金属与溶液界面上形成稳定的电位差即电极电位。

对于 Zn 电极,由于 Zn^{2+} 在溶液相中稳定,所以金属中的 Zn^{2+} 进入溶液相,使金属相带负电,溶液相带正电。同样,达到平衡时,形成电极电位。

3. 电极电位的测量　事实上,电极电位的绝对值是无法测量的。因为当电位差计的一端与待测电极相连,另一端必须经过其它导体才能与电解质溶液接触,另一端必然会形成一个固/液界面,构成第二个电极,此时测得的是整个电池的电动势,即两电极的电位差值。通常,并不需要知道电极电位的绝对值,而是通过确定一个共同的标准电极,其它电极都与之进行比较,得到其相对电位值即可。

IUPAC 规定以标准氢电极(standard hydrogen electrode,SHE)作为标准电极,并规定在任何温度下标准氢电极的电极电位都为"零"。

标准氢电极的电极组成为:

$$Pt(镀铂黑),H_2(101.325kPa)|H^+(a=1mol/L)$$

它是将镀铂黑的铂片插入含有氢离子的溶液中,并不断通氢气,保持 H_2 的压力为101.325kPa(即 1 个标准大气压),H^+ 的活度为 1mol/L,如图 15-3 所示。

电极反应为:$2H^+ + 2e^- \Longleftrightarrow H_2 \uparrow$(铂电极不参与电极反应,只起导体的作用)。

将任一电极与标准氢电极组成原电池,测定电池电动势,在消除液接电位的前提下,测得的电动势即是该电极的电极电位。

例如,将铜电极与氢电极组成原电池

$$(-)标准氢电极 \parallel 铜电极(+)$$

测量该电池的电池电动势,测得值就是铜电极的电极电位。

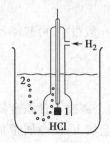

图 15-3　标准氢电极示意图

$$E_{电池} = \varphi_铜 - \varphi_氢 = \varphi_铜 - 0 = \varphi_铜$$

但由于很难准确控制氢离子的活度为 1，氢电极的装置和氢气的纯化比较复杂，而且对外界条件敏感，所以实际工作中，并不采用 SHE 作为标准电极去测量其它电极的电极电位，而是采用结构比较简单、电位值稳定的电极来代替。首先，将这种电极与标准氢电极组成电池，准确测定其电极电位。然后，再用它作为标准电极去测量其它电极的电极电位。此类电极称为参比电极，属于二次标准电极。

在测量电动势时，只允许很微弱的电流通过，即在准平衡状态下进行，否则测量结果会产生误差。一方面，当通过电池的电流较大时，电极反应程度较大，电极附近相应的离子浓度会发生变化，使电极电位改变；另一方面，由于电池存在较大内阻，电流通过会产生电压降，使电动势的测量产生误差。

三、Nernst 方程

电极电位的大小不仅与组成电极的物质本质有关，还与其活度（浓度）以及温度等因素有关。能斯特（Nernst）方程表示电极电位与组成电极的物质及其活度、温度之间的关系。

对任意一个电极，其电极反应可写为如下通式：

$$氧化态（Ox）+ ne \rightleftharpoons 还原态（Red）$$

其 Nernst 方程为：

$$\varphi = \varphi^0 + \frac{RT}{nF} \ln \frac{a_{Ox}}{a_{Red}} \qquad （式 15-1）$$

若将自然对数换算成常用对数，则 15-1 式可表示为：

$$\varphi = \varphi^0 + \frac{2.303RT}{nF} \lg \frac{a_{Ox}}{a_{Red}} \qquad （式 15-2）$$

式中，φ 为电极电位（V）；R 为气体常数，数值为 $8.314J/(mol \cdot K)$；T 为绝对温度（K）；n 为反应中的电子转移数；F 为法拉弟常数，数值为 $96\,487C/mol$；a_{Ox} 为氧化态物质的活度（mol/L）；a_{Red} 为还原态物质的活度（mol/L）；φ^0 为电极的标准电极电位，指参与反应的所有物质的活度都等于 1mol/L 或它们的活度比值为 1 时的电极电位。各电极的 φ^0 值可从有关的手册中查到。

如果工作温度为 25℃ [$T=(273+25)K$]，将所有的常数代入公式，

$$\varphi = \varphi^0 + \frac{0.059\,2}{n} \lg \frac{a_{Ox}}{a_{Red}} \qquad （式 15-3）$$

由式 15-3 可看出，电极电位的大小由电极的本质 φ^0 及参与电极反应物质的氧化态和还原态的活度决定。

例如，铜电极的电极反应为 $Cu^{2+} + 2e \rightleftharpoons Cu$

电极电位　　$\varphi = \varphi^0 + \dfrac{0.059\,2}{2}\lg\dfrac{a_{Cu^{2+}}}{a_{Cu}}$　　（25℃）

还原态是纯金属铜，其活度 a_{Cu} 规定为1，电极电位公式简化为：

$$\varphi = \varphi^0 + \dfrac{0.059\,2}{2}\lg a_{Cu^{2+}}$$

电极电位随 $a_{Cu^{2+}}$ 的变化而改变，即 φ 与 $\lg a_{Cu^{2+}}$ 成线性关系。

注意：在 Nernst 方程中，a 是活度，它是指离子作为完全独立的运动单位时所表现出来的浓度，即离子的有效浓度。活度 a 与浓度 c 的关系为：

$$a = \gamma \cdot c \qquad\qquad （式 15\text{-}4）$$

γ 为活度系数，稀溶液（$a < 10^{-3}\,mol/L$）时，$\gamma \approx 1$，则 $a \approx c$。浓溶液时 $\gamma < 1$，则 $a < c$。

活度系数 γ 的大小与溶液中的离子强度 I 呈一定的关系。离子强度 I 与溶液中所有离子的浓度与它们电荷数平方的乘积的总和成正比，即：

$$I = \frac{1}{2}\sum c_i Z_i^2 \qquad\qquad （式 15\text{-}5）$$

当离子强度 I 固定时，则 γ 也相应地固定，成为常数。

四、液接电位和盐桥

1. 液接电位的产生　在组成不同或组成相同但浓度不同的两种溶液的接触界面上，离子将由于浓度差的作用而迁越两溶液的接界面相互扩散。若正负离子的扩散速率不等，结果引起电荷分离，在两溶液的界面上形成一定的电位差，称为液接电位 φ_j（liquid junction potential）。液接电位的大小主要受两溶液 pH 值之差、离子种类和浓度之差的影响。

以两个浓度不同的盐酸溶液 HCl（c_I = 0.01mol/L）| HCl（c_{II} = 1mol/L）的接界为例，如图 15-4a。由于 $c_I < c_{II}$，在溶液的界面处存在浓度差，H^+ 和 Cl^- 将由浓度较大的 II 相向浓度较小的 I 相扩散。由于两种离子的性质及体积不同，H^+ 的扩散速率比 Cl^- 快几倍。在一定时间内，通过界面的 H^+ 比 Cl^- 要多，因而破坏了两溶液的电中性，使 I 相带正电，II 相带负电，两相之间形成双电层。双电层的产生又反过来使 H^+ 扩散减慢，Cl^- 扩散加快，最后达到动态平衡，形成电位差 φ_j。

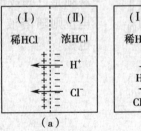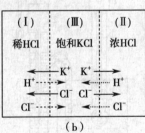

（a）液接电位的形成；（b）液接电位的消除。

图 15-4　液接电位的形成及消除示意图

若相互接界的两溶液不仅浓度不同，而且所含离子种类也不相同时，界面上的扩散更为复杂，但最终都会形成一定的液接电位。液接电位可高达 $30 \sim 40\,mV$，难以准确计算和测量。在实际工作中要设法将液接电位减小到可以忽略的程度，最常用的方法就是在两个溶液之间连接一个"盐桥"。

2. 盐桥　盐桥（salt bridge）是在"U"型的细玻璃管中装入用琼脂固定的饱和 KCl 溶液，

然后与两溶液相连。这样就由原来的 Ⅰ/Ⅱ 界面变成了 Ⅰ/Ⅲ 和 Ⅲ/Ⅱ 两个接界面,如图 15-4b。由于 KCl 的浓度很高(>4mol/L),液接处的扩散主要是 KCl 向两边溶液的扩散,而 K^+ 和 Cl^- 的扩散速率几乎相等,所以在 Ⅰ/Ⅲ 界面处形成的液接电位很小,如 0.1mol/LHCl∣3.5mol/LKCl 界面的液接电位只有 3.1mV。在另一个 Ⅲ/Ⅱ 界面处,也同样形成一个大小相近、符号相反的液接电位。这两者又可以相互抵消一部分,以致液接电位可减小至约±1mV。

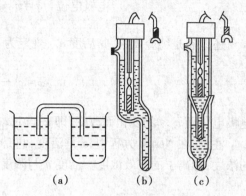

图 15-5　常见的几种盐桥形式

盐桥内充的电解质多为饱和 KCl 溶液,当不宜采用 KCl 时,可将盐桥溶液换为 KNO_3。

盐桥有各种构型,如图 15-5(a)为"U"型盐桥,图 15-5(b)为参比电极自身溶液作为盐桥的形式,图 15-5(c)为双盐桥形式。

第三节　电位分析法

一、电位分析法原理

在直接电位法中,电极电位是在零电流条件下测得的平衡电位,此时,电极上的电极处于平衡状态。在此状态下,电极电位与溶液中参与电极过程物质的活度之间服从 Nernst 方程。这是电位分析法的理论基础。

将两支电极插入待测溶液,组成一个原电池,测量该电池的电动势,如图 15-6 所示。为了建立电池电动势和待测离子浓度之间的唯一的定量关系,就要求只能有一个变量,所以其中一支电极的电极电位必须是已知或恒定的,称为参比电极,而另一支电极的电极电位则随溶液中待测离子活度的变化而变化,称为指示电极。

$$\varphi_{指} = \varphi^0 + \frac{2.303RT}{nF}\lg a_i$$

$$E_{电池} = \varphi_{指} - \varphi_{参} = K + \frac{2.303RT}{nF}\lg a_i \qquad (式 15-6)$$

K 为 φ^0 和 $\varphi_{参}$ 合并后的常数。

电池电动势 $E_{电池}$ 的变化反映了指示电极的电极电位 $\varphi_{指}$ 变化,即反映了待测离子活度 a_i 的变化。电池电动势 $E_{电池}$ 与待测离子活度的对数 $\lg a_i$ 成线性关系。这就是电位分析法定量测定的依据。

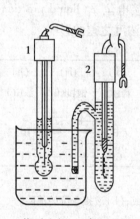

1.指示电极;2.参比电极

图 15-6　参比电极与指示电极组成原电池示意图

二、电极系统

参比电极和指示电极一起构成电位分析法的电极系统。下面分别介绍常用的参比电极和指示电极。

（一）参比电极

参比电极（reference electrodes）是指在温度、压力一定的条件下，其电极电位准确已知，且不随待测溶液中离子活度的变化而改变的电极。参比电极要求结构简单、使用方便，电极电位的重现性和稳定性好。常用的参比电极是甘汞电极（calomel electrodes）和银/氯化银电极。

1. 甘汞电极　甘汞电极的电极电位是通过与标准氢电极相比较测量而准确已知的，结构如图15-7。

电极由两个玻璃管组成，内管盛汞和甘汞的糊状混合物，浸在饱和氯化钾溶液中，用脱脂棉塞紧下端，其中封一段铂丝作为连接导线。外管充 KCl 溶液，下端用多孔陶瓷封接，使电极内充溶液不至流出，而又能与被测溶液相互连通。

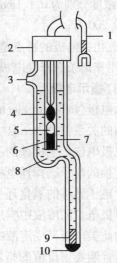

电极表示式为：$Hg \mid Hg_2Cl_2, Cl^-(c) \parallel$

电极反应为：$Hg_2Cl_2(s) + 2e \rightleftharpoons 2Hg + 2Cl^-$

电极电位为：$\varphi = \varphi^0 + \dfrac{2.303RT}{nF} \lg \dfrac{a_{Hg_2Cl_2}}{a_{Hg}^2 \cdot a_{Cl^-}^2}$

$$\varphi = \varphi^0 - 0.059\,2\lg a_{Cl^-} \quad (25℃) \qquad （式15-7）$$

1. 电极引线；2. 绝缘体；3. 侧管；
4. 汞；5. 甘汞糊；6. 石棉或纸浆；
7. 玻璃管；8. 饱和 KCl 溶液；9. 素烧瓷片；10. 橡皮帽。

图 15-7　甘汞电极示意图

由式（15-7）可见，温度一定时，电极电位的大小取决于 Cl^- 的浓度。当电极内充 KCl 溶液浓度固定时，电极电位的大小也就固定。按 KCl 溶液浓度不同甘汞电极分为三种，其25℃时的电极电位见表15-1。

表 15-1　三种甘汞电极的电极电位值（25℃）

KCl 浓度（mol/L）	0.1	1.0	饱和 KCl
φ（V）	0.336 5	0.282 8	0.243 8

其中，饱和甘汞电极（saturated calomel electrode，SCE）由于内充 KCl 的浓度容易固定因而电极电位容易恒定而最为常用。它属于电极内充溶液自身作为盐桥的形式。

饱和甘汞电极使用时应注意以下事项：①若电极内充液 KCl 对待测溶液有影响，如测定 Cl^- 或 Ag^+ 时，KCl 的扩散会影响待测离子浓度，这时应使用双盐桥甘汞电极，第二盐桥内充溶液可为 KNO_3、Na_2SO_4 或 NH_4NO_3；②KCl 溶液要能浸没甘汞糊体，且液面要高于试液的液面，以免污染电极本身；③电极内要保持有一定量的 KCl 晶体以保证 KCl 溶液处于饱和状态；④电极使用温度为 0~70℃。

2. 银/氯化银电极　银/氯化银电极（silver/silver chloride electrode）是在银丝上镀一层氯化银，然后浸入 KCl 溶液中组成，见图15-6中的参比电极。

电极表示式：$Ag \mid AgCl, Cl^-(c) \parallel$

电极反应为：$AgCl + e \rightleftharpoons Ag + Cl^-$

电极电位为：$\varphi = \varphi^0 - 0.0592 \lg a_{Cl^-}$（25℃）　　　　　　　　　　（式 15-8）

由式可见，温度一定时，电极电位的大小取决于 Cl^- 的活度，当电极内充 KCl 溶液浓度固定时，电极电位的大小也就固定。

KCl 浓度分别为 0.1、1mol/L 及饱和时，银/氯化银电极 25℃ 时的电极电位分别为 0.2880、0.2355、0.2000V。

银/氯化银电极的特点是结构更为简单，性能可靠、使用方便，体积小，可在高于 60℃ 时使用，多用作离子选择性电极的内参比电极。

（二）指示电极

指示电极（indicator electrodes）的电极电位随待测离子活度（浓度）的变化而变化，并且二者之间的关系符合 Nernst 方程。这一特性也称为电极对待测离子呈 Nernst 响应。

按电极电位产生机理的不同，指示电极分为两大类：基于电子转移的氧化还原电极和基于离子交换的离子选择性电极。

基于电子转移的氧化还原电极如前面介绍的铜电极、锌电极及甘汞电极等都属此类。它们的电极电位随溶液中响应离子活度的改变而改变。但这类电极一般不作为指示电极，这是因为此类电极易受溶液中共存的氧化、还原物质干扰，电位值不稳定，重现性差。

具有普遍实用价值的指示电极是离子选择性电极（ion-selective electrodes，ISE）。离子选择性电极是一种电化学传感器，特点是都有一个敏感膜，故也称（薄）膜电极（membrane electrodes），是通过电极上的敏感薄膜对溶液中特定离子有选择性的电位响应而作为指示电极的。它与上述金属基电极的区别在于电极的薄膜并不给出或得到电子，而是选择性地让一些离子渗透，同时也包含着离子交换过程。

随着离子选择性电极的研制与发展，电位分析法得到了更为广泛的应用。目前商品离子选择性电极已有几十种，可直接或间接测定 50 多种离子，如 H^+、K^+、Na^+、Ca^{2+}、F^- 等。特别是气敏电极和生物敏感膜电极的出现，使电位法不仅能够用于测定 CO_2、NH_3、HCN、SO_2 等多种气体，还可用于测定许多有机化合物和生物组分，如尿素、葡萄糖、胰岛素、多巴胺等。离子选择电极在医学、生物、卫生及环境等领域有很好的应用前景。

三、离子选择性电极

（一）离子选择性电极的结构

各种离子选择性电极的构造各有其特点，但具有相同的基本形式，典型结构如图 15-8 所示。它是将敏感膜用粘接剂封装在电极管的一端，管内装有一定浓度的电极内充液和内参比电极。

不同的待测离子，离子选择性电极敏感膜的组成和性质不同。

构成膜的电活性物质需要满足：①在水中的溶解度要足够小，如玻璃、聚合树脂、难溶无机化合物；②电极膜上含有待测离子或与溶液中待测离子有适当结合，如离子交换或结晶化；③具有离子导电性和不易被损坏，有良好的化学稳定性，耐酸碱，抗氧化还原干扰。

内参比电极多为银/氯化银电极。电极内充液一般至少含

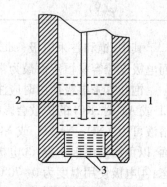

1. 内参比电极；2. 内充液；
3. 敏感膜。

图 15-8　离子选择性电极的结构

有两种成分,一种是电极膜敏感离子即待测离子,另一种是内参比电极所需的 Cl^-。

也有些离子选择性电极不用内参比电极和内参比溶液,而是在晶体膜上压一层银粉,把导线直接焊接在上面,制成全固态电极。或者是将电极膜敏感物质涂在金属丝、金属片或者碳棒上,制成涂层电极。

(二) 离子选择性电极的分类及常用类型

离子选择性电极的种类很多,根据膜的组成和性质,IUPAC 建议对离子选择性电极作如下分类:

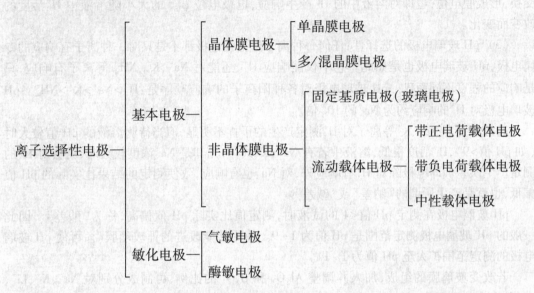

基本电极是指敏感膜直接与试液接触产生响应的离子选择性电极,属于单膜电极;敏化电极是由基本电极和基本电极外的敏化层组成,通过界面上的敏化反应(气敏电极和酶敏电极),将试液中的被测物质转变成基本电极能产生响应的离子,属于复膜电极。

下面分别介绍其中几种电极。

1. pH 玻璃(膜)电极 pH 玻璃电极是研究最早、应用最广泛的离子选择性电极。它对溶液中的 H^+ 有选择性响应,能指示溶液中的氢离子活度,是单膜电极,属于非晶休膜电极中的固定基质膜电极。

(1) pH 玻璃电极(pH glass electrode)的结构:其结构如图 15-9。

它的敏感膜是由特殊玻璃(如 Corning 玻璃)制成薄膜状球泡,玻璃泡壁厚约 $50\mu m$,将其封接在对离子不响应的玻璃电极管的一端。电极管内充入内充液,再插入银/氯化银内参比电极。电极内充液一般为 0.1mol/L HCl 溶液,这样 H^+ 满足了膜的要求,而 Cl^- 满足了内参比电极的要求。只要内充液中氯离子活度恒定,玻璃膜电极中内参比电极的电位就是恒定的。内参比电极的作用是提供一个电子转移的场所,并与玻璃膜构成通路。

(2) pH 玻璃电极膜电位的产生:玻璃膜的成分主要是 $SiO_2(72\%)$ 及 $Na_2O(22\%)$、$CaO(6\%)$,SiO_2 形成立体网状

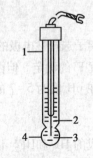

1. 高阻玻璃;2. Ag-AgCl 内参比电极;3. 内充液;4. pH 敏感玻璃膜。

图 15-9 pH 玻璃电极

结构,Na^+占据其空隙,可在其间自由移动。玻璃电极在使用前必须先在蒸馏水或 pH 值=4 的缓冲溶液中浸泡活化,形成水化层。此时玻璃水化层(Gl)中的 Na^+ 与水中的 H^+ 发生交换,使水化后的玻璃膜表面上的 Na^+ 几乎全被 H^+ 所代替。离子交换反应如下:

$$H^+ + Na^+Gl^- \Longrightarrow Na^+ + H^+Gl^-$$

玻璃电极插入待测溶液后,由于玻璃膜相和待测溶液相中 H^+ 浓度不同,产生离子扩散交换,形成膜电位,也即对溶液中的 H^+ 产生响应,电极电位 φ_{ISE} 的大小随溶液中 H^+ 活度的改变而变化。

(3) pH 玻璃电极的选择性:任何一种离子选择性电极都不是只对一种离子有响应的专属电极,pH 玻璃电极也是如此。它不仅能响应 H^+,还能对 Na^+、K^+、NH_4^+ 等离子有响应,只是响应的程度不同而已。pH 玻璃电极对各种阳离子的响应顺序是: $H^+>Na^+>K^+>NH_4^+$。pH 玻璃电极对 H^+ 的响应约为 Na^+ 的 10^9 倍。

通常情况下 Na^+、K^+ 等离子对 H^+ 测定产生的干扰不明显,但当待测溶液的 pH 值较大时 (如 pH 值>9),H^+ 活度很低,溶液中若有 Na^+、K^+ 共存,尤其是 Na^+ 浓度较大时,就会对 H^+ 的测定产生误差。即电极除对 H^+ 有响应外,对 Na^+ 也有响应,致使测定的结果比实际的 pH 值偏低,也就是产生所谓的"钠差"或"碱差"。

pH 玻璃电极在测定 pH 值<1 的试液时,测定值比实际 pH 值偏高,称为"酸差"。因此一般的 pH 玻璃电极测定范围是 pH 值为 1~9。使用性能改进的锂玻璃膜时,可使 pH 玻璃电极的测定范围扩大至 pH 值为 1~14。

若改变玻璃膜的组成,加入并调整 Al_2O_3 和 B_2O_3 的比例,可制成分别对 Na^+、K^+、Li^+、Ag^+ 等离子响应的电极。

2. 氟离子选择性电极　氟电极(fluoride electrode)是对 F^- 呈 Nernst 响应的电极,电极结构如图 15-8。它的电极膜是由难溶的氟化镧(LaF_3)单晶制成,属于晶体膜电极。在其中掺杂少量 EuF_3,以减小电极内阻,增大膜的导电性。内参比电极是银/氯化银电极。电极内充液为 0.1mol/L NaF 和 0.1mol/L NaCl,以分别满足膜和内参比电极的要求。氟电极是目前性能较好、应用很广的商品化离子选择性电极。

与其它离子选择性电极一样,它的电极电位也是包括膜电位和内参比电极电位两部分。电极电位表示式为:

$$\varphi = \varphi^0 - 0.059\,2\lg a_{F^-}\ (25℃) \tag{式 15-9}$$

氟离子选择性电极的选择性较高,如 1 000 倍的其它卤素离子 X^-、NO_3^-、PO_4^{3-}、HCO_3^- 等离子都不干扰 F^- 的测定。但由于一些化学反应的影响,F^- 电极在使用时要注意控制实验条件,如测定要求在 pH 值为 5~7 的酸度内进行,因为溶液 pH 值太小时,F^- 与 H^+ 间有如下反应:

$$H^+ + 2F^- \Longrightarrow HF + F^- \Longrightarrow HF_2^-$$

形成的 HF 和 HF_2^- 不能被电极响应,影响 F^- 的浓度,使测定结果偏低。溶液 pH 值太高时,OH^- 又与 LaF_3 发生如下反应:

$$LaF_3 + 3OH^- \Longrightarrow La(OH)_3 + 3F^-$$

使电极膜表面形成 $La(OH)_3$ 层,对电极性能产生影响,并释放出 F^-,使测定结果偏高。

故分析测定时需加入 pH 缓冲剂,调节并控制溶液的 pH 值。

此外,若溶液中共存有 Al^{3+}、Fe^{3+} 等离子时,又会与 F^- 发生配位反应,使 F^- 的浓度降低,干扰 F^- 的测定。所以,测定时需加入一些配位剂如柠檬酸钠,以掩蔽上述金属离子,将 F^- 释放出来。

除氟电极外,常用的晶体膜电极还有氯电极。氯电极的敏感膜是由 AgCl 和 Ag_2S 难溶盐混合压制而成,属混晶膜电极,它对 Cl^- 呈 Nernst 响应。

另外,还有一类非均相膜电极,该电极的敏感膜是将难溶盐均匀分散到一种憎水的惰性材料如硅橡胶、聚乙烯或石蜡中,经加热后压制而成。如碘电极是将 AgI 分散于硅橡胶中压制而成。此类电极主要用于测定 I^-、Br^-、Cl^- 等阴离子,其特点是膜的机械性能好,但所需响应时间稍长。

以上电极在使用前,需在约 $10^{-2} \sim 10^{-3}$ mol/L 待测离子的溶液中浸泡 $1 \sim 2h$。测定标准溶液前,应首先在蒸馏水中清洗电极,使空白电位值达到一定数值。

3. 流动载体膜电极　流动载体膜电极也称液膜电极(liquid membrane electrode),该类电极敏感膜是将待测离子的盐或螯合物等溶于有机溶剂中形成液态离子交换剂,将其渗透到一种憎水惰性材料如聚氯乙烯(PVC)、素陶瓷、乙酸纤维素等多孔材料中制成液态膜。如 Ca 电极就是此类电极,其电极的结构见图 15-10。电位产生原理、性能等与晶体膜电极基本相似。

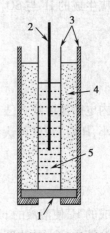

1. 浸有液体离子交换剂的多孔液膜;2. Ag/AgCl 内参比电极;3. 玻璃或塑料管;4. 液体离子交换剂;5. 电极内充液。

图 15-10　流动载体膜电极

改进的液膜电极其敏感膜是将待测离子的螯合物或离子缔合物等直接溶于聚氯乙烯中。聚氯乙烯用有机溶剂如四氢呋喃溶解,再向其中加入少量增塑剂(如邻苯二甲酸二丁酯等),待溶剂挥发后即成。与待测离子相结合的电活性载体物质包括有机阴离子、阳离子和中性配合物。各种季铵盐、碱性染料等为带正或负电荷的电活性载体。中性有机大分子作载体的包括天然抗生素、大环化合物、非离子表面活性剂等。如测定 K^+ 的电极就是以缬氨霉素为电活性载体物质(中性)制成的电极,而且该电极已商品化,用于钾钠自动分析仪中。这类膜电极的主要特点是膜柔软、有弹性、机械性能好。

还可将含有相应电活性物的 PVC 膜溶液直接涂在金属丝或石墨棒上制成涂丝或涂棒电极(也称涂碳电极)。这种电极结构简单、便于微型化,可用于活体分析。

4. 气敏电极　气敏电极(gas sensing electrode)是一类对气体分子敏感的电极,属分子选择性电极。它将指示电极与参比电极组合为一体成为复合电极,也称作探头。其结构见图 15-11。

把参比电极和指示电极共同置于一气敏电极的外套管中,在管的一端封装透气膜,常用聚四氟乙烯薄膜。因电极包含透气膜和指示电极敏感膜两种膜,故称为复膜电极。透气膜的作用一是将内电解质溶液与待测溶液隔开,二是只允许气体通过,溶液及离子均不能通过,管内装有内电解质溶液,它是待测气体参加反应的介质,随测定的气体不同,其组成也不相同。

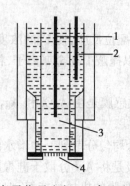

1. 离子指示电极; 2. 参比电极;
3. 电解质溶液; 4. 气体渗透膜。

图 15-11　气敏电极

分析测定时,将复合气敏电极插入到试液中,试液中的气体通过透气膜扩散进入电极管内,与电极管内的内电解质溶液发生化学反应,使内电解质溶液的组成和性质发生变化,如果是使得 H^+ 浓度发生改变,可选用 pH 玻璃电极作指示电极。H^+ 浓度的改变与电极插入试液中达到平衡后,通过透气膜进入电极内的气体量有关,因而电极电位的改变反映了待测试液中气体的浓度。

如 SO_2 气敏电极,是以 pH 玻璃电极为指示电极,电极内电解质溶液为 $NaHSO_3$ 水溶液。把 SO_2 气敏电极插入到试液中,试液中的 SO_2 通过透气膜扩散进入电极内部,并与 H_2O 发生反应:

反应生成的 H^+ 与 SO_2 的浓度平衡关系如下:

$$SO_2 + H_2O \rightleftharpoons H_2SO_3 \rightleftharpoons H^+ HSO_3^-$$

$$K_a = \frac{[H^+][HSO_3^-]}{[SO_2]} \qquad (式\ 15\text{-}10)$$

因内电解质溶液中已有浓度较大的 $NaHSO_3$,由 SO_2 反应产生的 HSO_3^- 对于 HSO_3^- 的浓度影响很小,HSO_3^- 浓度可认为是恒定的,则:

$$[H^+] = K_a \frac{[SO_2]}{[HSO_3^-]} = K[SO_2] \qquad (式\ 15\text{-}11)$$

生成的 H^+ 使溶液的 pH 值发生改变,由 pH 玻璃指示电极产生响应。由于 pH 值的变化与试样溶液中 SO_2 的浓度成比例,故可指示出试液中 SO_2 的含量。

常用的气敏电极还有 CO_2、NH_3、HCN 及 NO_2 等电极。

（三）离子选择性电极膜电位的响应机理

离子选择性电极进行测定的理论基础是其敏感膜的膜电位服从 Nernst 方程。下面以最早使用的离子选择性电极玻璃膜电极为例,说明离子选择性电极的电极电位响应机理。

（1）膜电位产生的机理:玻璃电极的玻璃膜中,体积小但活动力强的正离子主要是 Na^+,与晶格中的氧离子通过库仑力形成离子键。pH 玻璃膜电极在使用前必须在水中浸泡一定时间(24 小时左右),使玻璃表面形成一层稳定的水合硅胶层。玻璃膜外表面的 Na^+ 与水中质子 H^+ 发生如下的交换反应:

$$H^+_{(液)} + Na^+ GI^-_{(固)} \Leftrightarrow H^+ GI^-_{(固)} + Na^+_{(液)}$$

由于晶格氧离子与 H^+ 的键合力约为 Na^+ 键合力的 10^4 倍,所以反应的平衡常数很大,有利于正反应进行。其它二价、高价离子不能进入晶格与 Na^+ 发生交换。

交换达平衡后,玻璃表面几乎全由硅酸组成。从表面到硅胶层内部,H^+ 的数目逐渐减少,Na^+ 的数目逐渐增多。玻璃膜的内表面也同样形成水合硅胶层。在玻璃膜的中部是干玻璃区,点位全为 Na^+ 所占据。这样,在水中浸泡后的玻璃膜是由两个水合硅胶层和一个干玻璃层三部分组成,如图 15-12 所示。

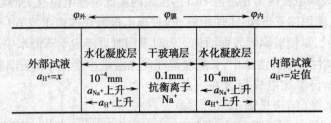

图 15-12 浸泡后的玻璃膜示意图

当浸泡好的玻璃膜电极浸入待测溶液时,水合层与溶液接触,由于硅胶层表面和溶液的 H^+ 活度不同,形成活度差, H^+ 便从活度大的一方向活度小的一方迁移,并建立如下平衡:

$$H^+_{硅胶层} \Leftrightarrow H^+_{溶液}$$

因而改变了胶-液两相界面的电荷分布,产生一定的相界电位($\varphi_{外}$)。同理,在玻璃膜内侧水合硅胶层-内部溶液界面间也存在一个相界电位 $\varphi_{内}$。

根据 Nernst 方程,25 ℃ 时,

$$\varphi_{外} = k_1 + 0.059\lg\frac{a_1}{a'_1} \tag{式 15-12}$$

$$\varphi_{内} = k_2 + 0.059\lg\frac{a_2}{a'_2} \tag{式 15-13}$$

式中:a_1、a_2 分别表示外部溶液和内参比溶液的 H^+ 活度;

a'_1、a'_2 分别表示玻璃膜外、内侧水合硅胶层表面的 H^+ 活度;

k_1、k_2 分别为由玻璃外、内膜表面性质决定的常数。

因此玻璃膜内外侧之间的电位差为:

$$\varphi_{膜} = \varphi_{外} - \varphi_{内} = k_1 \quad k_2 + 0.059\lg\frac{a_1 \cdot a'_2}{a'_1 a_2} \tag{式 15-14}$$

当玻璃膜与溶液长期接触,水合硅胶层表面的 Na^+ 能被 H^+ 所取代的就能全部被取代,使得水和硅胶层 H^+ 活度达到恒定,即 a'_1、a'_2 达到恒定,内参比溶液的 H^+ 活度 a_2 本身是一定值,所以膜电位只随外部待测溶液的 H^+ 活度 a_1 的改变而改变:

$$\varphi_{膜} = K + 0.059\lg a_1 = K - 0.059pH_{试} \tag{式 15-15}$$

由此可见,在一定温度下 pH 玻璃膜电极的膜电位与试液的 pH 成直线关系。式中 K 值由玻璃电极本身的性质所决定。通过推导,可以很清楚地看出,膜电位的产生不是由于电子的得失,而是由于离子(H^+)在溶液和硅胶层界面间进行迁移而改变了两相界面的电荷分布的结果。

作为玻璃电极的整体,还包括膜内侧溶液中用作膜内侧界面电位的参比电极,因此玻璃电极的电位 E 中应包含有内参比电极的电位。即:

$$E = E_{内参} + E_{膜} = K' + 0.059\lg a_{H^+} \tag{式 15-16}$$

式中 K' 为与玻璃电极内参比溶液 HCl 活度及内参比电极电位有关的常数。

（2）pH 电极使用注意事项：①使用前 pH 玻璃电极需在蒸馏水或 pH＝4 的缓冲溶液中浸泡 8~24h 或更长，以使玻璃膜表面活化。暂时不用时可浸泡于蒸馏水中。pH 电极绝对不能浸泡在中性或碱性的缓冲溶液中，长期浸泡在此类溶液中会使 pH 玻璃膜响应迟钝；②对于将 pH 玻璃电极与参比电极组合在一起制成的复合 pH 电极（结构见图 15-13），须浸泡在含 KCl 的 pH＝4 缓冲溶液中。这是由于复合电极中的参比电极的液接界也需要浸泡，如果液接界干涸会导致液接界电位增大或不稳定，且参比电极的浸泡液必须和参比电极的外参比溶液一致，所以复合 pH 电极就必须浸泡在含 KCl 的 pH＝4 的缓冲液中，这样才能对玻璃球泡和液接界同时起作用。这里要特别提醒注意，因为过去人们使用单支的 pH 玻璃电极已习惯于用去离子水或 pH＝4 的缓冲液浸泡，后来使用 pH 复合电极时依然采用这样的浸泡方法，甚至

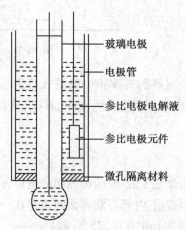

图 15-13　复合 pH 玻璃电极示意图

玻璃电极
电极管
参比电极电解液
参比电极元件
微孔隔离材料

在一些不正确的 pH 复合电极使用说明书中也会进行这种错误的指导。这种错误的浸泡方法引起的直接后果就是使一支性能良好的 pH 复合电极变成一支响应慢、精度差的电极，而且浸泡时间越长，液接界内部（例如砂芯内部）的 KCl 浓度改变的越多，液接界电位增大和不稳定性能越差。当然，只要在正确的浸泡溶液中重新浸泡数小时，电极可以复原；③一般 pH 玻璃电极的使用范围是 pH＝1~9；④电极膜特别薄，使用、存放时要十分小心。电极安装时要比参比电极略高一些，以免碰碎或擦伤；⑤不能测定含 F^- 的溶液和具有脱水性的溶液；⑥不对称电位（asymmetry potential）：如果 pH 玻璃电极内部和外部溶液 H^+ 浓度相同，内、外参比电极也相同，那么测得的电池电动势按理应该为零，但实际上总有一个小电位，称之为不对称电位。不对称电位主要由膜内外两个表面性状（如表面张力、含钠量、水合程度及外表面的机械和化学损伤等）不完全一致所引起的电位。充分浸泡电极可使不对称电位最小并达到一稳定值（1~30mV），通过使用标准缓冲液校正来消除不对称电位的影响；⑦pH 电极是唯一不受氧化剂或还原剂影响的离子选择性电极，溶液中其他杂质对其干扰很小，能在胶体溶液和有色溶液中应用。但其缺点是电极本身电阻大，需要使用电子放大装置，而且其电阻受温度影响，因此仪器上必须带温度校正装置。

（3）离子选择性电极膜电位通式：离子选择性电极的电极电位 φ_{ISE} 主要由两部分组成：内参比电极电位和膜电位：

$$\varphi_{ISE}=\varphi_{内参}+\varphi_{膜} \tag{式 15-17}$$

内参比电极的作用是将膜电位导出。当电极内充液固定时，内参比电极的电极电位即固定，这时离子选择性电极电位的变化来自膜电位的变化。

当离子选择性电极插入待测溶液中时，电极膜与溶液就产生两个界面，一个是敏感膜与内充液间的界面，一个是敏感膜与待测溶液间的界面。由于膜及内充液、待测液中都含有待测离子，在两个界面上因待测离子的浓度不同，所以会产生离子扩散或交换，即溶液相与膜

相间的相互扩散。而在不同相中的离子,其扩散速率不同,经过一定时间后达到平衡,在两个界面上形成两个相间电位 $\varphi_{内}$ 和 $\varphi_{外}$,其差值即是膜电位 $\varphi_{膜}$。

$$\varphi_{膜} = \varphi_{外} - \varphi_{内} = \frac{2.303RT}{nF}\lg a_i^{外} - \frac{2.303RT}{nF}\lg a_i^{内} \qquad (式 15-18)$$

代入式 15-17

$$\varphi_{ISE} = \varphi_{内参} + \varphi_{膜} = \varphi_{内参} + \frac{2.303RT}{nF}\lg a_i^{外} - \frac{2.303RT}{nF}\lg a_i^{内} \qquad (式 15-19)$$

由于电极内充液一定,所以 $\frac{2.303RT}{nF}\lg a_i^{内}$ 和 $\varphi_{内参}$ 都是确定的,可以合并为一个常数 φ_{ISE}^{0},则

$$\varphi_{ISE} = \varphi_{ISE}^{0} \pm \frac{2.303RT}{nF}\lg a_i \qquad (式 15-20)$$

即离子选择性电极的电极电位与待测离子的活度呈 Nernst 响应。

公式(15-20)中的"±"是指当待测离子为阳离子时用"+"号;为阴离子时用"-"号。n 为离子价态。

(四) 离子选择性电极的性能

为了正确使用离子选择性电极,使测定结果准确可靠,必须了解离子选择性电极的性能。评价离子选择性电极的性能主要从以下几个方面:线性范围、检测下限、电极斜率、选择性、响应时间和电极寿命等。

1. 线性范围　理论上离子选择性电极的电极电位随待测离子活度的变化而变化,并且符合 Nernst 方程,即 $\varphi_{ISE} = \varphi_{ISE}^{0} \pm \frac{2.303RT}{nF}\lg a_i$。以 $E_{电池}$ 对 $\lg a_i$ 作图,得到响应曲线(见图 15-14)。

从 Nernst 方程看,任何活度下 $E_{电池}$ 与 $\lg a_i$ 都应是直线关系,但在实际测定过程中,随着离子活度的改变,电极电位的变化只在一定活度范围内符合 Nernst 方程,即 $E_{电池} \sim \lg a_i$ 曲线为直线。当活度降低到一定数值后,电极电位的变化率变小,直至电极电

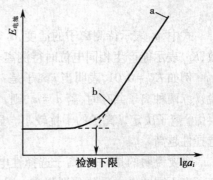

图 15-14　电极响应曲线

位基本不变化,$E_{电池}$ 与 $\lg a_i$ 不再符合 Nernst 方程。把符合 Nernst 方程的活度(浓度)范围称作电极的线性范围,即曲线上 a~b 段。

电极只能在此活度范围内进行定量测定。一般离子选择性电极的线性范围在 $10^{-1} \sim 10^{-5}$ mol/L,有的电极下限可低达 10^{-6} mol/L 或 10^{-7} mol/L。电极的线性范围越宽,可适用的试样浓度范围也相应越宽。

2. 检测下限　从响应曲线上看,当溶液离子活度低于线性范围下限时,电极电位的变化率减小。浓度再减小时,$E_{电池}$ 几乎不再改变,曲线变平坦,也就是说电极响应值不再改变。电极能够定性检测出的最小浓度称为电极的检测下限。IUPAC 推荐检测下限的测定方法是:将响应曲线的直线部分延长,与曲线部分所作切线的交点所对应的活度 a(或浓度)即为

检测下限。

影响检测下限的因素很多,其中最主要的是电极膜的性质,如膜的溶解度。以 Cl^- 电极为例,电极膜由 AgCl 和 Ag_2S 沉淀混合压制而成,AgCl 解离出的 Cl^- 浓度根据沉淀溶度积计算约为 10^{-5} mol/L。当试液中 Cl^- 浓度低于这一浓度(如 10^{-6} 或 10^{-7} mol/L)时,膜溶解产生的 Cl^- 就不容忽视,这时电极响应产生的电位值就由膜溶解的 Cl^- 决定,是一个基本不变的值。响应曲线的过渡段则由膜溶解的 Cl^- 与试液中原有的 Cl^- 的浓度共同决定。此外,电极膜的制备以及膜的预处理、溶液的组成、温度以及测定过程中的搅拌速度等都对检测下限有影响。

离子选择电极通常也有检测上限,一般为 1mol/L 或 0.1mol/L。虽然该浓度以上电极也有响应,但浓溶液会腐蚀电极膜,缩短电极寿命,而且液接电位也不稳定,影响测定结果的准确度。

3. 电极斜率　电极斜率是指在响应曲线的线性范围内,待测离子浓度每变化 10 倍,所引起的电极电位的变化值。由 Nernst 方程可知,电极斜率的理论值为 $2.303RT/nF$,25℃时一价离子为 59.2mV,二价离子为 29.6mV。实际上,电极斜率常有偏离,一般电极实际斜率达到理论值的 90% 以上时,认为电极性能较好。如一价离子在 54~60mV 时即可。

4. 选择性　理想的电极应是只对指定的一种离子产生响应,但实际上任何一种离子选择电极都不是只对特定离子才响应的专属电极,它除了对待测离子 i 有响应外,对其他离子也会有响应,只是程度不同而已。用选择性系数 $K_{i,j}$(selectivity coefficient)来表示其他共存离子 j 对响应离子 i 的干扰程度。

$$K_{i,j} = \frac{a_i}{a_j^{Z_i/Z_j}}$$ （式 15-21）

式中,a_i 表示待测离子的活度,a_j 表示干扰离子的活度,Z_i、Z_j 分别表示 i、j 离子的电荷数,$K_{i,j}$ 表示能产生相同电位时待测离子 i 与干扰离子 j 的活度比。

例如 $K_{i,j}=0.01$,表明当 j 离子是 i 离子活度的 100 倍时,二者产生的响应相同。反过来说,i、j 两种离子共存时,若 $a_i=a_j$,则 j 离子产生的响应只是 i 离子的 1/100,即响应的大小主要由 i 离子决定,j 离子的干扰较小。显然 $K_{i,j}$ 越小,表示 j 离子的干扰越小,电极对 i 离子的选择性越高。

需要说明的是,一种离子选择性电极对不同的干扰离子的响应程度是不同的。不同的离子有不同的 $K_{i,j}$,需要分别测定。因此,离子选择性电极普遍适用的 Nernst 方程应写为:

$$\varphi_{ISE} = \varphi_{ISE}^0 \pm \frac{2.303RT}{nF} \lg(a_i + \sum_j K_{i,j} a_j^{Z_i/Z_j})$$ （式 15-22）

显然,电极电位是由试液中共存的各种离子共同决定的,$K_{i,j}$ 小或 a_j 小,则后一项可以忽略,这样测定结果才准确。一般认为 $K_{i,j}<10^{-2}$ 时,干扰才可忽略。由于 $K_{i,j}$ 是反映离子选择性电极的重要性能指标之一,商品电极都提供不同干扰离子的选择性系数。

选择性系数 $K_{i,j}$ 的实用意义:

(1) 可以判断电极对测量体系的适应性,粗略地估计干扰离子带来的误差。例如 pH 玻璃电极测定 H^+ 时,它除了对 H^+ 有响应外,对 Na^+ 也有响应,$K_{H^+,Na^+}=10^{-9}$。当溶液的 pH=9 时,$a_{H^+}=10^{-9}$ mol/L,若溶液中共存 Na^+,$a_{Na^+}=0.1$ mol/L,则 Na^+ 带来的误差为:

$$K_{H^+,Na^+} \cdot \frac{a_{Na^+}}{a_{H^+}} \times 100\% = 10^{-9} \times \frac{0.1}{10^{-9}} \times 100\% = 10\%$$

由计算可以看出,共存 Na^+ 带来 10% 的误差。这就是前面所讲 pH 玻璃电极测定 pH>9 的溶液时产生钠差的原因。

但是,由于 $K_{i,j}$ 不是严格的常数,随测定方法的不同,$K_{i,j}$ 略有不同,因而只能用它来估计电极对其他离子的响应程度,预先估算出不致产生严重干扰时所允许的干扰离子的最大浓度,而不能用它来定量校正其它离子的干扰。

（2）作为选择适当的离子强度调节剂的参考。

（3）作为试样预处理时选用试剂的参考。

5. 响应时间　IUPAC 推荐,响应时间是指从离子选择性电极和参比电极共同插入待测试液起到电极电位值稳定时所需要的时间。显然,电位值未达稳定值之前读数,必然给测定结果带来误差。电极的响应时间少则几秒钟,多则几分钟至十几分钟。响应时间越短,对提高分析速度越有利。

影响电极响应时间的因素主要有以下几方面:

（1）膜的性质:不同的离子选择性电极,膜的结构、组成不同,膜的厚度及光洁度不同,响应时间也就不同。

（2）离子的浓度及浓度的改变方向:离子浓度越高,响应时间越短。测定时由稀溶液向浓溶液方向进行,不仅响应时间短,而且测定方便、误差小。

（3）离子到达电极表面的速度:搅拌溶液可以缩短响应时间。

（4）试液中离子强度:试液中存在大量不干扰测定的离子时,常能缩短响应时间。

（5）试液中共存的干扰离子:干扰离子可使响应时间延长。

（6）试液的温度:试液的温度升高,响应时间可缩短。

6. 电极内阻　离子选择性电极的电极膜的导电性一般不好,膜的电阻可达 $10^4 \sim 10^6 \Omega$,玻璃膜电阻高达 $10^8 \Omega$ 或更高。因此,测定所用仪器必须是高输入阻抗($10^{11}\Omega$)的电位差计,以保证测定结果的准确。

7. 电极稳定性和重现性　电极稳定性是指电极电位随时间的变化。电极电位单方向的变化叫漂移,一般认为漂移 ≤2mV/8h 为合格。通常盐桥液接部位堵塞是造成电位测量时不稳定的重要原因。电极重现性是指电极多次重复测定时,电位值之间的吻合程度。

8. 电极寿命　电极寿命是指保持 Nernst 响应功能的时间。它与电极的种类、结构、使用以及保管等有关。一般电极可使用一年或几年,而有些生物敏感膜电极的寿命只有几天或几小时。

第四节　直接电位法的定量分析

一、定量方法

直接电位分析法就是将参比电极和离子选择性电极插入待测溶液中,测定该电池的电动势。电池电动势随溶液中待测离子活度的变化而变化,并且符合 Nernst 响应(关系式),其余同。

$$E_{电池} = \varphi_{指} - \varphi_{参} = K \pm \frac{0.059\,2}{n} \lg a_i\,(25℃) \qquad （式15-23）$$

由于 K 包含了 $\varphi_{内参}$、$\varphi_{外参}$ 以及液接电位、不对称电位等,所以无法计算出它的数值,无法根据 $E_{电池}$ 直接计算出离子的活度 a_i。实际工作中定量分析常采用以下方法。

（一）标准曲线法

配制一个待测离子的标准溶液系列,按由稀至浓的顺序依次测定其电池电动势,绘制 $E_{电池} \sim \lg c$ 标准曲线。在完全相同的条件下,测定试样溶液的 E_x,由标准曲线查找对应的 $\lg c_x$,然后计算出它的浓度。准确计算可采用回归方程。

由于标准溶液系列是按浓度进行配制的,并且实际工作中要求测定的也是试液中待测离子的浓度,而 Nernst 方程中是电池电动势 $E_{电池}$ 与离子活度 a_i 的关系,因此需要将活度转变成浓度。

已知活度与浓度的关系为:

$$a_i = \gamma \cdot c_i$$

式中,γ 是活度系数,它与溶液的离子强度 I 有关,当 I 一定时,γ 也确定。当在标准溶液系列和试样溶液中都加入一定量浓度较大但不干扰测定的惰性电解质溶液时,两者的离子强度都大大增加,而且主要由加入的电解质溶液来决定,则两者的活度系数 γ 一定、并且相等。Nernst 方程可进一步改写为:

$$
\begin{aligned}
E_{电池} &= K \pm \frac{2.303RT}{nF} \lg a_i \\
&= K \pm \frac{2.303RT}{nF} \lg \gamma \cdot c_i \qquad （式15-24）\\
&= K \pm \frac{2.303RT}{nF} \lg \gamma \pm \frac{2.303RT}{nF} \lg c_i
\end{aligned}
$$

由于 γ 一定,将 $\dfrac{2.303RT}{nF} \lg \gamma$ 合并到常数 K 中,用 K' 表示。电池电动势 $E_{电池}$ 就与溶液中待测离子的浓度符合 Nernst 方程。

$$E_{电池} = K' \pm \frac{2.303RT}{nF} \lg c_i \qquad （式15-25）$$

把这种浓度较大、但不干扰测定的惰性电解质溶液叫做离子强度调节剂。如测定 Cl^- 时,要在试样和标准溶液中都加入 0.1mol/L KNO_3 溶液。有时加入的离子强度调节剂除了包含高浓度的惰性电解质外,还含有 pH 缓冲剂和消除干扰的掩蔽剂。如测定 F^- 时,加入的总离子强度调节缓冲剂（total ion strength adjustment buffer, TISAB）的成分包含有 NaCl、HAc-NaAc 和柠檬酸钠。它们的作用分别是:①NaCl 用来调节和控制溶液的离子强度;②HAc-NaAc 用以调节并控制溶液的 pH 值;③柠檬酸钠的作用是与溶液中共存的 Fe^{3+}、Al^{3+} 等离子配合,掩蔽其干扰;④离子强度调节剂还可使液接电位稳定,缩短电极响应时间。

使用标准曲线法要求试样溶液与标准溶液的测定条件要完全相同,以使常数 K' 值相同,这样测定结果才能准确。如应使用同一台仪器、同一对电极及相同的温度等,而且标准曲线的绘制应与试样溶液在同一次实验中进行。标准曲线法特别适于大批量试样的测定。

（二）比较法

当分析的试样数量不多时，为避免绘制标准曲线的麻烦，可采用标准比较法。具体方法是：测量一个已知浓度 c_s 的标准溶液的电池电动势 E_s，再测量试样溶液 c_x 的电池电动势 E_x，

$$E_s = K + s \lg \gamma_s c_s \qquad\qquad (\text{式 } 15\text{-}26)$$

$$E_x = K + s \lg \gamma_x c_x \qquad\qquad (\text{式 } 15\text{-}27)$$

s 为电极斜率，并且已知。由于在两溶液中都分别加入离子强度调节剂，则 $\gamma_s = \gamma_x$，将以上两式相减即可求出 c_x。

$$\Delta E = E_x - E_s = s \lg \frac{c_x}{c_s}$$

$$\frac{\Delta E}{s} = \lg \frac{c_x}{c_s}$$

$$c_x = c_s 10^{\Delta E / s} \qquad\qquad (\text{式 } 15\text{-}28)$$

若待测离子为阴离子时，则令 $\Delta E = E_s - E_x$；电极斜率未知时，先可测量两个标准溶液的电池电动势，求出电极斜率 s。

（三）溶液 pH 的测定

1. pH 定义及测定原理　传统的 pH 定义为：$pH = -\lg[H^+]$。随着电化学理论的发展，发现影响化学反应的不是离子的浓度而是活度。因此 pH 的最新定义为：$pH = -\lg a_{H^+}$。

测定溶液 pH 时以玻璃电极为指示电极，甘汞电极为参比电极，与待测试液组成工作电池。电池表示为：

$$Ag, AgCl \mid HCl \mid 玻璃 \mid 试液 \parallel KCl（饱和）\mid Hg_2Cl_2, Hg$$

$$\mid \varphi_{AgCl,Ag} + \varphi_{膜} \mid \qquad \mid \varphi_j + \varphi_{Hg_2Cl_2,Hg} \mid$$

φ_j 为液接电位。上述电池的电动势为：

$$E = (\varphi_j + \varphi_{Hg_2Cl_2,Hg}) - (\varphi_{AgCl,Ag} + \varphi_{膜})$$

$$= (\varphi_j + \varphi_{Hg_2Cl_2,Hg}) - (\varphi_{AgCl,Ag} + K + 0.059 \lg a_{H^+}) = K' + 0.059 pH$$

$$(\text{式 } 15\text{-}29)$$

可见，待测电池电动势与试液的 pH 值成直线关系。若知 E 和 K'，就可知 pH 值。E 值可以测出，K' 值除包括内、外参比电极的电极电位常数外，还包括难以测量的 $\varphi_{不对称}$ 和 φ_j。因此在实际工作中，不是用上式直接计算 pH 值，而是用一个 pH 值准确已知的标准缓冲溶液作为基准来进行测定。

2. pH 的实用定义　由于不能直接用 $E = K' + 0.059 pH$ 计算 pH 值，而要用标准缓冲溶液作为基准才能测出 pH 值。设待测试液为 x，标准缓冲溶液为 s。测量两种溶液 pH 的工作电池的电动势 E 分别为：

$$E_x = K'_x + \frac{2.303RT}{F}pH_x \qquad\qquad （式 15-30）$$

$$E_s = K'_s + \frac{2.303RT}{F}pH_s \qquad\qquad （式 15-31）$$

若测量时条件一致,使用同一支电极,可以认为 $K'_x = K'_s$,所以,

$$E_x - E_s = \frac{2.303RT}{F}(pH_x - pH_s) \qquad\qquad （式 15-32）$$

$$pH_x = pH_s + \frac{(E_x - E_s)F}{2.303RT} \qquad\qquad （式 15-33）$$

上式中 pH_s 为准确已知的数值,通过测量 E_x 和 E_s 的值就可得到 pH_x 值。也就是说,以标准缓冲溶液为基准,通过比较 E_x 和 E_s 的值而求出 pH_x 值。国际纯粹与应用化学联合会(International Union of Pure and Applied Chemistry,IUPAC)将上式作为 pH 的实用定义(或工作定义,operation definition),也称为 pH 标度。

pH 的实用定义是在 $K'_x = K'_s$ 的前提下得出的。在实验过程中,二者可能受一些因素的影响不相等而带来误差。如液接电位可能随溶液 pH 或成分的改变而改变,不对称电位可能随时间而变化,温度改变也会使 K 值变化。所以,为了尽量减小误差,应注意:①选择 pH 值与待测试液尽可能相近的标准缓冲溶液。②玻璃电极使用前充分浸泡。③在实验过程中尽可能使标准与试液的温度一致。

实际上,测定 pH 值时,无需按上式进行计算。测定时,首先将电极插入 pH_s 标准缓冲溶液中,用仪器上的"定位"旋钮将读数调节至其所对应的 pH_s 值,然后测定未知试样,仪器给出的即是试样溶液的 pH_x 值。

电极的斜率 $s = 2.303RT/nF$ 随溶液温度而改变。测定 pH 值时,先测定溶液的温度,再通过仪器上的"温度补偿"来校正。

为减小误差,定位用的 pH 标准缓冲溶液与试样溶液的 pH 应尽量接近,即测定不同 pH 范围的试样溶液,选用不同的 pH 标准缓冲溶液给仪器定位。这种方法叫单点校正法。

为使测定更准确,现有仪器采用两点法进行校正。即在前述"定位"校正的基础上,再将电极插入另一 pH 标准缓冲溶液中,用仪器上的"斜率"旋钮将读数调节至其所对应的 pH_s 值,进行二次校正,然后测定未知试样的 pH_x 值。

最常使用的几种标准缓冲溶液在不同温度下的 pH 值见表 15-2:

表 15-2　标准缓冲溶液在不同温度下的 pH 值(NBS 标准)

温度 (℃)	0.05mol/L 邻苯二甲酸氢钾	0.025mol/L KH_2PO_4 和 Na_2HPO_4	0.01mol/L $Na_2B_4O_7$
10	3.998	6.923	9.332
15	3.999	6.900	9.276
20	4.002	6.881	9.225
25	4.008	6.865	9.180
30	4.015	6.853	9.139
35	4.024	6.844	9.102
40	4.035	6.838	9.068

（四）标准加入法

标准曲线法要求标准和试样具有相近的离子强度和组成,否则会引起测量误差。当待测试样溶液成分比较复杂、离子强度较大时,无法采用加入离子强度调节剂的方法来控制溶液的离子强度。如果试样溶液中存在配位剂时,要测定离子总浓度(含游离的和配位的),标准曲线法中由于标准溶液中待测离子只是游离离子,因此也不适合。这些情况下,可采用标准加入法,即将标准溶液加入到试样溶液中进行测定。方法如下:

首先,测得体积为 V_x、浓度为 c_x 的试样溶液的电位值为 E_1,然后在试样溶液中加入体积为 V_s、浓度为 c_s 的标准溶液,测得电位值为 E_2。由 Nernst 方程可得:

$$E_1 = K + s\lg\gamma' c_x \qquad (式15\text{-}34)$$

$$E_2 = K + s\lg\gamma'' \frac{V_s c_s + V_x c_x}{V_s + V_x} \qquad (式15\text{-}35)$$

将以上两式相减:

$$\Delta E = E_2 - E_1 = s\lg \frac{\gamma''(V_s c_s + V_x c_x)}{\gamma'(V_s + V_x)c_x} \qquad (式15\text{-}36)$$

设加入标准溶液后试样溶液的成分变化较小,加入的标准对试样溶液的离子强度影响不大,则可认为:$\gamma' = \gamma''$,式 15-36 式可写为:

$$\Delta E = s\lg \frac{(V_s c_s + V_x c_x)}{(V_s + V_x)c_x} \qquad (式15\text{-}37)$$

将上式重排后取反对数得

$$10^{\frac{\Delta E}{s}} = \frac{V_s c_s + V_x c_x}{(V_s + V_x)c_x} \qquad (式15\text{-}38)$$

如果加入标准溶液的体积 V_s 比试液的体积 V_x 小得多则($V_x \gg V_s$)

$$10^{\frac{\Delta E}{s}} = \frac{V_s c_s + V_x c_x}{V_x c_x}$$

$$= \frac{V_s c_s}{V_x c_x} + 1$$

$$c_x = \frac{V_s c_s}{V_x} \cdot (10^{\frac{\Delta E}{s}} - 1)^{-1}$$

$$= \Delta c (10^{\frac{\Delta E}{s}} - 1)^{-1} \qquad (式15\text{-}39)$$

式中,$\Delta c = \dfrac{V_s c_s}{V_x}$。

根据测得的 E_1 和 E_2 值,即可求得待测物质的含量。用标准加入法分析时,通常要求:①电极的斜率 s 已知;②加入标准溶液的体积比试样溶液的体积小 100 倍,而浓度大 100 倍,使标准溶液加入后的电位变化达 15~40mV。

对于低浓度试样的测定常采用多次标准加入法,为避免繁杂的计算,常采用格氏作图法。

二、电位分析法仪器

电位分析法所用仪器简单,主要包括:电位差计(也称毫伏计)或酸度计、指示电极(离子选择性电极)、参比电极及电磁搅拌器。

由于离子选择性电极的内阻很高(可达 $10^8 \Omega$),所以要求测量仪器的输入阻抗至少应大于电极内阻的 1 000 倍以上,才能使测量误差小到约 0.1% 的程度。参比电极一般情况下多用饱和甘汞电极。

三、影响定量准确度的因素

直接电位法的误差是由于电池电动势测量误差所致。影响电动势准确测量的因素很多,主要影响因素有:

1. 温度 温度不仅影响直线的斜率,还影响直线的截距,K'中包括的参比电极电位、液接电位,以及膜电位都与温度有关,所以测量时应保持温度恒定。

2. 电动势的测量误差 显然电动势测量的准确度要影响浓度(活度)测量的准确度。25℃时,电动势 1mV 的误差,对于一价离子可产生浓度(活度)的相对误差约为 4%,对于 n 价离子,产生 4n%。

3. 干扰离子 干扰有两类情况,一是与待测离子反应生成在电极上不发生响应的物质,二是对电极也产生响应。消除多用掩蔽法,必要时可用分离法。

4. 溶液的 pH 电极一般有其适用的 pH 范围,所以必须控制溶液 pH,必要时应使用缓冲液。

5. 待测离子浓度 电极可以测定的浓度一般是 $10^{-6} \sim 10^{-1}$ mol/L。具体要受电极种类、质量、共存离子干扰、溶液 pH 等影响。

6. 电位平衡时间 平衡时间越短越好。

此外还有电位差(酸度)计本身的测量精度、液接电位的影响、电极的响应特性、溶液的组成变化等因素。

(曾红燕)

参 考 文 献

[1] 董慧茹. 仪器分析. 北京:化学工业出版社,2016.

[2] 刘密新. 仪器分析. 2 版. 北京:清华大学出版社,2016.

[3] Douglas A. Skoog, F. James Holler, Timothy A. Nieman. Principles of Instrumental Analysis(Fifth Edition). Harcourt Brace College Publishers,1997.

[4] 康维钧. 卫生化学. 8 版. 北京:人民卫生出版社,2017.

[5] 李启隆,胡劲波. 电分析化学. 2 版. 北京:北京师范大学出版社,2007.

第十六章

伏安分析法与电位溶出法

伏安分析法（voltammetry），简称伏安法，是以微电极作工作电极，根据电解时得到的电流-电压曲线进行定性、定量分析的一类电化学分析方法。使用的微电极有铂电极、玻碳电极、汞膜电极、滴汞电极等，以表面周期性更新的滴汞电极作工作电极的伏安法通常称为极谱法（polarography）。

自从 1922 年 J. Heyrovský 创立极谱法以来，伏安法在理论研究和实际应用方面都得到了很大的发展。在普通极谱的基础上出现了单扫描极谱、交流极谱、方波极谱、脉冲极谱、溶出伏安法和极谱催化波等高灵敏、高选择性的新技术和新方法，伏安法已成为一种常用的分析方法和研究手段。

电位溶出分析法（potentiometric stripping analysis）是在溶出伏安法基础上发展起来的一种集富集和溶出为一体的电化学分析方法，是以电压-时间曲线为基础进行分析的，特别适用于多元素同时分析。

第一节　经典极谱法

1922 年由捷克物理化学家 J. Heyrovský 创立了极谱法（polarography），即经典极谱法。1934 年 D. Ilkovič 提出了扩散电流理论，推导出扩散电流方程，给出了电流与电极反应物浓度的关系式，奠定了极谱法定量的基础。随后，J. Heyrovský 和 D. Ilkovič 提出了半波电位（half-wave potential），推导出极谱波方程，为极谱法的定性奠定了理论基础。1959 年，J. Heyrovský 因其对极谱分析的突出贡献获得诺贝尔奖。

一、极谱法的基本装置

极谱法的基本装置如图 16-1 所示，它主要包括电压控制装置、电流测量装置和电解池三部分。电解池由滴汞电极（dropping mercury electrode）、甘汞电极以及底液和待测溶液组成的电解液组成，滴汞电极与外电源的负极相连，甘汞电极与外电源的正极相连。滴汞电极如图 16-1 所示，上端为贮汞瓶，

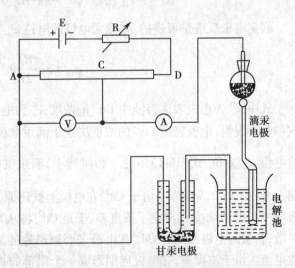

图 16-1　经典极谱法的基本装置

下接一塑料管,塑料管的下端接一长约 10cm、内径 0.03~0.08mm 的毛细管。汞经毛细管流至管口形成汞滴,逐渐长大后周期性(3~5 秒)滴入电解液中,与电解液接触而连通电路。调节贮汞瓶高度可控制汞滴滴落的速度。E 为直流电源,加在电解池两极的电压可通过改变均匀滑线电阻 AD 上触点 C 的位置来调节,其数值大小可用伏特计 V 测量。A 为高灵敏度的检流计,用来测量电解过程中通过的电流。

二、扩散电流和 Ilkovič 方程

(一)扩散电流

1. 极谱分析过程 以电解氯化镉的稀溶液为例(1×10^{-3}mol/L $CdCl_2$ 的 0.1mol/L KCl 溶液,加入 1 滴动物胶,通 N_2 除氧)。当进行极谱测定时,调节贮汞瓶高度,使汞滴以 3~5 秒一滴的速度滴下,电解质溶液保持在静止状态。移动均匀滑线电阻 AD 上的 C 点,使两电极的外加电压由小到大进行线性扫描,同时记录流过电解池的电流。以电流为纵坐标,电压为横坐标作图,得到电流-电压(电位)曲线,该曲线称为极谱图(polarogram),又称极谱波(图 16-2)。

2. 扩散电流的形成 由图可知,当外加电压尚未达到氯化镉的分解电压时,滴汞电极的电位较 Cd^{2+} 的析出电位正,电极上没有 Ca^{2+} 被还原。此时,只有微小的电流流过电解池(图 16-2,ab 段),此电流称为残余电流(residual current)。当外加电压继续增加,使滴汞电极的电位达到 Cd^{2+} 的析出电位(-0.6~-0.5V)时,Cd^{2+} 开始在滴汞电极上还原析出金属镉,并与汞生成镉汞齐,电极反应如下:

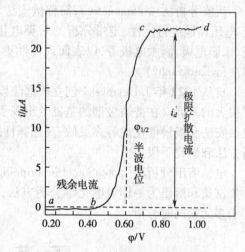

图 16-2 Cd^{2+} 的极谱图

$$阴极:Cd^{2+}+2e+Hg\rightarrow Cd(Hg)$$

假定电极反应是可逆的,则滴汞电极的电位 φ_{de} 为

$$\varphi_{de}=\varphi^{\theta}+\frac{RT}{2F}\ln\frac{c^0}{c_a^0} \qquad (式16-1)$$

式中,c^0 为电极表面溶液中 Cd^{2+} 的浓度;c_a^0 为电极表面镉汞齐中 Cd 的浓度。式(16-1)表明,电极表面 Cd^{2+} 的浓度决定于滴汞电极的电位。随着外加电压增加,滴汞电极的电位 φ_{de} 更负,式(16-1)中的 $\frac{c^0}{c_a^0}$ 相应减小,滴汞电极表面的 Cd^{2+} 被迅速还原,电解电流急剧上升(图 16-2,bc 段)。由于 Cd^{2+} 在电极上被还原,使得滴汞电极表面的浓度 c^0 小于本体溶液中 Cd^{2+} 的浓度 c,产生了浓度差,于是 Cd^{2+} 将从浓度高的本体溶液向浓度低的电极表面扩散,扩散到电极表面的 Cd^{2+} 在电极表面被迅速还原,产生持续不断的电流,该电流称为扩散电流。由于浓度差,在电极周围形成一个很薄的扩散层(约 0.05mm)。在扩散层内,Cd^{2+} 浓度从外向内逐渐减小;在扩散层外,Cd^{2+} 的浓度等于本体溶液中 Cd^{2+} 的浓度 c。由于电极

反应速率很快,扩散速率较慢,溶液又处于静止状态,待测离子在测定条件下没有扩散以外的其他运动(如迁移、对流等),则电解电流的大小完全决定于电极表面 Cd^{2+} 的扩散速率,单位时间内有多少 Cd^{2+} 离子扩散到电极表面,就有多少 Cd^{2+} 离子被还原,相应地产生多少电流。电极表面 Cd^{2+} 的扩散速率与扩散层内 Cd^{2+} 离子的浓度梯度成正比,因此扩散电流 i_d 的大小与扩散层内 Cd^{2+} 离子的浓度梯度成正比。即:

$$i_d \propto \frac{c-c^0}{d} \tag{式 16-2}$$

在一定电位下,某一时刻滴汞电极扩散层的厚度 δ 是一定的,所以某一时刻的扩散电流可表示为:

$$i_d = K(c-c^0) \tag{式 16-3}$$

继续增加外加电压,使滴汞电极的电位负到一定值时,由于 Cd^{2+} 在滴汞电极表面被迅速还原,c^0 趋于 0,溶液本体和电极表面之间的浓度差达到极限情况,即达到完全浓差极化。这时,电流不再随外加电压的增加而增加,达到极限值(图 16-2, cd 段),这时的电流称为极限电流(limiting current)。极限电流与残余电流之差称为极限扩散电流,简称扩散电流(diffusion current)。这时,式 16-3 可写成:

$$i_d = Kc \tag{式 16-4}$$

即极限扩散电流与溶液中待测离子的浓度成正比,这是极谱定量分析的依据。

极谱图上的另一重要参数是半波电位(half-wave potential),即扩散电流为极限扩散电流一半时滴汞电极的电位,以 $\varphi_{1/2}$ 表示。$\varphi_{1/2}$ 与待测物质的本性有关,当溶液的组成和温度一定时,$\varphi_{1/2}$ 为定值,与浓度无关,可作为定性分析的依据。

3. **极谱过程的特殊性**　极谱过程是一种特殊的电解过程,主要表现在电极的特殊性和电解条件的特殊性。

(1) 电极的特殊性:在电化学过程中,把电位不随外加电压改变而改变,或电极电位改变很小,而电流改变很大的一类电极称为去极化电极(depolarized electrode);把电位完全随外加电压的变化而变化,或电位改变很大而电流改变很小的一类电极称为极化电极(polarized electrode)。在极谱分析中,滴汞电极面积很小,电解时电流密度较大,其电位随外加电压变化而变化,是极化电极;甘汞电极面积较大,电流密度较小,其电位不随外加电压的变化而变化,是去极化电极。极谱分析中的两个电极,一个是极化电极,一个是去极化电极,这是极谱过程与一般电解过程的本质区别之一。

极谱过程是特殊的电解过程,根据电解方程式,外加电压(V)与两个电极的电极电位有如下关系

$$V = \varphi_{SCE} - \varphi_{de} + iR \tag{式 16-5}$$

式中,φ_{SCE} 为饱和甘汞电极的电极电位;φ_{de} 为滴汞电极的电极电位;R 为电解池的内阻,i 为电解电流。在极谱过程中,i 和 R 均很小,iR 项可以忽略不计。又由于饱和甘汞电极为去极化电极,即在极谱过程中,φ_{SCE} 保持不变,因此

$$V = -\varphi_{de}(vs. SCE) \tag{式 16-6}$$

式(16-6)表明,滴汞电极的电位完全随外加电压的变化而变化。只要饱和甘汞电极是去极化电极,极谱过程就成为一个通过外加电压完全控制工作电极电位的电解过程。这样,通过完全控制滴汞电极的电位,使析出电位不同的金属离子产生不同的极谱波,可以在同一电解质溶液中测定一种以上的离子。

(2) 电解条件的特殊性:电解条件的特殊性主要表现在溶液处于静止状态进行电解。这是因为,在电解过程中,待测离子到达电极表面发生电极反应,可以有三种传质方式:电迁移、对流和扩散,相应产生迁移电流、对流电流和扩散电流,其中只有扩散电流与待测离子的浓度有定量关系。因此,必须消除迁移电流和对流电流。

4. 三电极系统

根据式(16-5)可知,在电解电流比较小,电池内阻比较低时,电池的 iR 降可忽略不计。当饱和甘汞电极为去极化电极,即 φ_{SCE} 保持不变时,$V = -\varphi_{de}(vs.\ SCE)$,滴汞电极的电位完全随外加电压的变化而变化,极谱过程成为一个通过外加电压完全控制工作电极的电解过程。如果电

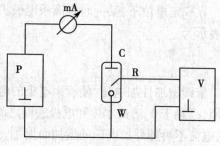

图 16-3 三电极系统示意图

流不是很小,即在电池内阻上产生的 iR 降不可忽略时,滴汞电极的电位就能简单地用外加电压来表示了。这时就需要采用三电极系统,如图 16-3 所示。W 为工作电极,通常为滴汞电极或其他种类的微电极;R 为参比电极,通常为饱和甘汞电极;C 为辅助电极,一般为铂电极。外加电压 V 施加到 W 和 C 之间组成电流回路,测得电流 i;由 R 和 W 组成监测回路,此回路具有高阻抗,没有明显的电流通过,回路中的 iR 降可以忽略,利用此回路可测得电解过程中工作电极相对参比电极的电位 φ_{w}。三电极系统特别适用于电流较大或在非水介质中进行的极谱测定。

(二) Ilkovič 方程

1. Ilkovič 方程 根据(16-4)式,一定条件下,扩散电流与待测物质的浓度成正比,但比例系数 K 的物理意义并不明确。1934 年,Ilkovič 根据对称圆球模型的扩散理论推导出在滴汞电极上扩散电流的近似公式,即 Ilkovič 方程式,

$$i_{\tau} = 708nD^{1/2}m^{2/3}\tau^{1/6}c \qquad (式 16-7)$$

式中,i_{τ} 为任一瞬间的扩散电流,μA;n 为电极反应的电子转移数;D 为电极反应物在溶液中的扩散系数,cm^2/s;m 为汞在毛细管中的流速,mg/s;τ 为时间,s;c 为电极反应物在溶液中的浓度,mmol/L。

根据式(16-7),扩散电流 i_{τ} 随时间 τ 的增加而增加,当 $\tau = 0$ 时,$i_{\tau} = 0$;当 $\tau = t$ (t 为从汞滴开始生成到滴下所需的时间)时,i_{τ} 达到最大值,用 $i_{d(max)}$ 表示,则

$$i_{d(max)} = 708nD^{1/2}m^{2/3}t^{1/6}c \qquad (式 16-8)$$

当汞滴滴下后,电流急速降至零,然后又逐渐上升至 $i_{d(max)}$。如此反复进行。显然,如此大的电流起伏是难以用于定量分析的,所以在极谱分析中,测量的是整个汞滴生命周期的平均扩散电流。整个滴下时间(τ 从 0 到 t)内通过的电量除以滴下时间 t,则为单位时间内通过的电量,即平均扩散电流 $\bar{i}_{d}$,即

$$\bar{i}_d = \frac{1}{t} \int_0^t i_t dt \qquad\qquad (式 16-9)$$

$$\bar{i}_d = 607 n D^{\frac{1}{2}} m^{\frac{2}{3}} \tau^{\frac{1}{6}} c \qquad\qquad (式 16-10)$$

由式(16-10)可见,当其他各项因素不变时,平均扩散电流与待测物质的浓度成正比,这是极谱定量分析的基本关系式。

2. 影响扩散电流的因素　Ilkovič 方程表明了影响扩散电流的各种因素及其相互关系。

(1) 毛细管特性:Ilkovič 方程中的 $m^{2/3}\tau^{1/6}$ 称为毛细管常数(capillary constant),$\bar{i}_d$ 与之成正比,改变毛细管长度、内径和汞柱高度等对扩散电流都有影响。因此,在测定中,标准溶液和样品溶液必须使用同一支毛细管,汞柱高度也应该相同。

(2) 温度:方程中,除 n 外其余各项都与温度有关,其中 D 受温度的影响最大。实验证明扩散电流的温度系数约 1.3%/℃。所以,要使测量扩散电流的误差在 1% 以内,温度变化应控制在 ±0.5℃ 之内。

(3) 溶液组成:改变溶液的组成,将引起黏度改变,从而影响 D、m 和 τ,进而影响 $\bar{i}_d$。如果待测离子与溶液中共存的离子形成配合物,由于配离子的半径比简单离子的半径大,D 就会变小,扩散电流随之改变。因此极谱分析应该在标准溶液和试样溶液中加入相同的溶剂、电解质、极大抑制剂、除氧剂等,使得底液的组成恒定。

综上所述,在进行极谱定量分析时,必须严格控制实验条件,使影响扩散电流的各种因素保持恒定,以获得准确的分析结果。

三、极谱干扰电流及其消除

极谱分析中,会产生一些不受扩散控制的电流,这些电流与被测物质浓度的无定量关系,干扰扩散电流的准确测量,因此将其统称为干扰电流,主要包括残余电流、迁移电流、极谱极大、氧波、叠波、前波和氢波。

(一) 残余电流

在外加电压尚未达到被测离子的析出电位之前就有微小电流通过电解池,称为残余电流(residual current)。残余电流由充电电流(charging current)和电解电流(electrolytic current)组成。

1. 充电电流　又称电容电流,是残余电流的主要部分。是由于滴汞不断增长和下落,不断改变其表面积而引起的。滴汞电极表面带的电荷要吸引溶液中相反电荷的离子,在汞滴表面形成一个双电层,相当于一个电容器。汞滴增大时,其表面积相应增大,电容器容量随之增大,需要外加电源连续对其充电,于是产生充电电流。充电电流不服从法拉第定律,约为 10^{-7}A,相当于 10^{-5}mol/L 物质产生的扩散电流。因此,待测物浓度低于 10^{-5}mol/L 时无法准确测定。

2. 电解电流　由于溶液中往往含有易还原的微量杂质,如金属离子或未除尽的微量氧,在滴汞电极上可被还原产生电流,称之为电解电流。这种电流占残余电流的少部分。预先纯化试剂、除去微量溶解氧,可使这部分电流降到极低。

(二) 迁移电流

极谱分析过程中,溶液中的待测离子可通过三种运动方式到达电极表面:扩散运动、对流运动和迁移运动。大部分待测离子经由电极附近存在的浓度梯度引起的扩散运动到达电极表面而产生扩散电流,此为极谱分析的基础。极谱分析在溶液静止状态下进行,对流运动基本可以忽略。还有一部分待测离子由于电场引力作用产生的迁移运动到达电极表面,这部分离子同样也会在电极上还原产生电流,称之为迁移电流(migrating current)。

迁移电流与待测物质浓度之间无定量关系,必须加以消除。一般是在电解液中加入大量惰性支持电解质(supporting electrolytes),即在待测离子还原(或氧化)的电位范围内不起电极反应的电解质。支持电解质在溶液中电离产生大量阴阳离子,和阴极产生静电引力,使得阴极作用于待测离子的静电引力大为减弱,从而达到消除迁移电流的目的。支持电解质还能增加溶液的导电程度,减少电流流经溶液时产生的电位降,对获得良好的极谱波形具有重要作用。常用的支持电解质有 KCl、HCl、NaOH、NaAc-HAc 等,用量通常为待测离子浓度的 50~100 倍。

(三) 极谱极大

极谱分析中常出现一种异常现象,即电解开始后,电流随电位增加迅速上升到一个极大值,然后下降到扩散电流区域,电流恢复正常,这种异常电流峰称为极谱极大(polarographic maximum)。大多数离子的极谱波上都会出现这种极大峰,这是由于电极表面切向运动引起汞滴附近溶液的剧烈搅动,使大量被测物质急速地到达汞滴表面而被还原,因而电流迅速上升。

极大现象影响扩散电流和半波电位的准确测量,特别是当两个极谱波的半波电位相距较近时影响更为严重。消除极谱极大的方法是在电解液中加入少量表面活性物质,称为极大抑制剂(maximum suppressor)。这些表面活性物质吸附在汞滴表面,消除了表面张力的差异,起到抑制极大的作用。常用的极大抑制剂有动物胶、甲基红、聚乙烯醇、Triton-X100 等。需要指出的是表面活性剂加入电解液中的作用是相当复杂的,它不但可以抑制极大的产生,往往还压制峰高,使波峰降低,有时还会使波发生分裂。所以以极大抑制剂用量过大不仅能抑制极大,也能降低扩散电流,因此用量要少并且一致,最佳用量要通过实验来确定。

(四) 氧波

溶液中的溶解氧很容易在滴汞电极上还原产生两个极谱波:

第一个波:$O_2 + 2H^+ \rightarrow H_2O_2$ ($-0.2V$)

第二个波:$H_2O_2 + 2H^+ \rightarrow H_2O$ ($-0.8V$)

这两个氧波延伸的电位范围比较宽,影响很多物质的测定,需要设法消除。常用的除氧方法有两种:一是还原法,在中性或碱性溶液中加入 Na_2SO_3,在酸性溶液中加入抗坏血酸;二是通入惰性气体,例如通入 H_2、N_2、CO_2(酸性溶液)。

(五) 氢波、叠波和前波

1. 氢波 虽然汞电极对氢的超电位较大,但溶液中的氢离子在电位足够负时仍会在滴汞电极上析出而产生氢波。在酸性溶液中,氢离子在 $-1.2 \sim 1.4V$ 处开始被还原,故半波电位较 $-1.2V$ 更负的物质不能在酸性溶液中测定。在中性或碱性溶液中,氢离子在更负的电位下开始起波,因此氢波的干扰作用大为减少。

2. 叠波 两种物质极谱波的半波电位相距小于 $0.2V$ 时,这两个波就有可能重叠而影响扩散电流的测量。消除叠波的办法有:改用适当的底液以改变两种物质的半波电位;化学法分离干扰物质,或改变其中一种物质的价态使不再干扰;采用导数极谱测定,可以将半波电位相差在 $45mV$ 以上的两种物质的极谱波分开,提高邻近波的分辨能力。

3. 前波　当测定一种半波电位较负的物质时,若溶液中共存着大量半波电位较正的物质,电位较正的物质会先出峰,形成前波干扰电位较负组分的测定。消除的办法类似于叠波的消除方法,如化学法、导数极谱法等。

四、分析方法

1. 定性分析　极谱分析是利用 i-φ 曲线中的半波电位进行定性分析的。不过由于许多物质的氧化还原电位相差不大,所以分辨率不高,定性结果不够准确。

2. 定量分析　极谱分析的定量依据是扩散电流 i_d 和待测离子浓度成正比,实际工作中常用极谱波高(h)代替 i_d,即

$$h = Kc \qquad\qquad (式16\text{-}11)$$

常用的定量方法有直接比较法、标准曲线法和标准加入法。

（1）直接比较法:将浓度为 c_s 的标准溶液及浓度为 c_x 的未知溶液在相同的实验条件下,分别作出极谱图,测得其波高。直接比较即可求得待测离子浓度。

（2）标准曲线法:配制一系列不同浓度的待测离子标准溶液,在相同实验条件下作极谱图,测得波高。以波高为纵坐标,浓度为横坐标作图,可得一直线。然后在相同条件下测定未知溶液的波高,从标准曲线上查得溶液的浓度。

（3）标准加入法:取一定体积为 $V_x(\text{ml})$ 的未知溶液,设其浓度为 c_x,作出极谱图。然后加入浓度 c_s 的标准溶液 $V_s(\text{ml})$,在相同条件下作极谱图。分别测量加入前、后的波高 h、H。则有

$$h = Kc_X \qquad\qquad (式16\text{-}12)$$

$$H = K\left(\frac{V_X c_X + c_S V_S}{V_X + V_S}\right) \qquad\qquad (式16\text{-}13)$$

解联立方程并整理得

$$c_X = \frac{V_S c_S h}{(V_S + V_X)H - V_X h} \qquad\qquad (式16\text{-}14)$$

五、极谱法的特点

极谱分析需要满足以下条件:被分析物质的浓度一般较小;电解时溶液要处于静止状态;待测离子起电极反应的那一支电极(工作电极)的面积要很小,另一支电极(参比电极)的面积却要很大。以上三个条件保证滴汞电极处于明显的浓差极化,以便获得完整的极化曲线。电解池中电极周围扩散层内发生的浓差极化,是极谱分析的重要理论依据。而浓差极化是靠滴汞电极的极化来实现的。另外电解液要加入支持电解质、极大抑制剂和除氧剂,以改善极谱波的波形和电流纯度。

1. 优点　以滴汞电极为工作电极的极谱法具有以下优点:①氢在汞上的超电位较大,在中性或酸性溶液中外加电压小于 -1.3V($vs.$ SCE)以前,氢不会析出,在碱性溶液中电压可以更负,因而扩大了工作电压的范围;②汞能和许多金属生成汞齐,其中碱金属、碱土金属和汞生成汞齐后还能使它们的析出电位降低,因而在碱性溶液中也能实现对这些离子的极谱

测定;③汞容易提纯;④汞滴不断下落,电极表面始终保持新鲜,电极接触的溶液也始终是新鲜的,因而在滴汞电极上测得的数据不仅准确,而且重现性好;⑤滴汞电极表面积很小,电解时电流密度大,容易形成浓差极化,即容易产生扩散电流,因而具有较高的灵敏度。

2. 缺点　①待测离子利用率低,仅少量在电极上反应,相应减小了方法灵敏度;②较大的充电电流限制了灵敏度的提高;③分辨率较低,两组分的半波电位差值小于 100mV 时无法分辨;④电位不能高于+0.4V,否则汞将被氧化为汞离子;⑤由于汞的特性,产生一些干扰现象,如电容电流、极大峰;⑥汞蒸汽有毒。

为克服以上不足,人们建立了单扫描示波极谱法、溶出伏安法等近代极谱分析方法。

第二节　单扫描极谱法

极谱工作者在经典极谱的基础上不断改进,使极谱法得到了很大发展。单扫描极谱法(single sweep polarography)是其中的一种,即在汞滴即将消失时,汞滴的面积基本保持恒定,此时改变滴汞电极的电位,同时用阴极射线示波器观察电流随电位的变化,以进行定量分析。

一、基本原理

单扫描极谱法与经典极谱法相似,加到电解池两极间的也是直流电压。不同的是经典极谱法加电压的速度慢,一般为 0.2V/min,记录的 i-φ 曲线为 S 形,是多滴(50~100 滴)汞的平均结果,分析周期长,而且产生的充电电流限制了灵敏度的提高。而单扫描极谱法汞滴滴落周期长至 7 秒,电压扫描速度快,一般为 0.25V/s,在 1 滴汞上获得完整的极谱波,故称之为"单扫描"。由于扫描速度特别快,瞬时产生很大的极谱电流,电极周围的离子来不及扩散到电极表面,导致极谱电流又迅速下降,所以记录的 i-φ 曲线呈峰形。快速扫描曲线用一般检流计无法记录,需用长余辉阴极射线示波器或数字显示仪记录,因此称为"单扫描示波极谱法"。

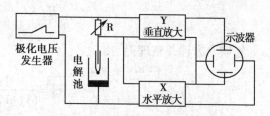

图 16-4　单扫描示波极谱法装置

其装置如图 16-4 所示。采用滴汞电极(工作电极)、甘汞电极(参比电极)和铂电极(对电极)组成的三电极系统,与电解液构成电解池。扫描电压发生器产生在直流可调电压上叠加的周期性锯齿型电压,加在工作电极和参比电极上,待测物质在汞滴上反应,产生电解电流(i),电流经电阻(R)后产生电位降(iR),经放大后加在示波器垂直偏转板上。由于 R 值固定不变,电位降值的变化实际上反映了电解电流的变化。加在电解池两电极间的电压放大后加在示波器水平偏转板上。因此,示波器上的横坐标代表电极电位,纵坐标代表电解电流。

二、单扫描极谱波

单扫描极谱波的电流随电压变化曲线如图 16-5 所示,极谱波是不对称的峰形波。ab 段为电极电位尚未达到被测物质析出电位时产生的电流,称为基线。达到析出电位后,开始快速扫描,汞滴附近的外加电压迅速改变,待测离子很快被还原,产生较大电流,曲线急剧上

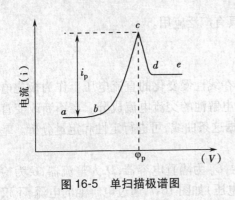

图 16-5 单扫描极谱图

升,图 16-5 中 bc 段,c 称为波峰。电压继续增大,电极附近的离子已被还原,外层的离子还来不及扩散补充,形成一个贫乏层,扩散层厚度增大,电流因此迅速下降(cd 段)。当电极反应与离子扩散建立平衡时,电流稳定在一定水平(de 段),称为波尾。

曲线中从波峰到基线的垂直距离代表峰电流,以 i_p 表示,峰电流与被测物质浓度的关系为:

$$i_p = Kn^{\frac{3}{2}} D^{\frac{1}{2}} Av^{\frac{1}{2}} c \qquad (式16\text{-}15)$$

式中:A 为电极面积;v 为电压改变速率;其他符号的意义同 Ilkovič 方程。当底液及其他条件一定时,式(16-15)可简化为:

$$i_p = Kc \qquad (式16\text{-}16)$$

即峰电流与被测物质的浓度成正比,此式为定量分析的依据。波峰对应的电位称为峰电位,以 φ_p 表示,可作为定性的依据。

三、单扫描示波极谱的特点和应用

1. 特点 单扫描示波极谱法每个汞滴扫描一次,前 5 秒保持起始电压不变,后 2 秒内才加扫描电压,此时汞滴面积基本不变,从而消除了因汞滴面积变化而产生的充电电流的影响。故扩散电流不受汞滴面积变化影响,只随滴汞电极电位变化而变化。扫描完毕,若汞滴还未落下,定时线路的继电器会敲击电极强制滴落,然后形成新的汞滴。

较之经典极谱法,单扫描示波极谱法具有以下优点:①分析速度快。电压扫描速度高达 0.25V/s,只需几秒就能完成极谱图扫描,适于批量试样的常规分析;②灵敏度高。由于残余电流小,检出限可达 10^{-7}mol/L,比经典极谱法低两个数量级。若与富集法等结合,灵敏度可达 10^{-9}mol/L;③分辨率高。由于单扫描极谱波呈峰形,能分辨出半波电位相差 50mV 的两个峰,而经典极谱则要相差大于 200mV 才不相互干扰;④前波干扰小,在数百甚至近千倍前放电物质存在时,不影响后还原物质的测定。这是由于在电压扫描前有 5 秒的静止期,相当于电极表面附近进行了电解分离;⑤可不除氧。由于氧波为不可逆波,其干扰作用大为降低。

2. 应用 单扫描极谱法广泛应用于生物材料、环境保护、食品等样品中铅、镉、铜、锌、硒等元素的测定。

第三节 方波极谱法

方波极谱法(square-wave polarography)是从普通极谱发展起来的一类极谱分析法。向电解池均匀而缓慢地加入直流电压的同时叠加一个小振幅的交流电压,通过测量不同外加直流电压时交流电流的大小,得到 i-φ 曲线进行定量分析。如果叠加的是正弦波电压,则称为交流极谱法;如果叠加的是方形波电压,则称为方波极谱。方波极谱图与交流极谱图一样呈峰形,以峰电位定性,峰电流定量。方波极谱既保留了交流极谱分辨率高的优点,又通过电压的改变消除了充电电流的干扰,提高了检测的灵敏度。因此,这种方法在金属及矿石分析,稀有元素特别是超纯物质中痕量杂质测定方面具有广泛应用。

一、基本原理

方波极谱法是将一低频小振幅的方波电压叠加在线性慢变化的直流电压上作为极化电压,在方波电压改变方向前的特定时间内,记录通过电解池的交流电流成分。在不断改变直流电压的情况下,可得到一条呈峰状的 i-φ 曲线,根据这条曲线,可进行定性和定量分析。基本装置如图 16-6 所示。

图 16-6 中,E_1 为直流电解源,R_{AB} 为分压轮位器,C_0 为隔直电容器,D 为整流器,G 为检流计或记录器。加到电解池两电极间的电压(极化电压)如图 16-7,通过电解池的电流,不仅有直流电解电流和充电电流,还有交流电解电流。而直流成分被电容器 C_0 所隔离,只有交流的电解电流和充电电流才能通过电容器。由于充电电流比电解电流衰减得快,在方波极谱仪中设置了一个电门路,在方波电压改变方向前的特定时间内,让充电电流衰减完毕后,才让其电流通过检流计或记录器,于是,记录的就只有交流电解电流而无充电电流,从而消除了充电电流。

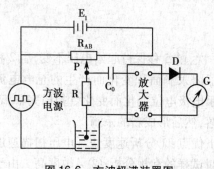

图 16-6　方波极谱装置图

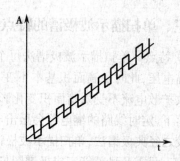

图 16-7　极化电压示意图

在交流极谱中,干扰扩散电流的充电电流主要有两个来源,一是周期性变化的交流电压对电极双电层的充放电,二是滴汞生长导致的双电层电容增加。方波极谱采取两项措施实现了对充电电流的消除。

1. 采用方波电压消除交流电压对电极双电层充放电引起的充电电流。在每一方波的脉冲期间充电电流随时间呈指数规律衰减:

$$i_c = \frac{V_s}{R} e^{-\frac{t}{RC}}$$

（式 16-17）

式中,i_c 为电容电流;V_s 为方波电压;t 为时间;R 为电阻;RC 为时间常数。当 $t = 5RC$ 时,$e^{-5} = 0.0067$,即经过 $5RC$ 的时间后,i_c 只剩下原来的 0.67%。因此,只要 t 比 RC 足够大时就可以把电容电流衰减到可以忽略的程度。由此式可以看出,电阻 R 对充电电流的影响很大,R 越小,i_c 衰减越快。所以方波极谱中一般要求电解池电阻在 50Ω 以下。

2. 在汞滴生长后期电极面积变化很小时记录电流,以消除汞滴面积生长而引起的充电电流。

方波极谱电流与去极化剂浓度、电极面积成正比,与温度、底液组成和浓度有关,还受下列因素影响:

（1）可逆性:电极反应的可逆性对方波极谱的波形和峰高有很大影响。发生可逆反应物质的极谱波形较陡,半峰宽较窄,方波测定灵敏度高;不可逆反应在方波电压负半周还原产物少且在方波电压正半周不易氧化,造成不可逆反应的峰高较低,同时不可逆反应从开始还原至达到极限扩散电流的电位区间大,造成方波极谱波的半峰宽较宽。

（2）方波电压:方波电压越大,频率越高,峰电流值越高。但不能靠提高方波电压和提高方波频率来增加灵敏度,因为方波电压的增加,会降低两波重叠的分辨能力。在方波极谱中一般方波电压选 $10 \sim 30mV$。

（3）电流记录时间和方波频率:充电电流随时间增加而衰减,故方波电压从脉冲开始到记录电流的时间越长,充电电流就越小。在固定方波半周的后期记录电流时,方波频率的改变就直接改变记录电流的时间,所以必须固定方波频率,一般为 $50 \sim 250Hz$。

（4）吸附和脱附:表面活性物质的吸收量随方波电压的改变而改变,这个改变出现在极谱图上就形成峰。表面活性物质还影响电极反应速率。因此在被测溶液中应尽量不含表面活性剂。

二、方波极谱法的特点和应用

1. 特点　①分辨率高。$\Delta \varphi \geqslant 30mV$,抗前极化电流能力 $10\,000:1$,前波影响小,氢波干扰小;②灵敏度高。方波极谱解决了充电电流对电解电流的干扰,同时由于方波电压变化 $\Delta \varphi$ 的一瞬间电极的电位变化速度很大,离子在极短时间内迅速反应,因此这种脉冲电解电流值大大超过同样条件下普通极谱的扩散电流值。因而方波极谱的灵敏度比普通极谱法高数百倍,能分析低至 $5 \times 10^{-8}mol/L$ 的浓度。

同时,方波极谱在提高灵敏度反面有三个困难:①要彻底消除充电电流,方波极谱法要求电解池内阻小于 50Ω。因此,测定常在 $1 \sim 2mol/L$ 高浓度支持电解质溶液中进行。但高浓度的试剂会使杂质引入的机会增多,不利于痕量组分的测定;②由于加的方波电压频率较高,使得在不可逆体系的测定中灵敏度不高;③影响灵敏度提高的不是仪器噪声而是由毛细管引进的噪声,称为毛细管噪声。这种噪声比整个仪器的噪声高几倍。滴汞电极的每个汞滴落下后,毛细管中的汞线又向上收缩,把试液带进毛细管。下一汞滴流出,毛细管壁上残留一层很薄的不规则的液层。在外加电压下他们也参与极谱电解,产生不规则的电解电流和充电电流。这种液层对每个滴汞来说是完全不同的,他们以噪音的形式表现出来,称之为毛细管噪音电流 i_n,i_n 随时间 t 的衰减关系为:

$$i_n = t^{-n} \qquad \text{（式 16-18）}$$

式中 n 为大于 $1/2$ 的系数。方波极谱法的方波半周期持续只有约 $2ms$,对 i_n 不可能予以消除。这是限制方波极谱灵敏度提高的一个重要障碍。

2. 应用　方波极谱分析在食品分析、环境保护、冶金、肥料等领域应用较为广泛。尤其适用于钢铁材料铜合金的测定。可不分离主成分而直接测定其中的 Pb、Cd、Ni、Sn、Cr 等元素。

第四节　脉冲极谱法

脉冲极谱法（pulse polarography）是针对方波极极谱法的上述缺点加以改进的一种极谱

分析法。采用一低频脉冲电压作为极化电压,在脉冲结束前的一定时间内测量通过电解池的脉冲电流,从而进行定性和定量分析的方法。根据所加脉冲电压的方式不同,将脉冲极谱法分为常规脉冲极谱法(NPP)和示差脉冲极谱法(DPP)两种。

一、基本原理

常规脉冲极谱法也称积分脉冲极谱法。其脉冲电压振幅随时间增加而增加,振幅从 0~2V 选择。用这种形式的脉冲电压所得的极谱图不是峰状的,而是与普通极谱图相似,出现平台,通过测量平台的波高进行定量分析。常规脉冲极谱克服方波极谱不足的方法是减低方波频率。在方波极谱中方波电压的加入是连续的,而脉冲极谱是在每一汞滴增长到一定时间(例如 1 秒或 2 秒)时,在直线线性扫描电压上叠加一个 2~100mV 的脉冲电压,脉冲持续时间为 4~80 毫秒(40 毫秒相当于 12.5Hz 的方波频率)。由于脉冲极谱比方波极谱每半周的时间要长 10 倍以上,因此按照电容电流的衰减式 $i_c = \dfrac{E_s}{R} e^{-\frac{t}{RC}}$,$t$ 增加 10 倍,在满足电容电流衰减的前提下,R 的数值可以容许增加 10 倍。这样应用支持电解质的浓度只需 0.01~0.1mol/L 就可以了。这有利于降低痕量分析的空白值。

频率降低的最大好处是减小毛细管噪声。毛细管噪声也随时间衰减,且其衰减速度比电解电流的衰减快。由于脉冲极谱中脉冲周期比方波极谱的周期长得多(例如脉冲持续时间为 40 毫秒,方波持续时间为 2 毫秒),因此在脉冲极谱中,延迟了电流开始记录的时间,使毛细管效应可以充分衰减。

由于脉冲极谱采用较长的脉冲持续时间,因此对于电极反应速度较缓慢的不可逆电对,其灵敏度有所提高。脉冲极谱仪还采用补偿电路,抵消了残余电流,包括还未消除干净的电容电流。对于低浓度的分析,经过补偿调整可以使波的两侧比较平坦,这方面也比方波极谱仪有所改善。

这样,通过降低脉冲电压频率,成功地解决了方波极谱的三点不足。

示差脉冲极谱法又称为微分脉冲极谱法或导数脉冲极谱法,它是在汞滴长大到一定时,其表面积基本不变的情况下,在滴汞电极的直线性扫描电压上叠加一恒振幅方波脉冲电压作极化电压,脉冲振幅为 2~100mV,脉冲持续时间为 4~80 毫秒。记录脉冲前和加脉冲后某一时间(如 20 毫秒)通过电解池的电流差,从而得到呈峰状的示差脉冲极谱图。

示差脉冲只记录一个脉冲电流,而方波极谱即使采用滴汞定时电路,在每滴汞上记录多个方波脉冲的电流值。这一点是和方波极谱不同的。因为脉冲极谱每一汞滴只记录一个方波脉冲的脉冲电流,因此可以减少因汞滴面积变化引起的各种影响。

二、脉冲极谱法的特点和应用

1. 特点　脉冲极谱法具有以下特点:①灵敏度高。由于充电电流得以充分衰减,可以将衰减了的法拉第电流充分地放大,因此能达到很高的灵敏度,对可逆反应,检出限可达到 10^{-9}~10^{-8}mol/L,最低可达到 10^{-11}mol/L;②分辨能力高。可分辨半波电位或峰电位相差 25mV 的相邻两极谱波。前还原物质的量比被测物质高 5×10^4 倍也不干扰测定。因此,该法具有良好的抗干扰能力;③由于脉冲持续时间长,在保证充电电流充分衰减的前提下,可以允许 R 增大 10 倍或更大,这样只需使用 0.01~0.1mol/L 的支持电解质就可以了,从而可大大地降低空白值;④由于脉冲持续时间长,对于电极反应速度缓慢的不可逆反应,也可以提高测定灵敏度,检出限可达到 10^{-8} mol/L。这对许多有机化合物的测定、电极反应过程的研究等都是十分有利的。

2. 应用

(1) 分析测定:由于脉冲极谱具有较高的灵敏度,因此广泛应用于痕量物质的分析。脉冲极谱不仅能用于生物材料、气体、土壤、植物、水、药物中痕量成分的测定,还可以测定低浓度金属离子与无机或有机配位体所形成的配位离子状态及其生成常数。

(2) 电极过程研究:①可逆性:利用常规脉冲的对数分析判断电极过程的可逆性。以 $\lg \dfrac{i}{i_c - i}$ 对 φ 作图,如得一直线,且斜率为 $\dfrac{nF}{2.303RT}$ 则为可逆过程,否则为不可逆过程。可逆过程的 $\varphi_{1/2}$ 不随去极化剂浓度等因素而改变。②利用常规脉冲极谱正、逆扫波高之比值可以判断过程可逆性。不可逆过程,其正、逆扫波高之比约为 7:1,而可逆过程则为 1:1。③利用常规脉冲极谱正、逆扫半波电位之差可以判断电极过程可逆性。可逆过程则正、逆扫的 $\varphi_{1/2}$ 相同,不可逆过程则逆扫的 $\varphi_{1/2}$ 比正扫的要负几毫伏。④利用示差脉冲极谱半峰宽判断过程可逆性。若半峰宽为 $3.52\dfrac{RT}{nF}$,则为可逆,否则不可逆。

(3) 吸附性:常规脉冲极谱可用于反应物和产物吸附性的研究。利用常规脉冲极谱图正、逆扫是否呈峰形判断产物或反应物是否具有吸附性。但当反应物和产物二者均产生吸附且吸附系数相等时,正、逆扫均不出峰。示差脉冲极谱发也可用于电极过程吸附性的研究。

第五节 循环伏安法

1938 年 Matheson 和 Nichols 首先采用循环伏安法,1958 年 Kemula 和 Kubli 发展了这种方法,此后这种方法得到广泛应用。循环伏安法可以用于研究无机化合物电极过程机制,研究双电层、吸附现象和电极反应动力学,成为最有用的电化学方法之一。

一、基本原理

循环伏安法(cyclic voltammetry,CV)是使用悬汞、汞膜或其它固体电极作工作电极,以每秒几百毫伏的电压扫描速率向一个方向扫描后又立即对称地反向回扫,记录电流-电压曲线为基础的分析方法。即循环伏安法施加的是三角波电压。得到的电流-电压曲线包括两个分支,如果前半部分电位向阴极方向扫描,电活性物质在电极上还原,产生还原波,那么后半部分电位向阳极方向扫描时,还原产物又会重新在电极上氧化,产生氧化波。因此一次三角波扫描,完成一个还原和氧化过程的循环,故该法称为循环伏安法,其电流-电压曲线称为循环伏安图(图 16-8)。如果电活性物质可逆性差,则氧化波与还原波的高度就不同,对称性也较差。

二、循环伏安法的应用

循环伏安法是一种很有用的电化学研究方法,可用于电极反应的性质、机制和电极过程动力学参数的研究,但该法很少用于定量分析。

1. 电极可逆性的判断 循环伏安法中电压的扫描过程包括阴极与阳极两个方向,因此

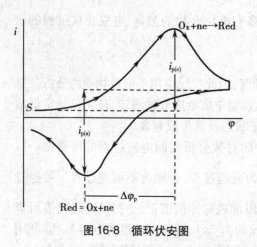

图 16-8　循环伏安图

从所得的循环伏安法图的氧化波和还原波的峰高和对称性中可判断电活性物质在电极表面反应的可逆程度。在线性扫描伏安法中,可逆电极反应的峰电位 φ_p 与半波电位 $\varphi_{1/2}$ 之间的关系 25℃时为:

阴极还原峰电位: $\varphi_{p(c)} = \varphi_{1/2} - \dfrac{0.028}{n}$　还原波

阳极氧化峰电位: $\varphi_{p(a)} = \varphi_{1/2} + \dfrac{0.028}{n}$　氧化波

对于可逆电极反应,循环极谱波中阳极还原峰和阴极的氧化峰基本上是对称的,则:

$$\Delta\varphi_p = \varphi_{p(a)} - \varphi_{p(c)} = \frac{0.056}{n} \qquad (\text{式 16-19})$$

氧化峰峰电流和还原峰峰电流之比 $\dfrac{i_{p(a)}}{i_{p(c)}} \approx 1$。

对于不可逆电极反应,则不满足式(16-19), $i_{p(a)} \neq i_{p(c)}$,不可逆程度越大,与上述可逆时的关系偏差越大。

2. 计算电极面积、扩散系数、可逆过程标准电极电位等电化学参数　可逆过程峰电位与标准电极电位存在如下关系:

$$\varphi^0 = \frac{\varphi_{p(a)} + \varphi_{p(c)}}{2} \qquad (\text{式 16-20})$$

当电极过程可逆且反应产物稳定时,用循环伏安法可以很方便地测定标准电极电位 φ^0。

3. 电极反应机理的判断　可研究电极吸附现象、电化学反应产物、电化学-化学耦联反应等,对有机物、金属有机化合物及生物物质的氧化还原机制研究很有用。

4. 电极过程产物鉴别　循环伏安法不仅可发现、鉴定电极过程的中间产物,还能获得关于中间产物电化学的信息。例如由四个铁、四个五茂环和四个一氧化碳组成的金属有机化合物 $[(\gamma\text{-}C_5H_4)\text{-}Fe(CO)]_4$,将其溶于乙腈中,并作循环伏安图,得到三组峰。说明有三个氧化-还原过程,而且其产物均是稳定的。

第六节　阳极溶出伏安法

溶出伏安法(stripping voltammetry)是在极谱法的基础上发展起来的一种将富集和测定有效地结合在一起的电化学分析方法。这种方法是使被测定的物质,在极谱分析产生极限电流的电位下电解一定的时间,然后改变电极的电位,使富集在电极上的物质重新溶出,根据电解溶出过程中所得到的 $i\text{-}\varphi$ 曲线来进行定量。这种方法实际上是把恒电位电解和伏安法结合起来,它的突出优点是灵敏度高,一般可达 $10^{-9} \sim 10^{-8}\,\text{mol/L}$。

溶出伏安法分为阳极溶出伏安法(anodic stripping voltammetry, ASV)和阴极溶出伏安法(cathodic stripping voltammetry, CSV),前者的电解富集过程为电还原,溶出测定过程为电氧化,后者则相反。CSV 在卫生化学里较少应用,在此不做介绍。

一、基本原理

溶出伏安法分为两大步骤:首先使待测离子在一定电位下电解富集在工作电极上,然后反向扫描改变工作电极电位使在其上的沉积物溶解回溶液中,记录溶出过程中的 i-φ 曲线(图 16-9)。溶出曲线的峰电流 i_p 与待测物质的浓度 c 有关,据此定量,溶出曲线的峰电位 φ_p 与待测物质的半波电位有关,据此定性。

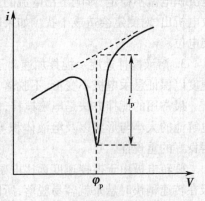

图 16-9　溶出伏安曲线

阳极溶出伏安法的电解富集是将阴极电位控制在比被测离子的半波电位负 $0.2 \sim 0.4V$,于一定搅拌速度下进行恒电位电解,溶液中的金属离子 M^{n+} 还原沉积到汞电极上,多数离子能生成汞齐。电极反应为:

$$M^{n+} + ne + Hg \rightarrow M(Hg)$$

富集方式有全部电沉积和部分电沉积。前者分析灵敏度高,但分析速度慢,后者则相反。因此在实际工作中多采用部分电沉积法。为了使电解富集时沉积在电极上的被测物质量一致,必须严格控制电解富集的各项条件。

完成电解富集后,停止搅拌,静止约 1 分钟,便可进行溶出测定。溶出过程普遍采用直流线性快速扫描法,即在溶出过程中以一定的速度向电位更正的方向线性扫描。当电极电位达到比平衡电位稍正时,沉积在电极上的金属 M(通常为汞齐)便开始氧化溶出:

$$M(Hg) - ne \rightarrow M^{n+} + Hg$$

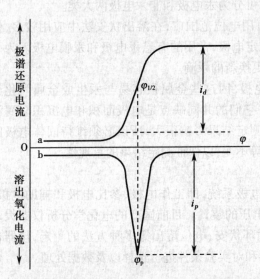

a. Cd^{2+} 的极谱图;b. Cd^{2+} 在玻碳电极上的阳极溶出峰。

图 16-10　Cd^{2+} 极谱图与阳极溶出峰对照

随着电位继续变正,溶出速度加快,溶出电流不断增大,在半波电位附近达到最大值。电位再继续变正时,由于电极中的金属浓度逐渐下降,溶出电流也逐渐变小,直到金属完全溶出为止。溶出电流-电压曲线为峰形,见图 16-10。

二、影响溶出峰电流的因素

溶出峰电流与富集和溶出两个过程有关,其影响因素主要有:

1. 富集时间　部分电沉积时,富集时间短,溶液体积较大,被测离子在本体溶液的浓度基本保持不变,峰电流与富集时间呈线性关系。但富集时间过长,有些金属在汞膜中超过其溶解度,析出固态金属,反而使电极性质改变。

2. 富集电位　一般控制在比待测离子峰电位负 $0.2\sim0.4V$。富集电位离峰电位太近,电沉积电流不稳定,影响溶出电流的重现性。富集电位太负,则后放电物质(尤其是氢)可能放电析出,对测定会造成干扰。如果同时测定几种离子,则以峰电位最负的离子为准选择富集电位。

3. 溶液搅拌速度　搅拌加速离子向电极表面的运动,从而影响金属沉积量。因此搅拌速度以保证悬汞电极不变形、不脱落,镀汞的表面不被破坏为准。

最常用的搅拌方法是电磁搅拌,但搅拌子的几何形状、与电极的距离、位置及转动速度、电解池的大小与形状以及溶液体积等因素都会影响溶出峰电流。故须严格控制条件,以获得良好的重现性。

旋转电极由于搅拌速度远比电磁搅拌的快,所以能获得更好的电沉积效果。但汞膜电极在转速稍快时悬汞就容易脱落,所以旋转电极适用于汞膜电极但不适用于悬汞电极。

通入惰性气体是一种简单有效、重现性好的搅拌方法,效率高于电磁搅拌。一般先通氮除去氧,持续通氮可防止氧的重新溶解,又起到搅拌作用。但要注意保持氮气流量的恒定。

4. 电位扫描速度　悬汞电极为工作电极时,峰电流与电位扫描速度的平方根成正比;用汞膜电极时峰电流则与电位扫描速度成正比,因此提高扫描速度可以增加灵敏度。但扫描速度的加快,也会使电容电流加大,所以扫描速度加快到一定值后,灵敏度就不再提高,一般单扫描极谱仪的扫描速度为 $100\sim200mV/s$。

5. 支持电解质　溶出伏安法测定中需要加入支持电解质。支持电解质对各种金属离子的极谱性质如峰电位等都有影响,可通过条件实验进行选择。

三、仪器装置

溶出伏安法在原有正向极谱法的基础上只需增添磁力搅拌器、计时器及汞或非汞固体电极等配件即可,方法简便易行。

(一) 工作电极

溶出伏安法的工作电极是极化电极,通常可分为汞电极和非汞电极两大类。

1. 汞电极　汞电极对氢的超电位很高,可用电位范围广,在溶出伏安法中应用较多,但要注意溶出法不能使用滴汞电极,只能使用固定电极,常用的有悬汞电极和汞膜电极。为了提高测定的准确度,采用悬汞电极时,每次应更换新的汞滴。

2. 非汞电极　测定 Au、Ag 等需要非汞电极,因这些金属很容易与汞生成金属间化合物。常用的非汞电极有金、银、铂、碳等电极。它们的共同缺点是电极面积和电沉积金属活度可能发生连续变化。固体电极表面参数对测定结果影响很大,所以必须维持固体电极的表面处理方式(如清洗、抛光、预极化)及程度等不变,以保证测定结果的重现性。

(二) 测量仪器

溶出伏安法所用的分析仪器一般采用三电极系统,即工作电极、参比电极和辅助电极。仪器上带有一个能对测量池中电极施加可变电压的装置。目前国产的电化学分析仪器大多为多功能分析仪器,能进行极谱、溶出伏安、循环伏安、电位溶出等多种方法的测定,仪器也都带有工作站,能很方便地实现微机控制仪器和对实验条件进行选择以及数据处理。

四、溶出伏安法的特点与应用

1. 特点　①灵敏度高:溶出伏安法将待测物由稀溶液中富集到微小体积的电极中或表

面上,使其浓度大大提高。还因为采用了固定面积的工作电极,减小了电容电流的影响。与各种极谱法配合使用后,其检测限一般都比原有的正向极谱法低 2~3 个数量级,测定范围一般为 10^{-11} ~ 10^{-6} mol/L,最低可达到 10^{-12} mol/L。②应用范围广:阳极溶出伏安分析法可测定几十种元素,阴极溶出伏安分析法可以测定一二十种元素。还可以同时测定多种元素,不必预先分离。③方法易于推广:由于溶出分析所使用的仪器结构简单、价格便宜,给推广应用带来了便利。④重现性差:由于影响溶出峰电流的因素较多,测定结果重现性差,要获得较好的重现性,必须严格要求实验操作条件。

2. 定量分析方法和应用 ①定量分析方法:溶出伏安法通常用标准曲线法和标准加入法定量,方法同极谱法;②应用:溶出伏安法是一种灵敏的痕量分析法,故在超纯物质分析中具有实用价值。例如结合示波极谱法,可以测定超纯物质中含量低至 10^{-8}% 数量级的铜、铅、镉、铟、铊、铋等痕量金属元素。此外,还能实现多种组分的同时测定,分析的样品种类很广,在天然水、海水、水产品、生物试样、农产品、半导体材料等的微量金属元素测定中具有广泛的应用。阳极溶出伏安法可以测定 Na、K、Sr、Ba、Ga、In、Tl、Ge、Sn、Pb、Cu、Fe、Sb、Bi、Ca、Ag、Au、Zn、Cd、Hg、Ni 等。溶出伏安法还是物质化学形态研究的重要手段。

第七节　电位溶出分析法

1976 年,在溶出伏安法的基础上,瑞典人 Daniel Jagner 提出了电位溶出分析法(potentiometric stripping,PSA),目前已由经典电位溶出伏安法发展为微分电位溶出法。

虽然电位溶出法也分富集和溶出两个步骤,但与溶出伏安法不同,电位溶出分析中,富集在工作电极上的元素不是靠电氧化还原反应溶出,而是断开加在工作电极上的恒电位,靠化学试剂(氧化剂或还原剂)的氧化还原反应使其溶出,记录的不是电流-电压曲线而是电位-时间曲线。这种方法既有离子选择电极设备简单的优点,又具有阳极溶出伏安法的选择性和灵敏度,适于卫生检验,特别是测定血、尿样等,可不经消化直接测定。

一、基本原理

(一)仪器装置

电位溶出分析仪由三部分组成:恒电位电路、电解池系统和高输入阻抗记录仪。前两部分与溶出伏安法的仪器基本相同,但记录仪不同。为了直接扫描溶出过程中电位随时间变化的曲线,需在信号进入记录仪之前,串联一个阻抗变换器(pH 计)增加电池系统的阻抗(图 16-11)。

电位溶出分析采用三电极系统,工作电极为玻璃碳电极、汞电极、铂电极、金电极等,参比电极为饱和甘汞电极,辅助电极为铂电极。

(二)分析过程和定量原理

电位溶出法的操作分两步:第一步富集过程与溶出伏安法相同,在恒电位下进行电解富集;第二步溶出过程是断

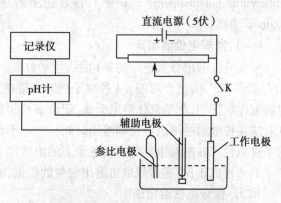

图 16-11　电位溶出法的仪器装置

开恒电位电路,将富集元素利用化学反应溶出。溶出时采用两种方式溶出富集的物质。

1. 恒电流溶出　富集完成后,停止搅拌,在静止条件下以恒电流进行阳极溶出,记录电位随时间变化的 φ-t 曲线。根据 φ-t 曲线的特征进行定性定量分析。工作电极的电极电位 φ 与溶液中待测离子浓度 c_M^{n+} 的关系服从 Nernst 方程

$$\varphi=\varphi^0+\frac{0.059}{n}\lg\frac{c_M^{n+}}{c_{M(Hg)}}(25℃)\qquad(式16-21)$$

式中, $c_{M(Hg)}$ 为金属在汞齐中的浓度。恒电流不加氧化剂的条件下,氧化速度很慢,在某一时间区段内, φ 值基本不随 t 改变, φ-t 曲线上出现平台,直到该金属完全溶出。 φ-t 曲线上的平台对应的电位称为溶出电位,是定性分析的依据;平台长度对应的时间 τ 称为溶出时间,与试液中待测物浓度成正比,是定量分析的依据。

2. 加氧化剂溶出　富集完成后,断开电路,停止搅拌,利用预先加入的氧化剂将汞齐中待测金属离子氧化为离子进入溶液。同样以 φ-t 曲线进行定性定量分析。

无论以何种方式溶出,待测溶液都应作通氮除氧处理,并保持溶液上方为氮气氛围,以防止溶解氧的干扰。

二、分析条件的选择

方法的干扰一是来自试液中含有析出电位相近的几种物质,使溶出信号发生重叠;另一个是在汞齐内有金属间化合物生成,使溶出信号异常。分析条件主要选择介质和氧化剂。

1. 介质的选择　溶出时的氧化还原反应需要适当的酸性介质。介质酸度不仅要保证氧化剂有效,同时还要保证在富集电位下氢不析出。对于溶出电位较正的元素,可加入适当的配位剂。配位剂与待测离子形成配合物后,降低了其氧化态的浓度,使待测元素的溶出电位更负,从而提高了溶出速度。

2. 氧化剂的选择　电位溶出法的溶出是依靠氧化剂与待测离子的氧化反应,因此选择适当的氧化剂对测定至关重要。要求氧化剂的氧化能力要适中、还原产物不干扰测定、黏度小、产生背景小。

三、常规电位溶出法和微分电位溶出法

根据所记录溶出信号的不同,电位溶出法可分为常规电位溶出法和微分电位溶出法(differential potentiometric analysis),前者记录的是 φ-t 曲线,后者记录的是 $d\varphi/dt$-t 曲线或 $dt/d\varphi$-φ 曲线。

(一) 常规电位溶出法

常规电位溶出分析记录的 φ-t 曲线呈平台形。例如,在酸性条件下,恒电位电解含 Zn^{2+}、 Cd^{2+}、Pb^{2+}、Cu^{2+} 的混合溶液。4 种离子同时富集在汞膜电极上,富集完成后用与空气平衡的溶解氧作氧化剂,化学氧化溶出金属,记录 φ-t 曲线如图 16-12 所示。图中出现 4 个平台,分别对应 4 种金属的溶出电位和溶出时间。每一平台所对应的电位值决定于各金属离子电对的条件电位和各电对中氧化态和还原态的浓度比。而平台的长度即电位溶出时间与各金属离子的浓度成正比,是常规电位溶出定量的依据,必须准确测定。

(二) 微分电位溶出法

微分电位溶出法记录的 $d\varphi/dt$-t 曲线或 $dt/d\varphi$-φ 曲线呈峰形(图 16-13),具有灵敏度高、

分辨率高和溶出信号易测量等优点。图16-13中Pb^{2+}的溶出峰电位为$-0.42V$,Cd^{2+}的溶出峰电位为$-0.58V$,Zn^{2+}的溶出峰电位为$-0.95V$,为待测物质定性的依据,峰高与待测物质浓度成正比,是定量的依据。

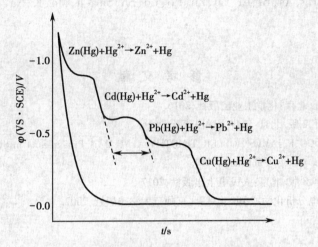

图16-12　锌、镉、铅、铜的常规电位溶出曲线

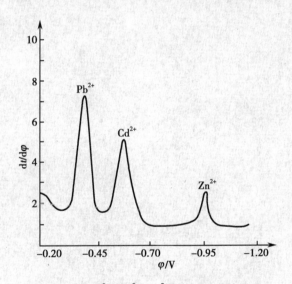

图16-13　Pb^{2+}、Cd^{2+}、Zn^{2+}微分电位溶出曲线

四、电位溶出法的特点和应用

1. 特点　①仪器简单:基本仪器只需恒电位仪、pH计和记录时间的装置,无须溶出伏安法那样的扫描和微电流测量装置。②线性范围宽:浓度变化可达5~7个数量级。③分辨率高:当两种共存离子浓度相差较大时,工作电极电位将停留在先氧化元素的电位区,直到该元素完全溶出后,才开始氧化另一元素,分辨率不受影响,特别适用于混合物的分析测定。④试样预处理简单:电位溶出法在溶出过程中没有电流流经工作电极,因此对试样中的电活性物质不敏感,在测定前不需要除去电活性物质。如体液等样品中微量元素的测定可不经消化直接测定。⑤通过适当延长电解富集时间可降低检测下限,提高灵敏度。⑥精密度高、

重现性较好。

2. 应用　电位溶出法的应用范围日趋广泛。它可用于痕量元素的分析,也用于其他理论研究,尤其在卫生监测中应用较多。已有该法测定海水、地表水、饮料、食品、生物组织、血清、尿等样品中的 Hg、As、Bi、Cr、Cu、Zn、Pb、Cd、Sb、Sn、Ca、Mn、K、Na、I、Cl、Br 等元素的报道。

（曾红燕）

参 考 文 献

[1] 董慧茹. 仪器分析. 北京:化学工业出版社,2016.

[2] 刘密新. 仪器分析. 2 版. 北京:清华大学出版社,2016.

[3] DOUGLAS A. SKOOG, F. JAMES HOLLER, TIMOTHY A. NIEMAN. Principles of Instrumental Analysis. 5 edition. Harcourt Brace College Publishers,1997.

[4] 康维钧. 卫生化学. 8 版. 北京:人民卫生出版社,2017.

[5] 李启隆,胡劲波. 电分析化学. 2 版. 北京:北京师范大学出版社,2007.

第十七章

电导分析法和库仑分析法

第一节　电导分析法

以测量电解质溶液的电导为基础的分析方法,称为电导分析法(conductometry),包括直接电导法(direct conductometry)和电导滴定法(conductometry titration)。离子在溶液中杂乱无序地移动,加上电场后,在电场的作用下,离子变成有序移动,阳离子向阴极迁移,阴离子向阳极迁移,在回路中形成电流,溶液起到了导电作用。溶液的这种导电能力称之为电导(conductance)。当温度一定时,溶液的电导取决于溶液中离子的种类和浓度,若离子种类一定,则溶液的电导与离子浓度成比例。根据溶液的电导测定离子浓度的方法,称为直接电导法;根据滴定过程中溶液电导的变化来确定滴定终点的方法,称为电导滴定法。

溶液的电导具有加和性,它与溶液中存在的所有离子有关,因此电导分析法是非特征性的。正是这种非特征性,使该分析技术的应用受到一定限制,但由于电导法的灵敏度较高,在某些综合项目的连续监测方面仍有广泛的应用。其主要用途是测定水质纯度、海水或土壤盐度、大气中 CO_2 等气体及某些物理化学常数等,另一个主要应用是作为离子色谱仪的检测器。

一. 电导和电导率

电阻率为 $10^2 \sim 10^6 \, \Omega/cm$ 的物体称为导体,电阻率为 $10^8 \sim 10^{20} \, \Omega/cm$ 的物体称为绝缘体,而电阻率介于二者之间的物体称为半导体。根据导电机制不同,导体可以分为固体导体(如金属和碳)和液体导体(如酸、碱、盐的溶液)两类。

固体导电是由于导体上的自由电子在电场作用下向电场方向反向移动的结果。液体导电则是溶液中的正负离子在电场作用下分别向两个电极移动的结果。液体导电的能力可以用电阻的倒数来表示,即:

$$G = \frac{1}{R}$$

(式 17-1)

式中:G 为电导,单位为西门子(Simens),简称西,用 S 或 Ω^{-1} 表示;R 为溶液的电阻。

电解质溶液可视为一均匀的导体,其电阻服从欧姆定律,即溶液的电阻在一定温度时与电极间距离 L 成正比,与电极的截面积 A 成反比:

$$R = \rho \frac{L}{A}$$

(式 17-2)

式中：ρ 为比电阻（specific resistance），也称为电阻率（resistivity），单位为欧·厘米（$\Omega \cdot cm^{-1}$）。因此，电导为：

$$G = \frac{1}{R} = \frac{1}{\rho} \cdot \frac{1}{L/A} \tag{式 17-3}$$

式中：$\dfrac{1}{\rho}$ 为比电导（specific conductance），也称为电导率（conductivity），用 κ 表示，单位为西/厘米（S/cm），其物理意义是在两个面积均为 1 平方厘米、相距 1 厘米的电极之间包含的电解质溶液，即 1 立方厘米溶液的电导。电导率与电解质溶液的组成和浓度有关，当电导池装置一定时，L/A 为常数，称为电导池常数（conductance cell constant），用 θ 表示，因此电导可写成：

$$G = \kappa \frac{1}{\theta} \tag{式 17-4}$$

由于电极间的距离和电极的面积不容易测准，所以常常用 KCl 标准溶液来测定电导池常数 θ。各温度下 KCl 标准溶液的电导率 κ 已知（表 17-1），测定其电导 G，根据上式就可以求出电导池常数 θ。已知 θ 后，测未知溶液 G，用上式又可求得未知溶液电导率 κ。

表 17-1　不同浓度 KCl 标准溶液在不同温度下的电导率值

$c/(\text{mol} \cdot L^{-1})$	$\kappa/(S \cdot cm^{-1})$				
	15℃	18℃	20℃	25℃	35℃
1.000	0.092 12	0.097 80	0.101 7	0.111 3	0.131 1
0.100 0	0.010 45	0.011 16	0.011 64	0.012 85	0.015 35
0.010 00	0.001 141	0.001 220	0.001 274	0.001 408	0.001 688
0.001 000	0.000 118 5	0.000 127 0	0.000 132 2	0.000 146 6	0.000 176 5

二、摩尔电导率

为了比较不同类型电解质溶液的导电能力，引入摩尔电导率（molar conductivity）的概念。在相距 1 厘米的两平行电极间含有 1 摩尔电解质溶液的电导称为摩尔电导率。若在 1 000ml 溶液中含有 C 摩尔电解质，则每摩尔电解质的溶液体积为：

$$V = \frac{1\,000}{C}(ml) \tag{式 17-5}$$

电导率是每立方厘米溶液，即每毫升溶液的电导，因此摩尔电导率应当等于电导率乘以电解质溶液的体积：

$$摩尔电导：\lambda = \kappa \frac{1\,000}{C} \tag{式 17-6}$$

$$\kappa = \frac{\lambda C}{1\,000} \tag{式 17-7}$$

$$G = \kappa \frac{1}{\theta} = \frac{\lambda C}{1\,000\theta}$$

（式 17-8）

溶液的电导不仅与电解质的种类和浓度有关,还与电解质的解离度有关。溶液中离子存在相互作用,迁移受到彼此牵制,这种作用力在浓度高时尤为明显。由于电解质离子彼此间的相互影响,摩尔电导率随溶液的浓度改变而改变,溶液越稀,离子彼此间的影响越小,在无限稀释时摩尔电导率达到最大值。溶液的电导是离子迁移的结果,在无限稀释时,离子的迁移不相互产生影响。

表 17-2　无限稀释时离子的摩尔电导率(25℃)(单位:s・cm²/mol)

阳离子	λ_+^0	阴离子	λ_-^0
H^+	349.8	OH^-	198
Na^+	50.1	Cl^-	76.3
K^+	73.5	Br^-	78.1
NH^+	73.4	I^-	76.8
Ag^+	61.9	NO_3^-	71.4
Fe^{3+}	204	CO_3^{2-}	138.6

因此,在无限稀释时,电解质的摩尔电导率最大,此时,电解质溶液的电导率等于各种离子摩尔电导率之和:

$$\kappa = \frac{\sum \lambda_i C_i}{1\,000}$$

（式 17-9）

例:试求纯水的电导率。

解:25℃时,绝对纯水的离子积 $K_w = 10^{-14}$,H^+、OH^- 浓度均为 10^{-7} mol/L。

$$\kappa = \frac{\sum \lambda_i C_i}{1\,000} = \frac{349.8 \times 10^{-7}}{1\,000} + \frac{198 \times 10^{-7}}{1\,000} = 5.5 \times 10^{-8}\,(S/cm)$$

供精密分析用的超纯水要求其 κ 小于 1×10^{-7} S/cm,海水 κ 大于 1×10^{-2} S/cm。

三、溶液电导的测量方法

通过测量溶液的电阻可以得到溶液的电导。电导测量系统由电导池和电导仪组成。

（一）电导池

1. 电导池结构　电导池的盛样容器一般为硬质玻璃,测量电导率很低的超纯水时,则用石英电导池。在电导池中插入一对面积和位置都固定的平行片的电极,电极材料一般采用金属铂,也可采用镍、石墨等材料(图 17-1)。在盛样容器中加入待测溶液即可测定电导。

2. 电极　主要有铂光亮电极、铂黑电极和 U 型电极,根据测量电导的大小选用不同的电极。浓度大的溶液选用电导池常数小的电极,

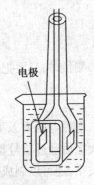

电极

图 17-1　电导池示意图

浓度稀的溶液则选择电导池常数大的电极,这样可以控制读数在仪器灵敏度最高的范围内。电导池常数以能控制测量溶液的电导率值在 $17^{-5} \sim 17^{-3} S/cm$ 为宜,太小测定不准确,太大时仪器的平衡点难以确定。

铂光亮电极适用于电解质浓度低,即电导小的溶液。由于铂黑可从溶液中吸附溶质,电导小的溶液本身浓度很低,吸附溶质后将造成电导的较大变化,使测量结果不准确,故电导小的溶液不能用铂黑电极。

铂黑电极是在铂光亮电极上涂上很细密的铂黑颗粒,适用于测定电导较大的溶液。因为电解质浓度大时,用铂光亮电极易产生极化,即电解质的阴离子在阳极被氧化,阳离子在阴极被还原,从而使电解质浓度发生改变,电极表面也发生改变而无法测定。涂上铂黑,电极表面积增大,电流密度减小,可避免极化现象,得到稳定电导值。

U 型电极其电极常数大,适用于电导大的溶液的测定。电极常数大,相当于增加溶液电阻值,相应减小电导,从而可测量电导大的溶液。

(二) 测量电源和电路

1. 电源 溶液电导的测量实际上是测量溶液的电阻,但是测量溶液的电阻不能采用万用表测电阻那样简单的方法,因为当电流通过电极时,在电极表面发生极化反应,使电极表面溶液的组成发生改变,电解质浓度改变,因此无法测定电导。电流密度越大,离子浓度越高,极化越严重。同时,两极上的电极反应还会产生反电动势,影响测定。所以测量溶液电导不能用直流电而要用交流电,交流电可以减小或消除极化现象,因为此时在电极上交替进行氧化和还原反应,净结果可认为没有发生氧化或还原反应。若交流电的频率小,即两极交替改变间隔时间长,则还是会有电解质析出,所以必须使用高频交流电,才可测得稳定的电导值。频率有 50 赫兹和 100 赫兹两种,电导小的使用 50 赫兹,电导大的使用 100 赫兹。

2. 电路 电导仪的测量电路常见电桥平衡式和分压式两种。

目前多使用的是根据分压原理设计的直读式电导仪,工作原理如图 17-2 所示。

由振荡器产生交流电压 E,施加到被测量电阻 Rx 和分压电阻 Rm 的串联电路中,Em 为 Rm 两端的分压。根据分压电路的欧姆定律可知:

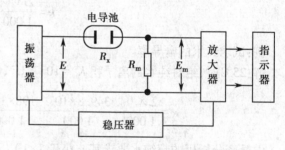

图 17-2 分压式电导测量电路原理图

$$E_m = \frac{R_m}{R_m + R_x} \cdot E = \frac{R_m}{R_m + 1/G_x} \cdot E \qquad \text{(式 17-10)}$$

测量时,只要把分压电阻 Rm 控制足够小,使得 $Rm \ll Rx$ 上式就可简化成:

$$E_m = R_m G_x E \qquad \text{(式 17-11)}$$

电源电压 E 及 Rm 是定值,则分压 Em 与溶液电导 Gx 呈线性关系。Em 经交流放大器放大之后经过信号整流,就可由直流电表直接指示电导值。利用运算放大器使 E_m 与 G 呈线性关系,还可以制成数显或记录式电导仪。

电桥平衡式电导仪采用惠斯登平衡电桥(Wheatstone bridge),主要由电导池、振荡器和交流放大器三部分组成,测量电路见图 17-3。

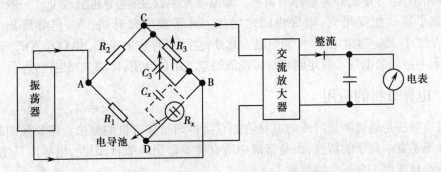

图 17-3　电桥平衡式电导测量电路原理图

R_1 和 R_2 是标准可调电阻，R_3 是精密可变电阻，R_x 为电导池电阻。由于电导池存在极间电容 C_x，故在 R_3 上加一个可变电容 C_3 平衡。调节 R_3 使电桥平衡时，电表指零，则：

$$R_x = \frac{R_1}{R_2} \cdot R_3 \qquad \text{（式 17-12）}$$

从 R_1/R_2 的比值及 R_3 读数，即可求得待测溶液电阻 R_x，进而测定出 G 或 κ。

3. 影响电导率测定的因素　电解质溶液的电导率与溶液中电解质本身性质有关，离子迁移速率越大，电导率越大；离子价态越高，携带的电荷越多，导电能力越强，电导率也越大。

电导率还与溶液的浓度有关。在一定浓度范围内，离子的浓度越大，单位体积内离子的数量就越多，导电能力也越强，电导率就越大。图 17-4 显示了几种电解质溶液的电导率与浓度的关系。

但是随着溶液浓度的增大，单位体积内离子数量增多，离子间的相互作用力也增大，电解质的解离度降低，电导率反而会下降。因此，在图 17-4 上可以看见溶液的电导率曲线都有一个极大点。

对浓度相同而组成不同的电解质溶液来说，不同离子的电导率差别很大。因此

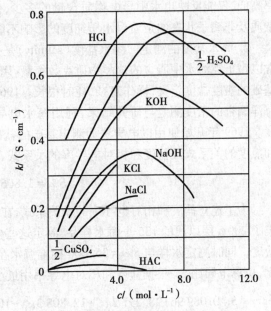

图 17-4　电解质溶液的电导率与浓度关系

在电导分析中，利用化学反应前后电解质组成的改变引起溶液电导的变化，对物质含量进行测定或判断反应终点。如把 CO_2 通入一定浓度的 NaOH 溶液中：

$$2Na^+ + 2OH^- + CO_2 = 2Na^+ + CO_3^{2-} + H_2O$$

反应前有 2 摩尔 OH^-，反应后有 1 摩尔 CO_3^{2-} 生成，而 OH^- 的摩尔电导率大，CO_3^{2-} 的摩尔电导率小，因此溶液的电导随 CO_2 的通入而减小，故可通过测定电导的变化测定 CO_2 的量。

应该指出,电导还受外界条件的影响。如温度发生改变,电导也会改变。一般而言,温度升高,离子移动速度增大,电导也随之增加。通常温度每升高 1℃,电导增加 2.0% ~ 2.5%。因此,在测定溶液电导时,需恒温。此外,空气中存在的杂质,如 CO_2、NH_3 等溶于溶液后,也影响溶液的电导。测定时应尽可能隔绝空气中的杂质,以减少测定误差。

四、电导分析的应用

直接电导法是通过测量溶液的电导值而直接得知组分含量的方法。需要强调的是,溶液的电导不是某一离子的特性,而是溶液中所有离子作用的加和,因此,电导法只能用来测定离子的总量或用于分析单纯物质。

1. 水质纯度的测定　电导法是测定水质纯度的一种十分重要的方法,尤其是高纯度水的检验,应用此法最为理想。在 25℃ 时,超纯水的电导率理论值为 $5.5×10^{-8}S/cm$,原子反应堆、半导体工业用水的电导率值为 $1×10^{-7} ~ 3×10^{-7}S/cm$,实验室新鲜蒸馏水的电导率值约为 $6×10^{-7}S/cm$,与空气中二氧化碳相平衡的蒸馏水的电导率值约为 $1×10^{-6}S/cm$,清洁淡水如河水等的电导率值约为 $1×10^{-4}S/cm$,海水的电导率值一般大于 $1×10^{-2}S/cm$。故通过测定电导率可以对水的纯度做出初步判定。锅炉用水、工业用水及江河湖水等都要求连续监测水的纯度。水的电导率越低,表示其中的离子越少,即水的纯度越高。值得注意的是,水的电导率高低,仅能反映出水中导电物质含量的多少,但非导电性物质,如水中的细菌、藻类、悬浮杂质及非离子状态的杂质对水质纯度的影响不能用电导法测量出来。

2. 海水盐度的测定　海水盐度(salinity)是指海水中全部溶解固体与海水重量之比,通常以每千克海水中所含的盐类物质克数衡量,用符号 S 表示。最早是 1902 年以化学方法为基础的氯度盐度定义,操作复杂,耗时很长。1966 年海洋学家和标准专家小组(JPOTS)根据海洋调查的精度测定与研究结果,利用海水电导率随盐度改变的性质,重新定义了海水盐度。1969 年开始使用以电导法为测定基础的盐度新定义,也称电导盐度定义。提出了盐度和氯度的关系式及盐度和相对电导率的关系式:

$$S‰ = 1.806\,55Cl‰ \tag{式 17-13}$$

为了建立盐度和相对电导率的新关系式,在各大洋、波罗的海、黑海、地中海和红海共采集了 200m 层以浅的 135 个海水样品,测定这些样品的氯度和电导值,然后按式(17-13)计算盐度。同时测定水样与 $S‰ = 35.000$ 标准海水在 15℃ 时的相对电导率(κ_{15})(二者电导率之比,也称电导比)。根据盐度和相对电导率用最小二乘法得出如下公式:

$$S = 0.089\,96 + 28.297\,2\kappa_{15} + 12.808\,3\kappa_{15}^2 - 10.678\,69\kappa_{15}^3 + 5.986\,24\kappa_{15}^4 - 1.323\,11\kappa_{15}^5$$

$$\tag{式 17-14}$$

电导测盐度的方法精度高、速度快、操作简便,适于海上现场监测。但仍存在一些问题:第一,电导盐度定义仍然是建立在海水组成固定的基础上,在电导测盐中校正盐度计使用的标准海水的氯度值在标准海水发生某些变化时可能保持不变,但电导值会发生变化,所以它是近似的。第二,电导盐度定义中所用的海水样品均为表层(200 米以浅)水样,不能反映大洋深处由于海水成分的变化而引起电导值变化的情况。第三,国际海洋用表中的温度为 17~31℃,当温度低于 10℃ 时,电导值要用其他方法校正。

为了克服盐度标准受海水成分影响的问题,1978 年建立了盐度实用定义。实用盐标依然是用电导的方法测定海水的盐度,与 1969 年电导盐度定义的不同之处是,它克服了海水盐度标准受海水成分变化的影响问题。在实用盐标中采用了高纯度的 KCl,用标准的称量法制备成一定浓度(32.435 7‰)的溶液,作为盐度标准 $S=35.000$ 的固定参考点,而与海水样品的氯度无关,15℃时,盐度实用标准的函数定义:

$$S=0.008-0.169\ 2\kappa_{15}^{0.5}+25.385\ 1\kappa_{15}+14.094\ 1\kappa_{15}^{1.5}-7.026\ 1\kappa_{15}^{2}+2.070\ 81\kappa_{15}^{2.5}$$

$$(式\ 17\text{-}15)$$

3. 水中溶解氧的测定　利用非导电的元素或化合物与水中的溶解氧反应,生成能导电的离子使电导增大,根据电导增加的程度可以对水中溶解氧(DO)的含量进行定量。例如用金属铊(Tl)与水中溶解的氧反应生成能导电的 Tl^+ 与 OH^-,即

$$4Tl+O_2+2H_2O=4Tl^++4OH^-$$

根据反应式,当溶液中含有 $17^{-6}g/L$($3.125\times10^{-8}mol/L$)的溶解氧,将产生 $1.25\times10^{-7}mol/L$ 的 Tl^+ 和 OH^-。根据电导率的计算公式进行计算。

$$\kappa=\frac{1}{1\ 000}\sum C_i\lambda_i=\frac{1}{1\ 000}(\lambda_{Tl^+}+\lambda_{OH^-})\times1.25\times10^{-7}$$

$\lambda_{Tl^+}=74.7,\lambda_{OH^-}=198$,则 $\kappa=(74.7+198)\times1.25\times10^{-7}/1\ 000=3.41\times10^{-8}S/cm$

即电导率每增加 $3.41\times10^{-8}S/cm$,溶液中溶解氧就有 $10^{-6}g/L$,因此测量水与金属铊反应后增加的电导值,可以计算出水中溶解氧的含量。测定时先用混合床离子交换树脂除去水中离子,再使水与金属铊反应后测定增加的电导。方法灵敏度很高,检测下限可达毫克级,常用于锅炉供水的监测。

4. 大气中某些有害气体的监测　大气中含有 SO_2、SO_3、H_2S、CO_2、NH_3 等气体,可利用吸收液进行吸收,例如 NH_3 吸收在 HCl 溶液中,H_2S 吸收在 $CuSO_4$ 溶液中,SO_2、CO_2 吸收在 $Ba(OH)_2$ 溶液中。根据通入气体前后的电导差值求得气体的含量。工业上需要做气体的连续分析,因此要注意所测气体与吸收液的吸收条件,气体与吸收液的流量比、电导池常数及温度都需要恒定才能获得准确的结果。

以应用较多的 SO_2 分析为例。SO_2 是大气污染监测的重要指标之一,其监测方法应用最广泛的就是差示电导法。空气经过滤器除去 H_2S、HCl 等干扰成分后通入 H_2O_2 吸收液,SO_2 被氧化成 H_2SO_4,在水中离解成电导率更大的 SO_4^{2-}。

$$SO_2+2H_2SO_4=H_2SO_4=2H^++SO_4^{2-}$$

测定吸收 SO_2 后溶液电导率的增量,即可计算出空气中 SO_2 的浓度。

5. 色谱电导检测器　电导测定装置目前更多用于高效液相色谱仪和离子色谱仪的检测器。在高效液相色谱仪中电导检测器测定含水流动相灵敏度可达 $0.1\mu g/ml$。在离子色谱仪中,电导检测器更为常用,灵敏度高达 $0.01\mu g/ml$。

五、电导滴定法简介

电导滴定法是电化学分析法的一种,根据滴定过程中溶液电导的变化来确定滴定终点。在滴定过程中,滴定剂与溶液中被测离子生成水、沉淀或难解离的化合物,使溶液的

电导发生变化,而在化学计量点时滴定曲线上出现转折点,指示滴定终点,转折点夹角愈尖锐,终点的判断愈准确。当采用指示剂或电位滴定不能准确指示滴定终点时,可采用电导滴定。在电导滴定过程中只需要测量电导相对变化,无须知道电导的绝对值,因此操作方便。

(一) 普通电导滴定法

普通电导滴定法一般用于酸碱滴定和沉淀滴定,但不适用于氧化还原滴定和配位滴定,因为在氧化还原或配位滴定中,往往需要加入大量其他试剂以维持和控制酸度,所以在滴定过程中溶液电导的变化不太显著,不易确定滴定终点。酸碱电导滴定的主要特点是能用于滴定极弱的酸或碱,如硼酸、苯酚、对苯二酚等,并能用于滴定弱酸盐或弱碱盐以及强弱混合酸。这在普通滴定分析或电位滴定中都无法进行。

电导滴定应注意下列条件:①保持温度恒定。②为避免由于滴定稀释而产生的误差,滴定剂的浓度最好为被滴定溶液浓度的 100 倍,至少大 10~20 倍。③分析体系中应避免无关离子存在,因为溶液中存在的各种离子不论其参加滴定反应与否,均可参加溶液导电作用。④试液的浓度也不能太稀。下面介绍几种类型的电导滴定分析应用。

1. 强碱滴定强酸　以 NaOH 滴定 HCl 为例,在化学计量点前加入 NaOH 溶液,溶液中的 H^+ 与 OH^- 化合,H^+ 数量减少,Na^+ 数量增加,$\lambda_{H^+} = 349.8$,$\lambda_{Na^+} = 50.11$,所以溶液的电导降低。化学计量点后因 Na^+ 和 OH^- 的数量都增加($\lambda_{OH^-} = 198$),溶液的电导又迅速增大。化学计量点时溶液中的离子仅有 Na^+ 和 Cl^-,故溶液的电导最低。所以得到的是 V 字形的滴定曲线。

2. 强碱滴定弱酸　由于弱酸的解离常数小,电导起始值较低,而且在滴定过程中,弱酸的解离产物 A^- 形成同离子效应,进一步抑制弱酸 HA 离解,使得电导继续降低,达到一个最低点,但该点并不是化学计量点。随着滴定剂不断加入,导电性差的弱酸逐渐被导电性强的盐代替,使得溶液的电导逐渐增大。化学计量点后,随着强碱的加入,过量的电导率大的 OH^- 使得电导快速上升,出现转折点,此为化学计量点,但是该曲线转折点不很明显。滴定曲线化学计量点要根据弱酸的电离常数、弱酸的浓度而定。

3. 强碱滴定强弱混合酸　以 NaOH 滴定 HCl、HAc 为例,加入 NaOH 后,H^+ 浓度降低,溶液电导减小。当 NaOH 与 HCl 作用完毕开始和 HAc 反应时,生成的 NaAc 强电解质又使溶液电导逐渐上升,形成滴定曲线的第一个转折点。继续滴加 NaOH 中和完 HAc,过量的 OH^- 使溶液电导迅速增加,形成滴定曲线的第二个转折点。第一个转折点相当于被滴定较强酸的化学计量点,两个转折点间的强碱体积之差就相当于弱酸的量。

4. 沉淀滴定　沉淀反应的电导滴定法比电位滴定法应用更广,因为后者必须有合适的指示电极方可滴定。例如用 $AgNO_3$ 溶液滴定 NaCl 溶液:

$$AgNO_3 + NaCl = AgCl\downarrow + NaNO_3 \qquad (\lambda_{NO_3^-} = 71.5, \lambda_{Cl^-} = 76.4)$$

终点之前,加入的 Ag^+ 立即与 Cl^- 反应生成 AgCl 沉淀,溶液中 Cl^- 减少,增加了相当量的 NO_3^-,而 Cl^- 与 NO_3^- 的摩尔电导相差不大。故这段过程溶液电导变化不大。但终点之后,过量的 Ag^+、NO_3^- 使电导很快上升,产生滴定曲线转折点,该点即为滴定终点。值得注意的是沉淀形成速度、溶解度大小、吸附作用及共沉淀等都会影响滴定的准确度。

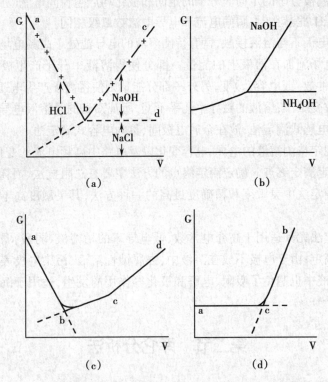

（a）强碱滴定强酸；（b）强碱（弱碱）滴定弱酸；（c）强碱滴定混合酸；（d）沉淀滴定。

图 17-5　电导滴定曲线

　　实际上绘制电导滴定曲线时，只要在终点前和后各读 2~3 个数据连成两条直线，其交点即为终点。因此，在滴定终点附近的读数，对确定终点无多大意义（这与电位滴定法不同）。由于电导滴定中所生成的沉淀的溶解、弱酸的解离或盐类的水解等，在终点附近的读数并不可靠，因此绘制滴定曲线时，反而应远离终点的数据。所以对于滴定过程中生成沉淀溶解，或生成弱酸、弱碱的电离以及生成盐类水解，在终点附近得不到可靠读数的滴定反应来说，只要通过终点前、后的数据作图就能得出较准确的推算终点。这就是电导滴定法的突出优点。在化学指示剂滴定法或电位法难以找到适当指示剂或指示电极的情况下，用电导滴定法则可能求得相当准确的结果。但因不参加反应的离子将降低电导滴定的准确度，此法应用范围较窄，准确度在 0.5%~1% 之间。

（二）高频电导滴定法

　　高频电导滴定法（high-frequency conductometry titration）是利用几兆赫兹至几百兆赫兹高频电流进行电导滴定的电化学分析法，它与普通的低频电流电导滴定的主要区别在于滴定池中没有电极，而是把滴定池放在一个高频调谐电路的线圈里或电容器的电极之间。

　　当在电导池的两极加上高频外电场时，溶液中正负离子按照外加电压的极性在溶液中来回运动。当外电场频率超过 1 兆赫兹时，溶液中正负离子来不及跟随电压的快速变化而移动，只能以中心离子和其周围离子氛相对运动的形式振动，形成正负电荷重心相互交变，在分子内部产生电子趋向于正电极，原子核趋向于负电极的运动，这种运动引起的分子变形称为极化。电偶分子在高频外电场作用下也要快速取向和变形，正负电荷的中心也发生位移,这种运动称为偶极分子的定向。分子的定向和极化均产生瞬间电流(亦称极化电流),当外电场的频率高于 1 兆赫兹时,瞬间电流和电导电流数量级相同。

滴定过程中,电极不与溶液接触,盛有待测溶液的电导池处于高频电场中成为振荡电路的一部分。外加电场施加在溶液上的能量一部分使得溶液中分子产生极化和偶极分子定向,导致溶液介电常数(或电容)改变,另外一部分能量则使得离子产生电迁移,转变为热能。溶液介电常数的改变很小,溶液的磁导率几乎不变,所观察到的是溶液电导的改变。滴定池放在线圈内,称为电感式滴定池;放在金属电极间,称为电容式滴定池。

滴定过程中测定待测溶液的电导、电容变化以及电路中高频电流的变化,然后对加入滴定剂的量作图,确定滴定终点。确定滴定终点的方法主要有总阻抗法、损耗法和频拍法。其中频拍法是高频滴定法中灵敏度和精确度最高的一种方法,其灵敏度高于一般的容量分析方法。

高频电导滴定法尤其适用于高介电常数、低电导率的稀溶液、弱酸、弱碱、非水溶液、有色或混浊溶液的滴定;由于电极不放在溶液中,强腐蚀性溶液、污染电极表面的溶液亦可测定;电极不放在溶液中也避免了吸附、电解和极化等作用的发生,适用于沉淀滴定和一般离子的配位滴定。

第二节　库仑分析法

库仑分析法(coulometry)是建立在电解分析基础上的一种电化学分析方法,通过测量电解过程中被测物质在电极上发生电化学反应所消耗的电量,根据法拉第定律计算被测物质含量。与电解分析不同的是,被测物不一定在电极上沉积,但要求电流效率尽可能接近100%,使通过电解池的电量全部用于电解被测物质,而无其他副反应发生。

库仑分析法可分为控制电位库仑分析法(controlled-potential coulometry)和控制电流库仑分析法(constant-current coulometry),前者控制电极电位在某一恒定值,使电位不同的几种离子能分别进行电解,用库仑计测定电解时所消耗的电量,由此计算出在电极上发生反应的待测物质的量;后者与容量分析法相类似,是在电解池中通入恒定电流进行电解,通过电极反应产生一种与被测物质发生化学计量反应的"滴定剂",反应终点可用化学指示剂或电化学等方法来确定。因此,控制电流库仑分析法也称为恒电流库仑滴定法(coulometric titration)。控制电位库仑分析法选择性较好,但分析时间较长,而控制电流库仑分析法电解速度快,分析周期短,但选择性较差。

微库仑分析法(microcoulometry)是库仑新方法之一,它既不同于传统的控制电位库仑法,也不同于传统的库仑滴定法,测定过程中,其工作电极的电位并不需要严格控制在某一范围内,电解电流随着滴定的进行逐渐减小,当反应完全时,电解电流衰减到零。由于在整个分析过程中,电位和电流都处于动态变化中,因此该法也称为动态库仑法(dynamic coulometric method)。

一、基本原理

库仑分析法的理论依据是法拉第(Faraday)电解定律,法拉第电解定律是描述通过电解池的电量与电极上发生化学反应的物质量之间的定量关系。其数学表达式为:

$$m = \frac{M}{nF} \cdot Q \qquad\qquad (式\ 17\text{-}16)$$

式中，m 为电解反应时在电极上析出物质的质量，g；Q 为通过电解池的电量，C；M 为物质的摩尔质量，g/mol；n 为参加电极反应的电子数；F 为法拉第常数，其值为 96 487C/mol。

电解消耗的电量 Q 可按下式计算：

$$Q = i \cdot t \qquad\qquad (式\ 17\text{-}17)$$

式中，i 为电流强度，A；t 为时间，s。若 1A 的电流通过电解质溶液 1s，其电量为 1C。

法拉第定律是自然科学中最严格的定律之一，它不受温度、压力、电解质浓度、电极材料和形状、溶剂性质等因素的影响。由法拉第定律可知，测量出电解时通过电解池的电量，即能计算出参与电极反应的待测物质的质量，此即库仑分析的定量基础。

由于是根据电解过程中的电量来进行定量，因此要求工作电极上只有被测物质发生电极反应，即电流效率应接近 100%。故库仑分析的关键是尽可能避免其他副反应的发生，如杂质在工作电极上的反应、电极本身被溶解的反应、电解产物再次发生反应以及溶剂的电极反应等。为了保证电流效率接近 100%，可通过提纯试剂、选择合适的工作电极电位，以避免溶剂和支持电解质的电极反应。同时，可通过降低电流密度来提高电流效率。

二、控制电位库仑分析法

（一）基本原理与装置

在电解过程中，将工作电极的电极电位控制在某一范围内，以 100% 的电流效率使被测物质被电解，在该条件下，只有待测物质在电极上发生反应，无其他副反应发生。当电解电流趋于零时，表示该物质已被完全电解。

仪器装置包括电解池、电量测量装置和电位控制装置 3 部分，见图 17-6。

1. 电解池　电解池由 3 个电极组成：工作电极、参比电极和辅助电极。电解池的好坏直接关系到分析结果的准确性和分析速度的快慢。因此，选择电解池需要考虑以下几个因素：

（1）电解池的体积和几何结构：电解池体积以加入试液后仍有一定空间为宜，体积太小，会由于搅拌或除氧等因素使试液溅失。几何结构的选择应考虑辅助电极和参比电极的电极产物是否干扰主反应的进行，通常选用二室或三室的电解池，将产生干扰物质的电极隔离。

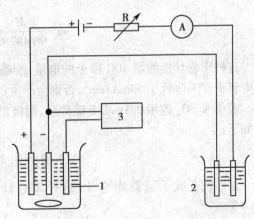

1. 参比电极；2. 库仑计；3. 电位计。

图 17-6　控制电位库仑分析法装置图

（2）工作电极和辅助电极的几何结构：为使工作电极不发生副反应，必须保证电极表面不同区域与溶液间的电位差相等。为此，要求电极表面积大，电流密度均匀，常将工作电极和辅助电极做成筒状，辅助电极直径较工作电极小，工作时将二者与电解池同心放置。

（3）电极材料：以不产生干扰反应和廉价易制为原则来选择电极材料。工作电极材料常用 Pt 和 Hg,特殊要求时也可用 Au 或 Ag。辅助电极材料常用面积较大的惰性物质以达到减小极化、加快分析的目的。

2. 电量测量装置　电量测量结果的准确与否直接关系到库仑分析结果的准确性。常用的测量装置有库仑计、电子积分仪等。在要求不严格的情况下,也可以采用 $i\text{-}t$ 曲线作图计算电量。

(1) 气体库仑计:气体库仑计是一种化学库仑计,因其结构简单、使用方便而被广泛使用。气体库仑计是一个与样品池串联的电解池,在 100% 的电流效率下,根据库仑计内化学反应进行的程度即可计算出通过电解池的电量,从而得到被测物质的量。气体库仑计主要有氢氧库仑计和氢氮库仑计。这类库仑计是依据电解过程中所生成的气体体积测定电量的。

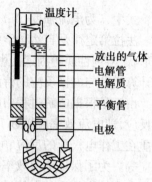

图 17-7 氢氧库仑计示意图,它由一个带活塞和两个铂电极的玻璃管作电解管,并与一支作为平衡管的滴定管以橡皮管连接。电解管置于恒温水浴中,在平衡管和电解管内装 0.5mol/L K_2SO_4 或 0.5mol/L Na_2SO_4 电解液。

图 17-7　氢氧库仑计

当电流通过时,Pt 阳极上析出 O_2,Pt 阴极上析出 H_2。电解前后刻度管液面之差为生成氢氧气体的总体积。在标准状况下,每库仑电量相当于析出 0.174 1cm^3 氢氧混合气体。如果量得库仑计中混合气体的体积为 $V(\text{cm}^3)$,则电解消耗电量为

$$Q = \frac{V}{0.174\,1} \qquad (式 17\text{-}18)$$

根据法拉第定律,样品池中待测物质的质量为:

$$m = \frac{M}{96\,487 \times n} \cdot \frac{V}{0.174\,1} \qquad (式 17\text{-}19)$$

这种库仑计能测量 10C 以上的电量,准确度达 ±0.1%,但灵敏度较差。使用时,库仑计的电流密度不应低于 50mA/cm^2,否则会产生负误差。

若将 K_2SO_4 改用 0.1mol/L 硫酸肼,阴极仍然析出 H_2,Pt 阳极上析出 N_2 而不是 O_2,反应式如下:

$$N_2H_5^+ = N_2\uparrow + 5H^+ + 4e$$

这样就变成了氢氮库仑计,这种库仑计可在低电流密度下使用,准确度可以达到 ±0.1%。

(2) 电子积分仪:控制电位库仑分析中,根据电解通过的电流 i,采用电子积分线路求得总电量

$$Q = \int_0^t i_t dt \qquad (式 17\text{-}20)$$

并将积分的总电量由显示装置读出。电子积分仪有以下 2 种类型。

1) 模拟电子积分仪:它的基本原理是让电流通过标准电阻,产生电压降,电流随着电压降的变化而变化,对随着时间变化的电压进行积分,可以间接得到总电量。

2）电压-频率变换式积分仪：它的输入信号 $E_\text{入}$ 也来源于采样电阻上的电压降 V，此电压通过电压-频率变换器线性地转换成频率信号，即 V-f 转换。这样就把原来计算电量的过程变成了频率对时间的累积过程。

$$Q = \int_0^t i_t dt = \int_0^t \frac{V}{R} dt = \int_0^t \frac{Kf}{R} dt = \frac{K}{R} \int_0^t f dt \qquad （式17-21）$$

式中，K、V、f 为转换系数，R 为积分电阻。

（3）作图法：在控制电位库仑分析中，被测物质的浓度随电解的进行越来越小，电解电流随之而衰减。

$$i_t = i_0 \cdot 10^{-kt} \qquad （式17-22）$$

式中，i_0 为电解开始时的电流，i_t 为时间 t 时的电流，k 为与电极面积、溶液体积、搅拌速度和电极反应类型等有关的常数。电解时，消耗的电量 Q 可通过积分求得：

$$Q = \int_0^t i_0 \cdot 10^{-kt} dt = \frac{i_0}{2.303k}(1 - 10^{-kt}) \qquad （式17-23）$$

t 增大时，10^{-kt} 减小，当 $kt > 3$ 时，10^{-kt} 项可以忽略不计，上式近似为：

$$Q = \frac{i_0}{2.303k} \qquad （式17-24）$$

对式（17-22）取对数，得

$$\lg i_t = \lg i_0 - kt \qquad （式17-25）$$

以 $\lg i_t$ 对 t 作图得一直线，直线斜率为 k，截距为 $\lg i_0$。将作图得到的 k 和 i_0 代入式（17-24），就可求得电量 Q 值。

3. 控制电位装置　电解过程中，工作电极的电位由电位计测出，由于电解电流随着时间的延长而衰减，若欲维持电极电位在预定值，则必须通过不断改变电路的电阻实现。依据控制方法的不同可以分为手控、机械自动控制和全自动控制 3 种。

（二）控制电位库仑分析法的应用

控制电位库仑分析法的主要特点是高选择性、高准确度，误差常为千分之几，且不受产物形态影响，被广泛用于各种无机元素和金属离子测定，已应用于 50 多种元素的测定或研究。包括氢、氧、卤素等非金属元素和锂、钠、铜、金、银、铂族等金属元素，以及一些稀土、放射性元素的研究。

此法在有机物质及生化的测定方面也有较多的应用。如食品中亚硝酸盐的测定、血清中尿酸的测定等。

控制电位库仑分析法的不足之处是实验仪器复杂，杂质和背景电流的影响不容易消除，电解所需时间也较长。

三、控制电流库仑分析法

（一）原理与装置

控制电流库仑分析法又称库仑滴定法。是以强度恒定的电流通过电解池，在电极附近，由于电极反应而产生一种试剂，如同容量分析中的"滴定剂"，这种电生滴定剂即刻与待测物

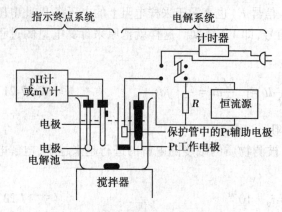

图 17-8　库仑滴定法的装置示意图

质进行定量的化学反应。当被测物质反应完全时,指示系统发出终点到达的信号,立即停止电解。由电流强度 i 和电解开始至终点所用的时间 t,可方便地求得电量 Q。再用法拉第定律求得待测物质的含量。

库仑滴定法的装置见图 17-8。主要由电解系统和终点指示系统两部分组成。电解系统由电解池、计时器和恒流源组成,电解池中插入工作电极、辅助电极以及用于指示终点的电极。

（二）指示终点方法

控制电流库仑分析法指示终点的方法是影响测定结果准确性的重要因素,常用的终点指示系统有化学指示剂法和电化学指示法。

1. 化学指示剂法　容量滴定分析中使用的化学指示剂,如甲基橙、酚酞、百里酚蓝等,只要体系合适,都可以用于库仑滴定中。例如用控制电流电解 KI 溶液产生滴定剂 I_2 来测定 $As(Ⅲ)$ 时,淀粉就是很好的指示剂。再如库仑滴定法测定 $NH_2\text{-}NH_2$ 含量时,用 KBr 作为辅助电解质,甲基橙作为指示剂。当电生滴定剂 Br_2 与被测物质肼($NH_2\text{-}NH_2$)反应完全后,过量的 Br_2 便与甲基橙作用,使甲基橙褪色,指示终点到达。但应注意,指示剂不能在电极上发生电极反应,且指示剂与电生滴定剂的反应必须在被测物质与电生滴定剂反应完全后发生。

2. 电位法　库仑滴定中用电位法指示终点的原理与电位滴定法相同,在滴定过程中,每间隔一定时间记录指示电极的电极电位。以电位值为纵坐标,以电解时间为横坐标作图,由该图确定到达终点所需的时间,从而计算出被测物质的含量。如果电位突跃不明显,可以采用一阶或二阶微商技术加以处理。

也可选用合适的指示电极来指示终点前后电位的突变,如 pH 计或离子计,由指针发生突变表示终点的到达。

3. 双铂电极电流指示法　又称永停终点法。除了产生滴定剂的工作电极,以及辅助电极体系,另在电解池中插入一对大小相同的铂电极作指示电极,在两个指示电极间加上一个很小的直流恒电压,一般为几十至 200mV,见图 17-9。当达到终点时,由于电解液中产生可逆电对或者原来存在的一对可逆电对消失,引起该铂电极回路中电流迅

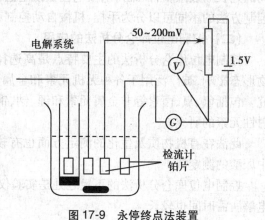

图 17-9　永停终点法装置

速变化或变化立即停止,表示到达终点。该方法指示终点非常灵敏,常用于氧化还原体系。

（三）库仑滴定法的特点与应用

库仑滴定法的优点是不需要基准物质,其原始标准是电流源和计时器,两者的准确度都

很高,使库仑滴定法的准确度很好,当测定的量比经典容量法低 1~2 个数量级时,仍可以达到与经典容量法同样的准确度;灵敏度高,取样量少,分析成本低,且易于实现自动化,可进行动态流程控制分析。

这些优点使它能得到广泛的应用,普通容量分析的各类反应,如酸碱滴定、沉淀滴定、配位滴定和氧化还原反应都可以通过电生试剂进行库仑滴定。目前用于无机物测定的库仑滴定剂有 60 多种,用于测定有机物的有 20 多种,在环境检测、生物化学、临床检验等方面都有广泛应用。环境检测的某些项目,如水样中化学需氧量(COD)、生化需氧量(BOD)和总耗氧量(TOD)的测定、大气中 SO_2、氮氧化物的测定,都能得到准确的结果。此外,在各种物质的纯度测定及痕量分析中也能得出准确的结果。配合适当的分离手段,还可以测定复杂体系中的某些组分。如可检测器与色谱结合,具有很好的灵敏度、准确度和选择性。

四、微库仑分析法

与库仑滴定法相似,微库仑分析法也是利用电生滴定剂来滴定待测物质,但不同的是微库仑分析法电解电流并不恒定,而是随待测物质含量大小而变化。利用指示电极所获得的电信号经过放大后,去控制工作电极的电解电流,借以控制电生滴定剂的量。测定时,有样品加入电解池中,消耗一定量的电生滴定剂,这时指示电极便会产生电信号,经过放大后推动工作电极产生适量的滴定剂以补充消耗掉的滴定剂。

工作原理见图 17-10,它是由微库仑滴定池与微库仑放大器组成的一个循环自动控制系统。在电解池中放入电解质溶液和两对电极,一对为指示电极和参比电极,另一对为工作电极和辅助电极。为减小电解池体积,参比电极和辅助电极安装在电解池的两端。

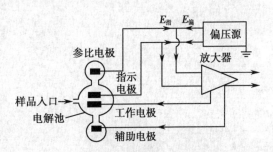

图 17-10　微库仑分析法工作原理示意图

测定时,液体试样可直接加入电解池中,气体样品由池底通入,由电解液吸收。在样品进入前,电解液中的微量滴定剂浓度一定,由指示电极和参比电极产生一个电位信号。这一信号与外加偏压反向串联后输入微库仑放大器。偏压源提供的偏压 $V_{偏}$ 与 $V_{指}$ 大小相等,方向相反,两者之间 $\Delta V = 0$,放大器的输入信号为零,输出信号也为零,处于平衡状态。

当试样加入电解池时,其与滴定剂发生反应,使其浓度减小。此时,$V_{偏}$ 与 $V_{指}$ 大小不再相等,$\Delta V \neq 0$,放大器有了输入信号,该信号经过放大后,作用到工作电极上,这时会有电流在微库仑池中通过,并有适量的滴定剂在工作电极上产生,这一过程连续进行,直至反应完全,滴定剂恢复到原来的浓度,ΔV 恢复至零。到达终点,电解自动停止。

微库仑分析过程中,电流是变化的,滴定过程所消耗的电量可以通过电流随时间的变化关系求得,将电流对时间求积分,求出 Q 值;也可以由积分仪直接显示,进而确定样品中待测物质的含量。

微库仑法具有快速、灵敏、良好的选择性以及自动指示终点等优点,已被广泛应用于元素分析、环境监测及临床检验等各个方面。

参 考 文 献

[1] 董慧茹.仪器分析.北京:化学工业出版社,2016.

[2] 刘密新.仪器分析.2版.北京:清华大学出版社,2016.

[3] DOUGLAS A. SKOOG, F. JAMES HOLLER, TIMOTHY A. NIEMAN. Principles of Instrumental Analysis. 5 edition. New York:Harcourt Brace College Publishers,1997.

[4] 康维钧.卫生化学.8版.北京:人民卫生出版社,2017.

[5] 李启隆,胡劲波.电分析化学.2版.北京:北京师范大学出版社,2007.

第十八章

电化学生物传感器及其新技术

由于电化学生物传感器与其他的分析方法相比较,有成本低、便于推广等优点,部分已经实现了微型化,可以实时、连续、在线及无损检测,随着其深入的研究,各种新技术的发开与应用,其性能也在进一步改善,在生物学、医药、卫生等方面发挥着更重要的作用。

第一节　电化学生物传感器

一、概述

传感器(sensor)是一种能把物理量或化学量转变成便于利用的电信号的器件,由敏感(识别)元件、转换元件、电子线路及相应的结构附件组成。根据其工作原理,传感器可以分为物理传感器和化学传感器两大类。化学传感器包括那些以化学吸附、电化学反应等现象为因果关系的传感器,被测信号量的微小变化也将转化成电信号。其中由生物材料作为敏感元件,电极(固体电极、离子选择性电极、气敏电极等)作为转换元件,以电势和电流为特征检测信号的传感器称为电化学生物传感器(electrochemical biosensor)。

1962 年,Clark 提出将生物材料和传感器串联,用透析膜将葡萄糖氧化酶(glucose oxidase,GOD)包埋在氧电极表面,氧浓度变化与溶液中的葡萄糖浓度相关,以电流为输出信号,从而制得一种新型分析装置——"酶电极"(enzyme electrode),这为生命科学打开了一扇新的大门,酶电极也成为了发展最早的一类电化学生物传感器。自此,电化学生物传感器这一新技术引起生物医学、环境科学、农业科学等领域科学家的重视,在国际上开始被广泛研究。近十年来,电化学生物传感器的研究工作取得了巨大的进步,性能和种类也得到了很大的发展。其检测对象从单糖、氨基酸、酶到更为复杂的多糖、蛋白质、核酸等多种生物大分子,在功能方面已从检测单一的生物传感器开始,发展到多通道的多功能生物传感器(multi-function biosensor)和集成生物传感器(multi-biosensor)。

电化学生物传感器主要由两部分组成,如图 18-1。第一部分是生物识别元件,由具有识

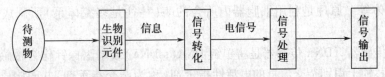

图 18-1　电化学生化传感器的结构

403

别本领的生物活性物质(如酶、微生物、组织、抗体或抗原等)组成,生物识别与几个生物物理化学过程有关,如酶促反应、免疫反应及离子在膜中的选择性传递等。它们可以选择性地测定待测物质,从而引起电信号的变化。第二部分是测定信号的装置,由信号输出、信号处理等装置组成。

图 18-2 为 Clark 型氧电极的结构简图。它不仅可以成功地测定人体组织与血样中氧的含量,而且作为基础传感器在发展生物传感器方面做出了重要贡献。Clark 型氧电极是将铂阴极、银阳极组装在内电解质溶液中,通过透氧膜与被测介质分开。这一重要特点使其能在非导电介质内测量氧分压。一般来说,具有氧化还原性质的离子、分子都能用电流型传感器对其浓度信息进行信号转换。为了得到更好的选择性,可以通过对电极进行化学修饰的方法实现。这方面的研究已发展为电流型传感器中一个活跃的领域——化学修饰电极。

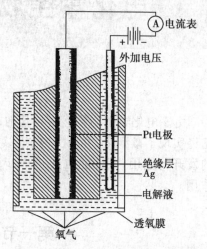

图 18-2　Clark 型氧电极的结构简图

二、分类

根据作为敏感元件所用生物材料的不同,电化学生物传感器可分为酶传感器、微生物传感器、免疫传感器、组织电极与细胞器电极传感器、DNA 传感器等。

1. 酶传感器　由固定化酶与电化学转换元件构成,主要有酶电极和酶的效应晶体管,它是利用固定化酶的选择性催化作用对待测物质进行识别,由转化器将信号输出。酶电化学生物传感器在生物传感器领域内因研究得最多,发展迅速而最具有代表性。

2. 微生物传感器　由于离析酶的价格昂贵且稳定性较差,限制了其在电化学生物传感器中的应用,从而使研究者想到直接利用活的微生物来作为分子识别元件的敏感材料。这种将微生物(常用的主要是细菌和酵母菌)作为敏感材料固定在电极表面构成的电化学生物传感器称为微生物传感器。

3. 免疫传感器　抗体对相应抗原具有唯一性识别和结合功能。电化学免疫传感器就是利用这种识别和结合功能将抗体或抗原与电极组合而成的检测装置。根据其结构可将其分为直接型和间接型电化学免疫传感器两类。

4. 组织电极与细胞器电极传感器　直接采用动植物组织薄片作为敏感元件的电化学传感器称组织电极传感器,其原理是以动植物组织中的酶为酶源,是酶传感器的衍生型。优点是酶活性及其稳定性均比离析酶高,材料易于获取、制备简单、使用寿命长等。

细胞器传感器是利用动植物细胞器作为敏感元件的传感器。细胞器是指存在于细胞内的被膜包围起来的微小"器官",如线粒体、微粒体、溶酶体、过氧化氢体、叶绿体、氢化酶颗粒、磁粒体等。原理是利用细胞器内所含的酶(往往是多酶体系)所制成的一类生物传感器。

5. DNA 传感器　DNA 传感器是将单链 DNA(ssDNA)或基因探针作为敏感元件固定在固体电极表面,加上识别杂交信息的电活性指示剂(称为杂交指示剂)共同构成的检测特定基因的装置。其工作原理是利用固定在电极表面的某一特定序列的 ssDNA 与溶液中的同源序列的特异识别作用(分子杂交)形成双链 DNA (dsDNA),同时借助于识别 ssDNA 和 dsDNA 的杂交指示剂的电流响应信号的改变达到检测靶基因的目的。

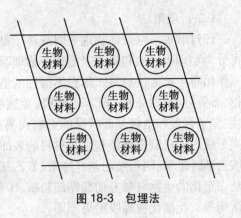

图 18-3　包埋法

三、生物敏感膜制备技术

生物传感器的性能主要取决于分子识别部分的生物敏感膜和信号转换部分的换能器。前者是生物传感器的关键部位,通常呈膜状。敏感膜又是待测物的感受器,所以称为生物敏感膜(biosening membrane,BM)。生物敏感膜是伴有物理与化学变化的生化反应分子识别的膜元件。

生物敏感膜的固定方法主要有:包埋法(图 18-3),吸附法(图 18-4),交联法、共价键结合法(图 18-5)、电化学聚合法、LB(Langmuir-Blodgett)膜法等。

图 18-4　吸附法

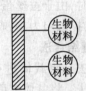

图 18-5　共价键结合法

(一) 包埋法

包埋法是将生物活性材料包埋并固定在高分子聚合物的三维空间网状结构基质中。常用的高分子聚合物有:聚丙烯酰胺、明胶、聚乙烯醇、丝素蛋白胶等。另外也可将酶包埋在类脂层中。

聚合物膜包埋法:将生物功能物质与合成的高分子或生物高分子经过溶剂混合而使生物活性物质包埋在其中,制备敏感膜,再把它覆盖到信号转换器的表面,制备成生物传感器。可以分为凝胶包埋法和胶囊包埋法,前者是将生物活性物质分子包埋在凝胶的细微格子里制成固定化酶;后者是将生物材料包埋在微型胶囊中,而小分子和底物可以自由穿过薄膜。在细胞传感器的制作过程中,细胞可以利用包埋法固定在高分子聚合物三维空间网状结构基质中,如聚丙烯酰胺凝胶、琼脂、骨胶原等。此方法一般不会产生化学修饰,对细胞活性影响较小,而且膜的形状和孔径可以随意控制,底物分子可以在膜中任意扩散。缺点是分子量大的底物在网状结构基质中扩散较难。

凝胶-溶胶膜包埋法:溶胶-凝胶技术在薄膜、超细粉体、复合功能材料、纤维极高熔点玻璃的制备方面展示出了广阔的应用前景。溶胶-凝胶的应用价值在于它具有纯度高,均匀性强等优势条件,且溶胶-凝胶的结构中有大量的空隙水,使生物材料处于一个三维的水溶液微环境中。目前,溶胶-凝胶包埋法已经用于固定的生物大分子有金属-锌蛋白、超氧化物酶、辣根过氧化物酶、肌红蛋白、血红蛋白、细胞色素 C 等。与其他的固定方法比较,溶胶-凝胶包埋法适合于任何种类的生物,可以较好地保持生物材料表面微观结构的整体性和方向均一性,从而对生物分子的活性和稳定性的损伤较小。

（二）吸附法

经过非水溶性载体物理吸附或离子结合作用使生物敏感元件固定的方法称为吸附法。可分为物理吸附法和离子吸附法。物理吸附法主要通过极性键、氢键、疏水力或 π 电子的相互作用将生物活性材料吸附在不溶性的惰性载体上。常用的载体有多孔玻璃、活性炭、氧化铝、石英砂、纤维素膜、聚苯乙烯膜、琼脂糖等。但由于生物分子吸附的能力受溶液 pH、温度、离子强度和电极基底状况的影响而易从电极表面脱落，使这种方法的应用受到了限制。离子吸附的机制是载体和生物材料的表面静电作用，所用的载体为极性表面的载体，如二乙胺乙基纤维素、四乙胺乙基纤维素、氨乙基纤维素、羧甲基纤维素、阴离子交换树脂等。用此法固定化的生物材料有葡萄糖淀粉酶、D-葡萄糖异构酶、青霉素酰化酶、胆固醇氧化酶、肌酸激酶等。此法比物理吸附更牢固。

（三）交联法

交联法是借助交联剂的作用，使酶分子之间发生共价结合，或通过交联剂使酶分子直接与载体共价结合。最常用的交联试剂为戊二醛，已报道的载体有胶原蛋白膜、肠膜、尼龙布透析膜、聚酰胺膜、蚕丝蛋白膜，也可加入少量牛血清蛋白作为辅助剂。采用蚕丝蛋白膜作为载体进行固化时，由于蚕丝蛋白膜上带有-NH_2 基团，从而可省去牛血清蛋白，这样交联制成的酶膜薄，底物扩散阻力小，响应快。

（四）共价键结合法

共价键结合法是将载体进行活化处理，与酶耦联，从而起到固定酶的作用。常分为：①直接化学固定法。将基体表面先经过化学处理或修饰，然后将生物功能物质以共价、离子或配位等方式结合固定于电极表面。对于石墨表面化学氧化引入氧基，或进而引入氨基及卤基；对于氧化物基体可用硅烷化。活性生物组分（如酶、抗体）可直接结合在活化后的基体表面；②双功能团试剂耦联法。首先用化学试剂如硅烷或氰尿酰氯将基体电极（金属或氧化物）表面活化，然后用多功能的试剂，如戊二醛与蛋白质分子相互结合，起桥梁的作用，从而使生物组分固定于传感器表面；③自组装膜法。有些分子通过化学键相互作用能自发吸附在固/液或气/固界面，形成热力学稳定和能量最低的有序膜。目前已有多种类型的自组装膜：有机硅烷在羟基化表面（SiO_2/Si、Al_2O_3/Al 和玻璃），醇和胺在铂表面，硫醇、二硫化物和硫化物在金、银和铜表面，脂肪酸在金属氧化物表面，磷酸在金属磷酸盐表面等，其中长链硫醇进行自组装形成的修饰膜已在生物传感器等高科技领域得到广泛应用；④聚合物共价键固定法。与单分子层相比，聚合物膜可提供较多的活性修饰基团，具有稳定性好、简单易行、适用面广等优点。聚合物膜制备可直接由聚合物溶液通过滴涂法或旋转涂制法制备，也可由单体通过等离子体聚合法、辐射聚合法或电化学聚合法制备。

（五）LB 膜法

LB 膜法可以把液面上有序排列的某些有机化合物逐渐转移到固定基片上，实现基片上的特定分子的高度有序排列。膜排列规则，均一性好，可以获得相当高的表面积/体积比。LB 膜制作过程是将脂质分子和酶分子在洁净水表面形成液态的单分子膜，横向压缩其表面积使液态膜逐渐过渡到一个拟固定的膜；通过马达微米位移系统将基体电极在单分子膜与界面间做升降运动，若要沉积三层单分子膜，还需要做第二次重复操作。LB 膜由于膜的厚度可以精确到纳米级、膜内分子排列有序而致密、脂质双层膜同生物膜的结构很相似，是理想的仿生膜，具有极佳的生物相容性，因此 LB 膜已经广泛应用于电化学生物传感器，尤其在酶和免疫生物传感器中应用较多。

四、微生物传感器

1975 年, Divies 制成了第一支微生物传感器,由此开辟了生物传感器发展的又一新领域。与最早问世的酶电极相比较,微生物传感器的稳定性较好,使用寿命较长且价廉。微生物细胞中的酶因为仍处于它的自然环境中,这就增加了稳定性和活性,还免除了花费昂贵的酶纯化和辅助因素再生步骤。同时,微生物传感器的生物学成分可通过浸入生长基使之再生,因而有可能长时间地保持其生物催化活性,延长传感器的有效使用期限。微生物传感器已经应用于发酵工业、环境监测、临床医学、食品检验等领域,具有广泛的发展前景。

(一) 类型及基本构造

微生物在利用物质进行呼吸或代谢的过程中,会消耗溶液中的溶解氧或产生一些电活性物质。在微生物的数量和活性保持不变的情况下,其所消耗的溶解氧量或所产生的电活性物质的量反映了被检测物质的量,再借助气体敏感膜电极(如溶解氧电极、氨电极、二氧化碳电极、硫化氢电极)或离子选择电极(如 pH 玻璃电极)以及微生物燃料电池检测溶解氧和电活性物质的变化,就可求得待测物质的量,这是微生物传感器的一般原理。

(二) 根据微生物的特点分类

微生物传感器是由固定化的微生物膜与电化学装置组合而成,按微生物种类的不同大致可分为"需氧"和"厌氧"两种类型。需氧微生物在有氧的条件下才可以繁殖,这种类型的微生物可根据呼吸活性来了解其生理生化状态;而厌氧微生物的繁殖不需要氧,可以用其代谢产物或二氧化碳作为指标来追踪其活动状态。因此,它的工作原理可以分为两种类型:

1. 活性测定型　如图 18-6 所示,呼吸机能型微生物传感器是由需氧微生物膜和 O_2 电极(或 CO_2 电极)组成。把这种呼吸机能型微生物传感器插入含有机物(如葡萄糖)的被测液中,有机物向微生物膜扩散,而被微生物摄取(称为资化)。由于微生物呼吸量与有机物资化前后不同,这可通过测定 O_2 电极转变为扩散电流值,从而间接测定有机物浓度。

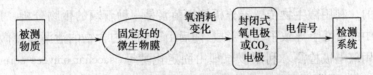

图 18-6　呼吸机能型微生物传感器工作原理

2. 代谢物质测定型　这种传感器的基本原理是用微生物使有机物资化而产生各种代谢生成物。在这些代谢生成物中,含有使电极产生电化学反应的物质(即电极活性物质)。因此,微生物膜与离子选择电极相结合就构成代谢机能型微生物传感器。当传感器浸入含有机物(如甲酸)的溶液时,有机物被微生物资化而产生电极活性物质,该物质与离子选择电极产生氧化反应形成电流(图 18-7)。此稳定电流与微生物资化作用产生的电极活性物质含

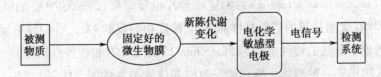

图 18-7　代谢机能型微生物传感器工作原理

量成正比,而这类物质的量又与待测液中有机物浓度有关,因此,这种传感器能迅速测定有机物浓度。

（三）应用

微生物电极的应用范围十分广泛,种类已达六七十种,现已应用于食品与发酵工业、环境监测等领域。

1. BOD 传感器　BOD 微生物传感器法是一种很有前途的测定方法,关于它的首篇研究论文发表于 1977 年,从活性污泥中分离出混合菌种制成了第一支 BOD 电极。

BOD 微生物传感器主要由固定化微生物膜、物理换能器、信号输出装置组成。现以目前使用最广泛的 Clark 电极说明 BOD 微生物传感器的测量原理。当不给予有机物时(即处于氧饱和的磷酸盐缓冲溶液中时),微生物处于内源呼吸阶段,当氧扩散达到平衡时,BOD 电极输出的电流达到稳态。当加入有机物后,由于微生物代谢有机物外源呼吸发生,由溶液扩散到基础电极的氧逐渐减少,最终建立起新的耗氧与供氧的动力学平衡。在一定条件下,由两个稳态所得的电流差值与被测试样浓度呈线性关系,即可求出 BOD 值。

以最新提出的微生物传感器为例,其生物活性材料是一种以活性污泥中分离筛选出的芽胞杆菌属(bacillus cereus)细菌,在常温下采用混合材料(一般是乙酸纤维系、聚乙烯、聚四氟乙烯等)包埋固定菌体,制成微生物膜,并使其紧贴在极谱型电极的透气膜表面,用压帽旋紧即构成 BOD 微生物传感器。用于实际的检测系统主要由微生物传感器、微电流计和记录仪等组成。该系统用于标准 GGA 溶液测定,其线性响应范围为 $5 \sim 60 \text{mg/L}$,响应时间为 $4 \sim 8$ 分钟,微生物膜使用寿命在 18 个月以上。所测 BOD 值与传统化学法测得 BOD 值之间的相对误差符合传统法允许的误差范围,不仅能满足实际试样分析的精度要求,而且具有快速、灵敏等特点。

2. 电化学生物分析　琼脂糖扩散法是抗体分析的常规方法,但不适用于水溶性差的化合物组成的抗体(在琼脂糖凝胶中扩散性差的抗体),而且形状与浓度不成比例的抗体是难以用本法分析的。利用微生物传感器分析抑霉菌素是一种新颖的生物分析。抑霉菌素结合于敏感细胞膜中的甾醇上导致了孔的形成,随后由于细胞内含物的泄漏致使微生物死亡,其微生物死亡可用氧电极检测。利用该原理由固定化酵母(sacchar-omyees cerevisiae)膜与氧电极组成酵母电极,可测定大于 0.5 单位/ml 浓度的抑霉菌素。

3. 杂交型微生物传感器　固定化微生物传感器选择性差的缺点可以通过使细胞与固定化酶膜结合而得到改进。例如肌酸肝传感器:肌酸酐脱氨酶水解肌酸酐成 N-甲基海因和氨离子,而氨随后又被硝化氧化成亚硝酸盐和硝酸盐。在脱氨氧化中,细菌消耗氧,可以利用氧电极检测。利用该原理,已研制了杂交生物传感器。

4. 硝酸盐(NO_3^-)的微型生物传感器　研究者已经提出了用电流型生物传感装置来测 NO_3^-,以不同的 NO_3^- 还原酶做生物催化剂,在厌氧条件下,将一种作为呼吸氧源(电子受体)的假单细胞菌(seudomonas aerugi-nosa)固定在 CO_2 电极端部,制成测 NO_3^- 的微生物传感器。该种类的微生物在代谢过程中产生与样品 NO_3^- 浓度相对应的 CO_2,用 CO_2 电极检测 CO_2 即可测定 NO_3^- 浓度。此法的线性范围为 $20 \sim 50 \text{mg/L}$,与二甲苯酸法具有较好的一致性。

Maya 等人提出了一种整体化酶功能场效应晶体管装置检测 NO_3^- 的方法。氨基硅氧烷传感器用 N-甲基-N′-烷基甲酰-4,4′-二吡啶盐修饰。NO_3^- 还原酶和二吡啶盐生成的配合物在传感器上与戊二酸二乙醛相交联,产生稳定的交换酶层。在连二硫酸钠做电子供体的情况下,硝酸根离子被生物催化还原为亚硝酸根离子,其还原态和氧化态的比将引起膜电压的变化,即溶液中 NO_3^- 的浓度控制着膜电压。测出电压,根据标准曲线,即可得出 NO_3^- 的浓度。该装置对硝酸根离子的检测限为 $7×10^{-6}$mol/L。灵敏度较高,响应时间不到 50 秒,系统的操作时间约为 85 秒。

5. 微型硫化物微生物传感器 从选取硫铁矿附近酸性土壤中分离筛选的一株专一性好、自养、好氧的氧化硫酸杆菌,用夹层法将菌株夹在乙酸纤维素膜之间。金阴极表面覆盖聚四氟乙烯,氧电极加满电解液。硫酸杆菌可以将 S^{2-} 转化成 SO_4^{2-} 从而耗氧,导致传感器输出的电流下降。同时测定空白样的电流值。电流之差 ΔI 即为传感器对该浓度 S^{2-} 的响应值。用微生物传感器法测定微量硫化物是一种操作简便、测定快速的方法,但由于微生物是含有多酶体系的活性物质,因此,直接测定成分太复杂的样品(如含有大量 SO_2,$S_2O_3^{2-}$ 等)和有毒样品(如炼焦废水)时,测量误差较大。今后需在微生物筛选、培养条件以及测量条件等方面作进一步研究,以扩大应用领域。

五、电化学免疫传感器

(一) 电化学免疫传感器的类型和基本构造

电化学免疫传感器的原理主要是电化学、免疫化学和生物化学。电化学研究电极、电解池的结构和工艺、电极化学修饰、生物大分子的固定化及其电分析方法等;免疫化学研究免疫标记技术及其分子识别机制、免疫反应过程;而生物化学研究的电子传递机制则提供了免疫化学信号向电信号转变的基础,是电化学技术与免疫化学研究的契合点。

1. 电化学免疫传感器根据检测信号的不同,可以分为:

(1) 电位型免疫传感器:1975 年,Janata 首次描述了用电位测量来监测免疫化学反应。这种免疫测量原理是先通过聚氯乙烯膜把抗体固定在金属电极上,然后用相应的抗原与之特异性结合,抗体膜中的离子迁移率随之发生变化,从而使电极上的膜电位也相应发生改变。膜电位的变化值与待测物浓度之间存在对数关系,因此根据电位变化值即可求出待测物浓度。

电位型免疫传感器是基于离子选择电极原理而发展起来的。在零电位下,酶催化反应生成离子产物,能引起电极表面电位发生改变,电位与活性物质浓度对数值成正比,其关系遵循能斯特方程。例如,A. Ghindilis 等人用乳糖酶标记物作示踪剂,通过竞争免疫分析形式测定胰岛素抗体,乳糖酶能催化电极上的氧化还原反应,从而使电极电位发生改变。电位性免疫传感器常用的离子选择电极有氟离子电极、碘离子电极、气敏电极等。不足之处有较低的信号/噪声比,灵敏度不高,线性范围窄,易受其他离子干扰。

(2) 电流型免疫传感器:电流型免疫传感器是将免疫分析与电化学检测相结合的一种标记性的免疫分析。与其他的生物分析方法相比,免疫传感中的抗原和抗体的结合伴着很小的物理化学变化。因此,大多数电流型免疫传感器对免疫结合反应的测定通常是通过其他的辅助反应来表达的,即用某种容易被测定出来的分子来标记其中的一个免疫反应物。迄今为止,电流型免疫传感器的标记物主要有两类:生物酶和电活性物质。

以酶标记的电流型免疫传感器(图 18-8)为原理,来介绍其制作方法。首先通过一定的方法,将抗体固定在电极表面。固定的常见方法有吸附法、交联法、包埋法、共价键结合法、分子自组装法等。固定的方法、数量及活性等会直接影响传感器的检测限、重现性及灵敏度等。然后加入抗原并温育,使抗原和抗体结合,发生免疫反应形成免疫复合物。接下来用物理方法去除表面过量的抗原,再加入酶标抗体(也就是免疫学里通常说的二抗),二抗与免疫复合物的抗原结合,此时,若加入底物(S),二抗会催化底物产生电活性物质(P),引起体系中电流的变化。通过检测电流的变化,推算出待测抗原的含量。

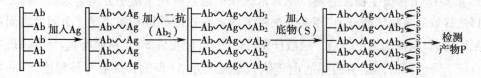

图 18-8　夹心法制备的免疫传感器工作原理

上述采用的是夹心法,即传感器的构造是"抗体-抗原-二抗"结构,目前常用的是竞争法。竞争法是在传感器表面固定抗体,放入含有待测抗原和酶标抗原的温育液中,抗原和酶标抗原竞争性与抗体结合,加入底物以后,同夹心法一样测定该传感器酶的活性。结合在传感器表面的酶的活性与催化反应的产物量成正比,与待测抗原浓度成反比。

(3) 电导型免疫传感器:许多化学反应都产生或消耗多种离子体,从而可以改变溶液的总导电率,因此导电率测量法可大量用于化学系统中。例如,当尿被尿激酶催化生成离子产物 NH_4^+,后者引起溶液导电率增加,其增加值与尿浓度成正比。1992 年,Sandbegt 描述了一种以聚合物为基础的导电率测量式免疫传感器,它与常规的酶联免疫吸附试验(ELISA)原理基本相同,只是后者的结果是通过颜色束显示,而它则是将结果转换成电信号(即导电率)。由于待测样品的离子强度与缓冲液电容的变化会对这类传感器产生影响,加之溶液的电阻是由全部离子移动决定的,使得他们还存在非特异性问题,因此导电率测量式免疫传感器发展比较缓慢。

(4) 电容型免疫传感器:其信号转换器由一对处于流体环境的导电体组成。识别分子固定在电极上,相关检测物及液体的移动引起介电常数的改变,从而导致电容的变化。测量双电层电容的方法比较多,通常是基于电化学交流阻抗技术。

2. 电化学免疫传感器根据是否使用酶标记,可以分为:

(1) 非标记型免疫传感器:被固定的抗原(抗体)直接与被测抗体(抗原)特异性结合,产生免疫反应后引起膜电位的变化。通过膜电位变化来测量未知物。非标记型免疫传感器通过直接测定抗原抗体复合物形成时的物理、化学变化,极大地简化制备和操作过程,因此相关研究也成为生物传感器发展的一个重要方向。

(2) 标记型免疫传感器:将抗原、抗体的免疫反应和酶的高效催化反应有机结合而发展起来的一种融合性技术。它的基本原理是通过化学或生物方法将酶与抗体或抗原结合起来,形成酶标记物或通过免疫学的方法将酶与抗酶体结合起来,形成免疫复合物,这些酶标记物或免疫复合物仍保持其免疫活性,然后它与相应的抗原或抗体反应,形成酶标记的或含酶的免疫复合物。结合在免疫复合物上的酶遇到相应的底物时,催化其发生水解、氧化或还原反应,或形成共价键结合点,通过电化学分析方法进行定性、定量测定。

(二) 应用

电化学免疫传感器既具有生物传感器选择性好、种类多、测试成本低、适合联机化等优点,又具有电化学体系可实现在体检测,不受样品颜色、浊度的影响,所需仪器设备相对简单,具有简便、快速、体积小等特点,因此广泛应用于医疗、食品分析、工业生产、环境检测等领域。目前已经制成的免疫电极有诊断原发性肝癌的甲胎蛋白(AFP)免疫传感器、测定人血清蛋白(HAS)的免疫传感器、胰岛素免疫传感器、诊断早期妊娠的人绒毛膜促性腺激素(HCG)免疫传感器以及 IgG 免疫传感器、胰岛素免疫传感器等。

1. 测定甲胎蛋白免疫传感器 甲胎蛋白是胚胎细胞产生的一种糖蛋白,是胎儿血清中的正常成分,出生后直至成年在血清中含量极微。但当患原发性肝癌或畸胎瘤时,患者血清中甲胎蛋白含量显著增高。这类抗原的检出,对肿瘤的诊断有一定的应用价值。目前甲胎蛋白的试验已广泛用于原发性肝癌的诊断和普查。

鞠熿先等人将 HRP 标记的 AFP 抗体包埋在壳聚糖膜中,发展了的一次性安培型免疫传感器。该免疫传感器在 30℃ AFP 中温育 35 分钟,使标记于 AFP 抗体上的 HRP 的活性中心被部分屏蔽,在 1.2mmol/L 的硫堇和 6.0mmol/L 的过氧化氢溶液中,催化电流的降低与 AFP 在 0~20ng/ml 和 20~150ng/ml 两浓度范围成线性关系,检测限为 0.74ng/ml,测定 10ng/ml 和 100ng/ml AFP,组间偏差分别是 6.6% 和 4.2%。与传统的放射性免疫方法相比有很好的准确度,制作简单且成本低廉。也有的报道采用蚕丝蛋白膜作为固定甲胎蛋白抗体的载体,Ag-AgCl 电极作为换能器,用直接电位法测定。通过比较蚕丝蛋白膜的制备过程、蚕丝蛋白膜固定甲胎蛋白抗体的方法(盐酸活化法、叠氮法、重氮法)对免疫传感器响应,发现其中以盐酸活化法的效果最好,该传感器测定甲胎蛋白的最低检测浓度可达到 5μg/L。

2. HCG 免疫传感器 HCG 是妊娠早期诊断的指标,按免疫膜制备方法制得抗 HCG 抗体膜,将膜固定在氧电极表面成为抗体电极。过氧化氢酶株 HCG 制备方法如下:10mg 过氧化氢酶和 8 000IU HCG 溶液于 3ml 0.05mol/L 碳酸盐缓冲液(pH=9.7),加入 100μl 1% 的戊二醛溶液,溶液在 20℃下保温 20 分钟,用超滤法分离被戊二醛交联的过氧化物酶-HCG 结合物,再经 Sephadex G-200 层析柱纯化。测定过程包括以下三个步骤:第一步:竞争免疫化学反应。即用一定量的酶标 HCG 与未标记的样品 HCG 同时竞争与电极上的膜载抗体结合,在电极表面产生抗原-抗体复合物,反应在 37℃下进行 1 小时。第二步:用生理盐水洗脱未经结合的游离 HCG 和酶标 HCG。第三步:酶活性测定。加入 H_2O_2,经酶催化产生 O_2,阴极电流随 O_2 浓度增加而升高,亦反应酶活性与样品 HCG 浓度成反比,从而测得样品 HCG,酶活性测定过程只需几分钟。

HCG 与抗 HCG 抗体结合反应可以是可逆的,但抗原-抗体复合物的完全分离比较麻烦,而且耗时。实验中采用快速换膜法,即测定一个样品更换一张抗体膜,这种操作不影响重现性。

报道的部分免疫传感器见表 18-1。免疫传感器能实时监测抗原抗体反应,不需分离步骤,即在抗原抗体反应同时就把反应信号连续地记录下来,有利于抗原抗体反应的动力学分析。免疫传感器相对于其他传感器的优势则是:由于抗原与抗体的结合具有很高的特异性,从而减少了非特异性干扰,提高了检测的准确性,且检测范围也很大。总之,集生物学、物理学、化学及医学为一体的免疫传感技术其发展潜力巨大,它不但将推动传统免疫测试法发展,而且会影响临床和环境监测等领域里的实用性研究。

表 18-1　部分报道的免疫传感器

被测物	固定化方法	类型	转换器	测定范围
HCG	纤维素膜	酶标抗原	氧电极	$0.2 \sim 100IU$
AFP	醋酸纤维素+4-氨甲基-1,8-辛二胺+戊二醛	酶标抗原	氧电极	$5 \times 10^{-5} \sim 5 \times 10^{-2} \mu mol/L$
HSA	免疫吸附	DTPA 和 In^{3+} 标记 HSA	铂电极	–
IgG	纤维素膜	酶标抗原	氧电极	$0.1 \sim 2mg/ml$
胰岛素	纤维素膜耦联	酶标抗原	氧电极	$4 \times 10^{-8} \sim 10^{-7} 1mol/ml$
茶碱	纤维素膜	微脂粒包埋酶	氧电极	$4 \times 10^{-9} \sim 2 \times 10^{-8} nmol/L$
甲状腺素	–	酶标抗原	氧电极	$0.1 \sim 10mg/L$
梅毒	PVC 膜	非标记	FET	–
CEA	免疫吸附	酶标抗原	氧电极	$0.1 \sim 167ng/ml$

六、细胞传感器

（一）概述

1. 细胞生物传感器　将整个细胞固定,利用其酶体系分析分子态底物的传感器,称为细胞生物传感器。它是以活细胞作为探测单元,活性细胞含有典型的氧化还原对,如 NAD^+/NADH、$NADP^+$/NADPH、cystine/cysteine 以及谷胱甘肽和金属酶的还原形式。它们是有效的穿过脂质膜的电子载体,从而可以构建细胞生物传感器,能够定性定量测量分析物,确定某类物质是否存在及浓度大小。还可以测量被分析物的功能性信息,即检测被分析物对活细胞生理功能的影响,从而能解决一些与功能性信息相关的问题。

2. 细胞分析传感器（CAS）　细胞分析传感器是一种检测细胞和评价细胞生物生理行为的传感器,根据原理可以分为:

（1）基于分析代谢产物的细胞分析传感器:细胞在代谢、增殖、分化过程中消耗 O_2,产生 CO_2 和 NH_{4+},酸化细胞的环境,使培养液的 pH 和电导率发生明显的变化。基于这些变化可以研制动态监测细胞生长代谢过程的细胞分析传感器,揭示细胞代谢与细胞受体刺激的相关性等。

（2）介体（mediator）燃料电池型传感器:某些有机小分子染料如 2,6-二氯酚靛酚、硫堇、亚甲基蓝等能穿透细胞膜,与细胞内氧化还原系统相互作用,然后离开细胞将电子传给燃料电池的负极。该电池回路上产生的电流大小、时间与细胞的生长状态密切相关,根据此原理可研制检测细胞数和评价细胞活性的传感器。

在这类细胞传感器中,反应池是一种原电池装置,电流的产生是自发的,不需要外接电源。燃料电池通常是由两个惰性电极（如金、碳电极等）插在含有被测微生物和电子传递媒介的缓冲液中构成。两个电极之间用一个离子交换膜隔开,在隔开的两个半电池（电极）中分别发生不同反应,同时允许离子在两电极间交换。其工作原理见图 18-9。

图 18-9 表明了微生物放电并通过电子传递媒介放大电流及检测电流的原理。微生物在呼吸代谢过程中产生来自细胞内部富电子物质的电子,电子经电子传递媒介转换至阳极

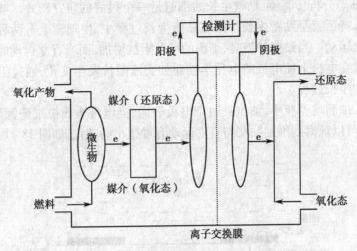

图 18-9　燃料电池微生物细胞传感器的工作原理示意图

表面并在此放电,阳极电子再经外电路流向阴极,在此电子与电子接受体发生反应,从而产生连续的电子流,可用检流计检测出电流。在一定条件下,被测物浓度与电流大小呈线性关系,据此可以检测被测物浓度。

(3) 细胞伏安传感器:对生物活细胞电化学伏安行为的研究表明其电极过程具有不可逆性,为了区别于其他的电化学行为,将这种细胞电化学伏安行为定义为电子伏安行为(EVB)。细胞的 EVB 与细胞状态和细胞数密切相关,根据其不可逆程度可以来研究和评价细胞的活性、细胞的生长、聚集状态、药物的作用、细胞的凋亡以及细胞生长因子的作用等。细胞在电极表面伏安行为是一个非常有意义的研究方向。

细胞伏安传感器就是基于细胞的电子伏安行为(EVB)研制开发的,可用于细胞状态、聚集状态的分析、细胞免疫分析、肿瘤及癌症活体组织离体以及在体的临床诊断。在这类细胞传感器中,反应池是一种电解池装置,需要外接电源,通常是由恒电位仪给出电压,加压方式为恒定电压或线性扫描电压等。电解池反应部采用的是传统的三电极体系。结构示意图见图 18-10。

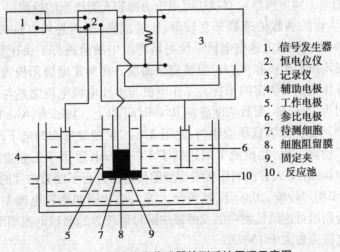

1. 信号发生器
2. 恒电位仪
3. 记录仪
4. 辅助电极
5. 工作电极
6. 参比电极
7. 待测细胞
8. 细胞阻留膜
9. 固定夹
10. 反应池

图 18-10　细胞伏安传感器检测系统原理示意图

（4）细胞形态分析传感器：贴壁生长的细胞是一个很好的研究模式。哺乳动物细胞的一个重要生理学特征就是贴壁生长。细胞贴壁生长过程中，生理学上有两种运动形式——贴壁伸展和直立运动。当贴壁伸展时，细胞的贴壁阻抗增加，而当直立运动时阻抗降低。贴壁生长细胞附着在电极上使电极的电化学性质如交流阻抗发生变化，通过阻抗的变化可了解和监控细胞的生长过程。

将电极置入细胞培养瓶中，细胞吸附于电极表面，当电极表面被细胞铺满时，向其通入高频小幅电流，可以观察到细胞贴壁与直立运动有着微小的变化，如图 18-11 所示。

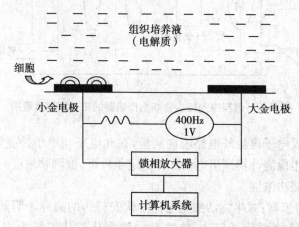

图 18-11　细胞贴壁界面阻抗测量原理示意图

基于此原理，细胞贴壁界面阻抗能连续、定量、实时地反映细胞的生长和运动状态以及细胞代谢、细胞健康情况，并能反映药物对细胞的作用。肿瘤细胞的贴壁界面阻抗能用于药物对肿瘤细胞作用的定量分析，故细胞贴壁界面阻抗是一个非常有意义的研究方向。Giaever 等人已经根据细胞这一贴壁界面电特性设计了用于实时、连续、定量跟踪哺乳动物细胞形状变化的细胞形状分析传感器。

（二）应用

细胞传感器的应用范围十分广泛，早先是用于微生物活细胞的计数（菌数传感器）和细胞种类的识别（细胞识别传感器），有些还可用于动物和人类细胞的检测。

用于检测微生物的细胞传感器开发较早、比较成熟，国内外均有许多报道。1979 年，T. M atsunaga 首次使用燃料电池型电极系统对培养液中细菌进行了快速测定，他使用双电极系统，每一电极均由铂阳极和 Ag_2O_2 阴极复合而成。在参比电极阳极表面覆有纤维素透析膜，用于扣除基体电流对测定的干扰。工作电极与参比电极电流之差与微生物浓度呈线性关系，响应时间为 15 分钟，菌数浓度需在 $10^7 cell/ml$ 以上。1982 年 Nishikawa 将上述检测系统加以改进，使用微孔滤膜富集微生物，使用 2,6-二氯酚靛酚作为电子传递媒介，增大了响应电流，降低了检测下限，是检测下限达到了 $10^4 cell/ml$，适用于工业废水中微生物的检测。1988 年，G. Ramsay 等人首次利用伏安型细胞传感器进行了菌数浓度的测定。我国细胞传感器的研究起步相对较晚，1988 年，杨茂余人等人成功研制燃料电池型菌数电极。1992 年，许春向等人研制出可连续监测啤酒发酵罐中酵母菌总数的燃料电池型细胞传感器，响应时间为 5 分钟，电极寿命大于 150 天。

细胞识别传感器虽然数量上不及细胞计数传感器，但它开辟了细胞传感器应用上的一个新领域,正引起国内外诸多研究人员的浓厚兴趣。目前细胞识别传感器不仅可以识别一些微生物细胞、动物的粒细胞、淋巴细胞,还可以识别革兰氏阳性菌和革兰氏阴性菌。我国许春向等人首次成功运用半微分循环伏安法进行了健康人白细胞以及白血病患者白细胞的识别工作。1994 年,谢平会等人利用半微分循环伏安法研制出了一种可同时识别和记数微生物细胞的伏安型细胞传感器,成功实现了对大肠杆菌、枯草杆菌和啤酒酵母菌的检测。

目前,细胞传感器还可应用于环境监测、食品分析、临床医学等领域。Racek 研制了利用人体红细胞中过氧化氢(H_2O_2)酶的催化活性测定 H_2O_2 的细胞传感器。那晓琳等人研制的流动式白细胞传感器,可进行过氧化物和过氧化物酶活性的分析,并能作为肿瘤预测和诊断的辅助方法。与红细胞传感器相比,缩短了测定时间,增加了测定范围,电极寿命也有所延长且样品需用量少,可进行微量分析。陈洪渊、顾海鹰等人在深入研究了纳米金胶的导电性和生物活性后,将肝细胞成功地固定在纳米金胶表面,构建了一种新型的纳米仿生功能界面,这种界面能促进肝细胞的增殖和分化。该细胞传感器已成功地用于乳酸的测定。鞠熀先等人将 AsPC-1 胰腺癌细胞成功固定在纳米金胶修饰碳糊电极上,研究了该癌细胞的伏安行为,提出了细胞毒效应的电化学研究新方法。该研究组进一步在电化学预处理玻碳电极表面修饰纳米金胶-甲氧基硅烷-丁酰壳聚糖(Au-CS)膜,构建了具有良好生物兼容性的仿生界面,实现了 K562/ADM 白细胞的固定,并建立了一种肿瘤细胞表面分化抗原的原位电化学免疫检测新方法。研究纳米金胶在肿瘤细胞固定上的应用具有非常重要的意义,纳米金胶粒子的化学信息放大特性可以提高细胞表面分子对电活性探针的灵敏度,为肿瘤疾病的研究及抗癌药物的筛选等提供了新方法。

细胞电化学是应用电化学的原理及实验方法与细胞生物学相结合而产生的一个新的研究领域,目的在于研究细胞的组成、结构、功能和特性等,具有非常美好的发展前景:

1) 运用现代科学理论和方法,构建或完善细胞电化学理论体系;

2) 与其他分析技术如拉曼光谱、磁共振光谱、扫描隧道显微镜、原子力显微镜等技术联用,再与自组装技术特别是纳米组装技术相结合探讨细胞内的电极过程以及细胞内化学活性物质的电化学行为;

3) 建立新型的细胞生物传感器和细胞分析传感器;

4) 促进分析技术微型化,实现单细胞中自由离子、多肽、蛋白质、细胞因子、分泌激素、第二信使等具有重要意义的生物大分子和小分子的实时监测;

5) 建立增殖和分化过程中的单细胞实时电化学分析方法,研究和解释生命过程中的化学现象。

七、DNA 传感器

随着分子生物学和生物技术的发展,特别是人类基因组计划的实施,DNA 检测技术不断提高,日益完善,为 DNA 传感器的建立提供了可能。DNA 传感器是一种全新的思路和尝试,与传统的检测技术相比,具有快速、灵敏、操作简单及具有分子识别功能等优点。如今,电化学 DNA 传感器技术已经广泛地应用于疾病诊断和治疗、药物筛选、基因多态性分析及基因组研究等。它将为人类认识生命的起源、遗传、发育与进化,为人类疾病的诊断、治疗和防治开辟全新的途径,为生物大分子的全新设计、药物开发中先导化合物的快速筛选和药物基因组学研究提供技术支撑平台。

(一) 类型及原理

从广义上讲可以看作是:以 DNA 为敏感元件或检测对象的传感器。狭义的 DNA 传感器即基因生物传感器(gene biosensor)或是基因探针生物传感器(gene probe biosensor)。

电化学 DNA 传感器是由一个表面固定了单链 DNA(ss-DNA)探针的电极(如玻碳电极、金电极、碳糊电极和裂解石墨电极等,其中玻碳电极和金电极较常用)和检测用的电活性杂交指示剂(即 DNA 嵌合剂)构成(图 18-12)。该 ss-DNA 探针一般为寡聚核苷酸,为了提高杂交的专一性,其片段长度一般为十几个碱基到几十个碱基,通常采用人工合成的短链寡聚脱氧核苷酸。电化学 DNA 传感器的原理是将固定在电极上的寡核苷酸与溶液中互补的核酸进行杂交,杂交反应在敏感元件上直接完成,从而引起电极上电流值的变化,并利用微分脉冲或循环伏安法检测出双链 DNA(ds-DNA)杂交信号,根据杂交前后电信号的变化量,推断出被检测的 DNA 量。具体来说是将 DNA 探针共价结合在伏安计电极表面,在适当的温度、pH 和离子强度下,电极表面的 DNA 探针分子能与靶序列选择性地杂交,形成表面的 ss-DNA,从而导致电极表面结构的改变。这种杂交前后的结构差异是通过一种电活性分子来识别,这样便达到检测靶序列(即特定基因)的目的。

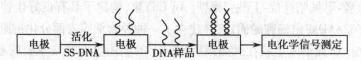

图 18-12　电化学 DNA 传感器原理示意图

由于杂交后的 ds-DNA 稳定性高,在传感器上表现的物理信号(电、光、声等)都较弱,因此有的 DNA 传感器还需在 DNA 分子之间加入嵌合剂。杂交嵌合剂是一类能与 ss-DNA 和 ds-DNA 以不同方式相互作用的电活性化合物,在与 ss-DNA 和 ds-DNA 选择性结合能力上有差别。这种差别体现在 DNA 修饰电极上其富集程度不同,也就是电流响应不一样。另外,由于杂交过程没有共价键的形成,是可逆的,因此固定在电极上的 DNA 可经受杂交、再生循环。由于 ss-DNA 与其互补链杂交的高度序列选择性,使得这种 ss-DNA 修饰电极可用于分离纯化基因,而且还具有极强的分子识别功能。但电化学杂交指示剂的加入使电化学信号的本底加大,使检测的分辨率降低。目前选用的嵌合剂均为单嵌合剂。可以考虑选用双嵌合剂和三嵌合剂,利用其"分子剪刀"的功能,改善其灵敏度和选择性。

根据电化学活性标识元素的不同,目前主要将电化学 DNA 生物传感器分为三类。第一类,在寡聚核苷酸上标记电化学活性的官能团作为识别元素,合成带有电化学活性基团的寡聚核苷酸并与电极表面的靶基因选择性地进行杂交反应,在电极表面形成带有电活性官能团的杂交分子,通过测定其电信号便可以识别和测定 DNA 分子。第二类,利用酶的化学放大功能,在 DNA 分子上标记酶作为识别元素。当标记酶的 ss-DNA 与电极表面的互补 ss-DNA 发生杂交反应后,相当于在电极表面修饰了一层酶,酶具有很强的催化功能,通过测定反应生成物的变化量可以间接测定 DNA。第三类,用具有电化学活性的杂交指示剂(hybridization indicator)作为识别元素。具有电化学活性的小分子物质,能与 DNA 分子发生可逆相互作用,其中一些能专一性地嵌入到 ds-DNA 分子双螺旋结构的碱基对之间,这类物质称为杂交指示剂。此类电化学 DNA 传感器的关键是,选择能够识别 ss-DNA 和 ds-DNA 而又不与DNA 链发生不可逆的共价结合,同时又能给出电流或电位识别信号的杂交指示剂作为电极表面 DNA 分子杂交与否的识别元素。用电化学方法测定其氧化-还原的峰电流和峰电位,从而可以识别和测定 DNA 分子。

ss-DNA 修饰(或固定)到电极上的方法,现有的文献报道主要有自组装膜法、吸附结合法、表面富集法、共价键结合法、化学免疫法、组合法、生物素-亲和素反应法和 LB 膜法等。

（二）应用

1. DNA 传感器用于基因检测　DNA 传感器可用于基因遗传病的快速诊断,如癌症、帕金森综合征、阿尔茨海默氏病等。目前,利用石英晶体传感器检测 β-地中海贫血症患者血清的 PCR 扩增产物,诊断准确率达 100%,并能利用 DNA 传感器在 ng/ml 水平上直接检测到病原微生物的存在。此外,将 DNA 传感器与 PCR 技术结合,可以实现更低浓度水平的病原微生物感染的诊断,不仅操作简单,快速准确,并可尽早诊断和预防如霍乱、天花、麻疹、SARS 等疾病的病原微生物。

2. DNA 传感器用于环境监测　很多环境污染物是基因诱变剂,且能与 DNA 发生作用,如道诺霉素、联苯和黄曲霉毒素以及工业废水中的 1,2-二氨基蒽醌、2-氨基蒽萘和吖啶橙等含氨多环芳香族化合物。污染物对固定化 DNA 链产生的作用,可引起相应的光、电等信息的改变,根据换能器信息的变化就可对污染物进行检测。

监测环境有机污染物。目前,一些研究者报道了测定肼类化合物的电化学 DNA 传感器,灵敏度高,能测定 1×10^{-9} g/ml 水中的不同肼类化合物。这种传感器是基于监测 DNA 自身的电极响应在与肼类化合物作用前后的变化来实现对肼类化合物的监测,无需指示剂和标记。将 ds-DNA 修饰电极置于该类化合物中,由于 N-甲基鸟嘌呤形成,引起鸟嘌呤峰减弱。对鸟嘌呤响应峰的抑制,与肼类化合物的浓度相关性很好,为监测环境中微量肼类污染物提供了一种快捷方便的方法。另外,新墨西哥州立大学化学与生物化学系的研究小组研究了用于芳香胺类化合物测定的 DNA 传感器。他们利用双链 DNA 层与芳香胺之间的键合作用,设计了一种新型亲和电化学生物传感器,检测芳香胺类化合物的检测限可达到纳摩尔数量级。他们用该传感器检测了 2-氨基萘、1-氨基蒽、2-氨基蒽等芳香胺类污染物,主要用于对天然地下水污染的检测,未受污染的地下水不产生检测信号峰。

3. 监测环境病原微生物　DNA 传感器监控环境中的病原微生物与用 DNA 传感器进行疾病诊断的原理相似,都是通过固定监测对象的特异性 DNA 探针,配合 PCR 技术,进行杂交信号的检测。大肠杆菌(E. coli)是一种致病菌,常会引起腹泻等疾病。因此,食物、环境中大肠杆菌的定量监测十分重要。一些研究者利用丝网印刷转换器,研制了测定环境中 E. coli DNA 序列的电化学生物传感器。方法是将电极置于浓度为 5μg/ml 的 DNA 探针醋酸盐缓冲液(pH = 5.2)中,在 +1.8V 下停留 1 分钟后,在 +0.5V 下搅拌 2 分钟,然后用含有 NaCl 和磷酸盐的缓冲液(pH = 7.0)清洗,制作成了覆盖有探针的电极,再与 E. coli DNA 靶基因杂交,用 $Co(bpy)_3^{3+}$ 作杂交指示剂,在 Tris-HCl 缓冲液中 +0.5V 电位下测量其电流值。借此测定了环境水样本中的 E. coli。

4. 药物分析　许多药物与核酸之间存在可逆作用,而且核酸是当代新药发展的首选目标。电化学 DNA 生物传感器除了可用于特定基因的检测外,还可用于一些 DNA 结合药物的检测以及新型药物分子的设计。一些研究者报道了利用 DNA 修饰电极建立了对抗癌药卡铂(Carboplatin)的测定方法,工作电极选择了玻碳电极,用吸附法使 DNA 修饰在电极表面,测定血样本中卡铂检出限为 5.7mol/L。用该方法还可以测定其他铂类抗癌药。实验表明比起鸟苷来,卡铂更好地与 DNA 分子中的腺苷发生作用。另外其他研究者还将修饰 ds-

DNA 的碳糊电极插入吩噻类药物的醋酸缓冲溶液中富集,进行计时电位分析,结果发现,在未修饰 ds-DNA 的碳糊电极上,吩噻仅仅产生非常小的阳极峰,而在修饰电极上可以测得 nmol/L 级吩噻类药物。

5. 抗癌药物的开发　抗癌药物大都是直接作用于癌变的 DNA。将 DNA 固定在传感器上,并用该传感器来检测 DNA 与抗癌药物相互作用产生的信号,为抗癌药物的动力学研究和药理学研究提供了一种新的手段。电化学 DNA 传感器虽然起步较晚,但作为一类新的传感器正在快速地发展,由于它在医学、临床诊断、环境监测等领域中有着广泛的应用前景,开辟了电化学与分子生物学交叉学科的新领域而备受研究者的关注。它为生命科学的研究提供了一种新技术、新方法,对临床医学和遗传工程等领域的研究具有深远的意义和应用价值。

八、纳米材料在传感器制备中的应用

纳米材料主要是针对尺度为 1~100nm 的原子和分子而言,是 21 世纪最前沿的学科之一。纳米材料的特殊结构使其具有微尺寸效应、表面效应、量子效应和宏观量子隧道效应,并由此引起力学、电学、磁学、热学、光学和化学活性等方面的特殊性质。它具有比表面积大、表面活性中心多、催化效率高、吸附能力强、表面活性高等优点而被用于电化学生物传感器的研究。目前纳米传感器正成为研究热点,受到科学界和商业界的广泛关注。

(一) 金纳米粒子

能以稳定形式存在于溶液中的金纳米粒子称为金胶(gold colloid)或胶体金。金胶是目前研究水溶液中纳米材料性质的首选材料,是研究较多、应用较广泛的纳米材料之一。纳米金由于具有容易制备、良好的生物相容性和相对较大的比表面积等特点,在构建 DNA、免疫、酶、糖等各类生物传感器方面发挥了广泛的作用。纳米金在 DNA 传感方面的应用可以用电化学方法来检测。

DNA 的杂交电化学为疾病的诊断和筛选提供了一个创新途径。通常根据已知序列的 DNA 探针与靶序列杂交前后电活性指示剂的电化学信号的变化进行靶序列的测定。

蔡宏等人以纳米金胶为标记物,将其标记于人工合成的 5-端巯基修饰的寡聚核苷酸片段上,制成了具有电化学活性的金胶标记 DNA 电化学探针;在一定条件下,使其与固定在玻碳电极表面的靶序列进行杂交反应。利用 ss-DNA 与其互补链杂交的高度序列选择性和极强的分子识别能力,以及纳米金胶的电化学活性,实现对特定序列 DNA 片段的电化学检测以及对 DNA 碱基突变的识别。

李娜等人将壳聚糖分散的多壁碳纳米管滴涂于金电极表面,利用壳聚糖大量的氨基将纳米金固定到金电极表面,再利用蛋白 A 的定向固定效应将甲胎蛋白抗体固定到纳米金修饰的金电极表面,从而制得高灵敏、高稳定电位型甲胎蛋白免疫传感器。蛋白 A 为抗原和抗体的反应提供了合理的基础,纳米金的存在提高了抗体在电极表面的固定量,多壁碳纳米管促进了电子的传递,从而缩短了电极的响应时间。

徐肖邢等人通过固定辣根过氧化酶标记 CA19-9 抗体,在纳米金修饰的碳糊电极制备了 CA19-9 安培免疫传感器。该免疫传感器在含有 CA19-9 抗原的磷酸盐缓冲溶液中培育后,溶液中 CA19-9 抗原分子和 HRP 标记 CA19-9 抗体分子免疫结合导致了传感器电流的降低。样品中 CA19-9 浓度与电流降低呈线性关系。该免疫传感器表现出较好的稳定性、准确性和重现性,为临床免疫分析提供了一种快速便捷方法。

（二）铂纳米粒子

铂作为典型的催化剂，得到人们的高度重视和广泛研究。铂纳米颗粒催化活性要比传统的铂黑催化剂高很多倍，纳米铂便成为生物电催化研究的热点。

旷亚非等人将葡萄糖氧化酶吸附在铂纳米粒子修饰的碳纳米管电极上，构建了一种新型的安培型生物传感器。为了避免测定过程中 GOD 的损失、提高抗干扰能力，GOD/Pt/CNT 修饰电极上再覆盖一层 Nafion 薄层。该酶电极特殊的三维结构使其具有良好的电催化活性，如线性范围宽、响应时间短、电流密度大、灵敏度高和稳定性好。

林祥钦等人通过在玻碳电极上电沉积 Pt-Fe(Ⅲ)纳米粒子，研制出一种一氧化氮（NO）的电化学传感器。该传感器对 NO 的氧化作用表现出良好的电催化活性。同样，该传感器的表面也涂有一层 Nafion 膜，用以消除亚硝酸盐和生物体中可能与 NO 共存的物质的干扰。在 $8.4 \times 10^{-8} \sim 7.8 \times 10^{-4} mol/L$ 较大范围里，催化峰电流与 NO 的浓度呈线性关系，且检测限为 $1.8 \times 10^{-8} mol/L$。另外，该传感器也有良好的稳定性和抗干扰能力。

另外，铂纳米粒子修饰碳纤维超微电极可以用来构建一种无媒介体的安培型超微电极生物传感器。电沉积在超微电极上的铂纳米粒子显著地增大了电极的表面积，因而增强了酶活性中心和超微电极之间的电子转移。用辣根过氧化物酶作为酶模型，组装的辣根过氧化物酶在该修饰电极上显示出直接电子转移行为，在无媒介体的情况下能够电催化还原 H_2O_2。稳态响应电流与 H_2O_2 的浓度在 $0.64 \sim 3.6 mmol/L$ 呈线性关系，检出限为 $0.35 \mu mol/L$。

（三）二氧化锆（ZrO_2）纳米粒子

鞠熀先等人将直径为 35nm 的二氧化锆粒子分散在二甲亚砜溶剂中并与血红蛋白溶液混合，然后将此混合物滴在已抛光的热解石墨电极表面来固定血红蛋白分子，研究了蛋白质在 ZrO_2 纳米粒子修饰热解石墨电极上的直接电化学行为。

陈时洪等人报道了一种新型的生物传感器。通过在含有 ZrO_2 纳米粒子和辣根过氧化物酶的 KCl 溶液中进行循环伏安扫描，ZrO_2 纳米粒子和 HRP 被电沉积在金电极表面，构成了具有生物相容性的 HRP-ZrO_2 薄膜。组装过程通过电化学交流阻抗和原子力显微镜进行了表征。HRP 在 HRP-ZrO_2 薄膜上保持了其天然的生物活性并对过氧化氢的还原表现出良好的电催化响应。实验条件如 pH、电位会影响生物传感器的性能。此外，该生物传感器具有灵敏度高，重现性好，较长的寿命等特性。这种组装方法，扩大了生物传感器在固定生物大分子方面的应用，并可能在固定蛋白质和其他生物大分子方面有进一步发展。

陈洪渊等报道了一种新型的制备 H_2O_2 传感器的方法，将 ZrO_2 纳米粒子和血红素蛋白质自组装在功能化的玻碳电极表面，基于此构建了一种过氧化氢生物传感器。在 pH 为 6.0 的 PBS 溶液中，固定的蛋白质表现出直接电子转移，血红蛋白的式量电位为-0.032V、肌红蛋白的式量电位为-0.026V。用电化学交流阻抗和循环伏安法来表征自组装过程并研究固定的蛋白质的电化学行为。紫外-可见光谱结果表明二氧化锆膜上的蛋白质仍保留其生物活性，因此对 H_2O_2 的还原表现出良好的电催化行为。该修饰电极表现出对 H_2O_2 的快速安培响应、且其稳定性好，寿命长，并且具有良好的重现性。

（四）碳纳米管

碳纳米管（CNT）又称巴基管（buckytube），属富勒（fullerene）碳系，是 1991 年由日本电镜专家 S. Iijima 在用石墨电弧法制备 C_{60} 的过程中发现的。由于其独特的物理和化学性质，碳纳米管日益受到人们的重视，成为近年来的研究热点。这种新型的纳米材料，具有良好的导电性、催化活性和较大的比表面积,它的弯曲结构使得电子在其中的传播速度比石墨更快,具有高速电子传递效率及促进生物分子与电极之间的电子传递作用,尤其对过电位的大大降低及酶等生物分子可以固定在其表面和内部并保持其活性,这使得越来越多的人将碳纳米管应用于传感器领域。

对于糖尿病的诊断和治疗需要对血液中的葡萄糖浓度进行实时监测。葡萄糖电化学生物传感器是应用最广泛的葡萄糖检测装置。由于碳纳米管修饰电极能大大降低过氧化氢检测电位,并可促进葡萄糖氧化酶的直接电子转移。因此,碳纳米管/葡萄糖氧化酶电极特别适合于葡萄糖的电化学检测。于巧玲等人以二茂铁为电子媒介体,利用羧基化碳纳米管上的羧基与葡萄糖氧化酶的氨基相互作用,将葡萄糖氧化酶固定在修饰的电极表面,制备了一种葡萄糖传感器。尿酸对测定无干扰,用于人血清中葡萄糖含量的测定,回收率为98%~105%。张晓蕾等人利用壳聚糖的成膜性能以及碳纳米管在其中良好的分散性,在玻碳电极表面首先形成碳纳米管/壳聚糖膜,通过膜表面丰富的氨基与纳米金的强静电吸附,在玻碳电极表面获得稳定的纳米金修饰层,吸附固定辣根过氧化物酶(HRP),制得无需电子媒介的H_2O_2生物传感器。通过碳纳米管/壳聚糖/纳米金活性界面固定在玻碳电极表面的HRP与电极之间有良好的直接电子传导能力,对H_2O_2的还原具有良好的电催化活性。

(五)石墨烯

石墨烯是以碳原子sp^2杂化形成的厚度仅为单原子层,二维六角网格状排列的晶体。当受到外部机械力量时,碳原子层会弯曲变形来适应外力,而不必重新排列,这样保持了结构的稳定。石墨烯中的电子在二维六角网格中运动时,不会因为晶格缺陷或掺杂原子而发生散射。由于原子间的相互作用力较强,即使在常温下周围碳原子间发生挤撞,石墨烯中电子受到的干扰也非常小。石墨烯具有许多优异的性质,如理论上理想的单层石墨烯的比表面积达到2 630m²/g,而厚度仅为0.35nm;理想情况下,电子在石墨烯中的运动速度远远超过在一般导体中的运动速度,达到光速的1/300;石墨烯的拉伸模量和力学强度分别可达1 000和130GPa,是目前已知最高的,是钢的100多倍。石墨烯的透光性,导电性和弹性性能的结合使其能被灵活运用在柔性电子材料上,而透光性、不渗透性和导电性性能的结合会在透明具有保护性的涂料还有具有屏障作用的薄膜上发挥作用。

第一类为石墨烯/无机物纳米复合材料。通过在石墨烯片层分散无机纳米材料制成。无机纳米粒子不仅可以增加石墨烯的片层间距,还减小了石墨烯片层之间的作用力,同时保持了石墨烯的结构和性质,具有很好的应用前景。例如,采用金纳米粒子/石墨烯修饰的玻碳电极来检测维生素C(抗坏血酸),检测范围可以为$2.4×10^{-4}~1.5×10^{-3}$mol/L,检出限可以达到$5.1×10^{-5}$ mol/L。第二类为石墨烯/聚合物纳米复合材料。石墨烯可以与多种聚合物复合成稳定的材料,由于此复合物同时结合了两者的优异特性,因此应用也相当广泛。例如,将等离子体聚烯丙胺薄膜与导电石墨烯结合成为等离子体聚烯丙胺薄膜/导电石墨烯DNA传感器,可用于检测汞离子,检出限可以达到0.017nmol/L,并且选择性良好。第三类为石墨烯/无机/有机复合材料。合成的石墨烯/无机/有机纳米复合材料性能更加优异,弥补了石墨烯复合材料的不足,充分利用了各材料之间的协同作用,进一步扩充了石墨烯复合材料的应用范围。例如,在电极表面用电沉积法修饰石墨烯/导电聚合物/金纳米粒子/离子液体复合膜,制作成传感器,用于黄曲霉毒素B_1的检测,检测范围为3.2fmol/L~0.32pmol/L,检出限达到了1fmol/L。其中金纳米粒子和石墨烯保证了电子传递的速度,并且保证了修饰电极的稳定性,回收率达到96.3%~101.2%。此外,用DNA、酶等功能化石墨烯,具备出色的分子识别能力和生物相容性。例如,将乙酰胆碱酯酶(AChE)固定于修饰有羧酸衍生物/石墨烯/金纳米粒子的电极表面,制成的传感器能用于检测氨基甲酸酯农药和有机磷残留物。

第二节　超微电极技术

一、概述

超微电极(ultramicroelectrode)是指电极的一维尺寸为微米级(10^{-6}m)或是纳米级(10^{-9}m)的一类电极。20世纪70年代末,英国南安普顿大学的Feischman发现随着电极尺寸的减小,电极表现出许多优良的电化学特性,在理论上比常规电极更适用于电化学反应过程中的热力学和动力学研究。从此,超微电极技术开始逐渐发展成为一种新兴的电化学学科,在许多方面的应用中显示了其优越性,为人们对物质的微观特性进行探索提供了一种有力的手段。

当电极的表面直径从毫米级降至微米级或纳米级时,表现出许多不同于大电极的优良的电化学特性:超微电极上电活性物质扩散速度极快,可结合微电极和稳态伏安法来测定快速异相反应的速率常数;超微电极在测量过程流经电极的法拉第电流密度很大,而充电电流衰减较快,可以提升法拉第电流和充电电流比值,增加信噪比,提高分析结果的灵敏度,适用于测定痕量物质;超微电极上具有小的极化电流,有效地降低体系的iR,可用于测定具有高阻值的电化学体系,适用于分析低支持电解质浓度体系甚至无支持电解质溶液;超微电极具有小的RC时间常数,因此可用来分析快速、暂态电化学反应过程;超微电极的几何尺寸较小,从而在实验测试过程中对被测体系的破坏较小,可适用于检测生物活体。

按电极的制作材料,超微电极分为超微铂电极、超微金电极、超微银电极、超微钨电极以及超微碳纤维电极;按照电极几何形状不同,可将超微电极分为超微圆盘电极、圆柱电极、圆环电极、球形电极、半扁形电极、带状电极和组合式电极。

近年来,新材料、新加工方法等学科的不断发展,促进了超微电极的不断进步和应用领域的不断扩展。超微电极已渗透到生物单细胞分析、单分子检测、固体电化学、电化学动力学研究、电催化反应电极材料、微量和痕量物质测定等领域,具有重要的科学研究价值和广阔的应用前景。

二、超微电极的制作技术

超微碳纤维电极的构造简单,制备过程相对容易,因此成为实验室常用电极之一。制备过程如图18-13所示,通常是将微米级的碳纤维焊接在软质玻璃管或嵌入塑料管中,然后用金刚砂将电极表面抛光至平整光洁。玻璃管的另一端插入铜丝作连线,铜丝和金属丝可用导电胶焊接,或者用在低温下烙融金属钢进行焊接,环氧树脂封口。超微碳纤维圆盘电极的制备工艺是将烙焊、胶粘和刻蚀等多种技术结合,为防止电极在高温下与氧气反应产生CO_2,一般在惰性

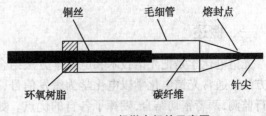

图 18-13　超微电极的示意图

气体保护下进行反应。

超微阵列电极是指由多个电极集束在一起所组成的外观单一的电极。可用微丝电化学蚀刻技术为原料,采用合适的绝缘体,将微丝电化学蚀刻成细尖或圆锥体的方法,并通过电化学腐蚀的方法制备半球形纳米电极。该方法是一种适应于在液体环境中应用扫描隧道显微镜(STM)的方法。德国的电化学家 Bard 教授在为 SECM 准备 Pt 超微电极的时候,使用了 Apiezon 蜡做绝缘材料覆盖顶端,使它在伏安测试时可以绝缘。英国华威大学 Unwin 教授介绍了使用电泳沉积的颜料来隔绝超微电极的针尖,也可以使用阴性或阳性沉积的涂料。

三、应用

目前,超微电极和阵列电极的应用主要体现在影像学和电分析化学两方面。

德国波鸿大学的 Schuhmann 通过牵拉移液管的方法制备的 225nm 半径铂纳米圆盘电极进行电化学成像。这种超微电极的制作技术可以称为"LIGA 技术"(LIGA 是一个缩微晶片、电镀和制模的微加工技术集合词,它的首字母缩写来源于德语中的"lithographie""galvanoformung""abformung")。这种微电极是由六角形孔洞的三维结构组成。成像是在安培模式下进行的,使用 $Ru(NH_3)_6^{3+}$ 作为氧化还原反应的探针,然后通过扩散电流的变化(与探针和微电极之间的距离有关)来描述表面的形貌,还可以测量纳米探针与基底的距离。

澳大利亚麦考瑞大学的 Wong 和 Xu 报道使用了 1mm 的超微碳电极,通过循环和方波伏安法对多巴胺的检测限分别达到 $5.8×10^{-7}mol/L$ 和 $7.6×10^{-8}mol/L$,而传统尺寸的碳电极的这个相应指标只能达到 $10^{-5}mol/L$ 到 $10^{-6}mol/L$。类似的超微电极(如 Pt 电极)可以用来检测葡萄糖,在超微 Pt 电极表面固定 $20\mu mol/L$ 的葡萄糖氧化酶,反应时间为 2 秒,可以检测到的葡萄糖浓度低至 $2×10^{-5}mol/L$。

超微电极在单分子检测(SMD)方面也有所报道。Bard 和他的同事们将一个隐蔽的纳米超微电极固定在一个非常小的薄层细胞上面。当微电极尖端在细胞表面移动时,一个或多个电活性分子在电极尖端和基质之间来回扩散,可以利用氧化还原电信号来判断电活性分子的量。

Ewing 等人于 1990 年使用毛细管电泳和碳纤维电极首次对单个神经细胞中多巴胺及 5-羟酪胺进行了活体分析,并对池塘蜗牛的单个脑神经细胞中的多巴胺进行了研究。何立铭等人用 $5\sim7\mu m$ 的碳纤维超微电极记录单个突触小泡的量子化递质释放。

材料科学、微机械加工技术、纳米技术等学科的发展,不断推动着超微电极技术的发展与应用领域的拓宽。超微电极已渗透到许多科学技术领域,具有重要的科学价值和广阔的发展前景。

第三节　光谱电化学技术

一、概述

光谱电化学是把光谱技术和电化学方法结合起来,在一个电解池内同时进行测量的一种方法。通常光谱电化学以电化学为激发信号,而体系对电激发信号的响应则以光谱技术进行监测,两者密切结合,发挥了各自的优点。如用电化学方法容易控制、可调节物质的状态、能定量产生试剂等,而用光谱方法则有利于识别物质,使过去以测量电流、电位、电容等宏观参数的研究深入到分子水平微观尺寸的研究。这样,多种信息可同时获得,对于研究电极过程的相关机制、鉴定电极表面特性、了解反应过程的中间体瞬间状态和产物性质、计算某些电化学参数以及热力学常数等,提供了十分有力的研究手段。自 20 世纪 70 年代提出以来,已得到飞速的发展,特别是 80 年代以来,发展十分活跃,已成为电化学分析的独立分支。

二、光谱电化学的分类

按照光谱电化学是否在电极/溶液界面状态和过程进行的同时进行观测,可分为非现场型(ex. suit)和现场型(in. suit)。非现场型是在电解池之外考察电极的方法,如低能电子衍射、anger 能谱、X 射线衍射光电子能谱等。而现场型是在电化学操作的同时对电解池内部,特别是对电极/溶液界面状态和过程进行观测的方法,如现场红外光谱、拉曼光谱、荧光光谱、紫外可见光谱、顺磁共振谱、光热和光声谱、圆二色光谱等。

按照光的入射方式可分为透射法、反射法以及平行入射法。透射法是入射光束垂直横穿光透电极及其邻接溶液的方法。反射法包括内反射法和镜面反射法两种。内反射法是入射光束通过光透电极的背后,并渗透到电极和溶液的界面,使其入射角刚好大于临界角,光线会发生全反射。镜面反射法是让光从溶液一侧入射,到达电极表面后被电极表面反射。平行入射法是让光束平行或近似平行的擦过电极及电极表面附近的溶液。

按照电极的厚度又可分为薄层光谱电化学方法和半无限扩散光谱电化学方法。薄层光谱电化学方法涉及的是电解池内电活性物质的耗竭性电解。一般外加电激发信号的激发时间比较长,例如采用电势阶跃实验时,采用较长的阶跃时间;如果采用循环伏安扫描试验,则采用较慢的电势扫描速率等。而半无限扩散光谱电化学方法,如果电解时间过长易引起浓度梯度而导致溶液对流,一般采用较短的电激发时间,常用的电激发信号有单电势阶跃、单电势开路弛豫、线性电势扫描和恒电流方法。

三、光谱电化学的应用

(一) 研究电化学反应过程

光谱电化学是现场研究电化学反应过程的强有力的手段。各种光谱技术可以提供反应物、中间体以及产物的大量结构信息,大大丰富了电化学的研究内容。F. Hahn 等人用紫外-可见反射光谱研究了 Ni 电极在碱性溶液中电氧化过程,观察到了不同电势下电极上不同的电氧化产物,确定了产物的存在形式,提出了 Ni 电极在碱性溶液中电氧化的机制。三核钌的簇合物在乙腈溶液中电解时,会形成多种 Redox 对,且各种存在形式都具有不同的紫外-可见光谱。因而可用紫外-可见光谱研究电化学过程,实验结果表明,钌三核簇合物在乙腈溶液中具有可逆的电化学性质,随着电势的变化,形成不同的 Redox 对。在 pH 小于 5 的条件下,还原过程会使簇合物失去中心的氧离子。电化学方法制备的聚吡咯(PP)膜具有较高电导率,关于这一聚合膜的理化性质研究很多,但对吡咯电化学聚合的机制研究很少。最近钟传健等人首次采用 ESR 技术和拉曼光谱技术现场研究了 PP 膜形成过程,ESR 实验表明,电化学聚合过程中形成的 PP 膜氧化态结构对吡咯的氧化具有电催化活性,导致吡咯在聚吡咯膜上更容易氧化聚合,拉曼光谱研究表明在 Au 电极上 PP 膜存在 SERS 效应,因而可高灵敏地研究 PP 膜的初试电聚合过程及其膜的结构、性质。

（二）研究表面电化学

电化学反应是在电极/溶液界面之间进行的,电极表面可以认为是一电势可调的催化剂表面,电子的传递、交换都在电极/溶液界面上进行。因而,要深入了解电化学过程,就必须研究电极表面性质及电极上吸附层及附近扩散层中的变化过程。光谱电化学为这种研究提供了强有力的手段,用于这种研究的技术主要是反射红外光谱及表面增强拉曼光谱技术。1974 年 Fleischmann 等人发现在粗糙银电极上的吡啶的拉曼信号比同浓度的吡啶溶液要强的多。这种拉曼增强现象是由表面效应引起的,被人们称为表面增强拉曼(SERS)效应。渠陆陆等应用表面增强拉曼光谱对水中的芳香胺类污染物进行了检测,选用背景散射弱薄层色谱板为承载基底,采用银胶作为增强剂,并且结合便携式拉曼光谱仪对芳香胺类污染水样进行检验。张文娟等人采用银溶胶作为活性基底对植酸进行了研究,并探索了不同激光照射时间下不同腐植酸溶液浓度和 pH 变化对腐植酸溶液的表面增强拉曼光谱变化的影响,确定了最优条件,并将此方法应用于对自来水中腐植酸的检验。汤俊琪等人应用 SERS 对牛奶中三聚氰胺的检测,采用的是稳定性和均一性更好的碱性银胶,将碱性银胶用于检测掺杂三聚氰胺的牛奶样品,得到了三聚氰胺加入量和拉曼信号的线性关系,该方法可以适用于快速现场测定。

（三）原位 ESR 紫外-可见近红外光谱分析

聚噻吩作为一个常见的有机电子材料,是光谱电化学研究典型的例子。在这种方式中,数量和位置的取代基和噻吩单体的数量可以影响稳定的带电状态和聚噻吩的溶解度。聚噻吩的循环伏安法可以分两步氧化(第一步为可逆反应和第二步为不可逆反应)和一个单一的还原步骤。二价阳离子的形成可以在第二步可逆性氧化反应用循环伏安法(扫描速度是 100mv/s)高扫描率显示。第一步氧化还原过程会产生自由基离子,这些离子可以随后用原位 ESR 紫外-可见近红外光谱进行分析。因此可以得到第一次电子转移过程中的紫外-可见近红外光谱。

第四节　电致化学发光分析

一、概述

电致化学发光(electrogenerated chemiluminescence,ECL),又称电化学发光,是指通过电化学手段,在电极表面产生一些电生物质,然后这些电生物质之间或电生物质与待测体系中的某些组分之间通过电子传递形成激发态,由激发态返回到基态面产生的一种发光现象,是电化学技术与化学发光分析的有机结合。

电致化学发光的发现可以追溯到 1927 年,Dufford 等发现了 Grignard 化合物在溶剂醚中电解可发光。1927 年 Harvey 在电解碱性鲁米诺水溶液时,发现在阴极及阳极上都有发光现象,揭开了电致化学发光研究的序幕。由于电致化学发光反应建立在电化学反应基础之上,且本身也是一个发生在电极表面附近空间,受电极表面环境等因素影响的化学发光过程。因此,它具有许多自身独有的性质和特点。该技术集成了化学发光的高灵敏度和电化学电位可控性等优点。克服了化学发光分析中存在的一些缺点,如一些化学发光试剂特定条件下不稳定,难以实现时间和空间上的控制,化学发光试剂难以重复使用等。进入 21 世纪,电致化学发光的应用范围更广,对反应机制的认识更深入,已成为分析化学工作者十分感兴趣的研究领域之一。

二、基本原理

电致化学发光反应实际经历两个过程。电化学反应和化学发光反应，即要求对电极施加一定的电化学信号发生电化学反应和必须提供一定的条件使随后的化学反应发光。电化学反应过程提供发生化学发光反应的中间体，而化学发光反应是这些中间体之间或是中间体与体系中其他组分之间发生化学反应产生激发态的物质，激发态物质返回基态时伴随着发光现象。但是，电化学反应不同，其发光机制也不尽相同。

1. 湮灭电致化学发光机制　当对电极施加正负双阶跃脉冲时，在工作电极上发生电极反应，阳极上电极反应产物 $A^{\cdot+}$ 和阴极上电生还原物 $A^{\cdot-}$ 发生自由基湮灭反应（annihilation reaction），形成激发态物质 A^*，A^* 以光辐射形式释放能量返回基态，即发光机制如下：

$$A+e \rightarrow A^{\cdot-}（阴极还原）$$

$$A-e \rightarrow A^{\cdot+}（阳极氧化）$$

$$A^{\cdot+}+A^{\cdot-} \rightarrow A^*（自由基湮灭反应生成激发态）$$

$$A^* \rightarrow A+h\nu（去激化发光）$$

另外，在阴阳两极上参加电化学反应的化合物可以是不同的物质。电生自由基阴离子 $A^{\cdot-}$ 与自由基阳离子 $C^{\cdot+}$ 发生交叉反应也可产生光，其反应机制如下：

$$A+e \rightarrow A^{\cdot-}$$

$$C-e \rightarrow C^{\cdot+}$$

$$A^{\cdot-}+C^{\cdot+} \rightarrow A^*+C（或A+C^*）$$

$$A^*（或 C^*） \rightarrow A（或 C）+h\nu$$

2. 共反应剂电致化学发光机制　共反应剂（co-reactant）是一些能在阴极或阳极上产生具有强还原性或强氧化性中间体的物质。电致化学发光体系的发光体和共反应剂反应生成的激发态分子在去激化过程中发射出光子。共反应剂电致化学发光只需对电极施加单一方向的电位即可。草酸离子 $C_2O_4^{2-}$ 是最先被发现的共反应剂。它在水溶液中被电化学氧化，产生具有强还原性的 $CO_2^{\cdot-}$ 中间体：

$$C_2O_4^{2-}-e^- \rightarrow [C_2O_4^{\cdot-}]^- \rightarrow CO_2^{\cdot-}+CO_2$$

同时，电致化学发光体系的发光体 D 也被一定的氧化电位所氧化：

$$D-e^- \rightarrow D^{\cdot+}$$

$D^{\cdot+}$ 与 $CO_2^{\cdot-}$ 反应，生成激发态的分子，产生光子：

$$CO_2^{\cdot-}+D^{\cdot+} \rightarrow D^*+CO_2$$

$$D^* \rightarrow D+h\nu$$

3. 阴极电致化学发光机制　某些金属氧化物修饰的电极在溶液中进行阴极极化时可观察到另一类化学发光现象，称之为阴极电致化学发光。其发光机制是：在阴极激化时，被氧化物覆盖的半导体金属电极向溶液发射热电子，由于热电子具有极强的还原能力，能在电极表面的特有微环境中与溶液中的氧化组分(如过硫酸盐、溶解氧、过磷酸根或过氧化氢)发生反应。产生具有化学发光反应活性的强氧化性物质。这些强氧化性物质氧化一些其他物质产生化学发光,如红荧烯就可以在氧化锌半导体电极上产生电致化学发光。

三、均相电致化学发光

1. 三联吡啶钌电化学发光反应机制　1972 年,Tokel 和 Bardts 首次报道了用电化学方法产生三联吡啶钌 $Ru(bpy)_3^{2+}$ 的激发态,观察到 $Ru(bpy)_3^{2+}$ 电致化学发光现象。奠定了 $Ru(bpy)_3^{2+}$ 电致化学发光在分析科学中的应用基础。三联吡啶钌$[Ru(bpy)_3^{2+}]$的化学结构如下图 18-14:

由于 $Ru(bpy)_3^{2+}$ 具有水溶性好、化学性稳定、氧化还原可逆、发光效率高、应用的 pH 范围较宽、可进行电化学再生和激发态寿命长等特点,已广泛应用于电致化学发光。其反应机制一般认为主要有以下 4 种。

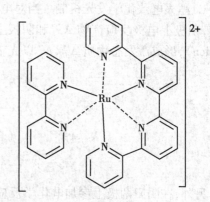

图 18-14　三联吡啶钌$[Ru(bpy)_3^{2+}]$的化学结构

(1) 氧化还原-循环电化学发光:氧化还原-循环电化学发光是指当对电极施加正负双阶跃脉冲时,在 $-1.3 \sim +1.3V$(vs. Ag/AgCl)电位范围内,$Ru(bpy)_3^{2+}$ 分别发生氧化和还原反应,生成 $Ru(bpy)_3^+$ 和 $Ru(bpy)_3^{3+}$,两者发生湮灭反应,生成激发态$[Ru(bpy)_3^{2+}]^*$,$[Ru(bpy)_3^{2+}]^*$ 返回基态时,发出波长约 610nm 的橘红色光,该过程也称为双电位电化学发光。

(2) 氧化-还原型电化学发光:当体系中存在强还原性共反应物如三丙胺、草酸等时,对电极施加一个合适的一个氧化电位,可使 $Ru(bpy)_3^{2+}$ 氧化为 $Ru(bpy)_3^{3+}$,同时三丙胺、草酸等也在电极上被氧化,并进一步生成还原型中间产物。该产物与 $Ru(bpy)_3^{3+}$ 可发生氧化还原反应,产生激发态的$[Ru(bpy)_3^{2+}]$,从而发光。以三丙胺(TPrA)/$Ru(bpy)_3^{2+}$ 体系为例:

$$Ru(bpy)_3^{2+} - e \rightarrow Ru(bpy)_3^{3+}$$

$$TPrA - e \rightarrow TPrA^{\cdot +} \rightarrow TPrA^{\cdot} + H^+$$

$$Ru(bpy)_3^{3+} + TPrA^{\cdot} \rightarrow Ru(bpy)_3^{2+*} + products$$

$$Ru(bpy)_3^{2+*} \rightarrow Ru(bpy)_3^{2+} + h\nu$$

(3) 还原-氧化型电化学发光:当体系中存在强氧化性物质时,对电极施加一个合适的还原电位,可将 $Ru(bpy)_3^{2+}$ 还原为 $Ru(bpy)_3^+$,同时另一共反应物也在电极上被还原,生成强氧化性中间体并与 $Ru(bpy)_3^+$ 发生氧化还原反应,产生激发态的$[Ru(bpy)_3^{2+}]^*$,返回基态时引起发光,以 $S_2O_8^{2-}$/$Ru(bpy)_3^{2+}$ 体系为例,过程如下:

$$Ru(bpy)_3^{2+} + e^- \rightarrow Ru(bpy)_3^+$$

$$S_2O_8^{2-} + e^- \rightarrow SO_4^{\cdot -} + SO_4^{2-}$$

$$Ru(bpy)_3^+ + SO_4^{\cdot -} \rightarrow Ru(bpy)_3^{2+*} + SO_4^{2-}$$

$$Ru(bpy)_3^{2+*} \rightarrow Ru(bpy)_3^{2+} + h\nu$$

（4）基于溶解氧还原的 $Ru(bpy)_3^{2+}$ 阴极电化学发光：以上三种发光过程都是在很正或很负的电位下进行的。另一种基于溶解氧还原的 $Ru(bpy)_3^{2+}$ 阴极电化学发光,该过程的激发电位仅为 $-0.4V$,故可以在更温和的条件下产生电化学发光。而且,所有能增强氧化还原型电致化学发光的物质都能增强该类型的电化学发光。

2. 高效液相色谱-$Ru(bpy)_3^{2+}$ 电化学发光检测技术　$Ru(bpy)_3^{2+}$ 电化学发光检测技术具有灵敏度高、检测对象广、线性范围宽、仪器简单的优点,但也存在选择性差的缺点,需要与一定的分离技术联用。高效液相色谱是一种成熟的分离技术,已经广泛应用于多种物质的分离,将电化学发光检测技术与高效液相色谱分离技术相结合,成为很多物质理想的分离分析手段。HPLC-$Ru(bpy)_3^{2+}$ 电化学发光检测装置一般高压泵、液相色谱柱、流通电解池和电化学发光检测器（光电倍增管）。待测组分经 HPLC 分离后,在流通电池与电生的发光试剂发生电化学发光反应,发出的光信号经光电倍增管转换为电信号并放大,输出至数据采集装置。由于该检测方法无需光源和复杂的光学系统,避免了光源不稳定和杂散光的干扰,因此,HPLC-$Ru(bpy)_3^{2+}$ 电化学发光检测技术具有灵敏度高,选择性好的特点。

$Ru(bpy)_3^{2+}$ 电化学发光作为高效液相色谱检测器有 3 种方式注入检测体系,即柱后加入、柱前加入和将 $Ru(bpy)_3^{2+}$ 修饰到电极的表面,其中将 $Ru(bpy)_3^{2+}$ 修饰到电极表面是一种很有前景的方法,不仅能使 Ru$Ru(bpy)_3^{2+}$ 循环利用,而且还可以克服柱后加入法引起的分析物溶液稀释及峰展宽,以及柱前加入法引起的色谱峰保留时间增长。但该方法要求固定 $Ru(bpy)_3^{2+}$ 的方法稳定、重现性好。

3. 高效毛细管电泳-$Ru(bpy)_3^{2+}$ 电化学发光检测技术　高效毛细管电泳技术（HPCE）是一类以毛细管为分离通道,以高压直流电场为驱动力的新型液相分离技术,它结合了经典电影和现代微柱分离技术。具有分离效率高、分析速度快、样品和试剂消耗少等优点,使分析科学,从微升水平进入到纳升水平,是继高效液相色谱之后分析科学领域的又一次开拓性贡献。自从 20 世纪 80 年代该方法创立以来,已广泛应用于无机离子、有机分子和生物分子的分离分析。与 HPLC 相比,HPCE 在生物大分子的分离分析方面尤其具有优势。将电致化学发光和毛细管电泳结合起来,兼备电化学发光的高灵敏度和色谱的高分离效率的特点,直接用于样品中微量组分的分离和测定,是一种极具应用潜力的分离分析技术。毛细管电泳-电化学发光检测技术的关键在于电化学发光池,它既能保证电化学发光高灵敏度,又能有效消除毛细管电泳高压电场对电化学发光过程的影响。

毛细管电泳电化学发光技术中,主要有 3 种三联吡啶钌加液方法:储池、泵入和固体电极。储池方式简单,能够保证电化学过程中分析物和三联吡啶钌在电极表面充分接触发生电化学反应,但溶剂挥发和毛细管流出物的稀释会改变储池中三联吡啶钌浓度。一般情况下,$300\mu l$ 的三联吡啶钌溶液足以使 4~6 小时不影响分析信号的稳定性。泵入方式可以提供连续、新配制的三联吡啶钌溶液,但浪费大量昂贵的试剂。若将三联吡啶钌固定到工作电极表面制成固体电极,具有重现性好、节省试剂的优点。但是,由于涉及分析物在固体电极表面的扩散,因而灵敏度相对较低。

四、固相电化学发光

1. 电化学发光传感器　电化学发光传感器是指通过化学修饰的方法将直接或间接参

与化学发光反应的试剂固定在电极表面而形成的一类实验装置。与化学发光传感器相比，电化学发光传感器克服了前者需要源源不断补充发光试剂的不足，减少了昂贵试剂的使用，并简化了实验装置。将 $Ru(bpy)_3^{2+}$、鲁米诺或其衍生物固定化制成电化学发光传感器是近年来电化学发光领域研究的重要方向。

（1）$Ru(bpy)_3^{2+}$ 电化学发光传感器：在电化学发光中，$Ru(bpy)_3^{2+}$ 电化学发光传感器从用途上主要分三种。一是基于固定化 $Ru(bpy)_3^{2+}$ 电化学发光酶传感器；二是 $Ru(bpy)_3^{2++}$ 电化学发光免疫传感器与 DNA 探针；三是利用 $Ru(bpy)_3^{2+}$ 电化学发光制备的发光器件。若是按照 $Ru(bpy)_3^{2+}$ 及其衍生物的固定化方法，又可以分为四种，即利用 Langmuir-Blodgett 膜、分子自组装膜、离子交换聚合物薄膜或溶胶-凝胶（sol-gel）等技术进行固定化。三联吡啶钌在反应前后的化学形态和性质基本不变，是一个循环反应过程。目前固定三联吡啶钌的方法普遍存在稳定性差、使用寿命短、修饰物易泄漏等问题，研究和开发新的固定化材料将是今后发展的重点。

（2）鲁米诺电化学发光传感器：鲁米诺是酰肼类化合物中最具代表性的电化学发光物质。与联吡啶钌不同，鲁米诺的电化学发光是不可逆的。所以涉及鲁米诺电化学发光的传感器固定化的试剂不是鲁米诺分子，而是间接参与发光反应的底物氧化酶。这类装置也称为电化学发光生物传感器。许多生物活性物质如葡萄糖胆碱和乳酸等，在底物氧化酶催化作用下产生过氧化氢，过氧化氢对鲁米诺电化学发光体系有增敏作用，即可实现对这些生物活性物质的电化学发光检测。鲁米诺的电化学发光在碱性介质中的发光效率较高，但碱性介质对酶活性有不良影响，如何解决两者的 pH 不匹配问题应该是鲁米诺电化学发光生物传感器研究的重点。

2. 电化学发光核酸杂交分析　核酸分子杂交技术是定性或定量检测特异性 RNA 和 DNA 序列片段的有力工具，作为最基本、最常用的一种分子生物学方法技术，已经普遍应用于生命科学和医学基础研究的各个领域。传统的核酸分子杂交采用放射性标记的检测手段。随着化学发光核酸探针引入杂交分子的检测，其过程避免了放射性同位素的污染和危害，但存在的不足是化学发光结束后样品的发光无法再现。20 世纪 90 年代，电化学发光检测技术被应用于核酸（DNA）探针杂交分析，即电化学发光核酸杂交分析。该方法结合了电化学发光检测技术与核酸分析的优点，成为近年来的一个研究热点，在基因分析、基因定位和疾病早期诊断方面显示了发展潜力。

电化学发光核酸杂交分析包括以下几个步骤：①ssDNA 固定到电极表面，形成 DNA 探针电极；②将 DNA 探针电极放入含有互补靶标 ssDNA 的被测液中，在电极表面形成 dsDNA；③测量电化学发光信号。电化学发光核酸杂交分析的标记物有 $Ru(bpy)_3^{2+}$ 衍生物、鲁米诺及其衍生物等。

根据电化学发光指示剂和核酸作用方式的不同，可将电化学发光核酸杂交分析分为两种类型：标记剂型和嵌入剂型。标记剂型是指发光活性物质通过化学键合的作用直接或间接的连接在 ssDNA 链的末端，得到电化学发光活性物质标记的 ssDNA 探针，该探针与固定在电极上的目标 ssDNA 通过碱基配对原理进行杂交，实现电化学发光检测。嵌入剂型电化学发光核酸杂交分析，是指将杂交反应后的电极浸入含嵌入剂的溶液中反应一段时间，或将嵌入剂直接加到杂交反应的溶液中，让杂交反应和嵌入作用同时进行，然后再进行电化学发光检测，电化学发光信号的变化值可以反应电极表面形成 dsDNA 的多少。

$Ru(bpy)_3^{2+}$ 作为一种稳定的标记物，具有良好的电化学发光性质足以满足聚合酶链式反应的条件。Blackburn 等合成的衍生物可以在电化学发光反应中循环再生反应,实现在核酸分子上的多个标记(>20 个),且不影响 DNA 的杂交活性和特异性。

3. 溶出电化学发光分析 溶出电化学发光分析法是一种新型的化学发光分析法。该法先将金属离子从大体积的试液中富集在微小的电极上,同时通过控制各种条件进行电位溶出或化学溶出,将被测离子选择性的富集在电极表面而溶出,并在电极表面的扩散层中与发光剂反应,产生发光信号。这种方法克服了化学发光法选择性较差的不足,结合了溶出伏安法的高选择性和化学发光法的高灵敏度的优点。吕九如等采用在线控制电位电解还原 Mo^{6+},建立了流动注射-电化学发光检测 Mo^{6+} 的新方法,检出限为 5×10^{-11} g/ml,线性范围为 $5.0 \times 10^{-10} \sim 5.0 \times 10^{-7}$ g/ml。鉴于电化学富集的数据比较丰富,可以利用高灵敏度的化学发光体系也很多,因此应用的前景广阔。

4. 电生试剂化学发光分析 化学发光反应多为氧化还原反应,常见的氧化剂包括 H_2O、$K_3Fe(CN)_6$、Ce^{4+}、ClO^-、BrO^-、O^{2-}、Co^{3+}、Mn^{3+}、Cu^{3+}、Ag^{2+} 等。其中一些氧化剂不是很稳定,如 ClO^-、BrO^-、O^{2-}、Co^{3+}、Mn^{3+}、Cu^{3+}、Ag^{2+} 等。在溶液中很快就会被还原影响使用,通过电化学在线产生不稳定试剂,可以解决试剂不稳定的难题。电生试剂化学发光分析,即利用恒电流电解在线电生某些高活性的参加化学发光反应所需的试剂,通过氧化还原反应,或通过能量转移或增敏反应而建立的一种电化学发光分析方法。目前已经用于一些神经递质、抗生素和药物有效成分的检测。

5. 电位分辨的电化学发光 在不同的电位下,鲁米诺、光泽精等传统的发光物质具有多个电化学发光反应通道,同时发现脉冲激发的电化学发光不能分辨这些通道,这种循环伏安驱动电化学发光,被称为电位分辨的电化学发光。

电位分辨的电化学发光图类似于循环伏安图,但比后者更灵敏。一些氧化还原过程在循环伏安图上无峰或有较弱峰,但在电位分辨的电化学发光图上呈现清晰的峰。通过对电位分辨的电化学发光行为和规律进行观察,发现了鲁米诺、光泽精、$Ru(bpy)_3^{2+}$ 体系的电化学发光多通道现象和对电极电位、电极材料和电极表面状态的依赖性,提出了各通道的反应机制。电位分辨的电化学发光为电化学发光的研究提供了一条新的思路,对电化学发光机制研究和探索新的电化学发光反应具有重要的意义。

五、应用

1. 无机物的测定 利用 EDTA 螯合物与 $Ru(bpy)_3^{2+}$ 产生电化学发光,可以建立测定金属离子的电化学发光分析法,通过这种方法研究亲氮金属离子,检测限可达 nmol/L 级别。如用电化学溶出伏安法测定了水样中铜离子的浓度,检测限达 0.02 μmol/L,该方法无论是灵敏度还是选择性都优于普通的阳极方波溶出伏安法或是化学发光法。利用还原-氧化型电化学发光可以在碳糊电极上检测 $S_2O_8^{2-}$。

2. 有机物的测定 $Ru(bpy)_3^{2+}$ 电化学发光体系广泛应用于胺类、氨基酸和多肽、蛋白质、核酸、药物的检测。陈曦等采用 HPLC-$Ru(bpy)_3^{2+}$ 电致化学发光体系测定了药物中的苦参碱、槐定碱、脱氢苦参碱、羟基苦参碱的含量。有文献报道基于 β-受体阻断剂的仲胺基团与 $Ru(bpy)_3^{2+}$ 电化学发光体系的发光现象,建立了 HPLC-CL 测定药物和人尿中 β-受体阻断剂含量的方法。

使用细内径毛细管和低离子强度的分离缓冲液可降低毛细管电泳电场对电致化学发光

过程的影响,汪尔康以此为基础建立了毛细管电泳电致化学发光池并将其用于苯环定、苯海拉明、苯海索、利多卡因和氧氟沙星等药物的检测。舒必利具有安定和抗抑郁作用,可作为一种调节剂治疗精神分裂,毛细管电泳电致化学发光方法成功用于临床患者血浆和尿样舒必利和硫必利的分析。

利用地塞米松磷酸钠能够使 Mn^{3+}-$NaSO_3$ 体系的化学发光大大增强的原理,张孝成等建立了在线电生 Mn^{3+} 流动注射化学发光法测定地塞米松磷酸钠的新方法。利用在线电生不稳定试剂化学发光法,已经建立了测定多巴胺、肾上腺素、去甲肾上腺素、儿茶酚胺、双嘧达莫、安乃近、异烟肼、喹啉、维生素 C(抗坏血酸 C)、酸维生素 B_1 等的方法。

第五节 纸基电分析器件

一、概述

纸基电分析器件(paper-based electroanalytical devices)指的是以纸作为电分析基体材料,应用其他电化学技术,从而实现现场采样、即时分析、显示检验结果等功能的分析检测器件,在医疗卫生、食品安全、环境监测等领域有着巨大的发展前景。

与其他传统的分析器件相比,纸基电分析器件具有许多优点:需要消耗的样品量极少;纸基器件可以过滤和分离样本中的成分;便于储存和运输;使用过的器件经过简单的焚烧就可以安全处理。在未来,纸基电分析器件将会为生物检测提供一种速度更快,价格更便宜,可以同时检测多种物质的方法;成本低、适合于多种分析物分析、需要样本和试剂体积小,同时便于携带。目前已经在葡萄糖、蛋白质、乳酸、尿酸和胆固醇的检测中发挥重要的作用。纸基电分析器件的发展将会推动现场即时检测技术(point-of-care testing,POCT)的发展,利用纸基器件结合相应测试技可以缩小 POCT 系统的体积,缩小使用样本和试剂的体积,同时可以实现多分析物并行检测,得到了大民众和国内外研究人员极大的关注。

二、分类

纸基电分析器件所使用的纸,常见的有如下几类:

纤维素纳米纸:这是最常见和最容易得到的纸基材质。纤维纸可以用从上到下的方法(如酶促反应和机械破碎)和从下而上的方法(如细菌纳米纤维和静电纺丝)制作得到。用含纤维素纤维的植物细胞制作纸首先用物理粉碎、低温粉碎或高压均化作用,然后将单个纤维素进行分离。在 55MPa 的气压差下反复循环 10~20 次可以分解出直径在 $100nm \sim 1\mu m$,长度在几百 mm 至 1mm 的纤维素的纤维。纤维素纸包含坚硬针形,类似结晶的纤维,纵横比较小,直径为 2~20nm,长度为 100~600nm。纤维素纳米晶体是用酸水解纸浆纤维或微晶体纤维素制成,在超声波处理下,用硫磺酸、盐酸或磷酸溶解非结晶部分。该纸的表面电荷取决于使用的酸的类型。例如用盐酸处理,它的表面电荷较低,而用硫酸处理,它的表面电荷较盐酸处理更低。

碳纳米纸:碳纳米纸是通过碳纳米分子间的范德华力相互连接形成的一种二维纸结构。制作碳纳米纸的时候,可以选择适当的溶剂、pH、碳分子的浓度来控制多孔结构和孔隙大小。而且可以将碳纳米分子和纤维素混合在一起制备高传导性、高柔韧性的纳米纸,这种复合纳米纸可以作为优良的电极材料。

无机纳米纸:指的是用一维金属氧化物纳米材料和纳米纤维制造无机纳米。与制备传统纸相似,这种纳米纸基的厚度大约为 10mm,可以通过改变材料质量来调整尺寸。最近,加利福尼亚大学的 Yat 教授研究小组合成了一种用 MoO_3 制成的透明纳米纸用作电极材料。这种纳米纸通过溶解 MoO_3 纳米带(长 3~200μm,宽 300nm,厚 60nm)于水中,经过真空过滤,在空气中干燥后形成薄膜,剥离形成。这种纸基有 95.6% 的透明度,良好柔韧性和抗折叠性,而且在 2mV/s 下有着 1 198F/g 的电容,并且在 20 000 个充电放电周期内可以保持稳定。

电纺纳米纸:传统的方法制备的纸基中纤维分散能力较差,而静电纺丝制备的芳香族聚酰胺纤维纸基材料有着良好的稳定性。例如由海绵状碳层包覆硅纳米材料的纸状材料应用于锂离子电池;多孔硅纳米纤维纸是通过静电纺丝 SiO_2 纳米纸的镁热还原制成;混合聚偏氟乙烯 TiO_2 纳米纤维可以通过静电纺丝及电喷雾制备,作为光催化材料。

三、应用

(一) 电化学检测

纸基电分析器件在葡萄糖、乳酸和尿酸等物质的电化学检测中已经得到了应用。国内外研究人员通过对纸基微流器件的大量研究和总结,提出了很多种制作纸基的方法,并且成功地运用到部分生物分子的检测当中,这也为纸基器件未来的发展指明了方向,同时也促使越来越多的研发人员投入到对纸基电分析器件的研究中去。通过研制微流器件来实现某些物质的定量分析已经受到越来越多人的关注,不同的纸基制作方法也扩展了纸基微流器件的制作工艺和应用范围。瑞典林雪平大学的 Sadollahkhani 带领的研究小组开发了一种比色纸,涂上 ZnO@ZnS 壳核纳米粒子,用于检测水溶液中的铜离子。麦克马斯特大学的 Zhao 等人,近来发展了用金纳米粒子比色探针检测腺苷酶 I 的纸基生物分析法。"国立台湾大学"的陈学礼教授等人制备了具有高度敏感性、独特的局部表面等离子体共振(LSPR)的生态友好的等离子体纳米纸。哈佛大学的 Whitesides 课题组,开发了一种微葡萄糖生物传感。这种生物传感器纸的灵敏度略低于的碳电极的灵敏度,用于测量溶液中的葡萄糖浓度。

(二) 电传导纸

电传导纸可以应用在电磁屏蔽、静电耗散、储能器件等方面。美国哈佛大学研究小组研究表明,在纸张表面涂覆一层碳纳米管和银纳米线薄膜,可使商业纸的导电性达到 1Ω/sq。石墨烯是一种单层石墨,二维 sp^2 的键合碳的同素异形体。它具有高电荷载体迁移率、固有的灵活性及优异的热和化学稳定性。香港科技大学的 Kim 教授研究小组用单层氧化石墨烯纳米片制备了导电石墨烯纳米纸。他们发现,氧化石墨烯纳米片对石墨烯纳米纸的自动对准、机械性能、热能和导电性有正面促进的影响。华东理工大学的朱以华等人,在石墨烯纸表面覆盖 CO_3O_4 纤维制成纳米纸,用作锂离子电池的阳极。

(三) 电池

纳米纸由于其低成本和环保性,在能量收集和存储上,吸引了广泛的研究兴趣。碳和纤维素纤维纳米纸作为广泛灵活的电极材料或电池中活性材料。韩国科学技术院的 Gwon 领导的研究小组发现石墨烯纸电极具有非常高的能量密度和功率密度,与非柔性的传统电极结构相比,具有更好的使用寿命。斯坦福大学的崔毅等人通过离子体增强化学气相沉积法,制备了由碳纳米管-纤维素纳米纤维气凝胶和表面硅涂层组成的复合纳米纸。这种碳纳米管-纤维素纳米纸作为柔性电子产品锂电池的阳极,表现出优良的性能,在电流密度为 $0.08mA \cdot cm^{-2}$ 下,碳纳米管纸柔性电池的可逆放电容量在 $200mA \cdot H \cdot g^{-1}$。

(四) 太阳能电池和燃料电池

近年来,内布拉斯加州立大学的 Huang 研究小组,开发了基于 TEMPO 氧化纤维素的新型透明纸,同时具有超高光学透明度(96%)和高光雾(60%)。由于增加了光散射,在太阳能电池上透明纳米纸层可以使设备效率提高10%~20%,有望应用于太阳能电池器件的基板设计。

因为纸的低成本,机械韧性、气体阻隔性好,因此含有酸性含氧官能团纤维素纸可能替代离子膜作为燃料电池的基础装置。近来,九州大学的 Bayer 等人,开发了一种燃料电池纤维素膜,可以使其中的质子电导率提高到 $120mS\ cm^{-1}$。在 120℃ 和 100% 的相对湿度下,最大的质子电导率可达到 $4.7mS\ cm^{-1}$。近来,葡萄牙阿威罗大学的 Gadim 及同事们,用细菌纤维素混合 Nafion 膜,得到电导率较低的纳米复合膜(在 40℃ 和 98% 的相对湿度下,电导率可达到 $40mS\ cm^{-1}$)。

(顾海鹰　刘扬)

参 考 文 献

[1] Liu K,Niu Y,Konishi M,et al. Discovery of nitrate-CPK-NLP signalling in central nutrient-growth networks [J]. Nature,2017,545,311-316.

[2] Gao W,Emaminejad S,Nyein H. Y. Y,et al, Fully integrated wearable sensor arrays for multiplexed in situ perspiration analysis[J]. Nature,2016,529,509-514.

[3] Choi S,Lee H,Ghaffari R,et al. Recent advances in flexible and stretchable bio-electronic devices integrated with nanomaterials[J]. Adv. Mater. ,2016,28,4203-4218.

[4] Arrigan D. W. M.. Nanoelectrodes, nanoelectrode arrays and their applications [J]. Analyst, 2004, 129, 1157-1165.

[5] Parlak O, İncel A,Uzun L,et al. Structuring Au nanoparticles on two-dimensional MoS2 nanosheets for electrochemical glucose biosensors[J]. Biosens. Bioelectron,2017,89,545-550.

[6] Yang N,Foord J. S,Jiang X. Diamond electrochemistry at the nanoscale:a review[J]. Carbon,2016,99, 90-110.

[7] Sampson M. D,Kubiak C. P. Manganese electrocatalysts with bulky bipyridine ligands:utilizing Lewis acids to promote carbon dioxide reduction at lowoverpotentials[J]. J. Am. Chem. Soc. ,2016,138,1386-1393.

[8] Schluecker S. Surface-enhanced raman spectroscopy:concepts and chemical applications[J]. Angew. chem. int. ed. ,2014,53,4756-4795.

[9] Sampson M. D,Nguyen A. D,Grice K. A,et al. Manganese catalysts with bulky bipyridine ligands for the electrocatalytic reduction of carbon dioxide:eliminating dimerization and altering catalysis[J]. J. Am. Chem. Soc. ,2014,136,5460-5471.

[10] Li X. J,Wang Y. G,Shi L,et al. A novel ECL biosensor for the detection of concanavalin A based on glucose functionalized $NiCo_2S_4$ nanoparticles-grown on carboxylic graphene as quenching probe[J]. Biosens. Bioelectron,2017,96,113-120.

[11] Chen Y,Zhou S. W,Li L. L,et al. Nanomaterials-based sensitive electrochemiluminescence biosensing[J]. Nano today,2017,12,98-115.

[12] Yao B,Zhang J,Kou T. Y,et al. Paper-based electrodes for flexible energy storage devices[J]. Adv Sci, 2017,1700107.

[13] Hayes R. A,Feenstra B. J,Video-speed electronic paper based on electrowetting[J]. Nature,2003,425,383-385.

[14] Martinez A. W,Phillips S. T,Whitesides G. M,et al. Diagnostics for the developing world:microfluidic paper-based analytical devices[J]. Anal. Chem. ,2010,82,3-10.

第六篇

色谱分析法

第十九章

气相色谱法

第一节 概　述

一、气相色谱法简史及分类

气相色谱法(gas chromatography,GC)是以惰性气体(又称载气)为流动相,以固定液或固体吸附剂为固定相的色谱分析方法。1952 年,James 和 Martin 在 *Biochemical Journal* 杂志上发表了 3 篇气相色谱分析的论文,标志着气相色谱法正式登上历史舞台。1954 年,Ray 发明了热导池检测器,开创了现代气相色谱法的新时代。1956 年,Van Deemter 提出了速率理论,确立了现代气相色谱法的理论基础。1957 年,Golay 发明了毛细管色谱柱,极大地提高了气相色谱法的分离效能。20 世纪 60—70 年代,出于气相色谱痕量分析的要求,一系列高灵敏度、高选择性的检测器陆续问世。如 Mcwilliam 发明了火焰离子化检测器,Lovelack 发明了电子捕获检测器,Brody 发明了火焰光度检测器,Kolb 和 Bischoff 发明了电加热的氮磷检测器。20 世纪 70 年代后期到 80 年代,弹性石英毛细管柱得到广泛应用,一些新型检测器如化学发光检测器、傅里叶红外光谱检测器、质谱检测器、原子发射光谱检测器等陆续出现。20 世纪 90 年代,质谱检测器因其定性准确、定量精度高等优势开始成为气相色谱法的通用检测器之一。同时,快速气相色谱和全二维气相色谱等快速分离方法发展迅速。计算机技术不仅可以准确控制分析条件,优化操作参数,而且实现了数据在线采集、储存、处理,并使自动进样成为现实。

目前,研制具有人工智能的气相色谱仪已成为现代色谱技术的发展趋势。应用人工智能技术构成气相色谱专家系统,可提供色谱专业知识、经验,并进行推理判断,实现分析全过程自动化。自此,气相色谱法已经成为一种分析速度快、准确度和灵敏度高、自动化程度高、应用范围广的分离分析方法,广泛应用于医药卫生、环境监测、卫生检验、石油化工等领域。

气相色谱法具有如下特点:①分离效能高,复杂、难分离的混合试样各组分也能得到很好的分离;②选择性好,不仅能分离结构相似、极性相近的组分,而且能分离某些同分异构体、对映体等;③灵敏度高,使用高灵敏度检测器,检出限可低至 $10^{-14} \sim 10^{-11}$ g,适用于微量和痕量组分分析;④分析速度快,测定一个样品一般需要数分钟到数十分钟;⑤应用范围广,在一定温度下,凡是能气化且热稳定性好的待测物,在一定条件下均可直接用气相色谱法分析;沸点过高难气化、热稳定性差、易分解的待测物,也可通过化学衍生化的方法,将其转变成易气化、热稳定性好的物质后再进行分析。

气相色谱法按照固定相的物态,可分为气固色谱法(固定相为分子筛、硅胶、氧化铝、高分子小球等固体吸附剂)和气液色谱法(固定相为涂布在固体载体上或毛细管壁上的液体如聚甲基硅氧烷类、聚乙二醇类等固定液）；按照分离机制,可分为分配色谱法和吸附色谱法；按照色谱柱的内径,可分为填充柱色谱法（内径为 3mm 或 2mm 的不锈钢柱或玻璃柱）、毛细管柱色谱法（内径为 0.2mm、0.25mm、0.32mm 的石英柱）和大口径柱色谱法（内径为 0.53mm 的毛细管柱）。填充柱色谱法的柱容量较好,但柱效相对较低。毛细管柱色谱法的柱效高,但柱容量低。大口径柱色谱法的柱效和柱容量介于两者之间,适用于复杂组分分析。

气固色谱法基于不同组分在固体吸附剂上的吸附能力差异实现分离,故又属于吸附色谱法；气液色谱法基于不同组分固定液中溶解度差异实现分离,故又属于分配色谱法。在实际应用中,气固色谱法主要用于分析较低分子量和低沸点气体组分或相对较简单的组分分析,而气液色谱法的应用更广泛。

二、气相色谱仪及分析流程

自 1955 年第一台商品化气相色谱仪问世以来,气相色谱仪逐渐向网络化、模块化、便携式、多维和专业分析系统等方面发展,其性能不断提高。各种类型的气相色谱仪均包括五大系统:气路系统、进样系统、分离系统、检测系统、数据采集与处理系统。分析流程如图 19-1 所示。

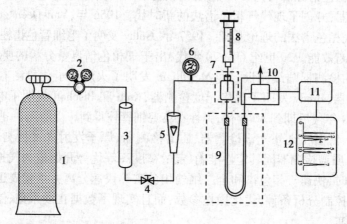

1. 载气瓶；2. 减压阀；3. 净化器；4. 针型阀；5. 转子流量计；6. 压力表；7. 进样器（气化室）；8. 微量注射器；9. 色谱柱；10. 检测器；11. 放大器；12. 色谱工作站。

图 19-1 气相色谱分析流程示意图

（1）气路系统:包括载气（常用的有氮气、氢气和空气等）、气体净化器、气体流量调节与控制装置（减压阀或稳流阀、稳压阀、流量计、压力表等）。高压钢瓶中的载气经减压阀减压输出,通过气体净化器、稳压阀及流量控制器,以稳定的流量先后流经气化室、色谱柱、检测器,最后被放空。气体的纯度和气体流速控制的精度对气相色谱仪的稳定性均有较大影响。目前,商品化的气相色谱仪普遍采用电子气路控制技术,可对压力和流量进行全面、自动化控制。

（2）进样系统:包括进样口、气化室、温控装置。可将样品定量引入色谱系统,使之瞬间气化后用载气将气化后的样品快速吹入色谱柱。目前,顶空进样、液体自动进样等自动进样技术已经得到广泛应用。毛细管柱色谱法进样时,常常采用分流进样、柱头进样、程序升温气化进样等技术,可以有效防止峰展宽、避免进样歧视效应,保持毛细管柱的高分离效能。

（3）分离系统:包括色谱柱、柱箱、温控装置。其中,温控装置主要用来控制柱温箱、气化室和检测器的温度。升、降温的速度、温控精度对分析结果均有较大影响。

（4）检测系统:包括检测器、微电流放大器。组分在检测器中被测量到并被转化为电信号,经微电流放大器放大后送到数据采集与处理系统。

（5）数据采集与处理系统:包括放大器、色谱工作站。处理由检测器输出的信号给出分析结果。现代色谱工作站的功能日趋强大,可以同时控制多台仪器、编辑方法、采集数据、对数据进行积分和准确定量。

三、常用术语

各组分随时间或流动相体积变化的曲线称为色谱流出曲线或色谱图(chromatogram),如图 19-2 所示。色谱图是色谱分析的主要依据。

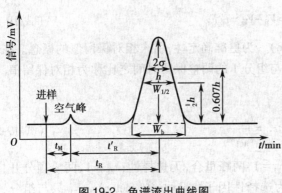

图 19-2　色谱流出曲线图

色谱柱中仅有流动相(载气)流经时,检测器的响应信号随时间变化的曲线称为基线(baseline)。基线可以反映检测系统的噪声随时间变化的情况。稳定的基线应该是一条平滑的直线。若基线随时间变化上下波动小,说明检测系统的噪声小;反之,说明噪声大。

色谱图中响应信号随时间变化所形成的峰形曲线称为色谱峰(chromatographic peak)。在给定的色谱体系和操作条件下,在一定时间内,最多能从色谱柱中流出并达到一定分离度的色谱峰的个数,称为峰容量(peak capacity)。

若样品中各组分得以完全分离,色谱图中的每一个色谱峰则代表一个组分,一般色谱峰为正态分布曲线,可用三项参数来描述:保留值,表示色谱峰的位置,用于定性分析;峰高或峰面积,表示峰的大小,用于定量分析;峰宽,表示区域宽度,用于衡量柱效。

（一）保留值

样品中各组分在色谱柱中的保留行为用保留值来度量。保留值通常用保留时间或保留体积来表示,它反映了色谱过程的热力学特性,是色谱定性分析的重要参数。

1. 保留时间(retention time)　某组分从进样开始到出现色谱峰最大值所需的时间称为保留时间,用 t_R 表示,是该组分流经色谱柱时,在固定相和流动相中的滞留时间之和。当色谱条件一定时,待测化合物具有一个确定的保留时间,这是色谱定性分析的依据。

2. 死时间(dead time)　不被固定相吸附或溶解的组分从进样到出现色谱峰极大值所需的时间称为死时间,用 t_M 表示,即不和固定相作用的组分(如载气)流经色谱柱所需的时间或组分分配在流动相中的时间。

3. 调整保留时间(adjusted retention time)　扣除死时间后的组分保留时间称为调整保留时间,用 t'_R 表示,即组分因溶解或吸附被保留在固定相中的时间。极性与性质不同的组分,在固定相中滞留的时间不同,故调整保留时间不同。

$$t'_R = t_R - t_M \qquad\qquad \text{（式 19-1）}$$

4. 保留体积（retention volume）　某组分从进样到出现色谱峰极大值所需要流经色谱柱的载气体积，用 V_R 表示。相当于样品到达柱末端检测器时所通过的载气的体积。

$$V_R = t_R F_0 \qquad\qquad \text{（式 19-2）}$$

式中，F_0 是载气流速（ml/min）。

5. 死体积（dead volume）　不被固定相吸附或溶解的组分进入色谱柱时，从进样到出现色谱峰极大值时通过的载气体积，即从进样器经色谱柱到检测器出口的流路中，载气所占有的体积，称为死体积，也称柱空隙体积，用 V_M 表示。

$$V_M = t_M F_0 \qquad\qquad \text{（式 19-3）}$$

6. 调整保留体积（adjusted retention volume）　组分的保留体积扣除死体积之后，称为该组分的调整保留体积。

$$V'_R = V_R - V_M = t'_R F_0 \qquad\qquad \text{（式 19-4）}$$

7. 相对保留值（relative retention value）　为更准确定性，引入相对保留值的概念。在相同的操作条件下，组分 2 的调整保留时间与组分 1 的调整保留时间之比称为相对保留值，用 r_{21} 表示。

$$r_{21} = \frac{t'_{R(2)}}{t'_{R(1)}} \qquad\qquad \text{（式 19-5）}$$

r_{21} 表示固定相对两组分的选择性。$r_{21}=1$，两峰重合，无选择性；$r_{21} \neq 1$，两峰顶分开，有选择性；r_{21} 值越大，选择性越好，故又称为选择性因子（selectivity factor）。r_{21} 只与组分、柱温、固定相的性质有关，与柱长、柱内径、填充情况和流动相流速无关。即其他条件变化时（如载气流速、固定相填充疏密等对 t_R 有影响，但对 $t'_{R(2)}$，$t'_{R(1)}$ 的影响相同），其比值不变。所以，对某两种组分而言，当固定相、柱温一定时，r_{21} 为常数，可以作为实验室间互相比较的数据，因此它是气相色谱分析中广泛使用的定性参数之一。

8. 保留指数　又称 Kováts 指数，1958 年由 Kováts 引入。规定正构烷烃的保留指数（retention index，I）为 100z（z 为碳原子数），对正戊烷、正己烷、正庚烷、正辛烷……，其相应的保留指数在任何情况下都是 500、600、700、800……。某组分的保留指数以其相邻的两个正构烷烃的调整保留时间为基准，按下式求出：

$$I_i = 100\left[z + \frac{\lg t'_{R_i} - \lg t'_{R_z}}{\lg t'_{R_{(z+1)}} - \lg t'_{R_z}} \right] \qquad\qquad \text{（式 19-6）}$$

式中，i 为待测组分，z，z+1 代表相邻两正构烷烃的碳原子数；t'_{R_i}、t'_{R_z}、$t'_{R_{(z+1)}}$ 分别为组分 i、碳数为 z 和 z+1 的正构烷烃的调整保留时间。在特定的色谱柱上，待测组分的调整保留时间恰在两个正构烷烃的调整保留时间之间，即 $t'_{R_z} < t'_{R_i} < t'_{R_{(z+1)}}$。欲求某一组分的调整保留时间，只需将其与作为标准物的相邻两个正构烷烃混合，在给定的色谱条件下，测得待测组分与两个相邻的正构烷烃的调整保留时间，然后用式（19-6）计算得到。

保留指数只与色谱柱和柱温有关，与载气种类、流速、检测器类型等因素无关。保留指数与相对保留值 r_{21} 相似，也可用来表示某一组分相对保留能力的大小。两者的区别为：相对保留值以任意选定的单个化合物为参比标准,而保留指数是以正构烷烃系列作为参比标准。保留指数也可用于实验室间比对,是气相色谱定性与色谱柱评价的重要依据。

(二) 峰面积与峰高

色谱流出曲线与基线所包围的面积称为峰面积(peak area),用 A 表示。峰高(peak height)为色谱峰顶点到基线的垂直距离,用 h 表示。常用峰面积定量,峰很窄时,也可用峰高定量,但误差较大。

(三) 区域宽度

色谱峰的区域宽度是组分在色谱柱谱带扩张的函数,反映了色谱操作条件的动力学因素。常用 3 种方法度量色谱峰的区域宽度:峰底宽、半高峰宽和标准偏差。

1. 峰底宽(peak width)　过色谱峰两侧的拐点作切线,切线与基线交点之间的距离称为峰底宽,用 W_b 表示。

2. 半高峰宽(peak width at half height)　色谱峰高一半处的峰宽即半高峰宽,用 $W_{1/2}$ 表示。

3. 标准偏差(standard deviation)　服从正态分布的色谱峰上两侧拐点之间的距离之半,即 0.607 倍峰高处色谱峰宽的一半,用 σ 表示。

W_b、$W_{1/2}$ 和 σ 均为衡量柱效的指标,三者之间的关系是:

$$W_b = 4\sigma \tag{式 19-7}$$

$$W_{1/2} = 2\sigma\sqrt{2\ln2} \tag{式 19-8}$$

$$W_b = 1.699W_{1/2} \tag{式 19-9}$$

σ 表示组分经分离后流出色谱柱的分散程度,σ 越小,说明流出的组分越集中,柱效越高。因 $W_{1/2}$ 最容易测量,故常用 $W_{1/2}$ 评价柱效。

从色谱图可获得许多重要信息:①根据色谱峰的个数,可判断试样中至少含有几个组分;②根据色谱峰的保留值,可进行定性分析;③根据色谱峰的峰面积或峰高可进行定量分析;④根据色谱峰的宽度及其相邻的峰间距离,可评价色谱柱的分离效能。

(杨金玲)

第二节　气相色谱法基本理论

由色谱图可知,为获得最佳分离效果,就要使各组分的色谱峰之间的距离适中且色谱峰足够窄。因此,色谱系统必须有较好的分离选择性和较高的效率。色谱峰之间的距离与它们在两相间的分配系数有关,由保留值体现出来,即由热力学因素控制;色谱峰的宽窄与组分在色谱体系中的运动情况有关,即与组分在流动相和固定相中的扩散和传质有关,由动力学因素控制。故色谱分离是一个复杂的过程,是热力学过程与动力学过程的综合表现。因此,色谱基本理论研究包括热力学与动力学两方面的内容。塔板理论从热力学角度讨论组分在两相中的分配平衡过程,提出色谱柱的柱效能指标;速率理论从动力学角度讨论了影响柱效能的因素,解决如何提高柱效,改变色谱条件等问题,可作为选择最佳色谱分离条件的理论指导。

一、分配平衡

试样中各组分在固定相与流动相之间发生的溶解、挥发或吸附、脱附过程叫分配过程。

色谱分离即组分在两相中的多级分配平衡过程。组分在固定相中的溶解或吸附行为及其在两相中的分配情况可以用分配系数、分配比描述。

1. 分配系数(distribution coefficient)　在一定温度和压力下,组分在两相间分配达到平衡时,其在固定相中的浓度 C_s 与其在流动相中的浓度 C_m 之比,称为分配系数,用 K 表示。

$$K = \frac{C_s}{C_m} \qquad (式 19\text{-}10)$$

K 值与组分、固定相、流动相的性质及温度、压力有关。故当固定相、流动相、温度、压力一定时,K 值只与组分有关,不同组分因性质不同,故 K 值不同。由此定义可知,只有分配系数不同的各个组分,才有可能实现分离,不同组分间的分配系数差距越大,越容易实现分离。

2. 分配比(partition ratio,k)　分配系数 K 是影响色谱分离的理论参数,在实际应用中,由于组分在固定相和流动相中的浓度无法得出,故引入了分配比的概念,又称容量因子(capacity factor)、容量比(capacity ratio)和保留因子(retention factor)。分配比是在一定温度和压力下,组分在两相间分配达到平衡时,在固定相中的质量与其在流动相中的质量之比,也是组分的调整保留时间与死时间之比。

$$k = \frac{m_s}{m_m} = \frac{C_s V_s}{C_m V_m} = \frac{t'_R}{t_0} = \frac{V'_R}{V_0} \qquad (式 19\text{-}11)$$

通过引入"分配比"的概念,将组分在固定相与流动相之间的分配情况与色谱图中的"保留时间""死时间""保留体积""死体积"等概念联系起来。由式(19-10)和式(19-11),可得 k 和 K 的关系为:

$$K = k \frac{V_m}{V_s} = k\beta \qquad (式 19\text{-}12)$$

式中,V_s、V_m 分别为色谱柱中固定相和流动相的体积;分配比 k 和分配系数 K 均与组分及固定相的热力学性质有关,并随柱温、柱压变化而变化。k 是组分在两相中分配的总量之比,随两相体积而变化,其值越大,说明组分在固定相中的量越多,相当于柱容量越大。故 k 值是衡量色谱柱对待分离组分保留能力的重要参数;K 与柱中固定相与流动相的体积无关。β 为相比,即色谱柱内流动相的体积与固定相的体积之比。该式说明分配比与分配系数之间成正比关系。例如,对毛细管柱,其 β 值为 60~600;对填充柱,其 β 值为 6~35。

3. k、K 与保留值的关系　在色谱分离过程中,组分在固定相与流动相中的质量比,等于其在两相中的滞留时间之比。所以,k 也可用组分在固定相中的保留时间 t'_R 和其在流动相中的保留时间 t_M 之比表示:

$$k = \frac{m_s}{m_m} = \frac{t_R - t_M}{t_M} = \frac{t'_R}{t_M} \qquad (式 19\text{-}13)$$

可见,k 值可由色谱图很方便地直接求得,所以容量因子 k 是一个很重要的色谱参数。k 值越大,组分在固定相中的相对质量越大,柱容量越大,组分的保留时间就越长。

由式(19-12)和式(19-13)可推出:

$$t'_R = k t_M = K t_M \frac{V_s}{V_m} \qquad (式 19\text{-}14)$$

由式(19-14)可见,欲使两组分分离,须使它们的保留时间不相等,以便在色谱柱内形成差速迁移,而保留时间由分配系数或分配比决定,所以两组分的分配系数或分配比不相等是色谱分离的先决条件。如果两组分的分配系数相同或分配比相同,那么无论仪器设备多先进,色谱条件多优化,都不可能实现分离。即不同组分应该具有不同的分配系数,这是各组分实现色谱分离的热力学基础。

二、塔板理论

1941 年,Martin 和 Synge 提出用塔板理论描述色谱柱中的分离过程,用塔板概念描述组分在色谱柱内的分配行为。把色谱柱比作分馏塔,把色谱过程比作分馏过程,当组分随载气进入色谱柱后,就在两相间进行分配,组分就在这些塔板间隔的流动相与固定相之间不断达到分配平衡。虽然塔板理论是一种半经验理论,但它成功地解释了色谱流出曲线呈正态分布。

组分进入色谱柱后,首先在一个塔板内进行气-液两相间的分配,分配达到平衡后被载气带到下一个塔板,经过多个塔板,多次分配平衡,实现了各组分彼此分离。塔板数越多,达到分配平衡的次数也越多,柱效越好,分离就越好。由于气相色谱柱内塔板数很多(10^3 ~ 10^6),所以各组分的分配系数即使只有微小差别,也能彼此分离,色谱流出曲线近似为正态分布曲线。

(一) 塔板模型及基本假设

1. 塔板模型　设想色谱柱由许多小室组成,一个小室是一个理论塔板,每块塔板内一部分空间被涂在载体上的固定相占据,其余空间充满载气,载气在一个塔板内占据的体积为一个板体积(ΔV),一个理论塔板的高度为理论板高(H),塔板的数目称为理论塔板数(n),又称柱效,为一个无量纲单位。

2. 基本假设　①载气不是连续进入色谱柱,而是脉冲式进入,每次一个板体积(ΔV);②组分在一块塔板内,瞬间达到气-液分配平衡;③每次进样都在第 0 号塔板,且组分沿色谱柱方向的扩散(纵向扩散)可以忽略;④每块塔板上的分配系数均恒定,不随组分的质量或浓度变化而变化。

因此,基于上述基本假设条件,组分在色谱柱内的分配过程可以描述如下:

为简单起见,假设色谱柱由 5 块塔板组成($n=5$),r 表示塔板编号($r=0,1,2,\cdots,n-1$),进入色谱柱中的载气的板体积数,即分配次数,用 N 表示。分离含有 A、B 两个组分的混合物,设 $k_A=1$,$k_B=0.5$,且固定相和流动相的体积相等。

进样到第 0 号塔板,组分瞬间达到分配平衡,因 $k_B=0.5$,B 组分在气-液两相各分配0.667 和 0.333。当一个板体积(ΔV)的载气以脉冲方式进到第 0 号塔板,就将气相中的组分顶到第 1 号塔板,此时,第 0 号和第 1 号塔板的组分重新分配,瞬间又达到新的平衡。继续脉冲式进气,每进一个板体积的载气,上述过程就会重复一次,组分就会在气-液两相间瞬间建立一次新的平衡。当进载气 N 个板体积时,即经过 N 次转移和分配,各塔板内组分的质量分布符合二项式 $(q+p)^N$ 的展开式,q 和 p 分别为第 0 号塔板流动相和固定相中溶质的质量。若用质量分数表示,$(q+p)^N=1$。例如,当 $N=3$ 时,用二项式展开:

$$(0.333+0.667)^3 = 0.037+0.222+0.444+0.297 = 1$$

上述计算过程中所得四项分别为 B 组分在第 0、1、2、3 号塔板中溶质的质量分数,转移

N 次后第 r 号塔板中溶质的质量分数为：

$$^NX_r = \frac{N!}{r!\,(N-r)!} \cdot p^{N-r} \cdot q^r \qquad \text{（式 19-15）}$$

式中，^NX_r 为经过 N 次转移后，第 r 号塔板中气液两相溶质的含量之和。如当 $N=3$，$r=3$ 时，即进入色谱柱的载气的板体积数为 3 时，第 3 号塔板中溶质的质量分数是：

$$^3X_3 = \frac{3!}{3!\,(3-3)!} \times 0.333^{3-3} \times 0.667^3 = 0.296$$

同样，按照上述方法处理，可以得到 A 组分在各塔板内的质量分布。在 $n=5$ 的色谱柱内，A、B 两组分的质量分布见表 19-1。

表 19-1 两组分在 $n=5$ 的色谱柱内的质量分布（$k_A=1$，$k_B=0.5$）

r	0		1		2		3		4		5	
N	A	B	A	B	A	B	A	B	A	B	A	B
0	1	1	0	0	0	0	0	0	0	0	0	0
1	0.5	0.333	0.5	0.667	0	0	0	0	0	0	0	0
2	0.25	0.111	0.5	0.444	0.25	0.445	0	0	0	0	0	0
3	0.125	0.037	0.375	0.222	0.375	0.444	0.125	0.296	0	0	0	0
4	0.063	0.012	0.25	0.099	0.375	0.269	0.25	0.395	0.063	0.198	0	0
5	0.032	0.004	0.157	0.041	0.313	0.164	0.313	0.329	0.157	0.329	0.032	0.132
6	0.016	0.001	0.095	0.016	0.235	0.082	0.313	0.219	0.235	0.329	0.079	0.219
7	0.008	0	0.056	0.006	0.165	0.038	0.274	0.128	0.274	0.256	0.118	0.219
8	0.004	0	0.032	0.002	0.111	0.017	0.220	0.170	0.274	0.170	0.137	0.170
9	0.002	0	0.018	0	0.072	0.007	0.166	0.166	0.247	0.247	0.137	0.114
10	0.001	0	0.010	0	0.045	0.002	0.094	0.016	0.207	0.056	0.124	0.068

由表 19-1 可见，当 $N=5$ 时，色谱柱口开始有组分流出，进入检测器产生信号。当 $N=6\sim7$ 时，B 组分流出浓度最大，当 $N=8\sim9$ 时，A 组分流出浓度最大，然后随着进气的板体积数逐渐增加，组分的流出浓度逐渐减小，得到的流出曲线为不对称峰，A 组分流出曲线如图 19-3 所示。得到不对称峰是因为 n 太小，若设 $n>50$，按照上述方法即可得到对称的色谱峰。在实际的色谱分析过程中，n 为 $10^3 \sim 10^6$，且是连续进气，流出曲线趋近于正态分布曲线，可作正态分布处理。流出曲线上浓度 c 与时间 t 的关系可用下式表示：

$$c = \frac{c_0}{\sigma\sqrt{2\pi}} e^{-\frac{(t-t_R)^2}{2\sigma^2}} \qquad \text{（式 19-16）}$$

式中，c 为时间 t 时的组分浓度，c_0 为进

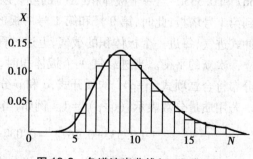

图 19-3 色谱流出曲线（$n=5$，$k=1$）

样浓度,t_R 为保留时间,σ 为标准偏差。此式即为被测组分的流出曲线。

以上仅讨论了两种组分在色谱柱中的分配过程,对于多组分混合物,由于各组分的分配系数存在差异,经过多次分配平衡后,产生差速迁移,在色谱柱中的保留值就不同。由于色谱柱的塔板数相当多,即使各组分的分配系数存在微小差异,也可获得良好的分离效果。

(二) 柱效能指标

根据塔板理论,理论塔板数(n)、理论塔板高度(H)或有效塔板数(n_{eff})均可作为衡量柱效能的指标。根据塔板理论的流出曲线方程,可推导出上述三项指标的计算公式。

1. 理论塔板数

$$n = 5.54\left(\frac{t_R}{W_{1/2}}\right)^2 = 16\left(\frac{t_R}{W}\right)^2 \qquad (式19-17)$$

由上式可以看出,理论塔板数由保留时间和色谱峰的宽度决定。若由某组分的色谱峰计算出 t_R、$W_{1/2}$ 或 W,就可以得到所用色谱柱对该组分的理论塔板数 n。

2. 理论塔板高度 由理论塔板数 n 和色谱柱长度 L 可计算出理论塔板高度:

$$H = \frac{L}{n} \qquad (式19-18)$$

由式(19-17)和式(19-18)可见,若色谱柱长度 L 一定,组分的保留时间越长,色谱峰越窄,理论塔板数 n 就越大,理论塔板高度 H 就越小,故组分在色谱柱内分配的次数就越多,柱效就越高。所以,n 和 H 可作为评价柱效能的指标。由于理论塔板高度 H 相当于单位理论塔板所占的色谱柱长度,与色谱柱的总长度无关,所以用理论塔板高度 H 衡量柱效更可取。

3. 有效塔板数

$$n_{\text{eff}} = 5.54\left(\frac{t_R'}{W_{1/2}}\right)^2 = 16\left(\frac{t_R'}{W}\right)^2 \qquad (式19-19)$$

有效塔板高度(H_{eff})

$$H_{\text{eff}} = \frac{L}{n_{\text{eff}}} \qquad (式19-20)$$

由于扣除了死时间的影响,所以有效塔板数和有效塔板高度能更真实地反映柱效能的优劣。

柱效能评价:①色谱柱长一定时,H 或 H_{eff} 越小,n 或 n_{eff} 就越大,说明色谱柱对组分的作用力强,柱效高,分离效果好;反之,柱效低,分离效果差;②对某一组分,当 t_R 一定时,W 或 $W_{1/2}$ 越小,即峰越窄,相邻组分峰越不易重合,说明柱效越高。

但是必须注意的是:①计算塔板数 n 时,被测组分的保留时间和峰宽(或半峰宽)的单位一般用时间或通过流动相的体积表示,要求这两者的单位必须一致。t_R(或 t_R')、$W_{1/2}$(或 W)须用同一物理量的单位(时间或距离单位);②同一色谱柱对不同组分的柱效能是不一样的,当用这些指标说明柱效能时,必须指明具体组分、固定相及其含量、流动相及其操作条件等;③在色谱柱使用过程中,必须定期测定柱子的理论塔板数,进行柱效能评价,若柱效降低,应及时采取措施,以延长其使用寿命。

塔板理论的意义和贡献在于,运用热力学观点解释了流出曲线呈正态分布,提出了评价

柱效能可用 n、H 两个指标,并导出了其计算公式。但它的某些假设不符合色谱的实际过程,如它认为分配系数与浓度无关、组分在两相间的分配能在瞬间达到平衡、纵向扩散可以忽略等。因此,塔板理论无法解释影响塔板高度的各种因素,不能解释色谱峰展宽的原因,以及在不同的载气流速下所测得的塔板数不同的原因。分析塔板理论的假设可知,塔板理论没有考虑沿色谱柱流动方向的纵向扩散效应和两相间交换的传质阻力问题,即塔板理论忽视了动力学因素对色谱过程的影响。因此,1956 年,荷兰化学工程师 Van Deemter 在前人研究塔板理论的基础上,提出了色谱过程的动力学理论,即速率理论(rate theory)。

三、速率理论

1956 年,Van Deemter 提出的速率理论(rate theory)吸收了塔板理论中塔板高度 H 的概念,又考虑了沿色谱柱流动方向的纵向扩散效应和两相间交换的传质阻力问题,提出了速率理论方程(又称 Van Deemter 方程):

$$H = A + \frac{B}{u} + Cu \qquad \text{(式 19-21)}$$

式中,u 为载气平均线速度;A 为涡流扩散项(eddy diffusion term);B/u 为分子扩散项(molecular diffusion term);Cu 为传质阻力项(mass-transfer resistance term)。当 u 一定时,只有 A、B、C 足够小,H 才能足够小,柱效才能足够高。所以,任何减少方程式右边三项数值的做法,都可降低板高,提高柱效。

(一)涡流扩散项

对填充柱气相色谱而言,当组分随载气在固定相的颗粒间的空隙中运行(对气液色谱而言,固定相的颗粒指担体和固定液),由于受到固定相颗粒的阻碍,组分在迁移过程中随流动相不断改变流动方向,形成了紊乱的类似"涡流"的流动,如图 19-4。

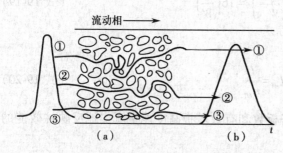

(a)分子经过的路径;(b)峰展宽。

图 19-4　涡流扩散造成的峰展宽

由于填充物的颗粒大小不同及填充的不均匀性,同一组分分子所经过的路径长短不一。因此,同时进入色谱柱的组分流出色谱柱的时间也不相同,从而导致色谱峰展宽。展宽程度以 A 表示:

$$A = 2\lambda d_p \qquad \text{(式 19-22)}$$

式中,λ 为填充不规则因子;d_p 为固定相颗粒的平均直径。式(19-22)说明色谱柱填充的均匀程度和固定相颗粒的大小是影响涡流扩散大小的两个主要因素。因此,欲减小涡流扩散项,提高柱效,应选择颗粒细且大小均一的固定相,色谱柱尽可能填充均匀。对毛细管柱气相色谱而言,涡流扩散项 A 为零。

(二)分子扩散项

分子扩散项包括纵向扩散项和横向扩散项。纵向扩散项由组分在色谱柱内分离过程中沿色谱柱中心轴向引起组分浓度梯度形成,即组分被载气带入色谱柱后像"塞子"一样加在柱子的一端,然后随载气向前移动。由于"塞子"的两端存在浓度梯度,组分分子自发地向前、向后扩散,称为纵向扩散,也使色谱峰展宽,如图 19-5。

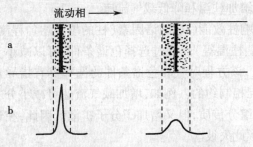

流动相 ⟶

a

b

a. 柱内谱带浓度分布；b. 相应的色谱峰。

图 19-5　纵向扩散造成的峰展宽

其大小为：

$$\frac{B}{u}=\frac{2\gamma D_g}{u} \qquad (式\ 19\text{-}23)$$

式中，B 为传质阻力系数；γ 为弯曲因子，表示固定相几何形状对分子自由扩散的阻碍情况；填充柱 $\gamma<1$，对于空心毛细管色谱柱，由于没有填充物存在，扩散程度最大，$\gamma=1$；D_g 为组分在气相中的扩散系数。

横向扩散项是指被测组分沿色谱柱截面的扩散，一般而言，可忽略不计，即分子扩散项主要指纵向扩散项。由式（19-23）可以看出，分子扩散项与弯曲因子 γ 和扩散系数 D_g 成正比，与载气流速 u 成反比。纵向扩散与分子在载气中的停留时间及 D_g 均有关。停留时间越长及 D_g 越大，由纵向扩散引起的峰展宽越大。因此，用球状颗粒的固定相，纵向扩散程度小；流动相分子的相对摩尔质量大，D_g 小，纵向扩散程度小。D_g 与组分性质有关，并随柱温升高而增加，随柱压降低而减小。故使用球状颗粒固定相和相对摩尔质量较大的流动相（如氮气）、采用较低的柱温、尽可能使用短柱、适当增加载气流速，均可减小纵向扩散（即 B/u 项），提高柱效。

（三）传质阻力项

组分在气液两相之间扩散分配的过程叫传质过程，在这一过程中所受到的阻力，称为传质阻力（mass transfer resistance）。传质阻力使组分在两相之间的分配不能瞬间达到平衡，有些组分分子还没来得及进入液相参与分配就被载气带走了，出现超前现象，还有些组分分子进入液相并渗入到固定液深浅不同的空隙，延迟返回气相，出现滞后现象，导致色谱峰展宽（图 19-6）。

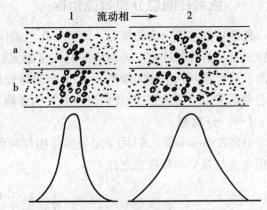

1　流动相 ⟶　2

a

b

1. 无传质阻力；2. 有传质阻力；a. 流动相；b. 固定相。

图 19-6　传质阻力造成的峰展宽

传质阻力可用传质阻力系数 C 来描述，它包括气相传质阻力系数 C_g 和液相传质阻力系数 C_l。即：

$$Cu=(C_g+C_l)u=\left[\frac{0.01k^2}{(1+k)^2}\times\frac{d_p^2}{D_g}+\frac{2}{3}\times\frac{k}{(1+k)^2}\times\frac{d_l^2}{D_l}\right]u \qquad (式\ 19\text{-}24)$$

式中，k 为容量因子；d_p 为固定相颗粒的平均直径；D_g 为组分在气相中的扩散系数；D_l 为组分在液相中的扩散系数；d_l 为有效固定液的平均液膜厚度。由于 D_g 是 D_l 的 $10^4\sim10^5$ 倍，所以在填充柱色谱中，C_g 很小，可忽略不计。

由式（19-24）可知，减小固定相颗粒直径、增加组分在气相中的扩散系数，可减小气相传质阻力；减小固定相液膜厚度、增加组分在液相中的扩散系数，可减小液相传质阻力。因此，减小传质阻力的方法如下：采用颗粒细的固定相；用摩尔质量小的气体作载气（如氢气）；减小固定相液膜厚度;采用低黏度的固定液;适当增加柱温和降低载气流速。

　　Van Deemter 方程综合考虑了使峰展宽、影响柱效能(H)的诸因素(柱的填充均匀程度、固定相粒度、固定液膜的厚度、载气种类和流速、柱温等)。通过选择色谱条件,可以减小上述诸因素,从而降低塔板高度,提高柱效。所以,该方程对气相色谱条件的选择具有指导意义。但必须注意的是,许多影响柱效的因素是互相制约的。例如,增加载气流速可减小分子扩散,但同时增大了传质阻力;升高柱温有利于组分传质,但又增加了分子扩散。因此,在选择色谱条件时,应综合考虑,尽可能兼顾,不能顾此失彼。

(杨金玲)

第三节　气相色谱分离条件的选择

　　气相色谱法的功能之一是分离混合组分,所以在色谱分析过程中,不仅要选择合适的固定相,使样品中各组分有可能被分离,还应选择合适的色谱分离条件,以获得最佳的分离效果。

一、色谱柱的总分离效能指标

　　色谱柱是色谱分离的核心。两组分在色谱柱中的分离效果取决于这两个组分色谱峰间的距离及色谱峰的峰宽。若两峰间有一定距离,但是峰很宽,彼此重叠,两组分也无法完全分离。只有当两色谱峰间距离较大,且色谱峰峰形较窄时,两组分才能较好地分离。分离度综合考虑了以上两因素,是评价分离效果的依据。

(一) 分离度

　　分离度(resolution,R)用于定量描述相邻两色谱峰的分离程度,定义为相邻两组分的保留值之差与其平均峰底宽之比:

$$R = \frac{t_{R(2)} - t_{R(1)}}{\frac{1}{2}(W_1 + W_2)}$$

(式 19-25)

　　式中,$t_{R(1)}$ 和 $t_{R(2)}$ 为两组分的保留时间,其差值反映了色谱柱对两组分的选择性,主要由热力学因素决定。W_1 和 W_2 为两组分色谱峰的峰底宽(计算时单位应与保留时间相同),其大小反映了柱效能高低,由动力学因素决定。因此,分离度 R 综合了色谱过程的热力学和动力学性质,是色谱柱选择性和柱效能影响因素的总和,故可作为衡量色谱柱总分离效能的指标。

　　R 越大,两组分的分离效果越好。若色谱峰呈正态分布,从理论上可以证明,当 $R = 1$ 时,$\Delta t_R = W_b = 4\sigma$,分离度可达 98%。当 $R = 1.5$ 时,$\Delta t_R = 6\sigma$,分离度可达 99.7%。因此常用 $R = 1.5$ 作为相邻两组分完全分离的标志。

　　若色谱峰的峰形不对称或两峰分离较差,峰底宽难以测量,可用半高峰宽 $W_{1/2}$ 代替峰底宽,并用下式近似表示分离度:

$$R = \frac{t_{R(2)} - t_{R(1)}}{W_{1/2(1)} + W_{1/2(2)}}$$

(式 19-26)

（二）分离度与柱效能、选择性因子及容量因子的关系

根据式(19-25)或式(19-26)，可直接求出分离度 R。但由于该式没有体现影响分离度的各种因素，故无法作为优化分离条件和色谱参数的依据。令 $W_1 = W_2$，由式(19-26)、(19-14)、(19-17)可导出色谱分离的基本方程式：

$$R = \frac{\sqrt{n}}{4} \times \frac{r_{21}-1}{r_{21}} \times \frac{k_2}{1+k_2}$$ （式19-27）

式中，n 为理论塔板数；r_{21} 为选择性因子；k_2 为相邻两组分第二个组分的容量因子。式(19-27)反映了分离度与色谱三个基本参数柱效能、柱选择性及柱容量之间的关系，因此可以作为优化实验条件，实现最佳分离度的依据。讨论如下：

1. R 与 n 的关系 分离度与理论塔板数的平方根成正比，r_{21} 和 k 一定时，n 越大，分离度越大。n 反映柱效能，影响色谱峰宽度。增加塔板数，可以提高分离度。若通过增加柱长来增加塔板数，分析时间就会延长，而且会使峰展宽。因此，设法降低板高 H，提高柱效，是增大分离度的有效途径。

2. R 与 r_{21} 的关系 r_{21} 由相邻两色谱峰的相对位置决定，它反映了固定液的选择性。r_{21} 越大，表明固定液的选择性越好，两组分越容易分离；但当 $r_{21} = 1$ 时，无论柱效多高，R 均为零，两组分不可能分离。因此，选择适宜的固定液是提高分离度的重要途径。

3. R 与 k 的关系 增大 k 可增加分离度。k 与固定液的用量和分配系数有关，并受柱温影响。增大固定液的用量可增大柱容量，但传质阻力也会增大，导致保留时间延长，色谱峰展宽。若 k 太小，柱容量小，分离度小。因此，综合考虑，k 的合适范围为 $2 \sim 7$，在此范围内，分离度较大，分析时间不会过长且色谱峰展宽不严重。

n、r_{21} 和 k_2 对分离度的影响如图 19-7 所示。

由图 19-7 可见，增加 k_2 时，固定液对组分的作用力会增强，分离度增加，但保留时间延长且峰形变宽；增加 n 时，峰形变窄，分离度增加；增加 r_{21} 时，峰间距变大，分离度增加。式(19-27)还可表示为：

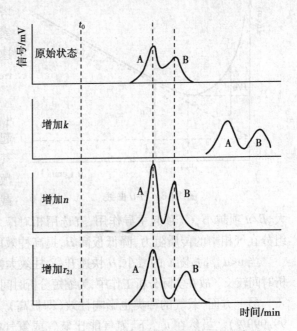

图 19-7 n，r_{21}，和 k_2 对分离度的影响示意图

$$n = 16R^2 \left(\frac{r_{21}}{r_{21}-1}\right)^2 \left(\frac{k_2+1}{k_2}\right)^2$$ （式19-28）

$$n_{\text{eff}} = 16R^2 \left(\frac{r_{21}}{r_{21}-1}\right)^2$$ （式19-29）

式(19-28)反映了理论塔板数与分离度、选择性因子和柱容量之间的关系。式(19-29)则反映了有效塔板数与分离度、选择性因子之间的关系。当选择性因子 r_{21} 一定时，分离度

与有效塔板数直接相关。因此,有效塔板数可正确代表柱效能。当其中两个指标确定时,可以求出第三个指标。例如,已知 $R = 1.5$,r_{21} 也为一定值,即可求出 n_{eff},进而求出完全分离所需的色谱柱长 L。

二、分离操作条件的选择

根据色谱理论,混合物中各组分的分离效果由热力学因素(分配系数的差异)和动力学因素(柱效能的高低)共同决定。前者主要取决于固定相,后者主要取决于分离操作条件。选择色谱分离操作条件的原则为:以 Van Deemer 方程为指导,分离度为指标,在较短时间内实现完全分离为目的。

(一) 载气及流速的选择

载气是气相色谱分析的一个重要参数,其种类和流速直接影响色谱柱效能和组分的保留时间。载气的选择应满足分离效能高、分析时间短两个条件。

根据 Van Deemer 方程,在不同的载气流速下测定塔板高度,以载气流速 u 为横坐标,以板高 H 为纵坐标作图,得到 H-u 关系曲线(图 19-8)。

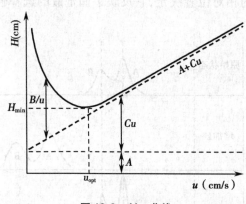

图 19-8 H-u 曲线

由图看出,曲线上最低点对应色谱柱塔板高度(H)最小,柱效能最高,由各种因素引起的色谱峰展宽最小,故该点对应流速为最佳载气流速(optimum velocity of carrier gas)u_{opt}。

由图 19-8 可知,在载气流速较低时(0 ~ u_{opt}),u 越小,B/u 项越大,Cu 项越小,B/u 项起主导作用,宜选用相对摩尔质量较大的载气(如 N_2 或 Ar),可减小组分在气相中的扩散系数,降低板高 H,提高柱效能。反之,在载气流速较高时($u > u_{opt}$),u 越大,Cu 项越大,B/u 项越小,Cu 项起主导作用,宜选用相对摩尔质量较小的载气(如 H_2 或 He),可减小组分在气相中的传质阻力,降低板高 H,提高柱效能。

当 $u < u_{opt}$ 时,随 u 的减小,H 快速升高,柱效大幅度降低。在最佳流速下,虽然柱效高,但分析时间较长。故在实际分析工作中,为缩短分析时间,选择的载气流速一般稍高于最佳流速 u_{opt}。

另一方面,载气的种类也影响柱效(即板高)。最常采用的载气是氮气和氦气(纯度应 > 99.999%)。虽然在 u_{opt} 下,氮气能比氢气或氦气提供更高的柱效,但是氢气或氦气可以提供更合适的流速范围且没有严重降低柱效。因此,除非色谱分离极端困难,否则不必要在 u_{opt} 下操作。一般,载气选择的优先顺序为氢气>氦气>氮气>氩气。故为获得最佳柱效,通常采用如下措施:①使用氢气或氦气代替氮气或氩气作载气;②在载气流路中使用净化器;③采用最佳的载气流速。最佳载气流速还应通过条件实验确定,色谱峰窄、峰面积大、分离效果好、保留时间短的载气流速为实际最佳流速。

(二) 工作温度的选择

1. 气化室温度 在保证待测组分不分解的情况下,适当提高气化室温度对分离和定量都有利。故气化室温度一般控制在组分平均沸点或略高于平均沸点,以确保组分在瞬间完全气化。但对于热稳定性较差的待测组分,气化室温度不宜过高,以避免高温下组分分解。

2. 检测器温度　检测器温度不宜过低,避免组分和水蒸气在检测器中冷凝,污染检测器,降低灵敏度。故检测器温度与气化室温度大致相同。

3. 柱温及温控方式　柱温直接影响分离效率和分析速度,是色谱操作条件选择的关键。柱温选择的基本原则是:在保证难分离的组分有较好的分离,保留时间适宜,峰形好的前提下,尽可能采用较低的柱温。一般控制柱温比气化室和检测室温度低约 30~50℃。必须注意的是,每种固定液都有一定的最高使用温度,选用的柱温如果高于所用色谱柱固定液的最高使用温度,会造成固定液挥发流失,缩短柱寿命,污染检测器。

柱温的温控方式有恒温控制和程序升温(programmed temperature)。柱温始终恒定于某一固定温度为恒温控制;柱温按照设定的程序,随时间呈线性或非线性增加为程序升温。若样品中待测组分少,沸点彼此接近,可以采用恒温控制;但宽沸程的多组分试样,不适宜采用恒温控制。若柱温恒定于较低温度,则保留时间延长,对于高沸点组分出峰时间太长,造成峰形拖尾,难以准确定量,甚至不能出峰;若柱温恒定于太高温度,则出峰太快,低沸点的组分难以分离。因此,对多组分的宽沸程的样品,适合采用程序升温,可以兼顾样品中低沸点和高沸点组分,使其能在较合适的柱温下获得良好的分离。例如,某混合试样含烷烃和卤代烃共 9 个组分,沸程 225℃,分别采用恒温控制和程序升温进行色谱分离,分离效果见图 19-9,数据采集时间

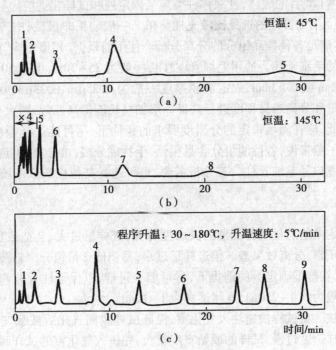

1. 丙烷(-42℃);2. 丁烷(-0.5℃);3. 戊烷(36℃);4. 己烷(68℃);5. 庚烷(98℃);
6. 辛烷(126℃);7. 溴仿(150.5℃);8. 间氯甲苯(161.6℃);9. 间溴甲苯(183℃)。
(a)为恒定较低柱温 45℃,只有 5 个低沸点组分流出色谱柱,分离较好,但是高沸点的卤代烃无法流出和分离;(b)为恒定较高柱温 145℃,组分的保留时间缩短,低沸点烷烃的几个峰彼此有重叠,分离效果差且高沸点的卤代烃仍然没有流出;(c)为程序升温,柱温始于 30℃,以 5℃/分的速度 30 分钟内升高至 180℃。可见,低温下,低沸点的烷烃按照沸点由低到高的顺序依次流出色谱柱,随温度升高,高沸点的卤代烃也按照沸点由低到高的顺序依次流出色谱柱。即在程序升温下,低沸点和高沸点的组分都能在各自适宜的温度下先后流出色谱柱,且峰形好,无重叠,分离度好。

图 19-9　宽沸程混合物的恒温与程序升温色谱分离效果的比较

均为30分钟。

（三）色谱柱的选择

根据分析试样及组分分离的难易选择色谱柱,比较简单的试样可以选择填充柱,复杂试样应该选用毛细管柱。选择色谱柱时,通常应遵循以下原则:①有足够好的分离度;②被分离的组分有合适的保留值;③分析时间最短。

1. 填充柱 填充柱的特点是柱容量大,固定相的选择范围宽,非极性、中等极性和极性固定液均可选择,易自行制备并可控制固定液的用量。但色谱峰易拖尾,分离效果远不如毛细管柱。当试样中待测组分含量较高或需要进样量较大时宜选用填充柱。

固定液配比:固定液的用量常用固定液配比表示,即固定液与载体的质量比,主要影响传质阻力项。填充柱的固定液配比比较适宜的范围一般为3%~5%,液膜薄,传质阻力小,柱效高。但固定液用量不宜过少,避免载体表面固定液覆盖不完全,一方面造成载体裸露部分吸附组分,出现不对称峰,降低柱效;另一方面造成柱容量过小,色谱柱载样量小,允许进样量就少,不利于组分分离,也会降低柱效。

载体粒度和筛分范围:根据速率理论,载体粒度和筛分范围均会影响涡流扩散。为提高柱效,要求载体粒度应细、筛分范围窄、装填均匀。但粒度过细会导致阻力过大,一般采用80~100目或100~120目的载体,且载体种类应与固定液和试样相适应。

2. 毛细管柱 毛细管柱的选择比填充柱简单。一般购买非极性、中等极性和强极性三根柱子,即能基本满足各种样品组分的分离分析。使用前根据"相似相溶"的原则,选择与待测组分极性相近的毛细管柱。通用毛细管柱柱长一般为25~30m,也有50~60m长的,内径为0.25mm、0.32mm或0.53mm,固定液膜厚度一般为0.25μm、0.33μm、0.5μm或1.0μm,可根据组分的含量和分离难易程度进行选择。增加柱长能提高柱效,增大分离度,但分析时间也会延长。因此,应在满足一定的分离度要求的条件下,尽可能选择短柱。减小柱内径,也能提高柱效。一般来说,若待测组分含量很低,干扰成分多,难分离,可选择细口径毛细管柱,反之,可选择宽口径毛细管柱。若分析需要,也可选择其他柱长或液膜厚度的专用毛细管柱。

（四）进样

进样量与固定液的总量及检测器的灵敏度有关,进样量过大,会造成色谱柱超负荷,峰宽增大且峰形不正常,分离效果差。但进样量过小,易使低含量组分因检测器灵敏度不够而无法检出。因此,在能准确定量的前提下,尽可能少进样,以保证柱效能和分离效果。液体试样的进样量一般为0.1~2.0μl,气体试样为1~10ml。

进样速度要快。将试样快速注入气化室,保证试样瞬间气化后被载气以"塞子"形式带入色谱柱。若进样速度过慢,试样的原始宽度就大,先进入气化室的试样瞬间气化后先进入色谱柱,人为造成了色谱峰展宽甚至变形,影响分离效果。

常用的进样方式有手动进样和自动进样。对于液体样品,可用微量注射器手动进样,但重现性较差,需要小心谨慎操作;而用自动进样器进样,重现性好,当试样多或批量分析时尽量选用。对于气体样品,常选用六通气体进样阀。分析热稳定性差的组分或对准确度要求高时,常选用冷柱头进样系统,将试样直接注入到处于室温或更低温度的色谱柱头内。由于冷柱头进样系统无气化加热,无注射垫、无分流过程,既可避免组分气化时分解、反应等问题,也不会因注射垫污染而产生鬼峰等干扰,更避免了针头选择性蒸发和非线性分流的影响。分析气体样品中挥发性有机化合物时,可选用热解吸进样系统。分析固体、半固体、液体中的挥发性有机化合物时,可选用顶空进样系统(详见本章第八节)或吹扫捕集进样系统。分析聚合物时,可选用热裂解进样系统。

　　以上是根据色谱理论得出的选择气相色谱分离操作条件的基本原则。在实际分析工作中,应根据具体情况灵活运用以上原则。首先应以上述原则和理论为指导,设计出色谱条件的初步方案,然后利用待测组分的标准溶液,通过气相色谱实际操作,进一步选择和调整色谱操作条件。对最佳色谱操作条件的要求是:待测组分分离好、峰形好、出峰时间适宜。

(杨金玲)

第四节　气相色谱固定相

　　在气相色谱分析中,各组分能否完全分离,首先取决于色谱柱(chromatographic column),色谱柱是气相色谱分离系统的核心,最常用的色谱柱是填充色谱柱(packed column)和毛细管色谱柱(capillary column)。色谱柱的选择性又直接取决于其中的固定相。因此,固定相的选择是气相色谱分析中的首要问题。气相色谱固定相分气固色谱固定相和气液色谱固定相,前者固定相为固体,后者固定相为液体。

一、气固色谱固定相

　　气固色谱所用固定相是固体吸附剂。这类吸附剂是气相色谱最早应用的固定相,热稳定性好,使用过程中不易流失。常用的固体吸附剂分两类:无机材料(包括以无机材料为基质用化学键合方法制备的键合固定相)和有机聚合物。其分离机制是:组分由载气带入色谱柱后,被固体吸附剂吸附,载气不断流过吸附剂时,组分又被洗脱下来,经过反复的吸附、解吸。因组分性质不同,被吸附剂吸附的强弱不同,随载气移动的速度就不同,从而可实现彼此分离。

　　固体吸附剂的保留与选择性由两方面因素共同决定:①固定相的化学结构(极性),即表面官能团的类型和数目;②固定相的几何结构(孔的结构及其分布),也即比表面积。因此,对固体吸附剂的要求是:①具有较大比表面,吸附容量大,对气态组分有较强的吸附能力;②具有较好的选择性,对不同的气态组分吸附能力不同;③具有良好的热稳定性;④具有一定的机械强度。

　　在使用此类固定相时,应注意以下问题:①固体吸附剂在高温下常常有催化活性,故不适宜分析高沸点试样和含有活性溶质的试样;②使用前应进行活化,使用时应避免一些具有反应性或腐蚀性的气体使其失活;③对组分的吸附性过强时,会发生不可逆吸附。故在某些情况下,在固体吸附剂表面适当涂渍少量固定液,不仅可以避免不可逆吸附的发生,而且可以改变该吸附剂的选择性,改善对特定组分的分离效果;④其吸附等温线是非线性的,色谱峰易拖尾;⑤吸附性能通常与其制备工艺条件和活化条件有很大关系,以至于不同来源的同种吸附剂,甚至同一来源不同批次的吸附剂(尤其是无机材料制成的吸附剂),其色谱分离效能常常不能重现,给分析工作造成许多困难。因此气固色谱法的应用范围受到一定限制。适用于分离惰性气体、H_2、O_2、N_2、CO、CO_2 和 $C_1 \sim C_4$ 烃类等低沸点的有机物。

　　目前,可供选择的固体吸附剂为数不多。由无机材料制成的吸附剂主要有:

　　1. 分子筛类　是天然或人工合成的硅铝酸盐,如 4A、5A、10X、13X 型分子筛。其中最常用的是 5A 和 13X 型分子筛。前者由 Ca-Al-Si 的氧化物组成,有效孔径是 5Å(1Å =

0.1nm,下同),后者由 Na-Al-Si 的氧化物组成,有效孔径是 10Å。分子筛的极性非常强,因此载气中可能混入的 H_2O、CO_2 等气体必须提前除去,并且在使用前必须进行活化,否则其分离性能不好。活化方法是:550℃活化 2 小时,或减压条件下 350℃活化 2 小时,或 300℃活化 4 小时,或 250℃活化 12 小时。分子筛常因吸水而失活,可在 250℃下通载气一夜即可除去吸附的水。5Å 型分子筛适用于分离 Ar 和 O_2,13X 型分子筛特别适用于分析 $C_6 \sim C_{11}$ 烃。

2. 硅胶 由硅酸凝胶制成,化学成分是 $SiO_2 \cdot nH_2O$,是一种高活性吸附材料,具有开放的多孔结构,其活性随水分子的增加而降低。硅胶的缺点是分离性能不稳定,不同批次生产的硅胶性能不一样。新购进的硅胶要用盐酸(1∶1)浸泡 2 小时,然后用水洗涤至无 Cl^-。使用前还要在 160℃左右活化 2 小时。由于硅胶的吸附性能很强,选择性较弱,故使用范围受限。可在硅胶表面用某些有机物(聚乙二醇、氧代丙腈、苯基异氰酸酯等)改性(即化学键合的方法)做成硅胶键合相,可大大增强分离的选择性。

3. 氧化铝 其化学成分是 Al_2O_3,晶型有 5 种,气相色谱分析中最常用的是 γ 型,其次是 α 型。具有中等强度的吸附性,主要用于分离轻烃,其缺点是对极性化合物,尤其是醇、醛、酮等有很强的保留,即使温度升至 200℃,它们仍然无法流出。因此,要防止极性杂质或高沸点化合物进入色谱柱。第一次使用时,需在 600℃活化 4 小时,以除去水和其他被吸附的杂质。

4. 碳质类 其化学成分是碳,如活性炭、碳分子筛、石墨化炭黑等。活性炭由果壳或木材烧制而成,结构为无定形碳,比表面积高达 $800 \sim 1\,500m^2/g$,可用于分析永久性气体和 $C_1 \sim C_2$ 烃类。新购进的活性炭要用等体积的苯冲洗三次,通入空气吹干后,以水蒸气于 450℃下活化 2 小时,降温至 150℃用空气再吹干。活性炭的孔分布宽且组成差异大,造成色谱性能重现性差,且因其吸附性强,又导致组分的色谱峰拖尾严重,故在气相色谱分析中的应用较少。碳分子筛的结构类似分子筛,比表面积一般为 $400 \sim 1\,200m^2/g$,孔径分布比活性炭窄。活化时可在 180℃通氮气 4 小时。适用于分离气体和短链化合物。石墨化炭黑是由炭黑在惰性气体中 $2\,500 \sim 3\,000℃$下煅烧而成的结晶形碳,表面几乎完全除去了不饱和键、自由基、离子等,其吸附性主要由色散力引起,尤其适用于分离几何结构和极化率不同的组分。比表面积为 $5 \sim 260m^2/g$,活化方法同活性炭,但吸附能力比活性炭小,缺点是机械强度较低。

近年来,对吸附剂表面进行物理或化学的改性处理,其分离特性有较大变化,同时研制开发出一批新型固定相,如高分子多孔微球(GDX)、多孔硅珠(DG)、碳多孔小球(TDX)、化学键合多孔硅珠(HDG)等,使气固色谱法的应用有了新的突破。以人工合成的新型固定相高分子多孔微球为例,属于多孔有机聚合物。比表面积一般是 $30 \sim 800m^2/g$,最大使用温度一般是 $190 \sim 275℃$。其分离机制一般认为有吸附、分配及分子筛 3 种。多孔有机聚合物的特点有:①无论极性或非极性组分,在其上的拖尾现象都极小。②它对含羟基的化合物的亲和力很小,且基本按照分子质量大小顺序分离各组分,摩尔质量较小的甲醇或水可在其他组分之前出峰,所以常用于醇、酮、醛、羧酸和含水有机物的分析,如白酒中甲醇含量的测定。③HCN、COS、SO_2、NH_3 等活泼气体在其上可以很快流出,且分离效果较好。多孔有机聚合物因具备耐高温、色谱峰不拖尾、无柱流失等优良性能,已成为一种应用日趋广泛的新型气固色谱固定相。

二、气液色谱固定相

气液色谱固定相是将固定液均匀涂布在载体上构成的,承担固定液的化学惰性固体称为"载体",涂布在载体上的高分子有机物称为固定液。由于固定液种类多,选择范围宽,与组分作用力强,分离效果好,所以在气相色谱分析中应用最广泛。在实际分析工作中,绝大多数填充柱都是用涂有固定液的载体作固定相填充到色谱柱中,组分随载气进入色谱柱后,在气液两相反复分配。由于各组分在固定液中的溶解度不同,分配系数不同,随载气移动速度不同,所以可实现彼此分离。

(一) 载体

载体又称"担体",是一种多孔性惰性固体颗粒,具有一个大而惰性的表面,其作用是使固定液均匀地涂渍其上,构成一层流动相和固定相间合适的气液界面。

1. 对载体的要求　①比表面积大,负荷较多的固定液比表面积一般为 $0.5 \sim 3m^2/g$;②表面多孔且孔径分布均匀,利于组分在气液两相传质交换,孔径多为 $0.2 \sim 2\mu m$;③化学惰性、热稳定性好,不与组分发生化学反应,无表面吸附作用以避免固体载体对保留的贡献,300℃下应是热稳定的;④润湿性好,当涂非极性固定相时,表面应是疏水性的,而涂极性固定液时,表面应是亲水性的;⑤颗粒的粒度细且均匀,形状规则以球形较好,有一定的机械强度,在筛分、涂渍、填充时不应碎裂。

目前,硅藻土仍然是气相色谱法的最佳载体,特殊情况下才使用氟化物、玻璃微球作载体。

2. 载体的种类和性能　气液色谱常用的载体有硅藻土型和非硅藻土型两大类。硅藻土型载体最常用,其化学成分主要是二氧化硅(90%),其余为金属氧化物(Al、Fe、Mg、Ca、Na、K)和水。这些金属氧化物是影响其表面惰性的主要原因。

若将天然硅藻土与一定量的黏合剂混合,经900℃煅烧,粉碎成颗粒就得到了红色的硅藻土载体。其机械强度好,表面积较大,接近 $4m^2/g$。填充密度为 $0.47g/cm^3$,最大涂渍量为30%(质量分数)。表面孔穴密集且孔径较小,但表面惰性差,存在较多活性吸附中心,对极性化合物有吸附和催化作用,易产生色谱峰拖尾现象,适合涂渍非极性固定液,故一般用于分析非极性或弱极性组分。

若在900℃煅烧前加入助熔剂碳酸钠,就制得了白色载体。其结构疏松,机械强度不如红色载体,比表面积较小,接近 $1m^2/g$。填充密度为 $0.3g/cm^3$,最大涂渍量为25%(质量分数)。表面孔径较大,但表面吸附活性中心显著少于红色载体,故吸附性能低于红色载体。但表面惰性优于红色载体,适合涂渍极性固定液,故一般用于分析极性和氢键型组分。

非硅藻土型载体有玻璃微球载体、氟化合物类载体、有机载体等。一般认为,玻璃微球载体的惰性最好,但是其吸附作用仍然不能忽视。因其比表面积小,固定液的最大涂渍量是0.05%~0.5%。所以,进样量应较小以避免柱超载。氟化合物类载体和有机载体主要有聚四氟乙烯和聚三氟氯乙烯两种。该类载体质地较软,带静电,容易成团或黏附在柱内壁上。故在使用前常常将载体冷却到0℃或使用塑料管柱(由聚四氟乙烯制成,化学惰性最好)均可避免出现这种现象。

3. 载体预处理　由于红色载体与白色载体表面都有无机杂质生成的酸性或碱性活性基团和硅醇基团(Si-OH),故这两类载体都具有吸附性和催化性能,在使用前均需进行预处理。如用碱洗除去表面 Al_2O_3 等酸性杂质,用酸洗除去表面铁的金属氧化物等,用硅烷试剂对表面的硅醇基团进行硅烷化反应,用去活剂(如胺、氨基醇等)饱和(键合)表面的活性吸附中心等,以利于色谱分离。其中硅烷化是消除载体表面活性最有效、最常用的方法之一。实际工作中,也可直接购买经过硅烷化处理后的载体。

（二）固定液

固定液为涂在载体表面的高沸点有机物,室温下为液态或固态,但在色谱操作温度下一定为液态。

1. 对固定液的要求 ①化学惰性好,只能溶解组分,不与载气、固体载体和样品组分发生不可逆反应,并且其中氧含量应小于 $5\mu L/L$;②极性适当,对试样中各组分有足够的溶解能力;③选择性好,对沸点、极性、结构相近的组分溶解度不同,分配系数不同,有尽可能高的分离能力;④工作温度范围宽,具有很低的蒸气压,在色谱操作温度下,挥发性小,热稳定性好,高温下不易流失,不分解;⑤具有适当的黏度和高浸渍能力,能在载体和柱管表面形成均匀的液膜。应当注意的是,黏度不宜过大,否则会导致传质阻力过大;⑥凝固点低,成分稳定。

2. 固定液与组分分子间作用力 固定液与组分的分子间作用力决定了色谱柱的选择性、组分的保留时间和流出顺序等,是决定色谱分离效果的主要因素。主要有静电力、诱导力、色散力和氢键力等。

静电力:又称定向力(orientation force),是由于极性分子具有永久偶极矩而产生的静电作用力,存在于极性分子之间。

诱导力(induction force):存在于极性分子与非极性分子之间。由于极性分子永久偶极的电场作用,使非极性分子产生诱导偶极矩,它们之间的相互作用力称为诱导力。极性分子的极性越强,非极性分子就越容易极化,它们之间的相互作用力即诱导力就越大。当分析含有易极化和不易极化的非极性组分混合物时,可利用极性固定液的诱导效应来分离各组分。例如,苯和环己烷均为非极性分子,且沸点非常接近,分别为 $80.1℃$ 和 $80.8℃$,若用非极性固定液很难将它们分离。但苯易极化,故可采用极性固定液,使苯产生诱导偶极矩,在环己烷之后流出而实现分离。

色散力(dispersion force):存在于非极性分子之间。分子中正负电荷中心瞬间相对位置变化,产生周期性变化的瞬间偶极矩,使周围分子极化,极化了的分子又反过来加剧瞬间偶极矩变化的幅度,从而产生色散力。

氢键力(hydrogen bond force):当分子中的某个氢原子与电负性强的原子 X(如 F、O、N 等)形成共价键时,它同时还能与另一个电负性强的原子 Y 以静电作用力形成一种有方向性的力,即氢键力,可表示为"X—H···Y"。当固定液分子中含有—OH、—COOH、—COOR、—NH$_2$ 等官能团时,对含电负性强的元素(如氟、氧、氮等)的化合物通常有显著的氢键力。

在两分子之间,往往不只存在一种作用力,而是几种作用力兼而有之。哪种作用力起主导作用,取决于组分和固定液的性质。只有当组分与固定液分子间作用力大于组分分子间作用力时,组分才可能在固定液中分配。显然,与固定液分子间作用力强的组分,将较迟流出色谱柱,作用力小的组分先流出色谱柱,从而实现分离。

3. 固定液的分类 目前已经广泛使用的固定液种类很多,经常使用的有 200 余种,通常按极性、化学结构或使用温度进行分类。

（1）按极性分类:极性是影响组分和固定液分子之间作用力大小的主要因素,因此极性成为选择固定液的重要依据。通常按相对极性对固定液进行分类。

相对极性用 P 表示,规定极性最强的固定液 β,β'-氧二丙腈的相对极性 $P=100$,非极性的角鲨烷相对极性 $P=0$,其他固定液的相对极性与之相比,所得各种固定液的相对极性均在 0 至 100 之间。为便于参考,通常将其分为五级,每 20 单位为一级,分别用 $0,+1,+2,+3,$

+4,+5 表示。例如,聚乙二醇-20M 的相对极性为 68,级别为+4。按相对极性大小,可将固定液分为 3 类:①非极性、弱极性固定液,级别为 0、+1。如 SE-30、OV-1、OV-101 等;②中等极性固定液,极性为+2、+3,如 OV-17、SE-60、QF-1 等;③强极性固定液,极性为+4、+5,如 DEGS、DEGA、OV-275 等。在强极性固定液中,有些分子中含有—OH、—COOH、—COOR、—NH$_2$、—NH—等易形成氢键的基团,即氢键型固定液,如 PEG-20M。常用固定液及相对极性见表 19-2。

表 19-2　气相色谱常用固定液

固定液	商品名	相对极性	最高使用温度/℃	参考用途
角鲨烷	SQ	0	140	标准非极性固定液
甲基硅橡胶	SE-30	+1	300	分析非极性化合物
甲基苯基硅橡胶	SE-52	+1	350	分析非极性化合物
苯基甲基聚硅氧烷	OV-17	+2	350	分析弱极性及中等极性化合物
六环聚苯醚	OS-124	+3	200	分析中等极性化合物
三氟丙基甲基聚硅氧烷	QF-1	+3	250	分析中等极性化合物
氰基硅橡胶	SE-60	+3	250	分析中等极性化合物
聚乙二醇	PEG-20M	+4	250	分析氢键型化合物
聚丁二酸二乙二醇酯	DEGS	+4	220	分析极性化合物
β,β'-氧二丙腈	ODPN	+5	100	标准极性固定液

麦氏(McReynolds)常数:用相对极性法表示固定液极性的缺点是仅能反映分子间诱导力,未能反映出固定液与组分间的全部作用力,故在表达固定液性质上不够完善。为全面反映固定液的分离特征,McReynolds 选用苯、丁醇、2-戊酮、硝基丙烷、吡啶 5 种物质代表不同类型的相互作用力,同样以角鲨烷为标准固定液,分别测定它们在被测固定液和角鲨烷固定液上保留指数的差值(I,例如用苯测定:$\Delta I = X' = I_{被测} - I_{角鲨烷}$),用 5 个 McReynolds 常数(麦氏常数)X'、Y'、Z'、U'、S' 分别代表上述 5 个标准物质在被测固定液和角鲨烷固定液上的保留指数之差,把这 5 个常数之和称为固定液的总极性,来表征固定液的相对极性。比如,角鲨烷 5 种物质的麦氏常数之和为零,表示角鲨烷为非极性固定液;己二酸二乙二醇聚酯麦氏常数为 2 764,为中等极性固定液;β,β'-氧二丙腈麦氏常数为 4 427,为强极性固定液。因此,麦氏常数能更确切地反映固定液的极性,有利于评价和选择固定液。常用固定液的麦氏常数可从色谱手册和相关专著中查到。

(2) 按化学结构分类:为便于了解固定液的化学结构,按照组分与固定液"结构相似"的原则选择固定液,也可按照化学结构把具有相同官能团的固定液归为一类,据此固定液可分成以下几类:

烃类:该类固定相是烃类化合物很好的溶剂,对烃类有较大的保留。包括脂肪烃、芳香烃及其聚合物,如角鲨烷、阿皮松、聚苯乙烯等,是极性最弱的一类固定液。

聚硅氧烷类:该类固定相是最受欢迎的类型。在硅氧烷上引入多种官能团,可合成具有不同极性的固定液,是目前使用最为广泛的一类固定液。根据引入的官能团的不同,可分为:甲基聚硅氧烷(如 OV-101、OV-1、SE-30 等)、苯基甲基聚硅氧烷(OV-7、OV-17、SE-52 等)、氟烷基聚硅氧烷(如 OV-210、QF-1 等)、氰烷基聚硅氧烷(如 OV-255、SE-60 等)。甲基聚硅氧烷极性很小,具有较宽的温度使用范围,适合分离宽沸点范围的多组分样品。若样品组分未知,常常首选甲基聚硅氧烷类固定液。烃类化合物在其上通常以沸点增大的顺序逐渐流出。苯基甲基聚硅氧烷因含有 4%~75% 的苯基,具有不同的选择性。三氟丙基甲基聚硅氧烷(SP-2401、QF-1 等)是被卤素取代的聚有机硅氧烷,中等极性,适合分离卤化物、碳水化合物、非立体对映体、金属螯合物、有机硅化合物等。氰烷基取代聚硅氧烷具有高极性、选择性和合理的热稳定性,是最有用的极性固定相,其选择性可以通过改变其中氰丙基的比例来调节。

醇类:包括脂肪醇、多元醇及其聚合物。多元醇含有多个羟基,最常用的如聚乙二醇,可与含活泼氢的组分形成氢键,用于含氮、硫、氧、卤化物的分离。但是,高温、载气中的氧和水都会导致该类固定液分解。

酯类:以聚乙二醇和不同酸反应得到的酯类固定液属中强极性固定液,与极性官能团可产生强的相互作用。特别适合分离喹啉衍生物、高沸点烯烃、芳烃和杂环化合物、脂肪酸酯、氨基酸的非立体对映异构体等,其缺点是热稳定性差。

含氮化合物:包括腈和氰基化合物、硝基化合物、胺和酰胺。如腈类化合物极性很强,对极性化合物和易极化的化合物的选择性好。可用于烯烃与炔烃,烷烃与环烷烃或芳烃,伯胺与仲或叔醇,酮、醛与醚、酯,极性的卤代烃与弱极性的烃,顺反异构体的分离等。

4. 固定液的选择 目前一般按照"相似相溶"的原则选择固定液。即,所选固定液和待测组分存在某些相似性,如官能团、化学键、极性、某些化学性质相似等,这样它们之间的作用力就强,待测组分在固定液中的溶解度就大,分配系数就大,因此在柱内的保留时间就长,实现完全分离的可能性也就大。但是,应该注意的是,对于某些高沸点或挥发性较小的组分,因其流出本来就困难,实际上不宜选择与其非常相似的固定液,否则将造成保留时间过长、操作温度过高等许多问题。

(1) 分离非极性和弱极性组分:一般选择非极性或弱极性固定液,组分和固定液分子间的作用力小,主要是色散力。固定液对组分没有特殊的选择性,试样中各组分按照沸点由低到高的顺序先后流出色谱柱。

(2) 分离中等极性组分:选择中等极性的固定液,组分和固定液分子间的作用力主要是色散力和诱导力。分离时,若组分沸点相差较大,组分将按照沸点由低到高的顺序先后流出色谱柱;若组分沸点相近,则按照极性由小到大的顺序先后流出色谱柱。中等极性的固定液也适合其他各种极性组分的一般分离。

(3) 分离强极性组分:选择强极性固定液,组分和固定液分子间作用力是静电力,作用力较强,试样中各组分按照极性由小到大的顺序先后流出色谱柱。

(4) 分离非极性组分和极性组分:一般选择极性固定液,非极性组分先流出色谱柱,极性组分或易被极化的组分后流出色谱柱。

(5) 分离易形成氢键的组分(如醇、酚、胺等):一般选择氢键型固定液,组分与固定液分子间作用力主要是氢键力,组分按照形成氢键的能力大小先后流出色谱柱,不易形成氢键的组分先流出色谱柱。

另外,对于复杂、难分离的混合试样,也可采用两种或两种以上的固定液混合使用,以改善分离效果。目前已经发现某些固定相对特定化合物具有特殊选择性。例如,硝酸银可以保留烯烃,重金属脂肪酸可以保留胺类,有机皂土对芳烃位置异构体有选择性保留作用,手性柱对旋光异构体可进行选择性分离等。这些待测组分与固定液分子之间存在某些化学作用,可以生成一些络合物或中间体。虽然上述固定液具有一定的局限性,但对于特定化合物而言,仍然具有一定的实用价值。

5. 固定液使用中的注意事项　①由于高温蒸发或分解,固定液的损失会直接影响色谱柱的使用寿命,也影响分离效果。因此,固定液的最大操作温度一般应在压力为 $13\sim67Pa$ 时低于其沸点 70℃。对于离子化检测器,最大操作温度更低,应在上述压力下低于其沸点 $90\sim150℃$。②对于高分子量的聚合物固定液,为避免其中的挥发性杂质引起的干扰,其纯度最好选用色谱级,工艺级的固定液通常不能满足要求。③对气液填充色谱柱,为除尽固定液中残留的溶剂及挥发性杂质,并促使固定液更均匀、牢固地附着在载体上,装好固定相的色谱柱在使用前必须经过老化。老化时可将色谱柱接入色谱仪,柱尾端不接检测器,通载气,放空(以免污染检测器),在低于最高使用温度 $20\sim30℃$ 下,连续老化 $8\sim24$ 小时,然后连接检测器,继续老化至基线平稳。

(杨金玲)

第五节　气相色谱检测器

检测器是气相色谱仪的重要组成部分,其作用是把色谱柱流出的各组分的浓度(或质量)变化转换成可测量的电信号(电流或电压)变化。随着气相色谱的快速发展,高灵敏度的检测器不断涌现。目前气相色谱检测器已有几十种,常用的有火焰离子化检测器(flame ionization detector,FID)、电子捕获检测器(electron capture detector,ECD)、火焰光度检测器(flame photometric detector,FPD)、热离子检测器(thermionic detector,TID)、热导检测器(thermal conductivity detector,TCD)和质谱检测器(mass spectrometric detector,MSD)等。质谱检测器还能给出待测样品某个成分相应的结构信息,可用于结构确证,在气相色谱的定性、定量方面发挥着越来越重要的作用,有关气相色谱-质谱联用内容将在第二十一章作详细介绍。

根据检测器的输出信号与组分含量间的关系不同,可分为浓度型检测器和质量型检测器两大类。浓度型检测器测量的是载气中组分浓度的瞬间变化,即检测器的响应信号值与组分在载气中的浓度成正比。热导池检测器和电子捕获检测器属于浓度型检测器,质量型检测器测量载气中组分进入检测器的质量流速变化,即检测器的响应信号与单位时间内进入检测器的某组分的质量成正比。火焰离子化检测器和火焰光度检测器属于质量型检测器。

一、检测器的性能指标

在气相色谱分析中,要求检测器灵敏度高(检测限低)、线性范围宽、响应快、稳定性好、噪声低、基线漂移小等,并以此作为评定检测器性能的技术指标。

1. 噪声和漂移　只有载气通过检测器时,色谱图上基线的波动称为噪声(noise)。噪声是仪器本身和工作条件等偶然因素引起的信号波动,以 R_N 表示(图19-10)。噪声大,表明仪器的稳定性差。基线随时间向一个方向持续变化称为基线漂移(drift)。基线有漂移,表明仪器尚未稳定;基线漂移大,表明仪器的稳定性差。

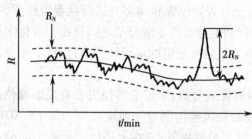

图 19-10 检测器噪声和检测限

2. 灵敏度 灵敏度(sensitivity, S)是单位量的物质通过检测器时产生信号的大小。一定浓度或质量的组分(Q)进入检测器时,产生一定的响应信号(R),当进样浓度或质量改变 ΔQ 时,响应信号的强度也将改变 ΔR,检测器的灵敏度可表示为:

$$S = \frac{\Delta R}{\Delta Q} \qquad \text{(式 19-30)}$$

浓度型检测器的灵敏度 S_c:表示 1ml 载气携带 1mg 的某物质通过检测器时所产生的信号值,单位为 mV·ml/mg。质量型检测器的灵敏度 S_m:表示每秒有 1g 某组分被载气带着通过检测器时,所产生的信号值,单位为 mV·s/g。

灵敏度不能全面评价检测器性能好坏,因为它没有考虑噪声水平。信号可通过调节检测器的灵敏度被放大器任意放大,但灵敏度越大,噪声也同时被放大,测定效果并没有提高。在灵敏度相同的情况下,噪声越小,检测器越敏感,测定效果越好。所以,还应引入敏感度指标。

3. 检测限 检测限(detection limit, D)也称为敏感度。通常认为恰能与噪声相鉴别的响应信号至少应等于检测器噪声的两倍。所以,检测限 D 定义为:当检测器恰能产生二倍噪声信号时,单位体积载气中或单位时间内进入检测器的组分质量,见图 19-10。

灵敏度、噪声、敏感度三者之间的关系为:

$$D = \frac{2R_N}{S} \qquad \text{(式 19-31)}$$

式中,R_N 为检测器的噪声,单位为 mV;S 为检测器的灵敏度。检测限的单位:浓度型检测器为 mg/ml 或 ml/ml,质量型检测器为 g/s。

检测器的检测限越低,性能越好。由式(19-31)可知,灵敏度越大,噪声越小,则检测限值越低,表明检测器越敏感,用于痕量分析的性能越好。所以要降低检测限,一方面需要提高仪器的灵敏度,同时还要尽量降低噪声水平。即敏感度不仅取决于灵敏度,而且受制于噪声,所以敏感度是衡量检测器性能好坏的比较全面的指标。

在气相色谱分析中,组分进入检测器的最小物质量很难确定。因此,常用最小检测量或最小检测浓度表示色谱分析的灵敏程度。最小检测量是指检测器恰能产生 2 倍噪声信号时组分的进样量;最小检测浓度是指检测器恰能产生 2 倍噪声信号时组分的进样量所对应的浓度。

显然,检测限 D 表示的只是检测器性能的好坏,即检测器所能检测的最小物质量;而最小检测量或最小检测浓度除与检测器本身的性能有关外。还与色谱柱的柱效率和色谱操作条件等因素有关,表示的是在一定操作条件下色谱体系所能检出的最小组分量或最小组分浓度。

4. 线性范围 检测器的线性范围(linearity range)是指检测信号与被测物质的质量或浓度呈线性关系的范围。通常用线性范围内最大进样量与最小进样量的比值来表示。线性范围越宽,越有利于定量测定。

二、常用检测器

（一）火焰离子化检测器

火焰离子化检测器（FID）为质量型检测器。主要用于可在氢氧火焰中燃烧的有机化合物的测定,特点是灵敏度高（10^{-12}g/s）、线性范围宽（10^7）、响应快、稳定性好、结构简单。对大多数在高温火焰中电离的有机化合物有很高的灵敏度,但对在高温火焰中不电离的无机化合物和永久性气体如 CO、CO_2 等不响应。适于空气、水、食品和生物材料中痕量有机污染物的分析,是目前应用最广泛的一种较理想的检测器。

1. 结构　火焰离子化检测器是根据有机物在氢氧火焰中燃烧产生离子而设计的。主体为不锈钢制成的离子室,有气体入口和出口,离子室内有火焰喷嘴、发射极和收集极。FID主要结构如图 19-11 所示。

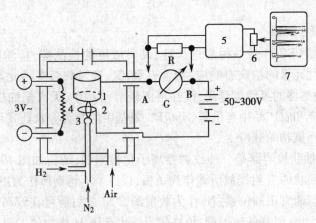

1. 收集极;2. 极化环;3. 氢火焰;4. 点火线圈;5. 微电流放大器;6. 衰减器;7. 记录器。

图 19-11　火焰离子化检测器示意图

2. 原理　组分被载气携带从色谱柱流出,与氢气混合后进入离子室,由石英喷嘴喷出。空气从喷嘴周围进入,点火后氢气在空气助燃下燃烧,燃烧形成约 2 100℃ 的高温火焰,有机物组分在高温火焰下电离成正、负离子。火焰上方设有圆筒状收集极（正极）,喷嘴本身作为发射极（负极）,在两极间加有 150~300V 的极化电压,形成直流电场,产生的离子在发射极和收集极的外电场作用下定向流动而形成微电流。由于有机物在氢焰中电离效率很低,大约每 50 万个碳原子中只有 1 个碳原子电离,因此产生的电流很小,需经放大器放大后,由色谱工作站记录色谱峰。产生微电流的大小与单位时间内进入检测器待测组分的质量成正比,所以是质量型检测器。

一般认为火焰离子化机制为:有机物 $CnHm$ 在高温火焰中裂解生成含碳自由基:

$$CnHm \rightarrow \cdot CH$$

产生的自由基与外面扩散进来的激发态氧反应生成正离子和电子:

$$\cdot CH + O \rightarrow CHO^+ + e$$

生成的正离子 CHO^+ 与火焰中大量水分子碰撞而发生分子离子反应:

$$CHO^+ + H_2O \rightarrow H_3O^+ + CO$$

正离子(CHO^+、H_3O^+)和电子在电场作用下向两极定向移动而产生微电流。

3. 操作条件的选择　①用氮气作载气时,检测器灵敏度较高,色谱柱分离效果好。②气流量比对灵敏度影响很大,氢气(燃气)、氮气、空气(助燃气)的较佳流量比约为:H_2:N_2:$Air=1:1.5:10$,此时火焰温度高,有机物离子化程度高,灵敏度高,噪声小,基线平稳。应先按此流量比初步设定各气体的流量,然后再通过条件实验进行选择和调节。色谱峰值大、分离好的气体流量比即为最佳流量比。③控制温度:为防止组分和水蒸气在检测器凝结,污染检测器,使灵敏度降低,检测器温度应高于$100℃$。检测器温度通常比柱温高$50℃$左右。

4. 注意事项　①应定期清洗离子室的火焰喷嘴,以保持其洁净,否则灵敏度会下降;②氢气源最好使用氢气发生器,氢气管路不能漏气;③当没有有机物通过检测器时,火焰中的离子极少,这时形成的微电流称为基流。通过观察是否有基流产生,可判断氢火焰是否点燃或熄火。

(二)电子捕获检测器

电子捕获检测器(ECD)是一种高选择性、高灵敏度的检测器,检测限可达$10^{-14}g/ml$。只对含有较强电负性元素的物质有响应,如含有氧、氮、硫、磷、卤素等元素的化合物。且元素的电负性越强,检测器的灵敏度越高,线性范围较窄,为10^4,无火焰加热,不需用H_2和空气。适用于环境试样和农产品中有机氯、有机磷、氨基甲酸酯类等农药残留的测定和多卤或多硫化合物等微量污染物的分析。

1. 结构　电子捕获检测器是一种放射性离子化检测器,结构如图19-12所示。在检测器池内装有一个圆筒状的β射线放射源作为负极,以一个不锈钢棒作为正极,在两极间施加直流电或脉冲电压。通常用同位素^{63}Ni作为放射源,^{63}Ni放射源可在较高的温度($350℃$)下使用,半衰期长达85年,但制备较困难,价格较贵。也有用^3H作为放射源,^3H放射源灵敏度高,安全易制备,但使用温度较低($<190℃$),寿命较短,半衰期仅为12.5年,所以目前没有使用。

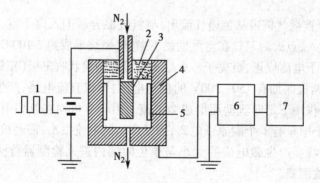

1. 脉冲电源;2. 绝缘体;3. 阳极;4. 阴极;5. ^{63}Ni放射源;6. 放大器;7. 记录器。

图 19-12　电子捕获检测器示意图

2. 原理及工作过程　从色谱柱流出的载气(通常用高纯氮)进入检测器,在放射源发射出的β射线的作用下发生电离,形成正离子和次级电子(此时β电子减速),在电场作用下,正离子和电子发生迁移而形成恒定的微电流,称为基流。

$$N_2 \rightarrow N_2^+ + e$$

当含较大电负性的有机物(AB)随载气进入检测器后,将立即捕获这些低速的自由电子,生成负离子。此时,基流下降,产生负信号而形成"倒峰",同时产生带电荷的分子或离子并释放出能量。

$$AB + e \rightarrow AB^- + E$$

负离子再与载气正离子复合成中性分子,被载气带出检测器。

$$AB^- + N_2^+ \rightarrow AB + N_2$$

电负性组分的浓度越高,随单位 N_2 进入检测器的组分的量越大,倒峰越大,所以,电子捕获检测器是浓度型检测器。组分中电负性元素吸电子能力越强,捕获电子的能力越强,倒峰也越大。

3. 操作条件及注意事项　①电子捕获检测器可用氮气或氩气作为载气,最常用的是高纯度的氮气,纯度≥99.999%。载气中若含有少量的 O_2 和 H_2O 等电负性强的组分,会捕获电子,使基流大幅度下降,将倒峰掩盖,组分不出峰。载气流速对基流和响应信号也有影响,可根据条件试验选择最佳载气流速,通常为 $40 \sim 100 \text{ml/min}$。②电子捕获检测器对电负性强的元素响应值高。因此应采用不含卤素、氧、硫、氮的化合物作溶剂,如正己烷、苯、甲苯等,不能用三氯甲烷、二氯甲烷、丙酮等作溶剂。③注意防止放射性污染,气路应密闭,尾气用聚四氟乙烯管引至室外,高空排放。

(三)　火焰光度检测器

火焰光度检测器(FPD)是对含硫或磷化合物具有高灵敏度和高选择性的检测器,也称硫磷检测器。它对硫磷的响应比烃类高约一万倍,适宜于分析含硫磷的化合物和气体硫化物,测磷的 $D = 10^{-12} \text{g/s}$,测硫的 $D = 10^{-11} \text{g/s}$,在农药残留和大气污染分析中应用非常广泛。如大气中 SO_2、H_2S 的分析,石油精馏物的含硫量测定,有机磷、含硫的氨基甲酸酯类农药的残留分析等。

1. 结构　火焰光度检测器是根据硫磷化合物在富氢火焰中燃烧时能发射出特征波长的光而设计的,由氢火焰部分和光度检测部分组成(图 19-13)。

氢火焰部分包括火焰喷嘴、石英片和遮光槽。光度检测部分包括滤光片和光电倍增管。载气先与空气混合,由检测器下部进入喷嘴,再与燃气 H_2 混合,点火燃烧。喷嘴上方的遮光

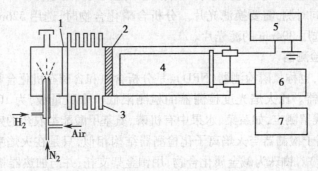

1. 石英片;2. 滤光片;3. 散热片;4. 光电倍增管;5. 高压电源;
6. 放大器;7. 记录。

图 19-13　火焰光度检测器示意图

槽挡去火焰本身和烃类燃烧发出的光,以降低噪声。石英片用于保护滤光片,避免水汽和燃烧产物的腐蚀。光学系统需要绝热,在石英片和滤光片之间装有散热片。在测硫和磷时,应分别采用不同的滤光片。

2. 工作原理及机制　火焰光度检测器是在富氢火焰中测定硫、磷化合物的发射光谱。以含硫有机物为例,含硫有机物在火焰中燃烧的主要反应及产生光谱的机制为:当含硫化合物(RS)试样进入离子室时,在富氢焰中燃烧,有机含硫化合物首先氧化成 SO_2,然后被氢还原成 S 原子。在适当的温度下,S 原子能生成激发态的 S_2^* 分子,当其返回到基态时,发射出 $350\sim430nm$ 的特征分子光谱,最大发射波长为 394nm。特征波长的光通过 394nm 的滤光片,滤去杂光,照射到光电倍增管上,将光信号转变成电信号,经微电流放大器放大后由色谱工作站记录色谱峰。反应方程式为:

$$RS+2O_2\rightarrow SO_2+CO_2$$
$$SO_2+4H\rightarrow S+2H_2O$$
$$S+S\xrightarrow{390℃}S_2^*$$
$$S_2^*\rightarrow S_2+h\nu(350\sim430nm)$$

当含磷化合物进入氢火焰时,首先氧化成磷的氧化物,然后在富氢焰中被氢还原成化学发光的 HPO 碎片,被激发的 HPO^* 发射出 $480\sim600nm$ 的特征分子光谱,最大发射波长为 526nm。

现在使用一种新型的富氧、富氢双火焰燃烧室的火焰光度检测器,有上下两个火焰。下火焰为富氧焰,将色谱流出物中的硫化物、磷化物及烃类氧化燃烧,生成相应的氧化物;上火焰为富氢焰,可将硫、磷的氧化物还原为化学发光分子,而烃类燃烧产物如 CO_2、H_2O 等则无光信号,因而解决了火焰容易熄灭问题并排除了烃类化合物的干扰。

3. 操作条件及注意事项　火焰光度检测器必须使用富氢焰,氢气流量大,氢气和氧气比通常为 $O_2:H_2=1:(2\sim5)$。测硫时,要在适当的温度下才有利于 S_2^* 分子生成,因此检测室的温度对硫的灵敏度影响很大。通常火焰温度较高,有利于测磷,而不利于测硫。测定磷或硫应该通过条件实验进行最佳操作温度的选择,在各自最佳的操作温度下进行。为了延长检测器光电倍增管的使用寿命和避免损坏,应注意当检测器燃烧室的温度升至 100℃ 以上才能点火,以避免燃烧室积水受潮。点火后才能开启检测器的高压电源。实验过程中若发生熄火,应关闭高压电源后才可重新点火,实验完毕先关闭高压电源。

4. 硫、磷不能同时测,需要换滤光片。分析含磷化合物时,选用 526nm 的滤光片;分析含硫化合物时,则选用 394nm 的滤光片。

(四) 热离子检测器

热离子检测器,也称氮磷检测器(NPD),是分析含氮和含磷有机化合物的高灵敏度高选择性的专用型检测器。比火焰光度检测器的检测限低 1 个数量级,为 $10^{-13}g/s$。应用于含氮、磷农药的痕量残留测定,如蔬菜、水果中有机磷、氨基甲酸酯类农药的残留分析。

1. 结构　热离子检测器与火焰离子化检测器结构相似,只是在火焰喷嘴与收集之间放一铷珠($RbO\cdot SiO_2$)。铷珠为碱金属化合物,用铂金架支托,并与加热器相连(图 19-14)。

2. 原理　氮磷检测器分 NP 型和 P 型两种操作方式,前者用于含氮或含磷化合物的测定;后者则仅用于含磷化合物的测定。按 NP 型操作时,氢气流量很小,仅为 $2\sim6ml/min$,氢气在火焰喷嘴处不足以形成正常燃烧的火焰,用加热器加热铷丝至发红,此时热离子源表面

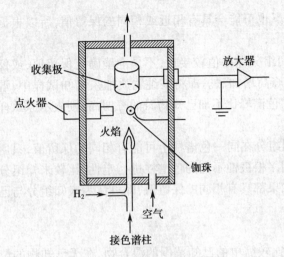

图 19-14　氮磷检测器示意图

收集极

放大器

点火器

火焰

铷珠

H_2

空气

接色谱柱

温度为 600~800℃,在热离子源表面附近形成一层化学活性很高的"冷焰"。当氮磷化合物进入"冷焰"区时,分解产生含氮磷化合物的自由基,这些电负性自由基从热离子源表面气化的铷原子获得电子生成负离子,并在电场的作用下移向收集极,产生响应信号。而一般的碳氢化合在"冷焰"中不发生电离。

按 P 型操作时,不用加热器加热铷珠,热离子源靠火焰喷嘴处形成的氢焰加热。绝大多数有机化合物样品都能在氢焰中电离,但此时喷嘴处于正电位,热离子源处于负电位,且热离子源在氢焰的上方,碳氢化合物燃烧产生的负离子在热离子源与喷嘴间电场的作用下返回喷嘴,被导入地。而磷化合物电离产生的电负性自由基,从热离子源表面气化的铷原子获得电子后生成负离子,在电场作用下移向收集极,产生磷的响应信号,且与碳氢化合物产生的负离子分离。

因热离子源的作用,使氮、磷化合物产生的离子增加,离子化效率提高,从而使信号增强。离子源表面失去电子生成的 Rb^+ 在离子源内部往复循环,所以热离子源有较长的使用寿命。

3. 操作条件及注意事项　①用电加热铷珠加热器时,H_2 燃烧不完全,实验室应通风好;②离子源加热温度不宜太高,否则会影响其使用寿命;③固定液不能含—CN,若少量挥发进入检测器会出峰。

一种组分,一个样品(含 1 个或多个组分),可能用多个检测器都能检测,要根据待测组分的性质,选择对待测组分适合的,灵敏度高、选择性好的检测器用于该样品的气相色谱分析。

第六节　气相色谱定性定量分析

一、定性分析

气相色谱法定性分析的目的是确定每个色谱峰所代表的组分,主要是根据色谱峰的保留值定性,用未知组分的保留值与相同条件下标准物质的保留值进行比较。对于复杂组分的定性仍存在不少困难,但气相色谱与质谱、红外光谱联用技术的发展,为未知试样的定性分析提供了新的手段,常用的定性方法有以下几种。

(一) 用已知纯物质对照定性

用已知纯物质对照定性是气相色谱最简便、最常用的定性方法。

1. 用保留值定性同一根色谱柱　在相同操作条件下,任何一种组分都有一定的保留值,可作为定性的依据。最常用的保留值为保留时间 t_R。在相同的操作条件下,分别测出已知纯物质和未知组分的保留值,通过比较两者的保留值来确定未知色谱峰是什么组分。若在相同的色谱条件下,待测组分的保留值与已知纯物质的保留值相同,可初步认为它们是同一种物质。由于不同物质在相同色谱条件下也可能会具有相近或相同的保留值,所以根据色谱保留值定性有一定的局限性。

2. 峰高增加法定性 当试样较复杂,两组分保留值较接近,不易准确确定保留值,或仪器不够稳定,保留值易发生变化时,最好用峰高增加法。即将某纯物质加入未知试样中,混匀后取样并注入色谱仪,若某一未知组分的色谱峰比不加已知物时的峰增高,则表示原试样中可能含有该已知物。

3. 双柱(多柱)定性 由于不同的待测组分在同一色谱柱上可能有相同的保留值,只用一根色谱柱定性,结果不可靠。可同时采用多根极性不同的色谱柱进行定性,比较未知组分和已知纯物质在多根色谱柱上的保留值,如果都具有相同的保留值,即可认为未知组分与已知纯物质为同一种物质。

(二) 利用文献保留值数据定性

1. 用相对保留值定性 对于一些组分比较简单的已知范围的混合物,在无已知物的情况下,可用相对保留值定性。从文献上查出待测组分的相对保留值 r_{21},然后按文献的色谱条件进行实验,测出待测组分的 r_{21},与文献值进行比较,若二者相同,则可认为是同一物质。由于相对保留值只与柱温和固定相有关,不受其他操作条件的影响,所以采用相对保留值定性比较准确。但须注意所用色谱柱的固定相和操作条件应和文献完全一致。

2. 用保留指数定性 保留指数(I)具有重现性和准确度好(相对误差<1%)、标准统一、温度系数小等优点。在无纯的标准物质对照时,可利用文献中的保留指数定性。保留指数仅与固定相的性质、柱温有关,与其他实验条件无关。在与文献相同的操作条件(柱温和固定相相同)下进行实验,根据式(19-6)计算待测物的保留指数,然后与文献值进行对照定性,而不必用纯物质对照。

(三) 采用联用技术定性

气相色谱对于多组分复杂混合物的分离效率很高,有很强的分离能力,但定性能力却有限。质谱、红外吸收光谱及磁共振谱等是鉴别未知物结构的有力工具,有很强的识别和定性能力,但要求所分析的试样必须是纯品。因此,把气相色谱仪作为分离手段,把质谱仪、红外分光光度计作为鉴定工具,两种仪器联机使用,两者取长补短。如:气-质联用仪(GC-MS),进样后先经气相色谱分离,各组分先后流出色谱柱并逐个进入质谱仪,获得质谱图,根据质谱图上碎片离子的特征信息和分子裂解规律可推测其分子结构。更方便的是色谱工作站可对计算机存储的标准谱图库进行检索,将待测组分质谱图和标准质谱图做对照,对各组分进行准确定性。先进的联用技术能先分离后定性,定性能力增强,定性准确度大大提高,是目前解决复杂样品定性分析最有效的工具之一,是分离分析复杂未知物最有效的现代分析手段。

二、定量分析

(一) 定量依据

色谱法定量分析的依据是检测器响应信号的大小(峰面积 A 或峰高 h),与进入检测器某组分的质量成正比。

$$m = f \cdot A \qquad\qquad (式 19\text{-}32)$$

式中,m 为组分的质量;f 为定量校正因子(correction factor);A 为峰面积。要准确进行定量分析,必须准确测出峰面积,求出定量校正因子f,并选择合适的定量方法。

峰高与操作条件(柱温、载气流速)有关,其定量的线性范围较窄,与待测组分质量的线性关系一般不及峰面积好,并且要求色谱峰窄,峰形对称,半峰宽不变,否则定量不准确,所以,通常采用峰面积定量。色谱工作站通过对色谱峰积分,可给出峰面积,并且可以通过整积分参数使积分更加准确、合理。用峰面积乘以定量校正因子,即可得到待测组分的质量。

(二) 定量校正因子

色谱法的定量分析是基于被测物质的量与其峰面积成正比。但是,同一检测器对不同物质具有不同的响应值,即相同量的不同物质在同一检测器上产生的信号大小不同,比如用1:1苯和甲苯混合进样分析,火焰离子化检测器检测,苯和甲苯含量相同,但峰面积A不同,苯的峰面积比甲苯大,说明用同一检测器,不同物质单位峰面积所代表的物质量不同。所以不能用峰面积直接计算物质的含量,要引入校正因子。校正因子分为绝对校正因子和相对校正因子。

1. 绝对校正因子 绝对校正因子(f_i)为单位峰面积所代表的物质量。

$$f_i = \frac{m_i}{A_i} \qquad\qquad (式 19\text{-}33)$$

式中,m_i、A_i分别为物质i的质量和峰面积。测定绝对校正因子需要准确知道进样量。由于进样量m_i很微,进样误差很大,故绝对校正因子f_i不易准确测定。在实际工作中,通常使用相对校正因子。

2. 相对校正因子 选一标准参照物(s),相对校正因子(f_{is})为某物质(i)和标准参照物(s)的绝对校正因子之比。即:

$$f_{is} = \frac{f_i}{f_s} = \frac{\dfrac{m_i}{A_i}}{\dfrac{m_s}{A_s}} = \frac{m_i \cdot A_s}{m_s \cdot A_i} \qquad\qquad (式 19\text{-}34)$$

式中,A_i、A_s、m_i、m_s分别为物质i和标准参照物质s的峰面积和质量。使用火焰离子检测器时,常用正庚烷作标准参照物质,使用热导检测器时,常用苯作标准参照物质。

相对校正因子的测定方法:分别准确称取一定量待测组分的纯品(m_i)和标准参照物质(m_s),混合后在一定的色谱条件下进样分析,得到待测组分和标准参照物质的色谱图,分别测量它们的峰面积A_i和A_s,由式(19-34)计算出相对校正因子。因将一定量的待测组分纯品m_i和一定量的标准参照物质m_s混合进样,若进样有误差,对待测组分和标准参照物质峰面积的影响是相同的,两者的比值A_s/A_i不变,对f_{is}的值无影响,故f_{is}可准确测定。实际分析工作中所指的校正因子一般为相对校正因子f_{is},最常用的是相对质量校正因子。

f_{is}与样品、标准参照物和检测器灵敏度有关,与柱温、载气流速和固定相性质无关。所以当样品、参照物和检测器一定时,f_{is}为常数,也可从化学手册中查得。

(三) 定量方法

常用的色谱定量方法有归一化法、外标法、内标法、内标标准曲线法等。

1. 归一化法 当试样中所有组分在检测器上都有响应信号,在色谱图上都能出峰,可用归一化法计算各待测组分的含量。

设:试样中各组分的含量总和为100%,各组分含量为:

$$X_i\% = \frac{m_i}{m_1 + m_2 + \cdots m_n} \times 100$$

$$= \frac{A_i f_i}{A_1 f_1 + A_2 f_2 + \cdots A_n f_n} \times 100 \qquad (式\ 19\text{-}35)$$

归一化法的优点是操作简便、准确,定量结果与进样量无关,受操作条件变化影响小。不足之处是应用条件较苛刻,样品中所有组分必须在一次进样中都能流出色谱柱,检测器对它们都产生信号,全都出峰,包括溶剂和杂质。另外,所有组分都要查出或测出 f_{is} ,不适于微量组分的含量测定。所以,只有试样成分简单、含量较高、且纯化时才能用此法。卫生试样成分复杂、待测组分含量很低,很难使每个组分都出峰,故很少用此法。

2. 外标法　外标法又称标准曲线法。用待测组分的纯品配制成不同浓度的标准溶液,在一定色谱操作条件下进样分析,以峰面积 A_i 对浓度 c_i 或进样质量 m_i 作图,得到标准曲线或进行线性回归,得到回归方程 $Y = a + bX$ 。 X 代表待测组分的浓度 c_i 或质量 m_i , Y 代表峰面积 A_i 。在相同色谱操作条件下分析待测试样。由待测试样峰面积 A_x ,在标准曲线上查出或由回归方程求出待测组分的浓度 c_x 或质量 m_x 。

外标法是最常用的定量方法。优点是操作和计算简便,不需用定量校正因子,不需加内标物,常用于日常分析。缺点是对进样的准确性和操作条件的稳定性要求高,分析结果的准确度主要取决于进样量是否准确和仪器的操作条件是否稳定。另外,需经常做标准曲线,否则操作条件变化引起 A_i 的变化会直接影响定量的准确性。

外标比较法:当试样中待测组分浓度变化不大,且标准曲线线性关系好时可用外标比较法。用待测物的纯品配制一个与待测组分浓度接近的标准溶液,其浓度为 c_s ,取相同量的待测试液和标准溶液,在相同操作条件下分别进样分析,得到相应的峰面积 A_i 和 A_s ,标准溶液的进样质量为 m_s 。待测试液和标准溶液的峰面积之比等于它们的质量之比或浓度之比。由试液和标准溶液的峰面积及标准溶液的进样质量或标准溶液的浓度,可求出待测组分的质量或待测试液的浓度。即:

$$m_i = \frac{A_i}{A_s} \cdot m_s \quad 或 \quad c_i = \frac{A_i}{A_s} \cdot c_s \qquad (式\ 19\text{-}36)$$

和标准曲线法相比,外标比较法操作和计算简便,不需制作标准曲线,是色谱分析中最方便和常用的定量方法。须注意的是:标准溶液应与试液中待测组分浓度相近,标准溶液和试液进样量尽量一致。

3. 内标法　内标法是在试样中加入一定量的纯物质作为内标物来测定组分含量的方法。内标物应选用试样中不含有和各组分完全分离的物质,并和组分结构、极性相近,其色谱峰和待测组分的色谱峰邻近或位于几个待测组分色谱峰的中间,与样品不反应。内标法又分为用相对校正因子计算法和内标标准曲线法。

（1）相对校正因子计算法:准确称取一定量试样 m 和一定量的内标物 m_s ,混合后进样分析,根据内标物和试样的质量及相应的峰面积和校正因子,由式(19-36)计算待测组分的含量,内标物的加入量也应接近试样中待测组分的含量。

$$m_i = f_i A_i \qquad m_s = f_s A_s \qquad m_i = \frac{f_i A_i}{f_s A_s} m_s$$

$$X_i = \frac{m_i}{m} = \frac{f_i A_i}{f_s A_s} \cdot \frac{m_s}{m} = f_i \frac{A_i}{A_s} \cdot \frac{m_s}{m} \qquad (\text{式 19-37})$$

式中，X_i 为待测组分的质量分数；m_i 为试样中待测组分的质量，m_s、m 分别为内标物和试样的质量；A_i 和 A_s 分别为待测物和内标物的峰面积，f_i 和 f_s 分别为相应的质量校正因子。因在内标法中一般选内标物作为测定相对质量校正因子的标准参照物，所以 $f_s = 1$。

内标法的优点是：①用待测组分和内标物峰面积的相对值进行计算，若仪器不稳定或进样有误差，对各峰影响相同，其峰面积的比值 A_i/A_s 不变，定量准确度高；②分析结果与操作条件变化及进样准确性无关，对操作条件稳定性、进样准确性要求不高；③试样中加内标物，能有效扣除基体影响。缺点是需要定量校正因子 f_{is}，需选内标物，而且每次分析都要准确称取或量取试样和内标物的量，操作较麻烦，不适于快速分析。

（2）内标标准曲线法：内标标准曲线法为简化的内标法。每次分析称取相同量的试样 m，加入恒定量的内标物 m_s，则式（19-37）中 $f_{is} \cdot \dfrac{m_s}{m}$ 为常数，公式简化为：

$$X_i = \frac{A_i}{A_s} \cdot \text{常数} \qquad (\text{式 19-38})$$

由式（19-38）可见，待测组分的含量与 A_i/A_s 成正比。以 A_i/A_s 对 X_i 作图可得内标标准曲线。

内标标准曲线的绘制方法：先用待测组分的纯品配成标准溶液，分别取不同体积的标准溶液，加入相同量的内标物，定容混匀后即配成了内标标准系列，将标准系列由稀到浓依次进样分析，得到标准系列的组分峰面积和内标物峰面积之比 A_1/A_s、A_2/A_s … A_i/A_s，以峰面积之比 A_i/A_s 为纵坐标，标准溶液的浓度或质量为横坐标作图，得到内标标准曲线。

试样分析：准确取一定量待测试样（每次分析取的试样量应相同），在试样中加入与标准系列相同量的内标物，测出试样中待测组分与内标物的峰面积之比 A_x/A_s，由 A_x/A_s 从该组分的内标标准曲线上可查出待测组分的含量。

内标比较法：为简化的内标标准曲线法。先准确移取一定体积待测组分的标准溶液，加入一定量的内标物，配成内标标准溶液；再准确移取一定量待测试样（每次分析称取或量取的试样量应相同），在试样中加入与标准溶液相同量的内标物，分别进样分析，由式 19-39 计算试样中待测组分的含量。

$$\frac{X_{x(\text{试样})}}{X_{i(\text{标准})}} = \frac{A_{x(\text{试样})}/A_s}{A_{i(\text{标准})}/A_s} \qquad (\text{式 19-39})$$

利用内标标准曲线法定量，既可免去测定校正因子的麻烦，又具备内标法的优点，消除了某些操作条件变化的影响，也不要求进样十分准确，且定量比外标法准确。

由于色谱法进样量小，通常为 $0.1 \sim 5.0 \mu L$，所以进样体积很难控制得十分准确。另外，在实际气相色谱分析中，温度、载气流速等操作条件的变化和波动，直接影响到峰面积的大小。这些对外标法的准确度影响都很大，故在卫生检验中已有越来越多的国家卫生标准分析方法采用内标法。

第七节 毛细管柱气相色谱法

一、概述

毛细管柱气相色谱法(capillary gas chromatography,CGC)是指以毛细管柱作为色谱柱的气相色谱法,毛细管色谱的概念最早由英国的 Martin 提出,他曾预言,如果采用内径很细的色谱柱,则色谱分离效率将会大大提高。1956 年,Golay 提出开管柱(空心毛细管柱)色谱理论,1958 年发明了 Golay 柱:将固定液均匀地涂布在毛细管内壁上而形成一层极薄的固定膜。用 Golay 柱代替填充柱进行实验,结果发现其分离能力远大于普通的填充柱,实现了 Martin 的预言。由于 Golay 柱的中心是空的,故称空心色谱柱,人们习惯称为毛细管柱。

毛细管柱内径一般为 0.25~0.5mm,长度可达 30~300m。其特点是柱效高,柱渗透性好、分析速度快,但柱容量小。

最早的毛细管色谱柱,柱子寿命短、容量小、灵敏度低,因而难以推广使用。随着毛细管拉制、涂渍技术的提高,以及 Desty 等用毛细管柱分离石油产品的杰出实践,使毛细管色谱法得到不断推广、完善和提高。1979 年柔性石英毛细管柱出现将毛细管色谱的发展推向一个新的高潮。柔性石英毛细管柱弹性好,不易折断、内表面惰性好、使用更为方便,因而得到了广泛应用,目前使用的毛细管柱中大部分为石英柱。近年来,新型高效毛细管柱相继出现,进样技术不断发展,毛细管色谱理论日益完善,使毛细管色谱法成为比较成熟的色谱分析方法。

二、毛细管柱气相色谱法的基本原理

毛细管气相色谱理论和填充柱气相色谱理论基本相同,但也有其特点,从毛细管色谱基本理论进行分析,可以深入地了解毛细管色谱的分离性能。

(一)速率理论

1957 年,Golay 根据毛细管的特性,提出了涂壁空心毛细管(wall coated open tubular column,WCOT)的速率理论,并推导出与填充柱类似的速率方程——Golay 方程,其简化式为:

$$H = B/u + C_g u + C_1 u \qquad \text{(式 19-40)}$$

式中,B/u 为分子扩散相,$C_g u$、$C_1 u$ 分别为气相、液相的传质阻力,u 为载气流速。在 u 一定时,为使柱效提高,要求 B、C_g 和 C_1 尽量小(即 H 小)。B、C_g、C_1 可用组分在气相、液相中的扩散系数 D_g、D_1 及柱内半径 r、液膜厚度 d_f 和容量因子 k 表示。

$$B = 2D_g$$

$$C_g = \frac{1 + 6k + 11k^2 r^2}{24(1+k)^2 D_g}$$

$$C_1 = \frac{2}{3} \cdot \frac{k}{(1+k)^2} \cdot \frac{d_f^2}{D_1}$$ 则 WCOT 的速率方程可表达为:

$$H = \frac{2D_g}{u} + \frac{1 + 6k^2 + 11k^2 r_g^2}{24(1+k^2)D_g}u + \frac{2kd_f^2}{3(1+k)^2 D_1}u \qquad \text{(式 19-41)}$$

在多年实践的基础上，Golay、Brown 又对上式进行了修正，得到如下方程：

$$H=\frac{2D_g}{u}+\frac{1+6k+11k^2r_g^2}{24(1+k^2)D_g}u+\frac{kd_f^2}{6(1+k)^2D_1\cdot\beta^2}u \qquad （式 19-42）$$

式中，r_g 为柱中载气能流过的有效半径，称为自由气体流路半径。$r_g=r-d_f$。r 为毛细管柱半径。d_f 为平均液膜厚度。β 为相比率，$\beta=V_g/V_1$。

1963 年，Golay 又提出了涂载体空心毛细管柱（support coated open tubular column，SCOT）的速率方程，后经 Brown 改进为：

$$H=\frac{2D_g}{u}+\left[\frac{1+6k+11k^2}{(1+k)^2}+8d_m+\frac{16kd_m}{(1+k)^2}\right]\frac{r_g^2}{24D_g}+\frac{kd_f^2}{6(1+k)^2D_1F^2\beta^2}u \qquad （式 19-43）$$

式中，F 为 SCOT 柱与 WCOT 柱液相表面积之比。d_m 为相对多孔层厚度，可以根据平均多孔层厚度 d 计算出来：

$$d_m=\frac{d}{r_g}=\frac{d}{r-d_f}$$

与填充柱色谱的 Van Deemter 方程相比，因毛细管柱中没有填充颗粒，所以涡流扩散项 A 为零，分子扩散相 B/u 与范氏方程相当，但在毛细管中弯曲因子 $\gamma=1$。液相传质阻力 C_gu，气相传质阻力 C_1u 与范氏方程相当，其中用 r_g 代替了 d_p。

（二）毛细管柱的柱效评价

毛细管气相色谱法中，一般用下述指标评价柱效。

1. 塔板数　与气相色谱法一样，可用理论塔板数 n 和有效塔板数 n_{eff} 评价。

毛细管柱效能，n 和 n_{eff} 的概念及计算公式与填充柱相同，都与容量因子 k 有关。由于毛细管柱的 t_M 值比较大，n 和 n_{eff} 差别很大，因此 Brown 提出用平均塔板数 M 评价柱效。

$$M=\frac{(n+n_{eff})}{L}r_g=\frac{nr_g}{L}\left(1+\frac{k}{1+k}\right)^2 \qquad （式 19-44）$$

2. 涂渍效率（CE）　涂渍效率也称理论利用效率，其定义是最小理论板高 H_{min} 与实测板高 H 的百分比。

$$CE=\frac{H_{min}}{H}\times100\% \qquad （式 19-45）$$

CE 是衡量毛细管的柱效达到理论化的程度，经典 WCOT 柱为 20%~60%。SCOT 柱可达 60%~80%，现代毛细管柱可达 80% 以上，甚至接近 100%。

3. 分离度（R）　用 R 来评价柱的总分离效能，其概念和计算公式与填充柱相同。

4. 分离数（TZ）　用来评价柱的实际分离能力，其定义为两个相邻的正构烷烃峰之间可容纳的组分数目。

$$TZ=\frac{t_{R(z+1)}-t_{R(z)}}{W_{h/2(z+1)}+W_{h/2(z)}}-1 \qquad （式 19-46）$$

由于在两个指定的峰之间能容纳的色谱峰数还与分离度有关。因此 TZ 的含义是相邻两峰的 R 为 1.77 时，在含有 z 和 $z+1$ 个碳同系物间能容纳的色谱峰数。TZ 越大，柱的分离能力越强。

（三）影响柱效的因素

由毛细管色谱的速率理论可知，板高 H 受 u、D_g、D_1、r_g、d_f 及 β 等诸多因素的影明。因此选择适宜的操作条件可以减小 H，提高柱效。

1. 载气流速 u 对 H 的影响　毛细管色谱柱的 H-u 曲线与填充柱相似，为双曲线关系，WCOT 柱的 u_{opt} 和 $H_{\min}$ 可由式（19-40）微分求得。

$$u_{opt} = \sqrt{B/(C_g + C_1)}$$

对于薄液膜的色谱柱。因 d_f 很小（$d_f < 0.5\mu m$），β 较大，故 C_1 项可以忽略。则

$$u_{opt} = \sqrt{B/C_g} = \frac{4D_g}{r_g}\sqrt{\frac{3(1+k)^2}{1+6k+11k^2}} \qquad （式 19-47）$$

将式（19-47）代入式（19-40）得到 u_{opt} 对应的最小板高 $H_{\min}$。

$$H_{\min} = 2\sqrt{BC_G} = r_g\sqrt{\frac{1+6k+11k^2}{3(1+k)^2}} \qquad （式 19-48）$$

同理可以推出，在 SOOT 柱上：

$$H_{\min} = r_g\sqrt{\frac{1+6k+11k^2}{3(1+k)^2} + \frac{8}{3}d_m + \frac{16kd_m}{3(1+k)^2}} \qquad （式 19-49）$$

显然，毛细管柱的 $C_g + C_1$ 值小于填充柱的 $C_g + C_1$ 值，因此当 $u > u_{opt}$ 时，毛细管柱 H-u 曲线的斜率 <1，并小于填充柱 H-u 曲线的斜率。与填充柱相比，当流速增加时，空心毛细管柱的柱效不会显著下降，而且出峰快，可大幅度缩短分析时间。因此，在满足样品分析所需柱效的前提下，应尽量使用高流速。

2. 液膜厚度对 H 的影响　由速率方程可以看出，C_1 与 d_f^2 成正比，因此液膜厚度有微小增加，将会导致 C_1 显著加大；另一方面，液膜加厚将使相比率 β 值减小，容量因子 k 值增大，导致分析时间增长，因此使用薄液膜有利于提高柱效，缩短分析时间。但液膜薄会导致 k 值变小，达到同样效果所需有效塔板数增加，需加长柱子；另一方面，液膜薄还会使柱容量下降，允许进样量小，不利于痕量成分的分析。用薄液膜柱分析高沸点组分，这样，固定液流失小，分析速度快。常用液膜厚度为 $0.2 \sim 0.5\mu m$。

3. 柱径 r 对 H 的影响

（1）薄液膜柱：由式（19-41）可看出，板高 H 与柱内径 r 成正比，即柱效与柱内径成反比，内径越小，柱效越高，可进行快速分析。柱内径小是实现毛细管色谱高效和快速的重要手段。由于毛细管柱细，而且又是空心的，因而优于填充柱。目前多采用细而短的毛细管柱进行快速分析。但是柱内径小，必然导致柱容量减小，进样量减小，对仪器及操作要求将提高，目前一般采用 $100\mu m$ 直径的毛细管柱。

（2）厚液膜柱：由于厚液膜柱的 d_f 较大，β 较小，由式（19-42）可以看出，C_1 项不可忽略，其对 H 的变化起主要作用，因 C_1 项中无 r，所以柱内径不是重要参数。实验表明，在实用流速下，直径分别为 $0.32mm$ 和 $0.53mm$ 的厚液膜柱具有相同的色谱效能。目前多使用大口

径、厚液膜毛细管柱代替填充柱作常规控制分析。其优点是柱容量大,可以不分流进样;柱内径较大,可用微量注射器在柱头进样;柱效和填充柱相当,因柱子长使总柱效高。

4. 柱温对 H 的影响　通过前面的讨论可知,在薄液膜柱中,C_g 项是影响 H 的主要因素,C_1 项可以忽略。柱温是通过影响 k 值和 D_g 而影响 H 的。同时,柱温也影响 r_{21} 的大小。柱温升高,D_g 增大,分子扩散增大,柱效降低,但柱温升高会使 k 减小,C_g 减小,柱效提高。在毛细管柱色谱分析中,一般采用的载气流速 $u>u_{opt}$,此时 C_g 起主导作用,因此柱温升高,柱效增加,有利于分离。

另一方面,柱温降低,r_{21} 增大,色谱柱的选择性提高。所以柱温的选择应同时考虑柱效和选择性两方面的影响。

对于多组分宽沸程的混合物,经常采用程序升温法进行分析,其方法与填充柱相同。

5. 载气种类的选择　与填充柱一样,毛细管色谱中常用的载气也是 N_2、H_2 及 He 3 种。已知 D_g 与载气相对分子质量 M 的平方根成反比,当载气流速高时,速率方程中的 B/u 项可以忽略,C_g 项起主导作用,增大 D_g 可减小 C_g 项,提高柱效,因此宜选择分子量较小的气体作载气。在毛细管色谱中,H_2 为最佳气体,He 次之。使用 H_2 作为载气的优点是:对 k 值影响不大,单位时间内柱效最高;对质量型检测器,如 FID、FPD,高流速可使峰高增加,检测限降低,灵敏度增加。但用 H_2 作载气时要注意两点:①个别组分的出峰顺序可能与用其他载气有所不同;②氢气源的钢瓶置于室外,分流进样时分流器出口要接到室外或在出口点一火焰。

6. 进样量的选择　柱内径和固定液含量决定了一根色谱柱的柱容量,每根色谱柱的允许进样量不能超过柱容量,当进样量超过柱容量时,因柱内每块理论塔板内不能建立真正的平衡,会导致柱效降低,峰扩张。最大允许进样量是指柱效下降 10% 时的进样量。

$$V_k = a_k \frac{\pi \cdot r^2 L}{\sqrt{n}}(1+k) \qquad (式 19\text{-}50)$$

式中,V_k 为气化后样品的体积,a_k 为常数。

式(19-50)表明,最大允许进样量与柱径 r,柱长 L 及容量因子 k 成正比,与理论塔板数 n 的平方成反比。当进样量超过最大允许进样量时,柱效降低会大于 10%,但峰高、峰面积与进样量仍呈线性关系。

柱容量可视为衡量进样量的一个重要指标。能使峰高与进样量保持线性的最大进样量就是柱容量,代表了色谱柱的线性范围。峰面积的线性范围较峰高宽得多,如果峰面积出现非线性时,表明检测器已超负荷。

色谱柱的内径越大、柱子越长、固定液含量越多,同时样品组分 k 值越大,则允许进样量越多。目前,高容量毛细管柱越来越受到人们的关注,其具有定量准确,柱子寿命长,不需分流进样就可与 MS 匹配,可用短柱作常规分析等优点。

7. 柱长的选择　在气相色谱中,通常情况下,毛细管柱的长度越长则分离效率越高。毛细管柱由于渗透性好,柱长可超过 100m,以此计算的理论塔板数可高达 5×10^5。但许多样品的分析不需要特别高的柱效和分离度就可以完成。因此,要根据实际情况,选择适当的柱长。在多数情况下,使用 30m 的标准毛细管柱进行分析,若分离极其复杂的混合物,可使用更长的色谱柱进行分析。使用过长的毛细管柱存在分析时间长、样品组分流出需要较高的温度,以及为了提高载气流速使得柱入口的压力过高等缺点。

三、毛细管柱色谱系统

(一) 毛细管色谱柱

1. **毛细管柱的种类**　毛细管柱可分为空心柱和填充柱两类,通常所说的毛细管柱,多数是指空心柱。

(1) 空心毛细管柱(也称为开管柱):根据柱内固定液涂渍情况不同,开管柱可分为以下 3 种:

1) 涂壁空心毛细管柱(WCOT):以毛细管内壁充当担体,将固定液直接涂在毛细管内壁表面上。这是 Golay 最早提出的开管柱,由于其渗透性好,柱子可以做得很长,因此柱效高,分析速度快;缺点是固定液容易流失,柱寿命短。

2) 涂载体空心毛细管柱(SCOT):在毛细管内壁表面覆盖一层很细(<2μm)的多孔颗粒(载体),然后再在载体上涂渍固定液,这种毛细管柱涂渍的固定液量增加,液膜较厚,柱容量较大,渗透性好,具有稳定、高效快速的特点,适用于痕量分析。

3) 多孔层空心毛细管柱(porous layer open tubular column,PLOT):在色谱柱的内壁上涂一层多孔性吸附剂固体颗粒,不再涂固定液,实际上是一种气-固吸附毛细管色谱柱。

SCOT 柱的相比率 β 值比 WCOT 柱小,因此,同一组分在 SCOT 柱上的柱容量比在 WCOT 柱上大,当分析气体和 k 值较小的组分时,SCOT 柱的分离效果更好;由于 SCOT 柱的固定液与载体颗粒之间存在分子作用力,因而具有较高的使用温度,固定液流失比 WCOT 柱小。由于 SCOT 柱具有柱容量大和允许在较高温度使用特点,因此与 WCOT 柱相比,其得到的色谱峰形更尖锐,检测限更低。

(2) 填充毛细管柱

1) 填充毛细管柱:制法与 SCOT 柱一样,柱内载体粒度与柱内径的比值(d_p/d_r)在 0.2~0.5 之间。这种色谱柱的渗透性不如开管柱,因而常制成短柱,一般为 2~15m。

2) 微型填充柱:内径小于 1mm 的细径填充柱,载体颗粒直径在几十到几百微米之间,这种色谱柱的渗透性差,因而载气压力常需在 10^6Pa 以上。微型填充柱是近几年发展起来的新型色谱柱,具有柱效高、容量大的特点,但其性能与一般毛细管柱差别很大。

2. **毛细管色谱柱的特点**

(1) **柱容量小**:毛细管柱的固定液含量只有几十毫克,比填充柱少几十倍至几百倍。由于液膜厚度小,组分在固定相中的传质速度大大加快,有利于提高柱效和实现快速分析。但由于柱容量很小,因此要求进样量很小,否则将导致过载而降低柱效率,使色谱峰扩张、拖尾。如果对微量样品进行定量分析,需要采用分流进样技术。

(2) **柱渗透性好**:柱的渗透性用渗透率 B_0 表示,它描述了载气通过色谱柱时受到的阻力大小。

对于填充柱,渗透率近似公式为:

$$B_0 = \frac{d_p^2}{1\,012} \qquad\qquad (式 19\text{-}51)$$

式中,d_p 为载体有效颗粒直径。

对于毛细管柱,渗透率近似公式为

$$B_0 = \frac{d^2}{32} = \frac{r^2}{8}$$

（式 19-52）

式中，d、r 分别为毛细管的内径和半径。

由式（19-51）和式（19-52）可见，毛细管柱渗透率比填充柱高得多，因此在同样条件下，毛细管柱长可比填充柱长得多，有的毛细管柱长可达数百米。由于毛细管柱的渗透性好，且 k 值小，所以可采用高载气流速，从而实现快速分析。

（3）总柱效高：从单位柱长的柱效看，毛细管柱与填充柱为同一数量级。但毛细管柱的长度比填充柱长 1~2 个数量级，因而其总柱效比填充柱高得多，可达 10^6 左右。比填充柱高 10~100 倍。

3. 毛细管柱的制备

（1）毛细管柱的材质：好的柱材料应该是惰性的、热稳定、内表面光滑容易湿润以及操作使用方便等。早期使用的柱材料有聚乙烯管、尼龙管、不锈钢管、铜管及玻璃管等。由于玻璃毛细管柱改进方法的不断发展和石英毛细管的出现，毛细管柱的材料几乎都是以二氧化硅为主要成分的玻璃管和石英管。石英柱由于纯度高，管壁很薄，柔性也很好，是较理想的毛细管材料。

（2）毛细管的拉制：玻璃毛细管柱是由拉制机拉制的，并经热处理而制成。利用拉制光导纤维的机器，在约 2 000℃ 以上高温下拉制出石英弹性毛细管后，再在其外壁涂覆一层聚酰胺树脂而制成石英毛细管柱。

（3）毛细管柱的表面处理：毛细管柱在涂渍固定液之前需对表面进行预处理，表面预处理有两个作用：一是除去表面活性中心吸附点，二是改变表面的物理或化学性质以提高表面的湿润性。

1）玻璃毛细管：玻璃表面光滑，对许多固定润湿性较差，必须对其内表面进行粗糙化和钝化后才能涂固定液。

粗糙化一般用化学方法进行，如用氯化氢对软质玻璃进行腐蚀处理后，可在玻璃表面形成一层 NaCl 微晶体，从而大大增加了内表面，改善了浸润性。此外，还可以用沉积细颗粒法，将细颗粒载体沉积在毛细管内壁上。粗糙化处理不能除去或减小内壁活性，有时还会使活性增加，因此必须进行钝化，使毛细管柱脱活，常用硅烷化处理脱活，使柱表面的羟基被硅烷基取代，形成稳定去活层。硅烷化试剂有三甲基氯硅烷、六甲基二硅烷等。

2）石英毛细管柱：石英柱的表面一般不进行处理，能使用的固定液有 Carbowax、OV-101、OV-54 等；但对极性很强的固定液，直接涂渍有困难，需要进行表面预处理，所用的方法有用聚乙二醇去活、用含氧硅油去活、表面涂 SiO_2 等。

（4）固定液的涂渍：毛细管柱经表面处理后，可进行固定液的涂渍，涂渍方法有静态法和动态法。具体方法可参阅有关专著。

（5）毛细管色谱的固定化固定相：毛细管色谱柱经前面介绍的各种表面处理方法处理后，柱性能比经典的涂壁开管柱优越得多，但是在升温使用中，仍然会产生不同程度的柱流失以及液膜破裂等现象，使涂层不均匀。为解决这些问题，近年来发展了毛细管色谱的固定化固定相，主要有 2 种：

1）化学键合相毛细管柱：将固定相用化学键合的方法，键合到硅胶涂覆的柱表面或经表面处理的毛细管内壁上，经过化学键合后，色谱柱的热稳定性大大提高。

2）交联毛细管柱：用交联引发剂将固定液交联到毛细管壁上，形成一个网状大分子结构的膜，这种方法已经较成熟地用于制备非极性、极性及手性的毛细管柱。交联反应的引发剂包括自由基引发、臭氧引发、辐射引发及热引发等，其中自由基用得较多。交联毛细管柱耐高压、抗溶剂冲刷、柱效高、惰性、柱寿命长，因此得到迅速发展。

（6）毛细管柱的老化：在高于柱温但低于固定液最高使用温度条件下，向色谱柱中通载气（色谱柱与检测器断开）的过程称为老化。老化是制备色谱柱的最后一步，也是重要的一步。老化时一般采用低氮气流速、缓慢升温逐渐老化的方法，一般先在50℃通氮气1小时赶走溶剂，然后按2~3℃/min程序升温至老化温度（因固定液而异），停留一定时间。对于交联柱，固膜、老化时间要足够长，从而达到柱子的分离效能，增长使用寿命。

（二）毛细管柱色谱的进样技术

毛细管柱色谱的气路系统与填充柱色谱的气路系统非常相近（图19-15），不同点在于毛细管色谱柱前增加了分流装置，柱后加了尾吹气。

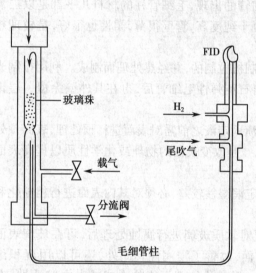

图19-15　毛细管柱气相色谱仪示意图

由于毛细管柱的柱容量很小，进样量较小，若按常规填充柱用微量注射器进样，引入的试样量必然超过色谱柱负荷，因此常采用分流进样（split injection）方式。分流进样装置结构比较简单，即在色谱仪气化室出口接一个分流器（splitter），气化后的均匀试样由分流器控制分为两路，一路将大部分样品放空，另一路将极少量样品引入色谱柱。气化试样进柱部分和放空部分的比例称为分流比（splitting ratio）。

毛细管柱载气流量小（约1~3ml/min），所以要求管路死体积必须很小，以减少色谱峰扩张，为了减少组分的柱后扩散，可在柱出口与检测器之间加一个三通管，将其分别与柱出口、尾吹气及检测器相连接，用尾吹气增加柱出口到检测器的载气流速，减少这段死体积的影响，改善柱效，同时使检测器处于最佳气体流速，以提高检测器的灵敏度。

（三）毛细管柱色谱的检测技术

由于毛细管色谱柱的容量小，只能分析少量样品，因此要求与其匹配的检测器必须具备灵敏度高、响应快、死体积小等特点。填充柱气相色谱法所用的检测器有几种适用于毛细管气相色谱法，常用的有火焰离子化检测器（FID）、电子捕获检测器（ECD）、火焰光度检测器（FPD）等，有些仪器有专为毛细管色谱柱配置的专用检测器。

（四）毛细管柱色谱的应用

毛细管柱色谱具有高效、快速等优点，在许多学科和领域得到广泛的应用。图19-16为使用涂OV-3的毛细管柱分离多环芳烃混合物的色谱图。

有机氯、有机磷、氨基甲酸酯类、拟除虫菊酯类等农药在水质、食品、土壤甚至在人和动物的体液和组织中都有残留。采用气相色谱法，选用ECD、FPD或NPD可以对不同种类的农药残留量进行定性、定量分析。图19-17为柑橘中有机磷农药残留的气相色谱图，采用涂

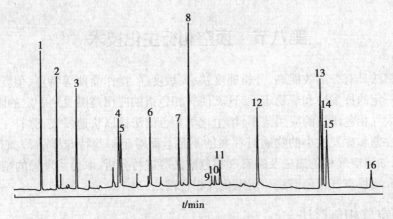

1. 联苯;2. 苊烯;3. 芴;4. 菲;5. 蒽;6.9-罗基菲;7. 荧蒽;8. 芘;9. 苯并(a)芴;10. 苯并(b)芴;11.1-甲基并芘;12. 苯稠(9,10)菲;13. 苯并(e)芘;14. 苯并(a)芘;15. 苝;16. 二苯并(a,c)蒽。

图 19-16　多环芳烃的毛细管柱色谱图

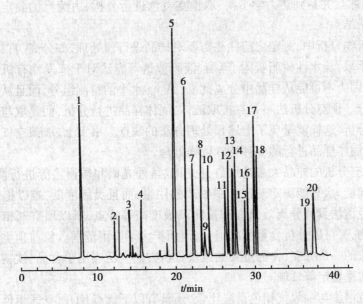

1. 美曲磷酯;2. 治螟磷;3. 敌敌畏;4. 甲胺磷;5. 甲拌磷;6. 二嗪农;7. 乙拌磷;8. 异稻瘟净;9. 久效磷;10. 乐果;11. 毒死蜱;12. 甲基对硫磷;13. 马拉硫磷;14. 杀螟硫磷;15. 乙基对硫磷;16. 甲基异硫磷;17. 水胺硫磷;18. 稻丰散;19. 乙硫磷;20. 三硫磷。

图 19-17　柑橘中有机磷农药残留的气相色谱图

渍 BP-10 的熔融石英毛细管柱(25m×0.22mm),程序升温,用 FPD 检测,在 40 分钟内可测定柑橘中 20 种有机磷农药的残留量。

　　总之,利用毛细管柱色谱的高效性,可以极大提高色谱分离能力,加快色谱分析速度,促进气相色谱法的广泛应用。随着分析技术的发展,毛细管气相色谱与质谱、傅立叶红外光谱联用等技术将日趋成熟,使分析结果更加准确。

第八节 顶空和衍生化技术

气相色谱法具有分离效能高、分析速度快、灵敏度高、操作简便等特点,但要求所分析样品必须具有一定的挥发性和热稳定性,这就使气相色谱的应用范围受到一定的限制。

为了扩大气相色谱法的应用范围,衍生化气相色谱法得以快速发展,弥补了气相色谱在分析热稳定性差和挥发性小的物质时存在的不足。而对于一些特殊样品,人们采用特殊的气相色谱法,如顶空气相色谱法及裂解气相色谱法等进行分析,取得了理想的结果。

现简单介绍顶空气相色谱法和衍生化气相色谱法。

一、顶空气相色谱法

顶空气相色谱法(head space gas chromatography)是根据相平衡原理,由气体样品的测定间接分析液体或固体样品中挥发性组成的方法。顶空气相色谱法是顶空分析法的一种,顶空分析法是将具有挥发性的样品置于密封体系中,保持恒定温度,使样品中的待测组分挥发至体系上部(顶部),并达到热力学平衡,取顶空蒸汽进行分析,由蒸汽的测定结果间接得出组分的定性定量结果。

在痕量有机物分析中,测定之前往往需要对样品进行预处理,如分离、富集或预浓缩等,而常规的溶剂萃取,疏水性树脂吸附、蒸馏、液膜渗透等方法对于挥发性有机物的痕量分析往往无能为力,因为不可能从样品中分离此 μg 或 ng 水平的待测组分,而且从分析环境中可能带入干扰成分。顶空分析法不是直接取液体、固体样品进行分析,而是取与样品呈平衡状态的气相进行分析,这样就避免了上述预处理方法的缺点。事实上,取顶空气体进行分析可看作是对液体、固体样品进行的一种特殊取样处理。

在以前,顶空分析的样品大多选用红外光谱、紫外光谱和质谱法等进行测定,但由于上述方法缺乏分离能力,只能测定蒸汽相中物质的用量,而且灵敏度低,难以得到满意的分析结果。而气相色谱法具有分离效果好和检测灵敏度高等特点,所以顶空气相色谱法既可分析复杂的混合物,又可以分析含量低的组分,因而扩大了应用范围。目前顶空气相色谱法已成为气相色谱法的一个分支,作为重要的微量分析方法广泛应用于食品、饮料、香精、医药卫生、环境保护、法医鉴定等领域。

顶空气相色谱法与一般气相色谱法比较,还具有以下优点:①顶空气相色谱法注入色谱仪的是"清洁"的气体样品,没有不挥发的重组分,避免了柱的超载或污染,故可延长柱的寿命,便于使用某些选择性检测器;②气化室在较低温度下操作,可避免组分分解;③样品预处理方法比普通色谱分析的样品预处理更为简单、省事;④可采取一些办法增加顶空气体中挥发性组分的含量,比直接进样更有利于检测出这些组分。

顶空气相色谱法本身也存在着一些固有的缺点:①只能检测样品中易挥发性的组分,不能测定低挥发性组分;②由于是利用测定顶空气体来间接分析样品,准确度和精密度相对较差,对样品定量分析误差较大。

(一) 顶空气相色谱法的基本原理

将样品置于有一定顶端空间的密封容器内,在一定温度和压力下,待测挥发性组分将在气-液或气-固两相中达到平衡。平衡状态时组分 i 在各平衡相间的分布符合 Raolt 定律,对于非理想溶液:

$$P_i = n_i y_i P_i^0 \qquad\qquad (式 19\text{-}53)$$

式中,P_i 为溶液中组分 i 在试样顶空气相中的蒸汽压,P_i^0 为纯组分 i 的饱和蒸气压,γ_i 为组分 i 的活度系数,n_i 为组分 i 在样品中的物质的量(摩尔),$n_i = c_i \times V_i$(V_i 为顶空体积)。

顶空气相色谱分析所得的是试样顶空气相中组分 i 的峰面积 A_i,A_i 与该组分的蒸气压 P_i 成正比,即:

$$A_i = F_i P_i \qquad\qquad (式 19\text{-}54)$$

式中 F_i 为组分 i 的检测器特性校正系数,在测定条件相对稳定时通常为常数。由式(19-53)和式(19-54)可得:

$$A_i = F_i y_i P_i^0 V_i \qquad\qquad (式 19\text{-}55)$$

在恒定温度及被测组分 i 浓度较低,且其地各实验参数固定时,F_i、γ_i、P_i^0、V_i 均为常数,用 K 表示:

$$A_i = K \cdot c_i \qquad\qquad (式 19\text{-}56)$$

此式为顶空气相色谱法的定量基础,为了计算样品中组分 i 的量,则应在完全相同的操作条件下,将组分的标准品和被测样品进行顶空气相色谱分析,此时由于两者是同一物质,故两者的 K 值相同,从而可得到:

$$c_i = c_s \cdot \frac{A_i}{A_s} \qquad\qquad (式 19\text{-}57)$$

式中,c_i 和 c_s 分别是组分 i 在被测样品与标准样品中的浓度,A_i 与 A_s 分别是相应的色谱峰面积,式(19-57)实质上是色谱外标法公式的一种形式。

(二)顶空气相色谱分析装置及实验技术

顶空气相色谱中,由于分析的样品是与液相(或固相)处于平衡状态的各种蒸汽(在密闭系统中),因此需要特殊的实验技术。从样品的制备到从液面上容器中实际取样过程中,应保证样品、容器处于恒定和重现的温度下,因而需要特别设计的装置。顶空气相色谱分析装置包括液上分析器(样品瓶)、进样装置和气相色谱仪三部分。目前已有一些气相色谱仪带有专用的顶空分析装置,专用装置可降低取样和进样误差,便于自动化。

1. 液上分析器 一般来说,凡是能将样品和惰性气体定量地加入其中,封闭严密使两相在设定温度下达到平衡,并能从中定量地抽取气态物质的任何容器,均可用作液上分析器,目前实验室常用的液上分析器是一个固定容积的玻璃小瓶,瓶口用硅橡胶垫片封闭,也可用磨口旋塞封闭,液上分析器置于恒温浴中,当气液两相达到平衡时,即可用液上气体进样装置将上部气体样品取出。

在选用液上分析器时应注意以下几点:

(1)液面上容器的体积与样品相比不能太大,否则可能导致被分析组分全部蒸发而进入气相,使样品与气相之间不再处于平衡状态,不符合定量分析要求。

(2)如用硅橡胶垫片密封,其暴露在液上部分要尽可能小,以减少由于溶解或扩散所造成的影响。垫片内壁可用金属薄片覆盖。

(3)为了有效而快速地使温度达到平衡状态。液上分析器和液上空间体积都不应太大。样品瓶一般选择 5ml 或 10ml 的玻璃瓶,加入的液体样品为 1~5ml、固体样品 1~2g。

2. 液上气体进样装置 从液面上抽取气体样品送入气相色谱仪进行检测是顶空气相色谱定量测定最重要的一步,进样装置主要有注射器和采样阀。按进样方式不同,可分为手动采样进样、减压采样进样和加压采样进样。

3. 静态顶空分析法与动态顶空分析法 根据采样、进样方法和装置不同,可将顶空气相色谱法分为静态顶空分析法和动态顶空分析法。

(1)静态顶空分析法:将样品置于样品瓶中,在一定温度、压力下,气-液(或气-固)两相达到平衡后,直接取蒸汽相进行气相色谱分析的方法。

目前,在实验室中比较常用的静态顶空分析装置如图 19-18 所示。将一定量的样品置于样品瓶中,在恒温水浴内平衡 30~60 分钟,然后用气密性非常好的注射器,从瓶的顶空取一定量的气体,迅速注入色谱仪中进行色谱分析。此法比较成熟,应用广泛,其相对标准偏差在 3% 以内,但灵敏度较低。目前,气相色谱仪可以配备专用顶空分析装置,以降低吸样和进样误差,便于自动化。

在用静态顶空分析法进行分析时需注意操作细节以免产生较大的误差。

1)应使用虹吸或移液管从盛满液样的瓶中吸取液体样品,不宜用倾倒法操作,这样样品才有代表性。取样量以顶空样品瓶还留有 2/3 空间为宜。

2)取样用的注射器必须具有非常好的气密性。取样时其温度等于或稍高于样品平衡温度,取样与进样操作应迅速,以免发生样品冷凝,吸取的气样体积,最好不多于顶空气体的 1/5。

(2)动态顶空分析法:用惰性气体将顶空内的蒸汽组分吹到富集系统(如冷阱、吸附管)中,使待测组分富集或浓聚,然后再用适当的方法将组分解吸后进行气相色谱分析。该法灵敏度高,但影响因素较多,操作比较复杂,其装置如图 19-19 所示。

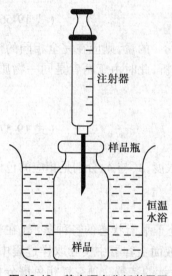

图 19-18 静态顶空分析装置图

常用的样品富集方法有吸附法和冷阱法两种:

1)吸附富集法:用碳型吸附剂或多孔型高分子材料吸附剂,采取开放式或闭环式进行富集。解析方法有溶剂洗脱法和热解析法。

2)冷阱富集法:用液氮或液态空气作致冷剂,将被测组分收集于冷阱中,然后把冷阱槽(管)加热,就可以定量地回收(解析)被测组分,解析后的样品直接接入色谱系统。方法比较简单,但可能有基体干扰。

(三)提高顶空气相色谱法分析灵敏度的方法

顶空气相色谱所测定的顶空气相中,组分含量通常比较低,因此仅靠增加进样体积提高测定峰高(峰面积)效果不明显。提高顶空气相色谱法灵敏度主要有两方面:一是选择合适的检测器,二是选择适宜的实验条件。

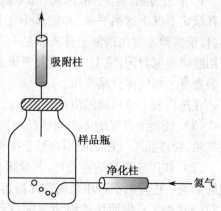

图 19-19 动态顶空分析装置图

1. 检测器的选择　应选用对特定基团有选择性的检测器来提高灵敏度,例如分析含硫化合物时,选用 FPD;测定含卤素化合物或二酮类物质时,选用 ECD 等。

2. 实验条件的选择　根据式(19-53)、式(19-54)可知,改变方程中的参数,可增加顶空气体中组分的浓度(蒸气压),从而增加组分的色谱峰面积,提高分析灵敏度。

(1) 通过增加组分 i 的活度系数 γ_i 值提高灵敏度

1) 加电解质:在水溶液样品中,利用加入电解质的"盐析"效应,可增加 γ_i 值。盐析效应大小与所用盐的性质有关。例如:在 2% 的乙醇水溶液中加入 0.5g 的不同的无机盐,于 60℃ 平衡时,顶空气体中乙醇浓度增加的倍数各不相同,加硫酸铵增加 5 倍,加碳酸钾则增加 8 倍。

2) 加非电解质提高 γ_i 值:例如测定溶于有机溶剂中的有机物,如果该有机溶剂能与水相互混溶,则加入非电解质水可使测定的灵敏度获得显著提高。

(2) 通过适当提高平衡温度提高灵敏度:提高平衡温度,组分 i 的饱和蒸气压 P_i^0 增大,从而增加顶空气体中组分 i 的浓度。此法的缺点是顶空气体中溶剂浓度也会增加,而且温度提高后引起的顶空瓶的耐压与气密性问题、取样时冷凝问题、定量的线性问题也都要考虑,所以实际应用受到限制。

(3) 选择蒸气压较低的溶剂:溶剂的蒸气压较低会使顶空气体中溶剂的浓度较小,有利于痕量组分的检测。如在相似的实验条件下测定氯乙烯,用二甲基甲酰胺作溶剂比用四氢呋喃更好。

(四) 顶空气相色谱法的定性定量分析

顶空气相色谱法的定性定量方法与气相色谱法相似。

定性分析的主要依据仍是样品组分的保留值。此外,还可利用对某些物质专属的检测器来鉴别化合物的类型,或利用液上蒸汽的某些液相化学反应来定性。对未知样品的定性分析应与质谱仪等联用,在研究物质的气味方面,顶空气相色谱法简便适用。

定量分析方法有外标法和内标法,均与气相色谱法相似。外标法定量时配制的标准溶液与待测样品溶液应具有相同或相似的性质(如样品基体、溶剂等),测定条件也应相同。内标法定量可消除色谱条件、样品组成及平衡温度的细小变化所造成的影响,测定结果重现性好,但是所用内标物质与待测物质必须具有相似极性,以获得相似的活度系数值。

(五) 顶空气相色谱法的应用

顶空气相色谱法主要用于样品中微量易挥发物质的分析。而这些物质用一般的气相色谱法难于或者不可能测定,其中包括某些难于分析或者难于解释其测定结果的液体和固体物质及混合物等。对于均匀的液体(如污水、饮料、植物油等)、液体与固体组成的非均匀样品(如血浆、牛奶等)和某些可制成均匀溶液的固体物质(如可溶性聚合物、无机盐)等中的挥发性组分的测定,都能得到精确的定量结果;对于不溶性固体样品(如食品、水果、烟草、花卉等),到目前为止还只能用比较色谱图,即"指纹图"来反映其特征。由于顶空气相色谱法具有前处理提取、净化过程一次完成及检测灵敏度高的优点,在卫生检验和医学检验中应用越来越广。

1. 在环境监测中的应用　顶空气相色谱法是分析饮用水或污水中微量挥发性组分含量的最重要方法,对水中各种卤化烃、氯苯类化合物、氯乙烯、醇类、醛类、酯类等的分析,均可得到精确的结果,而且比普通色谱法更简便。因为这些水样中大量是水,用普通气相色谱法进样测定会使色谱柱和检测器超载或发生记忆效应,给分析工作带来许多困难。

采用顶空气相色谱法测定饮用水中卤代烃的色谱图见图 19-20,用涂渍 BD-642 的 30m× 0.25mm 熔融石英毛细管柱分离,程序升温,与质谱检测器联用,16 分钟可同时测定饮用水十几种挥发性卤代经。

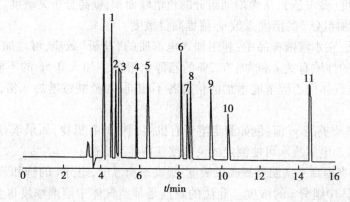

1. 三氯甲烷;2.1,1,1-三氯乙烷;3. 四氯化碳;4. 三氯乙烯;5. 二氯一溴甲烷;6. 四氯乙烯;7. 二溴一甲氯烷;8.1,2-二溴乙烷;9.1,2-二溴丙烷;10. 三溴甲烷;11.1,2-二溴-3-氯丙烷。

图 19-20 饮水中卤代烃的顶空气相色谱图

2. 在食品检验中的应用 顶空气相色谱法是测定和评价各种食品挥发性香味及食品添加剂的好方法。例如醇制饮料中微量组分分析,啤酒、白酒成分分析,火腿、水果、啤酒花、蘑菇等香气分析,牛奶中臭味物质分析等。

3. 在塑料制品食品包装检验中的应用 顶空气相色谱法可以很方便地测定聚合物游离单体和添加剂的含量,如测定聚氯乙烯中的氯乙烯、聚丙烯腈中的丙烯腈、聚苯乙烯中的苯乙烯及其他挥发性物质等。在日常生活中糖果、糕点、饼干等食品使用的包装材料、饮料瓶及密封垫等,多数是用聚乙烯塑料为主要原料制成的,其中的游离单体和制造过程中常加入的增塑剂、稳定剂等,对人体健康有影响。根据国家食品卫生标准分析方法,采用顶空气相色谱法,将包装材料用正己烷溶解,在(70±1)℃的恒温水浴中达到平衡后,取液上气体在 130℃进行分析,使用填充的色谱柱,固定液为聚乙二醇丁二酸酯,载体为釉化 6201 红色载体,分析结果见图 19-21。

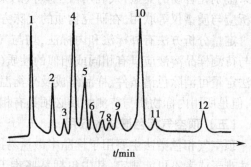

1. 二硫化碳;2. 苯;3. 甲苯;4. 正十二烷(内标);5. 乙苯;6. 异丙苯;7. 正丙苯;8. 甲乙苯;9. 叔丁苯;10. 苯乙烯;11.2-甲基苯乙烯;12.3-甲基苯乙烯。

图 19-21 包装材料中挥发性组分的气相色谱图

二、衍生化气相色谱法

在预防医学和临床医学领域的样品中。有许多组分如氨基酸、碳水化合物、载体等。由于分子中存在羟基、氨基或羧基等极性基团,使化合物极性大,具有很强的形成分子间或分子内氢键的倾向,几乎不挥发,而且对热不稳定,化学活性高,因而不能直接用气相色谱法分析。对组分进行化学衍生是扩大气相色谱应用范围的有效手段。在气相色谱法中,通过化学反应将被测化合物转变成另一种化合物(称为衍生物),然后对衍生物进行色谱分析的方法称为衍生化气相色谱法。通过化学衍生,可以改善上述化合物的色谱行为,从而用气相色谱法进行分离、分析。

(一) 样品衍生化的目的

1. 改善样品的挥发性　分子中极性基团对样品的挥发性影响很大,因为极性基团可在分子间或分子内产生强的相互作用,如极化、形成氢键或离子键等,使样品挥发性降低,某些样品只有在分解温度下才具有适合气相色谱分析的挥发度。对样品进行衍生化,将其转化为弱极性或非极性的衍生物后,可提高其挥发性,满足气相色谱分析的要求。例如含有氢键、不易挥发的氨基酸和糖等化合物,转化为 N-酰基氨基酸酯和三甲基硅烷基醚后,其挥发性就可达到气相色谱分析的要求。

另外有些化合物挥发性过高,也给预处理和定量分析带来了困难。通过衍生化处理增加样品分子量,可降低其挥发性。

2. 增加热稳定性和化学稳定性　样品分子中含有极性基团,其耐热性将受到限制;同时,极性基团的化学活性也较高,在一定条件下加热,可能与其他活性基团反应,并伴随自身分解。用衍生化可有效地克服上述缺陷。例如维生素 C(抗坏血酸),热稳定性差,转化为相应的三甲硅烷衍生物后,热稳定性和挥发性都有改善,适用于色谱分析。

3. 改进分离效果,提高定性准确度　一些难于分离的组分,转化成衍生物后可得到较好的分离和定性。如用内径 4mm、长 1.8m 的 2% SE-30 填充柱,在 235℃不能分离和鉴别表睾(甾)酮与睾(甾)酮,将二者转化为三甲硅烷衍生物后进行色谱分析,可分离成两个色谱峰,因此容易定性。许多化合物制成衍生物后,峰形改变,色谱峰不再拖尾,成为较对称的色谱峰。利用各种衍生物的色谱数据,更有利于准确地定性。

4. 提高检测的选择性和灵敏度　在痕量分析中,检测器的选择性和灵敏度十分重要。将制备的衍生物用选择性检测器检测,能提高灵敏度,便于检测低含量组分。例如制备含有卤素基团的衍生物后,用 ECD 检测时,低含量组分可被检测。

5. 样品中不能生成衍生物的杂质,可通过衍生化除去。

(二) 样品衍生化方法

1. 衍生化方法的选择　衍生化方法主要解决的问题是提高样品的挥发性和改善样品的热稳定性及化学稳定性。而样品分子中常常含有多个极性基团,如羟基、巯基、氨基、亚胺基、羧基、羰基等,这些基团在分子间和分子内的相互作用使样品挥发性降低。除羰基外,以上基团都有形成氢键的强烈倾向。衍生化法主要是针对这些基团的活泼氢而设计的,为满足色谱分析的需要,所选择的方法应具备以下特点:

(1) 反应容易重复,条件易于控制,操作简单。

(2) 反应定量进行,反应的转化率恒定,以满足定量分析的要求。

(3) 衍生产物易纯化。

(4) 衍生产物具有良好的色谱行为,易于色谱分离和检测。

(5) 衍生试剂价廉易得。

由于样品中活性基团各不相同,所处的化学环境千差万别,衍生化方法应根据基团的性质及所处的环境来选择。

2. 衍生物的制备　衍生化反应是有机合成反应的微型化,为适应色谱行为,在国外已有一些商品化的特殊反应装置。在实验室可用带磨口的小试管和可密封的安瓿瓶代替,制备衍生物时要特别仔细,否则会带来严重的定性与定量错误。

衍生化试剂一般活性很高,需要在无水条件下于密封体系内完成反应。在将样品和衍生化试剂置于反应器(必要时加入适量溶剂),密封反应系统,加热到所需温度进行反应,用振荡或超声波振荡代替搅拌。反应结束后,一般可直接取样分析,必要时可用干燥惰性气体吹去副产物及过量试剂。在进行多步衍生时,每一步反应后均应将多余试剂或溶剂除去。

衍生反应有时不能按计量关系转化,从而给定量分析造成误差,可采用以下方法进行补救:

(1) 加入过量的衍生化试剂,使平衡向生成衍生物的方向移动,使反应尽可能定量完成。

(2) 加入一个与样品性质接近的标准物,使两者均与衍生试剂反应,假定二者转化率相同,由于衍生前后二者比例不变,根据类比,可进行定量。

3. 常用衍生化方法

(1) 酯化方法:利用酯化反应,将含羧基的化合物衍生为酯,通常衍生为甲酯,因为甲酯挥发性好,可保证使高级脂肪酸也能顺利进行分析,此法可进一步分为:

1) 重氮甲烷法:反应原理如下:

$$RCOOH + CH_2 = N^- = N^+ \longrightarrow RCOOCH_3 + N_2$$

可用浓碱分解 N-亚硝基-N-甲基脲或 N-亚硝基-N-甲基对甲苯磺酰胺来制备重氮甲烷。重氮甲烷与羧酸反应简单、快速,产率高,通常没有副产物。但是,重氮甲烷毒性大,活性高,易分解甚至爆炸。选择重氮乙烷、重氮丙烷等也可使组分生成挥发性适当的衍生物。

2) 卤化硼催化法:用三氟化硼作催化剂,使有机酸迅速与甲醇或丁醇溶液反应,生成甲酯或丁酯。

$$R—COOH + CH_3OH \xrightarrow{BF_3} R—COOH_3 + H_2O$$

此反应的优点是反应能力强,能使有阻碍的基团反应。组分若含双键,可能产生一些副作用,也可用三氯化硼作催化剂。

3) 季铵盐法:用酚酞作指示剂,先将有机酸组分与四甲基氢氧化铵的甲醇溶液进行中和反应,然后将反应液注入 360~400℃ 的进样室,分解生成有机酸甲酯。

$$R—COOH + (CH_3)_4NOH \longrightarrow R—COON(CH_3)_4 + H_2O$$
$$R—COON(CH_3) \xrightarrow{\Delta} R—COOCH_3 + (CH_3)_3N$$

此法常用的试剂还有三甲基苯-氢氧化铵(TMAH)等。

4) 无机酸催化法:用浓硫酸或盐酸作催化剂,可使短链羧酸与甲醇发生酯化反应。

$$R—COOH + CH_3OH \xrightarrow{H_2SO_4 \text{ 或 } HCl} RCOOCH_3 + H_2O$$

反应需要回流,费时较长,可能有副作用产生。

(2) 酰化反应法:含有氨基、羟基和巯基的胺类、酚类、硫醇类等化合物其分子组成中的活泼氢原子被酰基取代后,可生成极性低、挥发性高的酰类衍生物。此法根据酰化试剂的不同可分为:

1) 酸酐法:用酸酐的吡啶或四氢呋喃溶液与样品反应,生成酰代衍生物。

$$\left.\begin{array}{c} NH_2 \\ ROH \\ RSH \end{array}\right\} + (R'-CO)_2O \longrightarrow \left\{\begin{array}{c} RNCOR' \\ ROCOR' \\ RSCOR' \end{array}\right.$$

若以乙酸酐或苯甲酸酐为酰化剂,添加乙醚可减慢反应速度。

2）卤代酰基法:该法采用的酰化试剂主要有:①酰卤类:乙酰氯和苯甲酰氯;②卤代酸酐类:三氟乙酸酐(TFAA)、五氟丙酸酐(PFPA)等;③卤代酰基咪唑类:三氟乙酰咪唑(FFAI)和七氟丁酰咪唑(HFBI);④卤代烷基酰胺类:N-甲基-双三氟乙酰胺(MBTFA)。这些酰化衍生物均可用 ECD 检测。

（3）硅烷化反应法:含活泼氢原子以及烯醇化的羰基化合物,均可发生硅烷化反应。其反应如下:

$$\begin{array}{ll} -OH & -O-Si(CH_3)_3 \\ -COOH & -COO-Si(CH_3)_3 \\ -SH \quad +三甲基硅烷化试剂 & -S-Si(CH_3)_3 \\ -NH_2 & -NH-Si(CH_3)_3 \\ =NH & =N-Si(CH_3)_3 \end{array}$$

一些常用的硅烷化试剂列于表 19-3 中,其中最常用的是三甲基硅烷化试剂,它可使多个功能基团在一步反应内全部衍生,如在碳水化合物的分析中,样品分子中的多个羟基就可

表 19-3 常用的硅烷化试剂

试剂名称	缩写	结构式	用途
三甲基硅烷	TMDS	$(CH_3)_3Si-Cl$	很少单独使用,增加硅烷化能力
六甲基二硅氨烷	HMDS	$(CH_3)_3SiNH-Si(CH_3)_3$	多与 TMCS 混用于醇、酚类
六甲基二硅氧烷	HMDSO	$(CH_3)_3Si-O-Si(CH_3)_3$	用于醇类
N-三甲基甲硅烷二乙基胺	TMSDEA	$(CH_3)_3Si-N(C_2H_5)_2$	用于氨基酸、胺类、酰胺、醇
1-三甲基甲硅烷咪唑	TSIM	(结构式)	用于羟基
N-甲基-N-三甲基甲硅烷乙酰胺	MSA	(结构式)	用于碳水化合物、胺类、氨基酸
N,O-双(三甲基甲硅烷)乙酰胺	BSA	(结构式)	通用试剂,常加 1% TMCS
N,O-双(三甲基甲硅烷)三氟乙酰胺	BSTFA	(结构式)	副产品比用 BSA 副产品易于挥发,需加 1% TMCS
氯甲基二甲基氯硅烷	CADMCS	$Cl-CH_3-Si(CH_3)Cl$	用于甾族、碳水化合物、酚、酸

在特制的硅烷化试剂作用下,一步转化为适合于气相色谱分析的挥发性衍生物。但是,硅烷化反应常不能定量完成,产物的色谱性能也不太理想,如出现不对称峰,燃烧产物会沉积在检测器上等。近年来报道了某些非三甲基硅烷化试剂,如叔丁基二甲基硅烷化试剂,其衍生物的稳定性和色谱峰形都比三甲基硅烷化衍生物好。

除上述衍生方法外,还有生成醚、肟、腙等衍生物的方法,读者可参阅有关专著。

(三) 衍生化气相色谱法的应用

近年来气相色谱法在医药卫生、环境科学、生命科学及临床化学中的应用日益广泛,这主要归功于衍生化技术的成熟和完善。现举例说明衍生化气相色谱法在上述领域的应用。

1. 氨基酸分析 氨基酸分析在生物化学及生命科学中一直占有重要地位。气相色谱法采用氢火焰离子化检测器分析氨基酸,其灵敏度比用氨基酸自动分析仪的灵敏度大大提高,但需对样品进行衍生化,使之转化为适合气相色谱分析的挥发性衍生物,常用的方法是对氨基酸进行三甲基硅烷化或三氟乙酰化,对羧基进行酯化,即将氨基酸转化成 N(O,S)-三甲基硅烷基或 N(O,S)-三氟乙酰基氨甲酸甲酯、乙酯、正(异)丙酯、正(异)丁酯等挥发性衍生物,然后用气相色谱法进行分析。已经发现,七氟丁酰和五氟丁酰衍生物比三氟丙酰衍生物稳定得多,更不容易水解。图 19-22 为 20 种氨基酸经衍生化的气相色谱分离图。测定条件:3.7m 玻璃柱,外径 6.4mm,在 chromosorbw(80~100 目,高孔隙度,酸洗,二甲基氯硅烷化)载体上涂 3%OV-1,He 为载气,流速为 40ml/min,程序升温法,100℃,5 分钟后以 4℃/min 速度升温。

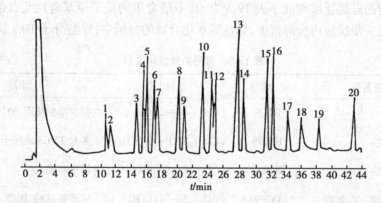

1. 丙氨酸;2. 甘氨酸;3. 缬氨酸;4. 苏氨酸;5. 丝氨酸;6. 亮氨酸;7. 异亮氨酸;8. 脯氨酸;9. 半胱氨酸;10. 羟基脯氨酸;11. 蛋氨酸;12. 天冬氨酸;13. 苯基丙氨酸;14. 谷氨酸;15. 赖氨酸;16. 酪氨酸;17. 精氨酸;18. 粗氨酸;19. 色氨酸;20. 胱氨酸。

图 19-22 20 种氨基酸的 N~七氟丁酰正丙酯的气相色谱图

2. 油脂分析 油脂中含有多种饱和及不饱和脂肪酸,某些油脂中还含有较多的芥酸,油脂成分分析是评价油脂质量的主要依据。油脂内脂肪酸均以甘油酯的形式存在,沸点很高,难于用气相色谱法直接分析,可先将油脂皂化,再将所得游离脂肪酸酯化,生成挥发性脂肪酸酯衍生物,再用毛细管色谱法测定。

3. 糖类分析 糖类是人体必需的营养物质,也是人类遗传基因的主要成分,在人体各组织、器官的形成、生物体能量转移和信息传递中都有重要作用。多糖不能在气相色谱中进行分析,即使降解为单糖和寡糖以后,由于分子中含有多个羟基和部分羰基、氨基等极性基团,分子间形成氢键,熔点高,挥发性低,仍不能用气相色谱法直接分析,必须制成挥发性衍生物。一般可将寡糖和单糖转化成醚(三甲基硅烷基醚、甲醚等)或酯(乙酸酯、三氟乙酸酯等),最常用的是三甲基硅烷化衍生物。图 19-23 是经羰基肟化,再进行三甲基硅烷化衍生后单糖的毛细管色谱图,测定条件:OV-1 涂渍玻璃毛细管柱,50mm×0.30mm;柱温 175℃;载气 Ar;FID 检测器。

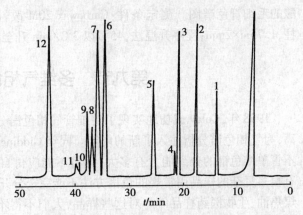

1. 脱氧核糖;2. 阿拉伯糖;3,4. 鼠李糖;5. 2-脱氧核糖;6,7. 果糖;8,10. 半乳糖;9,11. 葡萄糖;12. 葡萄糖醇。

图 19-23　三甲基硅烷化及 O-甲基肟单糖的气相色谱分析

4. 甾体化合物分析　甾体化合物是组成细胞的物质之一,具有很强的生理作用,对于稳定和扩大细胞膜的渗透性、调节酶的活性和细胞膜的极性有重要意义,是健康和正常生长的控制源。甾族化合物分子量大,极性基团多,活性高,对热极不稳定,不能直接用气相色谱法进行分析。要将其转化为活性低的挥发性衍生物,通常是将样品中的羟基转化为三甲基硅烷醚或三氟乙酸酯,羰基转化为甲基肟衍生物(11 位的羰基不反应),然后用填充柱气相色谱法测定(FID 检测器)。

5. 有机酸类分析　有机酸中的羟基是强极性基团,可形成氢键和离子键,与色谱材料作用强烈,通常要经过衍生化才能在气相色谱中分析。羟基酸和芳香酸广泛存在于动植物体内,具有一定的生理功能和药用价值,芳香酸在食品工业中可作为防腐剂,因此,测定芳香酸和羟基酸具有重要意义。衍生化时可将羟基转化为甲酸酯、乙酸酯、三氟乙酸酯和三甲基硅烷基醚,羧基可转化为甲酯、乙酯、正(异)丙酯和正(异)丁酯等。图 19-24 是十六种代谢

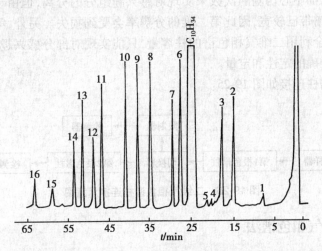

1. 羟基乙酸;2. 山梨酸;3. 2-羟基-4-甲基戊酸;4. 3,5-二羟基-3-甲基戊酸;5. 水杨酸;6. 琥珀酸;7. 衣康酸;8. 己二酸;9. 庚二酸;10. 辛二酸;11. 癸二酸;12. 马尿酸;13. 柠檬酸;14. 异柠檬酸;15. 2,5-羟基-苯乙酸;16. 4-羟基-喹啉酸。

图 19-24　16 种代谢酸正丁酯的气相色谱图

酸的毛细管色谱图。测定条件:Carbowax 20M 改性的 Chromosorb W(60~80 目)填充玻璃柱,1.75m×2mm;程序升温法,45℃以 3℃/min 升至 240℃;载气 N_2;FID 检测器。

第九节　多维气相色谱法简介

1958 年,Golay 成功地实现了毛细管气相色谱分离,使气相色谱的分离能力得到极大提高,为气相色谱分析注入了新的内容。同年 Giddings 提出了多维色谱的概念,Giddings 预言,不管单维色谱的分离能力有多大,终将不能应付自然界对人类提出的所有挑战。20 世纪,有很多复杂的样品用常规的色谱方法不能完全分开,如石油样品、植物精油、药用植物成分、煤焦油、生物医药样品等。对这些样品,人们不得不采用复杂的、可能造成组分损失和变化的前处理方法对样品进行预处理,或者对气相色谱进行改进,如前所述的顶空气相色谱法、衍生化气相色谱法等。即便如此,由于各类样品提取物的复杂性,单维的色谱分析不可能把所有欲分析的组分完全分离,因此需要发现具有更高分离能力的分析方法。

多维气相色谱(multi-dimensional GC)是利用两根或多根分离机制不同而又互相独立的色谱柱对样品进行分离分析的方法。多维气相色谱中,应用比较多的是传统二维气相色谱法和全二维气相色谱法。传统二维气相色谱法也可简称为二维气相色谱法,无论从理论上还是应用上,均已相当成熟,但仍存在不足之处。全二维气相色谱法(comprehensive two-dimensional gas chromatography)发展比较成熟,已经达到了实用水平。

一、二维气相色谱法

1984 年,Giddings 阐述了传统二维色谱的基本理论。通常使用的二维气相色谱法(GC+GC)一般采用中心切割法进行分析,即从第 1 根(维)色谱柱预分离后的很小一部分馏分,被再次进样到第 2 根(维)色谱柱中进一步分离,而样品中绝大多数其他组分被放空或被中心切割。尽管可以增加中心切割的次数来实现对感兴趣组分的分离,但由于组分流出第 1 柱进入第 2 柱时,其谱带已较宽,因此第二维的分辨率会受到损失。另外,第二维的分析速度一般较慢,不能完全利用二维气相色谱的柱容量,只能实现对部分感兴趣组分的分离,无法对所有组分进行准确的定性和定量。

二维气相色谱柱连接如图 19-25。

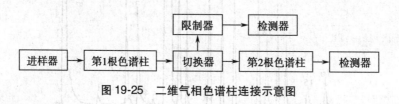

图 19-25　二维气相色谱柱连接示意图

二、全二维气相色谱法

全二维气相色谱法(GC×GC)是把分离机制不同而又相互独立的两根色谱柱以串联方式结合而成的二维气相色谱法。该法是 20 世纪 90 年代初出现的新方法。1990 年,Jorgenson 等提出了全二维液相色谱-毛细管电泳联用方法,强调了二维正交分离的重要性。1991 年,Liu 和 Phillips 利用他们以前在快速气相色谱中使用的在线热调制器开发出全二维气相色谱法。接下来,Phillips 开始对 GC×GC 进行研究,解决了许多技术难题,使该技术趋于成熟。1999 年,Phillips 和 Zeox 公司合作生产了第一台商品化的全二维气相色谱仪器。

（一）全二维气相色谱的原理

全二维气相色谱柱的连接形式如图 19-26。

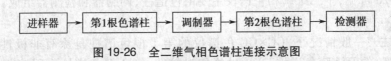

图 19-26　全二维气相色谱柱连接示意图

试样从进样器导入第 1 柱后,各组分根据分配比不同进行第一维分离,然后经调制器聚焦,并通过快速加热的方法把聚焦后的组分以脉冲方式(区带转移)快速发送到第 2 柱,因性质相近在第 1 柱中未完全分离的组分,在第 2 柱中可得到第二维分离。检测器检测到的响应信号经处理后,可得到立体三维色谱图或二维轮廓图。三维色谱图以柱 1 的保留时间为第一横坐标,柱 2 的保留时间为第二横坐标,信号强度为纵坐标(图 19-27)。根据三维色谱图或二维轮廓图中色谱峰的位置和峰体积,得到各组分的定性、定量信息。

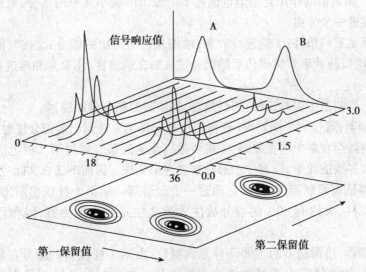

图 19-27　全二维气相色谱数据分析

注:一维色谱和全二维色谱分析数据分别显示在底部和顶部图像,其中全
二维色谱分析数据轮廓斑点投放在底部平面上,横坐标轴第一、第二保留
值以秒表示。

多维分离过程可以使整个系统的分离能力得到较大的提高。理论上讲,整个系统可以容纳的、被分开了的色谱峰的数目(峰容量,peak capacity)等于各维的色谱峰容量的乘积。但应注意,此说法只有在下面情况下才成立:①当峰在柱子间切换时没有分离度的损失;②两种技术在联用的情况下峰容量与其没有联用的情况下一样;③两种联用技术没有相关性。如果在不同维中的分离机制相同,即两种联用的技术完全相关,那么这种"联用"对于峰容量的贡献仅相当于将柱子的长度相应增加所得到的结果。

全二维气相色谱的正交分离是通过线性程序升温和固定液极性的改变二者共同作用而实现的。仅仅依靠两维中固定相极性的改变不能保证两维完全不相关,因为在恒温条件下,在非极性色谱柱上保留较强的组分在极性柱上也会有较强的保留,高沸点组分在两维中出峰都晚,低沸点组分则都早。通过使用程序升温的方法,较晚进入第 2 柱的高沸点组分可以得到温度补偿,沸点越高得到的温度补偿越大,这样一来就可以消除两维之间的相关,实现真正的正交分离。

(二) 全二维气相色谱仪的构成

由图 19-26 可见,全二维气相色谱仪主要由色谱柱、调制器和检测器组成,其中调制器是核心部件。

1. **色谱柱**　一般情况下,GC×GC 色谱仪的第 1 根色谱柱是涂有非极性固定相(如 DB-1、DB-5 等)的厚液膜色谱柱,产生的峰相对较宽;第 2 根色谱柱采用较短的涂有极性固定相(如 OV-1701、OV-101、BP-5 等)的细孔径开口柱,从而使第 2 柱的分离速度比第 1 柱快得多,保证了在较短的脉冲周期内完成第二维分离。只有在短时间内完成从第一维中采集到的一个"脉冲"样品的分析,才能真正实现全二维分析。如果组分在两个维中的分析时间相同,将无法进行二维分析,因为即使将第一维中流出的组分分段采样,在进入第二维中进行进一步分离时,也可能出现前面的样品还没流完,后面的样品就叠加上来的情况。

2. **调制器**　调制器的作用是捕集色谱柱 1 中流出的既小又窄的馏分,聚焦后再以脉冲方式送入第 2 柱进一步分离。

调制器需满足下列条件:①能连续收集、浓缩从柱 1 流出的馏分;②按时间或体积聚焦收集的馏分;③能以脉冲形式将聚焦后的馏分送入第 2 色谱柱;④聚焦和再进样操作可自动重复。

目前使用的调制器主要有 3 种:阀调制器、热调制器和冷阱调制器。

(1) 阀调制器:通过一个调制阀(或称切换阀),将第 1 柱流出的馏分注射进第 2 柱。

早期的调制器存在两个严重缺陷:①需要很高流速的载气通过第 2 根色谱柱;②从第 1 柱流出的馏分大多数被放空,仅有一小部分被注进第 2 柱。因而不适合实际应用。

变流调制器是阀调制器的一种,它通过一个六通阀收集第 1 柱流出的馏分,并周期性地将其注入第 2 柱,大约有 80% 的馏分被注入第 2 柱并到达检测器,因而具有较高的灵敏度。

(2) 热调制器:热调制器的主要部件是调制柱,由第 1 柱流出的馏分在调制柱中被聚焦,加热调制柱,馏分将蒸发并被快速注入第 2 柱。热调制器是气相色谱最常用的调制技术。

Phillips 等设计了一个两段涂有金属涂层的毛细管作为调制柱,取得了较好的分析结果,但由于涂层常被烧坏,需经常更换。

Ledford 和 Phillips 等设计了一种基于移动加热技术的调制器,使用一个步进电机带动各加热元件以运动的方式通过毛细管,达到局部加热的目的。该加热器热量足够大,可提供稳定易控的温度,已制成商品出售。其缺点是调制器温度必须比炉温高 100℃。

(3) 冷阱调制器:由移动冷阱(cold trap)组成。做成径向调制冷却系统(LMCS)。通过径向往复移动,馏分按次序被捕集和释放。捕集时毛细管处于冷却状态,由第 1 柱流出的馏分以很窄的谱带区域宽度保留在冷阱调制器中,每隔几秒钟,径向往复移动使调制器转换到释放状态,此时通过气相色谱炉加热,被捕集的馏分立即释放,进入第 2 柱。同时,从第 1 柱流出的馏分被冷阱捕集,避免了与前一周期中被释放的组分在第 2 柱上重叠。几秒钟后(调制时间),上述过程将重复,直到第一柱的分析结束。

冷阱的作用是能够有效地把引入的馏分保留下来,并且通过瞬间加热把捕集的样品引入到第 2 根色谱柱中。通常情况下,利用液态氮通过围绕着冷阱的套筒对其进行冷却。冷阱一般是一根短的铂铱合金管,或一个毛细的管盘。其加热方式一般是利用电热法,为了保持 100% 的柱效,一般需要在大约 20μs 的时间内加热到足够的温度。

冷阱调制法的优点是调制器中的毛细管加热到正常炉温即可使馏分释放,可处理更高沸点的样品。缺点是调制器中的固定相处于低达-50℃状态。

冷阱调制器实质上属于热调制器,是最好的调制器之一。

3. 检测器 全二维气相色谱的第 2 色谱柱很短,第二维分离非常快,因此要求在一个脉冲周期内完成第二维分离,否则前一脉冲中后流出的组分可能会与后一脉冲中前面的组分发生交叉或重叠。从第 2 柱进入检测器的化合物峰宽一般在 100~200ms,某一色谱峰被完全检出至少要有 10 个数据点被采集,因此要求检测器的响应非常快,数据采集频率至少应是 100Hz。目前使用的检测器有 FID、ECD 和质谱检测器(如飞行时间质谱,TOF-MS)。其中 TOF-MS 能精确处理快速 GC 所得到的窄峰,是 GC×GC 最理想的检测器。

(三) GC×GC 定性定量分析

1. 定性分析 在 GC×GC 分析中,有时并不需要对某一个具体的化合物进行定性和定量,如对石油样品分析时,感兴趣的通常是具有相似化学行为的某一类化合物。因此,根据分析目的不同,有两种分离类型常常被用于组分的定性和定量,即族分离和目标化合物分离。族分离要求具有相同特性(如分子结构、形状及与固定相的相互作用等)的一组化合物与其他化合物组彼此分离。目标化合物分离则需要将感兴趣的组分与其他组分及基体进行有效分离。GC×GC 定性的可靠性比一维色谱强得多,但是其定性方法与一维色谱法并没有本质的不同。既可以根据各化合物或各化合物组在二维坐标中的保留时间并借助于参考标样来定性,也可以通过与高速质谱的联用来定性。

图 19-28 是汽油样品中苯、甲苯、乙苯、二甲苯及总芳烃的 GC×GC 色谱图,可以看出,饱和烃、环烷烃、双环芳烃、单环芳经等都被分成非常明显独立的区域。

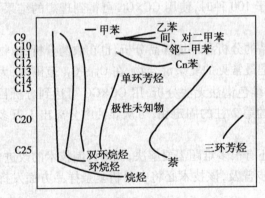

图 19-28 汽油样品中芳香烃类化合物的 GC× GC 全二维色谱图

2. GC×GC 定量分析 与一维气相色谱定量比较,GC×GC 定量有以下几个优点:①因色谱峰重叠引起的干扰更小,更容易对各组分定量;②组分通过第 2 柱的速度很快,相同量的某组分在一维色谱中需要几秒钟通过检测器,而在 GC×GC 中该组分被分割成几块碎片,每一碎片通过检测器的时间仅为 100ms 左右,因此形成的色谱峰更尖锐,灵敏度也更高;③可实现真正的基线分离,有利于准确的积分;④调制器的作用使信噪比大大提高。

对某一化合物定量时,可以先计算其总峰高、总峰面积或峰体积,然后通过归一化法、外标法或内标标准曲线法进行定量。对某组分定量时是将其所有的碎片峰加在一起进行积分;如果要进行族分析,则要精确地界定三维谱图中目标化合物所处的区域,将目标区域选定在一个多面体中。单个化合物的精确定量对分辨率不高的色谱来讲是一个挑战。传统的一维色谱中,基线通常因为有共流出组分而被干扰,而 GC×GC 因分辨率大大增加,真正的基线总是存在,GC×GC 谱图中有传统一维色谱中不存在的空白区域,因而峰的起点和终点很容易识别,峰的积分结果也更可信。

可以利用化学计量学技术辅助重叠峰的定量。化学计量学技术通常用于多道检测器色谱峰的分离和定量,质谱是在气相色谱中用得最多的多道检测器,GC×GC 的第 2 柱也可被视为一个多道检测器,因为当化合物从第 1 柱流出时,在第 2 柱都能产生对应的色谱图。借助化学计量学技术,只要在第 2 柱的保留时间和峰形是可重现的,在第 1 柱分离中发生重叠的化合物就可以成功地定量。例如渐进因子分析(EFA)是一种多变量分辨技术,已成功地用于 GC-MS 中数据分析,能够分辨出三个以上的重叠峰,但是,当色谱峰拖尾时,该算法在识别峰的边界时存在较大的困难。通用性的方法(GRAM)要求采用较短的 GC 柱进行分析,以获得高精度的保留时间,通过比较两套多维数据(数据矩阵)来测定未知试样中各重叠组分相对于校正用的标准试样中各组分的浓度比。如果校正用的标准试样中包含有已知浓度的某组分,那么在未知试样中的各重叠组分就能被准确定量。GRAM 的最大优点是:未知试样中的干扰组分可以不包含在校正标样中,即校正标样中仅需含有那些感兴趣的组分。

(四) GC×GC 的特点及应用

1. 特点

(1) 分辨率高、峰容量大:理论上,全二维气相色谱的峰容量是两根色谱柱峰容量的乘积,分辨率为二柱各自分辨率平方和的平方根。

(2) 灵敏度高:比常用的一维色谱高 20~70 倍。

(3) 定性分析可靠性明显增强:每一种组分有两个保留值,可明显区别于其他组分。

(4) 可以实现族分离:两维的保留值分别代表组分不同的性质,具有相近两维性质的组分在二维平面上能聚成一族,成为族分离。

(5) 分析时间短、工作效率高:能够提供高的峰容量和好的分辨率,总分析时间比一维色谱短。

2. 应用 当分析样品中的化合物数量多于 100 种时,使用 GC×GC 可得到理想的结果,而且成分越多,优势越明显。

目前,GC×GC 已广泛应用于石油化工产品的分析和环境样品分析,也在农药分析、植物精油研究等分析中得到应用。例如石油样品是最常见的复杂混合物,在 $C_{10} \sim C_{25}$ 范围内,大约有 $4×10^7$ 个饱和烃异构体存在,用传统的一维色谱法无法分析,用 GC×GC 可达到分析目的。用涂全甲基羟丙基 β-环糊精作 GC×GC 的第 2 柱的固定相,可从煤油中分离出 1 万多个峰。

GC×GC 作为一个全新的分析技术,目前还有很多难题需要解决,例如调制技术的改进、定量软件的设计等,随着 GC×GC 仪器的进一步普及,该技术必将在分析复杂样品方面发挥重要作用。

第十节 气相色谱应用实例

气相色谱法具有分离效能高、选择性好、灵敏度高、分析速度快、应用范围广等特点。选择性好,由于使用高选择性的固定相,可以分离理化性质非常相近、分子结构十分相似的组分,甚至可以分离同分异构体和同位素;分离效能高,可对样品中的组分进行 $10^3 \sim 10^6$ 次分离;灵敏度高,可以分离分析极微量的物质。一般仪器可检测 10^{-6}g 的组分,专用检测仪器可

检测到 $10^{-12} \sim 10^{-9}$ g 的组分,因此,适合于空气、水、食品等试样中痕量污染物的测定;分析速度快,一般一个试样可在几分钟到几十分钟内完成测定;适用范围广,可以分析气体、液体甚至固体样品;可用于大多数有机物的分析,也可用于少数无机物的分析。只要化合物有适当的挥发性,且在操作温度下稳定,都可用气相色谱法进行分析。

例 1 顶空气相色谱法测定食品中溶剂残留量。

常用的萃取植物油的溶剂为六号溶剂,属于第二类溶剂残留,应限制使用。这类溶剂对动物无遗传毒性,可能存在其他不可逆毒性,如神经毒性、致畸性等,也可能存在其他潜在的严重可逆毒性。残留溶剂不仅影响油的品质,更危害人的生命健康。

气相色谱法适合热稳定性、易挥发物质的分析,将该法应用于残留溶剂分析中极大地提高了方法的检出限,因此也使之成为溶剂残留分析最常用、适用的方法。国标 GB5009 262-2016 采用顶空气相色谱法测定食用植物油、食品加工用粕类中六号溶剂(2-甲基戊烷;3-甲基戊烷;正己烷;甲基环戊烷;环己烷;2,3-二甲基戊烷)残留量,典型色谱图见图 19-29。

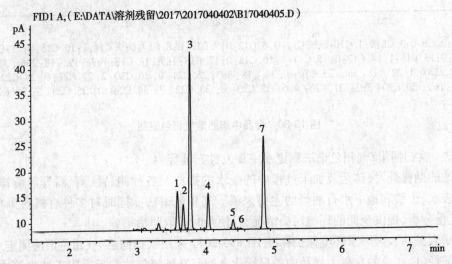

1. 2-甲基戊烷;2. 3-甲基戊烷;3. 正己烷;4. 甲基环戊烷;5. 环己烷;6. 2,3-二甲基戊烷;
7. 内标 正庚烷。

图 19-29 食品中溶解残留气相色谱图

例 2 衍生气相色谱法测定食品中的脂肪酸

国标 GB5009.168-2016 中采用毛细管气相色谱法测定食品中的脂肪酸。该标准规定了内标法、外标法、面积归一化法测定食品中脂肪酸的含量。以外标法为例,水直接提取法:试样经水解-乙醚溶液提取其中的脂肪后,在碱性条件下皂化和甲酯化,生成脂肪酸甲酯,经毛细管柱气相色谱分析,动植物纯油脂试样不经脂肪提取,直接进行皂化和脂肪酸甲酯化;乙酰氯-甲醇法(适用于含水量小于 5% 的乳粉和无水奶油试样):乙酰氯与甲醇反应得到的盐酸-甲醇使其中的脂肪和游离脂肪酸甲酯化,用甲苯提取后,经气相色谱仪分离检测;酯交换法(适用于游离脂肪酸含量不大于 2% 的油脂):将油脂溶解在异辛烷中,加入氢氧化钾甲醇溶液通过酯交换甲酯化,反应完全后,用硫酸氢钠中和剩余氢氧化钾,以避免甲酯皂化,典型色谱图见图 19-30。

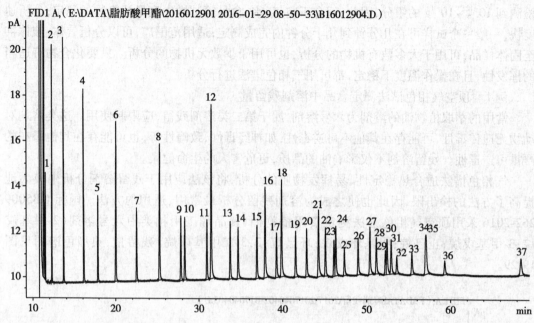

FID1 A,（E:\DATA\脂肪酸甲酯\2016012901 2016-01-29 08-50-33\B16012904.D）

1. C4：0；2. C6：0；3. C8：0；4. C10：0；5. C11：0；6. C12：0；7. C13：0；8. C14：0；9. C14：1；10. C15：0；11. C15：1；12. C16：0；13. C16：1；14. C17：0；15. C17：1；16. C18：0；17. C18：1n9t；18. C18：1n9c；19. C18：2n6t；20. C18：2n6c；21. C20：0；22. C18：3n6；23. C20：1；24. C18：3n3；25. C21：0；26. C20：2；27. C22：0；28. C22：3n6；29. C22：1n9；30. C20：3n3；31. C20：4n6；32. C23：0；33. C22：2；34. C24：0；35. C20：5；36. C24：1；37. C22：6n3。

图 19-30 食品中脂肪酸气相色谱图

例3 吹扫捕集/气相色谱法测定水中挥发性石油烃(C_6-C_9)

石油的勘探开发，储运及加工过程中的废水的排放及各种跑、冒、滴、漏等泄漏排放，是污染地表水、土壤和地下水石油烃的主要来源。气相色谱法能同时对多种有机污染物进行定性、定量分析，提供全面的环境污染情况，以便及时采取防治措施。

中华人民共和国国家环境保护标准 HJ 893-2017 采用吹扫捕集/气相色谱法测定水中挥发性石油烃(C_6-C_9)的含量。样品中的目标化合物经高纯氮气吹扫后吸附于捕集管中，将捕集管加热并以高纯氮气反吹，被热脱附出来的组分经气相色谱柱分离后，用氢火焰离子化检测器（FID）检测，根据保留时间定性，外标法定量，典型色谱图见图 19-31。

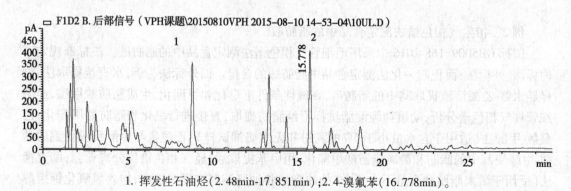

F1D2 B. 后部信号（VPH课题\20150810VPH 2015-08-10 14-53-04\10UL.D）

1. 挥发性石油烃(2.48min-17.851min)；2. 4-溴氟苯(16.778min)。

图 19-31 挥发性石油烃标准谱图

（杨金玲 艾连峰）

参 考 文 献

［1］许国旺. 分析化学手册. 3 版. 北京:化学工业出版社,2016.

［2］杜晓燕. 现代卫生化学. 2 版. 北京:人民卫生出版社,2009.

［3］康维钧. 卫生化学. 8 版. 北京:人民卫生出版社,2017.

［4］毋福海,张加玲. 卫生化学. 2 版. 北京:科学出版社,2016.

［5］傅若农. 色谱分析概论. 2 版. 北京:化学工业出版社,2005.

［6］O. David Sparkman,Zelda E. Penton. 气相色谱与质谱实用指南(原著第 2 版)(Gas Chromatography and Mass Spectrometry a Practical Guide,Second Edition,影印版). 北京:科学出版社,2013.

［7］中国标准出版社. 气相色谱-质谱分析技术标准汇编/分析测试技术系列标准汇编. 北京:中国标准出版社,2013.

［8］齐美玲. 气相色谱分析及应用. 北京:科学出版社,2012.

［9］Dettmer-Wilde K,Engewald W. Practical Gas Chromatography. Heideberg:Springer,2014.

［10］Cavalheiro J,Preud'Home H,Amouroux D,et al. Comparison between GC-MS and GC-ICPMS using isotope dilution for the simultancous monitoring of inorgnic and methyl mercury,butyl and phenyltin compounds in biological tissues. Anal Bioanal Chem,2014,406:1253.

［11］Mc Nair H M,Miller J M. Basic Gas Chromatography. Canada:John Wiley Sons,2011.

第二十章

高效液相色谱法

高效液相色谱法(high performance liquid chromatography,HPLC)是在经典液相色谱法和气相色谱法的基础上,以高压输送液体为流动相,采用高效固定相及高灵敏度的检测器,发展而成的一种重要分离分析技术。

与经典液相色谱法相比,高效液相色谱法具有如下特点:①高效:应用颗粒极细(一般小于 $10\mu m$)、规则均匀的固定相,溶质在固定相中的传质和扩散速度大大加快,柱效高,一般可达每米 10^4 理论塔板数。近几年出现的微型柱,理论塔板数超过每米 10^5;②高速:采用高压输液泵输送流动相,加快了分析速度,一般试样的分析只需数分钟,复杂试样分析在数十分钟即可完成;③高灵敏度:使用了高灵敏度的检测器,大大提高了灵敏度,如被广泛使用的紫外检测器,最小检测量可达 $10^{-9}g$;荧光检测器最小检测量可达 $10^{-12}g$;④高自动化:以色谱专家系统为核心的色谱智能化和仿真优化技术,使 HPLC 不仅能自动处理数据、绘制谱图,而且可以自动控制色谱条件、进样分析,使色谱系统成为全自动化仪器。

与气相色谱法相比,HPLC 法具有下列主要优点:①应用范围广:只要样品能被制成溶液即可测定,不需要气化,因此不受样品挥发性的制约,对于挥发性低、热稳定性差、分子量大的高分子化合物以及离子型化合物尤为有利,如氨基酸、蛋白质、生物碱、核酸、甾体、类脂、维生素、抗生素等,从而弥补了气相色谱法的不足。在全部有机化合物中仅有 20% 的样品适用于气相色谱分析,高效液相色谱可对 80% 的有机化合物进行分离分析;②分离选择性高:由于液相色谱柱具有高柱效,并且通过选用不同性质的溶剂作为流动相,可以控制和改善分离过程的选择性;③馏分容易收集,更有利于样品制备。

第一节　高效液相色谱法基本原理

一、液相色谱柱性能重要参数

高效液相色谱分析中使用的色谱柱,其类型和构型(粒度、长度和内径等)的选择通常由分离任务决定,一般具有以下特征:①固定相使用全多孔型、粒径为 $1.7 \sim 10\mu m$ 的填料;②色谱柱具有较小的内径($1 \sim 6mm$),短的柱长($10 \sim 25cm$)和高的入口压力($5 \sim 10MPa$);③色谱柱具有高分离柱效。色谱柱性能重要参数包括理论塔板数、渗透性、色谱峰不对称因子、色谱柱的稳定性等方面。

(一) 理论塔板数(N,number of theoretical plate)

表示柱效能,色谱柱的理论塔板数越大,色谱峰峰宽越小,色谱峰越尖锐,说明色谱柱对组分的分离能力强,柱效高。

(二) 渗透性

衡量流动相通过色谱柱的难易程度,可以用一定条件下色谱柱压力作为评价指标。在高效液相色谱法中,由于使用液体流动相,其黏度大于气体流动相,且固定相粒度又小,为保证色谱柱在较低压力下正常操作,希望柱的渗透压要大。球形固定相填充的色谱柱柱压力降(P)可用以下方程式计算:

$$P = \frac{3\,000L\eta}{t_0 d_p^2} \qquad (式 20-1)$$

式中,η 为流动相的黏度,d_p 为固定相的颗粒直径。

二、高效液相色谱的速率理论

在高效液相色谱分析中,溶质在色谱柱中的谱带扩展与气相色谱的分离过程相似,是由涡流扩散、分子扩散和传质阻力三方面因素决定的。但由于液体的黏度比气体大约100倍,而密度比气体大约800倍,而其扩散系数又比气体小 $10^4 \sim 10^5$ 倍,因而液体流动相与气体流动相对谱带扩展的影响有明显的差别。在高效液相色谱中,影响柱效和色谱峰展宽的因素,可归纳为柱内展宽和柱外展宽,以柱内展宽为主。

(一) 柱内展宽

溶质在色谱柱内移动时,其谱带随时间而展宽。

1. 涡流扩散项 A　与气相色谱相同,涡流扩散由下式决定:

$$A = 2\lambda d_p \qquad (式 20-2)$$

为了降低涡流扩散的影响,在 HPLC 中一般使用 $3\sim10\mu m$ 的小颗粒固定相,目前有 $2\mu m$ 以下的固定相。为了填充均匀,减少填充不规则因子,常采用球型固定相,而且要求粒度均匀($RSD \leqslant 5\%$),以匀浆高压方式填充。

2. 分子扩散项 B/u　分子扩散项系数 B 由下式决定:$B = 2\gamma D_m$,γ 为与扩散有关的常数,D_m 为溶质在流动相中的扩散系数,与流动相的黏度成反比,与温度成正比。在 HPLC 中,流动相是液体,其黏度比气体黏度大约100倍,而且常在室温下进行操作,组分在流动相中的扩散系数 D_m 比气相色谱小 $4\sim5$ 个数量级,因此纵向扩散项很小,可以忽略不计。

3. 传质阻力项 Cu　是由于组分在两相间的传质过程实际上不能瞬间达到平衡而引起的。它包括固定相传质阻力(HS)、流动流动相传质阻力(Hm)和滞留流动相传质阻力(Hsm)三项。

$$Cu = H_s + H_m + H_{sm} \qquad (式 20-3)$$

(1) 固定相传质阻力(H_s):主要发生在分配色谱法中,与气相色谱法中液相传质项相同。

$$H_s = \frac{C_s d_f^2 u}{D_s} \qquad (式 20-4)$$

式中,d_f 为固定液涂层厚度;D_s 为组分在固定液中的扩散系数;C_s 为与容量因子有关的常数。由于高效液相色谱应用化学键合固定相,"固定液"只是在载体表面的一层单分子层,

因此 H_s 极小,可以忽略不计。

（2）流动相传质阻力（H_m）：当流动相携带样品分子流过色谱柱的填充物时,处于流路边缘的流动相（即靠近填充物颗粒）,流动得较慢,而流路中心的流动相流动较快,在柱内流动相的流速不均匀,组分分子迁移速率不同,引起峰扩展。图 20-1（a）是流动流动相传质阻力示意图。

$$H_m = \frac{C_m d_p^2 u}{D_m} \qquad （式 20-5）$$

式中,d_p 为填料颗粒平均直径;D_m 为组分在流动相中的扩散系数;C_m 为与容量因子有关常数。显然颗粒越小,即流路越窄,H_m 就越小。

（3）滞留流动相传质阻力（Hsm）：由于固定相中单体的多孔性,在固定相微孔内的流动相一般是停滞不动的,称为滞流流动相。流动相中的试样分子与固定相进行质量交换,必须先自流动相扩散进入滞流区,由于孔有一定深度,扩散到孔中的路径不同,微孔小而深,传质阻力就大,对峰扩展的影响就越大。固定相粒度小,它的微孔孔径越大,传质途径也就愈短,其值愈小。

$$H_{sm} = \frac{C_{sm} d_p^2 u}{D_m} \qquad （式 20-6）$$

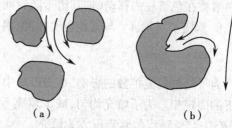

C_{sm} 与固定相结构有关,微孔小而深,传质速率慢,大孔径和浅孔道传质速率快。采用小颗粒填料可减少 C_{sm}。又由 $Dm \propto T/\eta$ 可知,为了提高柱效,需选用黏度小的流动相,在实践中常使用低黏度的甲醇（$\eta = 0.54Pa \cdot s$）或乙腈（$\eta = 0.34Pa \cdot s$）,而很少用乙醇（$\eta = 1.08Pa \cdot s$）。图 20-1（b）滞留流动相传质阻力示意图。

综上所述,由柱内展宽引起的板高增高可归纳为：

（a）流动相传质阻力；（b）滞留流动相传质阻力。

图 20-1 流动相传质阻力示意图

$$H = 2\lambda d_p + \frac{C_m d_p^2 u}{D_m} + \frac{C_{sm} d_p^2 u}{D_m} \qquad （式 20-7）$$

测定不同流速下的板高,绘制 H-u 曲线,可得图 20-2,由图可见,GC 与 LC 的 H-u 曲线形状明显不同,在 LC 中随着流速 u 增大,板高 H 增大,柱效降低,板高的最小值对应于流速很小处。

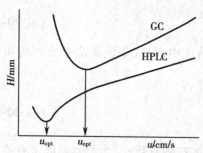

图 20-2 GC 和 HPLC 典型的 H-u 图

（二）柱外展宽

柱外展宽是指从进样点到检测池之间除柱子本身以外的所有死体积所引起的色谱峰展宽。主要包括连接管、接头、检测池等柱外死体积引起的谱带扩散。可分为柱前展宽和柱后展宽。

1. 柱前展宽 主要由进样引起,减小进样器死体积,或将试样直接注射到色谱柱顶端填料中心点以内 1~2mm 处,可减小柱前谱带展宽,提高柱效。

2. 柱后展宽　主要由接头、检测池柱外死体积及检测器响应时间等因素所引起。因此尽可能用短而内径细的接管,减少流通池的体积,改进检测器和记录系统的响应速度等是克服柱后展宽的途径。

三、分离条件的选择

根据以上讨论,要减小柱内展宽,提高柱效,需要选择以下分离条件:

1. 固定相　①粒径小,筛分窄,填充均匀,以减小涡流扩散项和流动相传质阻力;②改进结构,尽可能采用大孔径和浅孔道的表面多孔微粒型载体,减小滞留流动相传质阻力。

2. 流动相　选用低黏度的流动相,有利于增大组分在溶剂中的扩散系数,减少传质阻力。

3. 流速　从 H-u 曲线可知,HPLC 的最佳流速在流速很小处,减少流速有利于提高柱效,但在实践中为加快分析速度,常采用比最佳流速高数倍的流速。

4. 柱温　适当提高柱温,可降低流动相黏度,减少传质阻力,但柱温升高将使分辨率降低,柱寿命缩短,且易产生气泡,故大部分分离仍在室温下进行。

5. 洗脱方式

(1) 等度洗脱:适合于样品组成较简单、各组分性质差别不大的试样。与气相色谱法一样,HPLC 分离优化的策略基于分离度方程式:

$$R = \frac{\sqrt{n}}{4} \cdot \frac{r_{21}-1}{r_{21}} \cdot \frac{k_2}{k_2-1} \qquad (式 20\text{-}8)$$

分离度 R 与柱效能 n、柱选择性 r_{21} 及柱容量 k 之间有关。当分离一个含多组分的样品时,k 值的适宜范围是 $1 \sim 10$,通过改变流动相的组成可以调节 k 值到合适的大小。k 值越大,R 越大,分析时间增长。在反相液相色谱法(RP-HPLC)中,流动相的主体是水,加入的极性改性剂为甲醇、乙腈或四氢呋喃。此时流动相的洗脱强度会随有机相的增加而增加,通常有机相比例增加 10%,会使各组分的 k 值减小 $2 \sim 3$ 倍。在 RP-HPLC 中,k 值的对数与流动相中所含有机相的体积分数 φ 之间存在一个近似的线性关系:

$$\lg k = \lg k_w - S\varphi \qquad (式 20\text{-}9)$$

式中,k_w 是当 $\varphi = 0$ 时的 k 值,由此线性方程式可绘制 $\lg k$-φ 图,S 为直线的斜率。对某确定的色谱分离系统,每个溶质都有其特定的 $\lg k$ 和 S 值,通过改变 φ 即可调节 k 值。

(2) 梯度洗脱:对于组分复杂、各组分容量因子分布范围广的样品,通过梯度洗脱可实现所有组分的完全分离。

梯度洗脱可按任意程序进行混合,即有多种洗脱曲线:线性梯度、凹形梯度、凸形梯度和阶梯形梯度,其中线性梯度最为常用,尤其适合于在反相柱。如果用等度洗脱获得的色谱图前段峰重叠,后段峰分开且保留时间太长,可以适当降低起始溶剂的强度,采用凹形梯度洗脱。梯度起始阶段溶剂强度低,使分离度增大,而末尾阶段溶剂强度迅速增加,使组分快速洗脱出柱;也可降低起始溶剂的强度后,采用快速线性梯度洗脱,或者采用阶梯式梯度洗脱。总之,应该根据样品的实际情况,选择适宜的梯度曲线、梯度速度和时间、梯度起始和结束的溶剂组成。

(王曼曼)

第二节　高效液相色谱仪

近年来,高效液相色谱技术得到迅速的发展,仪器型号多样,但其构造一般由五个部分组成:高压输液系统、进样系统、分离系统、检测系统和数据处理系统。图20-3为高效液相色谱仪组成的示意图。流动相经过滤及脱气后通过高压泵以恒定的流速输出,待分析样品由进样器注入色谱系统,并随流动相一起依次通过保护柱、分离柱后进入检测器。检测信号用微处理机采集和进行数据处理,记录色谱图并积分峰面积。若是样品制备,可以使用馏分收集器。

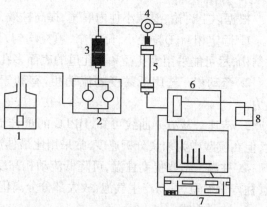

1. 流动相；2. 输液泵；3. 顶柱；4. 进样阀；5. 分析柱；
6. 检测器；7. 数据处理；8. 回收废液罐。

图20-3　高效液相色谱仪示意图

一、高压输液系统

高压输液系统的作用是提供足够恒定的高压,驱动流动相携带样品在色谱柱中实现分离,并送达检测器完成检测。高压输液系统由贮液器、高压泵、过滤器和梯度洗脱装置等组成,其核心部件是高压泵。

液相色谱的高压输液系统应满足以下要求:首先能够耐高压,耐用且维护方便;其次,系统输液平稳,噪声低,流量准确且流量范围宽;第三,具有惰性接触液体表面材料,适用于生物样品。

(一) 贮液器

贮液器用来储备流动相,它一般是以不锈钢、玻璃或聚四氟乙烯衬里为材料。容积一般为0.5~2L为宜。溶剂使用前必须脱气。因为色谱柱是带压操作,而检测器是在常压下工作。若流动相中含有空气,当流动相通过色谱柱时,其中的气泡受到压力而压缩,引起流速不稳,或者流出色谱柱到检测器时将气泡释放出来,造成检测器基线不稳,甚至仪器不能正常工作。

常用的脱气方法有在线脱气法和离线脱气法,目前常用的高效液相色谱仪配备有在线脱气装置。主要的离线脱气法有低压脱气法、惰性气体脱气法和超声波脱气法。

低压脱气法是将配制好的流动相置于容器中,使用电磁搅拌、水泵抽真空,可同时辅助升温或者向溶剂中吹入氮气。抽真空或者是加热过程可能导致低沸点溶剂的挥发,从而影响流动相的组成。

惰性气体脱气法是向溶剂中吹入氦气等小分子惰性气体,从而使溶解在溶剂中的其他气体逸出。

超声脱气法是将溶剂瓶置于超声波清洗槽内,槽内加水,超声脱气10~20分钟,该方法操作简单,不影响溶剂组成,在离线脱气法中最为常用,但是在使用过程中应该避免溶剂瓶的破裂。

(二) 高压输液泵

高压输液泵是高效液相色谱仪的重要部件,要求高压泵应具有:①输出压力高,通常要求最高输出压力 50MPa;②输出流量范围宽,分析型应在 0.1~10ml/min、制备型应在 1~100ml/min 范围内连续可调;③输出的流量稳定,重复性高;④密封性能好,耐腐蚀。

高压输液泵按排液性能可分为恒压泵和恒流泵。按工作方式又可分为液压隔膜泵、气动放大泵、螺旋注射泵和往复柱塞泵四种。前两种为恒压泵,后两种为恒流泵。恒压泵可以输出一个稳定不变的压力,但当系统的阻力变化时,输入压力虽然不变,但流量却随阻力而变;恒流泵则无论色谱柱系统压力如何变化,都可保证其流量基本不变。在色谱分析中,色谱柱系统的阻力不断变化,因而恒流泵比恒压泵显得优越。

往复柱塞泵是目前应用最广泛的输液泵,其结构如图 20-4 所示。该泵通常由电动机带动凸轮转动,驱动柱塞在液缸内往复运动。当柱塞被推入液缸(0.1~0.5ml)时,入口单向阀关闭,流动相从液缸输出,流向色谱柱;当柱塞自液缸内抽出时,流动相自入口阀吸入液缸。如此反复运动,将流动相源源不断地输送到色谱柱。当改变电动机转速时,通过调节活塞的频率(30~100 次/min)就可调节输出液体的流量。

由于这种泵的柱塞往复运动频率较高,所以对密封环的耐磨性及单向阀的刚性和精度都有很高要求。密封环一般采用聚四氟乙烯添加剂材料制造,单向阀的球、阀座及柱塞则用人造宝石材料。往复泵有单柱塞、双柱塞和三柱塞。目前多采用双泵系统来克服脉动性。双泵的连接方式有串联式和并联式两种。

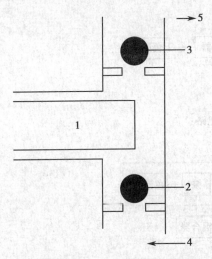

1. 柱塞;2. 入口单向阀;3. 出口单向阀;4. 流动相入口;5. 流动相出口。

图 20-4　往复柱塞泵结构示意图

(三) 输液系统的辅助设备

为了给色谱柱提供稳定、无脉动、流量准确的流动相,需配备管道过滤器和脉动阻尼器。

1. 管道过滤器　对高压输液泵的进口和出口,及进样阀和进样阀阀芯的机械加工精度要求非常高,微小的机械杂质进入流动相,会导致上述部件的损坏;同时机械杂质在柱头的积累,会造成柱压升高,使色谱柱不能正常工作,因此管道过滤器的安装是十分必要的,市售储液罐中使用溶剂过滤器和管道过滤器。过滤器的滤芯是用不锈钢烧结材料制造的,孔径为 2~3μm,耐有机溶剂侵蚀。若发现过滤器堵塞,可将其浸入稀 HNO_3 溶液中,超声波振荡 10~15 分钟,即可将堵塞的固体杂质洗出。若清洗后不能达到要求,则应更换滤芯。

2. 脉动阻尼器　往复塞泵输出的压力波动,会引起基线的波动,这种脉动可以通过在高压输液泵出口与色谱柱入口之间安装一个脉动阻尼器来加以消除。最简单的脉动阻尼器,是由一根外径约为 1.1mm、内径为 0.25mm、长约为 5cm 的螺旋状不锈钢毛细管组成,利用它的挠性来阻滞压力和流量的波动,起到缓冲作用。在输液系统中还应配备由压力传感器组成的压力测量、显示装置及流动相流量的测量装置。

(四) 梯度洗脱装置

高效液相色谱法有等度(isocratic)和梯度洗脱(gradient elution)两种洗脱方式。等度洗脱是在同一分析周期内流动相组成保持恒定,适合于组分数目较少、性质差别不大的试样。对于容量因子分布宽、多组分的复杂样品,通过梯度洗脱来实现所有组分的完全分离。梯度

　　洗脱是两种(或多种)不同极性的溶剂,在分离过程中按一定程序连续地改变流动相的组成,以调节流动相的极性、离子强度和pH。通过流动相极性的变化来改变待分离样品的选择因子和保留时间,以使柱系统具有最好的选择性和最大的峰容量。采用梯度洗脱技术,可以提高分离度、缩短分析时间,并可改善检测的灵敏度。梯度洗脱对于复杂混合物,特别是保留性能相差较大的混合物的分离是极为重要的手段。此技术类似于气相色谱中使用的程序升温技术,可以以低压梯度和高压梯度两种方式进行操作。目前大多数高效液相色谱仪皆配有高压梯度洗脱装置。

　　高压梯度又称内梯度,如高压二元梯度装置是由两台高压输液泵将强度不同的两种溶剂输入混合室,进行混合后再进入色谱柱,混合室中溶剂的比例可由程序控制器或计算机来调节。如图20-5a所示。它的主要优点是两台高压输液泵的流量皆可独立控制,可获得任何形式的梯度程序,易于实现自动化。低压梯度装置是在常压下通过比例阀先将各种溶剂按程序混合,然后利用高压输液泵送入色谱柱。

　　低压梯度又称外梯度,是在常压下将流动相的不同组分混合后再用高压输液泵输送进入色谱柱。如图20-5b所示,利用电磁比例阀控制不同溶剂的流量变化,使溶剂按照不同比例输送进入混合室混合后,经由一台高压输液泵将混合后的流动相输送到色谱柱中。

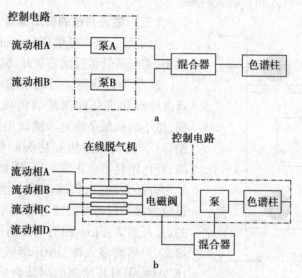

图20-5　(a)高压梯度和(b)低压梯度示意图

　　使用梯度洗脱时,要以最经济有效的方式进行,以实现样品的最佳化分析。其中要注意梯度混合的溶剂要具有良好的互溶性,注意溶剂的黏度和相对密度对混合流动相组成的影响,同时也要考虑与检测器是否兼容,可以选用紫外或者荧光检测器,对于流动相变化敏感的检测器,如示差折光检测器不宜使用梯度洗脱。

二、进样系统

　　进样系统是将待分析样品引入色谱柱的装置,对于液相色谱进样装置,要求重复性好,死体积小,保证柱中心进样,进样时对色谱柱系统流量波动要小,便于实现自动化等。常用方式为手动进样和自动进样两种。现代高效液相色谱仪常配有六通阀进样装置,或带有自动进样器。

1. 六通阀进样装置 六通阀体为不锈钢,死体积小,密闭性好,其结构如图20-6所示。进样时,先使阀处于装取样(load)位置,用专用色谱进样针将试液注入定量管中,此时与柱系统隔断。旋转手柄置进样(injection)位置,与色谱柱连通,定量管中的试液由流动相带入色谱柱。进样体积是由进样针严格控制的,因此进样量准确、重现性好,可带高压直接进样。

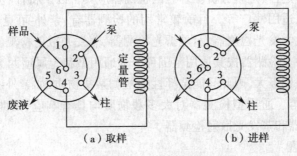

（a）取样　　　　　　（b）进样

图20-6 六通进样阀

2. 自动进样器 在程序控制器或微机控制下,可自动进行取样、进样、清洗和样品盘转动一系列动作,全部自动进行,操作者只需将样品按顺序装入贮样装置,一次可连续分析几十个或上百个样品,重复性好,适用于大量的样品分析,但价格较贵。

三、分离系统

色谱柱是色谱仪最重要的部件,它由柱管和固定相组成。柱管一般采用内壁抛光不锈钢材质,耐高压。采用直型柱管,按主要用途分为分析型和制备型。实验室制备柱的内径为20~40cm,柱长为10~30cm,生产用的制备柱内径可达几十厘米。分析型柱又分为常规分析型柱和微型柱。

常规分析型柱管内径为4.6mm或3.9mm,长为10~30cm,填料的粒径为5~10μm,柱效可达每米$5×10^3$~$2×10^4$理论塔板数。

微柱按色谱柱的内径大小可分为内径为0.5~1.0mm的微孔填充柱、内径为100~500μm的毛细管填充柱和内径为10~100μm的纳米填充柱。详见本章第七节。

色谱柱的性能评价:色谱柱使用前都要对其性能进行考察,使用期间或放置一段时间后也要重新检查。柱性能指标包括在一定实验条件下的柱压、塔板高度H和理论塔板数n、分离因子的重现性或分离度R。色谱柱性能考察常用的试样和流动相如下:

1. 硅胶柱 苯、萘和联苯为试样,正己烷或庚烷为流动相。

2. 烃基键合相柱 尿嘧啶($k=0$)、硝基苯、萘和芴为试样;甲醇-水(85:15)或乙腈-水(60:40)为流动相;或者用苯、萘和苯磺酸钠($k=0$)为试样,以甲醇-水(80:20)为流动相。

3. 柱温控制 在高效液相色谱分析中,温度的影响往往容易被忽略。随着分析样品复杂性和多样性,人们对分析结果准确度和精密度的要求不断提高,柱温的控制日益受到人们的重视。以下几种情况需精确控制柱温:①在一些法定的标准分析方法中,要求保留时间具有再现性;②对高分子化合物或黏度大的样品,分析时柱温必须高于室温;③对一些具有生物活性的生物大分子的分析,要求分析时柱温应低于室温;④对某些组成复杂的样品,单一色谱柱不能实现完全分离,需要使用二维色谱技术,利用柱切换,使两根色谱柱在不同的柱温下操作,以实现多组分的完全分离。

四、检测系统

高效液相色谱仪的检测器是关键部件之一,它的作用是把色谱洗脱液中组分的量(浓度)转化为可检测的信号,即检测经色谱柱分离后的组分的量(浓度)随时间的变化,并由记录仪绘出谱图来进行定性、定量分析。理想的检测器应具备以下特征:灵敏度高、噪声小、线性范围宽、重复性好、适用性广等。目前较常用的检测器有:紫外-可见光检测器、荧光检测器、电化学检测器、化学发光检测器、示差折光检测器、蒸发光散射检测器等,紫外-可见光检测器是最常用的一种。检测器按其适用范围可分为通用型和专属型两大类。专属型检测器对不同的物质响应差别极大,因此只能选择性地检测某些物质,如紫外-可见光检测器、荧光检测器、电导检测器等。通用型检测器对大多数物质均具有响应,因此对各种物质都能检测,如示差折光检测器和蒸发光散射检测器。

(一) 紫外检测器

紫外-可见光检测器(ultraviolet-visible detector,UV-Vis D)是高效液相色谱应用最普遍的检测器,常用的有可变波长型及二极管阵列检测器。但它只能检测有紫外吸收的物质和有色物质,而且流动相有一定限制,即流动相的截止波长应小于检测波长。紫外-可见光检测器的工作原理与结构同一般紫外-可见光分光光度计相似,差别就是把比色皿换成了流通池。

1. 可变波长型检测器 此类检测器目前使用最多,一般以氘灯为光源,,波长可在 190~600nm 范围内按需要任意选择,一般选择样品的最大吸收波长作为最大吸收波长,以增加灵敏度。由于光源是通过单色器分光后照射到样品上,光源强度及透射光的强度都相应减弱。因此,这种检测器对光电转换元件及放大器要求都较高。为了减少死体积,流通池体积很小,仅为 $5\sim10\mu l$,样品池的光程一般为 $5\sim10mm$,结构常用 H 型池体,H 型有利于补偿由于流量的变化而造成的噪声,同时可防止峰形展宽。池体的制作材料一般都为不锈钢。

2. 二极管阵列检测器 二极管阵列检测器(diode array detector,DAD)是 20 世纪 80 年代出现的一种光学多通道检测器。色谱法定性困难,一直是需要解决的课题。紫外吸收光谱的专属性虽不如红外吸收光谱,但也是较好的定性方法。人们希望能测定通过流通池时各色谱组分的光谱而获得定性信息。由于有些色谱组分在流通池中停留的时间很短(<1秒),一般分光光度计的扫描速度跟不上,若停泵扫描则破坏了分离状态,因而 20 世纪 80 年代出现了一种新型紫外-可见光检测器——二极管阵列检测器。这种检测器,一般是 1 个光电二极管对应光谱上 1 个纳米(nm)的波长范围。例如,检测器的检测波长范围是 200~900nm,有 1 024 个光电二极管,平均 0.7nm 谱带宽由 1 个光电二极管接收。

当复合光透过流通池后,被组分选择吸收,而具有了组分光谱特征。此透过光(复合光)被光栅分光后,照射在光电二极管阵列装置上,使每个纳米光波的光强变成相应的电信号,信号经多次累加,则可获得组分的吸收光谱。由于这种记录方式不需扫描,因此最短能在几个毫秒内获得流通池中组分的吸收光谱。图 20-7 是 DAD 检测器的示意图。用二极管阵列装置可以同时获得样品的色谱图(A-t 曲线)及每个组分的吸收光谱图(A-λ 曲线)。也可以用计算机处理,将每个组分的吸收光谱和试样的色谱图绘制在一张三维的坐标图上,而获得三维光谱-色谱图(3D spectro-chromatogram),如图 20-8。吸收光谱用于定性,色谱峰面积用于定量。

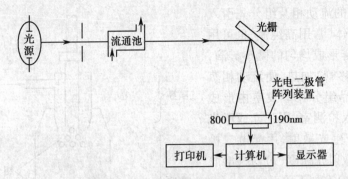

图 20-7 二极管阵列检测器示意图

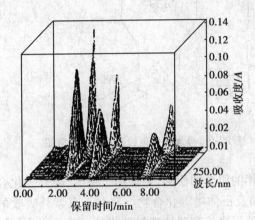

图 20-8 三组分的三维色谱图

（三）电化学检测器

（二）荧光检测器

荧光检测器（fluorescence detector, FLD）利用某些物质的荧光特性进行检测。目前用的荧光检测器是具有流通池的荧光分光光度计,常用于酶、甾族化合物、维生素、氨基酸、生物胺等的分析。特点是灵敏度高,检测限可达 10^{-10} g/ml,所需试样少,检测专一性强。对于不产生荧光的试样,可利用荧光试剂,在柱前或柱后衍生化,以扩大其应用范围。由于荧光检测器的灵敏度比紫外-可见光检测器高一到两个数量级,因此在生物化工、临床医学检验、食品检验、体内药物分析、环境监测中得到广泛应用。

电化学检测器主要有安培检测器和电导检测器两种。电导检测器（conductivity detector）可用于离子的检测。安培检测器（amperometic detector）应用最广泛,凡具氧化还原活性的化合物都能进行检测,本身没有氧化还原活性的化合物经过衍生化后,也能进行检测。其灵敏度高,尤其适用于痕量组分的分析。安培检测器有各种不同的构造,常见的是薄层式三电极安培检测器。参比电极常为 Ag-AgCl 电极;辅助电极有碳或不锈钢材料,其作用是消除电化学反应产生的电流,维持参比电极和工作电极间的恒定电位;常用工作电极有碳糊电极和玻碳电极。

安培检测器的工作原理是在电极间施加一恒定的电位,当电活性组分经过电极表面时,发生氧化还原反应,产生电量的大小符合法拉第定律,因此反应的电流（I）为:

$$I = nF \frac{dN}{dt} \tag{式 20-10}$$

式中,n 为氧化还原过程中转移的电子数,F 为法拉第常数,N 为物质的量,t 为时间。当流动相流速一定时,$\frac{dN}{dt}$ 与组分在流动相中的浓度有关。

（四）蒸发光散射检测器

蒸发光散射检测器（evaporative light scattering detector, ELSD）是 20 世纪 90 年代出现的新型通用型检测器,如图 20-9。其检测过程主要包括雾化、流动相蒸发和激光束检测三个步骤。流出色谱柱的流动相及组分先引入雾化器与通入气体(常用高纯氮,也可用空气)混合后喷雾形成均匀的微小雾滴,经过蒸发室(漂移管)加热,使流动相蒸发而被除去,样品组分在蒸发室内形成气溶胶,而后进入检测室,用强光或激光照射气溶胶而产生光散射,用光电二极管检测散射光,散射光强度(I)与气溶胶中组分的质量(m)有如下关系:

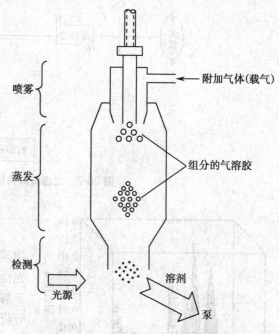

图 20-9　蒸发光散射检测器结构示意图

$$I = km^b$$
$$\lg I = b\lg m + \lg k \quad （式 20\text{-}11）$$

式中,k 和 b 为与蒸发室的温度、雾化气体压力和流动相性质等实验条件有关的常数。式 20-11 表明散射光强度的对数值与组分的质量的对数呈线性关系。测定散射光强度而获得组分的浓度信号。

蒸发光散射检测器适用于挥发性低于流动相的组分的检测,主要用于糖类、高分子化合物、高级脂肪酸、磷脂、维生素、氨基酸、三酰甘油及甾体类等化合物。它对于有紫外吸收的样品组分的检测灵敏度较低。这种检测器是示差折光检测器的理想替代品。其响应值与样品的质量成正比关系,而与有无光吸收无关,同时由于流动相在检测前已蒸发,因此在梯度洗脱中基线是稳定的。但在使用时要注意流动相必须是能挥发的,如甲醇-水、乙腈-水等,而不能用含缓冲盐的流动相,因盐不挥发,影响检测。若需调节流动相 pH,可用氨水、乙酸等。图 20-10 是氨基糖苷类抗生素采用 ELSD 检测的 HPLC 图。

(五) 化学发光检测器

化学发光检测器(chemiluminescence detector)是近年来发展起来的高选择性、高灵敏检测器。其检测原理为:当被分离组分由色谱柱流出后,与发光试剂进行化学反应,生成处于激发态的反应产物或反应中间体,当它们从激发态返回基态时,产生光辐射,其光强度与该组分的浓度成正比。由于物质激发态能量是来自化学反应,故称为化学发光。这种检测器不需要光源,不需要复杂的光学系统,只要有恒流泵,将化学发光试剂以一定的流速泵入混合器中,使之与柱流出物迅速而又均匀地混合产生化学发光,通过光电倍增管将光信号变成电信号,即可进行检测。仪器装置类似于柱后衍生化法,只是将显色剂换成了化学发光剂。

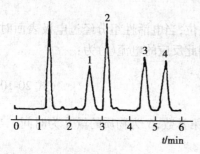

1. 链霉素;2. 妥布霉素;3. 阿米卡星;4. 新霉素。

图 20-10　一些药物的 ELSD-HPLC 图谱

化学发光检测器简单、易于微型化,主要应用于氨基酸、蛋白质、维生素、核酸、DNA、激素及药物的分析检测。特别是生物活性物质分析,如抗原抗体免疫分析、基因芯片、受体芯片等。但由于化学发光分析一般使用同一发光反应对多种物质直接检测,因而对目标物的选择性受限。

（六）示差折光检测器

示差折光检测器(differential refractive index detector)也称为光折射检测器,是一种通用型的检测器。其原理是通过色谱柱流出物光折射率的变化来测定其浓度变化,溶液的光折射率是流动相和溶质各自折射率乘以其物质的量浓度之和,因此含有溶液的流动相与纯流动相光折射率之差就可以反应样品在流动相中的浓度。它可用于检测聚合物、糖、有机酸等在紫外光范围内吸光度不高的化合物,且广泛应用于食品和药品领域。该类检测器通用性强,结构简单,但是折射率对温度和流动相组成非常敏感也限制了其应用。

五、数据处理系统

高效液相色谱仪均配有微处理机和色谱工作站来记录和处理色谱分析数据。计算机技术在 HPLC 中的用途主要包括三个方面:①控制仪器;②采集和分析数据;③色谱系统的最优化和专家系统。

一般微处理机包括一定容量的程序储存器、分析方法储存器、数据储存器和色谱图记录或显示器。通过对色谱参数的逐个提问,用来进行指令定时控制。如自动进样、流量变化、梯度洗脱、组分收集、谱图储存等。每次色谱分析结束,可给出色谱图,同时标出每个色谱峰的名称、保留时间、峰高或峰面积、峰宽、对称因子、容量因子和分离度。并可利用已储存的分析方法计算程序,按操作者的要求(如内标法、外标法、归一化法等)自动显示或打印出分析结果。

色谱工作站多采用高档微型计算机。它具有下列功能:①智能化数据和谱图处理;②全部操作参数控制;③自行诊断;④控制多台仪器;⑤进行计量认证网络运行。目前,随着计算机技术的发展,工作站的功能已经实现了远程化和智能化。

（王曼曼）

第三节　高效液相色谱法的分类和分离原理

高效液相色谱法按分离机制的不同可分为以下几类:吸附色谱法、分配色谱法、离子交换色谱法和空间排阻色谱法 4 类基本类型,及由其衍变和发展的离子抑制色谱法、离子对色谱法、亲和色谱法、手性色谱法等。目前高效液相色谱所用的色谱柱填充固定相基本上都是化学键合固定相。

一、吸附色谱法的分离原理

吸附色谱法是以吸附剂为固定相,利用吸附剂表面活性中心对不同组分的吸附能力差异而实现分离。吸附剂通常是具有较大比表面积的多孔性固体颗粒物质,在它的表面存在着许多分散的吸附点位,吸附过程是化合物分子(X)与流动相分子(M)争夺吸附剂表面活性中心的过程,即竞争吸附过程。当试样中的组分分子被流动相携带通过固定相时,在固定相表面吸附点位上将发生组分分子与流动相分子的竞争吸附,直到组分分子被吸附到固定相上的速度与其从固定相上解吸的速度相等时,达到吸附平衡。吸附平衡常数也称为吸附系数 K_a,可近似用下式表示:

$$X_m + nM_s \Longrightarrow X_s + nM_m$$

$$K_a = \frac{[X_s][M_m]^n}{[X_m][M_s]^n} \qquad (式\ 20\text{-}12)$$

式中，$[X_s]$、$[M_s]$ 分别为组分分子和流动相分子在固定相表面的平衡浓度；$[X_m]$、$[M_m]$ 分别为组分分子和流动相分子在流动相中的平衡浓度；n 表示被溶质分子取代的流动相分子的数目。吸附平衡常数是评价色谱柱对试样中某组分保留能力的一个参数。不同组分由于 K_a 值不同，所以在色谱过程中彼此分离。吸附系数通常可用吸附等温线数据或薄层色谱的 R_f 值进行估算。

溶质分子与极性吸附剂吸附中心的相互作用，溶质分子与极性吸附剂吸附中心的相互作用随溶质分子上官能团极性的增长或极性官能团数目的增加而增大，溶质在固定相上的保留值增大。不同类型的有机化合物，在极性吸附剂上的保留顺序如下：

氟碳化合物<饱和烃<烯烃<芳烃<有机卤化物<醚<硝基化合物<腈<叔胺<酯<酮<醇<伯胺<酰胺<羧酸<磺酸。

液固色谱的保留值方程式可用统计热力学方法——顶替吸附-液相相互作用模型来阐述。假定用二元溶剂 A、B 作流动相，被测样品的容量因子 k 与二元混合溶剂中具有强洗脱强度的溶剂 B 浓度 c_B 之间存在下述关系：

$$\lg k = a + b\lg c_B + cc_B \qquad (式\ 20\text{-}13)$$

式中 a、b、c 皆为常数，并可用下述方法计算。当强溶剂 c_B 较小时，样品分离主要取决于溶质和 A 溶剂分子在固定相表面的顶替吸附作用，因此，式 20-13 中的 cc_B 项可以忽略，$\lg k$ 与 $\lg c_B$ 之间有良好的线性关系，上式可表示为：

$$\lg k = a + b\lg c_B \qquad (式\ 20\text{-}14)$$

若样品中有三种已知不同浓度的二元混合溶剂中进行分析，就可得 3 个 $\lg k$ 值，进行回归分析，可求出 a、b 值。若样品在纯 B 溶剂中分析，则 $\lg c_B = 0$，则式 20-14 简化为：

$$\lg k = a + cc_B \qquad (式\ 20\text{-}15)$$

由上式可求出 c 值。

若样品在含较高浓度 c_B 的二元混合溶剂中分析，此时 cc_B 项不能忽略，若已知 b 值，由 $\lg k = a + b\lg c_B + cc_B$ 可求出 c 值。

二、分配色谱法分离原理

分配色谱法的分离原理是根据被分离的组分在流动相和固定相间溶解度差别实现分离，其基本原理与液-液萃取相同，即根据不同组分在两相中达到分配平衡时具有不同的分配系数来实现分离。在试样组分随流动相移动通过色谱柱的过程中，组分在两相中不断建立、打破和重新建立分配平衡。各组分由于具有不同的分配系数，它们在柱中发生了许多次的分配平衡后，就产生了差速迁移，从而得到分离。溶于流动相与溶于固定相的溶质分子处于动态平衡，平衡时浓度之比为分配系数 K（partition coefficient）。

$$K = \frac{c_s}{c_m} = \frac{X_s/V_s}{X_m/V_m} \qquad (式\ 20\text{-}16)$$

溶质分子在固定相中溶解度越大,在流动相中溶解度越小,则 K 越大,保留时间长,后出峰;反之,先出峰。K 与组分的性质、流动相的性质、固定相的性质及柱温有关。

上述液固色谱的保留值方程式基本上也可适用于液液色谱。在反相液液色谱分析中,由于固定液具有强疏水性,而以水为主体混有甲醇的二元混合溶剂流动相分子间具有强烈的氢键相互作用,因而固定液与流动相之间的分子间相互作用极其微弱,固定液不能吸附流动相分子,流动相不会在固定液表面形成致密的单分子吸附层。固定液吸附一个溶质分子并不需要从固定液表面顶替流动相分子,$\lg k$ 与 c_B 呈线性关系,可表示为:

$$\lg k = a + cc_B \qquad\qquad (式 20\text{-}17)$$

在正相液液色谱分析中,经正己烷为主体混有强溶剂二氯乙烷或四氢呋喃等二元混合溶剂的流动相时,因强溶剂的浓度 c_B 很低,可以忽略,此时溶质的保留值方程,可简化成:

$$\lg k = a + b\lg c_B \qquad\qquad (式 20\text{-}18)$$

三、化学键合相色谱法

化学键合相色谱法是在液-液分配色谱法的基础上发展起来的。目前,在高效液相色谱法中广泛使用的固定相是化学键合固定相。为了克服固定液流失,将各种不同固定液的官能团通过化学反应共价键合到载体(硅胶)表面的游离羟基上,而生成化学键合固定相。使用化学键合固定相的色谱方法简称键合相色谱法(bonded phase chromatography,BPC)。其主要优点是:化学键合固定相对各种极性溶剂都有良好的化学稳定和热稳定性。由它制备的色谱柱柱效高、使用寿命长、重现性好,几乎对各种类型的有机化合物都呈现良好的选择性,并可用梯度洗脱。键合相色谱法可以用分配色谱的原理加以解释,在 HPLC 中占有极其重要的地位,是应用最广的色谱法。

根据键合固定相与流动相相对极性的强弱,可将键合相色谱法分为正相键合相色谱法和反相键合相色谱法两类。

(一) 正相键合相色谱法

固定相极性大于流动相极性的分配色谱法称为正相分配色谱法,简称正相色谱法(normal phase chromatography)。氰基(—CN)键合硅胶、氨基(—NII₂)键合硅胶等极性的化学键合固定相是正相色谱常用的固定相,正相色谱的流动相一般为非极性或弱极性的有机溶剂,如烷烃加适量极性调节剂(如醇类)。在正相色谱中,极性小的组分由于 K 值较小,先流出;极性强的组分分配系数 K 值大,t_R 值大,后流出。正相色谱法主要用于分离溶于有机溶剂的极性及中等极性的分子型物质。

正相色谱法分离机制有各种不同的解释,通常认为属于分配过程,把有机键合层看成一个液膜,组分在两相间进行分配,即溶质的保留主要是它与键合极性基团间的定向作用力、诱导力或氢键的结果。例如,用氨基键合相分离极性化合物(如糖类)时,主要根据被分离组分与键合相的氢键作用的强弱差别而分离。若分离含有芳环等可诱导极化的弱极性化合物时,则键合相与组分间的作用主要是诱导力。

(二) 反相键合相色谱法

流动相极性大于固定相极性的分配色谱法称为反相分配色谱法,简称为反相色谱法(reversed phase chromatography)。反相色谱法使用非极性固定相,最常用的非极性固定相是十八烷基硅烷键合硅胶,还有辛烷基硅烷键合硅胶等。流动相常用水与甲醇、乙腈或四氢呋喃的混合溶剂。在反相色谱中极性大的组分 K 值较小,先流出色谱柱,极性小的组分后流出。流动相中有机溶剂的比例增加,流动相极性减小,洗脱力增强。反相色谱法是目前应用最广泛的高效液相色谱法。

反相键合相色谱法分离机制目前还没有一致的看法,探索其分离机制常见理论有:疏溶剂理论、双保留机制、顶替吸附-液相相互作用模型等。下面介绍疏溶剂理论。

疏溶剂理论把非极性的烷基键合相看作一层键合在硅胶表面上的十八烷基的"分子毛",这种"分子毛"有较强的疏水特性。当用极性溶剂为流动相来分离含有极性官能团的有机化合物时,一方面分子中的非极性部分与固定相表面上的疏水烷基产生缔合作用,使它保留在固定相中;另一方面,被分离物的极性部分受到极性流动相的作用,促使它离开固定相,并减小其保留作用。显然,两种作用力之差,决定了分子在色谱中的保留行为。

根据疏溶剂理论,反相键合相色谱中影响溶质保留行为的主要因素有:

1. 溶质分子结构 溶质的极性越弱,其疏水性越强,K 越大,t_R 值大。

2. 流动相 在反相键合相色谱中,流动相的表面张力和介电常数对溶质的保留有很大影响。水具有最大的表面张力和介电常数,即当溶质和固定相不变时,若增加流动相中水的含量,则溶剂强度降低,使溶质的 K 值变大。

流动相的 pH 变化会改变试样组分的离解程度,在其他条件不变时,溶质的离解程度不同。因此,流动相中常加入少量弱酸、弱碱或缓冲溶液,调节流动相的 pH,抑制有机弱酸、弱碱的离解,增加它与固定相的疏水缔合作用,以达到分离的目的。

3. 固定相 键合烷基的疏水性随碳链的延长而增加,因此溶质的 K 值也增大。当链长一定时,硅胶表面键合烷基的浓度越大,则溶质的 K 值越大。此外,键合基团的链长和浓度还影响分离的选择性。

(三) 离子对色谱法

离子对色谱法(ion pair chromatography,IPC)是离子对技术与色谱法相结合的产物。在 20 世纪 70 年代中期,Schill 等人首先提出离子对色谱法,后来,这种方法得到迅速发展。

1. 离子对色谱法原理 离子对色谱法是将一种(或数种)与溶质离子电荷相反的离子(称对离子或反离子)加到流动相或固定相中,使其与溶质离子结合形成离子对 A^-B^+,从而控制溶质离子保留行为的一种色谱法。离子对色谱法用于分离可离子化或离子型的化合物。

由于离子对化合物 A^-B^+ 具有疏水性,因而被非极性固定相(有机相)提取。组分离子的性质不同,它与反离子形成离子对的能力大小不同以及形成的离子对疏水性质不同,导致各组分离子在固定相中滞留时间不同,因而出峰先后不同。这就是离子对色谱法分离的基本原理(图 20-11)。离子对色谱法可分为正相和反相离子对色谱法,但常用是反相离子对色谱法。

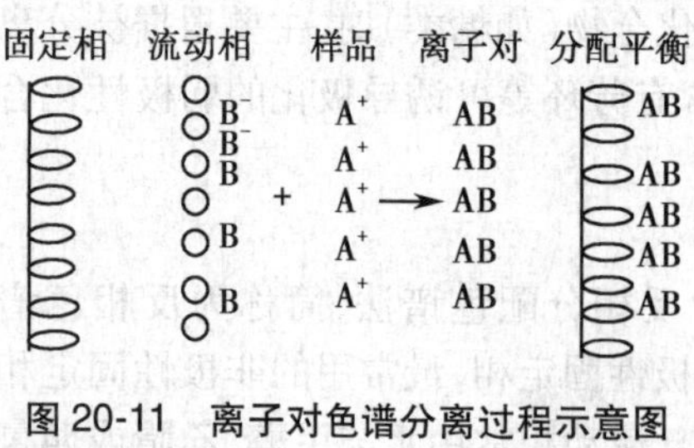

图 20-11 离子对色谱分离过程示意图

2. 反相离子对色谱法 流动相为极性溶剂(如甲醇-水或乙腈-水),分析酸类样品常用烷基季铵盐如四丁基氯化铵等,分析碱样品常用烷基磺酸盐为离子对试剂。下面以分析有机碱(B)为例,说明反相离子对色谱法保留机制。调节流动相的 pH,使有机碱(B)转变成正离子 BH^+,BH^+ 与流动相中离子对试剂(如烷基磺酸盐)的反离子 RSO_3^-

生成中性的离子对,此中性离子对在固定相和流动相间达成分配平衡。此过程如下:

$$B+H^+ \leftrightarrow BH^+$$
$$RSO_3Na \leftrightarrow RSO_3^- + Na^+$$
$$BH^+ + RSO_3^- \leftrightarrow (BH^+RSO_3^-)_m \leftrightarrow (BH^+RSO_3^-)_s$$

以通式表示为:

$$B_m^+ + A_m^- \leftrightarrow (B^+A^-)_m \leftrightarrow (B^+A^-)_s$$

式中,B^+表示溶质离子,A^-表示离子对试剂反离子,下标 m 代表流动相,下标 s 代表固定相。所形成的中性离子对与非极性固定相的作用较强,使分配系数增大,保留作用增强,从而改善分离效果。

根据离子对生成反应式,溶质 B^+ 的分配系数为:

$$K = \frac{[A^-B^+]_s}{[B^+]_m} = \frac{[A^-B^+]_s \cdot [A^-]_m}{[B^+]_m \cdot [A^-]_m} = E_{AB}[A^-]_m \qquad （式20-19）$$

式中,E_{AB} 为萃取常数。

由式(20-19)可知,溶质的分配系数决定于离子对的浓度和萃取常数,后者与固定相、离子对试剂和溶质的性质及温度有关。

3. 离子对试剂 离子对试剂的种类、大小及浓度都对分离有很大的影响,选择离子对试剂的种类决定于被分离样品的性质。表20-1列出常见离子对试剂及分析对象。

表20-1 离子对试剂及分析对象

离子对试剂	主要应用对象
四丁基季铵盐,如四丁基铵磷酸盐(TBA)、溴化十六烷基三甲基铵(CTAB)等	酸类物质或带负电荷的物质
烷基磺酸盐或硫酸盐,如正戊烷基磺酸钠(PICB$_5$)、正己烷基磺酸钠(PICB$_6$)、正庚烷基磺酸钠(PICB$_7$)	碱类物质或带正电荷物质

反相离子对色谱在许多领域中得到应用,如无机阴离子、阳离子、有机酸、生物碱、维生素、抗生素以及其他药物的分析,在生物化学、石油化工等方面也有很多应用。

4. 反相离子对色谱的流动相 反相离子对色谱法常用的流动相为甲醇-水和乙腈-水,增加甲醇或乙腈,k 值减小。在流动相中增加有机溶剂的比例,应考虑离子对试剂的溶解度。流动相酸度对弱酸和弱碱保留值有较大的影响,由于离子对的形成依赖试样组分的离解程度,而当试样组分与离子对试剂全部离子化时,最有利于离子对的形成,组分 k 值大。一般pH 为 2~7.5 比较合适。

四、其他高效液相色谱法

(一) 亲和色谱法

亲和色谱法(high performance affinity chromatography,HPAC)是利用或模拟生物分子之间的专一性作用,从生物样品中分离和分析一些特殊物质的色谱方法。生物分子之间的专一作用包括抗原与抗体、酶与抑制剂、激素和药物与细胞受体、维生素与结合蛋白、基因与核酸之间的特异亲和作用等。

亲和色谱的固定相是将配基连接于适宜的载体上而制成的,利用样品中各种物质与配基亲和力的不同而达到分离。当样品溶液通过色谱柱时,待分离物质 X 与配基 L 形成 X-L 复合物,而被结合在固定相上,其他物质由于与配基无亲和力而直接流出色谱柱,用适宜的流动相将结合的待分离物质洗脱,如以一定浓度的醋酸或氨溶液为流动相,减小待分离物质与配基的亲和力,使复合物离解,从而将被纯化的物质洗脱下来。亲和色谱法的过程如下:

1. 配基固相化 将与纯化对象有专一结合作用的物质,连接在疏水性载体上,制成亲和吸附剂后装柱(称亲和性)。

2. 亲和吸附 将含有纯化对象的混合物通过亲和柱,纯化对象吸附在柱上,其他物质流出色谱柱。

3. 解吸附 用某种缓冲液或溶液通过亲和柱,把吸附在亲和柱上的欲纯化物质洗脱出来。

HPAC 可用于生物活性物质的分离、纯化和测定,还可以用来研究生物体内分子间的相互作用及其机制等。

(二) 手性色谱法

不少有机药物的结构中含有不对称碳原子,又称手性碳原子,有手性碳原子的药物具有旋光性。立体构型不同的一对对映体,其药效、毒副作用往往不同。例如氯霉素(含有二个手性碳原子),只有 D-(−)异构体有效,而 L-(+)异构体完全无效。沙利度胺(反应停)的两个对映体对小鼠镇静作用的效价相近,但只有左旋异构体才有胚胎毒及致畸作用。因此,手性色谱法(chiral chromatography)对对映体的分离,在药物的制备和质量控制方面,都具有重要的意义。对映体在普通条件下的理化性质是相同的,因此分离对映体需要在手性条件下进行。利用手性固定相(chiral stationary phase, CSP)或手性流动相添加剂(chiral mobile phase additive, CMPA)分离分析对映异构体的色谱方法称为手性色谱法。

手性色谱法分为间接法和直接法两种。间接法是将对映体与一定的手性衍生化试剂反应,使其由对映体转变为非对映体,再利用他们理化性质的差异,用一般的色谱条件进行分离。直接法不需作衍生化反应,直接利用手性色谱柱或手性流动相进行分离,应用较多,以下主要介绍直接法。

手性药物拆分前的对映体通常以外消旋体形式存在。用常规分析和制备方法不能将其拆分,需引入不对称(即手性)环境,使欲拆分的对映体(样品)、手性作用物(比如固定相)和手性源形成非对映异构分子的"配合物"。由于两对映异构体形成的"配合物"稳定性不同,因而得到分离。为了形成这样一种分子"配合物",分子之间要有一种同时相互存在的作用力,以保持分子的空间定位。Dalgliesh 认为至少要有三个作用力,其中一个要有立体选择性,可以是吸引的,也可以是排斥的。这就是"三点相互作用"理论。如果对映体中某一种对映体正好与此三个作用点配对,相互作用较强,保留时间就长。而另一种对映体因空间构型不同,不能完全配对,作用相对较弱,保留时间就短,从而可以得到分离。固定相的作用可以是氢键、偶极-偶极作用、π-π 作用、静电作用、疏水作用或空间作用等。

1. 手性固定相

(1) Pirkle 型手性固定相 Pickle 型手性固定相是由美国学者 Pirkle 主持研制的,主要有 π-碱性(斥电子基)手性固定相和 π-酸性(吸电子基)手性固定相。在分离过程中,化合物与固定相之间发生 π-π 电荷转移相互作用,此类固定相为电荷转移型手性固定相。

(2) 蛋白质类手性固定相 蛋白质是由手性亚基团氨基酸组成的大分子物质,蛋白质类手性固定相是将蛋白质通过氨基酸键合到硅胶上而制成的。常用的蛋白质类手性固定相有牛血清蛋白(RSA)和人血 α_1-酸性糖蛋白(AGP)的手性固定相等。

蛋白质类手性固定相应用范围较广,效果良好,但该类固定相的柱容量较小。常用洗脱系统是磷酸盐缓冲溶液(pH 为 4～7),离子强度为 0～500mmol,有机改性剂不得超过 5%。用蛋白质类手性固定相拆分酸性和碱性化合物对映体时,流动相内可分别加少量离子对试剂,如 N,N-二甲基辛胺、叔丁胺氢溴酸盐和辛酸,以获得理想的分离结果。

(3) 多糖类手性固定相 多糖类手性固定相中应用最多的是环糊精。环糊精(cyclo-dextrin,CD)是一类环形寡聚糖,为手性高分子物质。根据分子中葡萄糖单元的个数不同,环糊精可分为 α、β、γ 三类,他们分别由 6、7、8 个 D-吡喃葡萄糖组成,将 CD 分别通过硅烷链连接在硅胶表面,构成环糊精手性固定相。环糊精分子成锥桶状,内腔的直径由组成环糊精的葡萄糖个数决定,如常用的 β-环糊精由 7 个葡萄糖分子组成,内腔直径为 0.8nm。用环糊精手性固定相进行分离时,首先要求被拆分的组分进入洞穴,形成包合物,保留时间以组分能否进入洞穴及其紧密程度而定,环糊精环上还有多个手性中心,能选择性地与对映体作用,从而导致对映异构体的保留不同而被分离。如用 β-环糊精手性固定相已经成功地分离了二茂铁等金属有机络合物、氨基酸以及生物碱等。除环糊精外,多糖类的手性固定相还可以用纤维素、直链淀粉作成,如纤维素三乙酸酯手性固定相、纤维素三苯甲酸酯手性固定相和纤维素氨基甲酸酯手性固定相等。

(4) 冠醚(Grown ether)类手性固定相 冠醚与环糊精类似,是含醚键的环状化合物,呈王冠状结构,外层是亲脂性的乙撑基,环的内层是富电子的杂原子,如氧、氮、硫等。通常使用的是 18-冠-6 的衍生物,键合在聚苯乙烷骨架或硅胶上,形成冠醚手性固定相。用冠醚手性固定相分离对映体时,不同对映异构体因与冠醚环腔形成的主客体络合物的稳定性不同而被分离。在冠醚上引入双萘基,双萘基可以形成"手性墙",增加固定相的立体选择性。能质子化的氨基化合物,特别是氨基酸对映体在冠醚手性固定相上可以得到很好的分离。

除以上手性固定相外,还有模拟酶手性固定相、配位交换手性固定相等。

2. 手性流动相拆分法 手性流动相拆分法(chiral mobile phase,CMP)是将手性试剂添加到流动相中,利用手性试剂与对映异构体结合的稳定常数不同或结合物在固定相上分配的差异进行分离。近年来,手性流动相拆分法已广泛应用于药物对映体的拆分。此法的最大优势在于:可采用普通的非手性固定相,不需对样品进行衍生化,手性添加物本身可流出,也可更换,同时添加物的可变范围较宽,稳定性好,且价格便宜。

(1) 配体交换型手性添加剂 配体交换型手性添加剂由手性配基和含二价金属离子的盐组成。手性配基多为具有光学活性的氨基酸及其衍生物,它们和二价金属离子螯合,分布于流动相中,遇到待分离的对映异构体时,即形成配合物,再在流动相和固定相之间分配而实现分离。分离的机制一般认为是配基和金属离子形成的螯合物被吸附在固定相上,形成动态的手性固定相而发挥作用。也可以看成是手性配基、金属离子和对映异构体形成的配合物稳定常数不同而产生分离。例如,采用 C_{18} 固定相、阿司帕坦作为手性添加剂,与硫酸铜配合,测定高血溶素患者尿中 D-和 L-2-哌啶酸的浓度。

(2) 环糊精添加剂 环糊精在水中有一定的溶解度,用环糊精作为手性添加剂,加入流动相中,其分离机制与环糊精手性固定相相同,但保留行为正好相反。对映异构体与环糊精形成的包合物稳定性越强,随流动相出柱越快,保留时间越短。

（3）手性离子对添加剂 解离的有机化合物能与含互补电荷的试剂相互作用,生成电中性离子对。分离带电荷的对映异构体时,可以在流动相中添加手性离子对试剂,对映异构体和离子对试剂形成电中性的离子对,离子对在固定相和流动相间分配系数不同而得到分离。常用的手性离子对试剂有(+)10-樟脑磺酸、奎宁等。

（三）疏水作用色谱法

疏水作用色谱法(hydrophobic interaction chromatography, HIC),是为了适应活性生物大分子,特别是蛋白质的分离分析而发展起来的一种液相色谱分析方法。分离机制与反相色谱的强疏水性作用类似,但其分离机制更倾向于溶质与固定相表面弱的疏水作用。使用时,流动相为高离子强度的流动相,蛋白质分子中疏水部分与表面具有弱的疏水性特征的固定相相互作用,随着流动相离子强度逐渐降低,蛋白样品依次按照疏水性由弱到强逐渐被洗脱,从而实现分离。由于分离过程中避免了大量有机溶剂的使用,该方法可以更好地保留生物分子的活性。

（四）亲水作用色谱法

亲水作用色谱(hydrophilic interaction chromatography, HILIC)主要用于强极性化合物分离的有效手段,主要采用含水流动相分离,但流动相极性小于固定相极性,就其本质而言,为正相色谱。但 HILIC 的分离机制比较复杂,包括分配、离子交换和偶极-偶极作用。HILIC 作为一种分离极性化合物的液相色谱模式,能够有效解决极性化合物的分离问题。HILIC 可应用于分析糖类化合物、氨基酸、多肽、蛋白质等物质。

（王曼曼）

第四节 高效液相色谱法的固定相和流动相

高效液相色谱实验条件的建立以固定相和流动相的选择和优化为主。在色谱条件中,固定相和流动相是最关键的条件,直接关系到柱效、选择性和分离度。本节主要讨论液-固吸附色谱法和化学键合相色谱法的固定相和流动相及选择。

（一）固定相

按照分离机制,高效液相色谱法可以分为吸附色谱、分配色谱、离子交换色谱、尺寸排阻色谱等,不同类型色谱分离模式所使用的固定相也各有不同。

1. 液-固分配色谱法固定相 在高效液相色谱中,最常使用的是全多孔微粒硅胶,它不仅可直接用作液-固色谱法的固定相,还是液-液分配色谱法和键合相色谱法固定相的主要载体材料。固定相按其结构可分为表面多孔型和全多孔微粒型两类。

（1）表面多孔型:又称薄壳型,是在直径约为 $30\mu m$ 的实心玻璃微球表面涂一层很薄（$1\sim2\mu m$）的多孔材料（如硅胶、氧化铝等）烧结制成的。由于多孔材料仅在固定相的表面涂渍薄薄的一层,因此传质速度快。固定相球体均匀,直径很小,使得其在色谱柱中的填充紧密均匀、渗透性好、柱效高。但同时由于比表面积小,柱容量少,进样量小,因此需要配以高灵敏度的检测器。

（2）全多孔微粒型:它是一种颗粒直径很小（一般为 $2.5\sim10pm$）、形态不一（无定型或球型）的色谱柱填料。具有粒度小、比表面积大（$90\sim340m^2/g$）、柱效高、对样品的负载量大、在 pH 为 $1\sim12$ 范围内稳定性好等优点,特别适合复杂混合物的分离及痕量分析,对具有中等分子量的脂溶性样品可获最佳的分离,对具有不同极性取代基的化合物或异构体混合物选择性较好。

2. 液-液分配色谱法固定相　液-液分配色谱法的固定相由固定液和载体组成。早期的固定相为机械涂层固定相,是将固定液机械地涂渍在全多孔微粒型和表面多孔型载体上,这样涂渍的固定液极易溶解于流动相中,造成固定液流失,导致色谱柱上保留行为的改变及引起分离样品的污染。因此,为了解决固定液流失的问题,改善固定相的功能,常用化学方法把有机分子键合到载体(硅胶)表面,形成化学键合固定相(chemical bonded stationary phase)。采用化学键合相作固定相的液相色谱法又称为化学键合相色谱法。

化学键合相在高效液相色谱法中占有极其重要的地位。应用最多的键合相是硅氧烷(Si—O—Si—C)型键合相。化学键合相按极性大小可分为极性、中等极性和非极性键合相。化学键合相载体是硅胶,利用硅胶表面的硅醇基(Si—OH)与有机分子成键,即可得到各种性能的固定相。

目前,按基团与硅胶相结合的化学键类型,分为酯化型(Si—O—C)和硅烷化型(Si—O—Si—C)等。酯化型是最先用于液相色谱的键合固定相,醇与硅羟基(Si—OH)直接进行酯化反应,生成具有 Si—O—C 键的固定相。这类键合固定相具有良好的传质特性,但易水解、醇解、热稳定性差,因此仅适用于不含水或醇、极性小的流动相来分离极性化合物。硅烷化型是利用氯硅烷与硅羟基进行硅烷化反应,生成具有 Si—O—Si—C 键的固定相。这类键合固定相在 pH 为 2~8.5 范围内对水稳定,有机分子与载体间的结合牢固,固定相不易流失,稳定性好。该部分详细内容见上一节。

3. 离子交换色谱法固定相　离子交换色谱法早期使用的固定相是高分子聚合物,如以苯乙烯二乙烯苯为基体的离子交换树脂。这些高分子聚合物遇溶剂易膨胀,不耐压,传质速度慢,目前已基本被离子交换键合相代替。离子交换键合相是以薄壳型或全多孔微粒型硅胶为载体,表面键合上所需的离子交换基团。强酸性磺酸型(—SO$_3$H)阳离子键合相和强碱性季铵碱型(—NR$_3$OH)阴离子键合相,分别是阳离子和阴离子交换色谱法常用的固定相。根据所引入基团能电离出阴、阳离子的程度,可分为强碱、弱碱性或强酸、弱酸性离子交换键合相。

离子交换键合相的特点:具有较高的耐压性、热稳定性和化学稳定性;粒度细、易填充均匀;表面传质快、柱效高;在室温下可以获得良好的分离,使用方便。缺点:当流动相 pH>9 时,硅胶易溶解,因此只能在 pH<8 范围内使用。

4. 尺寸排阻色谱法固定相　尺寸排阻色谱法的固定相应用最多的是多孔性凝胶。根据机械强度的不同一般可分为软质、半硬质和硬质凝胶三类。软质凝胶(如葡聚糖等)在压强为 0.1MPa 左右即被压坏,不适宜用在高效液相色谱中。半硬质凝胶如高交联度的聚苯乙烯,能耐较高压力,可用作以有机溶剂为流动相的高效凝胶渗透色谱法的填料。优点是具有可压缩性,填充紧密,柱效高;但流速不宜过快。硬质凝胶如多孔硅胶、多孔玻璃等,具有良好的化学惰性、稳定性和机械强度。它们既可用水溶性溶剂,又可用有机溶剂作流动相,可在较高压强和较高流速下操作。但填充不易紧密,柱效较差。

5. 亲和色谱固定相　亲和色谱固定相由基体、间隔臂和配基三部分组成。构成基体的材料为天然有机高聚物、合成有机聚合物、无机载体等;用作间隔臂的有机化合物分为疏水性(如二胺类、二酸类等)和亲水性(如氨基醇、二元酰氯等)两类,它的作用是将配基通过共价键连接在基体上。配基的种类较多,如染料配基、定位金属配基、生物特效配基、共价配基等,其种类可根据分离物的不同进行选择。当含有亲和物的复杂混合试样随流动相流经固定相时,亲和物与固定相中的配基结合而与其他组分分离,亲和色谱被广泛应用于各种酶、辅酶、激素、糖类、核酸和免疫球蛋白等的分离和纯化。

6. 手性固定相　对映异构体除旋光性外其他物理性质完全相同,且具有基本相同的化学性质,使用通常的反相、正相和离子交换高效液相色谱技术很难分离。但他们之间在分子的某个化学基团的空间取向上有差异。手性固定相是将手性化合物通过化学反应键合或吸附到硅胶载体上构成手性识别中心,当一对对映体分子通过手性色谱柱时,其中的一个对映体分子和手性固定相上的手性识别中心作用力较强而被保留。手性固定相具有较高的手性拆分能力,可对较多对映体进行快速、高效的分离,具有广泛的应用前景。

7. 整体柱　整体柱(monolithic columns)又称为连续床层、无柱塞柱,是 20 世纪 90 年代迅速发展起来的一种新型分离介质,它打破了传统颗粒形填料填充色谱柱的模式,通过一定条件下的柱内反应形成多孔的连续整体。它实际上是吸取了无孔填料和膜的快速分离能力,结合了高效液相色谱多孔填料的高容量、低背压的优点。整体柱具有连续多孔的结构、比表面积大,而且其内部特有的大孔形成了相互贯通的“通道”,这样在分离过程中流动相直接流过这些大孔通道,大大降低了色谱柱使用时产生的柱压降。因此,整体柱通透性良好、传质阻力较低,即使在高流速情况下柱效也不会受到影响,一次分离过程往往可以在几分钟甚至几十秒内完成,这使高效快速分析分离成为可能。其次,整体柱易于制备,柱长度和直径在一定程度上不受限制,并且能够通过改变制备过程中单体溶液的组成和条件来灵活调节其结构。可以说,整体柱的出现和发展是色谱技术的重大变革,使其跨入了一个新的时代,因此整体柱被誉为“第四代色谱分离介质”。

(二) 流动相

高效液相色谱法流动相的作用一是携带样品,二是给样品提供一个分配相,使混合物顺利地实现分离。在 HPLC 中可供选择的流动相有几十种,常用的有水及其缓冲液、有机溶剂。流动相可以是单一的,也可以是按不同比例组成的混合二元或三元体系。分离度大小、分析速度快慢,在很大程度上取决于流动相的种类和配比,因此流动相的选择是分析成功与否的重要因素。

1. 对流动相的要求　①与固定相不发生不可逆化学变化,保持柱效或柱子的保留值性质长期不变;②对待测样品有足够的溶解能力,与所用检测器相匹配;③黏度尽可能小,以获得高的柱效;④价格便宜,毒性小,易于纯化。

2. 流动相选择　在化学键合相中,溶剂的洗脱能力即溶剂强度直接与极性相关。反相键合相色谱法描述溶剂的极性方法有数种,最实用是强度因子 S 来衡量。S 值越大,表示溶剂的洗脱能力就越强。常用溶剂的 S 值列于表 20-2,在反相色谱中水的洗脱能力最弱(S 最小,为 0)。

表 20-2　反相色谱常用的溶剂的强度因子(S)

水	甲醇	乙腈	丙酮	乙醇	异丙醇	四氢呋喃
0	3.0	3.2	3.4	3.6	4.2	4.5

(三) 固定相和流动相的选择

正相键合相色谱采用极性固定相,非极性或弱极性流动相,适合于强极性和中等极性样品的分离。最常用的是含氨基、氰基、二醇基等极性基团的键合相。氨基键合相的—NH$_2$呈碱性,且具有较强的氢键结合能力,可用于分离羧酸、酚、核苷酸、糖、氨基酸等物质;氰基键合相与某些具有双键的化合物发生选择性的相互作用,可很好地分离双键异构体或含有不等量双键数的环状化合物;二醇基键合相可用于有机酸的分离。

正相键合相色谱中所用的流动相一般为烃类溶剂(如己烷、庚烷)和少量的极性溶剂,如氯仿、醇类,以调节洗脱强度。在极性键合相柱上,也可以使用极性水溶液作流动相。例如,用氨基键合相分离糖时,用乙腈-水作流动相。

反相色谱法采用非极性固定相,适合于非极性和弱极性样品的分离。流动相多以水或无机盐缓冲溶液为主体,加入甲醇、乙腈等调节极性。

梯度洗脱时,正相色谱法通常逐渐增大洗脱剂中极性溶剂的比例,而反相色谱法则与之相反,逐渐增大甲醇和乙腈的配比。

(王曼曼)

第五节　化学衍生技术

第一节介绍高效液相色谱中几种最常用的检测器,迄今为止,遗憾的是还没有一种通用高灵敏度的检测器。目前高效液相色谱法中,最常用高灵敏度的检测器是紫外和荧光检测器。但是它们都属于选择性的检测器,只能检测到某些化学结构特征的化合物。为了使在这些检测器上响应很小或无响应的化合物也能检测出来,近年来发展了多种衍生化方法。使带有氨基(—NH$_2$)、羟基(—OH)、羰基(—C＝O)、羧基(—COOH)的化合物及氨基酸,通过与各类带有发色基团的衍生化试剂反应,生成的有紫外吸收或荧光的衍生化产物,就能使用现有这几种高灵敏度的检测器检测。除此之外,通过被测化合物能否与特定的衍生化试剂反应,也有利于鉴别这些化合物的结构。因此,近年来,液相色谱法中的衍生化方法已得到广泛应用,并随着各种衍生化试剂的出现及各种衍生化技术的深入研究,这种方法将得到进一步的发展。按衍生化的方式分为柱前衍生化和柱后衍生化两类。

一、柱前衍生化

被测组分先通过衍生化反应,转化成衍生化产物,然后再经过色谱柱进行分离测定。在液相色谱法中柱前衍生的目的有下列几个方面:①接上的发色基团的衍生化试剂使本来不能被检测的组分被检测出来;②使被测组分与衍生化试剂有选择地参加反应,而与样品中的其他组分分离开;③改变被测组分在色谱柱上的出峰次序,使之更有利于分离。

柱前衍生化的优点是可以不必严格限制衍生化反应条件,可以允许较长的反应时间及使用各种形式的反应器。其缺点是当一个复杂组分样品经过衍生化反应后,有可能产生多种衍生化产物给色谱分离带来困难。

二、柱后衍生技术

针对柱前衍生的某些缺点,近年来发展了柱后衍生的方法。即把多组分样品先注入色谱柱,按选定的色谱条件使之在色谱柱上得以分离,当各个组分从色谱柱流出后,分别与衍生化试剂相遇,在一定的反应条件下,生成带有发色功能团的衍生化产物再进入检测器,这种方法的优点是不会因为由于增加衍生化反应步骤给色谱分离带来困难,柱后衍生的最典型的例子是氨基酸分析。氨基酸分别从色谱柱流出后,与茚三酮相遇而发生反应,生成的衍生物在 440nm 或 570nm 时被检测,柱后衍生的装置见图 20-12。

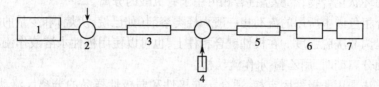

1. 泵;2. 进样;3. 色谱柱;4. 衍生化试剂泵;5. 反应器;6. 检测器;7. 记录仪。

图 20-12　柱后衍生流程图

在柱后衍生过程中要注意流动相组成与反应介质的一致,特别是当流动相组成作梯度变化时,更要注意到这一点。另外被测组分从色谱柱后到检测器之间的体积要非常小,否则会引起组分的色谱谱带变宽而影响分离。而且要选择反应速度快的衍生化试剂,否则短时间内反应不能完全,由于这些严格要求,近年来对于柱后衍生用的反应器的设计作了多理论上的研究,提出多种方案,归纳为三大类。

1. 毛细管式柱后反应器　如图 20-13(a)所示。毛细管内径为 0.25mm,以减少色谱峰在反应器中的扩散,适用于反应时间小于 30 秒的衍生反应。

2. 空气分割式反应器　如图 20-13(b)所示。在操作过程中,空气不断地进入系统,使流体的流动被分割。由于空气的隔离,减少了液体在流动时的扩散,在进入检测池前,这些空气泡再放空。当衍生化反应所需时间较长,例如

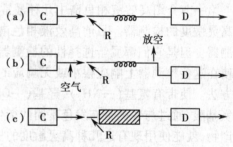

C. 色谱柱;R. 衍生化试剂;D. 检测器。

图 20-13　柱后反应器三种设计

小于 120 秒,因而需要较长的螺旋管反应器时,采用这种形式的反应器较为理想,将能得到较好的色谱峰形。

3. 填充管式反应器　如图 20-13(c)所示。这种反应器的优点是谱带扩张比前两种小,但缺点是压降较大。

三、衍生化试剂

按衍生化反应类别可以分为 4 类:

1. **衍生化反应产物可用紫外-可见检测器检测**　在液相色谱中,紫外-可见检测器是最常见的一种高灵敏检测器,但是有很多化合物在紫外光谱区没有吸收,而不能被检测,将这些化合物与带有紫外吸收基团的衍生化试剂在一定条件下发生反应,由于反应产物带有发色团能被检测。因为一些强紫外吸收的基团在 254nm 附近都有较高的摩尔吸光系数,故单波长紫外检测器多数选用 254nm。表 20-3 列出了常用的紫外衍生化试剂。

2. **衍生化反应产物可用荧光检测器检测**　在液相色谱法中,荧光检测器是一种高灵敏度,高选择性的检测器,比紫外检测器的灵敏度要高 10 倍到 1 000 倍。因此,为了检测痕量非荧光物质,将它与荧光衍生化试剂反应,使之成为荧光衍生物,然后用荧光检测器检测,常用的荧光化衍生试剂见表 20-4。

表20-3　常用的紫外衍生化试剂

名称	最大吸收波长(单位:λ/nm)	摩尔吸光系数 ε_{254}
2,4-二硝基苯	-	$>10^4$
苯甲基化合物	254	200
对硝基苯甲基化合物	265	6 200
3,5-二硝基苯甲基化合物		$>10^4$
对甲苯酰基结合物	236	5 400
苯甲酰甲基化合物	250	约 10^4
对溴苯甲酰甲基化合物	260	18 000
a-萘甲酰甲基化合物	248	12 000
苯甲酸酯基化合物	230	1 000
对氯苯甲酸酯基化合物	236	6 300
对硝基苯甲酸酯基化合物	254	$>10^4$
对甲氧基苯甲酸基酯	262	16 000

表20-4　常用荧光化衍生试剂

名称	简称	主要应用对象
1-二甲氨基萘-5-磺酰氯	单磺酰氯(DNS-Cl)	氨基酸、伯胺、仲胺
1-二甲氨基萘-5-磺酰肼	单磺酰肼(DNS-hydra-zine)	醛、酮
4-苯基螺[呋喃-2(3H)-1-酞酰]-3,3'-二酮	荧光胺(fluo-rescamine)	氨基酸、伯胺
邻苯二甲醛	OPA	氨基酸、儿茶酚胺、多胺
4-溴甲基-7-甲氧基香豆素	Br-Mme	羧酸
9-重氮甲基蒽	ADAM	羧酸
荧光素异硫氰酸酯	FITC	伯胺、氨基酸
N-[p-(苯-1,3-氧氮杂茂)苯]马来酰亚胺	BIPM	硫醇
4-氯-7-硝基苯-氧二氮杂茂	NBD-Cl	伯胺、仲胺
吡哆醛		氨基酸

3. 衍生化反应产物可用电化学检测器检测　在液相色谱法中,电化学检测器灵敏度高、选择性强,常被应用于临床、生化、食品等样品的分析。但由于电化学检测器只能检测具有电化学活性的化合物,如果目标化合物没有电化学活性就不能被检测。此时只能与电化学衍生试剂反应,生成具有电化学活性的衍生物。常用的电化学衍生化试剂是硝基化合物,它们可以与羟基、氨基、羧基和羰基化合物反应,生成具有电化学活性的衍生物(表20-5)。

4. 衍生化反应产物可用质谱检测器检测　在液相色谱法中,质谱检测器作为通用型检测器具有灵敏度高、选择性好、指纹特征性强、可用于微量或痕量分析等特点。但复杂生物样本中的代谢物,一般含量较低,基质对分析和测定的干扰较大,直接对其进行分析往往难以达到理想的检测要求。采用稳定同位素标记衍生化技术,通过衍生化反应分别向生物样本及其对照组引入化学结构相同,但质量不同的稳定同位素标签,再对两组样本进行比较,确定目标物的含量变化。这种标记方法使具有相同官能团的一类分析物同时获得相应的同位素衍生物,将同位素标记的分析物作为内标可以提高定量分析的精确度和准确度,并解决同位素内标物获取困难的问题。H3/D3-氯甲酸甲酯和H6/D6-N-(特丁基二甲基硅)-N-甲基三氟乙酰胺可用于分析羧酸代谢物。

表20-5 常用电化学衍生化试剂

名称	简称	应用对象
3,5-二硝基苯甲酰氯	BNBC	醇、仲胺
1-氟-2,4-硝基苯	DNFB	氨基酸、仲胺
对硝基溴苄	PNBB	羧酸
2,4-二硝基苯肼	DNPH	酮、醛
对硝基苯酰基-N,N-二异丙基脲	PNBDI	羧酸
二亚硝苯基苯肼噻唑硫化物	DNBS	氨基酸、仲胺
N-琥珀酰亚酰胺对硝基苯乙酸酯	SDNA	羧酸、仲胺

（黄沛力）

第六节 超临界流体色谱法简介

一、超临界流体色谱简史

超临界流体色谱法(supercritical fluid chromatography,SFC)是指以超临界流体为流动相,以固体吸附剂(如硅胶)或键合到载体(或毛细管壁)上的高聚物为固定相的色谱方法。SFC的分离机制与GC及LC一样,即基于各化合物在两相间的分配系数不同而得到分离。

超临界流体(supercritical fluid,SF)是指物质在高于临界温度和临界压力时的一种状态(图20-14)。它既不是液体,也不是气体,但兼顾两者的某些特性,既具有气体的低黏度,又有液体的高密度,扩散系数介于两者之间(表20-6)。超临界流体具有溶解固体的能力,可用于分析一些难挥发的物质。物质在超临界流体中的溶解度受压力和温度的影响很大。因此,可以利用升温或降压手段改变超临界流体的密度、扩散系数和黏度,使不同组分达到较好地分离。

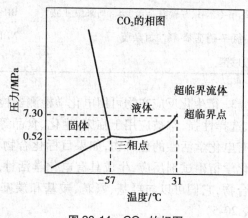

图20-14 CO_2的相图

表 20-6　超临界流体与气体、液体的一些物理性质比较

物质的相态	密度 ρ/ (g·cm^{-3})	黏度 η/ (g·cm^{-1}·s^{-1})	扩散系数 D/ (cm^2·s^{-1})
气体,15~30℃,0.1MPa	$(0.6 \sim 2.0) \times 10^{-3}$	$(1 \sim 3) \times 10^{-5}$	$0.1 \sim 0.4$
超临界流体,T_c,P_c	$0.2 \sim 0.5$	$(1 \sim 3) \times 10^{-5}$	0.7×10^{-3}
T_c,$4P_c$	$0.4 \sim 0.9$	$(3 \sim 9) \times 10^{-5}$	0.2×10^{-3}
液体,15~30℃	$0.6 \sim 1.6$	$(0.2 \sim 3) \times 10^{-3}$	$(0.2 \sim 2) \times 10^{-5}$

T_c 为临界温度,P_c 为临界压力。

超临界流体色谱法始于 20 世纪 60 年代。1962 年,Klesper 等人首次利用超临界流体(二氯二氟甲烷和一氯一氟甲烷)作为流动相,成功地分离了镍卟啉的异构体,建立了超临界流体色谱法,并发表了第一篇超临界流体色谱方面的论文。1966 年,Sie 等人使用超临界二氧化碳和超临界正戊烷作流动相,分析了多环芳烃、抗氧化剂、染料和环氧树脂等。1968 年,Giddings 等人用超临界 NH$_3$ 和超临界 CO$_2$ 作流动相,在操作压力达 202.6MPa 的条件下,分析了核苷、糖类、氨基酸、类固醇等,显示了 SFC 的广泛应用前景。然而,由于使用超临界流体在实验方面还存在一些问题,所以 SFC 的发展速度较慢。HPLC 的迅速发展,为 SFC 提供了必要的实验技术。1978 年,Klesper 等人首先采用程序升压技术分离了聚苯乙烯的聚合物。20 世纪 80 年代初,随着毛细管交联方法的发展,成功开发了毛细管柱 SFC 技术,一方面扩大了流动相的使用范围;另一方面也解决了 SFC 中存在的一些问题,使 SFC 日臻完善。

与 GC 和 HPLC 相比,SFC 具有以下优点:

1. 应用范围广　可应用于低挥发性、高沸点、热稳定性差的物质以及某些液相色谱法难以分析的高分子化合物的分析。

2. SFC 的谱带展宽比 GC 要小。另外,SFC 中流动相的作用类似 LC 中流动相,流体作流动相不仅载带溶质移动,而且与溶质会产生相互作用力,参与选择竞争。还有,如果把溶质分子溶解在超临界流体看作类似于挥发,这样,大分子物质的分压很大,因此可应用比 GC 低得多的温度,实现对大分子物质、热不稳定性化合物、高聚物等的有效分离。

3. SFC 法的柱效一般比 HPLC 法要高。当平均线速度为 6cm/s 时,SFC 法的柱效可为 HPLC 法的 3 倍左右,在最小板高下载气线速度是 4 倍左右。因此,SFC 的分离速度更快,样品处理方便,选择性较高。

4. 可通过改变操作参数(如压力和温度)来改变超临界流体的密度,调节流动相的溶解能力、扩散系数及黏度,改进分离效能。可使样品中的组分按照化学结构、碳原子数或挥发度进行分离。

5. SFC 可选用 GC 或 HPLC 的检测器,还可以兼容多种检测器,实现联机在线色谱联用技术,如 SFC-MS、SFC-FT-IR、SFC-NMR 等。

二、仪器构造

超临界流体色谱仪的流程图如图 20-15 所示,主要由流动相输送系统、进样系统、分离系统、检测系统、数据采集与处理系统组成。图中很多部分类似于高效液相色谱仪,但有两

点重要差别:①具有一根恒温的色谱柱,目的是为了提供对流动相的精确温度控制;②带有一个限流器(或称反压装置),用以对柱维持一个合适的压力,并且通过它使流体转换为气体后,进入检测器进行测量。可把限流器看作柱末端延伸部分。

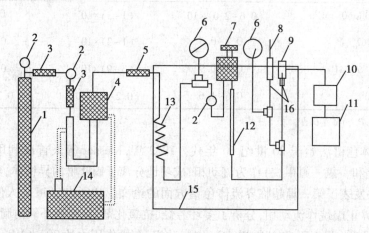

1. 超临界流体源;2. 控制阀;3. 过滤器;4. 高压泵;5. 脉冲控制器;6. 压力表;7. 进样口;8. 泄压阀;9. 检测器;10. 放大器;11. 记录仪和数据处理系统;12. 分离柱;13. 预平衡柱;14. 冷冻装置;15. 恒温箱;16. 限流器。

图 20-15　超临界流体色谱仪流程示意图

1. 流动相输送系统　超临界状态流体源(如 CO_2)在进入高压泵之前要预冷却,再由高压泵将液态流体经脉冲抑制器注入恒温箱中的预平衡柱,进行压力和温度的平衡,形成超临界状态流体。对于毛细管 SFC,需使用低流速无脉冲的注射泵。可通过电子压力传感器、流量检测器、计算机控制等方式调节泵的压力,改变流动相的密度和流量。

在 SFC 中,最广泛使用的流动相要算是 CO_2 流体,它无色、无味、无毒、易获取并且价廉,对各类有机分子都是一种极好的溶剂。它在紫外区是透明的,临界温度为 31℃,临界压力为 $7.29 \times 10^6 Pa$。在色谱分离中,CO_2 流体允许对温度、压力有宽的选择范围,有时可在流体中引入 1%~10% 甲醇,以改进分离的选择因子 α 值。除 CO_2 流体外,可作流动相的还有乙烷、戊烷、氨、氧化亚氮、二氯二氟甲烷、二乙基醚、四氢呋喃等。

2. 进样系统　可采用与 HPLC 相同的部件,高压阀进样和注射器均可。可用超临界流体溶解样品,进样时不受隔垫污染。

3. 分离系统　用于 SFC 中的色谱柱可以是填充柱也可以是毛细管柱。填充柱 SFC 可用高效液相色谱柱,毛细管柱 SFC 可用交联的气相毛细管色谱柱,配备低温系统时,可在 −50℃下工作。

4. 检测系统　在一定条件下,可使用 GC 或 HPLC 所用的检测器。气相色谱方式最常用的检测器是 FID 检测器。流动相进入检测器之前,需通过毛细管减压或加热方式将其从超临界状态转变为气态。液相色谱方式最常用的检测器是紫外检测器。进入检测器之前,需将其从超临界状态冷却为液态,这样可增加检测器的灵敏度。

5. 数据采集与处理系统　数据采集与处理系统可控制柱温、检测器温度、流动相压力或密度,采集检测信号并进行定性、定量计算,记录显示打印出色谱图和定性、定量报告。

三、超临界流体色谱的色谱柱、流动相和改性剂

（一）超临界流体色谱的色谱柱

1. 色谱柱的种类　超临界流体色谱的色谱柱有填充柱和空心交联毛细管柱两类。

填充柱一般为内径 5mm，长 10～25cm 的液相色谱柱。也有内径为 0.25mm 的毛细管填充柱，填充 3～10μm 的填料。流动相是具有溶解能力的流体，固定相必须采用键合固定相以防止被流动相洗脱，常用的固定相是以硅烷为基质的化学键合固定相，如胺基和烷基键合相。

空心交联毛细管柱，内径为 50μm 或 100μm。常用固定相有聚甲基硅氧烷，如 OV-1、OV-101、DB-1 等；苯基聚硅氧烷，如 SB-biphenyl-25、OV-73、PEG-20M 等；含乙烯基的聚硅氧烷，如 SE-30、SE-54。

2. 柱压　超临界流体在不同压力下有不同的密度，密度不同溶解度不同。柱压是 SFC 的重要操作参数，它影响分离效果、流出曲线形状和保留值。

由于填充柱柱压降很大（比毛细管柱大 30 倍左右），即柱头压力大，流动相的密度大，溶解能力大，柱尾压力小，溶解力小。因此在色谱柱入口和出口处保留值差别很大。超临界流体密度在临界压力处受压力的影响最大，但超过临界压力后影响不明显。通常在超过临界压力 20% 的情况下操作，柱压降对色谱分离效果影响不大。

对于复杂样品，特别是对宽沸程样品进行分析时，可采用程序升压的方法。所谓程序升压就是利用超临界流体在不同压力下有不同密度的特性，在色谱分离过程中使压力按一定程序变化，使不同组分在不同密度下获得最佳的分离效果。程序升压最好选用空心管柱，以免压力降过大。通常采用非线性平滑的程序升压有利于分离，且程序升压的速率不宜过大。

3. 柱温　在 SFC 中，柱温一般高于流动相临界温度 5～40℃。柱温升高会使超临界流体的黏度降低，扩散系数和容量因子增大，大多数化合物的溶解度增加，柱温对分离的影响增加。Klesper 等分离乙烯高聚物的实验结果表明：在同样升压力条件下，当柱温低于流动相的临界温度时，分离效果差；当柱温接近临界温度时，分离度迅速提高；继续提高柱温时，分离得到进一步改善。

（二）超临界流体色谱的流动相

1. 常用的超临界流体　SFC 中可使用的超临界流体有 CO_2、正戊烷、氧化亚氮、甲醇、二乙醚、氨、水、正己烷等。其中，最常用的是 CO_2。CO_2 的优点是临界参数适当，有较大的溶解力，具有化学惰性和较好的稳定性，无毒、无腐蚀性、不可燃，易纯化、价廉，在紫外区无吸收，分离完成后不存在溶剂残留的问题，分离物纯度高，不污染环境等。既适用于 FID 检测器，也能用于紫外检测器，是较为理想的非极性流动相，但对于极性化合物的溶解能力差。

2. 流动相的选择　研究表明，在相同的压力下，常用超临界流体的溶解能力顺序为：

$$乙烷<CO_2<氧化亚氮<三氟甲烷$$

在实际操作中，应根据样品的性质选择流动相。例如：分析碳水化合物和核苷时，应选择氨；而分离嘌呤时，应选择 CO_2。同时，还应选择化学稳定性好的流动相，酮类、支链烷烃、卤化物和乙腈的稳定性差，一般不使用。

另外，选择流动相时还应考虑其与检测器的适应性。使用紫外检测器时，上述超临界流体均可使用；若使用 FID 检测器，只能使用不可燃的 CO_2、六氟化硫和氙作为流动相；使用红

外检测器时可用氙作流动相,因为它是惰性气体在检测波长处无吸收;在 SFC/MS 联用时,可用氙作流动相。

3. 流动相的流速　流动相的流速对分离效率有重要影响,过高的流速会使分离度降低。同时提高压力和流速,并保持两者之比恒定,既有利于分离,也可提高分析速度。

（三）超临界流体色谱的改性剂

CO_2 是非极性溶剂,对极性化合物的溶解和洗脱能力差。可通过加入少量改性剂的方法改变二氧化碳的极性。常用的改性剂有甲醇、脂肪醇、甲酸等,其中甲醇最为常用。改性剂的加入量一般为 1%~5%,选择时应考虑与检测器的匹配,见表20-7。

表 20-7　CO_2 改性剂

CO_2 改性剂	检测方法	CO_2 改性剂	检测方法
甲醇	UV,MS,FID	乙腈	UV,MS
脂肪醇	UV,MS	二氯甲烷	UV,MS
四氢呋喃	UV,MS	甲酸	UV,MS,FID
2-甲氧基乙醇	UV	二硫化碳	UV,MS,FID
脂肪醚	UV	水	UV,MS,FID
二甲基亚砜	UV		

四、超临界流体色谱法的应用

SFC 是 GC 和 HPLC 的重要补充,常用于极性和吸附性强、热稳定性差、难挥发的组分。经过多年的研究,目前已广泛应用于多环芳烃、烷烃、多肽、氨基酸、糖、脂肪酸、脂类、金属有机化合物等的分离。对于代谢组学分析、天然产物的分析,对生化领域和中药研究领域的发展是一个极大的促进。

1. 维生素类物质的分离检测　生育酚的 4 种异构体 α-生育酚、β-生育酚、γ-生育酚和δ-生育酚是维生素 E 的主要成分,它们在结构上的差异仅在于苯环上甲基的数目和位置的不同,其生理活性也不相同,其中 α-生育酚的活性最强。超临界色谱分离生育酚异构体的最佳分离条件是:压力 20MPa,温度 343.15K,CO_2 流速 750ml/min(常压),使用 ODS 柱用,超临界 CO_2 作流动相,样量 20μl,流速 500~850ml/min(常压),检测波长 215nm。

2. 柴油芳烃含量检测　柴油是目前使用最多的燃料之一,柴油质量的好坏不但影响柴油机的性能而且对大气环境也具有一定的影响。将少量的柴油样品用超临界状态的 CO_2 流动相带到硅胶色谱柱中,样品中的单环芳烃、多环芳烃和非芳烃经色谱柱后得到分离,用火焰离子检测器检测。检测器通过保留时间记录碳氢化合物的响应。测定单环、多环芳烃及非芳烃对应色谱峰的面积,并用面积归一化法计算这些组分的质量百分数。

3. 茶叶中咖啡因含量的检测　将标准咖啡因和内标二苯甲酮用甲醇一起溶解后,用 CO_2 作流动相,加入甲醇作改性剂进行分离,通过一个装有 10μl 定量管的进样阀注入样品。分离柱为 250mm×4.6mm 填充柱,固定相是 Cyano(5μm),分析柱温 50℃,流动相压力 20MPa,Jasco 875-CE 紫外检测器并配有高压检测池,检测波长 210nm。

（黄沛力）

第七节　微柱液相色谱法

一、概述

微柱液相色谱法（μ-LC）是微柱高效液相色谱法（Micro-Column HPLC）的简称，是在常规高效液相色谱柱微型化的基础上，随着新材料的出现、精密加工和微加工制造技术的进步而发展起来的一种色谱微分离技术。

与常规 HPLC 相比，μ-LC 是一种高效快速的分离分析方法，具有固定相和流动相的消耗量大大降低，环境污染小；进样量大大减少，适用于微量、超微量分析；柱惰性好，渗透性好，使用较小颗粒的固定相，易与其他仪器在线联用的特点。目前，μ-LC 已广泛应用于生化分析、手性药物分离、神经科学、蛋白质及多肽的研究以及医药、工业聚合物与添加剂的分析等领域。

（一）方法简介

1967 年，Horvath 首先提出微柱液相色谱法，他用内径为 0.5~1.0mm 的不锈钢毛细管柱填充薄壳型固定相分离了核糖核苷酸。随后，各种细内径色谱柱，如开管毛细管液相柱（内径为 0.23~0.30mm）、填充毛细管液相柱（内径为 0.5~1.0mm）等被用于微柱液相色谱。但是由于这些色谱柱柱效低，并缺乏与之相匹配的微柱液相系统，所以微柱液相色谱的发展相当缓慢。1973 年，日本的 Ishii 等用匀浆法填充聚四氟乙烯微柱，在自制的微柱液相系统上成功地分离了多环芳烃化合物，使 μ-LC 取得了突破性进展，并逐步受到重视。1976 年，Scott 和 Kuerca 等用改装的紫外检测器，在微型色谱柱上分离了一系列烷基苯，首次实现了高效、高速的微柱液相色谱分离；同年，日本推出了第一台商品微柱液相色谱仪，标志着 μ-LC 进入了一个新的发展时期。1984—1987 年，有 4 部关于 μ-LC 的专著问世，并有多篇综述性文章发表。Vissers 分别在 1997 年和 1999 年就 μ-LC 的仪器装置、检测和联用的进展作了综述，使人们对微柱高效液相色谱有了更深入的了解。近年来，μ-LC 技术在国外颇受重视，但在我国该项研究还相对较少。我国最早的研究工作始于 1993 年，由张振清等根据微柱液相色谱的特点，用微孔填充柱初试了柱头浓缩、半交叉和全交叉三种大体积进样技术，并将其应用于体液中微量物质的检测；2001 年，郭磊等在仪器改进方面做了相应工作，把火焰光度检测器作为 μ-LC 的检测系统，对有关参数进行了选择和优化，并将其应用于含硫小分子化合物及有机锡化合物的测定；2002 年，张素艳将几种蛋白质的混合物于热变性后直接在溶液中酶解，再利用微柱液相色谱-离子阱串联质谱进行肽谱/氨基酸序列分析，并结合 Mascot 数据库搜索处理功能，实现了混合蛋白质快速准确的鉴定；近年来，固相萃取技术与微柱液相色谱的联用已应用于中草药和天然药物质量监控领域。

分离科学与技术的发展，特别是新材料和微制造技术的进步，极大地推进了 μ-LC 乃至其他分析仪器微型化的发展。近年来，μ-LC 的研究主要集中在分离系统的改进，例如：新型固定相、流动相添加剂和相关仪器部件的研发与联用等方面，成功开发了超高压填充毛细柱和纳米柱液相色谱，在纳米柱制作中使用了微芯片制作技术，制成了并列整体载体结构的纳米柱，为 μ-LC 的发展开拓了新途径。

（二）微型柱的分类

微柱液相色谱尚未有一个统一、明确的分类方式。综合文献，主要以色谱柱的填充状态和色谱柱内径大小两种方式进行分类。

按色谱柱内填充状态不同,可将微柱分为紧密填充柱、疏松填充柱和开管柱三类。与紧密填充柱相比,疏松填充柱和开管柱有更好的渗透性和更高的柱效,但这两类色谱柱样品容量低、选择性差、对仪器要求苛刻,缺乏实用价值。因此,真正具有实用价值的是紧密填充柱,其是迄今为止研究最多、使用最广的微型色谱柱。

按色谱柱内径大小可将微柱分为微孔填充柱、毛细管填充柱和纳米填充柱 3 类,见表20-8。

表 20-8 不同类型的微型柱

微柱类型	柱内径 d_c/mm	柱长 L/cm	样品容量/mg	流动相流速（μl·min^{-1}）
微孔填充柱	0.5~1.0	15~25	0.05~0.5	20~60
毛细管填充柱	0.1~0.5	15~25	0.001~0.05	1~20
纳米填充柱	0.01~0.1	15~40	<0.001	0.1~1.0

（三）特点

与常规 HPLC 相比,μ-LC 具有以下特点。

1. 优点

（1）进样量少,适于微量、超微量样品分析,特别适用于珍贵样品和生物活性样品的分析。

（2）固定相用量减少了 90% 以上,降低了分析成本,简化了填充方法,便于更换固定相。同时,降低了柱压,缩短了分析时间,提高了柱效。

（3）流动相消耗量减少了 90% 以上,减少了环境污染。

（4）可实现与质谱、磁共振波谱和二级色谱系统等仪器在线联用。

2. 缺点

（1）由于微型柱容量降低,进样量减少,需使用高灵敏度的检测器和高精度、稳定性好、低流量的新型高压输液泵与之匹配。

（2）对制作过程中的实验技能的要求较高。

（3）突出了柱外效应对柱效的影响。

二、基本理论

（一）柱外效应

在色谱分离过程中,一般要求柱外峰展宽引起分离度的降低不高于 5%,由此可以算出由柱外效应引起的塔板数损失不应超过 10%。色谱柱内径（d_c）、容量因子（k）及所对应的最大接受的"柱外效应"方差 $[\sigma_{e(a)}^2]$ 可用三维立体图表示（图 20-16）。由图 20-16 可知,随着柱内径的减小,可最大接受的柱外效应也迅速减小。这就要求必须相应地减小进样器体积和检测器体积,缩短连接管的内径和长度。然而实际的仪器条件往往不能满足这些要求,因此,在 μ-LC 中,"柱外效应"是导致柱效损失、分离度降低的决定性因素。要降低柱外效应的影响,就必须对仪器部件（如进样器、检测池、连接管路等）的设计提出较高的要求。

（二）管壁效应

由于 μ-LC 色谱柱内径小,固定相的填充量也相应减少,因而"管壁效应"（即影响溶质

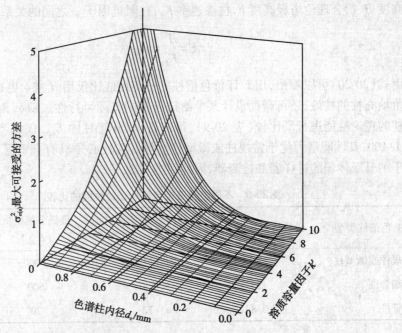

图 20-16 d_c、k 及 2e(a)的三维立体图

谱带在色谱柱径向方向展宽因素)开始引起人们的重视。

Knox 等曾对常规 HPLC 的色谱柱进行了详细研究,认为固定相在填充柱径向上分布不均匀,即距离柱管壁约 $30d_p$ 以内的"管壁区"杂乱而疏松,而沿着柱轴向的"中心区"均匀而紧密。Kennedy 等实验发现,在这两个区域内流动相的流速和色谱的相比都不相同,"管壁效应"也会导致谱带纵向展宽和柱效损失。

由于微柱的管壁区所占的比例远远大于常规柱,即"管壁效应"明显增大,起初人们认为 μ-LC 的柱效要远远低于常规柱。但 Ishii 等人的研究发现,"管壁效应"对微柱柱效的影响比普遍认为的要小得多。这是由于随着微柱柱内径的减小及固定相填充量的减少,使得溶质分子沿径向扩散的路径和传质阻力也相应减小;当溶质分子从"中心区"向"管壁区"移动造成谱带扩展时,也有溶质分子从"管壁区"向"中心区"移动,使溶质分子在径向截面上的迁移速度平均化,从而减小了谱带的扩展。Scott 的实验结果表明,当色谱柱内径减小到一定限度以下,由于管壁之间相互靠近,使得流动相流过时可能存在的不均匀性变得不明显。因此,在选定的微柱色谱体系中,"管壁效应"不是柱效损失的主要原因。实际上 μ-LC 的柱效与填充状态的关系仍需做进一步的研究。

(三)稀释效应

稀释效应(dilution effect)是指样品进入色谱柱后,由流动相带至色谱柱末端经检测器时的最大浓度远远低于进样时的起始浓度的现象。

研究表明,色谱柱内径越大,稀释效应越明显。与常规柱相比,在相同的样品负荷量及色谱柱操作条件下,使用微柱色谱系统可减少"稀释效应",提高检测灵敏度。

(四)分离阻抗

由于微柱的种类多,仅用理论塔板高度来评价柱效不完全适用。为评价不同微柱的分离能力,Novotny 提出用分离阻抗(separation impedance)作为评价标准。分离阻抗 E 与理论

塔板高度 H、折合理论塔板高度 h，柱渗透率 K_F，柱阻抗因子 φ 之间的关系式为：

$$E = \frac{H^2}{K_F} = h^2\varphi \qquad （式 20\text{-}20）$$

由式（20-20）可以看出，用 E 评价色谱柱的分离性能比仅用 H 或 h 更有意义。它不仅可以评价填充柱的柱效，还可帮助设计某个给定分析的实际可行性。Knox 对不同类型的液相色谱柱的理论性能进行了比较（表 20-9），可以看出，开管柱的 E_{min} 仅相当于常规柱或微型柱的 1/100，其性能潜力优于常规柱或微型柱。但开管柱必须具有合乎需要的小内径，并辅以低于纳升级体积的进样器和检测器，因此很难实现。

表 20-9 不同类型液相色谱柱理论性能的比较

μ-L 色谱柱类型	最低折合板高 H_{min}	柱阻抗因子（φ）	最低分离阻抗（E_{min}）	固定相粒径（$d_p/\mu m$）
常规柱或微型柱	2	500~1 000	2 000	5~10
毛细管柱	2	150	600	3~5
开管柱	0.8	32	20	-

三、仪器装置

μ-LC 中柱外效应对柱效和分离度的影响十分突出，为确保柱效不受损失，就必须将常规液相色谱系统的各仪器部件进行相应的改造，尽量减少柱外空间的死体积，使 μ-LC 系统稳定、高效地运行。

（一）高压输液系统

高压输液系统性能好坏直接影响整个仪器的重复性、稳定性和分析定量准确度。μ-LC 的流动相流量较小，流速一般为 μl/min~nl/min 级。因此，要求高压输液系统必须具备输出流量准确、无脉冲、具有相应输出流量的输液泵。

目前，多采用往复柱塞泵或螺旋注射泵作为输液泵。对于柱内径接近 1.0mm 的微柱，当流动相流量为 50~150μl/min 时，往复柱塞泵或螺旋注射泵都具有与常规液相兼容的低流量输液系统，均可用于二元、三元及四元梯度洗脱。由于梯度洗脱要求泵系统有至少 1%工作流量的控制精度和重复性，因此对于纳升级的流速，目前还没有性能较稳定的输液泵，只能用分流的方法使泵在较小的流速下稳定工作。另外，最近出现了一种电渗泵，它从原理上解决了高压微流量输液问题，能够提供可调速在 nl/min ~ μl/min 级的液体流量和 0~20MPa 的输出压力。研究表明可应用于 μ-LC 的分离，并具有较好的应用前景。

（二）进样系统

进样系统是将待测样品送入色谱柱的装置，一般由进样阀来完成。样品在阀内会产生扩散，故阀内定量管的体积和进样时间都直接影响峰的展宽程度。对于 μ-LC，这种影响显得更加明显。因此，定量管的体积不能太大，进样时间要尽可能短。

微柱的进样量在几个 nl 至 1μl 范围内。对于进样量大于 20nl 的样品，可通过使用不同体积内定量管阀控制进样量；对于进样量在 20nl 以下的样品，通常采用在进样阀与微柱之间安装一个三通分流装置以实现分流进样。此外，对于极小体积进样，还可以采用流动注射、静态分流以及压力-脉冲-驱动-停留等进样技术。这些进样技术的共同点是可以控制进样时间或进样体积,仅使一部分样品到达柱头。目前,µl级自动进样器已经商品化,而nl级自动进样器则需要用大体积进样器配合毛细管柱改装。

µ-LC技术中存在的一个共同问题是由于进样量小造成检测灵敏度降低。对此,Mills等人提出了柱上浓缩的方法。该方法是使用洗脱强度小于流动相的溶剂来溶解样品,当大量样品到达柱头时,会被浓缩在一个小的区域内。浓缩富集因子可以达到几百,大大提高了µ-LC的检测灵敏度。此技术多用于蛋白质消解后肽类的分离,也可用于环境样品中多环芳烃和酸性农药的分析。

(三)分离系统

液相色谱微柱通常可选择熔融硅、聚四氟乙烯、不锈钢等作为微柱的材料。其中熔融硅材料最适合制作小口径的液相色谱微柱,其优点是:①机械强度高、韧性好、易于加工处理;②可耐高压;③内表面平滑,管壁效应对谱带扩展影响小;④具有良好的化学惰性;⑤具有较高的紫外光传导性能,可在微柱上进行光学检测;⑥化学性质与固定相硅胶基质相似,其表面硅醇基可与十八烷基硅烷等生成化学键合固定相。熔融硅微孔柱管不仅可作为分离柱,还可直接构成nl级光学检测池,使柱分离能力的损失低于0.02%。聚四氟乙烯材料适于制作厚壁短填充柱,具有韧性,易于加工,但难以实现与进样器和检测器的零死体积连接。

由于长的微柱难于获得高的柱效,当使用较长微柱分离组成复杂的样品时,可用短微柱串联代替长微柱以提高柱效。

另外,为了减小柱外死体积,可将微柱的前端直接与进样阀连接,在微柱的末端实现了柱上光学检测,无须使用柱接头。

(四)检测系统

微柱体系通过的样品量很少,所对应的检测池体积也应很小,一般在nl或µl级。

紫外检测器由于操作简单,仍被广泛地用作微柱高效液相色谱的检测器。大多采用"柱上检测"的方式,即将填充柱管末端2~3cm的聚酰亚胺涂层剥去,形成柱上透光窗,安装在光学通道中。当样品流至此透光窗时,即被检测。"柱上检测"几乎不存在由于检测器死体积引起的谱带扩展。但由于吸收光程太短,会导致检测灵敏度降低,克服的方法就是增加吸收光程,Chervet研制了一种光程长为23mm的轴向检测池,使检测灵敏度有所提高。另外增加引出管的内径,也能得到较好的效果。

由于微柱使用的流动相流速很低,为使用气相色谱中的FID、TCD、ECD等检测器创造了条件。将激光技术与微柱技术相结合,使用激光诱导荧光检测器(laser induced fluorescence detector,LIFD)可检测nl~pl级样品含量。高效液相色谱的常规检测器,如差折光检测器、荧光检测器和电化学检测器,经过适当改造后,也在微柱液相色谱检测系统中发挥着重要作用。此外,其他新型检测器,如化学发光检测器、诱导耦合等离子体原子发射光谱检测器、电喷雾离子计数检测等都已在微柱液相色谱的检测技术中应用。

四、超高效液相色谱技术

超高效液相色谱(ultra performance liquid chromatography,UPLC)是分离科学中的一个全新类别。借助于HPLC的原理,UPLC涵盖了小颗粒填料、非常低系统体积及快速检测手段等全新技术,增加了分析的通量、灵敏度及色谱峰容量。

在速率理论中,如果仅考虑固定相的粒径d_p对H的影响,Van Deemter方程可简化为:

$$H=a(d_p)+\frac{b}{u}+C(d_p)^2u \qquad \text{(式 20-21)}$$

由式(20-21)可以看出，d_p 越小，H 也越小，柱效越高。填充不同粒径固定相的色谱柱，对应各自的 u_{opt}，见图 20-17 和表 20-10。

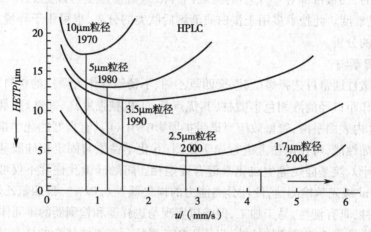

图 20-17　对应不同粒度 d_p 的 H-u 曲线

表 20-10　固定相粒度与最佳线速度

$d_p/\mu m$	10	5	3.5	2.5	1.7
$u_{opt}/(\text{mm} \cdot \text{s}^{-1})$	0.79	1.20	1.47	2.78	4.32

由此可见，d_p 减少，u_{opt} 增加并有更宽的优化线速度范围。因此，降低固定相粒径，不仅可以提高柱效，还能加快分离速度。

然而，使用小粒径的固定相时，Δp 会增加。所以，要实现 UPLC 分析，必备的条件是：①高柱效的色谱柱，填充 $d_p<2\mu m$ 的固定相；②超高压输液泵，在很宽的压力范围内，具有补偿溶剂压缩性变化的能力，从而在等度或梯度分离条件下保持稳定的流速和梯度的重现性；③高速检测器；④低扩散、低交叉污染的自动进样器，以保证色谱柱不受极端压力波动的影响；⑤优化系统综合性能的整体设计。

2004 年，世界上第一个商品化超高效液相色谱系统使用了粒径 1.7μm 的新型固定相，Δp 高达 140MPa，分析时间由原有的 30 分钟缩短为 5 分钟，柱效高达每米 20 万理论塔板数。由此可见，UPLC 与传统的 HPLC 相比具有以下突出特点：

（1）超强分离能力。可以分离出更多的组分。图 20-18 是多肽指纹图的 HPLC 与 UP-LC 两个色谱图（紫外检测器）比较。在同样条件下，UPLC 能分离的色谱峰比 HPLC 多出 1 倍以上。

（2）超高分析速度。相同柱效，柱长比用 5μm 颗粒时缩短了 3 倍，流动相流速为原有的 3 倍。因此，在保持分离度不变的前提下，分析速度提高到原有的 9 倍。

（3）超高灵敏度。UPLC 系统可以在改善分离度的同时提高峰高，即灵敏度。

（4）简单方便的方法转换。UPLC 与 HPLC 基于相同的分离机制，故相互之间的方法转换非常容易和方便。现有 HPLC 方法可以按照比例直接转换成 UPLC 方法。同样，UPLC

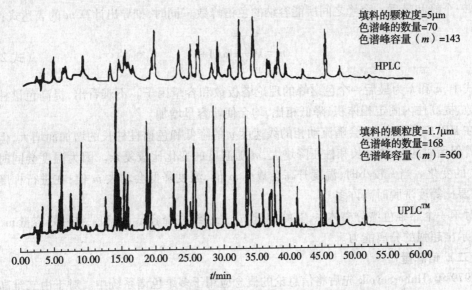

填料的颗粒度=5μm
色谱峰的数量=70
色谱峰容量（m）=143
HPLC

填料的颗粒度=1.7μm
色谱峰的数量=168
色谱峰容量（m）=360
UPLC™

图 20-18　用 UPLC 和 HPLC 分离多肽的指纹图比较

方法也可以很容易地转换成 HPLC 方法供常规 HPLC 系统使用。

　　由此不难看出,在面对大批量的样品时,UPLC 能以更快的速度和更高的质量完成以往 HPLC 的工作,为分析工作者们节省宝贵的时间和日常溶剂消耗;超高的分离度可以帮助环境分析工作者们从容面对复杂组分的分离;高灵敏度还可以检测样品中更加痕量的目标化合物。近年来,UPLC 系统越来越多地应用于生化分析、环境监测、药物分析等领域。

（王　晖）

第八节　二维高效液相色谱法

一、概述

　　对于基体复杂的样品,用一根液相色谱柱往往不能满足分离要求,而多维色谱(multidimensional chromatography,MDC)因其在峰容量方面提供了更广阔的空间而得到了迅速的发展。二维高效液相色谱(two dimensional HPLC)是 20 世纪 70 年代由 Huber 提出的,它通过切换阀将两种不同模式,或是相同模式具有一定正交性的色谱柱连接起来,实现复杂样品的分离。既可实现各维色谱柱的独立运行,也可将一维柱未分离开的色谱峰进行切割,导入二维柱进行再次分离。因此,二维高效液相色谱具有超强的分离能力。

二、描述分离体系效能的参数

　　对于一个色谱分离体系效能的评价,除了用 n 表示柱效,用 r 或 R 表示选择性之外,还可用峰容量 m,信息量 $I_{(s)}$ 来表达分离体系的总效能。

(一)　峰容量

　　峰容量 m 表示在给定的色谱系统和操作条件下,在一定时间内,能从色谱柱中洗脱出能达到一定分离度的色谱峰的数目。

　　Giddings 将峰容量 m 表达为:"在相邻组分分离度 $R=1$(每个谱带峰宽 $w=4\sigma$)的条件

下,第一个峰和最后一个峰之间所能容纳的色谱峰数。"同时,推导出计算 m 的表达式:

$$m = 1 + \frac{\sqrt{n}}{4}\ln(1+k) \qquad (\text{式 20-22})$$

式中,n 和 k 为最后一个色谱峰的理论塔板数和容量因子。不难看出,提高色谱柱理论塔板数、提高柱内固定相体积、降低相比,均会使峰容量增加。

在 HPLC 分析中,m 会随流动相的线速度 u 的降低和色谱柱柱长的增加而增大,但同时伴随着保留时间 t_R 的延长和柱压降增大,m 随温度的变化比较复杂。因为温度会同时引起 n 和 k 的变化。当 k 较小时,温度升高会减小 m 值,温度降低会增大 m 值;在进行梯度洗脱时,m 要比等度洗脱时高许多。

对于一个二维色谱分离体系,其峰容量 m_T 是一维柱峰容量 m_1 和二维柱峰容量 m_2 的乘积,显示出超强的分离能力。

(二)信息量

1979 年,HuberSevcik 先后将信息论的概念应用于多维色谱系统中。对于由二维高效液相色谱系统,其提供的信息量 $I_{(s)TD}$ 可表达为:

$$I_{(s)TD} = \log_2 \frac{1}{4}\left\{ n_{eff1}\left(\frac{A_1-1}{A_1}\right)^2 + n_{eff2}\left[\left(\frac{A_2-1}{A_2}\right)^2 + \left(\frac{\Delta I}{100}\right)^2\right]\right\}^{\frac{1}{2}} \qquad (\text{式 20-23})$$

式中,n_{eff1}、n_{eff2} 分别为一维、二维色谱柱的柱效;A_1、A_2 分别于一维、二维色谱柱的固定相和流动相性质相关的极性参数,在 HPLC 中常以正构醇作为参照标准,通过测定 3 个相邻正构醇($n+1,n,n-1$)的保留时间,计算 $A = \frac{t_{R_{n+1}} - t_{R_n}}{t_{R_n} - t_{R_{n-1}}}$;$\Delta I$ 为探针化合物(如苯或对二氧六环)在两根单独色谱柱上测得的保留指数的差值。

对于二维高效液相色谱,当两根色谱柱的极性相同时,$\Delta I = 0$,$A_1 = A_2$,式(20-23)可简化为:

$$I_{(s)TD} = \log_2 \frac{1}{4}\left[\left(\frac{A_1-1}{A_1}\right)^2 (n_{eff1}+n_{eff2})\right]^{\frac{1}{2}} \qquad (\text{式 20-24})$$

当两根色谱柱极性差异很大时,信息量 $I_{(s)TD}$ 不仅由 $\left(\frac{A_1-1}{A_1}\right)$ 选择性的贡献,还由 ΔI 提供保留值的贡献,从而使信息量增大,分离能力增强。

三、二维高效液相色谱的技术功能

二维高效液相色谱的主要技术功能包括:切割功能、反冲洗脱功能和痕量组分的富集功能。

(一)切割功能

利用切割功能,分别切割一维色谱柱分离出的混合组分峰的前端、中心或终端,将其转移到二维色谱柱进行再次分离,以改善分离的选择性。

前端切割是将一维色谱峰的前端切割进入二维色谱柱;终端切割是待一维色谱峰的大部分流出后,仅将终端的很小部分切割进入二维色谱柱;中心切割是待一维色谱峰的前端流出后,立即将洗脱峰的中间部分切割进入二维色谱柱。

（二）反冲洗脱功能

在进行复杂样品的分析时,若只对一维柱洗脱的前端组分感兴趣,对于其余组分不需检测,此时可利用切换阀,使一维柱中的流动相反向流动,将其余组分从一维柱中洗脱出来,从而缩短分析时间,并可保护一维柱不受污染,保持柱分离性能的稳定。

（三）痕量样品的富集功能

对于样品中无法直接检测的痕量组分,可采用以下两种方式进行富集检测:

1. 在一维柱和二维柱之间安装一根捕集柱,采用连续多次进行相同切割的方法将痕量组分富集到捕集柱上,当富集到一定程度后,将富集的痕量组分切割到二维柱进行分离检测。

2. 利用两根柱中流动相的差异性。先用一维流动相将痕量组分洗脱到二维柱的柱头,富集后,再用二维流动相洗脱进行分离检测。

四、二维高效液相色谱的流路系统

目前,常用的二维高效液相色谱的流路系统,主要包括中心切割二维 HPLC 流路和全二维 HPLC 流路。中心切割二维 HPLC 流路适于痕量组分的富集,全二维 HPLC 流路适于组成复杂未知物的全分析。

在二维高效液相色谱技术发展的早期,主要采用中心切割技术,使用一个或两个六通切换阀组成中心切割二维 HPLC 流路系统。由于该系统只对一维柱流出的感兴趣的色谱峰进行切割和再分离,而且必须对一维柱各个洗脱峰预先进行保留时间测定,因此使其发展受到了一定限制。2002 年,Sweeney 报道了一种使用中心切割的二维 HPLC 的新流路系统,以 C_4（丁二烯）包覆硅胶作一维柱,C_{18} 作二维柱,由一根恒温捕集柱（填充 Nucleosil C_{18}）和 4 个六通电磁阀联接一维柱和二维柱,用捕集柱收集一维柱的流出物,通过 4 个六通电磁阀的不同组合,使该中心切割二维 HPLC 具有 6 种不同功能,满足二维 HPLC 的不同目的操作要求。使用流路系统,可增强痕量组分分析时的信噪比,对受热不稳定的组分进行富集,富集和收集过程可实现自动化,并可与 NMR 或 MS 直接联用。

1990 年,Bushey 和 Jorgenson 首先提出全二维高效液相色谱（comprehensive two dimensional HPLC）的概念,即将一维柱流出的全部样品进行二维分离。全二维 HPLC 采用两根分离机制不同的色谱柱,增加二维色谱分离的信息量。特别是计算机定时控制的 8 孔切换阀的使用,不但实现了切换的全部自动化,还获得了全二维 HPLC 系统中样品全部组分的三维立体图,充分显示了全二维 HPLC 超强的分离能力。它的总分离度 R_T 等于一维柱分离度 R_1 平方和二维柱分离度 R_2 平方和的 1/2 次方:$R_T = \sqrt{R_1^2 + R_2^2}$。

五、应用

基于二维高效液相色谱自身的特点,目前它已广泛应用于生物大分子如血浆蛋白、酶代谢物、合成聚合物、生物药物以及复杂的植物提取物等复杂样品的分析。

二维高效液相色谱在蛋白组学研究中发挥了重要的作用,与传统二维凝胶电泳（2D-CE）相比,最突出的优点是其具有高分辨率、高效率、便于自动化,能够满足蛋白质组学研究高通量的要求。同时,多维液相色谱与检测技术的结合,特别是与质谱的联用技术有望成为蛋白质组学分离技术的新的增长点,而且在复杂体系分离中也越来越受到关注。

（王　晖）

第九节　高效液相色谱的应用

一、在食品分析中的应用

　　HPLC 在食品分析中的应用主要包括三个方面：①食品本身组成,尤其是营养成分的分析,如蛋白质、氨基酸、糖类、色素、维生素、脂肪酸、香料、有机酸、矿物质等;②人工加入的食品添加剂分析,如甜味素、防腐剂、着色剂、抗氧化剂等;③在食品的加工、储运、保存过程中由周围环境引起的污染物分析,如农药残毒、多核芳烃、霉菌毒素、微量元素、病原微生物等。对于这些物质中的绝大多数,都可用 HPLC 测定。

　　糖是食品重要组成部分,对于糖类的分离和测定,大多采用离子交换色谱,也可使用化学键合固定相,特别是氨基键合相。在用氨基键合相柱分离糖时,大多采用乙腈/水作流动相,以示差折光进行检测。图 20-19 是在 Supelcod-co-NH$_2$ 柱上对水解的小麦淀粉溶液中的多糖进行分离所得结果,流出次序为单糖、双糖、三糖等,十多种糖的分离在 20 分钟内即可完成。

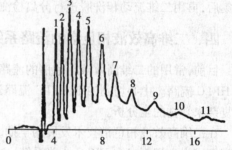

色谱柱：Supelcodco—NH$_2$（250 × 4.6mm, 5μm）；流动相：乙腈-水（60∶40）；流速：1ml/min

1. DP$_1$（代表聚合度为 1 的糖,以下同）；
2. DP$_2$；　3. DP$_3$；　4. DP$_4$；　5. DP$_5$；　6. DP$_6$；
7. DP$_7$；8. DP$_8$；9. DP$_9$；10. DP$_{10}$；11. DP$_{11}$。

图 20-19　小麦淀粉水解产物的 HPLC 分析结果

　　在腊肉制品中,加工商往往采用硝酸盐或者亚硝酸盐作为发色剂,但如果上述成分添加量过多,则在存放过程中可能转变生成 N-亚硝胺,该种成分具有毒性,会导致食用者患肝癌、结肠癌等疾病的风险升高。在该类食品销售前都需要抽样检测,利用 HPLC 液相色谱法分析硝酸盐或亚硝酸盐所占的比例,如果大于国标要求值,则会禁止该种食品进入市场。

二、在环境污染物分析中的应用

　　由于化学合成工业的发展,以及天然化合物的开发,使得环境污染越来越严重。据报道,被确认为环境污染物的已超过 500 种,人们能在水中、空气中、污泥里、鱼禽体内发现这些污染物。通过食物链,它们将进一步污染肉类、蛋类、粮食、蔬菜等。因此,环境污染的检测早已成为分析化学中重要的研究课题。

　　多环芳烃,特别是稠环芳烃,有明显的致癌作用,这一点已被世人所公认,因此水中或空气中多环芳烃的含量常被作为环境污染评价的重要指标之一。由于这类化合物分子量较大,不易被气化,而在紫外或荧光检测器上又有灵敏的特征响应。因此,高效液相色谱法被列为首选的分析方法。

　　HPLC 法测定环境水样中含有的 15 种多环芳烃。首先,用环己烷提取水样中的多环芳烃,用反相色谱系统分离,分析柱为 Bondapak C$_{18}$ 柱,流动相为乙腈∶水 = 70∶30。由于各化合物有各自不同的荧光发射波长,因此采用 3 种不同波长检测,检测波长分别设为 254nm、180nm、340nm。比较标准品与样品中各组分在荧光检测器上的激发波长及最大发射波长,以此对样品中各组分进行定性鉴别。对于多环芳烃,该方法的检测限为 $1～3×10^{-9}g/L$。

用 HPLC 测定空气中悬浮颗粒里的多环芳烃。先用过滤器收集悬浮的颗粒,然后用环己烷以索氏抽提器抽提出悬浮粒子上的多环芳烃,进样测定。在色谱柱的出口串联了紫外及荧光两种检测器,比较被测组分与标准品在这两种检测器的光谱信息是否一致以作出定性鉴别,采用外标法定量,检测波长为 254nm。固定相为 Zorbax ODS 柱,流动相为甲醇:水 = 65:35(图 20-20)。

三、在职业中毒检验中的应用

目前已知的多环芳烃有 200 多种,其是常见的对人体危害较大的广泛分布并稳定存在于自然环境中的一类持久性有毒有机污染物。这类有机物种类较多,分布较广,与人类密切相关,具有致癌、致畸、致突变的"三致"作用,极大地威胁着人类的健康,尤其在高职业 PAHs 暴露环境下,具有很大的潜在危害。对尿样中多环芳烃的代谢产物(1-羟基芘、萘、1-萘酚、2-萘酚)进行监测,既能客观反映

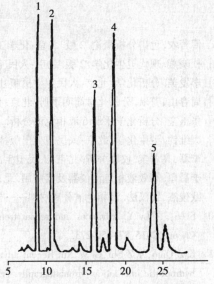

色谱柱:Zorbax ODS 柱(250×4.6mm,5μm);流动相:乙腈-甲醇-水(38:15:47);流速:1ml/min
1. 苯并蒽酮;2. 荧蒽;3. 芘;4. 苯并芘;5.1,12 苯并芘。

图 20-20　几种多环芳烃的 HPLC 色谱图

出机体接触有害物质的水平及中毒程度,又可以为职业中毒诊断和治疗提供重要的依据。分散液相微萃取和竹炭固相萃取等样品前处理方法,以 ZORBAX Eclipse XDB-C18 为色谱分离柱,用甲醇-水为流动相进行梯度洗脱,流速 1.0ml/min;采用时间程序最大吸收波长检测,进样量 10μl。在最佳实验条件下,4 种组分 14 分钟可以达到完全分离。可以满足 4 种组分的同时分离与检测。

《工作场所空气有毒物质测定　酚类化合物》(GBZ/T 160.51—2007)中包括 β-萘酚、三硝基苯酚(苦味酸)和五氯酚钠的 HPLC。β-萘酚、三硝基苯酚用微孔滤膜采集,分别用甲醇和 70% 甲醇洗脱,以甲醇-水(95:5)和(70:30)为流动相,用 ODS 柱分离,在 254nm 波长处测定含量。五氯酚用微孔滤膜和大型气泡吸收管(乙二醇吸收液)前后串联采样,采样后将滤膜放至吸收管中,用甲醇洗涤定容。样品液用乙腈-0.01mol/L 磷酸溶液做流动相,以 1.5ml/min 的流速经 C18 柱分离,在 300nm 波长处测定含量。

《工作场所空气有毒物质测定　拟除虫菊酯农药》(GBZ/T 160.78—2007)中如溴氰菊酯、氯氰菊酯、氰戊菊酯均可采用玻璃纤维滤纸采集,使用甲醇洗脱,通过 C18 柱分离后,用 HPLC-紫外检测器测定含量。

总之,高效液相色谱法作为一种现代的检测分析方法,在食品添加剂、农药残留、环境污染物以及微生物等的检测中发挥着极为重要的作用。随着该种方法的发展,其在公共卫生分析领域必将发挥更重要的作用。

(黄沛力)

参 考 文 献

[1] 傅若农. 色谱分析概论. 2 版. 北京:化学工业出版社,2005.

[2] 杜晓燕. 现代卫生化学. 2 版. 北京:人民卫生出版社,2009.

[3] 李发美. 分析化学. 北京:人民卫生出版社,2007.

[4] 周春山,符斌. 分析化学简明手册. 北京. 化学工业出版社. 2010.

[5] 张玉奎. 分析化学手册 6 液相色谱分析. 北京:化学工业出版社,2016.

[6] 康维钧. 卫生化学. 北京:人民卫生出版社,2017.

[7] 李磊,高希宝. 仪器分析. 北京:人民卫生出版社,2015.

[8] 李昌厚. 高效液相色谱仪器及其应用. 北京:科学出版社,2014.

[9] 欧俊杰,邹汉法. 液相色谱分离材料——制备与应用. 北京:化学工业出版社,2016.

[10] Svec F. , Lv Y. Advances and recent trends in the field of monolithic columns for chromatography. Anal. Chem. ,2015,87,250-273.

[11] L. Z Qiao,X. Z Shi,G. W Xu. Recent advances in development and characterization of stationary phases for hydrophilic interaction chromatography. TrAC Trends Anal. Chem. ,2016,81,23-33.

[12] D. V. McCalley. Understanding and manipulating the separation in hydrophilic interaction liquid chromatography. J. Chromatogr. A,2017,1523,49-71.

第二十一章

离子色谱法

离子色谱法(ion chromatography,IC)是高效液相色谱法的一个分支,主要用于分离分析阴离子和阳离子。1975 年,美国 H. Small 等人在离子交换色谱法的基础上建立了一种新的离子分离分析液相色谱技术,即离子色谱法,解决了长期困扰分析化学界的阴离子分析难题。

IC 的优点是:①操作简单快速。可同时测定多种离子,试样不需要进行复杂的前处理,只作简单的稀释和过滤即可。②灵敏度高。可测定的浓度范围为 mmol/L 至 μmol/L。③选择性好。④分离柱的稳定性好、容量高。20 世纪 90 年代高效高容量柱的研制成功,较好地解决了同时测定浓度差较大的多种离子的问题。⑤应用范围较广。可用于无机阴阳离子、有机酸碱、酚类、糖类和氨基酸等组分的分离和测定。目前,IC 法已广泛应用于医药卫生、环境保护、工农业产品质量检测等分析领域。

第一节 基 本 原 理

离子色谱法是以离子交换树脂(ion exchange resin)为固定相,具有一定 pH 和离子强度的缓冲溶液作为流动相的一种柱色谱法。当试样流经色谱柱时,由于试样中不同离子与离子交换树脂的亲和力不同而分离,经检测器检测后由工作站记录处理所得信号,得到被测离子的色谱图和相关分析数据。

一、离子交换

离子色谱的分离机制主要是离子交换,是基于离子交换树脂上可离解的离子与流动相中具有相同电荷的溶质离子之间进行的可逆交换。这种交换方式,主要用于阴、阳离子的分离。

(一) 离子交换树脂

离子色谱的固定相是经过特殊处理的离子交换树脂。离子交换树脂以交联有机聚合物为骨架,在其链上连接离子交换功能基团。如现在广泛使用的离子交换树脂骨架是由苯乙烯-二乙烯基苯共聚物制成,该共聚物与浓硫酸反应即制得带有磺酸基团的强酸型阳离子交换树脂;经氯甲基化反应后在其苯环上接上氯甲基,再与三甲胺反应连接上季铵基团,即可得到强碱型阴离子交换树脂。此外,还有弱酸、弱碱和螯合型离子交换树脂。

离子交换树脂的主要性能指标常用交联度、交换容量和粒度来表示。

1. 交联度(degree of cross linking) 离子交换树脂中交联剂的含量,称为交联度,通常用质量分数表示。例如:标有"×10"的树脂,表示交联剂占合成树脂原料总质量的 10%。交联度与树脂的孔隙大小有关,交联度大,树脂孔隙小,网状结构紧密,大离子难进入,交换速度慢,但选择性好,适于分离分子量较小的离子;若交联度小,则树脂孔隙大,交换速度快,选择性差,适用于分子量较大的离子。实际应用中,应根据分离对象选择交联度适宜的树脂以提高分离度。一般离子色谱用交换树脂的交联度在 8%~16% 的范围内。

2. 交换容量(exchange capacity)　指每克树脂能参加交换反应的功能基数。以每克干树脂或每毫升溶胀树脂能交换离子的毫摩尔数表示,单位为 mmol/g 或 mmol/ml。交换容量反映了离子交换树脂进行交换反应的能力。影响交换容量的主要因素包括树脂的结构、组成以及溶液的 pH 等。一般树脂的交换容量为 1~10mmol/g。

色谱柱的总交换容量等于树脂的交换容量与固定相总质量的乘积。

3. 粒度　指离子交换树脂颗粒的大小,用树脂溶胀状态所能通过的筛孔数表示。离子色谱柱填料的粒度一般在 600~3 000 目(5~25μm)之间。

(二) 离子交换过程

在阳离子交换过程中,以阳离子交换树脂作固定相,功能基一般为磺酸基(—SO$_3$H)或羧基(—COOH),常用无机稀酸溶液或有机羧酸溶液作为流动相。样品溶液中的阳离子与磺酸基上的 H$^+$ 进行交换。例如:水溶液中的 Na$^+$ 与阳离子交换树脂接触,Na$^+$ 进到树脂相,等摩尔 H$^+$ 进入水相。反应式为:

$$R—SO_3^-H^+ + Na^+ \Longleftrightarrow R—SO_3^-Na^+ + H^+$$

在阴离子交换色谱中,以阴离子交换树脂作固定相,功能基是季铵基(—NR$_3$Cl),常用碳酸(氢)盐、有机羧酸盐等作为流动相。首先流动相中的平衡阴离子与树脂功能基的离子交换位置上的同电荷离子进行交换,并保持电荷平衡。进样后,样品离子与平衡离子竞争功能基上的电荷位置。当固定相上的离子交换位置被样品离子置换时,由于库仑力,样品离子将在树脂上暂时停留。同时,被保留的样品离子又被流动相中的平衡离子置换,并从柱上洗脱。样品中不同的离子与固定相电荷之间的库仑力不同,即亲和力不同,由此引起离子在柱中迁移速度的差异。例如:当 NaOH 溶液作为流动相通过阴离子交换柱时,树脂上带正电荷的季铵基全部与 OH$^-$ 结合。当含有阴离子 A$^-$ 的样品进入分离柱后,则阴离子 A$^-$ 与树脂平衡离子 OH$^-$ 的交换平衡可用下式表示:

$$—RN^+(CH_3)_3OH^- + A^- \Longleftrightarrow —RN^+(CH_3)_3A^- + OH^-$$

二、选择性系数

离子与交换树脂的亲和力与其在该树脂上的选择性系数有关。假设离子 A 和 B 在交换树脂上进行交换,其交换过程可用下式表示:

$$R—A_s + B_m \Longleftrightarrow R—B_s + A_m$$

交换方程的平衡常数为:

$$K_{AB} = \frac{[A]_m[B]_s}{[B]_m[A]_s} \tag{式 21-1}$$

式中:s 和 m 分别代表固定相和流动相;[A]$_s$、[B]$_s$ 分别代表离子 A、B 在树脂相中的浓度,用 mmol/g 表示;$[A]_m$、$[B]_m$ 分别代表离子 A、B 在洗脱液中的浓度,用 mmol/ml 表示。平衡常数 K_{AB} 称为树脂对离子 A 和 B 的选择性系数或称交换系数,反映了带电荷的溶质与离子交换树脂之间的相互作用程度。当各离子强度和树脂的填充状况一定时,K_{AB} 为常数。若 $K_{AB}=1$,则表示离子交换树脂对离子 A 和 B 的亲和力相同;若 $K_{AB} \neq 1$,则表示离子交换树脂对离子 A、B 的亲和力不同,即具有选择性。

在离子浓度相同的情况下,离子的价态越高,与树脂的亲和力越大,保留时间越长。例如:在阳离子交换柱上,不同价态阳离子的保留时间按下列顺序增加:$Na^+ < Ca^{2+} < Fe^{3+} < Th^{4+}$;在阴离子交换柱上,$SO_4^{2-}$ 的保留时间大于 NO_3^-。

价态相同的离子,半径越大(易极化),与树脂的亲和力越大,越难洗脱。例如:碱金属在磺酸型阳离子交换柱上的保留时间按下列顺序增加:$Li^+ < Na^+ < K^+ < Rb^+ < Cs^+$;卤素离子在阴离子交换柱上的保留时间按下列顺序增加:$F^- < Cl^- < Br^- < I^-$。

第二节　离子色谱仪

一、基本结构

离子色谱仪的基本结构与高效液相色谱仪相同,由流动相输送、进样、分离、检测和数据处理五大系统组成(图21-1)。不同之处在于离子色谱使用的流动相是碱性或酸性溶液。因此,凡是流动相通过的管道、阀门、泵、柱子及接头等不仅要求耐高压,而且要求耐酸碱腐蚀。

贮液瓶一般为>0.5L 的聚乙烯瓶,输液泵为全塑、无脉冲的往复平流泵,分离柱一般用耐腐蚀耐高压惰性材料制成。常用检测器有电化学检测器和光学检测器,对于电导检测器,为降低流动相的背景电导,必须在分离柱和检测器之间加上抑制器。

二、分离柱

常规离子色谱分离柱内径为 3~4mm,长度为 150~250mm,由耐腐蚀耐高压的聚氟化合物或环氧化合物等惰性材料制成。填充物的选择由所分离方式而定,可通过改变离子交换树脂外层树脂的交联度、粒度和功能基等来改变其选择性。离子色谱柱一般在室温下使用。在离子色谱分离柱之前,一般接有保护柱。

近年来,随着小粒径(3.5~4μm)固定相的快速发展,小内径分离柱的研发成为热点。微孔柱(内径 1~2mm)和毛

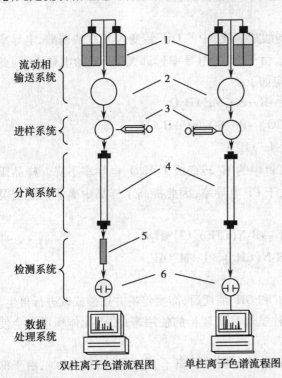

双柱离子色谱流程图　　单柱离子色谱流程图

1. 贮液瓶;2. 泵;3. 进样阀;4. 色谱柱;5. 抑制器;
6. 电导检测器。

图 21-1　离子色谱仪结构示意图

细管柱(内径<0.4mm)与常规分离柱相比具有更高的柱效,且溶剂的使用量更少,分析速度更快。

三、抑制柱

电导检测是离子色谱最主要的检测方式,由于电导检测器对水溶液中的离子具有通用性,它对洗脱液有很高的检测信号,所以难以识别样品离子产生的相对微弱的信号。Small 等提出的解决办法是:以弱酸的碱金属盐为分离阴离子的洗脱液,以无机酸(硝酸或盐酸)为分离阳离子的洗脱液。当分离阴离子时,使洗脱液通过一个置于分离柱和检测器之间的 H^+ 型强酸性阳离子交换树脂填充柱,使洗脱液中的弱酸盐生成弱酸;分析阳离子时,则通过 OH^- 型强碱性离子交换树脂填充柱,使洗脱液中的强酸生成水。从而大大降低洗脱液本身的电导。这个位于分离柱和检测器之间的柱子称为抑制柱(suppressor column)或抑制器。

抑制柱的主要作用是:①降低流动相背景电导;②增加被测离子的电导值;③消除反离子峰对弱保留离子的影响。

抑制柱的种类主要包括:树脂填充抑制柱、纤维膜抑制器、平板微膜抑制器和自动连续再生抑制柱。

(一) 树脂填充抑制柱

树脂填充抑制柱是第一代抑制柱,所用树脂是高容量的强酸型阳离子或强碱型阴离子交换树脂。分析阴离子时,一般选用强酸性阳离子交换树脂为抑制柱;分析阳离子时,一般选用强碱性阴离子交换树脂为抑制柱。

在阴离子抑制柱上,洗脱液(NaOH 或弱酸盐溶液)中的 OH^- 转变为 H_2O 或弱酸,电导率下降。样品中阴离子 A^- 转变成了相应的酸,由于 H^+ 的电导率远远大于 Na^+ 的电导率,因此大大提高了样品中离子的检测灵敏度。反应如下:

NaOH 作洗脱液:$R{-}SO_3^-H^+ + Na^+ + OH^- \rightarrow R{-}SO_3^-Na^+ + H_2O$

$NaHCO_3$ 作洗脱液:$R{-}SO_3^-H^+ + Na^+ + HCO_3^- \rightarrow R{-}SO_3^-Na^+ + H_2CO_3$

样品离子:$R{-}SO_3^-H^+ + Na^+A^- \rightarrow R{-}SO_3^-Na^+ + H^+A^-$

在阳离子抑制柱上,强酸洗脱液(如 HCl)中的 H^+ 转变成了 H_2O,电导率下降。样品阳离子转变为相应的碱,由于 OH^- 的电导率大于 Cl^- 电导率,因此提高了样品中离子的检测灵敏度。反应如下:

HCl 作洗脱液:$R{\text -}N(CH_3)_3^+OH^- + H^+ + Cl^- \rightarrow R{\text -}N(CH_3)_3^+Cl^- + H_2O$

样品离子:$R{\text -}N(CH_3)_3^+OH^- + M^+ + Cl^- \rightarrow R{\text -}N(CH_3)_3^+Cl^- + M^+OH^-$

树脂填充抑制柱的主要缺点是:

(1) 不能长时间连续工作,树脂上的 H^+ 和 OH^- 消耗后,需要停机并用酸或碱进行再生。

(2) 高容量离子交换树脂填充的抑制柱虽然具有较长的使用寿命,但死体积增大会使分离度降低。

(3) 对弱酸阴离子的排斥现象(Donnan 排斥):弱酸阴离子 NO_2^- 通过抑制柱时,由于抑制柱树脂具有高电荷密度,其离子交换位置带负电荷,NO_2^- 进入抑制柱时受到 Donnan 排斥,不能进入树脂微孔;当 NO_2^- 与抑制柱中的 H^+ 接触时,部分转变为不易离解的 HNO_2,HNO_2 不受 Donnan 排斥,可进入树脂微孔。随着抑制柱的 Na^+-H^+ 界面不断下移,NO_2^- 进入树脂微孔的程度不断改变,因此无法得到良好的重现性,甚至无法进行定量测定。

(二) 纤维膜抑制柱

纤维膜抑制器是第二代抑制柱(图 21-2)。纤维膜抑制柱通过管状离子交换纤维膜进行工作,管内淋洗液和管外再生液逆向流动。

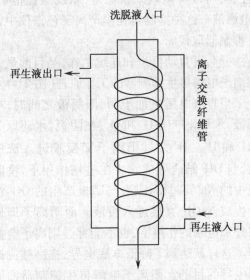

图 21-2 纤维膜抑制柱结构图

阴离子纤维膜抑制器的纤维膜上含有磺酸阳离子交换基团,纤维膜类似半透膜,只允许阳离子通过,不允许阴离子通过。当洗脱液(NaOH 或 NaHCO_3)通过纤维管时,Na^+ 被吸引到膜的磺酸基上;同时,来自再生液(硫酸或甲磺酸)的 H^+ 也被吸引到膜的表面,与洗脱液中的 OH^- 或 HCO_3^- 生成 H_2O 或 H_2CO_3。由于 H^+ 的消耗,使管外再生液中的 H^+ 不断地向管内洗脱液中扩散,为保持离子平衡,Na^+ 会不断由管内流入管外的再生液中。通过抑制反应,将高电导的 NaOH 或 NaHCO_3 转变为低电导的 H_2O 或 H_2CO_3。

阳离子纤维膜抑制柱的结构和原理与阴离子纤维膜抑制柱相同。纤维管含有进行阴离子交换的季铵基,管内洗脱液为盐酸,管外再生液为 $Ba(OH)_2$。通过抑制反应,将高电导的盐酸转变成低电导的水。

纤维膜抑制柱的优点是不需要停机再生,可连续工作;不存在填充抑制柱的 Donnan 排斥现象。缺点是工作原理依赖于扩散,抑制效果受到不同离子的扩散速率差异的限制;纤维管内径细小,管壁极薄,柱容量较低,机械强度较差,易产生小气泡阻塞纤维管并缩短纤维管的使用寿命,一般每半年左右需要更换离子交换膜;不适于梯度洗脱。

(三) 平板微膜抑制柱

平板微膜抑制柱与纤维膜抑制柱的抑制原理相同,具有三明治结构(图 21-3)。两片再生液通道和一片洗脱液通道均为磺化的离子交换网屏,中间为薄的离子交换膜。洗脱液流过中间网屏,再生液流过上下两片网屏,洗脱液和再生液沿网屏长度方向逆向流动。

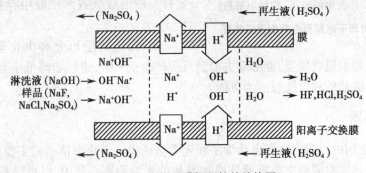

图 21-3 平板微膜抑制柱的结构图

平板微膜抑制柱也可连续工作。它的优点是结构紧凑,死体积小,具有较高的抑制容量,适用于梯度淋洗,但仍需要化学试剂提供抑制反应所需的 H^+ 和 OH^-。

（四）电化学抑制柱

目前常用的电化学抑制柱包括电渗析抑制柱和电解再生抑制柱两种。

电渗析抑制柱是根据电渗析原理,在电场和膜的共同作用下,离子作定性迁移,选择性地通过交换树脂膜除去洗脱液中的高电导离子,使洗脱液转化为低电导物质。渗析抑制柱的抑制容量很大,抑制反应受恒定的抑制电流控制,所以抑制效果很稳定,基线漂移很小。其不足之处在于必须定期更换两个电极室中的电解液。这种抑制器在国产离子色谱仪中曾被普遍采用,但现在已逐步被更先进的电解再生抑制器取代。

电解再生抑制柱将电解和离子交换膜结合在一起,可自动再生和连续工作,是目前最先进的抑制器。下面以 NaOH 洗脱液为例,介绍阴离子电解再生抑制器的工作原理(图 21-4)。

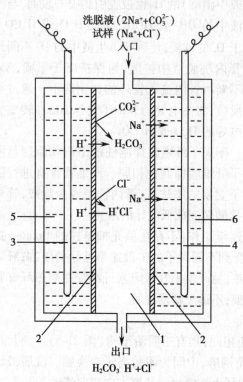

1. 抑制柱内腔空间;2. 阳离子交换膜;3. 阳极;4. 阴极;5. 阳离子电解液;6. 阳极电解液。

图 21-4 阴离子电解再生抑制器结构图

当直流电压施加于阴、阳两极之间时,在阳极,水氧化产生 H^+ 和 O_2;在阴极,水还原为 OH^- 和 H_2。H^+ 穿过阳离子交换膜进入洗脱液,与 OH^- 结合生成水。在电场作用下,洗脱液中的 Na^+ 穿过交换膜,与阴极产生的 OH^- 结合生成 NaOH 直接进入废液。而阴离子即使在外加电场的作用下,也不能穿过阳离子交换膜。这样就达到了降低本底电导,提高被测离子电导的目的。阳离子电解再生抑制器的原理类似,所不同的是采用阴离子交换膜。

电解再生抑制器的优点是:不需要化学再生液,而是通过电解水产生的 H^+ 和 OH^- 来满足抑制反应的需要,使用方便;平衡速度快;背景噪声低。

电解再生抑制器可以采用循环再生和外加水两种工作方式。循环再生是指采用抑制后的淋洗液作为电解水的水源,外加水方式是采用外接水源。由于循环再生模式使用方便,得到了广泛的应用。外加水模式主要用于测定样品浓度极低或淋洗液中存在有机溶剂的情况。

另外,将树脂填充和电化学再生结合起来,在抑制柱后增加脱气装置,能够除去抑制反应产生的 CO_2,进一步降低了背景电导,减小了水负峰,使碳酸盐的梯度洗脱成为可能。

四、检测器

离子色谱常用的检测方法有电化学法和光学法两类。电化学检测器主要有电导检测器和安培检测器;光学检测器主要有紫外检测器和荧光检测器。其中,以电导检测器最常用。紫外-可见光度检测器可以作为电导检测器的重要补充;安培检测器主要用于能发生电化学反应的物质;荧光检测器的灵敏度要比紫外吸收检测器高 2~3 个数量级,但在离子色谱中的应用比较少。

（一）电导检测器

电导检测器分为抑制型电导检测器和非抑制型电导检测器两类。

现代离子色谱中主要使用抑制型电导检测器。抑制型电导检测器是在分离柱和检测器之间加上了抑制柱。在抑制柱的作用下,将流动相中高电导率物质转变成低电导率物质,降低了背景电导,增强了样品离子的电导,大大提高了样品离子的检测灵敏度。抑制型电导检测器是高灵敏度的通用型检测器,可用于高浓度的洗脱液和高离子交换容量的分离柱,适于检测各种强酸、强碱以及阴、阳离子和有机酸,但不能检测两性分子,如氨基酸等。

非抑制型电导检测器通常采用苯甲酸盐、邻苯二甲酸盐、柠檬酸盐等电导率低的流动相,其背景电导对样品电导影响不大,因此不需抑制柱,检测器可直接与分离柱连接。非抑制型电导检测器结构比较简单,操作方便。但由于其对流动相的要求比较苛刻、检测灵敏度较低,所以目前应用较少。

（二）安培检测器

安培检测器是一种用于测量电活性待测物质在工作电极表面发生氧化或还原反应时所产生电流变化的检测器。在检测器工作电极和参比电极的两端施加恒定电位,施加的电位引起电活性物质在工作电极上被氧化或还原,得失的电子在电压的作用下产生电流而被检测。根据施加电位方式的不同,安培检测器可以分为直流安培检测器、脉冲安培检测器和积分安培检测器。

在直流安培检测器中,一个恒定的直流电位连续施加在工作电极上,被测物质经色谱柱分离后,在电极上发生氧化-还原反应,产生电流,电流的大小与被测物质的浓度在一定范围内成正比。直流安培检测器的灵敏度很高,可以测定 $\mu g/L$ 级的离子。

脉冲安培检测器在 3 个不同的间隔时间（t_1、t_2、t_3）内,快速、连续地施加 3 种不同的电位 E_1、E_2、E_3。其中,E_1 为工作电位,E_2、E_3 分别为清洗正电位和清洗负电位。仅在 t_1 时间内记录产生的电流。施加清洗电位的目的是清除电极表面沉积的反应产物,使电极恢复到未受污染的状态。金电极脉冲安培检测器可用于糖的分析,灵敏度和选择性都很理想。除此之外,脉冲安培检测器还可用于含有醇、乙醛、胺和含硫基团组分的测定。

积分安培检测器是一种新型脉冲安培检测器,它对工作电极施加的是对应时间波形的循环电位,通过连续对金属氧化物生成波形和氧化物还原波形的正、反方向的扫描得到测量电流的积分。波形的周期一般是 0.5~2 秒。相对于脉冲安培检测器,积分安培检测器有以下优点:①通过金属工作电极的氧化层,提高对催化氧化待测组分的检测灵敏度;②消除了来自氧化和还原反应的电荷,使其对基线的影响大大减小,从而得到更加平稳的基线。积分安培检测器可用于氨基酸的测定。

（三）紫外检测器

紫外检测的主要方法有直接紫外检测法、间接紫外检测法和衍生化紫外-可见检测法。

紫外检测器特别适用于在高浓度 Cl^- 存在条件下,测定样品中痕量的 NO_3^-、NO_2^-、Br^- 和 I^-。这是因为 Cl^- 没有紫外吸收,而上述阴离子有紫外吸收。但是,大多数无机离子没有紫外吸收或吸收很弱,所以直接紫外检测应用不多。

间接紫外检测法采用具有紫外吸收的物质作为洗脱液,检测无紫外吸收的离子。当溶质离子经过检测器时,由于紫外吸收信号减小,从而形成负峰。

衍生化紫外-可见检测法是将无紫外吸收或吸收很弱的物质通过衍生化反应,生成可用于紫外-可见检测的化合物,从而提高检测的灵敏度和选择性。衍生化方式通常分为柱前衍生化和柱后衍生化两种。相对而言,柱后衍生化应用更广泛。柱后可见光衍生化检测经常用于过渡金属离子的分析,将过渡金属离子柱流出物与显色剂反应,生成有色配合物后,在可见光波长下被检测。

（四）荧光检测器

除双氧铀根阳离子(UO_2^{2+})外,其他无机阴离子和阳离子均不发射荧光。因此,荧光检测器在离子色谱中的应用十分有限。目前,荧光检测器的主要应用是结合柱后衍生技术测定 α-氨基酸。

（五）电荷检测器

电荷检测器是近几年研制出的具有破坏性的离子色谱检测器,需串联在电导检测器之后使用。电导检测器只能对弱电解质的离解部分有响应,而电荷检测器的去离子化功能可将弱电解质进一步电离,并对去离子过程中发生的电荷转移进行测量。因此该检测器可对弱电解质有相对高的响应值。

第三节　离子色谱法的类型

离子色谱法有化学抑制型和非抑制型两大类。根据分离方式,化学抑制型离子色谱法又可分为高效离子色谱(high performance ion chromatography,HPIC)、高效离子排斥色谱(high performance ion exclusion chromatography,HPIEC)和离子对色谱(ion pair chromatography,IPC)3 种分离方式。但以高效离子色谱法的应用最为广泛。

一、高效离子交换色谱

（一）分离柱

1. 低容量阴离子交换分离柱　阴离子交换分离柱的填料主要是表面覆盖型薄壳阴离子交换树脂。树脂的内核为苯乙烯-二乙烯基苯共聚物(PS-DVB),核外是一层磺化层,最外层是粒度均匀的单层季铵化乳胶颗粒,以离子键结合在磺化层上(图 21-5)。由于树脂的表面完全被乳胶颗粒覆盖,所以乳胶的性质决定了固定相的选择性。这种类型的固定相性能主要由三个因素决定:PS-DVB 树脂的交联度、乳胶颗粒的材料、季铵功能基的类型和结构。

早期薄壳材料的核心颗粒采用 $15\sim40\mu m$ 的球型 PS-DVB 树脂。这种微粒的交联度一般为 2%~5%,有足够的物理稳定性,但没有足够的硬度,不允许使用有机溶剂,只能用水溶液作为流动相。使用交联度为 55% 的固定相是离子色谱发展的一大进步,可将有机溶剂如甲醇、乙醇、丙三醇、乙腈等,高浓度地加入流动相中,改善分离的选择性。

离子交换胶乳微粒直径一般为 $10\sim500nm$,以 200nm 最为通用。阴离子交换柱所用的胶乳主要由苯乙烯基氯或甲基丙烯酸缩水甘油酯的聚合物制备。甲基丙烯酸材料的性能优异,可用来分离溴酸根离子、亚氯酸根离子、氯酸根离子等。

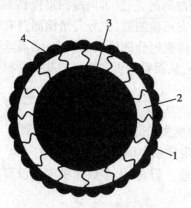

1. 活性物质;2. 表面磺化层;3. 树脂基核;4. 阴离子胶乳微粒。

图 21-5　表面覆盖型薄壳阴离子交换树脂

季铵功能基的结构也是影响选择性的重要因素。一般情况下,当功能基的体积增加时,亲水性多价阴离子(如 SO_4^{2-})的保留时间减少;亲水性一价阴离子受功能团大小的影响较小,当功能团体积增加时,保留时间略有增加;易极化的阴离子(如 Br^-、NO_3^- 和 I^-)受功能基水合作用的影响较大,当功能基的疏水性增大时,其保留时间减少。烷醇基季铵功能基树脂对 OH^- 的亲和力显著,被称为 OH^- 选择性树脂,适合于用氢氧化物作为淋洗液。例如:Ion-PacAS19 阴离子分离柱主要用于分析卤素含氧酸及饮用水、地表水、废水和其他复杂样品基体中的常见无机阴离子,以 NaOH 溶液为洗脱液进行梯度淋洗,可以一次分离 34 种无机和有机酸阴离子。

2. 低容量阳离子交换分离柱　目前,广泛应用的阳离子交换分离柱的填料主要是表面薄壳型树脂,树脂核是惰性 PS-DVB 共聚物,核的表面以共价键结合阳离子交换功能基。

早期的阳离交换功能基大多采用磺酸基,由于一价阳离子和二价阳离子在磺化阳离子交换剂上的保留行为差异太大,使得这两类离子的同时分析变得非常困难。近年来的研究表明,改变阳离子交换或离子交换功能基的密度可改变其选择性。IonPacCS12A 阳离子交换分离柱,使用接枝型羧酸和磷酸功能基的固定相(图 21-6);IonPacCS11 阳离子交换分离柱仍采用磺酸基固定相,但改变了交换基的密度。这两种分离柱都可以使用等浓度淋洗,一次进样,同时分离碱金属和碱土金属离子。

另有研究表明,以硅胶作固定相,利用硅胶本身的离子交换功能,采用添加了冠醚的淋洗液,也成功地同时分离了一价和二价阳离子。常见 HPIC 离子交换柱类型如表 21-1 所示。

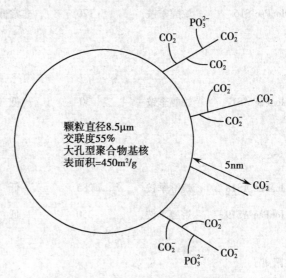

图 21-6　接枝弱酸型阳离子交换树脂

表 21-1　常见高效离子色谱的离子交换柱类型及应用

分离柱型号	功能基	柱容量(单位:$\mu mol \cdot L^{-1}$)	疏水性	推荐洗脱液	应用范围
阴离子					
IonPac AS9-HC	烷基季铵	190	中-低	$CO_3^{2-}+HCO_3^-$	无机阴离子和卤氧化物;高 Cl^- 中 NO_2^- 的分析
IonPac AS10	烷基季铵	170	低	OH^-	高 NO_3^- 基体中痕量无机阴离子的分析
IonPac AS11-HC	烷醇季铵	270	中-低	OH^-	未知样品中有机酸和无机阴离子的剖析图;一元羧酸分析;痕量有机酸和无机阴离子的大体积进样

续表

分离柱型号	功能基	柱容量（单位：$\mu mol \cdot L^{-1}$）	疏水性	推荐洗脱液	应用范围
IonPac AS14A	烷基季铵	120	中	$CO_3^{2-}+HCO_3^-$	常见阴离子分析；F^-的常规分析；用$B_4O_7^-$梯度洗脱分离常见阴离子、乙醇酸、乙酸和甲酸
IonPac AS15	烷醇季铵	225	中-高	OH^-	高纯水中痕量无机阴离子和低分子量有机酸；大体积分析 $\mu g/L$ 级阴离子
IonPac S16	烷醇季铵	170	非常低	OH^-	易极化阴离子：SCN^-、$S_2O_3^{2-}$、I^-和ClO_4^-；高电荷阴离子：多聚磷酸、多羧酸和多硫酸盐
IonPac AS17	烷醇季铵	30	低	OH^-	常见阴离子分析；F^-的常规分析；用OH^-梯度洗脱分离常见阴离子、乙酸、丙酸和甲酸
IonPac AS18	烷醇季铵	285	低	OH^-	分析常见阴离子
IonPac AS19	烷醇季铵	350	低	OH^-	无机阴离子和卤氧化物；BrO_3^-与Cl^-的分离
阳离子					
IonPac CS12	羧酸和磷酸	2 800	中-低	OH^-	碱金属、碱土金属
IonPac CS14	羧酸	1 300	低	MSA	碱金属、碱土金属、疏水性胺、烷基胺、芳香胺、二胺和季胺
IonPac CS15	羧酸/磷酸/冠醚	2 800	中-低	MSA 或 HCl	高钠低铵、高钾低铵和高铵低钠的样品
IonPac CS16	羧酸	8 400	中	H_2SO_4+乙腈	复杂基体、高离子浓度的样品和相邻两色谱峰浓度相差大的样品
IonPac CS17	羧酸	1 450	非常低	MSA	碱金属、碱土金属和多胺

（二）抑制柱反应

分析阴离子时，一般以 NaOH 或弱酸盐溶液作为洗脱液，可选用高容量的 H^+ 型阳离子交换树脂为抑制柱，抑制反应将洗脱液转变成了 H_2O 或弱酸。

分析阳离子时，一般用无机酸作为洗脱液，可用 OH^- 型阴离子交换树脂为抑制柱，将洗脱液转变成 H_2O。

（三）应用

随着技术的不断发展,目前 HPIC 广泛用于无机阴阳离子、多价阴离子、糖类、羧酸化合物、胺类化合物等的测定。

二、高效离子排斥色谱

（一）分离机制

高效离子排斥色谱(HPIEC)是利用 Donnan 排斥效应而建立起来的一种离子色谱技术。除此之外,离子排斥柱上还存在体积排阻和分配作用。

（二）固定相

最常用的 HPIEC 固定相是总体磺化的苯乙烯/二乙烯基苯 H^+ 型阳离子交换树脂。典型的离子排斥柱有 Ionpac ICE-AS1、AS5 和 AS6。ICE-AS1 为总体磺化阳离子交换剂,主要用于脂肪族一元羧酸的分离;ICE-AS5 和 ICE-AS6 的功能基有磺酸基和羧基。ICE-AS5 主要用于脂肪族二元和三元弱酸的分离;ICE-AS6 主要用于复杂基质或高离子强度样品中有机酸、羟基有机酸和醇类的分离,也可代替 ICE-AS1 和 ICE-AS5 柱。

（三）洗脱液

HPIEC 洗脱液的主要作用是改变溶液的 pH,控制有机酸的解离。对有机酸的分析,常用洗脱液是 HCl、H_2SO_4 或 HNO_3。若使用 Ag^+ 型阳离子交换剂作抑制柱的填料,只能用 HCl 作洗脱液;若直接用紫外光度法进行检测,最好用 H_2SO_4 作洗脱液;对于 ICE-AS5 分离柱,建议使用全氟丁酸作洗脱液。对于强保留的脂肪族一元羧酸和芳香羧酸,可在洗脱液中加入少量(1%~3%)有机溶剂如乙腈、丙醇或乙醇;也可以用电导率低的苯甲酸作洗脱液,改善羧酸的峰形;对于分析低摩尔电导的弱酸,可在洗脱液中加入少量"衍生剂"。例如分析硼酸时,可利用其能迅速与多元醇或 α-羟基酸反应生成强酸性络合物的特点,用酒石酸和甘露醇的混合液作洗脱液,提高对硼酸的检测灵敏度。

（四）抑制柱反应

对于阴离子 HPIEC 的洗脱液,目前常用的抑制柱是可连续再生的阳离子交换膜抑制器。阳离子交换膜是磺化的聚乙烯衍生物,对季铵离子有高的通透性。洗脱液在管内流动,再生液在管外逆向流动。用烷基磺酸($RSO_3^-H^+$)作洗脱液,再生液为氢氧化四丁基铵(TBA^+OH^-)。四丁基铵(TBA^+)通过交换膜进入洗脱液,抑制反应如下:

$$RSO_3^- + TBA^+ \longrightarrow RSO_3^- TBA^+$$

同时,洗脱液和有机酸的 H^+ 进入再生液,与 OH^- 中和生成水,除去了高电导率的 H^+。有机酸则从弱解离的分子状态转变成与 TBA^+ 结合的弱酸盐,检测灵敏度大大提高。

（五）应用

HPIEC 主要用于有机酸(pK_a 值为 1.5~7)和无机弱酸的测定,也可用于氨基酸、醛及醇的分离。

在相同的色谱条件下,有机酸的保留主要由其酸性的强弱决定,pK_a 越大,保留时间越长。有机酸的洗脱规则为:①同类羧酸,保留时间随碳链的增长而增加,如一元直链饱和羧酸的洗脱顺序为:甲酸、乙酸、丙酸;②被取代的羧酸,若取代基使酸的酸性增强,则保留时间缩短;取代基越多,保留时间越短;③一般二元酸在一元酸之前洗脱,如草酸在乙酸之前洗脱;④双链有机酸较对应的单链有机酸保留时间长,如丙烯酸较丙酸后流出;⑤芳香羧酸在树脂上保留较强,HPIEC 法对他们不灵敏。

HPIEC 对于无机弱酸的测定,比较成熟的应用包括硼酸、氢氟酸、亚砷酸、氢氰酸、氢碘酸、硅酸、碳酸等。另外,可同时测定多羟基醇是 HPIEC 的一大优势。

三、离子对色谱

(一) 分离机制

离子对色谱法(IPC)又称流动相离子色谱法。其主要分离机制是吸附。IPC 的固定相是高交联度、高比表面积的中性无离子交换功能基的聚苯乙烯大孔树脂或弱极性的十八烷基键合的硅胶。在流动相中加入的与待测离子电荷相反的离子,称为平衡离子;能电离出平衡离子的试剂称为离子对试剂,如阴离子或阳离子表面活性剂。试样中待测离子 B^+ 与流动相中的平衡离子 X^- 形成电中性的离子对 BX,IPC 的分离取决于这种中性离子对在亲水性的流动相和疏水性的固定相(有机相)之间的分配平衡:

$$B^+_{水}+X^-_{水}\Longrightarrow[BX]_{水}$$
$$[BX]_{水}\Longrightarrow[BX]_{有机}$$

总的平衡可写成:

$$B^+_{水}+X^-_{水}\Longrightarrow[BX]_{有机}$$

平衡常数 K_{BX} 为:

$$K_{BX}=\frac{[BX]_{有机}}{[B^+]_{水}[X^-]_{水}}\tag{式 21-2}$$

若以水作为洗脱液,离子对 BX 在两相中的分配系数 K 为:

$$K=\frac{[BX]_{有机}}{[B^+]_{水}}\tag{式 21-3}$$

合并两式,可得:

$$K=K_{BX}[X^-]_{水}\tag{式 21-4}$$

由式 21-4 可见,离子对 BX 在两相间的分配系数与离子对的平衡常数和平衡离子的浓度有关。K_{BX} 和$[X^-]$越大,K 越大,离子对在有机相中浓度越大,越容易分配在固定相中。

(二) 影响保留值的参数

影响 IPC 保留值的主要参数有离子对试剂、有机改进剂和无机添加剂的类型和浓度以及洗脱液的 pH。常用于 IPC 的离子对试剂和有机改进剂,见表 21-2。

1. 离子对试剂　选择离子对试剂应遵循两个规则:①分离亲水性离子,应选择疏水性离子对试剂,如氢氧化四丁基胺;分离疏水性离子,应选择亲水性离子对试剂,如 NH_4OH;②选择相对分子质量较小的离子对试剂往往有利于分析。因为此时被测离子的结构和性质对离子对化合物的影响较大。

离子对试剂的浓度增加时,被分离化合物的保留值也增加。但固定相表面与离子对试剂间的静电斥力会限制柱容量的增加。另外,当使用电导检测器时,离子对试剂的浓度受抑制柱容量的限制。通常,分子量较大的离子对试剂的浓度应小于 5mmol/L;分子量较小的离子对试剂的浓度可大于 5mmol/L。

表 21-2　用于 IPC 的离子对试剂和有机改进剂

待测组分	离子对试剂浓度 （单位：$mmol \cdot L^{-1}$）		有机改进剂 CH_3CN 浓度（单位：%）	其他改进剂 $NaCO_3$ （单位：$mmol \cdot L^{-1}$）
F^-、Cl^-、NO_2^-、NO_3^-	TBAOH	2.0	8	
HPO_4^{2-}、SO_4^{2-}	TBAOH	2.0	8	0.6
I^-、SCN^-	TBAOH	2.0	15	
芳香族磺酸盐	TPAOH	2.0	20	
烷基磺酸盐（C=5~8）	TBAOH	2.0	28	
$Fe(CN)_6^{3-}$、$Fe(CN)_6^{2-}$	TBAOH	2.0	30	0.5
柠檬酸盐	TBAOH	2.0	35	0.5
烷基磺酸盐（C>8）、硫酸盐	NH$_4$OH	10.0	30	
乙酸胺	$CH_3(CH_2)_5SO_3H$	—	—	

注：TBAOH 为氢氧化四丁基铵；TPAOH 为氢氧化四丙基铵。

2. 有机改进剂　在洗脱液中加入有机改进剂以增加洗脱液的疏水性，可使流动相更易接近疏水性的固定相，从而改变离子与固定相的亲和力，减少保留时间和改进分离的选择性。有机改进剂的作用有两种方式：①与离子对试剂竞争固定相表面的吸附位置，从而降低色谱柱的有效容量；②降低流动相的极性，影响离子对化合物在疏水环境中的分配。

有机试剂改进剂的最佳浓度取决于离子对试剂的疏水性。加入有机改进剂，对疏水性组分的色谱峰形有明显的改善，缩短分离时间；但对于亲水性组分的影响不大。被测组分的疏水性越强，所需有机改进剂的浓度越高。

常用的有机改进剂见表 21-2。其中以乙腈为最好，因为它与水的混合物黏度低，而且与水的混合吸热反应使淋洗液不易产生气泡。

另外，实验证明，在洗脱液中加入无机添加剂，如碳酸钠，可改善二价或多价态阴离子的分离效果，但其作用机制尚不清楚。对于多价离子的分离，经常需要向洗脱液中加入适量的酸或碱以改变 pH。pH 的改变可使多价离子的分离效果得到改善，还可避免在酸性或减碱性介质中某些不良反应的发生。

（三）抑制柱反应

在 IPC 中，抑制柱的作用是消除洗脱液中的离子对试剂，将待测离子转变成对应的酸或碱。

在阴离子 IPC 中，采用 H^+ 型抑制柱，抑制反应为：①离子对试剂（$R_4N^+OH^-$）中的阳离子（R_4N^+）被除去，OH^- 与树脂上的 H^+ 中和生成水。②待测离子 A^- 转变为 HA。即：

$$R_4N^+OH^- + R\text{-}H^+ \longrightarrow R\text{-}N^+R_4 + H_2O$$
$$R_4N^+A^- + R\text{-}H^+ \longrightarrow R\text{-}N^+R_4 + HA$$

由于 R_4N^+ 与阳离子交换膜有较强的亲和力，因此需在再生液中加入 H_2SO_4，以增加 R_4N^+ 和 H^+ 通过离子交换膜的驱动力。

在阳离子 IPC 中,采用 OH^- 型抑制柱,抑制反应为:①离子对试剂($RSO_3^-H^+$)中的阴离子(RSO_3^-)被除去,H^+ 与树脂上的 OH^- 中和生成水。②待测离子 M^+ 转变为 MOH。即:

$$RSO_3^-H^+ + R\text{-}OH^- \longrightarrow RSO_3^-\text{-}R + H_2O$$
$$RSO_3^-M^+ + R\text{-}OH^- \longrightarrow RSO_3^-\text{-}R + MOH$$

(四) 应用

IPC 可用于分离多种大分子量的阴、阳离子,特别是带局部电荷的大分子(如表面活性剂)以及疏水性阴、阳离子的分离,如大分子的脂肪族羧酸、脂肪族和芳香族磺酸类、季铵化合物、金属配合物等。

第四节 色谱条件的选择

一、影响色谱峰扩张的因素

在色谱速率理论中,Van Deemter 方程描述了影响峰扩张的各种动力学因素,即塔板高度的大小由涡流扩散项、纵向扩散项和传质阻力项的总和决定。Giddings 提出涡流扩散项和流动相扩散项是相互影响的,二者对峰扩张的贡献小于它们的单独贡献之和,速率理论方程偶合式如下:

$$H = \left(\frac{1}{A} + \frac{1}{C_m u}\right)^{-1} + \frac{B}{u} + C_s u + C_{sm} u \qquad (式\ 21\text{-}5)$$

式中,C_m、C_s、C_{sm} 分别为流动相、固定相和静态流动相中的传质阻力系数。该方程式也可表达为:

$$H = H_A + H_d + H_s + H_{sm} \qquad (式\ 21\text{-}6)$$

式中,H_A、H_d、H_s、H_{sm} 分别为偶合项、纵向扩散、固定相内传质阻力、静态流动相传质阻力对塔板高度的贡献。

(一) 偶合项(H_A)

$$H_A = \left(\frac{1}{A} + \frac{1}{C_m u}\right)^{-1} \qquad (式\ 21\text{-}7)$$

A 为涡流扩散项:

$$A = 2\lambda d_p \qquad (式\ 21\text{-}8)$$

λ 为与柱填充结构有关的因子,d_p 为树脂的粒径。

在固定相颗粒间移动的流动相,处于不同层流时具有不同的流速。溶质在靠近固定相颗粒边缘的流动相层流中的移动比中心层流中慢,因而形成峰扩张,这种现象称为流动相传质阻力($C_m u$):

$$C_m u = \frac{Q u d_p^2}{D_m} \qquad (式\ 21\text{-}9)$$

Q 为与柱填充结构有关的因子，D_m 为溶质在流动相中的扩散系数。

因此，偶合项 H_A 为：

$$H_A = \left(\frac{1}{A} + \frac{D_m}{Q u d_p^2} \right)^{-1} \qquad （式21-10）$$

由上式可见，当流动相的线速度 u 很高时，H_A 趋近于 A，受涡流扩散控制；当 u 较低时，H_A 趋近于 $C_m u$，受流动相传质阻力控制。

（二）纵向扩散项（H_d）

纵向扩散是由于组分分子在柱内存在浓度梯度而引起的。纵向扩散项对塔板高度的贡献 H_d 为：

$$H_d = \frac{B}{u} = \frac{2 r D_m}{u} \qquad （式21-11）$$

式中，r 为与填充柱均匀程度有关的系数；D_m 为溶质在流动相中的扩散系数。

在离子色谱中，D_m 值一般很小，约为 $10^{-5} \mathrm{cm}^2/\mathrm{s}$，所以 H_d 对塔板高度的影响可以忽略不计。

（三）固定相内传质阻力项（H_s）

固定相内传质阻力是在组分分子从流动相进入到固定液内进行质量交换的传质过程中产生的。由于离子交换树脂为多孔性结构，所以 H_s 对塔板高度的贡献较为明显。对于球形离子交换树脂固定相，固定相内传质阻力对塔板高度的贡献 H_s 为：

$$H_s = C_s u = \frac{q k d_p^2}{D_s (1+k)^2} u \qquad （式21-12）$$

式中，D_s 为溶质在树脂相内的扩散系数，一般为 $10^{-8} \sim 10^{-5} \mathrm{cm}^2/\mathrm{s}$，；$k$ 为容量因子，q 为构型因子，对于薄壳离子交换树脂，q 值与薄壳树脂球外径和内层实心核半径有关。

（四）静态流动相传质阻力项（H_{sm}）

由于离子交换树脂的多孔性，会使部分流动相滞留在微孔内，这部分流动相一般是静止不动的。流动相中的溶质要与固定相进行质量交换，必须先从流动相扩散到此滞留区。由于孔有一定的深度，试样分子扩散到孔中的路径各不相同。因此，回到流动相的先后也不相同，从而引起色谱峰扩展。固定相中的微孔越小越深，静态流动相传质阻力就越大，对峰扩展的影响也越大。静态流动相传质阻力对塔板高度的贡献 H_{sm} 为：

$$H_{sm} = C_{sm} u = \frac{(1-\varphi+k)^2 d_p^2}{30(1-\varphi)(1+k)^2 r D_m} u \qquad （式21-13）$$

式中，为颗粒的孔隙率；r 是与颗粒内孔道弯曲程度有关的系数。

由此可见，在离子色谱中，采用小粒径的柱填料、低黏度流动相、降低流速、提高分离温度，有利于提高柱效。

二、树脂的选择

在抑制型离子色谱中，待测离子的洗脱顺序主要由带电荷的溶质与离子交换树脂之间的相互作用决定。离子交换树脂对溶液中的不同离子有不同的亲和力,即对它们的吸附具有选择性。

1. 对阳离子的吸附 在阳离子交换柱上,高价阳离子通常被优先吸附,而对低价阳离子的吸附较弱。在同价的同类离子中,直径较大的离子被吸附较强。一些阳离子被吸附的顺序为:$Fe^{3+}>Al^{3+}>Pb^{2+}>Ca^{2+}>Mg^{2+}>K^+>Na^+>H^+$。

2. 对阴离子的吸附 强碱性阴离子树脂对常见离子吸附的一般顺序为:$SO_4^{2-}>NO_3^->Cl^->HCO_3^->OH^-$;弱碱性阴离子树脂对阴离子的吸附的一般顺序为:$OH^->$柠檬酸根$>SO_4^{2-}>$酒石酸根$>C_2O_4^{2-}>PO_4^{3-}>NO_2^->Cl^->CHCOO^->HCO_3^-$。

按物理结构的不同,离子色谱法所用离子交换树脂可分为微孔型(或凝胶型)、大孔型和薄壳型三种。它们的性能和适用范围均不同。

微孔型离子交换树脂的特点是:①孔径小,如交联度大于 8% 的孔径小于 5×10^{-3}mm;②交换容量较大,对于一价阴离子的交换容量达每克干树脂 3.4~4mmol;一价阳离子的交换容量达每克干树脂 4.5~5.2mmol。这类树脂已用来制作抑制柱填料,并广泛用于小分子化合物的分离。

大孔型离子交换树脂(macroreticular ion exchanger)在树脂骨架中有直径为数十纳米的大孔结构,交换容量范围较宽,适合于大分子化合物的分离。

薄壳型离子交换树脂是离子色谱中使用最为广泛的一种交换树脂,其又分为两种,即表面薄壳型离子交换树脂和表面覆盖型离子交换树脂。表面薄壳型离子交换树脂用于阳离子分离,具有较高分离效能,但交换容量较小;表面覆盖型离子交换树脂用于阴离子分离,分离效能高,平衡时间短,使用寿命长。

通常,交联度高的树脂对离子的选择性较强,大孔结构树脂的选择性小于微孔型树脂,这种选择性在稀溶液中较大,在浓溶液中较小。

三、洗脱液的选择

(一)常用洗脱液

在抑制型离子色谱法中,洗脱液必须具备的条件:①应能从离子交换基团上置换出溶质离子;②洗脱液通过抑制器时,能与抑制柱反应,反应产物为电导率极低的弱电解质或水。常用的洗脱液是无机弱酸盐。表 21-3 和表 21-4 列出了几种常用的洗脱液。用于阴离子分析的流动相主要有 $NaOH$、$NaHCO_3$、Na_2CO_3、$Na_2B_4O_7$、邻苯二甲酸盐等;用于阳离子分析的流动相主要有 HCl、HNO_3、苯二胺盐酸盐等。

表 21-3 阴离子交换色谱中常用的洗脱液

洗脱液	洗脱离子	抑制反应产物	淋洗离子强度
$Na_2B_4O_7$	$B_4O_7^{2-}$	H_3BO_3	极弱
$NaOH$	OH^-	H_2O	弱
$NaHCO_3$	HCO_3^-	CO_2+H_2O	弱
$NaHCO_3+Na_2CO_3$	$HCO_3^-+CO_3^{2-}$	CO_2+H_2O	中
Na_2CO_3	HCO_3^-	CO_2+H_2O	强

表 21-4　阳离子交换色谱中常用的洗脱液

洗脱液	洗脱离子	抑制柱树脂类型	抑制反应产物
HCl	H^+	OH^-	H_2O
HNO_3	H^+	OH^-	H_2O
苯二胺盐酸盐	苯二胺-H^+	OH^-	H_2O

在非抑制型电导检测阴离子交换色谱体系中,柱流出物直接流入电导检测池进行检测(直接电导检测法)。要使检测离子具有较高的检测灵敏度,就要求流动相的背景电导很低。所以,这类洗脱液都是弱电解质,如游离羧酸(如烟酸、苯甲酸、柠檬酸、水杨酸等)和羧酸盐(苯甲酸钠、邻苯二甲酸氢钾)。

(二) 洗脱液的选择

离子交换色谱分离是基于洗脱离子与待测离子之间对树脂有效容量的竞争。为了得到有效的竞争,待测离子和洗脱离子应具有相近的亲和力。选择洗脱液的一般原则为:

1. 对于在 Cl^- 之前洗脱的弱保留组分,如 F^-、CN^-、S^{2-}、甲酸、乙酸等,一般用 pKa 大于 6 的弱酸盐洗脱液,如 $NaHCO_3$、Na_2CO_3、$Na_2B_4O_7$ 和 NaOH。

2. 多价阴离子,电荷数高,与阴离子交换剂亲和力强,如 PO_4^{3-}、AsO_4^{3-} 和多聚磷酸盐等,应选择中等强度的洗脱液,如 $NaHCO_3$-Na_2CO_3。

3. 对于半径较大、疏水性强的高保留组分,如 I^-、SCN^-、$S_2O_3^{2-}$、苯甲酸、柠檬酸等,单纯使用中等强度的洗脱液往往难以获得良好的分离效果。可在洗脱液中加入适量极性的有机改进剂(如甲醇、乙腈和对氰酚),其主要作用是占据树脂的疏水位置,减少待测离子与树脂间的吸附作用,从而缩短这些组分的保留时间并改善峰形。

另外,在选择洗脱液时,还应考虑洗脱液浓度和 pH 对保留时间的影响。

洗脱液的浓度越高,从树脂上置换溶质离子越有效,可缩短溶质离子的洗脱时间。洗脱液浓度的改变对保留时间的影响,主要取决于溶质和洗脱离子的电荷数。研究表明,改变洗脱液浓度,对二价离子保留时间的影响大于一价离子。因此,在离子色谱中普遍采用改变洗脱液浓度的方法,来改变对一价和二价离子的选择性,特别是以 OH^- 为洗脱液时。

在阴离子分离中,若洗脱液为弱酸、弱酸盐,洗脱液 pH 的改变将影响酸的解离,从而影响洗脱液的洗脱能力。用弱碱性洗脱液分离阳离子时也有相同现象。

同样,pH 的改变还影响多价态溶质离子的存在形式。例如:用 0.001mol/L NaOH 作洗脱液(pH=11)分离 F^-、Cl^-、NO_2^-、PO_4^{3-}、Br^-、NO_3^- 和 SO_4^{2-} 时,由于洗脱液的强度不足,致使 SO_4^{2-} 不被洗脱;在 pH=11 时,磷酸以 PO_4^{3-} 和 HPO_4^{2-} 形式存在,电荷增加导致保留时间增加,此时 PO_4^{3-} 也不被洗脱。若改用缓冲溶液(2.7mmol/L Na_2CO_3+0.30mmol/L $NaHCO_3$)作流动相,使用紫外检测器或化学抑制型电导检测器,可同时定量检测饮用水中 F^-、Cl^-、NO_2^-、PO_4^{3-}、Br^-、NO_3^- 和 SO_4^{2-} 7 种离子。

在 HPIEC 中,洗脱液 pH 的改变影响有机弱酸的解离。pH 增高,解离程度增大,保留时间缩短。

四、流速的选择

在离子色谱中,使用较低的流动相流速,有利于提高柱效,一般流速小于 1ml/min。在分离效果较好的前提下,增加流速,可缩短分析时间,提高工作效率。对于复杂组分的分析检测,宜采用梯度洗脱方式。

第五节　定性定量分析及应用

一、定性分析

离子色谱定性分析的依据是保留时间。主要的定性方法是直接与标准品对照和标准加入方法。这两种方法都要求未知组分与标准品的测定必须在完全相同的色谱条件下进行。

然而,在一根色谱柱上仅用保留值鉴定组分有时不一定可靠,因为不同物质有可能在同一色谱柱上具有相近的保留值。为加强定性分析的可靠性,可采用双柱或多柱法进行定性分析,即采用两根或多根性质不同的离子色谱柱进行分离,若未知组分与标准品在不同柱子上的保留时间都相同,说明样品与标准品相同。所用色谱柱性质差异越大,定性结果的可靠性越大。

另外,使用二极管阵列检测器进行离子色谱分析时,除比较未知组分与标准品的保留时间外,还可比较两者的紫外 3D 光谱图,若保留时间相同且光谱图一致,则可基本认定两者是同一物质。

二、定量分析

离子色谱的定量分析方法主要有外标法和标准加入法。

在色谱分析中,标准加入法是一种特殊的内标法,是在没有合适内标物的情况下,将待测组分的纯物质加入样品中,然后在相同的色谱条件下,测定加入纯物质前后待测组分的峰面积或峰高,从而计算待测组分的含量。该定量方法的优点是:不需要另外的标准物质作为内标物,操作简单。缺点是:要求两次色谱测定条件完全一致,否则将引起分析误差。

其他定量方法在前面章节中已详细介绍,这里不再赘述。

第六节　离子色谱法的应用

离子色谱在分析方面的优势主要体现在其对多种无机阴离子的同时测定,现能测定的无机阴离子已达 50 余种。也可用于金属阳离子、有机酸碱、糖类、氨基酸、肽类等化合物的分析。

1. 水中阴离子的测定　图 21-7 为水中多种阴离子的离子色谱图。分离柱:IonPac AS14;洗脱液:4.8mmol/L Na_2CO_3+0.6mmol/L $NaHCO_3$;流速:1.5ml/min;检测器:抑制型电导检测器;进样量:10μl。

2. 饮料中有机酸的测定　有机酸是果汁饮料中主要的风味营养物质,它的含量高低与果汁饮料的品质有极密切的关系。采用离子排斥色谱法测定果汁饮料中有机酸的含

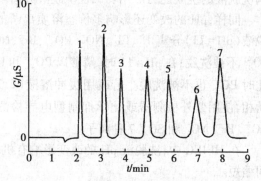

1. F^-;2. Cl^-;3. NO_2^-;4. Br^-;5. NO_3^-;6. HPO_4^{2-};7. SO_4^{2-}。

图 21-7　水中 7 种常见阴离子的离子色谱图

量,具有分析速度快、结果准确度高、检测组分多等特点。

图 21-8 为 13 种有机酸混合标准溶液的离子色谱图。色谱柱:AS6;洗脱液:0.4mmol/L 全氟丁酸;流速:1.5ml/min;检测器:抑制型电导检测器。

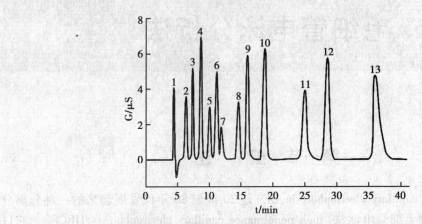

1. 草酸;2. 酒石酸;3. 柠檬酸;4. 羟基丁二酸;5. 羟基乙酸;6. 甲酸;7. 乳酸;8. α-羟基丁酸;9. 乙酸;10. 丁二酸;11. 富马酸;12. 丙酸;13. 戊二酸。

图 21-8　13 种有机酸混合标准溶液的离子色谱图

（王　晖）

参 考 文 献

[1] 牟世芬,朱岩,刘克纳.离子色谱方法及应用.3 版.北京:化学工业出版社,2018.
[2] 杜晓燕.现代卫生化学.2 版.北京:人民卫生出版社,2009.
[3] 康维钧.卫生化学.8 版.北京:人民卫生出版社,2017.

第二十二章

毛细管电泳分析法

第一节 概 述

毛细管电泳法（capillary electrophoresis，CE）是 20 世纪 80 年代发展起来的一种分离分析技术，又称为高效毛细管电泳法（high performance capillary electrophoresis，HPCE）。它以弹性石英毛细管为分离通道，样品注入后，在高压直流电场的驱动下，根据各组分之间淌度和/或分配系数不同而进行分离。CE 是电泳和现代色谱相结合的产物，具有高效、高速、灵敏、消耗低、应用范围广等优点。其柱效远高于高效液相色谱法（HPLC），理论塔板数可以达数百万；CE 分离分析通常不超过 30 分钟，有些甚至在数十秒钟内完成；样品用量少，进样体积通常为 1~50nl；分离成本低，仅需低廉的毛细管和少量流动相；应用广泛，可分离测定有机物、无机物、生物分子等，还可用于细胞和病毒等颗粒的分析。

传统的平板电泳因电泳时产生的焦耳热，会引起平板中心到两侧的径向温度、黏度和速度梯度，从而造成区带展宽，分离效率下降。电压的增大可以提高电泳速度，但焦耳热亦会急剧增大，因此传统电泳的分离速度较难得到有效的提高。毛细管电泳采用散热率很高的小内径毛细管，在很大程度上降低了焦耳热的产生，使其能采用高电压，大大提高了电泳速度和分离效率。近年来，随着科技的发展，毛细管电泳在分离模式、检测技术、仪器自动化、集成化等方面有了长足的进步，在各个领域的应用越来越广泛。

一、基本概念

在毛细管电泳中，物质粒子主要有两种运动：电泳和电渗，物质粒子在毛细管中的运动速度是这两种运动速度的矢量和，通过控制和改变粒子的电泳和电渗，使不同的物质在毛细管中的移动速度不同而实现分离，这就是毛细管电泳的分离原理。

（一）电泳和电泳淌度

在电场作用下，荷电粒子在一定介质中，以一定的速度向其所带电荷相反的电极方向定向迁移称为电泳（electrophoresis），不同的荷电粒子具有不同的电泳迁移速度，这是电泳分离的基础。

在电场作用下，带电粒子定向迁移的速度称为电泳速度 V_{ep}，它是电场强度 E 和电泳淌度 μ_{ep} 的乘积，可用下式表示：

$$V_{ep} = \mu_{ep}E = \mu_{ep} \cdot \frac{V}{L} \qquad \text{（式 22-1）}$$

式 22-1 中：E 为电场强度；μ_{ep} 为电泳淌度；V 为分离电压；L 为毛细管的总长度。

电泳淌度 μ_{ep} 指粒子在缓冲介质中,单位电场强度下的平均电泳速度,它是物质的物理化学常数,其值与离子的大小、溶液介质的黏度和离子的电荷数有关:

$$\mu_{ep} = \frac{Q}{6\pi\eta r} \qquad (式22\text{-}2)$$

式 22-2 中:μ_{ep} 为电泳淌度;Q 为离子的电荷数;η 为溶液的黏度;r 为离子半径。

通常可以查表得到绝对电泳淌度,它是根据溶质带有最大电量时测定并外推至无限稀释的条件下得到的物理常数。由实验测得的淌度称为有效淌度,与实际操作的条件,如电泳缓冲液的 pH、缓冲液的组成以及溶质的 pKa 值等有关。

(二) 电渗和电渗淌度

电渗(electroosmosis)或电渗流(electroosmotic flow,EOF)是指在外加电场下,毛细管内溶液整体发生定向移动的现象。

高效毛细管电泳(HPCE)常以石英毛细管为分离通道。当 pH>3 时,石英毛细管表面的硅羟基($\equiv$SiOH)部分离解为硅氧负离子($\equiv$SiO⁻),使管壁表面带负电。由于静电作用,溶液的水合正离子聚集在毛细管内表面形成双电层。双电层溶液一侧可分为两个部分,通过水合正离子中心连线构成的面称为吸附层(或称紧密层,Stern 层),约有一两个分子层的厚度;靠近 Stern 层的部分称为扩散层,其水合正离子浓度随着与表面距离的增加而迅速降低,逐渐接近溶液本体的浓度(图 22-1)。在外电场作用下,Stern 层与扩散层发生相对移动时的滑动面(即剪切面),对远离界面的流体中的某点(通常为双电层的游离部分起点)的电位称为 Zeta 电位或 ζ 电位。Zeta 电位受毛细管表面电荷多少、溶液离子强度和介质黏度等影响。

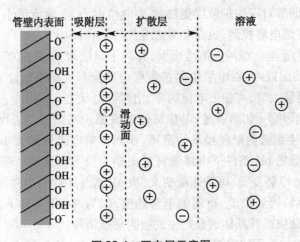

图 22-1　双电层示意图

当在毛细管两端施加电压时,聚集在管壁表面的正离子向负极移动。在正离子泳动的同时带动毛细管内溶液整体向负极移动,形成电渗流。电渗流的大小用电渗流速度 V_{eo} 表示,为电渗淌度 μ_{eo} 和电场强度 E 的乘积。电渗淌度即粒子在缓冲介质中,单位电场强度下的平均电渗速度,其表达式为式 22-3。从式中可知,μ_{eo} 与管壁的 Zeta 电势、黏度 η、介电常数 ε 等因素有关。即取决于电泳介质和双电层的 Zeta 电势,与毛细管材质、缓冲液性质、毛细管内壁性状等有关系。

$$V_{eo} = \mu_{eo} E = \frac{\varepsilon \zeta}{\eta} E \qquad \text{（式 22-3）}$$

式 22-3 中，ε 为溶液的介电常数；ζ 为 zeta 电位，mV；η 为介质的黏度。

在实际应用中，通常采用中性物质作为测定电渗的标记物，例如二甲基甲酰胺、二甲基亚砜、丙酮、甲醇等。可测定相应的实验参数后，按下式计算电渗速度：

$$V_{eo} = \frac{L_{ef}}{t_{eo}} \qquad \text{（式 22-4）}$$

式 22-4 中，L_{ef} 为毛细管有效长度，即从进样点到检测点的毛细管长度，cm；t_{eo} 为电渗流标记物迁移时间，即电渗标记物在 L_{ef} 段的停留时间，min。

二、影响电渗流的因素

电渗是毛细管电泳的基本现象之一，电渗流速度通常大于电泳速度，因此，毛细管电泳分离时，对于电渗流的控制更为重要。通过控制电渗流，可以控制组分的迁移速率和方向，进而影响毛细管电泳的分离效率。而且，在不同的毛细管中或相同的毛细管中的不同次运行时产生的电渗速度变化，往往是导致毛细管电泳分离分析中迁移时间重现性差的主要原因。影响电渗的因素很多，有电场强度、溶液黏度、介电常数和 ζ 电位等。其中，ζ 电位是影响电渗速度的主要因素，它又受到多个因素的影响，如温度、管壁材料、缓冲溶液组成和 pH、离子强度以及添加剂等。

（一）缓冲液组成的影响

1. 缓冲液种类的影响　在相同的缓冲液浓度及 pH 下，不同的缓冲试剂将产生不同的电渗控制效果，比如弱酸对应的扩散层更松散，ζ 电位更小，电渗流更小。在实际操作时，选择缓冲试剂不仅要考虑电渗控制，更需要考虑分离的选择性。

2. 缓冲液浓度的影响　缓冲液浓度增大，其离子强度增大，压缩扩散层使其变薄，把更多的反离子挤进滑动面以内，双电层中的扩散层电荷分布变得松散，ζ 电位变小，电渗流变小。当缓冲液浓度足够大时，可使 ζ 电位为零，出现等电状态。

3. 缓冲液 pH 的影响　如前所述，电渗流的形成源于毛细管内表面硅醇基的电离。缓冲液 pH 会影响石英毛细管内壁硅羟基的解离，从而影响电渗流的大小。当 pH 低于 3 时，电渗速度较低，在更低的 pH 条件下电渗流可反向朝正极方向移动。随着缓冲液 pH 增大，生成 SiO^- 数目增多，ζ 电势变负，电渗速度变大，当 pH 大于 10 时，电渗流基本不再增大。在较高 pH 条件下更容易得到稳定、重现的电渗速度，因为高 pH 条件下，毛细管壁不断被侵蚀，背景电解质中的杂质或其基体成分产生的吸附易被清除。

4. 添加剂的影响　为了取得好的分离效能，往往在缓冲液中加入一些试剂以改善电渗流，如有机溶剂、表面活性剂等。添加剂可影响毛细管管壁上的电荷数量及其分布，还可能改变电荷的性质，从而改变电渗流的大小甚至方向。

当在缓冲液中加入某些有机溶剂后，常会导致缓冲液介电常数和溶剂极性降低，导致 ζ 电势变小，电渗流减小。此外，由于电渗速度与溶液黏度成反比，水中加入有机溶剂后，溶液黏度增大，也会造成电渗速度降低。有机溶剂的加入还可以增加某些分析物的溶解度，扩大毛细管电泳的应用范围。

将少量表面活性剂加入缓冲液，能明显改变电渗流大小，甚至改变其方向。因为表面活性剂能特性吸附于毛细管内表面,使 ζ 电势大小和符号发生改变,如阳离子型表面活性剂能使 ζ 电势减小至零,甚至使 ζ 电势变成正值。

(二) 毛细管内表面化学修饰的影响

对毛细管内表面进行化学修饰主要用于减少蛋白质等物质的吸附,但同时也能改变电渗流的大小。化学修饰通常是在内表面直接涂渍一层聚合物,它对电渗流的影响决定于聚合物覆盖的程度、聚合物的结构及带电性质,如共价结合的聚乙二醇可使电渗流减小;带正电的聚乙烯亚胺以静电引力结合在内表面后,可使电渗流方向发生改变;涂渍非极性的聚甲基硅氧烷则能增大电渗速度。硅烷化亦是化学修饰常用的方法,即采用三甲基氯硅烷、十八烷基三氯硅烷等试剂和内表面的硅羟基进行硅烷化反应,消除内表面因硅羟基解离所带的负电荷,这种方法通常是为了减小或消除电渗流。

(三) 温度的影响

在毛细管电泳中,温度对离子的电荷、离子的水化数、离子扩散系数、离子氛的厚度、离子的松弛时间、溶液的黏度、溶液的 pH、溶液的介电常数和溶液中的化学反应等因素均有影响,直接影响分离重现性和分离效率,控制温度可以调控电渗流的大小。温度升高,缓冲液黏度降低,管壁硅羟基解离能力增强,电渗速度变大,分析时间缩短,分析效率提高。但温度过高,焦耳热效应增强,柱效降低,分离效率也会降低。

(四) 电场强度

电场强度直接影响电渗流的变化,电场强度增加可以增大电渗流,但场强越大,产生的焦耳热亦会增加。

三、高效毛细管电泳的基本参数

与高效液相色谱相比,高效毛细管电泳往往具有更高的柱效和分离效能。因为在高效液相色谱分离时,流动相液流由泵压驱动,为抛物状流型;而在毛细管电泳分离时,电渗流的流动为塞式流动,具有平面流型,不会引起样品区带增宽(图 22-2)。

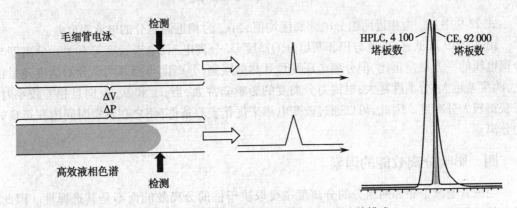

图 22-2　毛细管电泳和高效液相色谱中液流的模式

(一) 毛细管电泳的柱效

与色谱相同,毛细管电泳的柱效亦用塔板数 n 或塔板高度 H 来表示,即:

$$n = 5.54 \left[\frac{t}{W_{1/2}} \right]^2 \qquad \text{(式 22-5)}$$

$$H = \frac{L_{ef}}{n} \tag{式 22-6}$$

式 22-5 和式 22-6 中:n 为理论塔板数,t 为迁移时间,$W_{1/2}$ 为半峰宽,L_{ef} 为毛细管有效长度。

式 22-6 也可表示为:

$$n = \frac{VL_{ef}}{2DL}(\mu_{ep} + \mu_{eo}) \tag{式 22-7}$$

式 22-7 中:D 为样品的扩散系数,V 为毛细管两端电压,L 为毛细管的总长度,L_{ef} 为毛细管有效长度,μ_{ep} 为电泳淌度,μ_{eo} 为电渗淌度。对于柱上检测来说,有效长度通常会比总长度短 5~10cm,迁移时间和淌度由毛细管的有效长度确定,而电场强度由毛细管总长度确定,因此两者对分离效率都有影响。

由式 22-7 可见,增大毛细管两端的电压或有效长度,可提高分离效率;在相同条件下,扩散系数小的样品有较高的分离效率,而扩散系数与分子量的立方根成反比,蛋白质、DNA 等生物大分子扩散系数较氨基酸等小分子物质更小,因此可获得更高的分离效率。

(二)毛细管电泳的分离度

与色谱分析相同,分离度 R 可按下式计算:

$$R = \frac{2(t_{R1} - t_{R2})}{W_1 + W_2} \tag{式 22-8}$$

22-8 中:t_{R1} 和 t_{R2} 分别为相邻组分的迁移时间,W_1 和 W_2 分别为相邻组分的峰宽。

分离度还可以相邻两组分的淌度差和分离效率相关联:

$$R = \frac{1}{4\sqrt{2}} \times \Delta\mu_{ep} \sqrt{\frac{VL_{ef}}{DL(\bar{\mu}_{ep} + \mu_{eo})}} \tag{式 22-9}$$

式 22-9 中:$\bar{\mu}_{ep}$ 为相近两组分电泳淌度均值,$\Delta\mu_{ep}$ 为相近两组分的电泳淌度差。

由式 22-9 可见,分离度与相邻两组分的淌度差、分离电压、电渗淌度等有关。分离度与分离电压的平方根呈正比,但分离电压受焦耳热的限制;分离度与相邻两组分的淌度差呈正比,淌度差越大,分离度越大;电渗对分离度的影响非常大,当 μ_{ep} 和 μ_{eo} 反向且相差较小时,将获得较大分离度。因此,可以通过改变电渗来优化实验条件,使之在较短时间内获得良好的分离。

四、影响分离效能的因素

毛细管电泳中相邻两组分的分离度主要取决于柱的分离效能而不是其选择性。因此,影响柱效的因素,同时也影响分离度。影响毛细管电泳分离度的主要因素有背景缓冲液的性质、物质在毛细管中的扩散、进样塞长度、焦耳热、管壁吸附和电分散作用等。

(一)纵向扩散

毛细管内径细小,其径向扩散不显著,主要考虑纵向扩散引起的峰展宽。在毛细管电泳中,纵向扩散引起的峰展宽为 $\sigma^2 = 2Dt$(D 为扩散系数,t 为迁移时间),因此,扩散系数小的样品组分(如蛋白质等生物大分子)具有更高的分离效能。

（二）进样塞长度

当进样塞长度过长，甚至超过扩散引起的区带展宽时，分离效率和分离度都将变差。实际操作时进样塞长度小于或等于毛细管总长度的 1%～2%。如果采用内径为 50μm、长度为 70cm 的毛细管，1%的进样长度相当于进样体积约为 14nl。通常为了提高检测的灵敏度，在分离效率能满足的情况下，可以适当增加进样长度。

（三）焦耳热

电泳过程中会产生焦耳热，毛细管管壁的散热使管中心的温度高于管壁温度，从而产生温度梯度。该温度梯度可导致缓冲液的黏度变化，使得离子迁移速度的径向不均匀，破坏区带的平面流型，引起区带展宽。采用低的分离电压、细内径的毛细管和毛细管表面涂覆低导热的物质如聚酰亚胺等可减少焦耳热效应，能提高分离效能。

（四）管壁吸附效应

毛细管管壁对溶质的吸附不利于电泳分离。如前所述，在 pH>3 时毛细管管壁的硅羟基解离带负电荷，负电荷与正电荷溶质之间的静电引力可产生强烈的吸附作用。吸附效应使得同一物质粒子在毛细管中移动速度不同而产生区带展宽，导致电泳峰拖尾甚至不出峰。因为蛋白质和多肽所带电荷数多，管壁吸附效应尤为突出。加入中性盐、两性离子物质、提高缓冲液浓度、控制介质 pH 小于 3、对毛细管管壁进行涂层或共价改性等措施可减小甚至消除管壁的吸附效应。

（五）电分散作用和层流现象

当样品溶液与缓冲溶液的电导不同时，会引起各区带电场强度的变化而造成峰形畸变，这种现象叫做电分散（electrodispersion）作用。当样品区带的电泳淌度小于电泳缓冲溶液时，样品的电导率小于缓冲溶液中同电荷的离子，此时将出现前沿峰，反之则会出现拖尾峰。因此，电泳时尽量选择与样液淌度相匹配的背景电解质缓冲液。

如前所述，毛细管电泳的电渗流为平面流，但当毛细管两端存在压力差时，也会出现抛物线形层流，多发生于毛细管两端液面高度不同时，因此操作时需保持毛细管两端缓冲液平面高度相同。

第二节　毛细管电泳仪

毛细管电泳仪包括进样系统、高压电源、毛细管柱、填灌清洗系统、恒温装置、电极槽、铂丝电极、检测器及数据处理系统，结构示意图如图 22-3。样品通过进样系统进入毛细管中，在高电压下产生电泳和电渗运动，基于不同物质的移动速度不同而实现分离，分离后的组分分别流至毛细管末端进行检测，检测信号通过数据处理系统记录和处理。

一、进样系统

毛细管通道十分细小，所需样品量通常在 nl 级别，为了减小进样死体积，进样时通常让毛细管直接与样液接触。根据进样驱动力不同，毛细管电泳进样方式主要有流体力学进样和电动进样。电动进样特别适合黏稠样品，但容易产生电歧视效应，即电泳淌度大的组分进样量大，反之则小，一些淌度大且其电泳方向与电渗流方向相反的离子会进不了毛细管，这在一定程度上增大了方法的选择性。流体力学进样时不会发生歧视现象，但样品和背景同时被引进管中，选择性较电动进样差。两者进样量可以通过改变驱动力的大小或时间的长

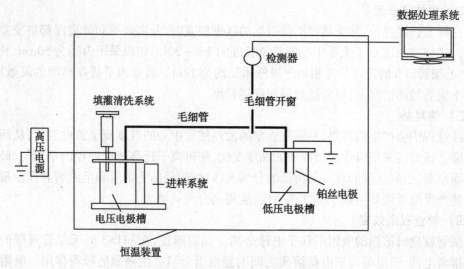

图22-3　毛细管电泳仪结构示意图

短来控制。因此,毛细管电泳进样系统通常包括动力控制、计时控制、电极槽、毛细管位置控制(毛细管卡槽)、样品/缓冲瓶及其托盘等构件。此外,为了提高检测的灵敏度还可以采用浓缩进样,也称堆积或聚焦进样。

（一）流体力学进样

流体力学进样通常以虹吸、在进样端加压或检测器端抽空等方法来实现。采用流体力学进样方式,进样量不受样品基质的影响,主要与毛细管的尺寸、缓冲液的黏度、所施加的压力和进样时间有关,进样体积可以通过 Hagen-Poiseuille 方程求出:

$$V=\frac{\Delta P d^2 \pi t}{128 \eta L}$$
（式 22-10）

式 22-10 中:V 为进样体积,ΔP 为加载毛细管两端的压力差,d 为毛细管的内径,t 为进样时间,η 为缓冲溶液的黏度,L 为毛细管的总长度。

通常进样的压力为 2.5~10kPa,进样时间为 0.5~5 秒。对于虹吸方式进样,可以采用式(22-11)求出压力差 ΔP:

$$\Delta P=\rho g \Delta H$$
（式 22-11）

式 22-11 中:ρ 为缓冲溶液的密度,g 为重力常数,ΔH 为毛细管两端口之间的高度差。

虹吸进样通常将样品池抬高 5~10cm 的相对高度,进样时间为 10~30 秒,为了取得好的进样重现性,应精确控制毛细管的温度以保持恒定的进样体积。

（二）电动进样

电动进样是通过在毛细管两端短时间施加电压,使样品通过电迁移进入毛细管。通常进样电压为分离电压的 1/5~1/3。电动进样的进样量取决于电渗流、样品的淌度和浓度、毛细管的尺寸等,进样量可由式 22-12 计算求出:

$$V=\frac{(\mu_e + \mu_{EOF}) E \pi r^2 ct}{L}$$
（式 22-12）

式 22-11 中:μ_e 为组分的电泳淌度,μ_{EOF} 为组分的电渗淌度,E 为进样电压,r 为毛细管的内径,c 为组分的浓度,t 为进样时间,L 为毛细管的总长度。

(三) 浓缩进样

浓缩进样的主要方式为电堆积进样,在流体动力进样及电动进样中均可实现。进样时,样品通常溶解于分离缓冲液中,以使得两者的离子强度基本一致,防止电分散作用使电泳峰发生畸变。堆积进样则需样品溶液的离子强度低于分离缓冲溶液,此时样品溶液的电导率低于缓冲溶液电导率,在样品区带内的电压梯度高于毛细管柱的其他部分,使得样品离子在高电压梯度下迁移速度加快。但迁移到缓冲溶液的边界时,又会在低电压梯度的作用下迁移速度变慢。进样持续一段时间后,样品离子便会在此边界处发生堆积,正离子的迁移方向与电渗流相同,堆积在样品区带的前沿。反之,负离子则堆积在样品区带的后沿。电堆积富集是通过两种溶液的电导率不同而实现,样品溶液越稀,电导率越低,富集效果越好,但同时渗透压亦增加,造成区带展宽更严重。通常情况下,缓冲溶液与样品溶液的离子强度比例为 5~15 倍为宜。

二、毛细管清洗和缓冲液填灌系统

装填缓冲液是毛细管电泳分离的基本要求,对毛细管进行清洗则是毛细管电泳保持分离效率和重现分离的保证。采用正压或负压均能实现毛细管的填灌或冲洗,所需的部件和压力进样一样,包括位置控制、压力控制、计时控制等部分。商品仪器通常与进样系统共享压力控制。正压则可用钢瓶气、空气压缩机或注射器(推)来施加,负压可由水泵、小型蠕动泵或由注射器(抽)来产生。采用正、负压实现清洗和填灌时,为了让系统达到一定的密闭性要求,通常采用密封垫(圈)进行各接口的密封。在许多实验室,注射器是更容易实现的加压和抽空方法,将 10~50ml 注射针筒固定于槽形结构中,同时利用弹簧来推动或抽拉活塞,就能使之产生所需的压力以完成缓冲液的灌填和毛细管的冲洗。

三、毛细管电泳电流回路

毛细管电泳电流回路系统通常由直流高压电源、电极、导线、电解质缓冲液等组成。

一般采用 0~±30kV 连续可调的直流高压电源,仪器操作过程中必须注意高电压的安全保护。理想电源应具有恒压、恒流、恒功率输出及梯度控制,电压输出精度高于 0.1%,电源电极可切换。电极通常由直径 0.5~1mm 的铂丝制成,进样和电泳时,电极和充填有缓冲液的毛细管均插入样品或缓冲液瓶中,施以电压,由此形成电流回路。

四、毛细管及其温度控制

通常使用内径为 25~75μm 的石英毛细管,总长度为 50cm 或 75cm,L_{ef} 一般为 30~70cm(常用:30cm),外涂聚酰亚胺以增强弹性和隔热。毛细管的内径和长度对分离效能均有影响,长度的影响在前面已有述及,毛细管内径越细,焦耳热越小,分离效能越好,但灵敏度会有所损失。为了改变电渗流,有时候需要对毛细管内壁进行涂层处理,涂层主要有物理涂敷、化学键合和交联等方式。

毛细管须在使用前根据检测要求进行必要的预处理,主要有开窗、清洗和涂层等。开窗即将检测部位的聚酰亚胺外涂层剥离,常用硫酸腐蚀法、灼烧法和刀片刮除法。毛细管的清洗对分离的重现性有着较大的影响,非涂层毛细管可用甲醇、水、NaOH、水、缓冲液顺序冲洗,涂层毛细管可用 HCl、水、缓冲液顺序冲洗,两次分析之间可用运行缓冲液清洗和平衡。

在电泳时通常需将毛细管置于恒温环境,以保证分离的稳定和重现。商品化仪器通常有温度控制系统,大多采用液冷方式进行,恒温精度可达±0.1℃。

五、检测系统

毛细管电泳可以联用多种检测手段,如光度、电化学、质谱等。商品化仪器多带有紫外和荧光检测器,部分配有与质谱联用的接口。为了减少死体积,通常采用柱上检测。

(一)紫外检测器

大多数有机物和生物大分子均对一定波长的紫外光有吸收,因此,紫外检测器(ultraviolet detector,UVD)是毛细管电泳最常用的检测器。由于进样体积极少,可以通过增加检测狭缝和检测长度、采用入射光聚光器等方式来提高紫外检测的灵敏度。紫外检测器的工作原理与紫外分光光度计相同,不同之处是石英毛细管具有良好的透光性,光源发出的光直接照射至开窗检测处即可被待测组分吸收,无需比色皿或流通池。

紫外检测分为直接紫外法和间接紫外法。无紫外吸收的组分可在进行衍生后进行直接紫外检测,亦可采用间接紫外检测,即在毛细管中充入具有强紫外吸收的缓冲液,当无紫外吸收的组分通过检测器时,引起背景吸收减弱而出现负吸收信号。直接紫外检测的检测限可达 $10^{-8} \sim 10^{-5}$ mol/L,间接检测的灵敏度通常比直接检测低 $10 \sim 100$ 倍。为了取得更多的紫外吸收信息,有些仪器配置了二极管阵列检测器。二极管阵列检测器是一种光学多通道检测器,它可构建多通道同时检测全部波长的光信号,对二极管阵列快速扫描采集数据,可得到组分的吸收光谱图,以及时间、光强度和波长的三维谱图,有助于未知组分或复杂组分的结构确定,也可进行峰纯度检查。

(二)激光诱导荧光检测器

由于受毛细管内径和进样量的限制,毛细管电泳-紫外检测的灵敏度较低。为了获得更高的检测灵敏度,激光诱导荧光(laser induced fluorescence,LIF)检测器是一个不错的选择。激光诱导荧光检测器是以激光为激发源,激光强度高,可聚焦成比毛细管更细的光束射入毛细管内部,激发组分发射强的荧光,其检测限可达 $10^{-12} \sim 10^{-10}$ mol/L,可检出单细胞和单分子。常用的激光器有 Ar 离子、He-Ne、固体和半导体激光器等,其中 Ar 离子激光器最常用,其主要输出波长为 488nm 和 514nm,可以满足 FITC、罗丹明等常用荧光标记染料的激发。因大多的化合物不具有天然荧光,通常需要对其进行荧光衍生或间接荧光检测,这使得其通用性较紫外检测器差。

(三)电化学检测器

常用的电化学检测器主要有安培检测器、电导检测器和电势检测器。高灵敏度的电化学检测器非常适宜和毛细管电泳联用,但因毛细管电泳的高工作电压会给检测器带来较大的干扰而没有得到普及,不少的研究采用了多种方式以减少这种影响,如离柱检测、柱端检测、高压电场隔离接口等。

(四)质谱检测器

质谱检测灵敏度高,还可提供被测分子结构等信息,提高了分析的定性能力,是理想的检测器。许多商品化毛细管电泳仪可外接质谱检测器,其接口技术也是目前的研究热点。有多种电离源成功用于毛细管电泳-质谱检测,如电喷雾电离(electrospray ionization,ESI)、大气压化学电离(atmospheric pressure chemical ionization,APCI)、基体辅助激光解吸离子化(matrix-assisted laser desorption ionization,MALDI)等,ESI 是应用最广泛的一种。

除上述检测器外,毛细管电泳还可联用化学发光检测器,其灵敏度比紫外检测器高上万倍,应用最多的是鲁米诺体系。此外,电致化学发光也已成功用于毛细管电泳检测。

六、数据处理系统

数据处理系统多采用电子计算机及专用软件,对分析过程进行控制和实时记录,并在分析完成后对图谱进行相应的数据处理。

第三节　毛细管电泳常用的分离模式

随着毛细管电泳技术的不断发展和完善,越来越多的分离模式被开发和应用,多样的模式给样品分离提供了更多的选择。至今为止,毛细管电泳至少有 7 种分离模式:毛细管区带电泳、毛细管凝胶电泳、毛细管等电聚焦、毛细管等速电泳、亲和毛细管电泳、胶束电动毛细管色谱和毛细管电色谱。

一、毛细管区带电泳

毛细管区带电泳(capillary zone electrophoresis,CZE)是在一根毛细管空柱中,注入具有一定 pH 的缓冲液,待测物质在高压电场和电渗流驱动下,因具有不同的荷质比而拥有不同的迁移速度,从而得以分离。CZE 是毛细管电泳中最简单、最基本、应用最为广泛的一种分离模式,前面所述的原理就是基于此种模式阐述的。在进行毛细管区带电泳时,电渗流的作用最为显著,因此影响其大小和方向的因素必须加以优化和控制。

(一)缓冲溶液的选择

缓冲液是影响电渗流的主要因素,其选择是毛细管区带电泳条件优化中的关键参数,主要包括缓冲液的种类、pH 和浓度。

1. 缓冲溶液种类　为了获得高的分离效能和良好的精密度,缓冲溶液通常要求:在实验的 pH 范围内有较强缓冲能力;具有低的背景吸收;具有较低的电导和淌度,以降低所产生的电流;尽可能采用酸性缓冲溶液,可降低吸附和电渗。

毛细管区带电泳常用的缓冲体系有磷酸盐、硼酸盐、Tris-盐酸、乙酸盐缓冲液等。不同的缓冲液有各自的特点,如磷酸盐具有很宽的缓冲范围和低紫外背景吸收,但具有较大的电导,电泳时容易产生较大的电流和焦耳热;Tris 和硼酸缓冲液电导较小,却有较强的紫外吸收。

2. 缓冲溶液的浓度　工作电压一定时,缓冲液的浓度决定了电泳产生的焦耳热的大小,而且会引起溶液黏度、扩散系数及 ζ 电势等的变化,对分离效率有着较大的影响。通常增加缓冲液浓度可降低电渗流速度,使迁移时间延长,有利于组分的分离,但同时电流亦会增大,从而产生更高的焦耳热,引起峰形展宽。此外,高浓度的缓冲溶液可以减小毛细管管壁的有效电荷,限制待测组分与管壁的相互静电作用,从而提高分离效率。

3. 缓冲溶液 pH　因毛细管内壁硅羟基的电离随 pH 的增加而增加,在高 pH 时,硅羟基的电离趋于完全,电渗流达到最大且趋于平缓。因此,缓冲液的 pH 也是决定分离效能的重要参数。缓冲液 pH 还会影响待测物质的解离,例如蛋白质分离时,当蛋白质的 pI 值高于缓冲液 pH 时,蛋白质带负电,电泳和电渗的方向相同,迁移速度较快,反之迁移速度更慢。缓冲液 pH 的选择还和毛细管种类有关,一些涂层毛细管只能在一定的 pH 范围内工作,例如聚丙烯酰胺涂层毛细管,其适宜的 pH 范围为 3~8,否则涂层易水解失效。实际工作时,缓冲液的 pH 会随温度、添加剂的加入等改变,应以最终使用的缓冲液 pH 为准。

4. 添加剂　当缓冲体系经过上述参数的优化后仍得不到良好分离时,可以考虑使用添加剂。最简单的添加剂是无机电解质,如 NaCl、KCl 等,可以增大溶液的黏度,减小电渗流,较高浓度的电解质还可抑制管壁吸附。

有机试剂的加入也可以改变分离效率,有机添加剂大致可分为四类:①有机溶剂,主要是挥发性较小的极性有机物如甲醇、乙腈、二甲亚砜等,可以降低电渗流,改善分离度,也可增加非极性物质的溶解度。②非电解质高分子添加剂如纤维素、聚乙烯醇和 Triton X-100 等,可以形成分子团或特殊的局部结构,从而影响样品的迁移,改善分离,也可用于构建各种电动色谱。同时,高分子物质可吸附于毛细管壁上,影响电渗流,减少样品的吸附。③荷电表面活性剂,具有吸附、增溶、形成胶束等功能。低浓度的阳离子表面活性剂能在毛细管壁形成吸附层,从而控制电渗和抑制吸附;阴离子表面活性剂能使蛋白质变性,增加其负电荷,常用于蛋白质分子量的测定。此外,这些表面活性剂在高浓度时能形成胶束,电泳分离原理发生变化,在达到临界胶束浓度时,则转变为胶束电动毛细管色谱分离模式。④功能性添加剂,通常是一些手性试剂如手性冠醚、环糊精等,用于手性化合物的分离。

（二）分离电压

在毛细管区带电泳中,迁移速度随工作电压的升高而增大,迁移时间变短,峰形尖锐;但电压过高,会引起焦耳热的增大,区带扩展显著,柱效和分离效率降低。实际操作时,可在不进样条件下,改变电压,绘制电压-电流曲线,线性范围内的最大电压可选为操作电压。

（三）温度

温度是影响毛细管区带电泳重现性和分离效率的因素之一,通常需要恒温控制。温度升高,电渗流增大,分析时间缩短,峰形尖锐;但温度过高,径向温差增大,峰形展宽,同时还可能引起物质结构的改变和某些化学反应的平衡,以及缓冲液在毛细管内受热形成气泡,使分离无法进行。

二、胶束电动毛细管色谱

胶束电动毛细管色谱(micellar electrokinetic capillary chromatography,MECC 或 MEKC)在缓冲液中加入离子型表面活性剂,形成胶束,被分离物质在水相和胶束相(准固定相)之间发生分配并由于其保留行为不同而产生差速迁移,实现分离。该模式可用来分离中性物质,扩展了毛细管电泳的应用范围,已广泛应用于环境污染物、有机化合物、生物大分子等的分离分析。

通常把离子表面活性剂加到缓冲液中,当溶液中表面活性剂浓度超过临界胶束浓度(critical micelle concentration,CMC)时,其分子间的疏水基团聚集在一起可形成离子胶束。离子表面活性剂由亲水基和疏水基组成,疏水链向内,通常为直链或支链烷烃,带电荷的亲水端向缓冲溶液,通常为阳离子、阴离子或两性离子基团。不同种类的胶束有不同的物理性状,对 MECC 的选择性有显著影响。阴离子表面活性剂十二烷基磺酸钠(SDS)使用最为广泛,可用于大多数中性溶质的分离;当分离强疏水性溶质时,可选用极性较强的胶束体系如胆酸盐;对易被管壁吸附的大分子溶质,可选用阳离子胶束如十六烷基三甲基氯化铵和十六烷基三甲基溴化铵等;分离离子性组分时,需选择与溶质电荷相反的胶束,才能相互作用进入胶束。

MECC 的电泳缓冲溶液体系也会影响溶质在两相间的分配,其中 pH 不能改变胶束的荷电情况,不影响胶束的泳动速度,其余与 CZE 类似。

三、毛细管凝胶电泳

毛细管凝胶电泳(capillary gel electrophoresis,CGE)又称为毛细管筛分电泳,以凝胶或聚合物网络为分离介质,根据被测组分的荷质比和分子大小进行分离。在毛细管内填充凝胶,凝胶在管中形成分子筛,阻碍溶质分子的电泳迁移,分子越大,所受阻碍越大,迁移速度越慢,基于此可将分子大小不同的组分分离。CGE 常用于核酸片段及蛋白分子量分析、PCR 产物分析、DNA 限制性片段分析等。

CGE 中常用的填充物有共价交联型如聚丙烯酰胺和氢键型如琼脂,而前者使用最为广泛。因凝胶黏度大、溶质扩散小、散热性好,因此 CGE 往往具有较高的分离效能。聚丙烯酰胺毛细管柱的柱效可达每米数百万塔板数,具有分辨 DNA 片段单碱基的能力,但灌胶难度较大,柱寿命也较短。通常毛细管凝胶柱制成后需要立即通以缓冲溶液并经常更换,以防止脱水引起胶的干裂。由于凝胶不能流动,仅能采用电动进样,若用压力进样,凝胶可能被挤出毛细管。此外,进行 CGE 时,分离电压不能超过临界电压,否则会造成柱内凝胶龟裂。

为了弥补 CGE 的不足,在 CGE 基础上,以低黏度的线性高分子聚合物代替高黏度交联聚丙烯酰胺,发展成为无胶筛分 CE 模式,毛细管柱更易灌注,成本也更低,线性高分子聚合物形成的网状结构,可完成筛分作用。常用的无胶筛分介质有未交联的聚丙烯酰胺、甲基纤维素、聚乙二醇和葡聚糖等。

在 CGE 中,缓冲液的选择需考虑凝胶的 pH 耐受范围,其余和 CZE 基本一致;凝胶支持介质主要依据分离组分的尺寸来选择。

四、等电聚焦毛细管电泳

等电聚焦毛细管电泳(capillary isoelectric focusing,CIEF)是利用两性化合物如蛋白质或多肽物质的等电点不同而实现分离。在毛细管中进行的等电聚焦电泳实际是一个 pH 梯度的 CZE。毛细管内充有两性电解质(具有不同等电点的脂肪族多胺基多羧酸混合物),在阳极缓冲槽中装入 $20\sim50$mmol/L 稀磷酸,阴极缓冲槽为 $10\sim50$mmol/L 氢氧化钠溶液,施以高压,在毛细管中可建立起一个 pH 梯度。氨基酸、蛋白质、多肽等物质所带电荷与溶液 pH 有关,酸性溶液中带正电荷,反之带负电荷,当 pH 等于等电点 pI 时,呈电中性,淌度为零。具有不同等电点的物质在电场力的作用下迁移,当迁移到 pH=pI 区带时,静电荷为零,不再迁移,形成聚焦带,该过程称为等电聚焦。如果已聚焦的分子扩散入 pH 高于或低于 pI 的区域,则在电场作用下又会迁移回聚焦区带,这一现象称为区带自锐化效应,它使得聚焦带始终保持在很窄的区域。当完成等电聚焦后,系统电流指示为零,此时,通过从毛细管一端施压或在一个电极槽中加入盐等方法移动溶质和两性电解质,使聚焦带通过检测器而被检测。

在此种模式下,电渗流不利于分离,应尽量降低甚至消除,因为它往往使两性电解质在溶质聚焦完成前流出毛细管,可采用对毛细管内壁涂层或改性来克服。CIEF 具有极高的分辨率,可以分离 pI 值差异小于 0.01 pH 单位的两种蛋白质,在蛋白质 pI 值的测定、异构体的分离和蛋白质分析中有较好的应用前景。

五、等速毛细管电泳

等速毛细管电泳（capillary isotachorphoresis，CITP）是根据组分淌度不同而进行分离的一种电泳技术。电泳使用了两种电解质溶液，一种是前导电解质溶液，加入末端电解槽和毛细管中，其淌度比样品中任何组分的淌度都大，在电场作用下，迁移速度最快；另一种叫尾随电解质溶液，加入起始端电解槽中，其淌度比样品中任何组分的淌度都小。

进样后，在电压的作用下，各组分由于淌度不同而得到分离，淌度最大的，迁移速度最大，但慢于前导电解质。反之，淌度最小的运动最慢，但快于尾随电解质。当电泳达到稳态时，各组分区带具有相同的泳动速度且相互连接，迁移示意图如图 22-4。

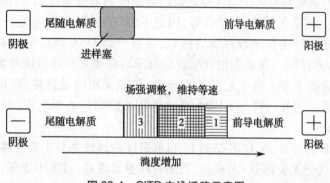

图 22-4　CITP 电泳迁移示意图

因为迁移速率等于淌度和场强的乘积，因此，在分离过程中场强会自行调整以维持区带的等速移动，淌度越大的组分所在区带的场强越低。当某一区带的组分进入前一区带时，由于场强变小而减速，又退回原来的区带。反之，当某一区带组分进入到后一区带时则会发生加速。CITP 具有区带锐化和浓缩的特性，常用于区带电泳的浓缩进样。

六、毛细管电色谱

毛细管电色谱（capillary electrochromatography，CEC）集 HPLC 和 CZE 于一体，在空柱中填充或涂布色谱固定相，以电渗流推动流动相，样品组分在色谱和电场两种作用力下，依据其分配系数和淌度的差别而分离。将固定相填充在毛细管内的方式称为填充 CEC，固定相键合、涂布在毛细管的内表面称为开管 CEC。由于在体系中引入了液相色谱固定相，其种类较 MECC 中使用的表面活性剂更多，所以应用范围更广，还可用于手性分离。

CEC 首先需考虑固定相的选择，然后才考虑缓冲液的选择。固定相的选择主要依据 HPLC 的理论和经验，缓冲液选择与 CZE 类似。

七、其他分离模式

亲和毛细管电泳（affinity capillary electrophoresis，ACE）是将物质的配体（受体）引入缓冲液中或涂布在毛细管管壁上，在电泳过程中，样品的受体（配体）与其发生了特异性相互作用，形成了受体-配体复合物，通过研究受体或配体在发生亲和作用前后的电泳谱图，可得到有关受体-配体亲和常数、结构变化、作用产物等方面的信息，也可用于特定物质的分离分析。多种毛细管电泳模式中均可引入亲和机制，此模式选择性高，已用于核酸、蛋白质分析和药物筛选、手性分离等。

毛细管电泳分离通常在水溶液中完成,为了解决强疏水性物质的分离,提出了非水毛细管电泳(non-aqueous capillary electrophoresis,NACE)模式,即以有机溶剂作介质的电泳缓冲液代替以水为介质的缓冲溶液,增加了疏水性物质的溶解度,特别适用于在水溶液中难溶而不能实现 CE 分离的物质,或在水溶液中性质相似难以分离的同系物,拓宽了 CE 的应用领域。

第四节　毛细管电泳的应用

毛细管电泳至今已有三十余年的发展历史,随着毛细管电泳技术的发展,其在食品、临床、环境、药学等领域应用越来越广泛,在有机毒物、糖类测定、DNA 检测、氨基酸和蛋白分析、手性分离等方面显示出相当的优势。毛细管电泳结合多种检测器,多种模式均能实现环境污染物、氨基酸、糖类等分析;将聚合酶链反应(polymerase chain reaction,PCR)和毛细管电泳联合应用,同时在电泳中引入筛分机制,能高效分离和检测 DNA 分子;微流控芯片的高效毛细管电泳分离系统,在蛋白组学分析中表现出了显著的优越性;手性添加剂的开发和应用,使毛细管电泳在手性分离方面显示了巨大的潜力,多种分离模式均能实现对映体的分离。以下举例说明其在卫生化学领域中的应用。

一、抗生素的测定

抗生素的滥用已成为严重的食品安全问题,其中相当一部分抗生素又随饲料投放、动物粪便、医药废物及降水冲刷等过程进入环境中,给环境安全和生态健康增加了风险,在各种环境样品中如土壤、地表水、底泥等均有不同程度的检出。结合多种样品前处理技术,毛细管电泳的高分离效使其在抗生素残留分析中取得了满意的效果。毛细管区带电泳(CZE)和胶束电动毛细管色谱(MECC)是抗生素测定的常用模式,联用多种检测器均能实现抗生素的分析,质谱检测器能提高定性能力,获得更准确的结果。David Moreno-González 等采用固相萃取净化牛奶样品后,CZE 联用 Q-TOF-MS 分离测定了 15 种抗生素残留(8 种四环素类和 7 种喹诺酮类),定量限达到 1.5~9.6μg/kg(图 22-5)。

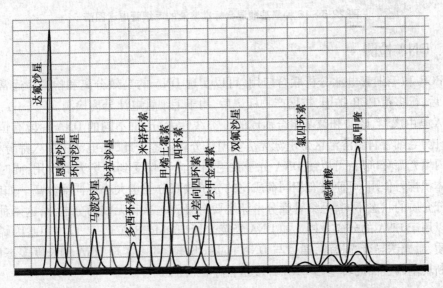

图 22-5　CZE-Q-TOF-MS 测定 15 种抗生素的毛细管电泳图谱

二、氨基酸分析

近年来,毛细管电泳在氨基酸分析领域的研究不断深入和成熟。毛细管电泳仪结合多种检测器均能实现对氨基酸的分析,常用的检测器有紫外检测器、激光诱导荧光检测器、质谱检测器和电化学检测器。氨基酸的紫外和荧光检测通常需要衍生后分析,因为大多氨基酸对紫外吸收较弱,通过衍生加入生色团,才能取得较高的灵敏度或产生荧光。毛细管电泳分析还可通过在线富集或加入背景电解质等方式,实现氨基酸的直接/间接紫外检测,无需繁琐的衍生程序。Tian Luo 等采用在线吹扫技术富集,在 pH 为 4.4 的乙酸缓冲液中加入 50mmol/L 硫酸铜以提高分离效能,用毛细管区带电泳模式,于 254nm 波长处直接紫外检测分离分析了 16 种氨基酸(图 22-6),并以啤酒中的氨基酸组成来评估其质量。

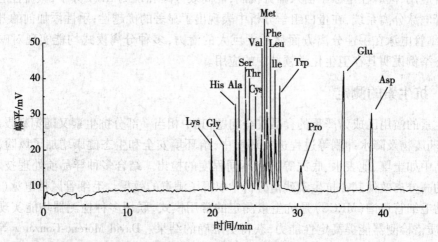

Lys-赖氨酸;Gly-甘氨酸;His-组氨酸;Ala-丙氨酸;Ser-丝氨酸;Thr-苏氨酸;Cys-半胱氨酸;Val-缬氨酸;Met-甲硫氨酸;Phe-苯丙氨酸;Leu-赖氨酸;Ile-异亮氨酸;Trp-色氨酸;Pro-脯氨酸;Glu-谷氨酸;Asp-天冬氨酸。

图 22-6 16 种氨基酸混合标准溶液的毛细管电泳图谱

三、DNA 检测

将 PCR 和毛细管电泳分析联合应用,可以实现 DNA 的高效分离和检测。通常提取样品 DNA 后,行多重 PCR 扩增,扩增产物标记后,用于毛细管电泳分离检测。

DNA 是由戊糖、磷酸和碱基组合而成的一类线性大分子,不同的 DNA 片段有恒定的电荷/质量比,毛细管自由溶液区带电泳无法实现其分离。鉴于此,在电泳中引入筛分机制,在毛细管内填充筛分剂后,可以使 DNA 分子在毛细管内不仅受到电场力的作用,同时受到筛分剂的体积排阻作用,可使具有相同荷质比的分子按照分子量大小不同而分离。如前所述,依据筛分介质的状态不同,毛细管筛分电泳主要有凝胶电泳和无胶筛分电泳,这两种分离方式均可以用于 DNA 的分离分析。如 DNA 经荧光标记和 PCR 扩增后,以二甲基丙烯酰胺为筛分介质,激光诱导荧光检测,通过与 DNA maker 比较,可以实现 DNA 的长度多态性分析,亦可判断转基因食品的转基因 DNA 片段是否存在(图 22-7)。

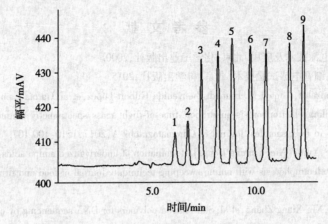

1. 34bp；2. 67bp；3. 110bp；4. 147bp；5. 190bp；6. 242bp；7. 331bp；8. 404bp；9. 489bp。

图 22-7　DNA marker 的 PCR 产物电泳图谱

四、手性化合物分析

具有手性中心的生物物质，其对映体间的活性往往存在着差异，如手性氨基酸、农药、药物、蛋白质、糖类等。在手性分离方面，毛细管电泳显示了巨大的潜力，多种分离模式均能实现对映体的分离。我国是农药生产和使用大国，农药引起的食品安全和环境问题备受关注。环境中使用的农药部分具有位置或光学异构体，而同一农药的不同对映体通常也具有不同的药效和毒性，为了评价和监测农药的质量，了解环境中农药不同对映体的降解状况，研究其对映体分离及对映体过量值具有重要意义及实用价值。在手性分离时往往需要加入手性添加剂，如金属配合剂、环糊精、冠醚、DNA 寡核苷酸、纳米粒子、手性离子液体等。其中环糊精最常用，除了天然的环糊精外，还有大量的衍生物可以采用，它们和对映体可形成包合物，而各自的包合作用有差异，从而导致在分离过程中表现出不同的迁移率。如以乙酸缓冲液为分离缓冲液，添加 2,6-二甲基-β-环糊精作为手性选择剂，采用 CZE 模式实现了农药精喹禾灵与其 S-对映体的分离（图 22-8）。

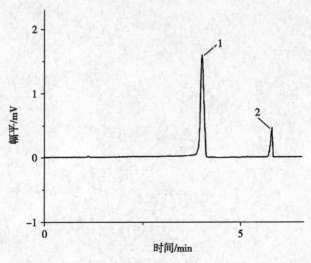

1. 精喹禾灵；2. S-对映体。

图 22-8　精喹禾灵与其 S-对映体的毛细管电泳分离图谱

（邹晓莉）

参 考 文 献

［1］陈义编. 毛细管电泳技术及应用. 北京:化学工业出版社,2000.

［2］丁晓静,郭磊. 毛细管电泳试验技术. 北京:科学出版社,2015.

［3］David Moreno-González, Ahmed M. Hamed, Bienvenida Gilbert-López, et al. García-Campaña, Evaluation of a multiresidue capillary electrophoresis-quadrupole-time-of-flight mass spectrometry method for the determination of antibiotics in milk samples. Journal of Chromatography A, 2017, 1510:100-107.

［4］Tian Luo, Jing Ke, Yunfei Xie, Yuming Dong. Determination of underivatized amino acids to evaluate quality of beer by capillary electrophoresis with online sweeping technique. Journal of food and drug analysis, 2017, 25:789-797.

［5］Fan Gao, Cai Tie, Xin-Xiang Zhang, et al. Star-shaped polymers for DNA sequencing by capillary electrophoresis. Journal of Chromatography A, 2011, 1218:3037-3041.

［6］Mae Grace Nillos, Jay Gana, Daniel Schlenka. Chirality of organophosphorus pesticides:Analysis and toxicity. Journal of Chromatography B, 2010, 878:1277-1284.

［7］李佳,任晓慧,冯涛,等. 精喹禾灵与其 S-对映体的高效毛细管电泳手性分离方法. 农药,2014,53(3):189-190.

第七篇

质谱分析法及其联用技术

第二十三章

质谱分析法

质谱技术问世于 20 世纪初,英国学者 J. J. Thomson 研制了世界上第一台抛物线质谱仪,随后又有人研制出扇形磁场方向聚焦仪器。到 20 世纪 20 年代,质谱逐渐被化学家作为分析手段。20 世纪 50 年代初期,质谱技术得到了飞速发展,成为有机物结构分析的重要手段。20 世纪 60 年代,色谱-质谱联用技术开始用于混合物分析。20 世纪 70 年代,出现了场解吸离子化技术。20 世纪 80 年代以后,一些新型离子化技术问世,如快原子轰击离子源、电喷雾电离源、大气压化学电离源和基质辅助激光解吸电离源,这些新技术使得质谱分析法取得了长足进展。现今的质谱仪器汇集了当代先进的电子技术、高真空技术和计算机技术,并实现了与其他分析仪器联用。目前质谱及其联用技术已成为化学、生物学、环境化学、药学、医学、食品化学、毒物学、地质化学、石油化工、-mics 组学等领域不可缺少的重要技术手段。

第一节 质谱分析基本原理及特点

质谱分析法(mass spectrometry,MS)是在离子源中使样品分子以某种方式电离、碎裂,形成各种质荷比(m/z,指离子的质量 m 与其所带的电荷 z 之比)的离子,应用电磁学原理利用带电粒子在电场或磁场中运动行为的不同,按其质荷比(m/z)大小进行分离和检测,记录其相对强度并排列成谱,通过测定离子质量及其强度实现样品定性、定量和结构分析的方法。质谱法根据其应用领域一般可分为同位素质谱、无机质谱、有机质谱、生物质谱等几大类。质谱法的主要功能是测定物质的分子量,高分辨质谱可获得精确质量数确定元素组成信息和分子式,根据碎片离子特征进行化合物的结构分析与鉴定。

现以 180° 均匀磁场单聚焦质谱仪为例,阐述质谱分析法的基本原理。用高速电子束撞击等不同方式使试样分子成为带正电荷的气态离子,其中有分子离子 M^+ 和各种分子碎片阳离子。在高压电场加速下,质量为 m 的正电粒子在磁感应强度为 B 的磁场中作垂直于磁场方向的圆周运动,其粒子的质荷比(m/z)与磁场强度(H)、加速电压(V)、离子运动半径(R_m)之间有如下关系。

$$\frac{m}{z} = \frac{H^2 R_m^2}{2V}$$

(式 23-1)

显然,质荷比大小不同的正离子将按不同的曲率半径依次分散成不同离子束。当连续改变加速板极电压或磁场时,不同质量的粒子可依次聚焦在出射狭缝上,通过出射狭缝的离子流碰撞在收集极上,再被转化为光电信号记录成质谱图。根据质谱图的位置可进行定性和结构分析,根据质谱峰的强度可进行定量分析。

式 23-1 为质谱分离的基本公式,可以看出:

（1）离子的质荷比与离子在磁场中运动的弧轨道半径 R_m 的平方成正比:即离子的质荷比越大,其轨道半径越大;反之,则越小。这说明了磁场对不同质荷比的离子具有质量色散作用。当保持加速电压 V、磁场强度 H 不变时,不同质量的离子(绝大多数的离子带一个正电荷,所以质荷比可以看成为质量)将按照质量数的大小在磁场中排列。

（2）离子的质荷比与磁场强度 H 的平方成正比:如保持加速电压 V 不变、离子在磁场中作弧形运动的轨道半径 R_m 不变,采用磁场扫描方法,使不同质荷比的离子都射向同一点(收集狭缝)。那么,离子的质荷比越大,所需的磁场强度也越大;反之,则越小。实验时,磁场由小到大(或相反)进行扫描,不同质荷比的离子由小到大(或相反)依次穿过收集狭缝,到达检测器并记录下来,形成质谱图。磁场对不同质量的离子有质量色散作用,同时磁场对于有一定发散角的质量相同的离子有会聚作用,这种会聚作用称为方向聚焦。因此,通常把只依靠磁场进行质量分离的分析器称为单聚焦分析器,使用该分析器的质谱仪称为单聚焦质谱仪。

质谱分析法的特点:①定性专属性强、准确度高,质量数可精确测定到小数点后 4～5 位;②灵敏度高,检测快速。有机质谱仪绝对灵敏度可达 $5.0×10^{-11}$ g,无机质谱仪绝对灵敏度可达 10^{-14} g;③应用范围广,分析对象从无机物小分子到生物大分子,样品形态可以是气体、液体和固体;④与其他分析技术联用,仪器结构复杂,功能更为强大,应用于复杂有机混合物的分离和分析。但质谱法本身也有局限性,它要求待测样品的纯度很高,价格较昂贵。

第二节 质 谱 仪

质谱仪器可根据用途、质量分析器和电离方法进行分类。由于有机样品、无机样品和同位素样品等具有不同的形态、性质和不同的分析要求,所以质谱仪电离方式、质量分析器类型和检测装置也有所不同。无论是哪种类型的质谱仪,其基本组成包括真空系统、进样系统、电离源、质量分析器、离子检测系统五个部分。其中,电离源和质量分析器是质谱仪的两个核心部件。图 23-1 是质谱仪组成方框图。

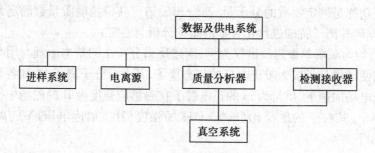

图 23-1 质谱仪组成方框图

一、真空系统

真空系统是质谱仪器的重要组成部分,它可为电离源和质量分析器提供所需的真空要求,不同的质量分析器和电离源所需的真空要求有很大差别。一般要求电离源的真空度为 $1.3×10^{-5}$ ～ $1.3×10^{-4}$ Pa,质量分析器为 $1.3×10^{-6}$ Pa,超高分辨质谱仪超高真空度要求达

到 10^{-11} Pa。

质谱仪要求高真空的主要原因是：①离子的平均自由程必须大于离子源到收集器的飞行路程；②氧气分压过高影响电子轰击离子源中灯丝的寿命；③离子源内的高气压可能引起高达数千伏的加速电压放电；④高气压产生的高本底会干扰质谱图及分析结果；⑤离子源内高气压会引起离子-分子反应，改变质谱图；⑥电离盒内的高气压会干扰轰击电子束的正常调节。为了降低背景及减少离子间或离子与分子的碰撞，离子源、质量分析器及检测器必须处于高真空状态。

一般质谱仪采用两级真空系统，由机械泵（前级低真空泵）和扩散泵或分子泵（高真空泵）组成真空机组。常用的机械泵是旋转式油封泵，其主要用途有两个，一是作为高真空泵——扩散泵或分子泵的前级泵，提供高真空泵正常工作所需要的前级真空；二是预抽真空，为进样系统以及电离源或整个仪器暴露大气后预抽真空，色质联用时也用于分子分离器抽低真空，高真空泵才能达到和维持质谱仪器正常工作所需要的 $10^{-5} \sim 10^{-4}$ Pa 的真空水平。为了保护高真空泵，并使其充分发挥效率，必须在前级机械泵达到一定真空度的条件下，才能开启和关闭高真空泵。常用高真空泵有油扩散泵、汞扩散泵、溅射离子泵、涡轮分子泵等。现代质谱仪采用分子泵可获得更高的真空度。

二、进样系统

进样系统是保证高效重复地将常压下的样品引入电离源中，并且不能破坏质谱仪器高真空工作状态的部件。常用的进样装置有以下几种类型：直接探针进样系统、色谱进样系统和高频电感耦合等离子体进样系统等。直接探针进样是将样品装在探针或样品板（如基质辅助激光解吸电离）上，探针送入真空腔内，直接引入离子源中，热或激光解吸使之挥发和离子化，该法适于挥发性较低、热稳定性好的固体和液体样品。色谱进样是质谱中应用最多的样品引入方式，适于色谱-质谱联用仪器中，经色谱分离的组分通过接口元件直接导入电离源，质谱和色谱之间的接口技术是进样系统的研究热点。对于电感耦合等离子体进样系统，常用的进样方式是利用气动雾化器将样品溶液变成气溶胶，由载气带入等离子体焰炬的中心通道，常用于无机物分析。

三、电离源

电离源是质谱仪的核心部件，其功能是将进样系统引入的样品分子电离成带电的离子，同时具有聚集和准直作用，并使离子会聚成具有一定几何形状和能量的离子束进入质量分析器。为使生成的离子穿越（或到达）质量分析器，在离子源的出口，对离子施加一个加速电压，该加速电压视质量分析器不同有很大差别。离子源的结构和性质对质谱仪的分辨率、灵敏度有很大的影响，采用不同的离子源得到的质谱差异很大。

样品分子离子化所需要的能量因分子不同差异很大，因此，对于来源、样品性质和检测目的不同的样品，应当选择不同的电离方法离子化。通常把能供给样品较大能量的电离方法称为硬电离方法，而供给样品较小能量的电离方法称为软电离方法，后一种方法适用于易断裂或易电离的样品。

对于有机质谱仪，常用的电离源有电子轰击电离源、化学电离源、电喷雾电离源、大气压电离源、基质辅助激光解吸电离源、场致电离和场解吸电离源，而无机质谱仪采用的电感耦合等离子体等。下面分别介绍几种常用的离子源。

1. 电子轰击电离源(electron impact ionization source,EI)　它是使用最早、应用最广泛的一种电离方式,是一种硬电离方法。主要由电离室(离子盒)、灯丝、离子聚焦透镜和一对磁极组成。样品需经过气化进入电离室,与电子流撞击,电子流传递部分能量(多小于 6eV)形成离子及部分碎片。电子轰击法是通用的电离方法,使用高能电子束从试样分子中撞出一个电子而产生正离子,即

$$M+e \rightarrow M^+ +2e$$

式中,M 为待测分子,M^+为分子离子或母体离子。高能电子束产生的分子离子 M^+ 将进一步裂解,释放出部分能量,并产生质量较小的碎片离子和中性自由基。图 23-2 是典型的电子轰击电离源的示意图。

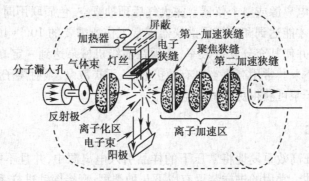

图 23-2　电子轰击电离源的结构示意图

在离子源内,用电加热锑或钨灯丝到 2 000℃ ,产生高速电子束,其能量为 10~70eV。在电离盒与灯丝之间加一电压,这个电压被称为电离电压。电子在电离电压的加速下经过入口狭缝进入电离区。样品气化后在电离区与电子作用,一些分子获得足够能量后丢失一个电子而形成正离子或碎裂成碎片离子。在磁场作用下,电子束在电离区做螺旋运动,增大与中性分子的碰撞概率,从而使电离效率提高。当气态试样由分子漏入孔进入电离室时,高速电子与分子发生碰撞,若电子的能量大于试样分子的电离电位,将导致试样分子的电离,在EI 状态下,约有千分之一的样品分子发生电离。

当电子轰击源具有足够的能量时(一般为 70eV),有机分子不仅可能失去一个电子形成分子离子,而且有可能进一步发生化学键的断裂,形成大量的各种低质量数的碎片正离子和中性自由基。当电子能量一定时,一种有机物分子各碎片离子的相对强度是一定的,这就构成了质谱鉴定有机结构的基础,这些碎片离子可用于有机化合物的结构鉴定,而其他的中性分子、阴离子则被真空系统抽走。

一般有机化合物的电离电位是 10eV 左右,EI 电离常用的电离能量是 70eV,样品分子获得较高能量,电离后分子离子进一步碎裂产生丰富的碎片离子,因而 EI 被称为"硬电离"技术。对于一些结构不太稳定的易电离样品通过降低电离能量可以得到更强的分子离子信号,而对于难以电离的物质则需要加大电子能量(electron enengy,Ee)。大多数 EI 质谱图集或数据库是收录在 70eV 下获得的质谱图。分子能量的分布会直接影响质谱的外观,且它主要与电子束能有关,因此,常把 Ee 固定在标准数值 70eV。其理由为:①在此能量下,灵敏度接近最大值,可形成最多的离子;②Ee 的改变对质谱外观的变化很小;③可形成相对大的分子离子峰和强的碎片离子峰(与分子结构有关);④对于不同的仪器,形成离子的能量分布实

际上相同,谱图基本上与所使用的仪器无关。

EI 的优点:①非选择性电离,只要样品能气化便都能够离子化,电离效率高,能量分散小,保证了质谱仪的高灵敏度和高分辨率;②EI 源应用最广,标准质谱图基本都是采用 EI 源得到的,谱图重复性好,EI 谱能提供丰富的结构信息,是化合物的"指纹图谱",被称作经典的 EI 谱;③EI 源稳定,操作方便,电子流强度可精密控制;④结构简单,控温方便。

EI 的缺点:①样品必须能气化,不适用于难挥发、热不稳定的样品;②某些化合物分子量太大或稳定性差,在 EI 方式下分子离子不稳定,易碎裂,分子离子峰强度较弱或不出现,得不到分子量信息,谱图复杂,不易解析;③EI 方式只能检测正离子,不能检测负离子。

2. 化学电离源(chemical ionization source,CI) 其离子化机制是样品分子在承受电子轰击前,被一种反应气(通常是 CH_4)稀释,稀释比例约为 $10^4:1$,因此样品分子与电子的碰撞概率极小,待测分子则通过与试剂气体的一系列反应被间接离子化,所生成的样品分子离子主要经过离子-分子反应组成,因而 CI 是待测物通过气相离子-分子反应而被离子化的电离方法。在此过程中,只有狭窄分布的少量能量能够通过碰撞转移给待测分子,所以 CI 又常被称为"软"离子化技术,软离子化导致产生较少的碎片。其特点是样品离子通过离子-分子反应产生,核心是质子转移,而不是用强电子束进行电离。与 EI 相比,CI 是相对温和的离子化方式。

电离源结构与 EI 源相似,也是由电离室、灯丝、离子聚焦透镜和一对磁极组成,主要区别是电离盒的气密性比 EI 源好,以保证通入离子源的反应试剂有足够压力。化学电离源一般在 $1.3 \times 10^2 \sim 1.3 \times 10^3 Pa$ 压强下工作,试剂气体(通常为甲烷、异丁烷、氨或水)在较高压力 $0.01 \sim 2 Torr(1 Torr = 133.322 Pa)$ 下被引入离子源,通过电子轰击离子化产生试剂气体离子。

下面以甲烷反应气为例说明 CI 的离子化过程,甲烷首先在电子轰击下被电离,高能电子使 CH_4 电离主要生产一次离子 CH_4^+ 和 CH_3^+,即

$$CH_4 + e \rightarrow CH_4^+ + 2e$$

$$CH_4^+ \rightarrow CH_3^+ + H \cdot$$

这些一次离子 CH_4^+ 和 CH_3^+ 很快与大量存在的 CH_4 分子发生离子-分子反应,生成过剩内能较小的加合离子,主要是 CH_5^+ 和 $C_2H_5^+$,即

$$CH_4^+ + CH_4 \rightarrow CH_5^+ + CH_3$$

$$CH_3^+ + CH_4 \rightarrow C_2H_5^+ + H_2$$

CH_5^+ 和 $C_2H_5^+$ 不与中性甲烷进一步反应,而与试样分子 M 发生离子-分子反应。即

$$CH_5^+ + M \rightarrow (M+H)^+ + CH_4$$

$$C_2H_5^+ + M \rightarrow (M+H)^+ + C_2H_4$$

若试样分子为非良好质子接受体,则电离以样品分子失掉一个氢离子的方式进行:

$$CH_5^+ + M \rightarrow (M-H)^+ + H_2 + CH_4$$

$$C_2H_5^+ + M \rightarrow (M-H)^+ + C_2H_6$$

甚至发生复合反应,形成 $(M+CH_5)^+$、$(M+C_2H_5)^+$ 等复合离子。

　　反应气体离子与样品分子发生离子-分子反应主要是质子转移,产生$[M+H]^+$离子称为准分子离子,它们又可能发生分解,产生碎片离子和中性碎片,通过检测这些离子可以得到样品的定性、定量信息。也可能发生亲电加成反应产生$[M+15]^+$、$[M+29]^+$、$[M+43]^+$、$[M+18]^+$(与NH_4^+)离子,少数情况下发生电荷转移,产生$[M^+]$离子。

　　CI 的优点是:①可得到准分子离子峰,便于确定化合物的分子量;②突出特点是可以通过试剂气的选择调整选择性,获得正离子或负离子,某些电负性较强的化合物(卤素及含氮、氧化合物)采用 CI 方式检索负离子,选择性好,对提高灵敏度非常有效;③适宜做多离子检测。

　　CI 缺点是:①CI 图谱与实验条件有关,反应气类型、离子源结构等因素影响质谱图,所以不同仪器获得的 CI 图谱不能比较或检索,给定性分析带来不便;②碎片离子峰少,缺乏 EI 源的碎片峰的"指纹"信息,不适于热不稳定和不易气化的样品;③CI 的操作比 EI 源要复杂一些,反应试剂的压力需要摸索。

　　CI 属于软电离技术,由于产生的准分子离子$[M+H]^+$过剩的能量小,又是偶电子离子,比较稳定,较少进行碎裂反应,因此准分子离子的强度较高,便于推算分子量。对分子结构不太稳定的化合物,CI 源通常与 EI 源结合使用,形成较好的互补关系。商品仪器往往都设计成具有 CI 和 EI 的双重离子源,以便获得最有效的电离效果,这两种离子源常用在气相色谱-质谱联用技术中。

　　3. 电喷雾电离源(electrospray ionization source,ESI)　　ESI 电离模式常用离子蒸发模型解释,它是在高静电梯度(约 3KV/cm)下,使样品溶液发生静电喷雾,在干燥气流中形成带电雾滴,随溶剂蒸发,通过离子蒸发等机制由很小的带电雾滴生成气态离子,以进行质谱分析的过程。电喷雾接口通过使用强电场去溶剂和使待测物离子化,常常可产生大分子的多电荷离子。

　　ESI 电离模式主要用于液相色谱-质谱联用仪,适于热不稳定或难于气化的极性化合物的质谱分析。ESI 是软电离技术,通常只产生分子离子峰,因此可直接测定混合物,并可测定热不稳定的极性化合物;其易形成多电荷离子的特性,可分析蛋白质和 DNA 等生物大分子;通过调节离子源电压控制离子的碎裂,测定化合物结构。小分子化合物的 ESI 电离模式容易得到$[M+H]^+$、$[M+Na]^+$、$[M+K]^+$、$[2M+H]^+$、$[2M+Na]^+$、$[2M+K]^+$、$[M+NH_4]^+$或$[M-H]^-$等单电荷离子,选择相应的正离子或负离子检测,就可得到物质的分子量。生物大分子如蛋白质、肽类、氨基酸和核酸则容易得到多电荷离子,如$[M+nH]^{n+}$、$[M+nNa]^{n+}$、$[M-nH]^{n-}$,并且所带电荷数随分子量的增大而增加,通过数据处理系统或公式计算能够得到样品的分子量。

　　此外,采用内径较小(5~50μM)的毛细管,可使液体体积流量大大降低达到 nl 级 NanoESI 的出现,相比 ESI 雾化效率更高,试剂/试样消耗量更少,有效提高了灵敏度。

　　4. 大气压化学电离源(atmospheric pressure chemical ionization,APCI)　　APCI 是在处于大气压下的离子化室中完成样品离子化的。和 ESI 类似,样品溶液由蠕动泵输送,由具有雾化气套管的不锈钢毛细管流出,被大流量的氮气流雾化,加热管加以较高温度使样品溶液通过加热管时被气化在加热管端口进行电晕尖端放电,溶剂分子首先被电离,与 CI 电离源类似,形成反应气等离子体,样品分子在穿过等离子体时通过质子转移被电离形成$[M+H]^+$或$[M-H]^-$离子,再进入质量分析器。APCI 的优点是检出限低,易于与 GC 或 LC 连接。APCI 适用弱极性小分子化合物,如醇类和醚类。APCI 产生极少的碎片提供的结构信息有限,已发生裂解,不适宜做分子量大于 1 000 的化合物,应用范围有限。APCI 与 ESI 都是在大气压条件下的实现离子化的,也是液相色谱-质谱联用的主要接口技术,二者互为补充,相比之下,ESI 应用更为广泛,操作容易些。

5. 基质辅助激光解吸电离源(matrix-assisted laser desorption ionization,MALDI)　它是一种用于大分子离子化的方法,利用对使用的激光波长范围具有吸收并能提供质子的基质(一般常用小分子液体或结晶化合物,如烟酸和芥子酸),将样品与其混合溶解并形成共结晶薄膜,在真空下 MALDI 用一定波长的脉冲激光束轰击样品和基质的共结晶,基质分子吸收激光能量,并传递给样品分子,从而使样品分子解吸电离。基质的作用是把样品分子彼此分开,减弱样品分子之间的相互作用(稀释样品);吸收激光能量,并将部分能量传递给样品;辅助样品离子化。方法要求基质能吸收 337nm 紫外光并气化。MALDI 主要通过质子转移得到单电荷离子 M^+ 和 $[M+H]^+$,也可与基质产生加合离子,有时也得到多电荷离子。由于这些离子的过剩能量很少,因此较少产生碎片离子。MALDI 属于软电离,通常形成单电荷离子,提供分子离子峰获得分子量信息,对蛋白质鉴定非常有用;抗基质干扰能力强适用于较复杂样品的分析;灵敏度高,可达 pmol。MALDI 的突出特点是准分子离子峰很强,对样品中杂质的耐受量较大。由于应用脉冲式激光,MALDI 特别适合与飞行时间质谱(TOF)相配,也可以与傅立叶变换质谱联用,MALDI 使一些难电离的化合物电离,应用于生物大分子化合物分析,如蛋白质、DNA 等,现已测得分子量高达 30 万~40 万的蛋白质。MALDI 的缺点是使用基质会产生背景干扰,准确度不够高只能精确值小数点后两位,不适于低分子量检测。

ESI 和 MALDI 是 20 世纪 80 年代出现的两种软电离技术,这两种技术的出现使得传统的主要用于小分子物质研究的质谱技术发生了重大变革。二者均具有高灵敏度的检测范围,使得在 fmol(10^{-15}mol)乃至 amol(10^{-18}mol)水平检测相对分子质量高达几十万的生物大分子成为可能,被公认为是质谱学中革命性的突破。MALDI、ESI 等软电离新技术的出现,开拓了质谱学一个崭新的领域——生物质谱,使质谱技术更适于生物大分子(如蛋白质、酶、核酸和糖类)的研究分析,促使质谱技术在生命科学领域获得广泛应用和发展。

目前商业化的生物质谱仪,其离子化方式主要是 ESI 和 MALDI,前者常采用四极杆质量分析器,所构成的仪器称为电喷雾(四极杆)质谱仪(ESI-MS),后者常用飞行时间作为质量分析器,所构成的仪器称为基质辅助激光解吸电离飞行时间质谱仪(MALDI-TOF-MS)。生物质谱可用于氨基酸、核酸和蛋白质的序列分析、结构分析、分子量测定;糖类、药物代谢产物动态分析;分子间相互作用分析等,已成为生命科学研究中非常重要的工具。

6. 电感耦合等离子体(inductively coupled plasma,ICP)　ICP 作为质谱的高温离子源(7 000K),使样品在通道中进行蒸发、解离、原子化、电离等过程。离子通过样品锥接口和离子传输系统进入高真空的 MS 部分,MS 部分为四极快速扫描质谱仪,通过高速顺序扫描分离测定所有离子,扫描元素质量数范围为 6~260,并通过高速双通道分离后的离子进行检测。该法几乎可分析地球上所有元素,且具有检出限低,动态线性范围宽,高达 9 个数量级,分析精密度高、分析速度快、可进行多元素同时测定以及可提供精确的同位素信息等分析特性。

几种重要离子源电离方式的比较如表 23-1。

表 23-1 几种重要的电离方式比较

离子源类型	电离机制	特点和用途
EI	慢电子与原子(分子)碰撞产生电离	碎片离子丰富,用于气体分析
IB	一次离子轰击样品,溅射出二次粒子	用于表面分析
FI	强电场作用下产生电离	质谱简单,用于有机分析
LD	激光束轰击样品,产生等离子体	用于表面分析和大分子研究
CI	电子轰击与离子分子反应,产生电离	用于有机分析
APCI	电晕放电或放射性电离产生离子	用于有机分析
ICP	高频电磁场中产生等离子体	用于无机分析

7. 场致电离源/场解吸电离源(field ionization source/field desorption source,FI//FD) 场致电离也是一种软电离方式,样品在较低能量下电离(12～13eV),从而减少了碎片离子,提高了分子离子峰的相对丰度。主要由相距很近的阴阳电极和一组聚焦透镜组成,电压高达几千伏的电极形成一个强电场,当气态的样品被导入离子化区,在强电场作用下使气态分子的电子被拉出而电离,形成的离子不会有过剩的能量,这种方式得到的分子离子不易进一步裂解成碎片。因此分子离子峰很强,碎片峰少。FI 电离源要求样品必须先气化,不适用于难气化、热不稳定性样品的分析。

对于不易挥发和热不稳定样品的电离,可以采用场解吸电离方法,其工作原理与 FI 基本相同。不同的是阳极需要进行活化处理,样品涂敷在长有晶须的电极上,通过电流加热使样品解吸并在强电场作用下发生电离。

FI/FD 的优点:与 EI 相比,它是更软的电离方式,只有分子离子几乎没有碎片离子,而且没有反应试剂形成的本底,比 EI 谱更为简洁,适合于聚合物和同系物的分子量测定,尤其是各类烃的分子量测定。FD 源的发射丝需要活化,成本较高,重现性较差,与 EI、CI 相比,灵敏度要差;另外高电压易发生放电效应,操作较困难。

需要指出的是,四极杆和离子阱质谱都不能配置 FI 源,仅在扇形磁场质谱和飞行时间-质谱联用仪器上使用这种配置。

四、质量分析器

质量分析器是质谱仪的核心部件,位于离子源和检测器之间,其作用是把经加速后的离子束按照质荷比(m/z)的大小、在空间的位置、时间的先后或轨道的稳定与否进行分离,得到按质荷比(m/z)大小顺序排列而成的质谱图。

质量分析器的种类较多,常用的质量分析器类型有:四极杆质量分析器(四极滤质器)、离子阱质量分析器、飞行时间质量分析器和 Orbitrap 质量分析器等,相应的质谱仪则分别称为四极杆质谱仪、离子阱质谱仪、飞行时间质谱仪和 Orbitrap 质谱仪。

不同类型的质谱仪器所涉及的原理、功能、指标、应用范围不同,可采用的实验方法不同。按质量分析器的工作原理,可把质谱仪器分为静态仪器和动态仪器两大类(表 23-2)。静态仪器的质量分析器采用稳定的电磁场,按照空间位置把不同质荷比的离子区分开;动态仪器则采用变化的电磁场,按照时间或空间区分不同质荷比的离子。

表23-2　质谱仪器分类

静态仪器	动态仪器
扇形磁场仪（单聚焦）	离子回旋质谱仪
电场、磁场串联仪器（双聚焦）	飞行时间质谱仪
	四极杆质谱仪
	离子阱质谱仪
	Orbitrap 质谱仪

1. 四极杆质量分析器（quadrupole mass analyzer，Q）　它由四根严格平行并与中心轴等间隔的圆柱形或双曲面柱状电极构成的正负两组电极构成，其排列如图23-3所示。被加速的离子束穿过对准四根极杆之间空间的准直小孔。两组电极各加上一定的直流电压 U 和射频交流电压 $V\cos(\omega t)$，在极间形成一个射频场，离子进入此射频场后，会受到电场力作用，只有合适 m/z 的离子才会通过稳定的振荡进入检测器。只要改变 U 和 V 并保持 U/V 比值恒定，就可以实现对不同 m/z 的检测。

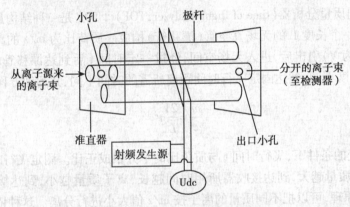

图23-3　四极杆质量分析器

四极杆质量分析器分辨率可达 2 000。其主要优点：①是传输效率较高，入射离子的动能或角发散影响不大；②制作工艺简单，价格较低、仪器紧凑，性能稳定；③对真空度要求较宽容；④有全扫描和选择离子监测两种扫描模式，扫描速度快，灵敏度高，是目前 GC 或 LC 与 MS 联用技术中常用的质量分析器之一。

三重四极质量分析器（triple quadrupole mass analyzer，Q-Q-Q）三重四极质量分析器是将三组四极杆串联起来的质量分析器，第一组和第三组是质量分析器，中间一组四极是碰撞活化室。三重四极质谱仪具有多种扫描功能，它的产物离子扫描（也称子离子扫描）、前体离子扫描（也称母离子扫描）、中性丢失扫描和多反应选择检测方式，都是由两个质量分析器在不同操作条件下完成的。如在第二个质量分析器不加电压，三重四极质量分析器可作为单四极仪器使用。多反应选择离子检测方式主要用于定量分析，比单四极杆质量分析器的选择离子监测方式的选择性更好，排除干扰能力更强，信噪比更高，检测限更低，在许多标准的定量分析中常作为最重要的确证方法。与单四极分析器一样，三重四极质量分析器多配置 EI 和正负 CI 离子源。

2. 离子阱质量分析器（ion trap mass analyzer，IT）　离子阱是一种通过电场或磁场将气相离子控制并贮存一段时间的装置。离子阱由一环形电极再加上下各一的端罩电极构成，以端罩电极接地，在环电极上施以变化的射频电压，此时处于阱中具有合适的 m/z 的离子将在阱中指定的轨道上稳定旋转，若增加该电压，则较重离子转至指定稳定轨道，而轻些的离子将偏出轨道并与环电极发生碰撞。当一组由电离源(化学电离源或电子轰击源)产生的离子由上端小孔中进入阱中后，射频电压开始扫描，陷入阱中离子的轨道则会依次发生变化而从底端离开环电极腔，从而被检测器检测。这种离子阱质量分析器结构简单、成本低且易于操作，已用于 GC-MS 联用装置，适用于 m/z 200~2 000 的分子分析。

离子阱质谱有全扫描和选择离子扫描功能，可利用离子存储技术，选择任一质量的离子进行碰撞解离，实现二级或多级质谱分析的功能，有时也称作 MS-MS 功能。但离子阱有别于三重四极串联质谱及其他形式的串联质谱(tandem mass spectrometry/mass spectrometry，MS/MS)功能。事实上，串联质谱意味着两个质量分析器串联，两个质量分析器分别扫描母离子和子离子，离子实现在空间上的质量分离；而离子阱质谱仪只有一个质量分析器，是在时间上实现多级质量分离。与其他串联质谱相比，离子阱体积小、结构简单，尤其价格便宜，广泛应用于蛋白组学和药物代谢分析领域的定性分析。离子阱的选择离子扫描和全扫描模式的灵敏度相似。

3. 飞行时间质量分析器(time of flight analyzer，TOF)　TOF 是一种结构最简单的质谱仪分析器，主要由一个长度 L 的无场真空管(漂移管)构成。质荷比为 m/z 的离子从离子源被加速(加速电压为 V)引出后，进入无场空间，经过一定时间 t 后到达漂移管另一端，不同质荷比的离子因速度不同，到达固定飞行时间距离所需的时间不同，其运动方程为：

$$\frac{m}{z} = \frac{2V}{L^2}t^2 \qquad \text{(式 23-2)}$$

当 V、L 不变的条件下，飞行时间 t 与质荷比的平方根成正比。测定飞行时间 t 即可确定 m/z 的值。离子质量越大，到达接收器所用时间越长，离子质量越小，到达接收器所用时间越短，根据这一原理，可以把不同质量的离子按 m/z 值大小进行分离。这种依据飞行时间来测定质量的分析器叫飞行时间分析器。

连续电离和加速将导致检测器的连续输出，无法获得有用信息，TOF 是以大约 10KHz 的频率进行电子脉冲轰击法产生正离子，随即用具有相同频率的脉冲加速电场加速，被加速的粒子按不同的质荷比(m/z)的飞行时间经漂移管到达收集极上，并反馈入一个水平扫描与电场脉冲频率一致的示波器上，从而得到质谱图。

TOF 质量分析器在 20 世纪 90 年代取得重大技术突破而得到迅速发展，它既不需电场也不需磁场，快速的扫描和极高的离子采集效率，宽的质量范围和能达到 10 000 以上的分辨率，具有广泛的应用前景，主要应用在生物质谱领域。飞行时间质谱仪对离子质量的检测没有上限，特别适用于核酸、蛋白质等生物大分子的测定，已成为生物大分子分析不可缺少的工具。

4. Orbitrap 静电场轨道阱　其是一种通过使离子围绕一中心电极的轨道旋转而捕获离子的装置。2000 年，俄罗斯科学家 Makarov 利用该技术发明了一种新型质谱仪，称之为"Orbitrap"或静电场轨道阱质谱。其质量分析器形状如同纺锤体，由纺锤形中心内电极和左右 2 个外纺锤半电极组成。仪器工作时，在中心电极逐渐加上直流高压，在 Orbitrap 内产生特殊几何结构的静电场。当离子进入到 Orbitrap 室内后，受到中心电场的引力，即开始围绕中心电极作圆周轨道运动,同时离子受到垂直方向的离心力和水平方向的推力,而沿中心内电极做水平和垂直方向的振荡。外电极除限制离子的运行轨道范围,同时检测由离子振荡产生的感应电势,其中水平振荡的频率和分子离子的质荷比(m/z)的关系可由以下数学公式来描述。

$$\omega = \sqrt{\frac{k}{m/z}}$$

(式 23-3)

通过不同 m/z 离子在 z 方向运动频率的差别将不同 m/z 的离子分开,可实现高分辨功能。C 形阱(C-Trap)内充有高纯氮气,主要作用是降低从前端飞来的离子的动能,并将离子注入 Orbitrap。从 Orbitrap 的每个外电极输出的信号经过微分放大器放大后由快速傅立叶转换变成频谱,频谱再转换为质谱,然后在质谱软件中处理。

Orbitrap 的突出优点是分辨率高,最高可达百万级分辨率,可以设定不同等级分辨率(如 17 500、35 000、70 000、140 000),灵敏度不随分辨率增大而降低。17 500 以下适合色谱分离好、多级质谱的高分辨分析,70 000 以上则针对多电荷($>5^+$)和同位素峰(如 C13 和 S34 的 A+2 峰)的识别。质量准确度高,在外标校正的条件下是 3ppm,内标校正的条件下是 1ppm,和 TOF 不同,Orbitrap 操作时一般不采用内标法。Orbitrap 在分子量(m/z)低于 300 和多级质谱分析时,质量准确度不变,要优于 Q-TOF(10~20ppm)。

Orbitrap 的质量轴准确度的稳定性为一周,环境温度对 TOF 类仪器的影响是质量准确度偏差大的主要原因。Orbitrap 的动态范围接近 4 个数量级,在实际样品分析中,不同浓度或含量范围的成分都可以得到指标所述的质量准确度。TOF 类仪器的动态范围在 2~3 个数量级,且要控制内标和待测物的比例。线性离子阱可提供多达 10 级的碎片离子,且各级碎片之间有关联性,所有信息被用于建立一个分子结构的指纹特征,是复杂结构式确证,尤其是同分异构体确证必需的质谱数据。关于 Orbitrap 灵敏度,LTQ-Orbitrap 为阱的技术,即在质谱分析前,首先要进行离子的预富集(存储),Q-TOF 是线束形结构,没有离子存储。这个特点使线性离子阱-Orbitrap 在全扫描方面的性能优于 Q-TOF,更适合做定性和确证分析,灵敏度为数百 fg。

五、检测系统

离子检测器的功能是接受由质量分析器分离的离子,进行离子计数并转换成电压信号放大输出,输出的信号经计算机采集和处理,最终得到按不同 m/z 值排列和对应离子丰度的质谱图。

质谱仪的检测器种类很多,电子倍增管及其阵列、离子计数器、感应电荷检测器、法拉第收集器等是比较常见的检测器。单个电子倍增管基本上没有空间分辨能力,难以满足质谱发展的需要,将电子倍增管微型化集成为微型多通道板检测器后,实际应用价值大为提高。对一般电子倍增管而言,一个离子能够在 10^{-7}s 内引发 10^5~10^8 个电子,其灵敏度可以满足绝大多数有机物或生物化学物质检测的需要。离子计数器是一种非常灵敏的检测器,一般多用来进行离子源的校正或离子化效率的表征。法拉第盘(杯)是一种最简单的检测器。它将一个具有特定结构的金属片接入特定的电路中,收集落入金属片上的电子或离子,然后进行放大等处理,得到质谱信号。

第三节 质谱图和质谱表

一、质谱图

质谱表示方法主要有质谱图和质谱表。质谱图(图 23-4)是以质荷比 m/z 为横坐标,离子相对强度为纵坐标来表示质谱数据。离子相对强度是把原始质谱图上最强的离子峰定为基峰,规定其相对强度为 100%,其他离子峰以对基峰的相对百分值表示,由质谱图可以很直观地观察整个分子的质谱信息。质谱表是用表格形式表示质谱数据,由质谱表可准确地给出 m/z 值及相对强度。在解析有机化合物结构时,常常将质谱图或数据与标准图谱进行对照,以校对化合物的结构。

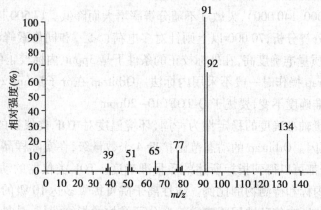

图 23-4 正丁苯的质谱图

从质谱图上可看到同一化合物分子可以产生多种离子峰,主要有以下几种类型:分子离子峰、碎片离子峰、亚稳离子峰、同位素离子峰和重排离子峰等。这些离子峰的 m/z 和相对强度不仅取决于分子结构,还与仪器类型、实验条件有关。

1. 分子离子峰　分子受到电子束轰击后,失去一个外层价电子而生成带正电荷的离子称为"分子离子"或"母离子",质谱图中相应的峰则称为分子离子峰或母离子峰。因此,分子离子峰 m/z 的数值相当于该化合物的相对分子质量。也就是从分子离子峰 m/z 数据可以准确地测定其相对分子质量 Mr,Mr 是有机化合物结构分析的重要数据,因而正确地确认分子离子峰十分重要。注意由于同位素峰的存在,质谱图上最大质量数的峰不一定是分子离子峰。

分子离子的稳定性和分子离子峰的强度与有机化合物的结构有关。如芳香族化合物、共轭烯烃、环状化合物、一些含硫化合物、直链低级烷烃等化合物的分子离子峰显著。直链酮、酯、醛、羧酸、酰胺、醚和卤化物等,通常显示分子离子峰,但由于杂原子上孤电子对的存在,有利于生成稳定的碎片离子,因此上述各类化合物的分子离子峰较弱。而脂肪醇、胺、硝基化合物、腈和多支链化合物的分子,电离后容易碎裂生成碎片离子,它们的分子离子峰往往很弱或不出现。因此,根据分子离子峰的强度可以为推测化合物的类型提供参考信息。可通过降低轰击电子束的能量或采用其他软电离方法使分子离子化,以提高分子离子峰强度。

2. 碎片离子峰　当轰击电子的能量超过分子电离所需的能量时,分子离子处于激发状态,在离子源中其原子之间的一些键还会进一步断裂,产生质量数较小的碎片,称为"碎片离子",在质谱图上相应的峰称为碎片离子峰。碎片离子峰在质谱上位于分子离子峰的左侧。分子的碎裂过程与其结构密切相关,由丰度最大的离子的断裂过程,可推测被分析化合物的结构信息。若碎片离子峰的数目多表示该分子容易断裂的键较多,碎片离子峰的丰度高表示该离子较稳定。因为 M^+ 可能进一步断裂或重排,因此要准确地进行定性分析最好与标准谱图进行比较。

3. 亚稳离子峰　离子在离开电离室到收集器之前的飞行过程中,发生分解而形成低质量的离子所产生的峰,称为亚稳离子峰。若质量为 m_1 的离子在离开离子源受电场加速后,在进入质量分析器之前,由于碰撞等原因很容易进一步分裂失去中性碎片而形成质量 m_2 的离子和中性碎片 $\triangle m$,由于一部分能量被中性碎片带走,此时的 m_2 离子比在离子源中形成的 m_2 离子能量小,故将在磁场中产生更大的偏转,观察到的 m/z 较小。这种峰称为亚稳离子峰,用 $m*$ 表示。它的表观质量 $m*$ 与 m_1、m_2 的关系是:

$$m* = (m_2)^2/m_1$$

式中:m_1 为母离子的质量,m_2 为子离子的质量。在质谱图上,亚稳离子峰可看成是 m_1 和 m_2 的混合形成"宽峰",它具有峰宽且矮小、相对强度低、m/z 通常为非整数,亚稳离子峰在质谱图中易识别。亚稳离子是研究质谱碎裂机制的重要手段,利用亚稳离子可以找到某些离子之间的母(离子)与子(离子)关系,从而确定裂解途径。

如:十六烷的质谱图中,有若干亚稳离子峰,其 m/z 分别位于 32.9、29.5、28.8、25.7、21.7 处。$m/z=29.5$ 的 $m*$ 是因为 $412/57=29.5$,可以算得:$C_4H_9^+$($m/z=57$)、$C_3H_5^+$($m/z=41$),可以证实有如下裂解过程:$C_4H_9^+ \rightarrow C_3H_5^+ + CH_4$,但不是所有的分裂过程都产生 $m*$,因此,没有 $m*$ 峰并不意味没有分裂过程。

4. 同位素离子峰　自然界中的大多数元素都存在同位素。通常相对丰度最大的是该元素的轻同位素,而重同位素往往比其轻同位素重 $1\sim2$ 个质量单位,相对丰度较小。组成有机化合物的主要元素如 C、H、O、N、Cl、Br 和 S 等均存在同位素,其轻同位素与重同位素的天然丰度参见表 23-3。一般说来,分子离子峰 M 是由最大丰度的同位素(通常元素的最轻同位素的天然丰度最大)所产生的,在质谱图上会出现一个或多个由重同位素组成的分子所形成的离子峰即同位素离子峰,其 m/z 为 M+1、M+2 等。

在一般有机分子鉴定时,可以通过同位素峰统计分布来确定其元素组成,分子离子的同位素离子峰相对强度之比符合一定的统计规律。例如,在天然碳中有两种同位素 ^{12}C 和 ^{13}C,二者丰度之比为 100:1.1,如果由 ^{12}C 组成的化合物质量为 M,那么由 ^{13}C 组成的同一化合物的质量则为 M+1。同样,一个化合物生成的分子离子有质量为 M 和 M+1 的两种离子。若化合物中含有一个碳,则 M+1 离子的强度为 M 离子强度的 1.1%;如果含有二个碳,则 M+1 离子强度为 M 离子强度的 2.2%。根据 M 与 M+1 离子强度之比,可以估算碳原子个数。即:如果知道了各同位素离子强度之比,可以估计出元素个数,推断其分子式。如质谱图上 m/z 为 17 的同位素离子峰(M+1)的强度是 m/z 为 16 的分子离子峰的 1.1%,根据分子离子峰与同位素离子峰的相对强度比,可以推断出该化合物为甲烷。

分子离子峰和同位素离子峰的相对强度可以估算,对于含有碳、氢、氧、氮元素组成的有机化合物,其分子式可写为 $C_wH_xN_yO_z$,采用下式可近似计算其 $\dfrac{M+1}{M} \times 100$ 和 $\dfrac{M+2}{M} \times 100$ 值。

$$\frac{M+1}{M}\times100=1.08W+0.02X+0.36Y+0.04Z \qquad\text{(式 23-4)}$$

$$\frac{M+2}{M}\times100=\frac{(1.08W+0.02X)^2}{200}+0.2Z \qquad\text{(式 23-5)}$$

需要指出的是,Beynon 的同位素丰度表 23-3 就是根据式 23-4 和式 23-5 计算出来的,其中 M+1、M+2 分别表示$\frac{M+1}{M}\times100$ 和 $\frac{M+2}{M}\times100$。

表 23-3 常见元素的天然同位素丰度表

元素	同位素	质量数	天然丰度/%	元素	同位素	质量数	天然丰度%	元素	同位素	质量数	天然丰度/%
氢	^{1}H	1.007 825	99.985 5	氢	^{2}H	2.014 10	0.014 5	氢	—	—	—
碳	^{12}C	12.000 00	98.892 0	碳	^{13}C	13.003 35	1.108 0	碳	—	—	—
氮	^{14}N	14.003 07	99.635	氮	^{15}N	15.000 11	0.365	氮	—	—	—
氧	^{16}O	15.994 91	99.759	氧	^{17}O	16.999 14	0.037	氧	^{18}O	17.999 16	0.204
氟	^{19}F	18.998 40	100	氟	—	—	—	氟	—	—	—
硅	^{28}Si	27.976 93	92.20	硅	^{29}Si	28.976 49	4.70	硅	^{30}Si	29.973 76	3.10
磷	^{31}P	30.973 76	100	磷	—	—	—	磷	—	—	—
硫	^{32}S	31.972 07	95.018	硫	^{33}S	32.971 46	0.750	硫	^{34}S	33.967 86	4.215
氯	^{35}Cl	34.968 85	75.557	氯	^{37}Cl	36.965 90	24.463	氯	—	—	—
溴	^{79}Br	78.918 3	50.52	溴	^{81}Br	80.916 3	49.48	溴	—	—	—
碘	^{127}I	126.904 4	100	碘	—	—	—	碘	—	—	—

5. 重排离子峰 在两个或两个以上化学键的断裂过程中,有些碎片离子不是仅仅通过键的简单断裂,有时还会通过分子内某些原子或基团的重新排列或转移而形成离子,这种碎片离子称为重排离子,质谱图上相应的峰为重排离子峰。转移的基团常是氢原子,重排的类型很多,其中最常见的一种是麦氏(Mclafferty)重排。具有 γ 氢的醛、酮、酯、酸及烷基苯、长链烯等化合物分子,含有 C=X(X=O、S、N、C)基团,当与此基团相连的键上具有 γ 氢原子时,氢原子可以转移到 X 原子上,同时 β 键断裂,发生麦氏重排。如正丁醛质谱图中出现很强的峰(m/z=44),是由麦氏重排形成的。

6. 多电荷离子峰 分子失去一个电子后,成为高激发态的单电荷分子离子,但有时某些非常稳定的分子,能失去两个或两个以上的电子,这时在质量数为 m/nz(n 为失去的电子数)的位置上出现多电荷离子峰。多电荷离子峰的质荷比,可能是整数,也可能不是整数。多电荷离子峰的出现,表明被分析的样品非常稳定,如芳香族化合物易出现多电荷离子峰。

二、质谱表

前已述及,质谱表示可用质谱图和质谱表两种形式。质谱表是用表格形式表示的质谱数据。质谱表中有两项数据即质荷比和相对强度。从质谱图上可以直观地观察整个分子的质谱全貌,而质谱表则可以准确地给出精确的 m/z 值及相对强度值,有助于进一步分析。以正戊烷的电子轰击质谱表为例,说明质谱表的表示方法,如表 23-4 所示。

表 23-4　正戊烷的电子轰击质谱表

离子质荷比/($m \cdot z^{-1}$)	相对强度/%	离子质荷比/($m \cdot z^{-1}$)	相对强度/%
15	3.2	41	50
26	2.8	42	68
27	35	43	100
28	4.3	44	3.5
29	30	57	15
30	1.7	58	1.1
39	12	72	9
40	1.3	73	0.5

第四节　定性和定量方法

一、定性方法

质谱是纯物质鉴定的最有力工具之一,其中包括相对分子质量测定、化学式确定及结构鉴定等。得到质谱图后,利用计算机进行谱库检索是一种快速、简便的定性方法。一般质谱仪都储存有几十万个化合物的标准质谱图,质谱最主要的定性方式是谱库检索,检索结果可以给出几种最可能的化合物,并以匹配度大小顺序给出这些化合物的名称、分子式、分子量、结构式和基峰等信息。GC-MS 联用仪有几种数据库,应用最为广泛的是 NIST 库和 Willey 库。

1. 相对分子质量的测定　如前所述,从分子离子峰质荷比的数据可以准确地测定其相对分子质量,因而正确地确认分子离子峰十分重要。虽然理论上可以认为除同位素峰外分子离子峰应是最高质量处的峰,但在实际中并不能由此简单认定。有时由于分子离子稳定性差而观察不到分子离子峰,因此在实际分析时必须加以注意。在纯样品质谱中,分子离子峰应具有以下性质:

(1) 除同位素峰外,它应是最高质量的峰。但要注意某些样品会形成质子化离子 $(M+H)^+$ 峰(醚、脂、胺等),去质子化离子 $(M-H)^+$ 峰(芳醛、醇等)及缔合离子 $(M+R)^+$ 峰。

(2) 它要符合"氮规则"。在只含 C、H、O、N 的化合物中,不含或含偶数个氮原子的分子的质量数为偶数,含有奇数个氮原子的分子质量数为奇数。这是因为在由 C、H、O、N、P、卤素等元素组成的有机分子中,具有奇数价的原子具有奇数质量,具有偶数价的原子具有偶数质量,因此形成分子之后,分子量一定是偶数。而氮则例外,只有氮原子的化合价为奇数而质量数为偶数。因此,分子中含有奇数氮,其分子量是奇数,含有偶数氮,其分子量一定是偶数。

(3) 存在合理的中性碎片损失。因为在有机分子中,经电离后,分子离子可能损失一个 H 或 CH_3、H_2O、C_2H_4 等碎片,相应为 M-1、M-15、M-18、M-28 等碎片峰,而不可能出现 M-3 至

M-14,M-21 至 M-24 范围内的碎片峰,若出现这些峰,则该峰不是分子离子峰。因为一个有机化合物分子不可能失去 4~14 个氢而不断链。如果断键,失去的最小碎片应为 CH_3,它的质量是 15 个质量单位。同样,也不可能失去 20~25 个质量单位。

(4) 在 EI 源中,若降低电子轰击电压,则分子离子峰的相对强度应增加;若不增加则不是分子离子峰。

由于分子离子峰的相对强度直接与分子离子稳定性有关,其大致顺序是:芳香环>共轭烯>烯>脂环>羰基化合物>直链碳氢化合物>醚>脂>胺>酸>醇>支链烃。在同系物中,相对分子质量越大则分子离子峰相对强度越小。

如果某离子峰完全符合上述判断原则,那么这个离子峰可能是分子离子峰;如果原则中有一项不符合,这个离子峰就肯定不是分子离子峰。应该特别注意的是,有些化合物容易出现 M-1 峰或 M+1 峰。另外,在分子离子很弱时,容易和噪声峰相混,所以,在判断分子离子峰时要综合考虑样品来源、性质等其他因素。如果经判断没有分子离子峰或分子离子峰不能确定,则需要采取其他方法得到分子离子峰。

2. 化学式的确定　在低分辨的质谱仪上,则可以通过同位素相对丰度法推导其化学式,同位素离子峰相对强度与其中各元素的天然丰度及存在个数成正比,对于一个 CwHx-NyOz 的化合物,利用精确测定的 $(M+1)^+$、$(M+2)^+$ 相对于 M^+ 的强度比值,可从 Beynon 表中查出最可能的化学式,再结合其他规则确定化学式。

对于含有 Cl、Br、S 等同位素天然丰度较高的元素的化合物,其同位素离子峰相对强度可由 $(a+b)^n$ 展开式计算,式中 a、b 分别为该元素轻、重同位素的相对丰度,n 为分子中该元素个数。如在 CH_2Cl_2 中,对元素 Cl 来说,$a=3,b=1,n=2$ 故 $(a+b)^n=9+6+1$,则其分子离子峰与相应同位素离子峰相对强度之比为:$\frac{m}{z}84(M):\frac{m}{z}86(M+2):\frac{m}{z}88(M+4)=9:6:1$。若有多种元素存在时,则以 $(a+b)^n\times(a'+b')^{n'}$ 计算。

高分辨的质谱仪可以非常精确地测定分子离子或碎片离子的质荷比(误差可小于 10^{-5})。

3. 结构鉴定　纯物质结构鉴定是质谱应用最成功的领域,通过谱图中各碎片离子、亚稳离子、分子离子的化学式、m/z 相对峰高等信息,根据各类化合物的分裂规律,找出各碎片离子产生的途径,从而拼凑出整个分子结构。根据质谱图拼出来的结构,对照其他分析方法,得出可靠的结果。另一种方法就是与相同条件下获得的已知物质标准图谱比较来确认样品分子的结构。

二、定量方法

质谱检出的离子强度与离子数目成正比,通过离子强度可进行定量分析。

1. 同位素测量　同位素离子的鉴定和定量分析是质谱发展起来的原始动力,至今稳定同位素测定依然十分重要,只不过不再是单纯的元素分析而已。分子的同位素标记对有机化学和生命化学领域中化学机制和动力学研究十分重要,而进行这一研究前必须测定标记同位素的量,质谱法是常用的方法之一。例如确定氘代苯 C_6D_6 的纯度,通常可用 $C_6D_6^+$ 与 $C_6D_5H^+$、$C_6D_4H_2^+$ 等分子离子峰的相对强度来进行。对其他涉及标记同位素探针、同位素稀释及同位素年代测定工作都可以用同位素离子峰来进行。后者是地质、考古等工作中经常进行的质谱分析,通过测定石英中 $^{40}Ar/^{39}Ar$ 离子峰相对强度之比,推算出矿物的成矿年代。

2. 无机痕量分析 火花源的发展使质谱法可应用于无机固体分析,成为金属合金、矿物等重要的分析方法,它几乎能分析周期表中所有元素,灵敏度极高,谱图简单且各元素谱线强度大致相当,应用十分方便。电感耦合等离子源引入质谱后(ICP-MS),有效地克服了火花源的不稳定、重现性差、离子流随时间变化等缺点,使其在无机痕量分析中得到广泛应用。

3. 定量常用的扫描模式 选择离子监测(selective ion monitoring,SIM)是用于检测已知或目标化合物,只对选定的特征离子进行选择性扫描,而其他离子不被记录的检测方式。优点是:①选择性好。仅对指定离子选择性检测,干扰离子可有效消除;②灵敏度高。比正常扫描方式灵敏度提高大约100倍。不足:选择离子扫描只能检测有限的数个离子,不能得到完整的质谱图,不能进行未知化合物的定性分析(若选定的离子有很好的选择性,也可以用来表示某种化合物的存在)。SIM最主要的用途是定量分析,由于它的选择性好,可把全扫描方式得到的非常复杂的总离子色谱图变得十分简单,消除其他组分的干扰。

SIM比全扫描方式能得到更高的灵敏度。这种数据采集的方式一般用在定量目标化合物之前,往往需要已知化合物的性质。若几种目标化合物用同样的数据采集方式监测,可对几种离子同时测定。

在串联质谱MS-MS仪器主要的数据采集方式有:

(1)子离子扫描:选择一定的母离子经CID活化,MS2记录产生的子离子。该方式特别适合于软电离(如ESI、CI、FD、FAB)得到的分子离子进一步裂解以获得分子的结构信息。

(2)母离子扫描:选择MS2中的某一子离子,测定MS1中的所有母离子。该方式能帮助追溯碎片离子的来源,能对产生某种特征碎片离子的一类化合物进行快速筛选。

(3)中性丢失扫描:MS1和MS2同时扫描,但MS2与MS1始终保持质量差Δm,最终的谱图将显示那些来自一级谱图中通过裂解丢失中性碎片(Δm)的离子。中性丢失最能反映化合物特定官能团的信息。

(邬春华)

参 考 文 献

[1] 庞国芳. 农药兽药残留现代分析技术. 北京:科学出版社,2007.
[2] 盛龙生. 色谱质谱联用技术. 北京:化学工业出版社,2006.
[3] 李磊,高希宝. 仪器分析. 北京:人民卫生出版社,2015.
[4] 杜晓燕. 现代卫生化学. 2版. 北京:人民卫生出版社,2009.
[5] 汪正范. 色谱联用技术. 2版. 北京:科学出版社,2007.
[6] 陈耀祖,涂亚平. 有机质谱原理及应用. 北京:科学出版社,2001.
[7] 康维钧. 卫生化学. 8版. 北京:人民卫生出版社,2017.

第二十四章

气相色谱-质谱联用技术

第一节 概　述

结合两种或两种以上的分析技术以对多组分复杂样品进行更快、更有效的分析，这种技术称为联用技术（coupling technique）。色谱联用分析法（hyphenated chromatography）是将两种色谱法或者将色谱法与质谱法、波谱法有机地结合起来而实现在线联用的分析方法。色谱与色谱联用分析法又称为多维色谱法，是将不同分离模式的色谱法组合起来以提高系统分离能力，从而实现单一色谱分离模式难以实现的复杂样品的分离分析。色谱与质谱、波谱联用则是将色谱法的分离能力与质谱法、波谱法的结构鉴定能力有机结合，从而快速高效地完成复杂样品组分的定性、定量和结构分析。

一、色谱-质谱联用技术

色谱法是一种很好的分离方法，可以将复杂混合物中的多种组分分离，但它的定性、鉴定结构的能力较差。质谱法对未知化合物的结构有很强的鉴别能力，定性专属性高，可提供准确的结构信息，但质谱法对未知化合物进行鉴定，需要高纯度的样本，否则杂质形成的本底对样品的质谱图会产生干扰，不利于质谱图的解析。色谱法对复杂的样品能进行有效的分离，可提供纯度高的样品，正好满足了质谱鉴定的要求。

色谱-质谱联用是最成熟和最成功的一类联用技术，主要包括气相色谱-质谱联用（gas chromatography-mass spectrometry, GC-MS）、液相色谱-质谱联用（liquid chromatography-mass spectrometry, LC-MS）和毛细管电泳-质谱联用（capillary electrophoresis-mass spectrometry, CE-MS）。

二、气相色谱和质谱联用原理

气相色谱-质谱联用技术即将气相色谱仪与质谱仪通过接口（interface）部件进行连接，以气相色谱为分离手段，以质谱为检测手段，借助计算机技术，辅以相应的数据收集与控制系统构建而成的一种色谱-质谱联用技术。气相色谱-质谱联用仪的气相色谱部分分离试样中的各组分，起着样品的制备作用；接口把气相色谱分离后的各组分送入质谱仪进行检测，起着气相色谱-质谱之间的适配器的作用；质谱仪将接口依次引入的各组分进行分析，成为气相色谱的检测器；计算机系统交互式地控制气相色谱仪、接口和质谱仪，进行数据的采集和处理，由此获得色谱和质谱数据，对复杂试样中的组分进行定性和定量分析。

气-质联用是分析仪器中较早实现的联用技术。自1957年霍姆斯（J. C. Holmes）和莫雷尔（F. A. Morrell）首次实现气相色谱和质谱联用以后，这一技术得到了长足的发展。GC-MS

被广泛应用于复杂组分的分离与鉴定,在卫生、化工、石油、环境、农业、法医、生物医药等方面,已经成为一种获得广泛应用的成熟的常规分析技术。

第二节　气相色谱-质谱联用分析技术

一、气相色谱-质谱联用仪器

GC-MS 系统由气相色谱单元、质谱单元、计算机和接口四大件组成,如图 24-1 所示。其中气相色谱单元一般由载气控制系统、进样系统、色谱柱与控温系统组成;质谱单元由离子源、离子质量分析器及其扫描部件、离子检测器和真空系统组成;接口是样品组分的传输线以及气相色谱单元、质谱单元工作流量或气压的匹配器;计算机控制系统不仅用作数据采集、存储、处理、检索和仪器的自动控制,而且还拓宽了质谱仪的性能。其中接口是实现气-质联用的关键。在气相色谱-质谱联用技术发展的前期,主要是解决各种接口技术,曾采用各种分流接口装置来限制柱流量,以降低进样的气体和压强,满足质谱真空的要求。由于色谱流出的样品组分被载气携带,在分流同时需使样品得到浓缩,尽量除去载气,保留样品以获得最大的样品利用率,并尽量消除或减少载气携入杂质造成的质谱背景干扰。

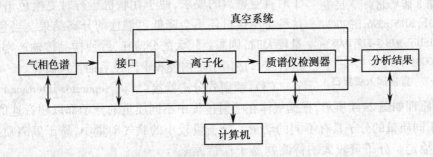

图 24-1　GC-MS 联用系统的示意图

1. 气相色谱-质谱联用仪的接口　接口是连接气相色谱单元和质谱单元最重要的部件。接口的作用是解决气相色谱仪的常压(大气压)工作条件和质谱仪的真空工作条件($10^{-6} \sim 10^{-4}$Pa)的联接和匹配。接口要把气相色谱柱流出物中的载气尽可能多的除去,保留或浓缩待测物,使色谱柱的流出物近似大气压的气流转变成适合 MS 离子源的粗真空,且传输到质谱仪的离子源中并协调色谱仪和质谱仪的工作流量。

根据质谱仪的工作特点,气相色谱-质谱联用仪进样系统的接口应满足以下几个条件:①接口的存在不破坏离子源的高真空,也不影响色谱柱分离的柱效;②接口应能使色谱分离后的各组分尽可能多的进入质谱仪的离子源,使色谱流动相尽可能的不进入质谱的离子源;③接口的存在不改变色谱分离后各组分的组成和结构。GC-MS 联用仪常用的接口有以下3 种:

(1) 直接导入型接口(direct coupling):此种接口(传输线)结构非常简单,如图 24-2 所示。其实是对于毛细管气相色谱,在色谱柱和离子源之间用长约 50cm,内径为 $0.25 \sim 0.32$mm 的不锈钢毛细管连接,毛细管色谱柱出口端通过这根金属毛细管直接引入质谱仪的离子源。载气和待测物一起从气相色谱柱流出立即进入离子源的作用场。由于载气氮气或氦气是惰性气体不发生电离,被测物质则会在离子源中生成带电粒子,在电场作用下待测物

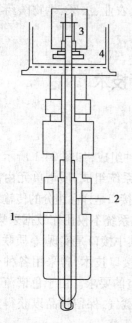

来自李磊　高希宝主编,仪器分析(第 8 版),北京:人民卫生出版社,2015,p396,图 20-2,书号:ISBN 978-7-117-20083-7/R·20084

图 24-2　直接插入式接口

带电粒子加速向质量分析器运动,而载气却由于不受电场影响,被真空泵抽走,满足离子源对真空的要求。工作中接口的温度应稍高于柱温,其实际作用是支撑插入毛细管,使毛细管准确定位。另一个作用是保持温度,让色谱柱流出物始终不产生冷凝,其最高工作温度和最高柱温相近。受质谱仪的真空泵流量限制,一般载气流速应控制在 0.7～1.0ml/min,因此这种接口适用于小内径毛细管色谱柱。此种接口的装置简单,容易维护,传输率达 100%,应用较为广泛。

(2) 开口分流型接口(open split interface):该接口是放空一部分色谱流出物,让另一部分进入质谱仪,其工作原理如图 24-3 所示。色谱柱出口端插入内套管的一端,限流管由内套管的另一端插入,内套管置于一个外套管中,外套管充满氦气。色谱柱流出物可全部或部分通过限流管进入质谱仪的离子源。当色谱柱的流量大于质谱仪的工作流量时,过多的色谱柱流出物随氦气流出接口;反之则由外套管中的氦气提供补充。由于这种接口处于常压氦气的保护下,降低了对真空密封的要求,便于在联机运行时更换色谱柱,而且这种常压接口还不会降低色谱柱的分离结果。当色谱仪流量较大时,则需要较大的分流比,致使样品传输产率较低,故这种接口适用于小内径和中内径毛细管色谱柱。

(3) 喷射式分离器接口(jet separator interface):这种接口的工作原理如图 24-4 所示,根据气体在喷射过程中不同质量的分子都以超音速的同样速度运动,不同质量的分子具有不同的动量。分子量较小的载气动量小,易于偏离喷射方向,被真空泵抽走。分子量较大的待测物易于保持原来的喷射方向并得到浓缩后通过接收口进入质谱仪的离子源。这种接口起到了分离载气、降低气压和浓缩样品的作用,适用于各种流量的气相色谱柱,从填充柱到大孔径毛细管柱。主要的缺点是对易挥发的化合物的传输率不够高。

随着毛细管色谱柱的广泛应用,真空泵的性能提高和大抽速涡轮分子泵的出现,保证了毛细管柱可直接插入质谱的离子源,"接口"实际上就是一根可控温加热的导管,不需要复杂的分流、浓缩接口装置。直接插入的连接方式,使样品的利用率几乎达到百分之百,极大提高了分析灵敏度。此外,低流失交链键合色谱柱的发展,也有利于降低质谱的背景干扰。目前使用大抽速涡轮分子泵,以及差动抽气方式允许进入质谱的载气流量提高到 15ml/min,甚至宽口径弹性石英毛细管柱也可使用。目前市售 GC-MS 联用仪多采用直接导入型接口。

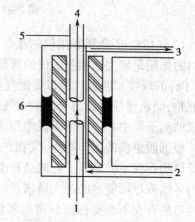

来自李磊　高希宝主编,仪器分析(第 8 版),北京:人民卫生出版社,2015,p396,图 20-3,书号:ISBN 978-7-117-20083-7/R·20084

图 24-3　开口分流型接口的工作原理

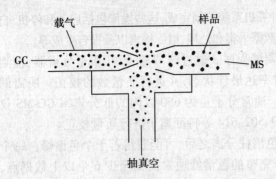

载气　样品

GC ———　——— MS

抽真空

图 24-4　喷射式分离器接口的工作原理

2. 色谱单元　GC-MS 对气相色谱仪没有特殊要求,但所使用的色谱柱和载气需满足质谱仪的某些要求。

(1) 色谱柱:填充柱和毛细管柱都可用于 GC-MS,但要求色谱柱能耐高温,以防固定相流失,污染离子源,造成高的质谱本底,影响色谱峰的准确检出。最好采用化学键合固定相。

(2) 载气:GC-MS 对载气的要求是化学惰性、不干扰质谱检测以及在接口或离子源中易被去除,氦气是最理想的载气。所以气相色谱-质谱联用仪一般采用高纯(≥99.999%)的氦气(电离电位为 24.6eV,比一般有机物的电离电位高),且其分子离子峰 $m/z=4$,在多数质谱的扫描质荷比下限之外。不能使用氮气,因其电离电位只有 15.6eV,接近大多数化合物的电离电位,而且其分子离子峰 $m/z=28$,易与某些化合物的特征离子重叠,也接近多数质谱的扫描质荷比下限,会产生较高的本底干扰,降低丰度比。氢气的电离电位为 15.4eV,但其分子离子峰 $m/z=1$,在一些应用中可以代替氦气。

气质联用多将毛细管色谱柱直接插入离子源,因受质谱仪所能承受的流量限制,最好采用较低的载气流量。一般真空泵的抽速为 60~100L/s,进入质谱的气体流量不能超过 1ml/min,抽速较大的涡轮分子泵可允许 2~4ml/min 的流量。

3. 质谱单元　GC-MS 对质谱仪的主要要求有:①真空度不受载气流量的影响;②灵敏度和分辨率与色谱仪匹配;③扫描速度与色谱峰流出速度相适应。

(1) 离子源:电子轰击源(EI)和化学电离源(CI)是 GC-MS 常用的两种离子源,这两种离子化方法的原理及特点已在第二十一章详细论述。EI 是 GC-MS 最常用的离子源。这主要由于 EI 源有如下优点:①电子轰击电离的特点是稳定,操作方便,电子流强度可精密控制,电离效率高,结构简单,所形成的离子具有较窄的动能分散,所得到的质谱图是有特征的、重现性好。因此,目前绝大部分有机化合物的标准质谱图都是采用电子轰击电离源得到的。②有较多的碎片离子,提供丰富的结构信息。

(2) 质量分析器:常用的气相色谱-质谱联用仪有气相色谱-四级杆质谱仪(GC-Q-MS)、气相色谱-离子阱串联质谱仪(GC-IT-MS-MS)、气相色谱-时间飞行质谱仪(GC-TOF-MS)、全二维气相色谱-飞行时间质谱仪(GC×GC-TOF-MS)和气相色谱-静电场轨道阱质谱仪(GC-Orbitrap)。在毛细管 GC-MS 中,由于色谱峰很窄(常为 2 秒),为了在全扫描时可从每个色谱峰获得至少 3 个质谱图,需要扫描速度快的质量分析器。四极杆质量分析器的扫描速度快,约为 0.1 秒可以给一张质谱图,并可从正离子模式自动切换到负离子检测,而且灵巧轻便、价格便宜,因此其是 GC-MS 中最流行的质量分析器。此外,离子阱质量分析器和飞行时间(time of flight,TOF)质量分析器的应用也逐渐普及。这三种质量分析器已在第二十一章进行了叙述。

(3) 离子检测器:质谱仪常用检测器为电子倍增管、光电倍增管和微通道板等。目前四极杆质谱、离子阱质谱常采用电子倍增器和光电倍增管,而飞行时间质谱多采用微通道板。

(4) 真空系统:真空系统是 GC-MS 的重要组成部分。一般包括低真空前级泵(机械泵)、高真空泵(扩散泵和涡轮泵较常用)、真空测量仪表和真空阀件、管路等组成。

4. 计算机控制系统 GC-MS 的操作均由计算机系统控制完成,这些操作包括启动和停机、自检和故障诊断、调校仪器、参数设置、实时显示、数据采集和处理、谱库检索以及报告生成等。

(1) 调谐程序:一般质谱仪都设有自动调谐程序。通过调节离子源、质量分析器、检测器等参数,可以自动调整仪器的灵敏度、分辨率达最佳状态,并进行质量数的校正。所需调节的质量范围不同,采用的标准物质也不同。通常分子量为 650 以内的低分辨率 GC-MS 仪器多采用全氟三丁胺(PFTBA)中 m/z 69、219、502、614 等特征离子进行质量校正。

(2) 数据采集和处理程序:混合物经过色谱柱分离之后,可能获得若干个色谱峰。每个色谱峰质谱图经过数次扫描采集所得。一个完整的色谱峰通常需要至少 6 个以上数据点,这要求质谱仪有较高的扫描速度,才能在很短的时间内完成多次全范围的质量扫描。与常规的 GC-MS 相比,飞行时间质谱仪具有更高速的质谱采集系统。随着 GC-MS 技术的发展,可一次性采集上百个组分,然后通过计算机的软件功能可完成质量校正、谱峰强度修正、谱图累加平均、元素组成、峰面积积分和定量运算等。

(3) 数据处理程序谱图检索程序:被测物在标准电离方式-电子轰击源(EI)70eV 电子束轰击下,电离形成质谱图。利用谱库检索程序可以在标准谱库中快速地进行匹配,得到相应的有机化合物名称、结构式、分子式、分子量和相似度。目前国际上最常用的质谱数据库有:NIST 库、NIST/EPA/NIH 库、Wiley 库等。另外,用户还可以根据需要建立用户质谱数据库。

(4) 诊断程序:在各种分析仪器的使用过程中出现各种问题和故障是难免的,因此采用仪器自身设置的诊断软件进行检测是必不可少的。同时,在仪器调谐过程中设置和监测各种电压或检查仪器故障部位,有助于仪器的正常运转和维修。

二、GC-MS 法的特点

GC-MS 法具有如下特点:①混合物的定性、定量效率高:气相色谱作为进样系统,将待测样品进行分离后直接导入质谱进行检测,既满足了质谱分析对样品单一性的要求,还省去了样品制备、转移的烦琐过程,不仅避免了样品受污染,对于质谱进样量还能有效控制,也减少了质谱仪器的污染。②定性参数多、定性可靠:质谱作为检测器,获得化合物的质谱图,解决了气相色谱定性的局限性。除与 GC 法一样能提供保留时间外,还能通过质谱图获取分子离子峰的准确质量、碎片离子峰强度比、同位素离子峰强度比等信息。③检测灵敏度高:质谱多种扫描方式和质量分析技术,可以有选择地只检测所需要的目标化合物的特征离子,而不检测不需要的质量离子,如此专一的选择性,不仅排除基质和杂质峰的干扰,还极大提高检测灵敏度。全扫描时的检测灵敏度优于所有通用型 GC 检测器,选择离子监测时的检测灵敏度优于所有选择性 GC 检测器。④能检测未获得色谱分离的组分:用提取离子色谱图、选择离子监测色谱图等可检出总离子流色谱图上未分离或被噪声掩盖的色谱峰。⑤易实现高能量、高效率分析:GC-MS 联用技术的发展促进了分析技术的计算机全自动控制化。对于控制仪器运行,数据采集和处理,定性、定量分析,谱库检索以及打印报告输出,计算机的介入使仪器可以全自动昼夜运行,从而缩短了各种新方法开发和样品分析时间。⑥专属性和通用性:现代 GC-MS 由于其优秀的分离度、分析速度、灵敏度、专属性和通用性,至今仍是其他联用技术难以达到的,因此只要待测成分适用于 GC 分离,GC-MS 就成为联用技术中首选的分析方法。且用于 GC 法的大多数样品处理方法、分离条件等均可以移植到 GC-MS 法中。

GC-MS 法适合于低分子量化合物(相对分子质量<1 000)的分析,尤其适合于挥发性成

分的分析。在空气和水中挥发性有机化合物、食品和中药中农药残留、运动员尿液中兴奋剂违禁药品的检测以及环境监测等方面,GC-MS 是必不可少的工具之一。

第三节　定性定量方法

一、GC-MS 联用质谱谱库

1. 数据采集模式及其提供的信息　从气相色谱流出的组分不断进入质谱系统,质谱对组分离子的质荷比分布和相对强度进行快速反复扫描并采集数据。不同的扫描方式所检测的离子不同,获得的色谱图的意义也不同,最常见的两种扫描方式是全离子扫描和选择性离子扫描,即对应的数据采集模式主要有全扫描(full scanning)和选择离子监测(selected ion monitoring,SIM)。此外,还有适用于串联质谱的多种扫描模式(将在 LC-MS 部分介绍)。根据数据采集获得的样品谱图,可以进行定性和定量分析。

(1) 全扫描:质量分析器在设定的质量范围内快速地以固定时间间隔不断重复扫描的数据采集模式并记录质谱图,称之为全扫描。这种质谱图可以提供未知化合物的分子离子峰(或准分子离子峰)和特征碎片峰,由此推断化合物的分子量和结构信息。全扫描适合于未知化合物的全谱定性分析,且能获得结构信息。在全扫描方式下,计算机把同一时间采集到样品的所有离子强度相加得到总离子强度,总离子流随时间变化的曲线,称总离子流色谱图((total ion current chromatogram,TIC),如图 24-5 所示。图中对应某一时间点的峰高是该时间点流入质谱仪的所有质荷比的离子流强度的加和。TIC 与普通色谱图没有什么区别,同样给出保留时间、峰高和峰面积等信息,但此图的峰高和峰面积不用于组分的定量分析。

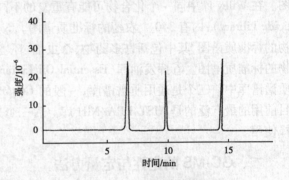

图 24-5　总离子流色谱图

从全扫描采集得的数据中提取出特定质荷比的离子流强度随时间变化的色谱图,称为质量色谱图(mass chromatogram),也称为提取离子色谱图(extracted ion chromatogram),如图 24-6 所示,通过质量色谱图,可对在总离子流色谱图中未分离的组分进行鉴定和定量分析。

(2) 选择离子监测:质量分析器对预先选定的一个或几个特征离子进行扫描的数据采集模式称为选择离子监测(SIM)。通过选择离子监测获得的一个或几个质荷比的离子流强度随时间变化的色谱图,称为选择离子监测色谱图。以 SIM 模式进行数据采集时,质量分析器仅针对少数特征离子反复自动扫描,其检测灵敏度比全扫描高很多,选择离子检测色谱图与质量色谱图相似,但前者的峰强度比后者高约 2 个数量级,色谱峰面积或峰高可用于目标化合物的定量分析,非常适合复杂混合物中痕量物质的分析。

2. 常用质谱谱库检索　用标准电离条件-电子轰击电离源,70eV 电子束轰击已知纯有机化合物,将这些标准质谱图和有关质谱数据存储在计算机的磁盘中得到了质谱谱库。为了能利用这些标准谱图去检索预测样品,预测样品也必须用相同的电子轰击电离源轰击电离,得到的质谱图与已知标准谱图比对。计算机可按一定程序比对两张谱图(预测样品谱图

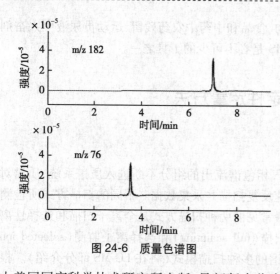

图 24-6　质量色谱图

与标准谱图),并根据质荷比(m/z)的数据(峰位)和强度比对结果计算出相似性指数,然后根据比对结果给出相似性指数排在前列(即较为相似)的几个化合物的名称、分子量、分子式、结构式和相似性指数,根据样品的其他已知信息(物理的和化学的)从检索给出的这些化合物中最后确定欲测样品的分子式和结构式。特别要注意的是相似指数最高的并不一定就是最终确定的分析结果。目前最常用的质谱谱库有:①NIST 库:NIST 库(National Insititute of Standards and Technology,NIS)由美国国家科学技术研究所出版,最新版本收有 64 000 张标准质谱图。②NIST/EPA/NIH 库:是由美国国家科学技术研究所(NIST)、美国环保局(Environmental Protection Agency,EPA)和美国国立卫生研究院(National Institutes of Health,NIH)共同出版,最新版本收有的标准质谱图超过 129 000 张,约有 107 000 个化合物及 107 000 个化合物的结构式。③Wiley 库:有 3 种版本。第六版本的 Wiley 库收有标准质谱图 230 000 张;第六版本的 Wiley/NIST 库收有标准质谱图 275 000 张;Wiley 选择库(Wiley Select Libraries)收有 90 000 张标准质谱图。在 Wiley 库中同一个化合物可能有重复的不同来源的质谱图。④农药库(Standard Pesticide Library):内有 340 个农药的标准质谱图。⑤药物库(Drugs Library):内有 4 370 个化合物的标准质谱图,其中包括许多药物、杀虫剂、环境污染物及其代谢产物和它们的衍生化产物的标准质谱图。⑥挥发油库(Essential Oil Library):内有挥发油的标准质谱图。在这 6 个质谱谱库中前三个是通用质谱谱库,一般的 GC-MS 联用仪上配有其中的一个或两个谱库。目前用的最广泛的是 NIST/EPA/NIH 库。后三个是专用质谱谱库,根据工作的需要可以选择使用。

二、GC-MS 的定性与定量方法

1. GC-MS 的定性方法　气质联用技术可以在有标准品的情况下先根据色谱保留时间定性,与普通气相色谱的定性方法相同,接着在色谱图中选定目标化合物的色谱峰对应的质谱图,调出质谱图库进行比对,确定待测组分可能的结构及其他相关信息。对于在 TIC 中尚未完全分离的色谱峰,可以选用选择离子监测模式,注意所选离子必须能够确证为待测组分主要的特征离子。若无标准品,则可以利用质谱测定化合物特征离子并与标准质谱图库比对进行结构解析,与一般的质谱定性方法相同。

在 GC-MS 联用中良好的分离是定性的基础,得到正确的质谱图是质谱定性准确的前提。质谱图不可靠则质谱图库检索匹配率低,增加质谱图解析的难度。对于未知化合物的结构鉴定,GC-MS 联用只能提供关于化合物结构特征的部分信息。质谱库的检索结果一般是提供几个可能的化合物结构、名称、相对分子质量、分子式等信息,并依照匹配程度的大小列出以供参考。待测物质结构的最终确证必须结合其他手段,如磁共振、红外光谱等。

2. GC-MS 的定量方法　GC-MS 联用技术在定量方面具有一定优势,即可以在色谱峰分离不完全的情况下,采用选择离子扫描,利用其各自特征离子保留时间的差异,根据化合物特征离子的峰面积或峰高与相应待测组分含量的比例关系,对其中的化合物分别进行定量。而且选择性离子流色谱图相对不易受干扰,定量结果更可靠。在用质谱进行定量前,应首先根据其保留时间和质谱图确认目标化合物的特征离子,以免产生假阳性。定量的操作方法是,先选定化合物特征离子的峰面积,选取该峰附近两侧的基线噪声作为本底干扰予以扣除,根据峰面积或峰高,计算成待测组分的浓度。

　　基底复杂的样品如环境样品和生物样品等的被测物含量低、干扰严重,需要通过预处理样品去除干扰和富集浓缩。预处理操作繁琐,引进的分析误差也较多。如果没有数据质量控制方法,难以得知和验证样品分析是否准确。国际上近年来推行一种适用于复杂样品中有机污染物分析的数据质量控制方法,使数据质量得到极大的提高。这一控制方法的主要部分是替代物(surrogate)和同位素内标物(isotope internal standard)的使用。

　　(1) 同位素标记内标法:同位素标记内标法是将稳定同位素(如^2H、^{13}C、^{15}N)标记到待测组分标准品,以同位素(如^2H、^{13}C、^{15}N)标记标准品为内标物,制作内标校正曲线,然后计算得待测组分的含量。例如,测定多环芳烃时,可选用被测多环芳烃化合物的^{13}C标记或氘代化合物。它们的物理化学性质与待测的目标物完全一致,萃取过程中的损失或沾污是一致的。经过气相色谱柱的分离、进入质谱检测器后,可把这些质量数不同的^{13}C标记或氘代化合物检出。由于^{13}C标记或氘代化合物在天然环境样品中含量极微,同位素标记物的回收率可视为目标物的回收率。

　　这是 GC-MS 联用独有的技术,除质谱以外,其他色谱检测器均不能使用。

　　(2) 替代物:在没有同位素内标物时,可选用与目标物物理化学性质相似的物质来代替同位素内标。替代物在样品预处理前定量加入样品中,随样品一起进行预处理和仪器分析的全过程。选择与目标物的物理化学性质相似的物质为替代物,且样品中必须不存在替代物,在预处理过程中两者的损失或沾污的程度是基本一致,故可提高分析的准确度。因此,未知目标物在预处理过程中的回收率,可由已知的替代物的回收率来衡量。这就是替代物在复杂样品分析中的作用。

第四节　气相色谱-质谱联用技术应用

一、食品中邻苯二甲酸酯的测定

　　GC-MS 联用技术在分析检测和研究的许多领域中起着越来越重要的作用,特别是在许多有机化合物常规检测工作中成为一种必备的工具。广泛应用于卫生化学、生物医学、药物分析、食品科学、环境化学和法医学等领域。

　　食品安全相关的问题已经成为国内外广泛关注的焦点。邻苯二甲酸酯类化合物(PAEs)作为一种塑料改良剂,因其增塑效率高、使用成本低、易与其他助溶剂配合使用等优点而被广泛应用于塑料、食品、包装等领域。

　　邻苯二甲酸酯类化合物(PAEs),一般指的是邻苯二甲酸与 1~15 个碳的醇形成的酯,大量的动物实验研究表明,PAEs 具有生殖、发育毒性及致癌性,邻苯二甲酸二(2-乙基)己酯(DEHP)已被美国环保署列为 2B 类致癌物。美国、欧盟、中国、日本等均制订相关法规限制 PAEs 的使用,特别是儿童用品、食品接触材料等。中国台湾"起云剂"风波,内地白酒的塑化剂事件,以及中国产"老干妈"瓶盖聚氯乙烯(PVC)垫圈中检出 DEHP 等,均对食品中 PAEs

的监测提出关注和要求。2016 年,中华人民共和国国家卫生和计划生育委员会和国家食品药品监督管理总局发布了食品中 16 种邻苯二甲酸酯类物质含量的气相色谱-质谱联用(GC-MS)的测定方法(GB5009.271),这 16 种 PAEs 包括:邻苯二甲酸二甲酯(DMP)、邻苯二甲酸二乙酯(DEP)、邻苯二甲酸二异丁酯(DIBP)、邻苯二甲酸二正丁酯(DBP)、邻苯二甲酸二(2-甲氧基)乙酯(DMEP)、邻苯二甲酸二(4-甲基-2-戊基)酯(BMPP)、邻苯二甲酸二(2-乙氧基)乙酯(DEEP)、邻苯二甲酸二戊酯(DPP)、邻苯二甲酸二己酯(DHXP)、邻苯二甲酸丁基苄基酯(BBP)、邻苯二甲酸二(2-丁氧基)乙酯(DBEP)、邻苯二甲酸二环己酯(DCHP)、邻苯二甲酸二(2-乙基)己酯(DEHP)、邻苯二甲酸二苯酯(DPhP)、邻苯二甲酸二正辛酯(DNOP)、邻苯二甲酸二壬酯(DNP)。采用 GC-MS 氘代同位素标记内标法分析,色谱条件:色谱柱:5%苯基-甲基聚硅氧烷石英毛细管色谱柱,柱长:30m,内径:0.25mm,膜厚:0.25μm。进样口温度:260℃。程序升温:初始柱温 60℃,保持 1 分钟;以 20℃/min 升温至 220℃,保持 1 分钟;再以 5℃/min 升温至 250℃,保持 1 分钟;再以 20℃/min 升温至 290℃,保持 7.5 分钟。载气:高纯氦(纯度≥99.999%),流速:1.0ml/min。进样方式:不分流进样。进样量:1μl。质谱参考条件:电离方式:电子轰击电离源(EI);电离能量:70eV;传输线温度:280℃;离子源温度:230℃;监测方式:选择离子扫描(SIM)。

二、空气颗粒物中多环芳烃的测定

多环芳烃化合物(polycyclic aromatichydrocarbon,PAHs)是一类常见的空气污染物,已证实十余种 PAHs 具有致癌和致畸作用,其中以苯并[a]芘(BaP)和二苯并[a,h]蒽[dB(a,h)A]的毒性最大。近年来,颗粒物已成为我国城市环境空气中的首要污染物。常温下,大多数 PAHs(70%~90%)吸附在大气颗粒物表面,且主要吸附在可吸入颗粒物上,对人体危害较大。因此积极开展环境空气颗粒物中 PAHs 深入和系统的研究,为环境空气颗粒中 PAHs 污染水平的调查和危害评价以及综合防治提供科学数据是非常重要和必要的。刘金巍等应用 GC-MS 法测定空气悬浮颗粒物中 18 种多环芳烃化合物。采样仪器:总悬浮颗粒物采样器(TSP),选用直石英滤膜作为采样膜。色谱条件:进样口温度 280℃,不分流进样,进样量 2μl;色谱柱流量 1.1ml/min,恒流模式;升温程序:70℃保持 4 分钟,以 10℃/min 的速率升温至 300℃,保持 2 分钟,以 5℃/min 的速率升温至 340℃保持直至所有组分流出。质谱条件:离子源温度 230℃,四极杆温度 150℃;SCAN 方式采集数据,质量扫描范围:m/z 40~500;选择离子定量。氘代同位素标记内标法定量,氘代萘(d$_8$-NA)、氘代苊(d$_{10}$-AC)、氘代菲(d$_{10}$-PHE)、氘代䓛(d$_{12}$-CHR)、氘代苝(d$_{12}$-PYL)共计 5 种内标物,替代物为氘代芘(d$_{10}$-PY)、氘代芴(d$_{10}$-FL)。

三、水中酚类化合物的分析

酚类化合物属于芳香族化合物,被广泛用于塑料、火药、染料、化肥、橡胶、纺织、医药和农药等诸多领域。酚类化合物是环境中最重要的污染物之一,它主要来源于焦化、石油化工、煤气制造等过程中排出的废水。由于酚类化合物具有致癌、致畸和致突变的潜在毒性,不经处理排入环境会危害水生生物,严重影响人体健康及危害农作物。酚类已被欧盟(European Union,EU)和美国国家环保局(EPA)选为优先测定的有机污染物,欧共体规定人类使用的水中每一种酚类化合物的含量不得高于 0.1mg/L,并且所有酚类化合物的总含量要低于 0.5mg/L。美国和我国也都把饮水中酚类列为必测项目。金铎等应用固相膜萃取/气相色谱-质谱法检测水体中酚类化合物。这 7 种酚类化合物包括:邻甲酚、间甲酚、2,4-二甲基苯酚、2,4-二硝基酚、对硝基酚、苯酚、苯硫酚。GC-MS 条件:色谱柱采用弱极性 DB-5MS 毛细管色谱柱(30m×0.25mm×0.25μm)。进样口温度:250℃,不分流进样,进样量:1μl。载气为高纯氦(99.999%),柱内流量采用恒流模式,载气流量为 1.5ml/min。传输线温度:280℃,四极杆温度:150℃,电子轰击离子源(EI)的电子能量:70eV,离子源温度:250℃。升温程序:初始温度 50℃,维持 2min,以 5℃/min 升至 170℃,维持 3 分钟,再以 20℃/min 升至 250℃,维持 2 分钟。目标物定性模式为全扫描(Full sean),质量扫描范围:m/z50~550,定量模式为选择性离子扫描(SIM),总的进样分析时间为 35 分钟。

（黄丽英）

参 考 文 献

[1] 杜晓燕. 现代卫生化学. 2 版. 北京:人民卫生出版社,2009.

[2] 干宁. 现代仪器分析. 北京:化学工业出版社,2016.

[3] 陈智栋,刘亚. 材料仪器分析. 北京:中国石化出版社,2016.

[4] 武汉大学. 分析化学(下册). 5 版. 北京:高等教育出版社,2012.

[5] 王嗣岑,朱军. 分析化学. 北京:科学出版社,2017.

[6] 刘金巍. 质谱法测定大气颗粒物中多环芳烃的内标选择和质量控制. 岩矿测试,2012;31(2):325-330.

[7] 中华人民共和国国家卫生和计划生育委员会,国家食品药品监督管理总局发布食品安全国家标准. 食品中邻苯二甲酸酯的测定(GB5009.271-2016). 2017.

第二十五章

高效液相色谱-质谱联用技术

第一节 概　述

一、高效液相色谱-质谱联用技术原理

高效液相色谱-质谱联用技术（high performance liquid chromatography-mass spectrometry，HPLC-MS）又简称为液相色谱-质谱联用法（liquid chromatography-mass spectrometry，LC-MS）或液-质联用，其工作原理是以液相色谱为分离手段，以质谱为检测器的分离分析方法。试样通过液相色谱系统的分离，而后进入接口，试样由液相中的离子或分子转变成气态离子，并和流动相分离，被离子化后，经质谱的质量分析器将离子按质荷比分离，经检测器得到质谱图。根据质谱峰的位置和强度可对样品的成分和其结构进行分析。LC-MS 的联用技术将液相色谱的分离能力与质谱的定性功能结合起来，实现对复杂混合物更准确地定量和定性分析。而且也简化了样品的前处理过程，使样品分析更简便和快捷。

GC-MS 已有 50 多年的应用历史，其技术成熟。但人们越来越不满足仅仅分析那些具有挥发性和低分子量的化合物，面对大分子量（特别是蛋白、多肽等）和不挥发化合物的分析任务，迫切需要用液相色谱-质谱联用技术解决实际问题。LC-MS 技术的研究始于 20 世纪 70 年代，但是液相色谱是高压的液相操作技术，而质谱是在高真空条件下工作的方法，因而难以相互匹配，受接口和离子化技术的制约，LC-MS 的发展一直非常缓慢。20 世纪 80 年代中后期，大气压离子化（atmospheric pressure ionization，API）和基质辅助激光解吸离子化（matrix-assisted laser adsorption ionization，MALDI）技术的出现推动了 LC-MS 的迅速发展；20 世纪 90 年代出现成熟的接口，并有了商品仪器，才发展成为可常规应用的重要分离分析方法。现在其在生物、医药、化工、农业、食品和环境等各个领域中均得到了广泛的应用。

二、液相色谱-质谱联用技术的特点

LC-MS 充分发挥了液相色谱对复杂样品的高分离能力和质谱卓越的定性与结构分析优势，是目前应用最广泛的联用技术之一。LC-MS 采用十分简单和便捷的样品前处理方式（通过液相色谱系统的分离手段），分析步骤具有难以置信的灵活性。质谱法是具有高灵敏度和特异性的分析方法，可以精确地对样品进行定性和定量分析。超越了许多传统分析技术，LC-MS 具有分析速度快、灵敏度高和选择性好的特点，主要可解决以下几方面问题：①难挥发性化合物的分析测定；②极性化合物的分析测定；③热不稳定化合物的分析测定；④大分子量化合物（包括蛋白、多肽、多糖、多聚物等）的分析测定。LC-MS 联用作为领先的分析技

术,帮助应对最具挑战性分析的科学问题。

第二节 液相色谱-质谱联用技术

一、液相色谱-质谱联用仪器

与 GC-MS 联用仪一样,LC-MS 联用仪也是由色谱单元、质谱单元、接口和计算机系统四部分组成,如图 25-1 所示。LC-MS 要解决的主要问题是真空的匹配和接口技术。质谱的工作真空度要与常压下工作的液相色谱相匹配并维持足够的真空度,其方法一是增大真空泵的抽速并采用分段、多级抽真空的方法,形成真空梯度来满足接口和质谱正常工作的要求,维持一个必要的动态高真空状态;其二是接口技术。目前 LC-MS 联用仪的接口已基本融入质谱的离子源系统中。

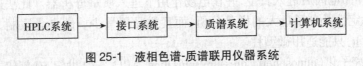

图 25-1 液相色谱-质谱联用仪器系统

(一) 液相色谱-质谱接口

与 GC-MS 联用相比,实现高效液相色谱-质谱在线联用的难度大得多。首先是液相色谱柱后大量的液体流动相与组分一起流出,如果直接进入质谱仪,则会远远超过质谱仪真空系统的能力。而且由于大量液体流动相的存在,会导致质谱数据的混乱,影响被分析试样组分的离子化。因此,接口装置必须既能满足液相色谱-质谱两谱在线联用的真空匹配要求,又能实现试样组分的离子化。经过几十年的研制与发展(始于 20 世纪 70 年代),先后出现各种的接口,实现了液相色谱-质谱的联用。液-质联用接口技术主要是沿着三个分支发展的:①流动相进入质谱直接离子化;②流动相雾化后除去溶剂,分析物蒸发后再离子化;③流动相雾化后形成的小液滴解吸溶剂,气相离子化或蒸发后再离子化,形成了大气压离子化接口。

1. 传送带式接口(moving-belt interface,MB) 20 世纪 70 年代末采用最早的接口,通过聚亚胺带将 HPLC 流出液传送到 MS 的离子源,其间经过红外加热器和二个真空闸室,流出液的溶剂汽化,待传送带上的样品进入离子化室时,溶剂已全部被除去。传送带方式与 MS 传统的 EI,CI 离子源相联,灵敏度差,不能用反相柱,待测样品必须汽化后再电离。现已淘汰。

2. 液体直接导入法(direct liquid introduction,DLI) 是将 HPLC 流出液分成小微流,并通过一个直径为 $2.5\mu m$ 的薄膜小孔保持和周围环境为同一温度。这些小微流被导入去溶剂加热室,大部分微流变为蒸汽除去。试样雾滴和小部分溶剂蒸汽进入离子源,在离子源中,剩余的溶剂作为反应气体使试样电离。此种接口的优点是提供了一种非挥发性和热不稳定化合物从液态到气态的温和的转化方法。液体直接导入法和传送带法接口的缺点是灵敏度低,特定样品的单离子检测需样品量为 ng 级,常规分析需 $50\sim100$ng,而且对极性大、热不稳定的样品分析收效甚微。

3. 热喷雾接口(thermo sprayinterface,TS) 产生于 20 世纪 80 年代中期,不仅是 LC-MS 接口,也是软电离方式,热喷雾时 LC 流出液经过高温加热而超高速喷雾,产生的离子进入

MS,中性分子由真空泵抽走。该法用于极性大、难气化、热稳定性差样品的分析;缺点是其重现性较差,检测限高,尤其对于极性小的化合物,响应低或没有响应。TS 只能获得与分子量有关的信息。在热喷射过程中也会使热不稳定化合物部分分解,在一定程度上 TS 接口逐渐被大气压离子化取代。

4. 粒子束接口(particle beam interface,PB) 使 HPLC 流出液经雾化器发生雾化(雾化气是 N_2)后转化为气溶胶微滴,溶剂在脱溶剂室中被蒸发,由此进入动量分离器,利用溶剂与被分析物的动量差分离。在这里气态的溶剂和载气被真空泵抽走,分离后的气态高动量样品粒子束,沿着传输管进入质谱仪的 EI 或 CI 源进行电离。此种接口的优点是能提供传统的 EI 和 CI 质谱图,即提供结构信息,可进行谱库的检索,这对于未知样品分析很重要。

5. 连续流动快原子轰击法(continuous-flow fast atom bombarmen,CFFAB 与静态的快原子轰击(FAB)类似。氩气在电离室依靠放电产生氩离子,高能氩离子经电荷交换得到高能氩原子流,氩原子打在样品上产生样品离子。样品置于涂有底物(如甘油)的靶上。原子氩打在样品上使样品电离后进入真空,并在电场作用下进入质量分析器。此法适合于高活性、低蒸汽压、热稳定性及分子量大的样品分析,而且样品用量少。缺点是限制 HPLC 的流速,通常为 $10\mu l/min$,只能适用微型柱。

6. 大气压离子化(atmospheric pressure ionization,API) 20 世纪 80 年代中后期,大气压离子化(API)和基质辅助激光解吸离子化(MALDI)技术的出现推动了 LC-MS 的迅速发展,现大气压离子化(API)是液相色谱-质谱联用仪最常用的离子化方式。API 是指离子化在常压下离子室中完成,它包括大气压光喷雾离子化(atmospheric pressure photo ionization,APPI)、电喷雾离子化(electrospray ionization,ESI)和大气压化学离子化(atmospheric pressure chemical ionization,APCI)等技术。API 简单来说包括 2 部分:大气压腔和离子转移器。大气压腔的作用是雾化 HPLC 流动相、去除溶剂和使待测物离子化,即为雾化、去溶剂和离子化区;离子转移器的作用是将离子从大气压腔传送至处于高真空的质量分析器中。现应用最为广泛的是 ESI 和 APCI 技术。因此着重介绍 ESI 和 APCI 原理、技术、方法和应用。

(1) ESI 源:源内主要部件是一个由多层套管组成的 ESI 喷嘴,如图 25-2 所示。试样溶液从最内层毛细管中喷出,毛细管外层套管中通入氮气作为雾化气(也称为鞘气),其作用是使喷出的液体分散成雾状液滴。由于毛细管上施加了几千伏的电压,雾状液滴从毛细管中喷射出来时会带上电荷。另外,在最外层套管中或在喷嘴的斜前方还通入氮气作为辅助气,其作用是使雾状带电液滴的溶剂快速蒸发,最后产生完全脱溶剂的离子。离子在电场作用下依次穿过一个加热的金属毛细管(也称为离子传输毛细管)和锥孔(skimmer),再经聚焦后进入质量分析器。

试样组分在 ESI 源中的离子化过程可概括为带电液滴形成、溶剂蒸发、气态离子形成等几个阶段。假设加到毛细管上的电压为正电压,当试样溶液被输送至高电压的毛细管尖端时,是一种利用强静电场的电离技术,被分析的样品溶液流过加以数 kV(3~8kV)高电压的毛细管出口时,迅速形成雾状气溶胶并产生高荷电液滴。随着高速氮气流的逆向引入,液滴中的溶剂不断挥发,导致液滴体积不断缩小,使得液滴表面的电荷密度增加,产生强烈的库仑排斥力而碎裂,即库仑爆炸,样品最终从液滴中溅射出来,溶剂的蒸发和液滴的碎裂如此反复进行,形成单电荷或多电荷的气态离子。关于气态离子产生的机制,目前有两种解释:一种认为液滴由于溶剂蒸发或库仑爆炸而体积逐渐减小,最终可能形成仅含单一离子的液滴,随着溶剂的进一步蒸发,可能生成完全脱溶剂的气态离子;另一种认为,由于带电离子与

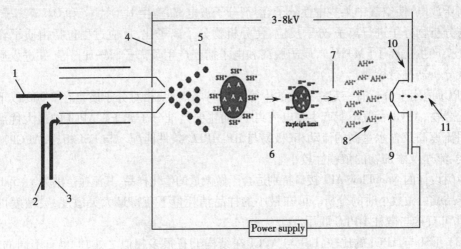

图 25-2　电喷雾离子化过程示意图

1. 试样溶液;2. 雾化气(N_2);3. 辅助气(N_2);4. 毛细管;5. 带电液滴;6. 溶剂蒸发;7. Rayleigh 极限;8. 库仑爆炸;9. 带电离子;10. 锥孔;11. 进入质量分析器。

液滴中其他电荷的相互排斥作用,可能从小的、高度带电的液滴上蒸发出离子。另外,由 ESI 产生的气态离子可能有几种电荷态,而在离子源中经历离子-分子碰撞,还可能导致气态离子电荷态的变化,这样通常会观察到多重电荷形式。

　　电喷雾电离属最软的电离方式,适宜极性分子或热不稳定的化合物的分析,能分析小分子及大分子(如蛋白质分子多肽等),通常小分子得到质子化或去质子化形成准分子离子[M+H]$^+$和[M−H]$^-$,或者与 Na^+、NH_4^+形成加合物离子[M+Na]$^+$和[M+NH$_4$]$^+$,生物大分子产生多电荷离子调节离子源(源内 CID)电压可以控制离子的断裂,给出丰富结构信息。由于 ESI 能产生多电荷离子,使得质量分析器能够检测的质量范围大大拓宽,可以测定相对分子质量为几十万甚至上百万的大分子化合物。ESI 的主要缺点是只能允许非常小的流动相流量($10\mu l/min$),只能适用微型柱。

　　(2) APCI 源:源内主要部件是一个由多层套管组成的 APCI 喷嘴和一个电晕放电针,它的结构与电喷雾源大致相同,如图 25-3 所示。不同之处在于 APCI 喷嘴的下游放置一个针状放电电极(电晕放电针),其上加 3~4.5kV 电压,而喷雾毛细管不带电压。样品溶液经过内径为 100μm 的熔融石英毛细管抵达加热到设定温度的探头区,石英毛细管的外套管内通入热的 N_2 雾化气至毛细管口流出的液体,被其外层套管的氮气流(雾化气)雾化,试样溶液从最内层毛细管中喷出,加热的探头(加热管)与 N_2 雾化气的共同作用使流出液生成气溶胶后,溶剂蒸发。紧接着进入电晕放电区,电晕放电针在放电尖端产生高电压,通过放电电

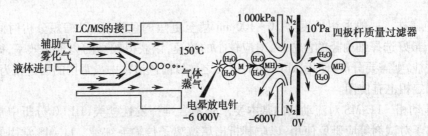

图 25-3　大气压化学离子化过程示意图

极的高压放电,使空气中某些中性分子、溶剂分子被电离,产生 H_3O^+、N_2^+ 和 O_2^+ 等离子,这些离子与分析物分子进行离子-分子反应,使分析物分子离子化,反应过程包括由质子转移和电荷交换产生正离子 $[M+H]^+$,质子脱离和电子捕获产生负离子 $[M-H]^-$ 等,并进入质谱仪的质量分析器进行检测。

APCI 适用于分析有一定挥发性的中等极性与弱极性、相对分子质量在 2 000 以下的小分子化合物,APCI 一般不能产生多电荷离子,而主要是准分子离子。APCI 的最大优点是允许使用流速高及含水量高的流动相,极易与 RP-HPLC 条件匹配。与 ESI 相比,APCI 对流动相种类、流速及添加物的依赖性较小。

专门设计的 NanoFlow API 接口特别适合于做微量的生化样品,其流速范围为 1~5μl/min。一滴样品就可做数小时的分析。可在最小的样品消耗量下获得最大灵敏度,灵敏度可高达 fmol,并可直接与微柱 HPLC 联用。

(3) ESI 与 APCI 的比较:ESI 与 APCI 在结构上有很多相似之处,但也有不同的地方。掌握它们的差异对正确选择不同电离方式用于不同样品的分子量测定与结构分析具有重要的意义。二者主要差别是:①电离机制:ESI 采用离子蒸发方式使样品分子电离,而 APCI 电离是放电尖端高压放电(电晕放电)促使溶剂和其他反应物电离、碰撞及电荷转移等方式形成了反应气等离子区,样品分子通过等离子区时,发生了质子转移而生成 $[M+H]^+$ 或 $[M-H]^-$ 离子。②样品流速:APCI 源允许的流量相对较大,适用的流动相的流速范围宽(0.2~2ml/min),直径 4.6mm 的 HPLC 柱可与 APCI 接口直接相连;而电喷雾源允许流量相对较小,最大只能为 1.0ml/min(0.001~1ml/min),最低流速可低至 1μl/min,通常与 HPLC 的微径柱或毛细管色谱柱相连。③断裂程度:APCI 源的探头处于高温,尽管热能主要用于汽化溶剂与加热 N_2,对样品影响并不大,但对热不稳定的化合物就足以使其分解,产生碎片,而电喷雾源探头处于常温,所以常生成分子离子峰,不易产生碎片,所以是最软电离方式。④灵敏度:APCI 与 ESI 源都能分析许多样品,而且灵敏度相似,很难说出哪一种更合适。但是通常认为电喷雾有利于分析极性较大的化合物、生物大分子及其他分子量大的化合物,而 APCI 更适合于分析极性较小和分子量小的化合物。⑤多电荷:APCI 源不能生成一系列多电荷离子,所以不适合分析生物大分子。而 ESI 源特别适合于蛋白质、多肽类的生物分子,由于它能产生一系列的多电荷离子。

(二) 质量分析器

四极杆质量分析器、离子阱质量分析器和飞行时间质量分析器是 LC-MS 联用仪常用的质量分析器。这些质量分析器的原理已在第二十一章中介绍。

(三) 色谱单元

LC-MS 对高效液相色谱仪没有特殊要求,但所使用的色谱柱和流动相需满足质谱仪的要求。

1. 色谱柱　一般采用长度为 50~100mm 甚至更短的色谱柱,以缩短分析时间。使用 ESI 源时,最好选择细内径的色谱柱,对应较小的流速,以获得较高的离子化效率,如果采用常规色谱柱,则需要分流;使用 APCI 源时则反之。目前色谱柱中最常用的固定相为 ODS,其他反相固定相也有使用。

2. 流动相　LC-MS 对流动相的基本要求是不含难挥发性盐类,HPLC 分析中常用的磷酸盐及离子对试剂等应避免使用,以防其析出堵塞离子传输毛细管。LC-MS 常用的流动相为水、甲醇、乙腈及它们的混合物,其中还可加入甲酸、醋酸、氨水或醋酸铵等挥发性电解质,但要求它们在流动相中的浓度一般不超过 10mmol/L。LC-MS 对溶剂纯度的要求较高,因为若溶剂中的杂质直接导入离子源会产生化学噪声,杂质在高电场中还会产生电噪声,容易使待测离子淹没在这些系统噪声中。一般来说,LC-MS 使用的所有有机溶剂都应为色谱纯,水应为去离子水,最好保存在塑料容器中以减少钠离子的混入。

流动相的流速对质谱检测灵敏度有很大影响,通常需根据色谱柱内径和离子源类型来选择合适的流速。一般来说,ESI 源的流速越低,灵敏度越高,而 APCI 源需在较高流速下才能获得较高的灵敏度。

二、LC-MS 分析条件的选择和优化

1. 接口的选择 现今 LC-MS 仪主要采用 APCI 与 ESI 接口,实际应用中一般 ESI 适合于分析中等极性到强极性的化合物分析,特别是在溶液中能预先形成离子的化合物和可以获得多个质子的大分子(蛋白质和多肽类的生物分子),其优势在于弱极性或中等极性的小分子分析。

2. 流速的选择 ESI 源在低流速下工作良好,最佳流速是 $1\sim50\mu l/min$,应用 4.6mm 内径柱时要求柱后分流,分流比<1/50,目前大多采用 $1\sim2.1mm$ 内径的微柱,并配置 $0.1\sim100\mu l/min$ 的微量泵。采用毛细管 LC 柱时,柱后必须补充一定的流量。APCI 的最佳流速约为 1ml/min,常规直径为 4.6mm 的柱最合适。为了提高分析效率,常采用<100mm 的短柱。因为质谱定量分析时采用串联质谱的多反应监测技术,不要求各组分完全分开,这对于大批量定量分析可以节省大量的时间。

3. 流动相的选择 LC-MS 接口避免进入不挥发的缓冲液,避免含磷和氯的缓冲液,含钠和钾的成分必须<1mmol/L,含甲酸(或乙酸)<2%,含三氯乙酸≤0.5%,含三乙胺<1%,含乙酸胺 $5\sim10$mmol/L。当用 API 作为接口时,磷酸盐缓冲液不适合 LC-MS 系统。送样前一定要摸好 LC 条件,尽量做到各组分能够基本分离,缓冲体系符合 MS 要求。

4. 正、负离子模式的选择 正离子模式适合于碱性样品,可用乙酸(pH 为 3~4)或甲酸(pH 为 2~3)对样品酸化;有些酸碱性并不明确的化合物,可优先选用 APCI(+)进行测定。负离子模式适合于酸性样品,可用氨水或三乙胺对样品进行碱化。样品中含有较多的强电负性基团如氯、溴和多个羟基的化合物时可优先尝试使用。

5. 质谱条件的选择 雾化气流量对于流出液雾化效果有影响,干燥气流量影响喷雾去溶剂效果,碰撞气影响二级质谱的产生。调节雾化气流量和干燥气流量可以达到最佳雾化条件,改变喷嘴电压和透镜电压等可以得到最佳灵敏度。对于多级质谱仪,还可以调节碰撞气流量和碰撞电压及多级质谱的扫描条件。

6. 样品的预处理 认为 LC-MS/MS 不需要样品预处理的理解是片面的,从 ESI 电离的过程分析,ESI 电荷是在液滴的表面,样品与杂质在液滴表面存在竞争,不挥发物妨碍带电液滴表面挥发,大量杂质妨碍带电样品离子进入气相状态,且增加电荷中和的可能,所以需对样品进行预处理。常用超滤、溶剂萃取去盐、固相萃取和灌注(perfusion)净化去盐等方法进行预处理。

三、串联质谱法

(一) 概述

串联质谱法(MS")是指用质谱作质量分离的质谱方法,亦称为质谱-质谱法、多级质谱

法、二维质谱法、序贯质谱法。串联质谱法是 20 世纪 70 年代发展起来的一种新分析技术,是从复杂的一级质谱中选择一个或几个特定的离子(母离子)进行二次分裂,对产生的碎片离子(子离子)进行检测得到的二级质谱图或二级以上质谱图的方法。串联质谱法包括气相色谱串联质谱法和液相色谱串联质谱法,前者的色谱单元是气相色谱,后者是高效液相色谱。

串联质谱法主要作用是诱导第一级质谱产生的分子离子裂解,有利于研究子离子和母离子的关系,进而给出该分子离子的结构信息。从干扰严重的质谱中抽取有用数据,大大提高质谱检测的选择性,从而能够测定混合物中的痕量物质。

串联质谱法分类分为空间串联和时间串联。空间串联质谱是将两个质量分析器通过一个充有惰性气体的碰撞室连接起来,前级质谱将母离子分离出来,在碰撞室中与惰性气体分子碰撞使之裂解,即碰撞诱导解离过程产生子离子,用后级质谱测定其质谱,以获得结构信息。空间串联是两个以上的质量分析器联合使用,两个分析器间有一个碰撞活化室,目的是将前级质谱仪选定的离子碰撞裂解为特征碎片离子,其由后一级质量分析器检测分析。时间串联质谱仪只有一个分析器,前一时刻选定的离子,在分析器内打碎后,后一时刻再进行分析。时间串联质谱是离子阱质谱和傅里叶回旋共振质谱才可以实现的技术,其原理是:离子阱质量分析器或者傅里叶变换离子回旋共振质量分析器中随时间而连续重复进行,从而实现了时间上的串联质量分析。

(二) 串联质谱仪的组合方式

1. 空间串联质谱仪的组合方式有三重四极杆质谱(QQQ-MS)、四极杆-飞行时间串联质谱(Q-TOF-MS)、四极杆-线性离子阱串联质谱(Q-LIT-MS)、离子阱-飞行时间串联质谱(IT-TOF-MS)和四极杆-静电场轨道阱串联质谱(Q-Obirtrap)。

(1) 三重四极杆质谱(QQQ-MS):三重四极杆质谱是由三个四极杆串联组成,其构造示意图如图 25-4 所示。其中第一级四极杆 Q1 选母离子,第二级四极杆 Q2 作为碰撞池(collision chamber),引入的碰撞气对母离子进行碰撞,碰撞气把能量传递给母离子,这种能量传递足以使所选择的离子分子键断裂解离和离子重排,产生碎片离子,第三级四极杆 Q3 作为质量分析器用于分析在碰撞池中产生的碎片离子。优点:QQQ-MS 定性能力强,定量能力好,信噪比高,除一般离子扫描功能外,还具有多离子反应监控、母离子扫描和中性丢失等功能。但分辨率不足,易受 M/Z 近似的离子干扰。

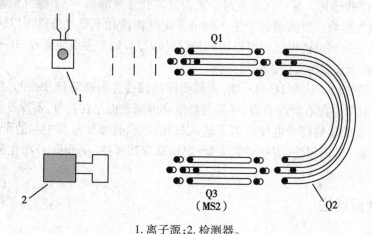

1. 离子源;2. 检测器。

图 25-4 QQQ-MS 构造示意图

由于 API 是一类软离子化技术,得到的主要是准分子离子,碎片离子很少,这对于推测试样组分的化学结构很不利。采用惰性气体(N_2、He 等)碰撞的方式可使准分子离子进一步裂解形成碎片离子,这一过程称为碰撞诱导裂解(collision-induced dissociation, CID)。进行 CID 的装置称为碰撞池,碰撞前的离子称为前体离子(precursor ion)或母离子(parent ion),碰撞后产生的碎片离子称为产物离子(product ion)或子离子(daughter ion)。

(2) 四极杆-飞行时间串联质谱(Q-TOF-MS):Q-TOF-MS 是采用四极杆质量分析器和飞行时间质量分析器(TOF)串联的质谱仪,可以看作是将三重四极杆质谱的第三重四极杆换为 TOF 分析器,其构造示意图如图 25-5 所示。它采用四极杆(Q1)选母离子,作为质量过滤器,第二级四极杆 Q2 作为碰撞室对母离子进行碰撞解离,以 TOF 作为质量分析器,分辨率和质量精度明显优于三重四极杆质谱,是一类能够同时定性定量的质谱。Q-TOF-MS 可在宽质量范围内实现高分辨,得到物质准确分子量;能够获得真实的同位素峰形分布,得到未知物的分子式;具有高灵敏度的 MS/MS 功能,能实现母离子和子离子的精确质量测定;质量范围宽,既可用于小分子化合物的精确定性与定量,也可用于蛋白质组学和多肽研究。此外,Q-TOF-MS 在环境检测、食品安全、代谢组学、药物分析和生物大分子等领域也发挥着巨大的作用。

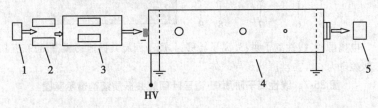

1. 离子源;2. Q1;3. 碰撞池(Q2);4. 飞行时间质量分析器(TOF);5. 检测器。

图 25-5　Q-TOF-MS 构造示意图

(3) 四极杆-离子阱串联质谱(Q-IT-MS):以组合的 RF/DC(射频/直流电压)三重四极杆质谱仪的离子路径为基础,可以看作将第三个四极杆(Q3)改为线性离子阱(LIT)设计而成,其构造示意图如图 25-6 所示。离子源产生的离子进入(射频场)所有离子聚焦并通过预过滤使离子通过 Q1(质量分析器),第二级四极杆 Q2 作为碰撞室对母离子进行碰撞解离,离子阱(IT)作为质量分析器完成离子分析并被捕获。Q-IT-MS 特点是保留三重四极杆质谱的所有功能,并增加了增强型扫描等功能。因此,不但提高灵敏度而且也增加信息量,兼有定性和定量分析的功能,而且增加多种扫描功能和 IDA 等软件的应用,使 Q-IT-MS 型串联质谱仪很快在有机化合物结构分析、药物筛选及其代谢物定性及定量分析和蛋白质分子研究等方面发挥独特作用。

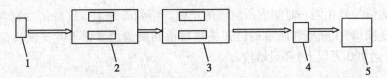

1. 离子源;2. Q1;3. 碰撞池(Q2);4. 离子阱质量分析器(TOF);5. 检测器。

图 25-6　四极杆-离子阱串联质谱(Q-IT-MS)构造示意图

（4）离子阱-飞行时间串联质谱（IT-TOF-MS）：IT-TOF-MS 是采用离子阱和飞行时间质谱串联的质谱仪，以离子阱作为质量选择器和反应器，飞行时间质量分析器作为质量分析器，具有高质量精度的多级质谱功能。将来自于离子源的连续离子流变为脉冲离子流，并导入离子阱中，离子阱捕获离子并进行累积，也可对离子进行选择，然后离子被喷射进入飞行时间质量分析器中进行检测。IT-TOF-MS 特点是属于多级串联，分辨能力强，适合于未知样品的定性，如糖蛋白的定性。但由于受离子阱容量限制，其定量能力弱。

2. 时间串联质谱仪的组合方式　时间串联质谱是离子阱-傅里叶回旋共振质谱（Ion trap Fourier-transform ion cyclotron resonance mass spectrometer，IT-FT-ICR-MS）串联的质谱仪。由三个部分组成：离子阱质谱、高传输率的透镜系统 7T 超导磁场的 FT-ICR 质量分析器，如图 25-7 所示。该仪器设计的主要目的是综合离子阱质谱的稳定性、多样性和多级质谱 MS^n 能力和傅里叶回旋共振质谱高分辨、精确质量测定能力。

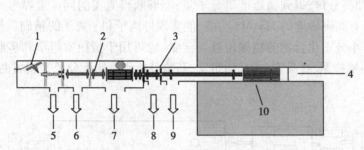

1. 电离源；2. 线性离子阱；3. 离子转移；4. 离子回旋共振池；5、6、7、8、9. 五级差动泵；10. 主动屏蔽超导磁体。

图 25-7　线性离子阱质谱-傅里叶回旋共振质谱构造示意图

离子阱可以存贮所有从离子源产生进入阱中的离子，灵敏度很高；另外，离子阱的特有功能是容易产生 MS^n，对分子的结构解析非常有用；离子阱质谱还易借用软件实现全自动控制，人机接口简单。三维离子阱质谱的分析器由一对环形电极和两个呈双曲面形的端盖电极组成。在环形电极上加基础射频电压和直流电压，在端盖电极上施加交流补充电压。由离子源产生的离子，通过脉冲离子门进入离子阱，通过调节射频电压和直流电压，离子可以稳定地存贮在离子阱中。离子阱中离子的数目可通过自动增益控制技术进行有效控制。

FT-ICR 质量分析器的核心部件是带傅里叶变换程序的计算机和捕获离子的分析室。分析室是一个置于强磁场中的立方体结构。离子被引入分析室后，在强磁场作用下被迫以很小的轨道半径作圆周运动，离子的回旋频率与离子质量成反比，此时不产生可检出信号。如果在立方体的一对面上（发射极）加一快速扫频电压，一对极板施加一个射频电压，当其频率与离子回旋频率相等时则发生满足共振条件时，离子吸收射频能量，运动轨道半径增大，撞到检测器产生可检出信号。这种信号是一种正弦波，振幅与共振离子数目成正比。实际使用中测得的信号是在同一时间内所对应的正弦波信号的叠加。这种信号输入计算机进行快速傅里叶变换，利用频率和质量的已知关系可得到质谱图。傅里叶变换质谱仪具有很高的分辨率（可达 100 万以上）和灵敏度。

四、LC-MS 数据采集模式及其提供的信息

串联四极杆质谱仪有两个质量分析器，可以固定或扫描其中一个分析器电压，或者同时

扫描或固定两个分析器的电压,组成不同的扫描方式。LC-MS 的数据采集模式包括全扫描、选择离子监测、选择反应监测(selected reaction monitoring,SRM)、多反应监测(multi reaction monitoring,MRM)、产物离子扫描(product ion scanning)、前体离子扫描(precursor ion scanning)和中性丢失扫描(neutral loss scanning)等。根据数据采集获得的样品谱图,可以进行定性和定量分析。全扫描和选择离子监测模式已在 GC-MS 部分介绍,下面简要介绍选择反应监测、多反应监测、产物离子扫描、前体离子扫描和中性丢失扫描。

1. 选择反应监测 串联四极杆质谱仪的两个质量分析器分别对前体离子和产物离子进行限定扫描的数据采集模式称为选择反应监测(SRM)。具体来说,质量分析器 Q1 让特定质荷比的前体离子通过,在碰撞池 Q2 中发生碰撞诱导裂解,产生一系列产物离子,质量分析器 Q3 只传输某一特定质荷比的产物离子进入检测器,产生检测信号,Q3 只分析一个碎片离子。即母离子选一个离子,碰撞后,从形成的子离子中也只选一个离子,所以又称为选择单个反应监测。因为两次都只选单个离子,所以干扰物被排除,噪声很低,尤其适合于复杂样品的分析。与 SIM 一样,SRM 能对复杂混合物中的痕量组分进行快速分析,但它比 SIM 的选择性更好、检测灵敏度更高。通过 SRM 获得的特定质荷比的产物离子流强度随时间变化的色谱图,称为选择反应监测色谱图,如图 25-8 所示。SRM 色谱图与 SIM 色谱图相似,但前者的信噪比更高,色谱峰面积或峰高可用于目标化合物的定量分析。若监测几个离子反应称为多反应监测(MRM)。Q1 选择某几个质量的母离子,碰撞单元产生碎片离子,Q3 用于搜寻多个离子选择反应监测。其实就是多个化合物同时测定时多个 SRM 一起做。

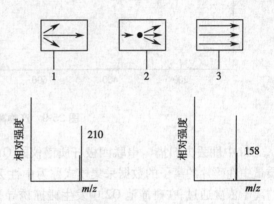

1. Q1 只允许目标离子 m/z 210 通过;2. Q2 碰撞池(CID);3. Q3 只监测来自母离子 m/z 210 产生的碎片离子 m/z 150。

图 25-8 选择反应监测质谱图

2. 产物离子扫描 串联质谱仪的第二个质量分析器,针对某一特定前体离子通过碰撞诱导裂解(CID)产生的各产物离子进行扫描数据的采集模式称为产物离子扫描,也称子离子扫描(daughter ion scanning)。即质量分析器 Q1 让特定质荷比的前体离子通过,在碰撞池 Q2 中发生碰撞诱导裂解(CID),产生一系列产物离子,质量分析器 Q3 让各种质荷比的产物离子依次进入检测器,产生检测信号。通过产物离子扫描获得的产物离子流强度随质荷比变化的谱图,称为产物离子扫描质谱图,如图 25-9 所示。产物离子扫描能够获得前体离子的特征碎片离子,了解化合物的裂解规律,适用于化合物的结构分析。

3. 前体离子扫描 亦称为母离子扫描(parent ion scanning),串联四极杆质谱仪的第二个质量分析器针对通过 CID 产生特定产物离子的各前体离子进行扫描的数据采集模式称为前体离子扫描,也称为母离子扫描。第一个质量分析器 Q1 依次将所有母离子输入碰撞室 Q2 碰撞解离,第二个质量分析器 Q3 固定扫描电压,只选择某一特征质荷比的产物离子,该特征离子是由所选择的前体离子产生,质谱图显示的是所有产生相同子离子的母离子,据此可知前体离子的质荷比。前体离子扫描能帮助追溯碎片离子的来源,可以对能产生某种特征碎片离子的一类化合物进行快速筛选。

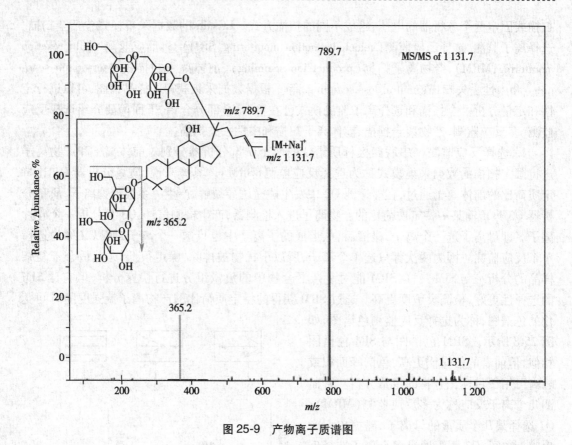

图 25-9　产物离子质谱图

4. 中性丢失扫描　串联四极杆质谱仪的 Q1 和 Q3 两个质量分析器联动监测丢失固定质量中性碎片的离子的数据采集模式称为中性丢失扫描。即质量分析器 Q1 让各种质荷比的离子依次通过,在碰撞池 Q2 中发生碰撞诱导裂解,产生一系列产物离子,质量分析器 Q3 与 Q1 同时进行全扫描,但扫描中始终保持固定质荷比差值,Q3 选择传输在 Q2 中丢失的中性部分满足这个固定差值的离子进入检测器,检测器在得到产物离子信号时,据此可知前体离子的质荷比。通过中性丢失扫描获得的产物离子流强度随前体离子质荷比变化的谱图,称为中性丢失扫描质谱图,图中质荷比轴的数据来自 Q1(前体离子),而离子流强度轴的数据来自 Q3(被监测的产物离子)。中性丢失扫描可用于分析具有相同官能团的多种化合物,因为官能团经常发生中性丢失碎片,如羧基易失去 CO_2(44Da)、醛基易失去 CO(28Da)、卤素易失去 HX、醇易失去 H_2O(18Da)。

第三节　定性定量方法

一、定性分析

LC-MS 得到的谱图不仅有色谱信息,还有质谱信息。因此,LC-MS 联用既能完成定量分析,又能通过全扫描数据采集质谱数据,得到质谱图用于鉴别化合物,从质谱图中的质荷比得到准分子离子,因而能提供未知化合物的分子量信息;将准分子离子通过碰撞活化得到其特征碎片离子谱来推断化合物的结构。因此,质谱图的信息是物质定性分析的依据。使用单级质谱仪可以通过源内 CID 得到一些结构信息,并确认一些判断不清的化合物,如合成化合物的质量及结构。

二、定量方法

LC-MS 定量分析方法类似于色谱法的定量分析,若对某一组份进行定量测定,由质谱得到的总离子色谱图或质量色谱图,其峰面积与相应组分的含量成正比,可以采用色谱分析法中的归一化法、外标法、内标法和标准加入法等方法进行定量分析。归一化法要求样品中所有组分都必须出峰,且每个组分都必须测出峰面积并已知其校正因子,因此很少应用。卫生检验领域使用较多是外标法、内标法和标准加入法。色谱定量需要各组分完全分开,当色谱分离不够好时,一个峰可能包含几种不同的组分,给定量分析造成误差。但 LC-MS 定量分析无需各组分完全分开,若相邻二组分分离不好,可以采用特征离子的选择反应监测(SRM)或多离子监测色谱图(MRM)进行定量,此时不相关的组分将不出峰,消除组分间的干扰。例如分析食品中某一组分,由于样品背景复杂,为了消除干扰,采用串联质谱的 SRM 扫描技术。即对质量为 m_1 的待测组分做子离子谱,从子离子质谱图中选择一个特征碎片离子 m_2。分析样品时,第一级质谱选定 m_1,经碰撞裂解后,第二级质谱选定 m_2,只有同时具有 m_1 和 m_2 特征质量的离子才被记录,得到的色谱图峰面积进行定量分析。

第四节　应　　用

LC-MS 广泛应用于卫生化学、法医学、临床医学、生物学、食品化工等许多领域研究。弥补了 GC-MS 应用的局限性,适用于极性较大、挥发性差或热不稳定化合物的分析,还解决单纯用液相色谱或质谱不能解决的许多问题。

一、食品中抗生素的测定

1. 方法原理　中华人民共和国国家标准(GB/T21315)应用 HPLC-MS/MS 测定动物源性食品中青霉素族抗生素残留量检测。方法原理是:样品中青霉素族抗生素残留物用乙腈水溶液提取,提取液经浓缩后,用缓冲溶液溶解,固相萃取小柱净化,洗脱液经氮气吹干后。用 LC-MS/MS 测定,外标法定量。

2. 测定条件　液相色谱条件:色谱柱 C_{18} 柱(250mm×4.6mm,5μm)。流动相 A 是 0.01mol/L 乙酸铵溶液(甲酸调 pH 至 4.5),流动相 B 是乙腈,梯度洗脱。流速:1.0ml/min,进样量:10μl。质谱条件:离子源:电喷雾离子源。扫描方式:正离子扫描。检测方式:多反应监测。雾化气、气帘气、辅助气、碰撞气均为高纯氮气,使用前应调节各参数使质谱灵敏度达到检测要求。

3. 定量和定性　按外标法使用标准工作曲线进行定量,根据 m/z 数据进行定性。

本标准适用于猪肉、牛奶和鸡蛋中阿莫西林、氨苄西林、氯唑西林、双氯西林、乙氧萘氨青霉素、苯唑西林、青霉素、青霉素 V、苯咪唑青霉素、甲氧苯青霉素、苯氧乙基青霉素等 11 种青霉素族抗生素残留量的检测。

二、血清中维生素 D_3 的测定

维生素 D(vitamin D,VD)为固醇类衍生物,具抗佝偻病作用,又称抗佝偻病维生素。在维生素 D 家族成员中最重要的成员是 VD_2(麦角钙化醇)和 VD_3(胆钙化醇)。但 VD_2 在人

体内的半衰期较短,VD_3 半衰期较长且维持 VD 浓度能力比维生素 D_2 强,因此 VD_3 成为补充 VD 缺乏的首选。其水平被定义为 VD 营养状态的功能指标。目前常用的检测方法有酶联免疫吸附试验、液相色谱法和液质联用法等。LC-MS 联用法成为检测 VD_2 及 VD_3 的金标准。徐凤仙等在沉淀蛋白基础上进行液液萃取,乙腈复溶进样,建立了 LC-MS/MS 检测血清 VD_2 及 VD_3 的方法。

1. 色谱和质谱条件　色谱柱:Kinetex 2.6μm XBC C18 100A;流动相 A 是甲醇(0.2%甲酸),流动相 B 是水(0.2%甲酸);梯度洗脱;质谱条件:电喷雾离子源(ESI),多反应监测模式(MRM);采集离子对:VD_2 的质荷比为 413.15→355.20,VD_3 的质荷比为 401.15→365.15。

2. 标准品和样品测定　混合内标液(25(OH)-D3-d6)和标准品溶液适量于 EP 管中,加入 400μl 乙醇,在多孔涡旋仪上涡旋 1 分钟,然后加入 1 000μl 正己烷,充分混匀涡旋 20 分钟。冷冻离心机中高速离心 10 分钟,取上清液于另一 EP 管中,氮吹至近干,用 100μl 乙腈复溶后进样分析。血清样本的处理同标准品。内标法进行定量分析。

(黄丽英)

参 考 文 献

[1] 徐凤仙,于嘉屏.液相色谱串联质谱法测定血清中 25-羟基维生素 D_2 及 25-羟基维生素 D3 含量.检验医学,2015;30(8):821-824.

[2] 康维钧.卫生化学.8 版.北京:人民卫生出版社,2017.

[3] 盛龙生,苏焕华,郭丹滨.色谱质谱联用技术.北京:化学工业出版社,2012.

[4] 中华人民共和国国家质量监督检验检疫总局,中国国家标准化管理委员会发布.动物源性食品中青霉素族抗生素残留量检测方法:液相色谱-质谱/质谱法(GB21315-2007).2007.

[5] 柴逸峰,邸欣.分析化学.8 版.北京:人民卫生出版社,2016.

第二十六章

毛细管电泳-质谱联用技术

毛细管电泳-质谱(CE-MS)联用技术是在液相色谱-质谱联用技术基础上发展起来的一项新型分析技术,由 Smith 于 1987 年首次提出。它结合了毛细管电泳(CE)具有的分离效率高、分离速度快、样品消耗量少以及质谱(MS)检测具有的高灵敏度和强结构解析能力等优点,现已成为备受分析化学工作者关注的新型微量分析技术,被广泛应用于环境卫生、食品卫生和劳动卫生领域。

第一节 概 述

毛细管电泳技术是以高压电场为驱动力,以毛细管及其内壁为通道和载体,利用样品各组分之间电泳淌度或分配行为的差异而实现分离的液相分离技术。质谱分析是将样品转化为运动的带电气态离子,于磁场中按质荷比(m/z)大小分离并记录的分析方法。毛细管电泳-质谱联用技术对毛细管电泳以及质谱的发展起到了促进作用。一方面,质谱为毛细管电泳提供了一种高选择性和高灵敏度的检测手段,并且不会影响毛细管电泳中样品的分离;另一方面,毛细管电泳为质谱检测提供了高效分离过程,比较适合复杂的分析对象,如药物、生物样品、食品、环境样品。毛细管电泳-质谱联用技术综合了毛细管电泳的高效快速、高分离能力与质谱的高灵敏度与较强的定性能力等特点,与常用的高效液相色谱-质谱联用技术相比,需要的样品量更少、分离效率更高、分析速度更快,在 1 次分析中可以同时得到样品离子的迁移时间、分子量和碎片等信息。目前,毛细管电泳的一些常用分离模式,如毛细管区带电泳(CZE)、胶束电动色谱(NEKC)、毛细管电色谱(CEC)等,都在毛细管电泳-质谱联用技术中得到了应用。

1. 与质谱联用的毛细管电泳技术 毛细管区带电泳-质谱联用(CZE-MS)是最简单和最成熟的方法,已广泛用于生物大分子和药物代谢产物等小分子的分析中。由于受到质谱技术的限制,毛细管电泳流出物不得含有高盐和表面活性剂成分,最好是易挥发性的缓冲液,所以毛细管电泳-质谱联用技术的最早报道都是采用毛细管区带电泳法,使用的缓冲液主要有甲酸、乙酸的铵盐等挥发性物质,采用非水缓冲液分析水不溶性有机物是 CZE 的发展方向。

毛细管等电聚焦联用与质谱联用(CIEF-MS),给复杂生物大分子混合物的分离和结构阐述提供了一种强有力的工具,该技术类似于二维 SDS-PAGE,第二维是基于质谱产生的分子量,将 CIEF 与 MS 在线连接,尽管操作上存在困难,通过对同轴包层液 ESI 接口的改进,仍然可以获得高分辨率和高灵敏度的检测结果。有关毛细管电泳的其他分离模式[如毛细管凝胶电泳(CGE)、胶束电动毛细管色谱与质谱联用技术]的报道较少。由于 MEKC 是分析小分子药物和农用化学物质的有力工具,所以发展 MEKC-MS 技术意义重大。

2. 与毛细管电泳联用的质谱技术　与毛细管电泳相联用的质谱仪,最早报道的是单级四极质谱仪,以后发展到三级四极质谱、四极离子阱质谱、傅里叶变换离子回旋共振质谱(FTICR-MS)、飞行时间质谱(TOF-MS)、电感耦合等离子体质谱(ICP-MS)和磁质谱。

第二节　毛细管电泳-质谱仪器构造

毛细管电泳-质谱联用仪器主要包括 3 个部分,即毛细管电泳系统,毛细管电泳-质谱接口和质谱检测器。毛细管电泳和质谱已有成熟的商品仪器,接口设计与性能的改进是联用的关键和研究的热点。

一、仪器结构

在毛细管电泳与质谱联用的模式中,毛细管区带电泳最常用,其他模式如毛细管等电聚焦电泳、胶束电动毛细管色谱、毛细管凝胶电泳、毛细管等速电泳等应用较少。各种类型的质谱仪如傅立叶变换离子回旋加速共振质谱、飞行时间质谱、离子阱质谱和三级四极杆质谱等均可与毛细管电泳联用,以四极杆质谱与毛细管电泳联用最常见。

二、离子化技术

成功地应用到毛细管电泳-质谱联用接口中的离子化技术有连续流快原子轰击(continuous-flow fast atom bombardment,CF-FAB)、离子喷雾、电子喷雾离子化(ESI)、大气压化学电离(APCI)、大气压光电离(APPI)、基体辅助激光解吸离子化(MALDI)和等离子体解吸(plasma desorption ionization,PDI)离子化技术等,其中 MALDI 和 PDI 以脱机方式联用。ESI 是目前在线毛细管电泳-质谱联用应用最广泛的离子化技术,绝大多数的接口技术都是基于 ESI 离子化原理来设计并应用的。ESI 可检测多种高质量的带电分子,ICP 主要用于金属或含金属元素样品的分析。

三、接口技术

在毛细管电泳与质谱相连的接口,需要解决毛细管末端的电接触问题。其提供分离电流回路,用于毛细管电泳的分离并产生稳定离子,是影响整个检测的一个关键因素。由于 ESI 自身的优势以及 LC-ESI-MS 接口技术的成熟,使得 ESI 源的接口在 CE-MS 装置中占据了主导地位。

所有 CE-ESI-MS 接口的目标都是为了获得稳定的雾流(spray-current)和高效的离子化。由于毛细管电泳需要较高离子强度、挥发性低的缓冲液,而 ESI 需要相对较低的盐浓度才能获得好的雾化及离子化。因此接口技术需要优化,使其尽可能提供好的电子接触,同时尽量减少对毛细管电泳分离效率的影响,对于每一种接口应选择相应的缓冲溶液。CE-ESI-MS 接口有三种类型:同轴液体鞘流(coaxial liquid sheath flow)、无鞘接口和液体连接。

1. 同轴液体鞘流　鞘流液的引入主要有以下作用:①在喷雾端电极和毛细管电泳的缓冲液之间起导电作用,使毛细管电泳中能够产生稳定的电驱动;②可以通过调节鞘流液的组成成分对毛细管电泳中的背景缓冲液进行修饰,使其更利于电喷雾及质谱检测;③补充毛细管电泳中产生的电渗流,防止因为电渗流过小而造成喷雾不稳定的情况。由于鞘流接口装置的发展较为成熟,此类接口是最早商品化并被广泛使用的连接 CE 与 ESI-MS 的最常见方法,装置示意图见图 26-1。

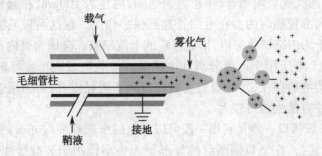

图 26-1　同轴三通鞘流接口装置示意图

该接口是一个同心的不锈钢毛细管套在电泳毛细管末端,鞘内充有鞘液,在此不锈钢套外再套一个同心的钢套,鞘内通鞘气(N_2)。在中间的金属套管中通入电流,一方面用于电喷雾,另一方面通过鞘流液的导电性,连接毛细管电泳管路的出口端为其提供稳定的电回路。这种设计的优势在于几乎没有死体积,不会对毛细管电泳分离产生不利的影响,其稳定性相对较好。但是,此装置在使用过程中对鞘流液的流量要求较大,一般需要达到每分钟数微升,是毛细管电泳分离流量的几十倍甚至上百倍,对样品的稀释作用较强,会降低质谱分析的灵敏度。另外,末端的鞘流液会导致样品峰的展宽,降低毛细管电泳的分离度。目前,主要通过将其内部毛细管进行削尖成锥形,或者将内部连接鞘流的金属套管设计成锥形等方法进行改进,以提高电喷雾的稳定性及喷雾效率。同时在不影响其接口端喷雾稳定性的前提下,采用减少鞘流液流量以及取消喷雾气等方法,减小鞘流液对分离和检测的不利影响。理想的鞘液缓冲液盐浓度应在高分离(高盐浓度)和高雾化(低盐浓度)间优化。

2. 无鞘接口　CE-MS 在 1987 年被研发出来时,所使用的接口是无鞘流装置,但因为其稳定性和重复性较差,很快被加入鞘流液的同轴接口所取代。由于无鞘流的接口不存在对样品的稀释作用,检测灵敏度相对较高,因此又逐渐被探索和研究,尤其是近些年来,无鞘流接口装置的研发备受关注。

毛细管电泳能够产生的电渗流流量较小,在不加鞘流液的情况下,存在的最主要挑战是在出口端如何加上电压使其形成稳定的电流回路进行电泳分离并提供喷雾电压。在此前提下,要尽可能的使其对毛细管电泳分离效率以及电喷雾的稳定性产生较小的影响,并且接口装置要易于制备,耐用性好。目前,已有被商品化销售和使用的无鞘接口,如图 26-2。

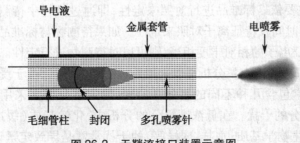

图 26-2　无鞘流接口装置示意图

这种接口装置是将毛细管分离和电喷雾电离分开成两部分,用于电喷雾电离的毛细管使用氢氟酸腐蚀的方法使其形成末端多孔的毛细管柱,再用金属套管包裹住接口部分。即最内层是一个经过腐蚀处理后的多孔毛细管,其内径为 $20\mu m$,外径为 $90\mu m$,在管子的外部套上一个用于分离的大孔径毛细管,外径为 $360\mu m$,内径为 $100\mu m$,在起到毛细管电泳分离作用的同时,可对内部较脆弱的多孔毛细管起到保护作用。在这两根毛细管的外部再加上一根金属套管,用于为内部液体导电,形成稳定的电流回路。金属套管内部的导电液体可以通过多孔毛细管接上电压用于电泳分离和电喷雾。该装置表现出良好的分离效果和稳定性,因为没有了鞘流液的存在,其检测的灵敏度得到了明显提升,因为用于分离的毛细管内径较大,其分离的柱容量也相对较大。

3. 液体连接　该接口一种是利用一段可以导电的全氟磺酸(Nifion)管将分离毛细管和质谱电喷雾毛细管连接,在全氟磺酸管的外部加入一小段用于装载缓冲盐的聚氯乙烯管。聚氯乙烯管缓冲液中外加的电压 HV2 不仅可以用于质谱电喷雾,还可以有效地解决分离毛细管出口端接电的问题。另一种为毛细管电泳末端与一个直径为 $10\sim20\mu m$ 的槽垂直相连,槽内充有毛细管电泳缓冲液,在毛细管电泳末端相对的槽的另一端接上 ESI。此装置的优点在于可通过任意调节槽内液体流速来改善 ESI 的雾化及离子化效果,但是这样做是以谱带展宽和分离效能减低为代价的。此外,该装置技术难度较大,现仅见于芯片毛细管电泳与质谱联用的仪器。

现有的三种类型接口均有不同程度的缺陷,如同轴液体鞘流接口,鞘液对 CE 流出物的稀释作用会降低检测灵敏度,鞘液的成分和浓度对 CE 的分离均有影响;而无鞘接口寿命太短;液体连接接口同样存在谱带展宽的缺陷。

除了常规 CE-MS 技术之外,芯片毛细管电泳或微流控芯片与质谱的联用技术也是当前 CE 联用技术中的一大研究热点。芯片毛细管电泳或微流控芯片与质谱联用中,最主要的离子源也是 ESI。其接口主要有两种。一种是将 ESI 源与 CE 微芯片加以整合,另一种是将毛细管喷雾器置于 CE 微芯片内。其中第二种更适合于微型装置,因此应用更为普遍。只是在芯片 CE 或微流控芯片-MS 联用时需要考虑连接处的死体积和通道连接的准确性。

第三节　定性定量方法

质谱是毛细管电泳所有检测器中最复杂和最昂贵的检测器,不易于普及使用,目前 CE-MS 联用主要是研究和评估特定条件下分析方法的可行性,常规分析应用的报道很少。

1. 定性分析　CE-MS 中常用的 ESI 电离源为软电离源,图谱中只有准分子离子峰,碎片离子峰则很少。因此,只能提供未知化合物的分子量信息,而且不像 GC-MS 具有谱库可以检索定性。CE-MS 主要依靠标准品进行对照来定性,即通过试样中待测物色谱图和相对应标准品色谱图的保留时间及特征离子对照来定性。如果待测物与标准品保留时间的相对偏差在±2.5%以内,特征离子的相对丰度相当,则可以对待测物进行定性。

2. 定量分析　CE-MS 的定量分析可以采用外标法和内标法,由于受到色谱分离效果的限制,一个色谱峰经常包含几种不同的组分,CE-MS 的定量分析多采用选择离子检测方式(SIM)以减少其他组分的干扰。在低浓度组分的分析中,化学基质(缓冲液的种类、浓度以及溶剂的纯度等)和生物学基质(血样、尿样等)的干扰常常是导致定量误差的主要因素,需要采用选择性更好的萃取方法和更好的柱上分离来缩小,以便得到准确、可靠的定量分析结果。

　　CE-MS 联用技术大大拓宽了毛细管电泳和质谱本身的应用领域,但毛细管电泳固有的缺陷并未克服。需要指出的是,CE-MS 作为常规方法尚存在以下缺点:①浓度灵敏度低,不如 LC-MS;②不是所有的毛细管电泳分离模式都可方便地用于与质谱联用;③质谱对毛细管电泳分离缓冲液的限制较多。展望未来,CE-MS 将主要在以下几方面发展:①研究价廉、使用方便的高灵敏度方法,如预浓缩技术、高灵敏度质谱仪、二维时间-位置分辨阵列质谱检测器(PATRIC)等;②进一步研究分离能力强的毛细管电泳技术,建立 MEKC、CGE 等与质谱联用的可靠方法,填充柱电色谱与质谱的联用也是引人注目的发展方向;③研制新型的高效 CE-MS 接口装置,使毛细管能适用于各种类型的缓冲液。

第四节　应　用

一、环境污染物分析

　　随着工农业生产的迅速发展和人口的急剧增加,环境污染日趋严重,环境问题已成为新的外交热点。因此,对环境分析方法提出了一系列前所未有的复杂的微量、痕量分析以及连续监测等要求。高分辨率与高灵敏度及强大的检测功能等特点使 CE-MS 技术在环境分析应用研究方面显示出了很大的发展潜能,逐渐用于环境中实际样品的分离和分析工作。环境污染物中的酚类、多环芳烃(PAHs)、多氯联苯(PCBs)、农药、有害金属化合物等,由于其自身的有毒害作用或具有致癌性而受到广泛重视。

　　1. 多环芳烃与多氯联苯化合物　多环芳烃与多氯联苯都是广泛存在于环境中的有机污染物,具有致癌、致畸和致突变的"三致作用"。难降解,易在生物体内积累,在大气和水体中分布较为广泛。许多国家都规定了饮用水源中多环芳烃与多氯联苯的限值。使用填充了以石胆酸为基质的液晶颗粒作为固定相的毛细管柱,采用 CE-ESI-MS 方法成功地分离了 PAHs、苯乙胺类(PEAs)以及多氯联苯化合物。

　　2. 亚硝胺类化合物　亚硝胺类(TSNAs)化合物广泛分布于环境中,通过饮水和食物进入人体,已被公认为强致癌物质。现已证实约十多种亚硝胺能诱发动物发生食管癌,因而受到极大关注。采用固相萃取(SPE)对样品处理后,CE-MS 被成功应用于 TSNAs 在兔体内 15 分钟后代谢物的分析。

　　3. 农药残留物及兽药残留　农药包括除草剂与杀虫剂,使用 CE-MS 可以对百草枯、敌草快、水中的氯代酸、水果中的吡氟氯草灵、西玛津、毒莠定、碘苯腈、氟消草、地乐酚、氟锁草醚等除草剂、井水、饮用水和池塘中的甲氧咪草烟残留进行分离测定和含量分析。采用低流速鞘流接口,17 分钟内可以对 8 种内三嗪类除草剂进行分离分析。兽药残留物,如猪肉中磺胺噻唑、磺胺嘧啶、磺胺胍、磺胺地索辛、磺胺氯哒嗪等也可以通过 CE-MS 分析。

二、食品分析

　　CE-MS 在食品分析中的应用主要包括分析食品成分,对食品质量进行控制和对食品中残留的农药和抗生素类药物等进行检测。采用 CE-MS 方法可以分析转基因玉米和未转基因玉米的蛋白指纹图谱的差异,为转基因玉米的合理应用提供参考,可以对营养品和绿藻中维生素 B_{12} 等钴胺素和食盐、海草中碘和溴进行分析。类黄酮是一种多酚类化合物,存在于多种饮料与食品中。利用 CE-ESI-MS 方法,采用场放大样品预富集法进样。可以对芳香植物中 16 种柚苷素类黄酮混合物进行定量检测。

三、生物大分子及相关物质分析

蛋白质、糖类、脂类等生物大分子与人的生命健康息息相关,然而这些生命物质样品通常基质复杂、目标化合物含量低、纯化和分析检测较为困难。CE-MS 技术作为高分离能力和高灵敏度的手段能够很好地解决生命物质的分析问题。由于 CE-MS 仅需要极少量的样品,其应用重点集中在样品量非常有限的情况,尤其适用于基因工程产品与蛋白质酶消化物的定性分析。

1. 酶解产物的分析 大蛋白的酶解产物(如胰酶消化物)是一个复杂的多肽混合物,样品量很少,含有等电点和亲水性范围较广的碎片。如胰酶选择性切割赖氨酸和精氨酸残基的 C2 端侧肽键,此形成的肽碎片通常带 $1 \sim 2$ 个电荷,双电荷肽的 m/z 值总是在现代四极质谱的测量范围内,但 ESI-MS 检测小的碎片肽有困难。

2. 蛋白质和多肽的分析 由于多电荷离子的形成,使得质谱仪能够分析分子量超过 10 万的生物大分子,CE-MS 用于定性蛋白质的应用已经越来越多,用毛细管电泳与电喷雾傅里叶变换回旋共振质谱仪联用(CE-ESI-FTICR-MS)直接分析完整活细胞中的细胞蛋白已有报道,用 10 个红细胞(约 4.5fmol 血红蛋白)获得了血红蛋白 A 和 B 的高分辨率质谱,这是 CE-MS 在单细胞分析中的重大贡献。

3. 分子间相互作用研究及代谢组学研究 目前,对于生物大分子及相关物质的研究已不仅仅局限于单个分子的结构功能,而是还要研究分子间相互作用以及代谢组学的问题,从而深入认识生命过程。一些生物大分子的代谢物及其分布能够直接反映人的健康状况,故有可能应用于临床诊断或重大疾病预警的生物标志物在分子间相互作用研究方面,CE-MS 在实现分离检测的同时,还可给出结构信息,为分子间加合物的研究提供有力的手段。CE-MS 在代谢组学方面的应用主要是血样或尿样中氨基酸、核苷等小分子图谱的分析,旨在从中筛选出生物标志物,为疾病的诊断和治疗提供依据。

通过 CE-MS 对尿样中的氨基酸进行分析,采用 pH 调制堆积进样富集模式,大多数氨基酸的检出限(LOD)可低于 50nmol,对尿样中核苷进行分析,多种核苷在 18 分钟内即可得到分离,LOD 在 3.82nmol 以下。

CE-MS 具有高效、快速、分离能力强且能提供样品离子的结构信息等特点。从现有的应用及发展趋势看,随着接口技术的不断改进,芯片毛细管电泳与质谱联用技术的完善,一些新的浓缩技术(如分子印迹)等的应用,CE-MS 在公共卫生、生物医药等领域必将具有更加广阔的前景。

(黄沛力)

参 考 文 献

[1] 杜晓燕. 现代卫生化学. 2 版. 北京:人民卫生出版社,2000.
[2] 于世林. 高效液相色谱方法及应用. 北京:化学工业出版社,2006.
[3] 王晓倩,赵新颖,刘品多,等. 2015 年毛细管电泳技术年度回顾. 色谱,2016,34(2):121-129.
[4] 李磊,高希宝. 仪器分析. 北京:人民卫生出版社,2015.

第二十七章

电感耦合等离子体-质谱联用技术

第一节 概　　述

电感耦合等离子体-质谱联用法（inductively coupled plasma-mass spectrometry，ICP-MS）属于无机质谱，也称原子质谱，是以电感耦合等离子体（ICP）作为质谱仪的高温离子源（7 000~8 000K），将样品中待测元素原子化并进一步电离，质谱仪（MS）将来自 ICP 的正离子高速顺序扫描，根据质荷比（m/z）对待测元素进行分离并检测，实现定性和定量分析。它是一种以独特的接口技术将具有高温电离特性的电感耦合等离子体与灵敏快速扫描的质谱仪相结合而形成的高灵敏元素分析手段。

ICP-MS 是 20 世纪 80 年代发展起来的用于微量、痕量元素和同位素分析以及形态分析的新型测试技术，是目前元素分析的最佳方法。自 1984 年第一台商品化仪器问世以来，这项技术已从最初的地质科学研究领域迅速发展到冶金、石油、化工、核材料、半导体、环境监测、生物和医疗卫生等分析领域，在预防医学与卫生检验检疫分析中也发挥着举足轻重的作用，由于其独特的同位素及其比率测定能力，在临床医学研究及应用中也具有十分重要的地位。

ICP-MS 的优点是：①应用范围广，可测定的元素质量数为 3~300，分辨能力小于 1 个原子单位。另外，在 ICP 源中大多数元素的电离效率达 75% 以上（图 27-1）。因此，几乎可用于元素周期表中所有元素的分析，且可进行多元素同时定性和定量分析；②选择性好，干扰小，谱线简单，容易解读，检测模式灵活多样；③检出限低，灵敏度高。大部分元素的检出限达 0.001 ~ 0.01μg/L，相当于或超过了石墨炉原子吸收法，只有非金属元素碳、氮、氧、氟、硅、硫、磷、氯的检出限为 10μg/L，其检出限比 ICP-AES 法低 10~100 倍；④精密度和准确度高，具有很宽的动态线性范围，高达 9 个数量级，从 ng/L 到 g/L 可直接测定；⑤通过谱线全扫描可测定所有元素的大致浓度范围，即半定量分析，不需要标准溶液，多数元素测定

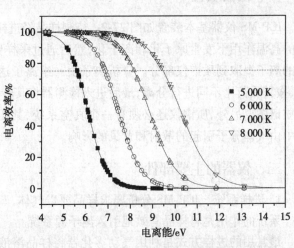

图 27-1　ICP 电离效率与电离能的关系

误差小于20%；⑥分析速度快,对一个样品进行全谱分析只需不到5分钟；⑦可与气相色谱仪、液相色谱仪、离子色谱仪和毛细管电泳仪等联用,进行元素形态分析；⑧能给出同位素及其比率信息,用同位素稀释技术可实现同位素的准确测定；在地质学、生物学及中医药学研究领域,可用于来源追踪及同位素示踪。

该法的缺点是仪器价格昂贵,运行成本高。表27-1给出了几种原子光谱法与ICP-MS的性能比较。

表27-1　原子光谱法与ICP-MS的性能比较

方法类型	ICP-MS	ICP-AES	GF-AAS	FL-AAS
测量元素范围	几乎所有元素(金属和非金属)	较多(金属和非金属)	较少(金属)	较少(金属)
检出限	10^{-12}	$10^{-10} \sim 10^{-7}$	10^{-12}	$10^{-7} \sim 10^{-6}$
灵敏度	最高	低	高	低
线性范围	$10^8 \sim 10^9$	$10^4 \sim 10^6$	$10^2 \sim 10^3$	$10^2 \sim 10^3$
精密度 RSD/%	$1 \sim 3$	$0.3 \sim 1$	$1 \sim 5$	$0.1 \sim 1$
光谱/质谱干扰	少	多	少	很少
基体干扰	中等	少	多	多
样品用量	少	较多	很少	多
固体溶解量/%	$0.1 \sim 0.5$	$2 \sim 10$	>20	$0.5 \sim 3$
同位素分析	能	不能	不能	不能
运行费用	高	较高	中等	低

第二节　电感耦合等离子体-质谱仪

一、仪器装置

ICP-MS仪器基本装置如图27-2。待测样品经进样系统引入等离子体焰炬中,在等离子体的高温作用下发生原子化和离子化,然后通过采样锥和截取锥接口装置将等离子体中产生的离子提取到质谱仪部分。分析离子由一组离子透镜聚焦后进入质量分析器,经电磁扫描,按其质荷比不同进行分离,最后进入检测器将其转化为易于测量的电信号并记录下来称为质谱图。另外,质谱仪还必须有一个真空系统,其压力小于 10^{-4} mbar,以降低质量分离过程中由气体分子引起的散射和背景的影响。

二、仪器的主要部件

1. 进样系统　ICP-MS分析要求样品要以气体、蒸汽或气溶胶的形式进入等离子焰炬。进样系统的作用是将样品有效地引入离子源系统。

最常用的进样方式是利用气动雾化器将样品溶液变成气溶胶,由载气带入等离子体焰炬的中心通道。进样量通常为1ml/min,在雾化器前增加一个蠕动泵,可加快样品的提升。

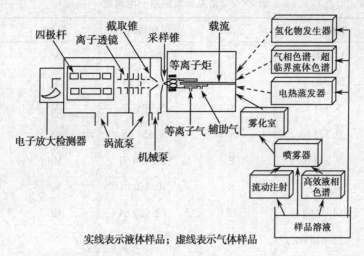

实线表示液体样品；虚线表示气体样品

图 27-2　ICP-MS 仪器基本装置示意图

样品的提升量对仪器的灵敏度有影响,但不是简单的线性关系。因为样品提升量增加的同时,更多的溶剂进入等离子体,会降低等离子体的温度,而样品导入的原则是要维持等离子体稳定且温度较高。有时需要靠降低样品导入量而获得高温,以消除复杂基体样品中共存物质的干扰。液体样品还可通过氢化物发生、电热蒸发等直接导入ICP,而经过超临界流体萃取、流动注射、高效液相色谱分离、离子色谱分离或毛细管电泳分离的样品需由雾化器雾化后导入ICP。

气体样品和气相色谱分离出来的样品经适当过滤或分流后直接进样。固体样品可以通过溶解、消解、灰化、萃取等方法转化为液体,再通过溶液的雾化转化为气溶胶,或者通过激光烧蚀直接导入ICP。

2. 离子源　ICP-MS所用的离子源由炬管和ICP构成,通常呈水平方式放置。样品气溶胶随载气进入等离子体中心通道并不断前行扩散,进行快速干燥、分解、蒸发、原子化、激发和电离。其基本过程为:

气溶胶 $M(H_2O)^+X^- \rightarrow$ 固体 $(MX)_n \rightarrow$ 气体 $MX \rightarrow$ 原子 $M \rightarrow$ 离子 M^+

与ICP-AES和AAS不同的是ICP-MS中待测元素原子化后还需要更多的能量进行进一步的离子化,其电离效率随不同元素的第一电离能量大小不同而不同。

在负载线圈上面约10mm处,焰炬温度大约为8 000K,在此高温下,电离能低于7eV(相当于675kJ/mol)的元素完全电离,低于10.5eV(相当于1 012.6kJ/mol)的元素电离度大于20%。由于大部分元素的电离能低于10.5eV,因此都有很高的灵敏度。少数电离能较高的元素,如C、O、Cl、Br等也能被检测,只是灵敏度相对较低。常见元素的第一电离能见表27-2。

在一定的载气流速下,增大用于导入样品气溶胶的等离子体内层炬管直径,有利于保持等离子体焰炬的高温和增加样品在等离子体焰炬中的扩散和停留,使样品基体分解更为有效,原子化和离子化效率提高,有利于提高分析的灵敏度。

3. 接口装置　ICP与MS接口(interface)的作用是有效地提取等离子体产生的待测元素的离子并将其引入质量分析器中,是质谱分析的重要环节。接口一般为一对金属圆锥,依次分别称为采样锥(sample cone)和截取锥(skimmer cone)。采样锥是用水冷却的金属镍锥

表 27-2　常见元素的第一电离能

元素	电离能/eV	元素	电离能/eV	元素	电离能/eV
H	13.598 44	Na	5.139 08	Sc	6.561 44
He	24.587 41	Mg	7.646 24	Ti	6.828 2
Li	5.391 72	Al	5.985 77	V	6.746 3
Be	9.322 63	Si	8.151 68	Cr	6.766 64
B	8.298 03	P	10.486 69	Mn	7.434 02
C	11.260 30	S	10.360 01	Fe	7.902 4
N	14.534 14	Cl	12.967 64	Co	7.881 0
O	13.618 06	Ar	15.759 62	Ni	7.639 8
F	17.422 82	K	4.340 66	Cu	7.726 38
Ne	21.564 54	Ca	6.113 16	Zn	9.394 05
As	9.815 2	Ba	5.211 70	Er	6.107 8
Br	11.813 81	La	5.577 0	Tm	6.184 31
Mo	7.092 43	Ce	5.538 7	Yb	6.254 16
Pd	8.336 9	Pr	5.464	Lu	5.425 85
Ag	7.576 24	Nd	5.525 0	W	7.98
Cd	8.993 67	Pm	5.55	Pt	9.0
In	5.786 36	Sm	5.643 7	Au	9.225 67
Sn	7.343 81	Eu	5.670 4	Hg	10.437 50
Sb	8.64	Gd	6.150 0	Ti	6.108 29
Te	9.009 6	Tb	5.863 9	Pb	7.416 66
I	10.451 26	Dy	5.938 9	Bi	7.289
Cs	3.893 90	Ho	6.021 6	Rh	7.458 90

或铂锥,中心孔径为 0.8~1.2mm,靠近炬管,锥间孔对准炬管的中心通道,锥顶与炬管距离为 1cm 左右。截取锥位于采样锥后面,孔径为 0.4~0.8mm,两锥尖之间的安装距离为 6~7mm,并处于同一轴心线上,如图 27-3 所示。

在采样锥处,由于电子速度快,所以大量电子很快打到锥上,因此采样锥表面为负电性,而空间电荷区是正电性的。热的等离子体蒸汽由小孔进入到两锥之间的区域,此区域由机械泵抽真空达 1mbar,进入的热蒸汽快速膨胀致使温度急速下降,在通过采样锥的离子中,只有大约 1%的离子可以通过截取锥上的小孔进入高真空度的分离室。在分离室,正离子、电子和分子由被称为离子透镜(ion lens)的电场分离,正离子被聚焦、加速后进入质量分析器。

金属锥的位置(或称采样深度)及其取样孔径的大小都很关键,因为 ICP 是在大气压环

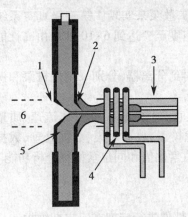

图 27-3 ICP-MS 接口示意图
1. 截取锥；2. 采样锥；3. 等离子炬；
4. RF 线圈；5. 抽真空；6. 离子透镜。

境下工作,而质量分离又需要高真空条件。因此,接口装置既需要克服 ICP 的高温影响,又要维护整个分离系统的真空度。它不但要使 ICP 中产生的离子尽可能多地进入质量分析器,以提高灵敏度,又要阻止其他干扰离子及分子进入,以减小干扰。

4. 离子聚焦系统 离子在进入质量分析器真空系统前,先经离子透镜将离子聚焦成离子束,并将电子、中性分子粒子和光子等与待测离子分离,阻止其进入质量分析器,以减小背景信号。进入离子透镜的正离子都具有相同的速度,因此动能和质量成正比。

为了消除干扰,一些仪器还在其后增加了一个碰撞/反应池(collision/reaction cell,CRC)装置,利用一些气体分子如惰性气体、氢气、氨气与多原子干扰离子碰撞或发生反应,使其在碰撞过程中损失能量或生成其他分子,通过能量歧视效应,阻止其进入质量分析器,而被测物可进入质量分析器,实现无干扰测定。

5. 质量分析器 其原理是基于离子的质荷比对离子进行分离。用于 ICP-MS 的质量分析器有四极杆、飞行时间和扇形双聚焦质量分析器。

四极杆质量分析器是无机质谱分析中最常用的一种,这种类型的分析器体积紧凑、成本低、耐用、使用方便,而且质量范围广,扫描速度快,不到 100 毫秒可得到一个完整的质谱。

四极杆分析器是由四根平行的不锈钢杆组成双曲面形,相对的两个极杆连为一体,构成一对电极,并在其上施加正负直流电压(DC),再在其上叠加相位差为 180 度的射频电压(RF)。当一组质荷比不同的离子进入由 DC 和 RF 组成的电场时,离子在四极杆中做旋转、振荡运动,随着电压的改变只有满足特定条件的离子,才可以通过四极杆,到达检测器而被检测。那些质量不适合的离子或与四极杆碰撞或偏出轨道,被真空泵排出体系,从而实现了质量选择。通过扫描 RF 场可使各种质量的离子分别到达检测器获得质谱图。

分析器的质量范围为 3~300 原子质量,具有一个质量单位的分辨能力。为了提高分辨率,也可以采用扇形双聚焦分析器。扇形双聚焦质谱分辨率高,能解决最严重的多原子离子干扰,飞行时间质谱信号转化扫描速度快,但灵敏度低,干扰难以控制。

6. 检测系统 是将离子信号转换成电信号的电子放大检测器,转换后的信号由计算机存储、运算、记录并显示出来。用于质谱仪的检测器有电子放大检测器、法拉第笼和光电转化器。前者可靠性好,耐用,能获得高增益,有纳秒级的快速响应,是最常用的检测器。

电子放大检测器的结构类似于光电倍增管,由很多串联的电极板构成,这些电极称为打拿极(dynode),每两个打拿极都均匀分担着外加的高压。当离子入射到第一个打拿极时,和电极碰撞,离子消失,同时产生了自由电子,电子在电场作用下向下一级电极板移动,并打出更多的电子,如此形成了倍增效应,放大倍数一般为 $10^5 \sim 10^8$ 倍。当一个离子入射时,将最终在输出端形成一个脉冲信号。通过计数和存储每一质量离子的总信号强度,由此产生质谱图。每一个峰的强度与样品中每一个元素的浓度成正比。通过校正曲线进行定量分析。

7. 真空系统 质谱仪必须要在真空环境条件下工作,以降低背景和由于气体分子引起的散射,一般由三级真空系统(vacuum system)组成,在远离等离子体区域轴向方向的真空度逐级增加。第一级真空系统位于采样锥和截取锥之间,由机械泵完成,真空度为数百帕。第二级真空系统紧接着离子透镜位置,一般由分子涡轮泵或扩散泵来实现。第三级真空系统位于离子透镜后的质量分析器和离子检测器部位,要求真空度至少达到$6×10^{-5}$Pa,由高性能的分子涡轮泵执行。

一般真空系统采用三级泵的形式,由接口处到中间部再到分离器,分别采用机械泵和涡轮分子泵使压力逐级由 4mbar 降低到$1×10^{-5}$mbar。

8. 工作站　均由软件控制所操作,既可以实现炬管准直、离子透镜、池气体流速、质量轴校准、分辨率及检测器的最佳化,又可以实现自定义干扰校正、数据采集、数据处理、数据分析及报告定性、半定量、及定量分析功能,还可以实现同位素比值和同位素稀释分析功能。

三、电感耦合等离子体-质谱仪的维护

为使 ICP-MS 质谱仪处于良好的运行状态,需要对主要部件进行定期或不定期维护。

1. 进样系统　如果样品基体比较复杂,雾化室和雾化器极容易被污染,分析多个样品后,在其内壁会形成结晶性盐,产生记忆效应,并干扰测定。因此必须定期/不定期检查雾化室和雾化器,发现被污染时,需要将其拆卸并用超纯水清理。必要时可浸入 1%的硝酸溶液中,超声数分钟后再用超纯水清洗干净。

2. ICP 炬管　目视检查炬管的磨损情况和清洁度,发现被污染时,可将其拆卸并浸入1%的硝酸溶液中超声清洗,然后用超纯水漂洗干净;如果发现炬管损坏,需要及时更换。

3. 接口　接口主要包括采样锥、截取锥和 O 型圈。如果发现真空度有异常,则应检查采样锥孔和截取锥孔是否有变化、是否有残留物,并检测 O 型圈的磨损情况,必要时进行清理和更换。另外,采样锥在使用一段时间后,由于表面可能沉积氧化物而引起锥面被污染,需要定期清洗。对于铜锥和镍锥,可先用细砂纸(1 000 目以上)在流水中对锥表面均匀地进行擦洗至恢复光亮色,然后放入 0.2%的稀硝酸中超声清洗数分钟,最后用超纯水冲洗后,用气流吹干备用。截取锥的顶端对 ICP-MS 的灵敏度有直接影响,需要细心维护,清洗时用棉签蘸 0.2%的稀硝酸由锥底部向锥尖方向轻轻擦去污染物,然后用超纯水冲洗干净,气流吹干备用,切忌用酸液擦拭螺纹处,以免与仪器脱扣,损坏锥体。

4. 质谱部分　主要是周期性检测空气入口过滤网。

5. 机械泵　定期检查机械泵的油位及颜色,添加或更换油。定期打开机械泵的振气阀使油气过滤器中的泵油流回泵中。泵油一般每年更换一次。

6. 其他　经常检测气体压力、循环水系统和排风运行情况,确保仪器正常工作。循环水一般半年更换一次。

第三节　定性定量方法

一、定性分析

由 ICP-MS 得到的质谱图,其横坐标为离子的质荷比,纵坐标是离子计数。根据离子的质荷比可以进行定性分析,确定存在的元素种类。图 27-4 是 14 种稀土元素的 ICP-MS 质谱图,可以看出图谱简单清晰,容易解析。这里需要注意的是无机质谱中用到的原子量术语与通常所说的原子平均质量 A 有所不同,因为在无机质谱中要区分同位素,即

$$A = A_1 p_1 + A_2 p_2 + \cdots + A_n p_n = \sum_{i=1}^{n} A_n p_n \qquad \text{(式 27-1)}$$

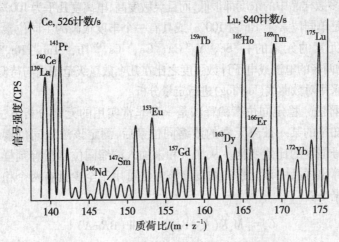

图 27-4　14 种稀土元素的 ICP-MS 质谱图

式中,A 是原子平均质量,A_1,A_2…A_n 是同位素原子的质量,p_1,p_2…p_n 是这些同位素的自然丰度。

二、定量分析

(一) 半定量分析

当仅需要了解样品中待测元素大致含量范围时,利用 ICP-MS 仪器所提供的软件可获得半定量分析结果。具体操作步骤包括:测定包含低、中、高质量数元素(一般需 5~8 个元素)的混合标准溶液,根据元素周期表中元素的电离度及同位素丰度等数据,获得质量数-灵敏度响应曲线。利用该曲线校正所用仪器的多元素灵敏度,存储灵敏度信息,然后测定未知样品。未知样品中所有元素的浓度都可以根据该响应曲线求出,从而获得样品的半定量分析结果。一般 ICP-MS 半定量分析误差可以控制在±(30%~50%)之间,甚至可控制在 20% 范围内。在用标准加入法进行定量分析前,用 ICP-MS 的半定量分析手段预先确定标准加入量的大小,可以提高标准加入法定量分析的准确度。

(二) 定量分析

根据某一质荷比下的计数,可以进行定量分析。常用的方法有:标准曲线法、内标校正法、标准加入法和同位素稀释法等。

1. **标准曲线法**　ICP-MS 定量分析与其他分析方法相似,最常用的也是标准曲线法。如果未知样品中溶解固体总浓度低于 2 000mg/L,选用水配制的标准溶液即可。对于基体元素含量较高的样品,应配制尽量与样品基体匹配的标准溶液。

2. **内标校正法**　为了补偿和校正仪器漂移和基体效应,经常采用在标准和样品中同时加入内标元素作为参考点对另一个或多个元素的含量进行校正。选择的内标物的原则为:①一般选择样品中很少存在的并且原子质量和电离势与待测元素相近的元素,其在等离子体中的电离行为与被测元素基本一致;②内标元素不应受同质异位素重叠、多原子离子干扰,也不应对被测元素的同位素测定产生干扰;③内标元素应有较好的测试灵敏度;④如果选择样品中固有元素作为内标元素,要确保其在样品中有适宜的浓度,使其产生的信号强度不受仪器计数统计的限制;⑤多元素测定可以选择两个或两个以上内标元素。

In 和 Rh 是常用的两个内标元素,二者的原子量在原子质量范围的中部(质量数分别为 115

和103),它们在大多数样品中的浓度都很低,而且灵敏度高,电离度几乎为100%,而且不受同质异位素重叠干扰,都是单同位素(^{103}Rh 占100%)或具有一个丰度很高的主同位素(^{115}In 为95.7%)。其他可用作内标元素的元素的有^{45}Sc、^{89}Y、^{69}Ga、^{72}Ge、^{133}Cs、^{159}Tb、^{169}Tm、^{185}Re、^{193}Ir、^{205}Tl、^{209}Bi 等。通常样品和内标物两者的电流或电子计数强度之比在几个数量级范围内与待测元素的浓度都有线性关系,也可以采用对数曲线(log/log)进行定量分析。

3. 同位素稀释法　稳定同位素稀释法是一种非常实用的元素分析方法,其基本原理是在样品中掺入已知量的某一被测元素的浓缩同位素后,测定该浓缩同位素与该元素的另一参考同位素的信号强度的比值变化。从加入和未加入浓缩同位素稀释剂样品中的同位素的比值变化上可计算出样品中该元素的浓度。该方法可用于至少具有两个稳定同位素的元素分析。其定量依据是:

$$C_x = [M_s K(A_s - B_s R)]/[W(BR - A)] \qquad \text{(式 27-2)}$$

式中,C_x 为样品中被测元素的浓度;M_s 为掺入物的质量;W 为样品质量;K 为被测元素原子量与浓缩物原子量的比值;A 为参考同位素的天然丰度;B 为浓缩同位素的天然丰度;A_s 为参考同位素在浓缩物中的丰度;B_s 为浓缩同位素在浓缩物中的丰度;R 为加入浓缩物后样品中参考同位素和浓缩同位素的比值。

具体分析步骤为:①测定未加浓缩同位素稀释剂的样品,估计被测成分的浓度,计算需要加入的浓缩同位素的量 M_s;②在样品中加入浓缩同位素稀释剂,根据 A_s 和 B_s 计算 K 值;③测定加入浓缩同位素稀释剂后样品中参考同位素和浓缩同位素的比值 R;④计算样品中被测元素的浓度 C_x。

同位素稀释法是一种准确度和精密度较高的方法,其优点是不需要对被测元素进行定量分离,加入稀释剂且同位素达到平衡以后的处理过程中的损失对分析结果无影响。由于是根据同位素比值的测定来求含量,而比值的测定基本不受化学和物理因素的干扰,不受样品基体效应和仪器条件变化的影响。可用于元素的形态分析。但该法不能用于单同位素元素分析,测定前需要进行半定量分析。

三、仪器工作条件的选择

ICP-MS 主要由 ICP 焰炬、接口装置和质谱仪三部分组成。为使其具有良好的工作状态,确保分析结果的可靠性,必须优化各部分的工作条件。

1. ICP 的工作条件　主要包括射频功率、载气、辅助气和冷却气流量、样品提升量等。射频功率一般为1kW左右,冷却气流量为10~15L/min,辅助气和载气流量约为1L/min。样品提升量约为1ml/min。

2. 接口装置的工作条件　ICP 产生的离子通过接口装置进入质谱仪,接口装置的主要参数是采样深度,即采样锥孔与焰炬的距离。要调整两个锥孔的距离,并使孔心对准,同时要调整透镜电压,使离子有很好的聚焦。

3. 质谱仪的工作条件　主要是设置扫描的范围。为了减少空气中成分的干扰,一般要避免采集 N_2^+、O_2^+、Ar^+ 等离子。进行定量分析时,质谱扫描要挑选没有其他元素及氧化物干扰的质量,同时还要有合适的倍增器电压。

在实际工作中,每次分析之前,需要用多元素标准溶液对仪器整体性能进行测试,如果仪器灵敏度能达到预期水平,则仪器不再需要调整;如果灵敏度偏低,则需要调节载气流量、锥孔位置和透镜电压等参数。

四、干扰及其消除

与光谱分析法相比,ICP-MS 分析的主要优点是图谱简单、容易解析,对于稀土元素分析,这个优点尤其突出。图 27-5(a) 是 100mg/L 铈溶液的发射光谱图,图 27-5(b) 是 10mg/L 铈溶液质谱图。由图 27-5(a) 可明显看出,图中有多条强发射光谱线和上百条弱发射线叠加在复杂的背景光谱上。光谱背景是由大气分子或分子碎片(如 N_2、H_2、NH、OH)的带光谱以及 Ar 与其他离子和电子结合产生的谱线。相反,铈的质谱图却相当简单,只包括两个同位素峰$^{140}Ce^+$、$^{142}Ce^+$和几个小峰。但随着研究的深入,人们发现 ICP-MS 也不可避免地存在相应的干扰,进而影响分析的准确度。因此,在实际分析工作中,为确保定量分析的准确可靠,应了解并设法消除定量分析中的干扰因素。无机质谱的干扰一般分为质谱干扰和非质谱干扰两大类。

1. 质谱干扰　当等离子体中离子种类与分析物离子具有相同的质荷比时,在质谱图中

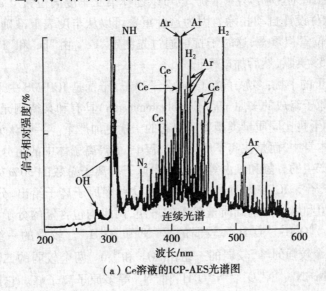

(a) Ce 溶液的 ICP-AES 光谱图

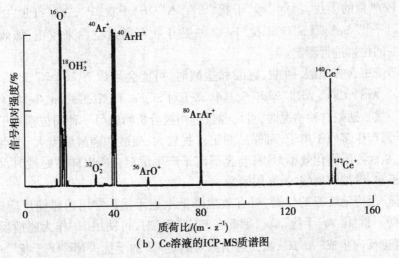

(b) Ce 溶液的 ICP-MS 质谱图

图 27-5　Ce 溶液的 ICP-AES 光谱图和 ICP-MS 质谱图

就会发生谱线重叠,由此引起的干扰称为质谱干扰。质谱干扰包括五种:同质量类型离子干扰、多原子或加和离子干扰、氧化物和氢氧化物离子干扰、双电荷离子干扰、仪器和试样制备所引起的干扰。

(1) 同质量类型离子的干扰:同质量类型离子干扰是指两种不同元素有几乎相同质量的同位素。对于四极杆质量分析器的原子质谱仪来说,同质量类型是指质量相差小于一个原子质量单位的同位素,使用高分辨率仪器时质量差可以更小一些。元素周期表中多数元素都有同质量类型重叠的一个、两个甚至三个同位素。如 $^{114}Sn^+$ 与 $^{114}Cd^+$ 的谱线重叠产生干扰,并且这种重叠往往发生在与丰度最大的或者说是最灵敏的同位素相重叠,如很大的 $^{40}Ar^+$ 峰与 $^{40}Ca^+$ (97%)重叠。In 有 $^{113}In^+$ 和 $^{115}In^+$ 两个稳定的同位素,前者可与 $^{113}Cd^+$ 重叠,后者可与 $^{115}Sn^+$ 重叠。同质量类型离子干扰的消除方法有:①对于由于谱线重叠引起的干扰,最简单的消除方法是选择另外一条无干扰的同位素谱线。如 $^{114}Sn^+$ 干扰 $^{114}Cd^+$ 的测定,可选择 $^{111}Cd^+$ 作为分析线,但这样处理会降低灵敏度,因为 $^{114}Cd^+$ 的丰度是 28.73%,而 $^{111}Cd^+$ 的丰度是 12.80%。测定 Ca 时,为了消除干扰,也可以选择第二丰度同位素 $^{44}Ca^+$ (2.1%)进行测定;②通过仪器的软件设计自动扣除。因为这种重叠可以从丰度表上准确知道。如丰度最大的 $^{58}Ni^+$ 与 $^{58}Fe^+$ 同位素相重叠,这时干扰可通过先测定 $^{56}Fe^+$,由 $^{56}Fe^+$ 和 $^{58}Fe^+$ 的自然丰度比计算出 $^{58}Fe^+$ 对 m/z 58 贡献,然后加以校正。

(2) 多原子离子的干扰:多原子离子(或分子离子)干扰是 ICP-MS 中干扰的主要来源,指由于两个或三个原子组成的多原子离子(polyatomic ion)具有和某待测元素相同的质荷比所引起的干扰,这种干扰比同质量类型离子引起的干扰更加严重。一般认为,多原子离子并不存在于等离子体本身中,而是在离子的引出过程中,由等离子体中的组分与基体或大气中各种组分相互作用产生的。氢和氧占等离子体中原子和离子总数的 30% 左右,其余大部分由 ICP 焰炬的氩气产生。ICP-MS 背景峰主要是由这些多原子离子给出,分为两组,以氧为基础质量较轻的一组和以氩为基础质量较重的一组,两组均包含氢的分子离子。较轻的一组中,最强峰是 $^{16}O^+$、$^{16}O^1H^+$、$^{16}O^1H_2^+$,较弱的是 $^{14}N^+$ 和 $^{16}O^1H_3^+$。较重的一组峰有高度相近的 $^{40}Ar^+$ 和 $^{40}Ar^1H^+$ 两个较强的峰,较弱的一组由 $^{16}O_2^+$ 和 $^{40}Ar_2^+$ 两个较弱的二聚体峰组成。此外,还有 $^{40}Ar^{16}O^+$、$^{40}Ar^{14}N^+$、$^{14}N^{16}O^+$、$^{14}N^{16}O^1H^+$ 和 $^{14}N_2^+$ 等多原子离子峰。它们对一些同位素检测形成比较严重的干扰,例如 $^{14}N_2^+$ 干扰 $^{28}Si^+$,$^{14}N^{16}OH^+$ 干扰 $^{31}P^+$,$^{16}O_2^+$ 干扰 $^{32}S^+$,$^{40}ArO^+$ 干扰 $^{56}Fe^+$,$^{40}Ar_2^+$ 干扰 $^{80}Se^+$,$^{40}Ca^{16}O^+$ 干扰 $^{56}Fe^+$。一些干扰可通过空白来校正,如效果不佳,则需要选择另一同位素进行测定。

当样品溶液中含有硝酸、磷酸、硫酸和盐酸时,可能会生成 N_2^+、ArN^+、PO^+、P_2^+、ArP^+、SO^+、S_2^+、SO_2^+、ArS^+、ClO^+、$ArCl^+$ 等离子,这些离子对 Si、Fe、Ti、Ni、Ga、Zn、Ge、V、Cr、As、Se 的测定会产生干扰。遇到这种情况时,可以通过选用被分析物的另一种同位素离子加以消除。另外,氯离子易产生多原子离子,对样品测定干扰较大;硫酸和磷酸黏度大、沸点高,会导致赶酸不完全,从而影响雾化效率,且易与金属离子产生沉淀。所以样品处理时,尽量少用盐酸、高氯酸、王水、磷酸和硫酸,最好用硝酸。

配有碰撞/反应池装置的仪器,可有效地降低上述干扰。常用的碰撞反应模式气体有 H_2、O_2、NH_3 等。例如 $^{40}Ar^+$ 干扰 $^{40}Ca^+$,因此在测定 $^{40}Ca^+$ 时,可使用 H_2 作为碰撞反应气,$^{40}Ar^+$ 与 H_2 发生碰撞反应生成 $^{40}Ar^1H^+$,从而可消除对测定 Ca 的干扰;$^{93}Nb^{16}O^+$ 干扰 $^{109}Ag^+$,可使用 O_2 作为碰撞反应气,$^{93}Nb^{16}O^+$ 与 O_2 发生碰撞反应生成 $^{93}Nb^{16}O_2^+$,而 $^{109}Ag^+$ 不发生变化,从而

消除干扰。对于电离能大于 10.2eV 的干扰离子，可通过 NH_3（第一电离能为 10.2eV）模式消除干扰，例如 $^{204}Hg^+$（第一电离能为 10.4eV）干扰 $^{204}Pb^+$（第一电离能为 7.4eV）的测定，可使用 NH_3 作为碰撞反应气，从而发生反应：$^{204}Pb^+ + ^{204}Hg^+ + NH_3 \rightarrow ^{204}Pb^+ + ^{204}Hg + NH_3^+$，由于 $^{204}Hg^+$ 被还原为 ^{204}Hg，进而被真空系统抽走，从而消除对 $^{204}Pb^+$ 测定的干扰。碰撞/反应池技术消除干扰灵活多样，可有效消除多原子离子类型干扰，具有极大的应用潜力。

（3）氧化物和氢氧化物的干扰：在 ICP-MS 分析中，另一种主要的干扰是由于分析物本身、基体组分、溶剂和等离子体气相互作用产生的氧化物和氢氧化物。较为严重的是分析物和基体组分的氧化物（MO^+）或氢氧化物（MOH^+）干扰相同质量的被分析物离子。如 Ti 的 5 种天然同位素的单电荷氧化物离子质量分别是 62、63、64、65 和 66，会对 $^{62}Ni^+$、$^{63}Cu^+$、$^{64}Zn^+$、$^{65}Cu^+$ 和 $^{66}Zn^+$ 产生干扰。相似的例子还有钙同位素引起的干扰，如 ^{40}ArO 和 ^{40}CaO 干扰 ^{56}Fe，$^{46}CaOH$ 干扰 ^{63}Cu，^{42}CaO 干扰 ^{58}Ni 等。因此，定量分析时要选择不被干扰的同位素。表 27-3 列举了部分元素可能受到的氧化物和氢氧化物干扰。

表 27-3 部分元素可能受到的氧化物/氢氧化物干扰

质荷比（m/z）	元素及丰度/%	干扰物质
56	Fe（91.66）	$^{40}CaO^+$，$^{40}ArO^+$
57	Fe（2.19）	$^{40}ArOH^+$，$^{40}CaOH^+$
58	Ni（67.77），Fe（0.33）	$^{42}CaO^+$，$NaCl^+$
59	Co（100）	$^{43}CaO^+$，$^{42}CaOH^+$
60	Ni（26.16）	$^{43}CaOH^+$，$^{44}CaO^+$
61	Ni（1.25）	$^{44}CaOH^+$
62	Ni（3.66）	$^{46}CaO^+$，Na_2O^+，NaK^+
63	Cu（69.1）	$^{46}CaOH^+$，$^{40}ArNa^+$
64	Zn（48.89），Ni（1.16）	$^{32}SO^+$，$^{32}S_2^+$，$^{48}CaO^+$
65	Cu（30.9）	$^{32}S^{33}S^+$，$^{33}SO^+$，$^{48}CaOH^+$

影响氧化物产率的主要因素有雾化室温度、正向功率、载气（雾化气）流速和采样深度等。通过降低雾化室温度、减小载气流速和增大采样深度，可减少进入等离子区的水量，降低氧含量，从而大大降低氧化物产率。另外，射频发生器的正向功率也会影响到氧化物产率，一般提高正向功率会降低氧化物的解离。因为随着正向功率的提高，等离子区的温度也会随之升高，可促进已经形成的氧化物解离，从而降低氧化物产率。但要注意，等离子体温度提高也会增加二价离子的数量，所以需要将正向功率设置在一个折中条件下的合适值。另外，可通过调节截取锥位置来减少氧化物的影响。

在 ICP 中，金属元素的氧化物是完全可以解离的，但在截取锥孔附近，由于温度稍低，停留时间长，于是又提供了重新氧化的机会。氧化物的存在，会使原子离子减少，测量值偏低。商品化的 ICP-MS 仪器通常采用 CeO/Ce 的比值作为氧化物指标，因为 Ce 是 Si 之外最易形成氧化物的元素。在优化的标准仪器参数条件下，配备了半导体制冷雾室的 ICP-MS 仪器的 CeO/Ce 比值一般可控制在 3%，甚至更低。若使用热焰模式，CeO/Ce 比值一般控制在 6% 以内即可。

（4）双电荷离子干扰：有些离子可失去两个电子，形成双电荷的离子，这种离子可对质量是其一半的原子离子产生干扰。如 $^{136}Ba^{2+}$ 可以与 $^{68}Zn^+$ 重叠产生干扰。这种干扰主要出现在 m/z 小于 82 的范围。由于可能产生双电荷的原子不是很多，因此双电荷的干扰一般较小。通常可利用碰撞/反应池技术消除双电荷离子干扰，如 $^{48}Ti^{2+}$（第二电离能为 13.6eV）干扰 $^{24}Mg^+$（第一电离能为 7.6eV），可选择 NH_3 作为碰撞反应气将 $^{48}Ti^{2+}$ 还原为 $^{48}Ti^+$，从而消除对 $^{24}Mg^+$ 测定的干扰。

（5）仪器及试样制备所引起的干扰：等离子体气体通过采样锥和截取锥时，活泼性氧离子会从锥体镍板上溅射出镍离子。采取措施使等离子体的电位下降到低于镍的溅射阈值，可使这种效应减弱甚至消失。与其他方法相比，ICP-MS 的样品制备比较简单，样品是否与标准溶液相匹配，要求不是很严格，而且由于方法的动态线性范围很宽，不需要多次稀释标准溶液，且只需要测定较少的点。最主要的是要考虑样品中的总固体溶解量，一般允许上限是 2 000mg/L，通常用 1% 的硝酸稀释样品即可满足要求。对于固体样品的消解，由于机体干扰主要来源于 Cl、S、P 和有机物，所以最好选用硝酸和氢氟酸消解样品。对于海水、地下水和废水样品，由于氯离子含量高，使得 As 和 V 的测定受到由氯产生的多原子离子的严重干扰。近年来开发的一些新技术，如碰撞/反应池技术可以有效地解决基体带来的干扰问题，减小样品消解用酸的限制。

制备样品时需要注意的问题：①所用试剂的纯度要高，比用于 ICP-AES 的试剂纯度要更高；②要通过离心或过滤除去试液中的小颗粒，以防堵塞管路或喷雾器，但同时要注意由此可能引入的干扰或引起的待测物损失。试样中的总固体溶解量应小于 2 000mg/L；③在开口容器中进行样品消解时，要防止空气中颗粒物的进入、样品间相互溅洒引起的交叉污染；④处理样品时，特别是蒸干处理时，要防止易挥发组分的损失；⑤使用微波密封消解技术不仅高效快速，而且可以避免上述问题的发生。

此外，要注意控制污染，避免实验室空气尘埃和通风柜的污染。注意所用酸的纯度和实验用水的纯度，实验用水应达到 $18M\Omega \cdot cm$。最好选用塑料器皿，如聚乙烯、聚丙烯或聚四氟乙烯，或选用石英玻璃。同时还要注意操作人员带来的个人污染，如指甲油、首饰衣服尘埃、绒毛、头皮屑和咳嗽等引起的污染。

2. 非质谱干扰 非质谱干扰一般可分为基体干扰、物理效应干扰和其他干扰。

（1）基体干扰：与 ICP-AES 类似，易电离元素（如 K、Na、Ca、Mg、Cs、Al 等）在等离子体中的增加将会极大增加等离子中的电子数量，从而引起等离子体平衡转变，造成基体干扰，又称为电离干扰。基体干扰的结果一般是造成待测元素信号降低，即抑制效应，但在某些情况下反而引起信号的增强，即增强效应。试样固体含量高会影响雾化和蒸发溶解以及产生和输送等离子体等过程。试样溶液提升量过大或蒸发加快，等离子体炬的温度就会降低，影响分析物的电离，使被分析物的响应下降。通常情况下，当溶液中溶解总固体的量在 0.2% 以下时，由于基体干扰造成的影响一般很小，可通过在样品中加入内标元素进行校正。但高纯材料等简单基体样品中待测元素含量很低，基体效应会严重影响测定的检测限。实验证明，基体抑制的程度与基体原子的质量有关，被测物的原子质量和电离度越低，基体元素对被测物的离子计数率的影响就越大。当基体干扰不是很严重时，还可通过稀释、标准溶液的基体匹配、标准加入或同位素稀释法来克服。当基体干扰很严重时，最令人满意的方法是采用离子交换分离或共沉淀分离等技术将被测元素与基体分离。另外，基体干扰也可通过近期发展起来的碰撞/反应池技术得到一定的克服。

（2）物理干扰效应：ICP-MS 中有两种物理干扰效应，一种干扰与 ICP-AES 分析类似，即记忆效应。ICP-MS 中所谓记忆效应是指当前分析测试的结果受之前分析测试样品中基体及其他高含量元素由于吸附或其他物理效应而附着在连接管道、雾化室、等离子炬管、采样锥和截取锥表面所造成的影响。一方面，记忆效应可影响待分析样品中某些元素的准确测定；另一方面，会产生噪声，进而影响测定的稳定性和精密度。由于 ICP-MS 分析的灵敏度更高，因而其分析中的记忆效应也会更为严重一些。已观察到 B 和 Hg 等元素具有比较严重的记忆效应，在测试这些元素时要特别注意记忆效应的干扰。克服记忆效应的方法通常是在每一样品分析结束之后，用适当的酸（一般是 2% 的硝酸溶液）或其他试剂在线清洗管路及其他相关部件，然后再分析下一个样品。此类干扰严重时须拆下双锥（采样锥和截取锥）进行仔细清洗。另一种物理干扰是由于样品锥孔壁的一部分与等离子体接触，而锥的温度因材料性质及防止被等离子体中活性成分腐蚀而限制在 500℃ 以下，因此形成一个在等离子体中已蒸发出来的待分析物又重新冷凝的区域，因而在锥孔尖部冷凝形成一层细粉末，通常为样品基体的氧化物。冷凝、沉淀的速度和程度与待分析样品溶液中可溶性固体总量（total dissolved solids，TDS）及样品基体的化学性质有关。当沉淀严重时，锥孔会变形甚至被堵塞，导致测定信号的下降（有时先上升后下降），稳定性差。这种影响与双锥的设计、仪器的一体化设计等硬件有关，通过仔细调节 ICP-MS 的操作条件（如功率、载气流速、样品基体浓度和样品提升速率等）可减小这种影响，但这种影响不可能被完全消除。

（3）其他非质谱干扰：其他非质谱干扰之一是空间电荷效应。离子在离开截取锥向质量分析器飞行的过程中，由于只剩下带正电荷的离子，因而造成同种电荷离子相互排斥，质量数较轻的同位素离子受排斥力作用而容易丢失，引起信号减弱；而质量数较大的离子在排斥力作用下仍能保持在飞行的路线上而产生较强的信号。这种由于受同种电荷排斥力作用而使质量数较轻的离子信号减弱、质量数较大的离子信号增强的现象称为空间电荷效应。空间电荷效应可通过优化数据参数，即通过调节离子透镜或四级杆电压等参数，将此类干扰降至最低。

另外一种非质谱干扰是离子传输效率。离子传输效率发生在离子从进入采样锥开始到最终被检测器检测的整个过程中，不同质量数的离子在经过采样锥、截取锥、离子透镜、四级杆质量分析器和检测器时，质量数较小的离子具有较大的传输效率而产生较强的信号；而质量数较大的离子则因传输效率低而使信号较弱。离子传输效率产生影响的结果与空间电荷效应正好相反，可通过一个折中的仪器参数来调节，将这两种效应产生的影响降至最低。然而，很难完全避免这两种效应的影响。

第四节 电感耦合等离子体-质谱联用技术类型

ICP-MS 技术的分析能力不仅可以取代传统的无机分析技术，如分光光度法、原子吸收法（火焰、石墨炉和氢化物发生等）、原子荧光光谱法和 ICP-AES 等，还可以与其他色谱分离技术联用进行元素的形态、分布特征等分析。目前比较成熟的联用技术类型有气相色谱-电感耦合等离子体-质谱（gas chromatography-inductively coupled plasma-mass spectrometry，GC-ICP-MS）、高效液相色谱-电感耦合等离子体-质谱（high performance liquid chromatography-inductively coupled plasma-mass spectrometry，HPLC-ICP-MS）、离子色谱-电感耦合等离子体-质谱(ion chromatography-inductively coupled plasma-mass spectrometry, IC-ICP-MS)和毛细管电泳-电感耦合等离子体-质谱(capillary electrophoresis-inductively coupled plasma-mass spectrometry, CE-ICP-MS)等。ICP-MS 联用技术装置一般由分离系统、接口、ICP-MS 和数据处理系统四大部分组成。基本原理为:预处理后的样品经过色谱柱将不同形态的元素分离,然后通过"接口"或在线引入 ICP-MS 的雾化系统进行检测分析。随着 ICP-MS 联用技术的迅速发展,它已被广泛应用于环境、半导体、医学、生物、冶金、石油化工、核材料等分析领域。

一、气相色谱-电感耦合等离子体-质谱联用技术

由于气相色谱分离后的组分呈气态,与 ICP-MS 联用不需要进一步雾化,因此,GC-ICP-MS 联用时不会增加等离子体的本底信号,具有 100% 的进样效率,而且不需要去除溶剂效应,可使用同位素稀释法测定。目前,用于 GC-ICP-MS 的气相色谱类型呈现多样化,包括填充柱、毛细管柱和多孔毛细管柱。

GC-ICP-MS 的联用接口设计相对比较简单,关键是要避免传输过程中分析物的冷凝液化,可以通过加热接口或气溶胶载带两种方式实现。加热接口是将传输管直接插入 ICP 炬管的中心通道,这种进样方式要求流出气相色谱的组分在传输过程中得到充分加热,以防止其冷凝和沉积。气溶胶载带进样是将气相色谱流出物与气溶胶在喷淋雾化室中充分混合后进入等离子炬。二者均要求在等离子体中加入一定比例的氧气以消除溶剂峰并阻止碳沉积。

(一) 直接连接接口

直接连接接口可避免等离子体引入气溶胶后由于去溶剂和蒸发造成的能量损失,提高了分析灵敏度。为了使色谱柱的流出物穿过等离子的中心通道,一般需要加入惰性气体作为补偿气(如氩气),以增加其流量,确保流出物能够穿透等离子中心通道。具体有以下 3 种类型。

1. 常温连接接口 常温连接接口通常用于传输易挥发的样品(b. p. <200℃),一般由一个简单的玻璃或聚四氟乙烯(PTEE)接头将气相色谱柱出口端与 ICP-MS 炬管连接,此种接口适用于分析需低温冷阱捕集后加热解吸的挥发性物质。

2. 部分加热接口 部分加热接口使色谱柱的流出物在接口的某一位置被加热,以提高挥发性差的物质进入等离子体的效率。早期设计是采用铝棒开槽内嵌毛细柱,通过加热铝棒防止被分析物凝结。近年来,一些仪器公司对此种接口进行了改进,使被分析物质得到充分加热,大大提高了分析灵敏度。

3. 全部加热接口 由于接口伸入等离子体炬管的喷射器部分不能被加热,这不利于分析一些高沸点的化合物,早期的设计采用将毛细管色谱柱穿入不锈钢管后同心伸入 ICP 喷射器中,不锈钢管加热至 400℃,由于不锈钢管良好的热传导性能,能使毛细管充分受热,而且接口末端仍能保持较高的温度。还有一种是使用热氩气和热电阻共同加热的方式实现毛细管柱与等离子体炬管的连接,使用温度为 230℃,此种类型接口较为简单实用。

(二) 通过雾化器连接的接口

使用上述直接连接接口时需要移去 ICP-MS 的雾化器,因此,ICP-MS 与 GC 联用后不能再实现单独运行。一些研究采用将色谱流出物与雾化器中的气溶胶均匀混合,以保证稳定的等离子体工作条件,同时 ICP-MS 与 GC 联用后仍能单独使用,如图 27-6 所示。然而,由于气溶胶的去溶和蒸发会导致能量损失,因此此种接口的灵敏度较低。

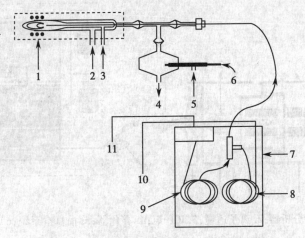

1. ICP 矩管；2. 等离子气；3. 辅助气；4. 废液；5. 雾化气；
6. 液体标准；7. 柱温箱；8. 不锈钢毛细柱；9. 石英毛细
柱；10. 氩气（补偿气）；11. 氦气（载气）。

图 27-6 通过雾化器连接的 GC-ICP-MS 接口示意图

GC-ICP-MS 联用技术结合了 GC 的高分离性能和 ICP-MS 的多元素分析、高灵敏度和可实现同位素稀释法测定等优点，在元素的形态分析中得到了广泛的应用。商品化接口的出现使 GC-ICP-MS 分析更趋稳定。在样品制备方面，一些衍生化处理、吹扫捕集、固相微萃取（solid phase microextraction，SPME）和搅动棒吸附萃取技术（stir bar sorptive extraction，SBSE）等多种样品制备技术，满足了样品处理的要求。由于气相色谱仅适用于分离易挥发和热稳定好的物质，对于难挥发的物质则需要经过衍生化处理转化为挥发性物质后方可采用 GC-ICP-MS 分析，因此，GC-ICP-MS 联用技术与 HPLC-ICP-MS 联用技术相比，其应用范围仍然较小，有待进一步开发。

二、高效液相色谱-电感耦合等离子体-质谱联用技术

HPLC-ICP-MS 联用装置见图 27-7。该技术的关键是接口问题，要求前后仪器匹配衔接，包括样品的流速、压力和流动相种类等。由于 HPLC 的流速通常为 0.1～1ml/min，与 ICP 常用的气动雾化器、交叉流雾化器、Babington 雾化器和同心雾化器的样品导入流速是相匹配的，而且 HPLC 柱后流出液压力与 ICP-MS 的样品导入系统都是在常压下进行的，因此常规的 HPLC 与 ICP-MS 的接口最简单，经 HPLC 分流的样品流出液可以直接导入后续的 ICP 雾化器。该接口通常用 PTEE 管（内径为 0.14～0.17mm）或不锈钢接头连接完成。为减少传输管线的死体积，防止色谱峰变宽，接口管要尽可能短。

但是，由于 HPLC 流动相通常含有一定比例的有机溶剂或高含量的无机盐，而有机溶剂在 ICP 中所产生的碳及无机盐的不完全分解可造成 ICP-MS 的进样管、采样锥和截取锥的锥孔变得越来越小，甚至堵塞，导致 ICP-MS 信号不稳定，尤其是在梯度洗脱时，这种现象尤为严重。因此，在 HPLC-ICP-MS 技术问题上，HPLC 流动相组成受到一定限制。通常采用 3 种方法解决这一接口问题：①改进 ICP 进样方式。如前所述，超声雾化室 ICP 的另一种样品导入方式，超声雾化不受载气流速的影响，且有一定的记忆效应；②采用 HPLC 小径柱技术。色谱小柱（柱内径为 1.0mm、2.0mm 的微柱和 300μm 的毛细管柱）可以降低流动相消耗量

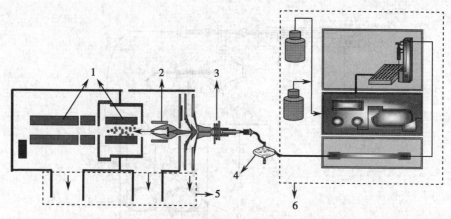

1.四极杆质量分析器;2.离子透镜;3. ICP 炬;4. 雾化器;5. 抽真空系统;6. 高效液相色谱系统。

图 27-7　HPLC-ICP-MS 联用装置示意图

及组分在色谱柱的分散宽度,提高柱效;③对于有机流动相,在载气中添加一定比例的氧气。具体比例与有机溶剂组成和流速有关,一般约占氩气流量的 10%。

需要指出的是,HPLC-ICP-MS 只是跟踪元素形态中的金属信号变化,要确定形态分子的组成还需参照其他分析信息,其中 NMR 技术和 HPLC 与电喷雾电离质谱(ESI-MS)联用技术是确定形态分子组成、结构的有效方法,借助于这些分离、分析技术可发现未知的元素形态分子并确定其组成。

此外,IC 作为一种有效的分离检测技术,广泛应用于金属和非金属的测定,IC-ICP-MS 联用技术可以解决复杂基体中超痕量离子形态分析。由于 IC 的仪器构造和分析系统与 HPLC 相类似,其接口设计和相关技术与 HPLC-ICP-MS 相类似,这里不再赘述。

三、毛细管电泳-电感耦合等离子体-质谱联用技术

由于 CE 技术具有高效、高速、灵敏、样品需要量少、消耗成本低、应用范围广等优点,近年来 CE-ICP-MS 联用技术成为一颗耀眼的明星,活跃在 ICP-MS 联用技术分析领域。CE-ICP-MS 时需要设计合适的接口,使其将已分离的样品全部转移到质谱仪中,同时实现样品快速高效离子化。目前主要使用鞘液接口,如图 27-8 所示。该接口是利用鞘液抵消电泳液与雾化液间流速差异而产生的压力差为原理设计的,由于 ICP-MS 雾化器的雾化液流速远大于毛细管电泳液中液流的速度,流速的差异会使毛细管出口一端产生负压,自动将毛细管内液体吸到出口端,即所谓的自吸现象,进而在毛细管内产生层流,导致 CE 分离分辨率大大降

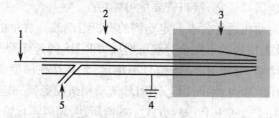

1.毛细管;2.载气;3.接口尾端插入雾化室;4.接地;5.鞘液。

图 27-8　CE-ICP-MS 鞘液接口

低,ICP-MS 检测到的谱峰变宽。解决层流的方法为:在 CE 出口端外增加鞘液,鞘液的流速尽可能与气动雾化的自吸量相同,以平衡雾化时在毛细管出口端产生的负压,进而确保 CE-ICP-MS 的分离分析效果。近年来,一些商品化的接口装置相继出现,具有分离特性稳定,CE 与雾化器可以独立进行参数优化,死体积小,提升液流量小,样品消耗小。有研究设计了低流速雾化器和可拆卸接口,该接口主要分为 3 部分,即接口的主体结构、低流速雾化器和可拆卸的弹性泵管,由于其可拆卸,故在电泳分离时两端连接在一起,分离分析完成后,又可以将毛细管拆下单独清洗,避免清洗液进入 ICP-MS 污染检测器,还能避免记忆效应。

与 CE-ICP-MS 相匹配的雾化器通常也为气动雾化器,常用的雾化器有微型同心雾化器(micro concentric nebulizer,MCN)、直接注射高效雾化器(direct injection-high efficient nebulizer,DI-HEN)、超声雾化器(ultrasonic nebulizer,USN)等。商品化的 MCN100 型微量雾化器的提取量为 $10 \sim 100 \mu l/min$,可调节,所使用的样品很少,在低样品流量下达到气动雾化器的检出限,且具有耐高盐、抗 HF 酸等优点。除了上述常用使用的雾化器外,也有震动毛细管雾化器(oscillating capillary nebulizer,OCN)、交叉型雾化器(cross-flow micro nebulizer,CFMN)和微量雾化器(micromist nebulizer,MMN)等用于 CE-ICP-MS。

第五节 电感耦合等离子体-质谱联用技术的应用

元素的形态分析是元素分析的一个崭新领域,具体指样品中元素的种类、分布、价态、络合态及分子结构分析。元素形态不同于元素价态,同一元素的相同价态可能有多种形态,如五价砷元素包括无机砷形态和多种有机砷形态,表 27-4 列举了几种不同元素的主要常见形态。

表 27-4 不同元素的主要形态

元素名称	元素形态
As	三价无机砷[As(Ⅲ)]、五价无机砷[As(Ⅴ)]、一甲基砷[MMA(Ⅴ)]、二甲基砷[DMA(Ⅴ)]、砷甜菜碱(AsB)、砷胆碱(AsC)、砷糖(AsS)等
Hg	二价无机汞[Hg(Ⅱ)]、一甲基汞[MeHg(Ⅰ)]、二甲基汞[(Me)₂Hg]
Cr	三价铬[Cr(Ⅲ)]、六价铬[Cr(Ⅵ)]、吡啶羧酸铬、氨基酸螯合铬等
Se	四价硒[Se(Ⅳ)]、六价硒[Se(Ⅵ)]、硒代胱氨酸(SeCys)、硒代蛋氨酸(SeMet)、硒多糖、硒多肽、硒蛋白等
Pb	二价铅[Pb(Ⅱ)]、三甲基铅(TriML)、四乙基铅(TetrEL)等
Sn	一甲基锡(MMT)、二甲基锡(DMT)、三甲基锡(TMT)、三丙基锡(TPrT)、一丁基锡(MBT)、二丁基锡(DBT)、三丁基锡(TBT)、四丁基锡(TeBT)、一苯基锡(MPhT)、三苯基锡(TPhT)、四苯基锡(TPeT)等

随着生命科学和分析化学的发展,科学研究发现单纯的元素总量信息已经不能对某一种元素的毒性、生物效应及对环境和人类健康的影响做出科学的评价。为此,分析工作者必须提供元素的不同存在形态等相关信息。ICP-MS 联用技术(包括 GC-ICP-MS、HPLC-ICP-MS、CE-ICP-MS、IC-ICP-MS 等)已被广泛应用于环境、材料、食品及生物医学样品中元素的形态分析。元素的形态不同,其作用机制完全不同,如 Cr(Ⅲ)对人体有益,而 Cr(Ⅵ)则会引

起皮肤病、肺癌等,IC-ICP-MS 联用技术分别测定 Cr(Ⅲ)和 Cr(Ⅵ)已经是十分成熟的方法,其检测限可达 10^{-12}g/g 级,每个样品的测定时间小于 7 分钟。GC-ICP-MS 联用技术已被用于多种污染物的形态分析,如船用涂料中有机锡的形态分析、污泥中二甲基铅和二乙基铅的形态分析、生物对 Hg 的甲基化和富集作用研究等。由于 HPLC 适用于分析热稳定性差、分子质量大和极性较强的物质分离,因此其与具有极低检测限、宽的动态线性范围、干扰小、分析精密度高、速度快且可进行多元素分析等优点的 ICP-MS 联用形成的 HPLC-ICP-MS 技术已被广泛应用于环境化学、毒理学和生命科学领域中。HPLC-ICP-MS 已用于研究中草药、藻类、鱼类、人类等生物体内所含的各种元素(如 Cd、Se、As、Cu、Zn、Pb 等)与多种氨基酸、多肽和蛋白质结合机制以及某些元素对酶的位点的作用过程。另外,某些维生素大环化合物和 DNA 片段与金属元素的作用也在 HPLC-ICP-MS 联用技术中得到了研究。CE-ICP-MS 联用技术是目前最强有力的分离分析技术之一,在公共卫生和生命科学领域研究中具有巨大的应用潜力。现分别举例如下。

一、有机锡形态分析

近年来,随着有机锡化合物广泛应用于船舶油漆的防污剂、农林业杀虫菌剂、塑料制品中的稳定剂等,已引起严重的环境污染,且有可能经食物链传递从而对人体健康造成严重危害。由于有机锡化合物种类繁多,不同形态的有机锡其生理毒性差异很大。因此建立有机锡形态分析的新方法对评价有机锡污染及对人体的毒性有重要意义。

1. 分析步骤　取适量样品置于离心管中,分别加入内标三丙基锡、NaCl、甲苯(含 0.1% 环庚三烯酚酮)和盐酸甲醇(1mol/L)溶液,振摇后,加入适量水振摇、离心。取有机相转移至另一离心管,氮吹浓缩后,分别加入适量乙酸盐缓冲溶液(1mol/L,pH=5)、水和四乙基硼酸钠(5%),振摇后离心。取有机相转移至另一离心管中,加入适量无水硫酸钠,手动振摇后离心。取 1μl 上清液进行 GC-ICP-MS 分析。不同形态锡的参考 GC-ICP-MS 谱图如图 27-9 所示。

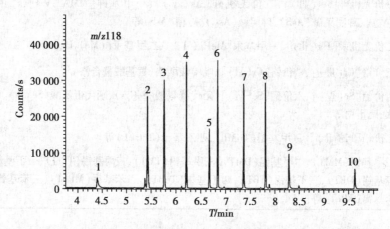

1. 无机锡(Sn);2. 一丁基锡(MBT);3. 三丙基锡(TPrT);4. 二丁基锡
(DBT);5. 一苯基锡(MPhT);6. 三丁基锡(TBT);7. 四丁基锡(TeBT);
8. 四苯基锡(TPeT);9. 二苯基锡(DPhT);10. 三苯基锡(TPhT)。

图 27-9　不同形态锡的 GC-ICP-MS 谱图

2. 分析条件　ICP-MS 参考工作条件:射频功率:1.2kW;等离子气流量:16.4L/min;辅助气流量:0.93L/min;载气流量:1.0L/min;采样深度:5.8mm;测量同位素:^{120}Sn;驻留时间:100毫秒。传输线接口参考工作条件:传输线柱:非活性毛细管柱(1.5m×0.32mm);GC 侧加热温度:280℃;炬管侧加热温度:240℃。GC 参考工作条件:注射模式:PTV 溶剂放空模式;色谱柱:DB1(30m×0.32mm×0.25μm);进样体积:25~100μl;进样口温度/驻留时间:−10℃/1.5 分钟(进样 25μl),4.1 分钟(进样 100μl)~450℃/4.0 分钟~250℃/0 分钟;进样口升温速率:720℃/min(−10~450℃),−60℃/min(450~250℃);氦气泄气流速:100ml/min;泄气结束时间:1.4 分钟(进样 25μl),4.0 分钟(进样 100μl);氦气冲洗流速:50ml/min;冲洗开始时间:2.7 分钟(进样 25μl),5.3 分钟(进样 100μl);炉温/驻留时间:50℃/2.8 分钟(进样 25μl),5.4 分钟(进样 100μl)~180℃/0 分钟~220℃/0 分钟~300℃/2.7 分钟;炉温升温速率:90℃/min(50~180℃),20℃/min(180~220℃),80℃/min(220~300℃);氦载气流速:2ml/min。

二、有机砷分析

(一) 液相色谱分离

有机砷类制剂作为一类饲料添加剂已被广泛应用于家禽养殖业,其种类主要有阿散酸(ASA)、洛克沙砷(ROX)、硝苯砷酸(NPAA)。有机砷类制剂具有刺激动物生长的作用和较广的抗菌谱,可改善肉质,增加饲料利用效率。虽然有机砷的毒性较低,大剂量作用时,也会因残留导致中毒,如维生素 B_1 缺乏症、肌肉震颤、共济失调甚至死亡。另外,畜禽饲料中添加大量有机砷类制剂,其含砷的畜禽排泄物进入环境,会造成土壤、水体和空气污染,因此对有机砷的控制和检测具有重要意义。

1. 分析步骤　将鸡肉、鸡肝、鸡肾、鸡肠、猪肉、猪肝、猪肾、猪肺、猪心、猪胃、猪肠等有代表性样品适量,用绞肉机绞碎,混匀。称取适量(精确至 0.01g)试样于离心管中,加甲醇-水(1:1,v/v)提取液,均质后离心,将上清液转移至容量瓶中。残渣再用适量上述提取液,在漩涡混合器上充分混合,离心,将上清液转移至上述容量瓶中,重复提取残渣一次,合并上清液,用提取液定容。取适量样品溶液过 0.45μm 微孔滤膜,供 HPLC-ICP-MS 测定,标准曲线法定量,不同形态有机砷的 HPLC-ICP-MS 参考谱图如图 27-10 所示。

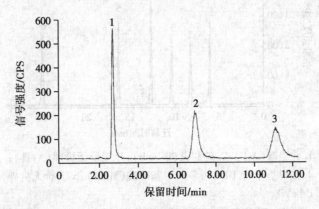

1.阿散酸(ASA);2.硝苯砷酸(NPAA);3.洛克沙砷(ROX)。

图 27-10　不同形态有机砷(25μg/L)的 HPLC-ICP-MS 谱图

2. 分析条件　ICP-MS 参考工作条件:雾化器:同心雾化器;炬管:石英双通道(2.5mm);采样锥/截取锥:1.0mm/4.0mm(Ni 锥);RF 功率:1 300W;采样深度:7.5mm;冷却气流量:15L/min;辅助气流量:1.0L/min;载气流量:0.65L/min;载气补偿气流量:0.3L/min;测量同位素:^{75}As;氧化物比值:$^{140}Ce^{16}O/^{140}Ce<0.5\%$;双电荷比值:$^{70}Ce^{++}/^{140}Ce^{+}<2\%$。HPLC 参考工作条件:色谱柱:SB-C$_{18}$柱(150mm×4.6mm,5μm)或同性能色谱柱;流动相:甲醇-0.1 三氟乙酸水溶液(1:9,v/v);流速:1.0ml/min;进样体积:20μl。

(二)　毛细管电泳分离

砷广泛存在于自然界中,是一种强毒性元素。长期接触砷化合物对人体健康有潜在危害。砷化合物的毒性与其存在形态有密切关系,不同形态的砷化合物毒性差异很大。无机砷特别是三价砷的毒性强于五价砷和有机砷,而有机砷中砷甜菜碱(AsB)和砷胆碱(AsC)则被认为是低毒的。近年来,随着环境污染的日趋严重,有关食品和生物样品中砷的形态分析受到普遍关注。

1. 分析步骤　称取适量干海带,加入甲醇-水(3:1,v/v)混合溶液,微波辅助提取后,冷却至室温,离心,小心取出上清液;在剩余海带中再加入适量甲醇-水(1:1,v/v)混合溶液,按照上述步骤提取。合并两次提取液混匀,过滤后用 N$_2$ 吹至近干,用超纯水定容后,经 0.22μm 聚丙烯微孔滤膜过滤,超声振荡去除溶液内的微小气泡,供 CE-ICP-MS 测定,标准曲线法定量,不同形态砷的参考 CE-ICP-MS 谱图如图 27-11 所示。

2. 分析条件　ICP-MS 参考工作条件:RF 功率:1 330W;冷却气流量:15L/min;辅助气流量:0.9L/min;载气流量:0.75L/min;补偿气流量:0.3L/min;测量同位素:^{75}As;雾化器类型:微量同轴雾化器(最佳流速为 50~200μl/min)。CE 参考工作条件:毛细管类型:涂层熔融石英毛细管(内径 75μm,柱长 60cm);分离电压:18kV;进样方式:电动进样;进样时间:10 秒;运行缓冲液:50mmol/L H$_3$BO$_3$-12.5mmol/L Na$_2$B$_4$O$_7$(pH = 9.0);每天测试前,一次用超纯水、0.1mmol/L NaOH、超纯水和运行缓冲液冲洗毛细管各 10 分钟,每两次进样之间,依次用超纯水和运行缓冲液冲洗毛细管各 2 分钟。

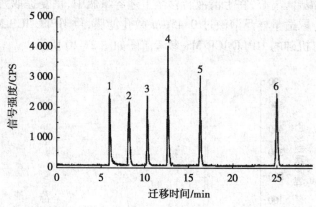

1. 砷胆碱(AsC);2. 砷甜菜碱(AsB);3. 三价无机砷(As Ⅲ);
4. 二甲基砷酸(DMA);5. 一甲基砷酸(MMA);6. 五价无机砷
(As Ⅴ)。

图 27-11　不同形态砷的 CE-ICP-MS 谱图

(孟佩俊　靳敏)

参 考 文 献

[1] 杜晓燕,毋福海,孙成均,等. 现代卫生化学. 2 版. 北京:人民卫生出版社,2009.

[2] 李磊,高希宝. 仪器分析. 北京:人民卫生出版社,2015.

[3] 武汉大学. 分析化学. 5 版. 北京:高等教育出版社,2007.

[4] 屠一峰,严吉林,龙玉梅,等. 现代仪器分析. 北京:科学出版社,2011.

[5] 吴性良,孔继烈. 分析化学原理. 2 版. 北京:化学工业出版社,2010.

[6] 夏玉宇. 化学实验手册. 3 版. 北京:化学工业出版社,2015.

[7] 张海涛,张利兴. 气相色谱-电感耦合等离子体质谱联用技术在形态分析中的应用进展. 理化检验-化学分册,2009,45(9):1132-1137.

[8] 李金英,石磊,鲁盛会,等. 电感耦合等离子体质谱(ICP-MS)及其联用技术研究进展. 中国无机化学,2012,2(2):1-5.

[9] Bouyssiere B,Szpunar J,Lobinski R. Gas chromatography with inductively coupled plasma mass spectrometric detection in speciation analysis. Spectrochimica Acta Part B Atomic Spectroscopy,2002,57(5):805-828.

[10] 张更宇,吴超,邓宇杰. 电感耦合等离子体质谱(ICP-MS)联用技术的应用及展望. 中国无机化学,2016,6(3):19-26.

[11] 中华人民共和国出入境检验检疫行业标准. SN/T 2316-2009. 动物性食品中阿散酸、硝苯砷酸、洛克沙砷残留量检测方法. 液相色谱-电感耦合等离子体/质谱法. 2009.

[12] 赵云强,郑进平,杨明伟,等. 毛细管电泳-电感耦合等离子体质谱法测定藻类中 6 种不同形态的砷化合物. 色谱,2011,29(2):111-114.

[13] 陈玉红,米健秋,徐陆正,等. 毛细管电泳-电感耦合等离子体质谱联用(CE-ICP-MS)测定八种砷的化合物. 环境化学,2011,30(7):1374-1377.

第八篇

其他卫生化学方法和技术

第二十八章

流动注射分析技术

1975年,丹麦科学家 Ruzicka J. 和 Hansen E. H. 首次提出了流动注射分析(flow injection analysis,FIA)技术的概念,使普通分析的操作和概念发生了根本性的转变。连续流动分析过程是在非化学和物理平衡状态下进行的分析,即把各种化学分析所要用的试剂和试样,按一定的顺序比例用管道和泵输送到一定的反应区域,进行混合和化学反应,经检测器检测获得响应信号,由记录仪显示分析结果。其独特之处在于抛弃了传统的稳定态概念,不需反应进行完全就可以进行检测,用试剂流与试样流按比例混合的方式,代替了先用量器量取试剂和样品然后混合的方式,实现了管道化的自动连续分析,大大提高了分析速度,整个分析过程在封闭系统中完成,降低了环境污染,减轻了对实验操作人员的危害。

近年来,FIA 已成为一种溶液处理和数据采集的通用技术,在环境监测、食品检验、临床检验、传感器研制等方面都得到了广泛应用。另外,FIA 还常用来测定一些基础数据,如扩散系数、反应速率、稳定常数、配合物的组成、萃取常数和溶度积常数等。

FIA 应用最多的是对大批样品中少数组分的系列测定,这种技术可以与分光光度法、分子荧光光谱法、化学发光分析法、电化学分析法、等离子体原子发射、质谱等方法的仪器联用,实现管道化、连续化。其主要特点是:①由于反应不需要达到平衡测定,因此分析效率高,分析速度快,可以达到 100~200 样/h,测定废水中 S^{2-} 时,可达 720 样/h;②注射分析过程中的各种条件可以得到较严格的控制,因此精密度高,相对标准偏差为 1% 左右;③操作简便,分析和检验中常用的操作都在管道体系中自动完成;④设备简单,检验人员可用蠕动泵、旋转阀、分光光度计等设备自行组装;⑤节省试样和试剂,试样用量可少至数微升至数十微升,试剂用量也可减至每试样数十微升;⑥适用范围广,可用于多种化学反应和多种检测手段。FIA 的主要缺点是灵敏度较差,不适合少数样品中多个项目的测定。

第一节 基 本 原 理

1988年 Ruzicka 等在其专著《流动注射分析》中明确定义了流动注射分析的概念:向流路中注入一个明确的流体带,在连续非隔断载流中分散而形成浓度梯度,从此浓度梯度中获得信息的技术。

流动注射分析中,试样以"塞子"形式注入连续流动的载液流中,发生"受控和不完全的"层流扩散,其中载流、试样、试剂的混合并不完全,试样与试剂间反应也未必达到平衡。在固定条件下,试样留存时间一定。由于分散受控,保持标准和试剂的流动注入条件一致,则混合状态可以完全重现。所以,FIA 测定是在非平衡条件下进行的,既无物理均一性,又未达到化学平衡,但其分析结果可以很好地重现,是一种固定时间模式的快速动力学分析方法。

一、流动注射分析的基本过程

把一定体积的液体样品间歇地注入到流动的、密闭的由适当液体(反应试剂或蒸馏水)构成的连续载流中,注入的样品形成一个具有一定浓度梯度的试样带,试样带与载流中的某些试剂发生反应,形成某种可以被检测的物质,该物质通过流通池时引起吸光度、发光强度、电极电位或其他物理量的变化,这种变化被检测器检测并连续的记录。在 FIA 中,载流的作用是推动试样"塞"进入反应管道及检测器,同时尾随试样带对反应管道和检测器进行自动清洗以便把残液带走,为下一个试样的检测做好准备。FIA 系统所独有的自动、简单、快速的清洗方法也是其分析速度快的一个主要原因。最简单的 FIA 流程及输出记录曲线如图 28-1。

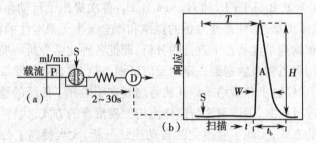

P. 蠕动泵;S. 样品或水;D. 检测器;W. 峰宽;H. 峰高;
t. 留存时间。

图 28-1　FIA 流程及输出记录曲线

图 28-2 是最简单的流动注射吸光光度法测定氯离子的流程图及光度扫描曲线。将一定体积的试样溶液(含 Cl^- 的试液)通过进样系统间歇地注入一个由泵推动的密闭的连续流动的载流中,载流由水及反应试剂[此例中为 $Hg(SCN)_2$、Fe^{3+}]组成。刚注入的呈"塞"状(如图 28-3 所示)分布的试样溶液被载流带入反应器并与试剂分散混合,发生化学反应生成可被检测的物质。在本例中,由于 Cl^- 的存在,其从 $Hg(SCN)_2$ 夺出 Hg^{2+} 而释放出 SCN^-,SCN^- 与 Fe^{3+} 反应形成红色配合物,然后进入流通检测器,在 480nm 波长处测定配合物的吸光度。

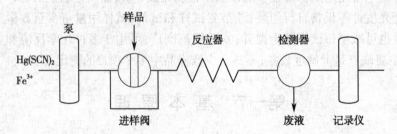

图 28-2　流动注射分析法测定氯化物的流路和检测信号图

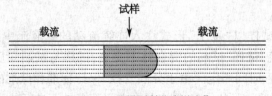

图 28-3　进样时的"试样塞"

FIA 系统从开始到完成分析,试样、试剂和载流之间同时发生两个复杂的动力学过程和一个能量转换检测过程,第一个过程是基于载流、样品和试剂三者间对流和扩散的物理过程;第二个过程是样品和试剂反应的化学动力学过程;第三个过程是检测信号的能量转换过程。

二、试样区带的分散过程

在 FIA 中,当试样以"试样塞"的形式注入反应管道后,在流动过程中,试样塞的分子与载流之间将发生对流和分子扩散,这两个过程总称为分散。

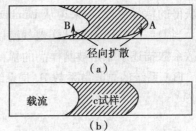

径向扩散
（a）

载流　　c试样
（b）

图 28-4　对流与扩散过程示意图

1. 对流(convection)　液体缓慢流过一根管道时,由于层间摩擦力的作用,液体各处轴向流速是不同的。在管壁附近流速最慢,在管子中心流速最快。在层流条件下,与管壁接触的液层实际不流动,管道中心分子的流速为平均流速的两倍。试样塞在这种条件下,产生对流扩散过程。如果只有对流过程,试样带的形状将如图 28-4 所示。当它流过检测器时,将会形成一个长长的拖尾峰,而使试样带间发生交叉污染,但实际上在流动中还存在另一种过程——分子扩散过程。

2. 分子扩散(molecular diffusion)　该过程是因为分子的无规则运动而产生的。溶液向前流动时,与流动方向垂直的截面上存在着浓度差,在此平面上的物质分子会从高浓度向低浓度扩散,这种扩散是一种径向扩散,载流和试样借助这种径向扩散作用相互有效地混合,并能有效地限制对流。为了形象地说明这种效应,以图 28-4(a)试样带中 A、B 两点为例,A 点的分子在试样带的前端,如箭头所示可能向低浓度的管壁附近扩散,而试样带末端管壁 B 点的分子则向浓度低的管道中心扩散,这样分子扩散对于对流起了修正作用,总的结果是使试样带变成了图 28-4(b)所示形状。这也解释了 FIA 中为什么具有很低的交叉污染和很高的进样频率。

一般情况下,运动流体中的对流扩散作用应包括分子的轴向扩散和湍流扩散。在层流状态下,可认为湍流扩散为零,在 FIA 系统中,不允许形成湍流是其分析的必要条件之一,故此对流扩散简化为分子的轴向扩散。FIA 的物理混合过程是在层流条件下进行的,可看作是由轴向扩散和径向扩散两种过程组成。

由上所述,在 FIA 中,检测器响应的峰形取决于对流和分子扩散的综合作用。对流和分子扩散的强弱取决于载流的速度、管道内径、留存时间及试样和试剂分子的扩散系数。当试样注入手段、反应管道内径、载流和试样特征及 FIA 系统确定以后,这两种过程主要取决于载流的速度。流速大,对流扩散加快;流速小,则径向扩散增强。对于同一个条件下的每一个注入周期,这种基本的物理过程都是重复进行的。

三、分散系数

为了说明 FIA 系统中试样的对流和扩散程度,Ruzicka 提出了分散系数(dispersion coefficient)的概念。广义分散系数 D 定义为:分散前试样原始浓度(c_0)与分散后通过检测器试样浓度(c)之比。

$$D = \frac{c_0}{c}$$

（式 28-1）

若在峰顶处读出分析结果,则 $c = c_{max}$,便有

$$D_{max} = \frac{c_0}{c_{max}}$$

（式 28-2）

D 的物理意义是测定的流体单元中试样被载流稀释的倍数。测定一个给定 FIA 体系的分散系数最简单的方法是:注入已知体积的染料溶液到无色的载液中,并用分光光度计连续监测分散的染料区带的吸光度,测量记录的峰高(即吸光度),再与未稀释的染料充满吸收池时获得的信号比较,如果遵从 Lambert-Beer 定律,两个吸光度的比值就是 D。

当 D=2 时,即表示试样被载流以 1:1 比例稀释。D 越大表示试样被稀释的程度越大。分散系数描述了原始被测样品的稀释程度,同时也描述了载流与试样的浓度比例。

FIA 系统的总分散系数 D_t 是系统各部分引起的分散度的乘积:

$$D_t = D_1 \times D_2 \times D_3 \times D_4$$

（式 28-3）

其中 D_1 是注入过程引起的分散系数;D_2 是反应管道引起的分散系数;D_3 是样品流经检测器引起的分散系数;D_4 是合并混合引起的分散系数。当注入口和检测器等设计合理时,分散系数主要由 D_2 决定,通过控制反应管道中分散过程来控制总分散系数。

分散系数的定义仅考虑分散的物理过程,而不考虑所导致的化学过程。因为 D 仅与分散前后的样品浓度有关。为了方便应用,可将样品分散分为低(D=1~2)、中(D=3~10),高(D>10)3 种。

低分散:当样品液以不稀释的方式通过 FIA 管道,迅速测定试样原始组成而不涉及化学反应时,要用低分散,例如电导、pH 测定或一般原子吸收测定,要求试样尽可能集中,不经稀释地流入检测器。

中分散:当试样必须与一种或几种试剂反应,使待测组分转化为另一种化合物被测定时,采用中分散。例如分光光度法、荧光法、化学发光法等,样品带通过 FIA 管道与试剂混合,并有足够的时间发生反应才能满足。如果分散度太低,反应产物的浓度太低达不到检出的要求;分散度过高,反应产物可能被过度稀释会使灵敏度降低。

高分散:有些临床项目,如血糖、清蛋白、总蛋白的测定,宜选用高分散。高分散度还适用于滴定分析,如用 FIA 控制的电位滴定等。

分散系数是 FIA 系统的重要参数,不同的分析目的和检测方法需要不同的分散系数。影响分散度的主要因素有:注入试样的体积、反应管的长度、内径及液体流速,因此可以通过改变因素达到调整分散系数 D 的目的。其主要方法如下:

（1）增大试样的注入体积可以增加峰高,提高测定的灵敏度;稀释高浓度试样的最好方法是减少试样的注入体积。

（2）D 随试样带流经的管道长度的增大而增大,随流速的减小而减小。因此,要获得低分散系数而又要保持较长的留存时间,就需要采用短的管道并降低泵速。增加留存时间并避免进一步分散的最有效办法是采用停流技术,即将试样注入反应管路中后,泵液流停止前进,待有足够的反应时间之后,重新启动泵把液流推入检测器。

（3）任何带有混合室的体系都会产生分散系数,会导致测定灵敏度及进样频率的降低,同时增加试样和试剂的消耗;反应管道的不均匀性,及较粗的管道也会提高分散系数。所以,在设计 FIA 体系时,管道应粗细合适、均匀,且经常采用盘绕、迂回弯曲、填充或三维错乱的构型。

四、化学动力学过程

大多数 FIA 方法都基于化学反应,其产物可由选定的检测器测定。

在 FIA 中,试样和试剂在管道中的物理混合及化学反应并不完全,均存在着动力学过程,而且这两种动力学过程又是同时发生的,可用图 28-5 来表示。

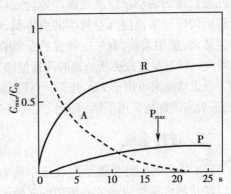

图 28-5　试样 A、试剂 R、产物 P 在 FIA 中的变化曲线

当 A 与 R 反应生成 P 时,图中曲线 A 表示样品带随时间的分散程度及样品 A 与试剂 R 反应时被消耗的动力学曲线;曲线 R 表示试剂 R 扩散进入试样带中心区域的浓度变化;曲线 P 是试样带通过管道 FIA 系统时反应产物 P 与反应时间的关系曲线。P_{max} 为曲线 P 上的最高点,一般取 P_{max} 所对应的时间为 FIA 系统的留存时间 T,以获取最大灵敏度。

为了取得最大灵敏度,在设计 FIA 方法时,要综合考虑两个相互矛盾的因素:留存时间(T)和分散系数(D)。T 增加,有利于反应产物浓度增大,但产物同时被稀释。如果需增加留存时间,又不使分散系数增大,可以适当改变反应管道长度,降低流速,或采用停留技术,使分散系数不明显增加而留存时间延长。但是停留时间过长又会导致进样频率下降,分析速度减慢。从化学动力学考虑,选择那些反应速度较快的化学反应,可以缩短留存时间,例如化学发光分析中,反应瞬间完成,手动误差大,FIA-化学发光法则可有效地提高速度、灵敏度和精密度。

第二节　流动注射分析仪的主要装置

FIA 分析仪设备结构较简单、紧凑,一般主要由流体驱动装置、进样阀、反应器、流通检测器和记录仪五部分组成。流动注射分光光度仪的组成如图 28-6 所示。

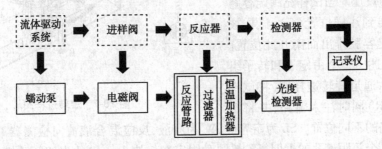

图 28-6　流动注射分光光度仪原理图

一、流体驱动系统

FIA 分析仪中具有开放的管路系统,驱动流体时不需要提供高压,因此,一般采用蠕动泵(peristaltic pump)、活塞泵、压缩气体、位能等低压方式驱动流体,蠕动泵最为常见。用于

FIA 分析仪的蠕动泵在输送载流和试样的过程中,通过改变泵速和泵管内径可以提供不同和不等的流速,实现对流体输送的目的。配备 FIA 分析仪的蠕动泵要求能保持恒定的流速,恒定的滞留时间,不受液体黏度的变化或其他部分阻力的变化而引起背压改变的影响。结构性能优良的蠕动泵应能在瞬间停止或启动,从而精确地控制液流停留或间歇流动。此外,所选用的蠕动泵还应具有较小的内体积、运转迅速、清洗耗时短等特点。流体驱动中往往会产生脉动,使用柔软、有一定弹性的泵管在一定程度上减少了轻微的脉动,但其主要缺点是长时间运转下泵管疲劳所造成的流量偏移。具有连续或分级调速的泵头可以调整流速。多滚轴多通道蠕动泵可用于 FIA 分析,可获得满意的流体驱动结果。为了防止化学试剂对泵头腐蚀,泵头和滚柱均采用不锈钢制作,层压片采用聚四氟乙烯制成,经久耐用,关键部件抗腐蚀。

二、进样系统

FIA 分析的关键步骤是向载流中精密注入有确定界限的试样带。试样注入应满足:试样以塞状注入连续流动的载流中的一瞬间,试样沿着管道分布的轮廓呈长方形,形成完整的试样带;注入试样的体积重现性好;注入装置的死体积小;注入试样时,对载流的流动状态扰动小。所以 FIA 系统进样阀应该具备多功能、自动或半自动、无渗漏,不影响流速和进样量,能保证检测结果的高度重现性。

根据 FIA 分析仪进样方式的不同,可以分为"注射器注入"和"阀插入"两类。FIA 早期常用的进样方式是"注射器注入",即用注射器吸取一定体积的样品溶液注入管道载流中,其试样塞分散的形状与操作有关。该注入方式的缺点是:取样体积和注入操作重现性差,并且需要较大的取样体积。对比而言,"阀插入"方式是"塞式"注入,对载流流动干扰很小,取样和注入过程均可精确重复,进样体积少至几微升仍有很高的信号重现性。FIA 现采用的进样阀门有 5 种:橡皮膜注射口、旋转式单通道进样阀、"磨盘式"进样阀、电磁进样阀和旋转式双通道进样阀。

进样阀(admission valve)有取样位置和注样位置两个位置。当阀处于取样位置时,如图 28-7(a)所示,试样(S)充满取样阀的定容腔,载流经旁通管路分流以防止产生反压。当试样充满定容腔后迅速将阀转到注样位置(C),试样被载流完全从定容腔排出而离开此位置。图 28-7(b)描述了一个由定子和转子组成的典型的六通道旋转进样阀,将试样(S)或试剂(R)同时注入流路,并将溶

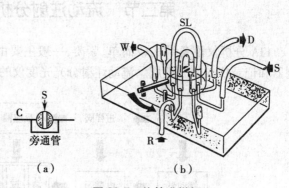

图 28-7　旋转进样阀

液输入到流路的不同位置。SL 为定容腔,W 为废液,反应混合液流向检测器 D。六孔阀是用螺栓把有 6 个等距离孔的聚四氟乙烯圆盘固定在一块 1cm 厚的聚四氟乙烯板上制成,板面和盘上钻得孔正好相匹配,入口和出口相通。限拉杆可使阀在采样和进样位置时,相对应的孔始终对正。一般可手工操作,也可以使用步进电机自动操作。

三、混合反应系统

FIA 中传输管道一般以聚四氟乙烯或聚乙烯、聚丙烯为原料,制成直径为 0.5～1.0mm 的

细管。管与管之间,管与泵或阀之间的连接采用连接器。试样带的分散及与试剂之间的化学反应都在反应管中进行。FIA 常采用的反应管有空管式反应器、填充床反应器和单珠串反应器。

空管式反应器(air tube reactor)　FIA 分析仪中的空管反应器可分为直管、盘管和编结式管。直管式的内径为 0.3~0.5mm,常以聚乙烯、聚丙烯或聚氯乙烯等支撑。载流在管内的流动属层流,纵向扩散和径向扩散的综合作用会造成"样品塞"在迁移过程中的展宽。在FIA 中,要同时保持较高的进样频率和灵敏度,必须使试样塞的轴向扩散尽可能小。利用盘管式管路可以增强径向扩散,减小轴向扩散。在盘紧的多圈细管道内,流体在高流速流动情况下,因离心力的作用流体在径向上会产生"次生流"。这种"次生效应"限制了试样塞轴向扩散,降低了试样塞增宽的程度,因而提高了进样频率。盘管可以用内径为 0.5mm 的聚四氟乙烯或聚乙烯管绕成螺旋状线圈。如要抑制试样带的分散,一般采用内径为 0.3~0.4mm的管子,而要扩大试样带的分散,采用内径为 0.75mm 的管子。当盘管圈直径与盘管内径之比为 10 时,"样品塞"的展宽程度比直管小 3 倍。但是,对于盘管而言,内径过大,展宽加剧;内径过小,易堵塞。编结式反应管是由管壁较厚的聚四氟乙烯毛细管编结而成的三围转向反应器。在流动注射系统中,既是流通管道,又可以作为预分离富集的场所。

填充床反应器(packed bed reactor)　FIA 分析仪中的填充床反应器结构类似于色谱分析中的填充柱。一般情况下,管中填充惰性颗粒填料(如玻璃珠)直径越小,"试样塞"展宽程度越小。采用填充床反应器的优点是在反应器内接触充分、反应时间长、易获得较高灵敏度,但是载流通过的阻力大,需要采用高压泵。

单珠串反应器(single bead string reactor)　在单珠串反应器中,填充颗粒是直径约为管子直径 60%~80% 的大粒填料,因此极易得到规则的填充结构。这种反应器的展宽程度比空管式小 10 倍,进样频率高。反应器内径约 0.5mm 左右。虽然单珠串反应器中的载流流动阻力大,但仍可采用普通蠕动泵作载流动力。

四、检测与记录系统

FIA 分析的检测手段有吸光光度法、浊度法、化学发光法、荧光法、原子吸收光谱法、火焰光度法、离子选择电极电位法、伏安法等,基本上分为光学检测器和电化学检测器两大类。在此仅介绍几种最常见的检测器。

1. 光学检测器　分光光度计、浊度计、荧光光度计、火焰光度计等为常规检测器。光学检测器(optical detector)的光束一般沿轴向穿过试样带,测定中实际上将层状试样带的细微结构沿着整个光路的长度进行了积分,所以,响应信号近似地反映出存在于检测池中的流动液流的平均组成,即该溶液的整体组成。FIA 中流通池可以用于动态测定。目前光学系统已经能提供高强度的单色光,采用一个孔径很小的流通池即可用于 FIA 分析。在保持足够光通量的前提下,要提高检测灵敏度,就要尽可能减小通光孔径加长光程。在 FIA 中,一般采用增加流通池充液体积以保证足够的光程长度,但可能导致进样频率降低,或峰展宽效应增加。流通池的设计还应没有死角和稍有倾斜,以便于偶然带入的气泡排出。

在分光光度法和浊度法中,光束轴向或径向透过试样带(图 28-8a)。与此类似,荧光法和化学发光法反映的也是整个溶液的组成情况(图 28-8b)。

原子吸收法(AAS)和电感耦合等离子体(ICP)光谱法的测定见图 28-8c。AAS 和 ICP光谱仪所用雾化器体积大而粗笨,气体流速高而雾化效率低。FIA 同 AAS 和 ICP 光谱法的结合,是对这种雾化器的一个重要冲击,也为之提供了方便。

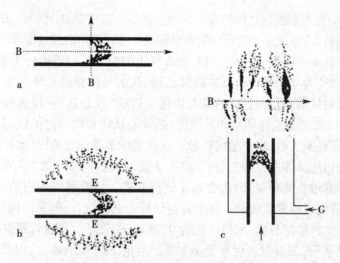

图 28-8　FIA 中光学检测器工作示意图

流通池的设计要避免液体流通区域中出现死角,造成试样残留液滞留死角区,影响重现性。

常用的分光光度检测器是用玻璃或石英制成的流通池[图 28-9(a)],由于价格较贵,结构体积大,内部难于加工,正在被高效液相中 Z 型池所取代[图 28-9(b)]。

2. 电化学检测器　电化学检测器(electro-chemical detector)依靠电活性物质向电活性敏感膜传送。如果不能有效地把待测物从溶液整体转移到扩散层并到达敏感膜,活性物就不能有效地被敏感面"感受",极个别情况下,活性物质可能根本不被"感受",检测就很困难。要做到这一点,最好完全改变液流的方向以便液流在敏感膜表面碰撞。在电化学检测器中,应用较多的是流通式离子选择电极检测器。离子选择性电极检测器采用"梯流"式电势流通池。这种流通池有一定角度的

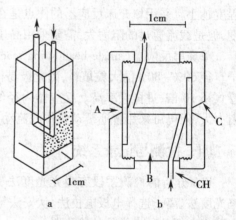

A. 透明窗;B. 聚四氟乙烯池体;C. 池套;CH. 入口管道。

图 28-9　光学检测器中的微型流通池

倾斜,使载流流向相对于敏感膜表面的方向处于最佳位置。注入的试样带首先与离子选择性电极接触,然后再与参比电极接触,在它们之间产生一个电动势。这种检测法与普通电极法的不同之处在于流动注射分析法并不需要电极电位达到稳定数值后才测定。由于流过电极表面的试液与流过的时间可以准确地控制,因此仍然可以得到与静态测定时完全一致的结果,并能较好地提高分析速度。

通过不同检测器所获得的检测信号一般由记录仪记录,自动显示、记录和存储检测结果。如今各种新型 FIA 分析仪多由计算机进行操作控制和数据处理,实现了检测的自动化。

第三节 流动注射分析实验技术

一、基本操作模式

传统的流动注射分析系统由高性能的多通道蠕动泵、注入阀、反应管和检测器(如带流通池的分光光度计)组成。多通道蠕动泵以恒定流率驱动载液,并且脉冲响应小;带定量环的注入阀可每次向流路中注入精确体积的试样。当由注入阀向以一定流速连续流动着的载流中注入一定体积的试样后,样品流经反应器时与载流相混合,样品与试剂反应的产物流经流通式检测器时得到检测,记录仪记录的是峰形信号。操作中要注意以下事项:

1. FIA 系统的检查 实验中应注意所用试剂与 FIA 系统的配套性,试样的预处理,流路检查的重点是泄漏和气泡。

2. 功能测试及分散系数试验 先将一无色缓冲液泵入体系中,然后连续注入一定体积(由注入阀定量)的有色染料溶液,用流通式分光光度计记录峰信号,可同时测定留存时间(retention time,T)和分散系数 D。并计算出试样冲洗出体系所需的时间以及相邻样品不产生干扰的最高采样频率。

分散系数 D_{max} 或 D 是 FIA 的关键参数,体现了原试样的稀释程度,即试样与载流的混合程度。实际上,对任何一种流动注射流路都应测出 D 值,并与分析结果一同报道。用染料试样液注入载流所获得的峰值信号(A_{max})与未经稀释的染料溶液充满流通池所获得的信号(A_0)进行比较,就可以得到。

$$D_{max} = c_0/c_{max} = A_0/A_{max}。$$

可以把染料溶液用注射器注入流通池测出 A_0 信号。

可以进一步做如下实验:①在流路中重复注入不同浓度的染料溶液,根据绘制的模拟曲线计算峰高的标准差;②改变进样体积,找到 A_{max};③研究停留法;④改变管道长度和几何构型(直线、盘管或编织管)以得到最佳实验条件。

3. 提高灵敏度 通常采用增加试样的体积和延长反应时间等方法。试样体积增大,灵敏度提高,但存留时间 T 也增大,使采样频率降低,所以需要综合考虑。

4. FIA 系统清洗 每次测定完毕,注意仪器的清洗,可选择适当的洗涤液(酸、碱、乙醇或非离子型洗涤剂)清洗,再用纯水清洗。

5. 仪器故障检查 仪器故障可以通过记录的峰形进行诊断,也可以在进行化学分析或测定分散系数中进行观察。

(1) 重现性不佳:先检查残留,可以通过交替注入高浓度与低浓度的试样来完成。消除残留的方法是降低采样频率或增加载流流速,也可以同时采取这两项措施。还应检查一下试液杯中试液是否充足。

(2) 回基线过慢:试样浓度过高,体系中死体积过大,接头不良,流通池体积或接口处体积太大,形成小混合室,必须缩小或消除这些死体积。

(3) 基线漂移:在光学检测系统中,某些物质可能在流通池窗口上沉积,通常可注入一种能溶解该沉淀物的试剂来除去,也可用适当的洗液或洗涤剂冲洗整个系统;在电位检测系统中,漂移可能来自标准电极电位的改变,也可能来自接界电位的变化。

（4）双峰：由试样和试剂混合不完全造成的试剂不足所引起。通常通过增加留存时间T、增强混合或减少试样体积可以消除这种现象。

（5）高浓度重现性差：往往在低浓度重现性良好，但在高浓度时变差，其原因是在试样浓度高的情况下，试剂量不足。纠正的方法是增大试剂的浓度或将浓度较高的试样稀释。

二、流路设计

利用受控分散的概念，设计出最佳流路，即控制不同的分散系数以实现在最大峰高处或在浓度梯度的其他高度处取值。

1. 单道 FIA 流路　最简单的 FIA 体系是由泵管及后续反应盘管及连接管道组成的单道流路系统，该体系由一根管道组成，试样通过设置在泵与反应盘管之间的注样阀注入，随载流液载入反应管道，经混合和反应后通过该管道流向流通式检测器进行检测。通过选择不同的进样体积 Sv、管道长度 L，流动体系的几何构型以完成分析的目的。

（1）用于低分散（D=1~2）的 FIA 系统检测试样液的原浓度，只需精确地将试样液不加稀释地传送到流通池。例如火焰原子吸收法（FAAS）测定金属离子的流路（图 28-10）。在这里用蠕动泵 P 推动载流，注入阀与原子吸收仪雾化器之间的距离尽可能短（20cm）。

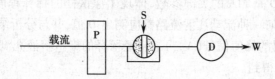

图 28-10　AAS 法测定金属离子的单通道 FIA 流路

若用低分散系统检测原样液的 pH，只需将图 28-10 原子吸收分光光度计改为 pH 计，采用流通式毛细管 pH 玻璃电极和甘汞参比电极。设计的共同点是注入阀与检测器的距离尽可能短。

（2）用于中等分散的许多简单光度分析可以在单道流路中完成，即直接将样品注入试剂载流中。例如亚硝酸盐的测定，利用亚硝酸根离子与磺胺形成偶氮化合物后，又与 N-(1-萘)乙烯二胺偶联生成在 540nm 下有最大吸收的粉红色染料的快速反应，使用单道 FIA 流路（图 28-10），采样频率高达 240 样/h，检出限为 0.25μg/ml。

单道流路的最大优点是简单，能够采用简便的方法推动载流，甚至可用恒流的水位差或气压贮瓶来推动液流，重现性也很好。但在设计具有广泛适应性 FIA 系统时，最好使用蠕动泵。

2. 双道及多道 FIA 流路　许多分析过程要用两种或多种试剂溶液，有些试剂可以预先混合，有的因为试剂或反应产物不能共存，必须顺序加入，单道流路不能完成此操作，采用双道或多道流路能够克服这些问题。由于试剂是汇合到分散的试样带中而不是仅通过对流和扩散与试样相混合，因此整个试样带与载流的任一流体微元中都会基本上等量均匀地混入试剂，试样在载流中的分散可以控制在较低水平，因此可用于一些要求高灵敏度的测定中。

（1）双道流路：将试剂预混合后，再注入试样。例如，用对甲酚肽配合剂测钙，形成的紫红色配合物在 580nm 处有强吸收，反应需在含有 8-羟基喹啉（掩蔽镁）的缓冲液（pH=11）中进行,为此需用两种试剂:显色剂和碱性试剂,而这两种试剂混合后又不稳定,因此必须将这两个溶液分别泵入,在一小段混合管中进行合并,再对合并载流的温度进行调节,然后注入钙溶液,流经第二混合管时生成了钙-对甲酚钛配合物,在580nm 处检测,15 秒内读数(图 28-11),钙的线性范围为 $1 \sim 25\mu g/ml$,分析速度为110 样/h。这一流路设计,采用了短反应管道和低泵速。

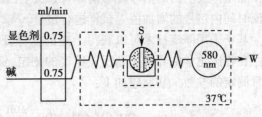

图 28-11　双道流路光度法测钙

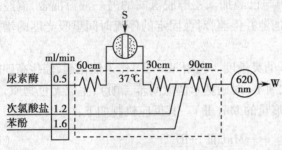

图 28-12　多道流路测定血清中尿素

（2）多道流路:可用于连续按顺序加入多种试剂的反应。例如尿素测定要顺序加入三种试剂:尿素酶、次氯酸盐和苯酚,其流路设计如图 28-12。

在尿素测定中设计三道流路体系,按顺序加入试剂,在 620nm 处测定反应产物,14 秒后可以读数,于 35 秒回到基线,采样频率达到 110 样/h。尽管反应时间短,仍能生成足够的氨(尿素分解产物)和靛酚蓝(最终产物),可测出浓度为 2~20mmol/L 的尿素。

多通道顺序注射分析具有以下特点:①系统硬件简单可靠,计算机控制方便,样品和试剂的混合程度、反应时间可完全通过软件控制,最大程度地减少了操作中的人为干预。控制的方便程度和精确程度比流动注射分析有大幅度的提高,容易实现集成化和微型化;②可以用同一装置完成不同项目的分析而无须改动流路设置,特别适用于过程分析和多组同时分析;③试样和试剂的消耗量很小,适于长时间监测。

在 FIA 中要想获得高的灵敏度,必须要克服两个不足,一是由于存留时间短,反应时间不足,使产物浓度过低;二是试样带过度分散造成组分的稀释。一般通过增大样液的体积、多通道顺序加入、增大通道延长时间或停留技术来提高灵敏度。

三、停流技术

停流技术(stopped flow technique)是流动注射分析中一项很有特色的技术,指的是试样在注入载流并与试剂混合后,载流经检测器时或达到检测器之前使之停止流动一段时间的操作模式。其目的:一是通过增加留存时间 T,使反应比较慢的体系反应足够长的时间,从而产生足够多的反应产物,有效提高检测灵敏度;二是通过记录不同的停流时间与反应产物的关系,能够得到反应速度并找到最佳测定时间。缩短管道而延长留存时间、降低载流流速或完全停止流动时,可以记录试样与载流试剂之间继续反应引起的信号(吸光度等)变化,信号继续增加,表示化学反应仍在进行;信号维持恒定,说明反应已经达到平衡。流动注射中使用停流技术的主要目的是:①提高分析方法的检测灵敏度。停流技术是根据需要延长体系的反应时间,使反应较慢的体系反应趋近于完全。②观察反应的动力学特性(即反应完成的程度以及反应继续进行的情况)。③消除背景或空白信号的干扰。反应过程中采用停流技术,使化学反应趋近于完全,因此体系的信号发生显著变化,而空白或基体的信号不变,通过扣除基体或空白的信号能够消除背景或空白的干扰,得到反应信号的变化量,根据在固定停流时间内信号的增加值对试样进行定量。

基于采用停流技术可以获得上述的优势,FIA 中停流技术已经应用于催化动力学的研究。在临床化学中经常用到反应速度的测定,例如血中乙醇的含量是法医和临床毒理学中最常测定的参数。其反应如下:

$$CH_3CH_2OH + NDO^+ \xrightarrow{ADH} CH_3CHO + NADH + H^+$$

式中,ADH 为乙醇脱氢酶,NADH 为辅酶,在乙醇的酶解期间形成等摩尔的 NADH,在340nm 处测定辅酶。该反应已用于全血中乙醇的动力学测定。采用双流路,将 $30\mu l$ 试样注入到 pH 为 8.7 的焦磷酸盐缓冲溶液中,再与已经加入乙醇脱氢酶的另一液流混合,流经一短的盘管后,试样带进入分光光度计的流通池并停流,对在固定的停流时间里吸光度的增加进行监测。

停流技术的另一特点是增加测定体系的灵敏度。利用 $Mn(II)$ 作为催化剂,催化高碘酸钾(KIO_4)氧化碱性介质($NaOH$)中的镁试剂 I(对硝基苯偶氮间苯二酚),生成无色物质,发生显著的褪色反应,能够分析环境水样中痕量的 $Mn(II)$。其反应机制如下:

$$Mn(II) + IO_4^- \longrightarrow Mn(III) + IO_4^{2-} \tag{1}$$

$$Mn(III) + IO_4^{2-} \longrightarrow Mn(IV) + IO_3^- \tag{2}$$

$$Mn(IV) + R \longrightarrow P + Mn(II) \tag{3}$$

式中 R 和 P 分别代表镁试剂 I 和氧化产物。

停流在选定的流速下,试样停留时间为 6 分钟时,检出限为 0.12ng/ml,灵敏度显著提高。

锰(II)对高碘酸钠氧化季胺[4,4-对(二甲氨基)-二苯基甲烷]反应也有显著的催化作用。为了克服温度及加热、冷却时间等因素对测定的影响,利用流动注射技术可以重复精确地控制反应时间和测定时机,并可通过停流技术来提高体系的灵敏度,可用于天然水样中痕量锰(II)的测定。

停流技术所用 FIA 流路简单易装,流动注射的装置简单,通过电子计时器或微处理器控制泵和阀的启动和停止,能够任意延长和缩短时间,选择适当的停流时间能够很好地调节试剂与试样的比例,并同时调节分散 D。停流技术的使用避免了加长导管,减小了分散,提高了灵敏度,可大大降低试剂的消耗量。但是应该指出,如果试样带分散的速度比化学反应速度慢,反应速度测定则会被扭曲,因此 FIA 不适于极快反应的反应速度测定。另外应该注意的是,停流技术的应用会增加样品的分析时间,降低分析速度。

四、在线预富集

样品的分离富集是提高分析方法选择性和灵敏度的重要手段。传统的分离富集方法,如萃取、共沉淀、螯合树脂等,在富集过程需要消耗大量化学试剂,极易引入污染,并且富集效率不高,且费时、费力。流动注射在线分离预富集(on-line separation and preconcentration)能够对混合组分中痕量被测组分进行分离富集,从而达到检测的要求,是痕量分析中极为有效的方法之一。FIA 的分离富集与测定过程在同一个密闭体系中完成。由于分离富集技术的自动化程度高,重现性较好,因此具有快速、简便、节省试剂等优点,同时减小了有毒试剂对人体的危害。FIA 作为非均匀和非平衡状态下的液-固作用的预富集与分离技术,在实际应用中主要有两种类型:柱分离预富集和膜分离预富集。而基于不同的原理,又可以将膜分离预富集分成以下几类:共沉淀分离,液-液萃取分离,离子交换、吸附分离。目前,FIA 常用的在线分离富集方法有液-液萃取分离、气体扩散分离、共沉淀分离、固相萃取分离富集和离子交换柱分离富集等。表 28-1 为 FIA 在线分离富集体系分类。

表 28-1　FIA 在线分离富集体系分类

传质界面	分离机制	分离介质
液-液界面	溶剂萃取渗析	膜分离、重力分离、吸着分离
液-气-液界面	气体扩散	膜分离
液-气界面	气体膨胀	膜分离、等温蒸馏
液-固分离	离子交换	气体膨胀分离器、膜分离
	吸附	柱分离
	沉淀和共沉淀	柱分离
	电沉积	过滤分离

五、固定化酶技术

在所有利用填充反应器的 FIA 方法中,利用固定化酶(immobilized enzyme)的系统是最普遍的。酶是生物催化剂,具有高效性、专一性、温和性等特点,利用酶的催化作用测定待测物的应用非常广泛。但是,酶价格昂贵,游离酶难以回收再利用,将酶进行有效的固定化能够实现酶的重复利用。酶的固定化是将酶固定在固体材料上,进行其特有的催化反应。固定化酶技术的出现使酶的重复利用成为现实,提高了酶的利用效率,延长了使用时间。

固定化酶的制备方法包括两大类:物理法和化学法。物理法主要包括物理吸附法和包埋法。物理法固定酶的优点是:酶不参加化学反应、其整体结构得以保持、催化活性得到很好保留。但是,包埋物或半透膜具有一定的空间或立体阻碍作用,对有些反应不适用。化学法主要包括共价法和交联法,是通过化学键将酶连接到天然的或合成的高分子载体上,利用偶联剂通过酶表面的基团将酶交联起来,形成相对分子量更大、不溶性的固定酶的方法。

固定化酶技术用于流动注射酶分析技术,结合两者的优势,既保持酶反应的选择性,又能将通常很昂贵的催化剂酶固定化,降低实验成本,并且分析系统的分析速度显著提高。固定化酶反应器的使用寿命延长,检测系统的精密度提高和抗干扰能力增强,同时实现分析系统操作的自动化,有利于将一些分析系统用于在线过程分析。

已有报道用于测定四种不同底物的 FIA 系统,这四种底物分别通过适当的固定化氧化酶按照各自的反应步骤进行酶降解。

$$①β-D-葡萄糖+O_2+H_2O \xrightarrow{\text{D-葡萄糖氧化酶}} 葡萄糖酸+H_2O_2$$

$$②肌酸酐 \xrightarrow{\text{肌酸酐酶}} 肌酸$$

$$肌酸 + H_2O \xrightarrow{\text{肌酸酶}} 肌氨酸 + 尿素$$

$$肌氨酸 + O_2 + H_2O \xrightarrow{\text{肌氨酸氧化酶}} 甘氨酸 + 甲醛 + H_2O_2$$

$$③胆甾醇 + O_2 + H_2O \xrightarrow{\text{胆甾醇氧化酶}} \Delta^4\text{-}胆甾醇酮 + H_2O_2$$

$$④L\text{-}乳酸盐 + O_2 + H_2O \xrightarrow{\text{乳酸盐氧化酶}} CH_3COCOOH + H_2O_2$$

以上反应的最终产物都是过氧化氢,可以借助同鲁米诺与铁氰酸钾的反应用化学发光法顺序地测定产生的过氧化氢,从而实现酶活性或酶底物含量的测定。许多酶促反应都可以产生过氧化氢,多种重要的化学发光反应都能用于测定过氧化氢,因此将酶促反应与这些化学发光反应相结合,能够进行多种重要生化物质及其他物质的化学发光测定。两者的结合,利用底物酶的特异性好的优势补偿了化学发光反应固有的选择性差的缺点。基于FIA固定化酶技术-化学发光分析已用于葡萄糖、乳糖、氨基酸、尿酸、胆固醇、乙酰胆碱、细胞色素、苹果酸等物质的分析测定。

第四节　流动注射分析的应用

一、流动注射分析常用的检测方法

FIA是溶液分析技术的一次重大变革,能将样品的各种处理方法实现程序化、自动化。但是试样和试剂的反应产物的特征或试样本身的特征只有依靠检测器转化成电信号后才可以被检测,因此FIA必须和特定的检测技术联用,才能形成完整的分析体系,同时这种结合会显著提高一些传统检测方法的分析性能。FIA中常用的检测器大体上分为两大类:光学检测器和电化学检测器。光学检测方法主要有吸光光度法、化学发光法、荧光法、原子吸收光谱法和浊度法;电化学检测法主要包括离子选择电极电位法和伏安法。

1. 流动注射-紫外可见分光光度法　紫外-可见分光光度法是最早与FIA联用的检测方法,由于方法简便、仪器结构简单,价格低廉,至今仍然是应用最广泛的检测方法。FIA-紫外可见分光光度分析是利用物质分子选择性吸收光能的特性,遵从朗伯-比尔定律将吸收的光能转换成电信号。只要光源具有足够的强度,采用流通式比色池代替传统比色池,通过测定样品在比色池中的紫外-可见吸收强度即可确定样品的含量,因此可将绝大部分手工操作的传统分光光度法与流动注射结合。该方法的优点在于:对流动相基本上无影响,受操作条件和外界环境影响很小,一般对流速和温度变化不敏感。

FIA分光光度法仍然是最活跃的领域,研究工作主要集中在四个方面:①基于催化作用建立痕量组分测定方法;②利用反应速率差别消除干扰或实现同时测定;③与在线分离富集、转化技术结合;④以已有手工分析方法为基础建立FIA方法,加快测定速度、降低试剂消耗或解决实际难题。其中催化分析方面的内容明显增多。

2. 流动注射-化学发光法(flow injection-chemical luminescence,FI-CL)　化学发光(CL)反应大多是快速的动力学反应,发光强度随时间变化很大并且容易受到环境因素的影响,因此反应过程难于控制,重现性和选择性较差,使其在定量分析中受到一定限制。将FIA与CL联用产生的流动注射-化学发光(FIA-CL)法,在很大程度上克服了化学发光分析重现性差、操作费时、不便于实现自动化等缺点。

相比传统分析方法,FIA-CL法的主要特点体现在:①操作便捷:省去了洗涤器皿,添加和搅匀试剂等手工操作,减轻了操作者的劳动强度;②分析速度快:一般可获得120~150次/h的分析结果,可与多种常规仪器联用;③环保:分析过程在封闭体系中进行,利于保护环境,降低对人体的毒害;④节省试剂和样品:样品溶液的消耗量一般为25~100μl/次,试剂的消耗量一般为100~300μl/次;⑤重现性好:相对标准偏差一般小于1%;⑥容易实现自动化:FIA分析方法的建立实际上是一种可在线自动分析仪的理论基础。鉴于以上优势,FIA-CL的研究范围已经从农业、医药、临床化验、环境监测等方面扩展至工业在线分析、化学反应动力学、化学反应机制、溶液的扩散过程、吸附机制、配合物的形成过程、催化活性、生化反应等方面的理论和应用研究。

3. 电化学发光法 电化学发光法(ECL)是化学发光法的衍生方法,它是以电极这一特殊的固体氧化还原媒介替代化学发光反应中的反应物而实现化学发光的分析方法。ECL具有灵敏度高、线性范围宽、可控性强等优点,但在静态ECL分析体系中,容易出现电极污染、电极材料的选择和使用的有限性、发光强度随时间变化幅度大等问题,使得该方法的重现性和分析速率大打折扣。FIA技术能够在非平衡条件下高效率、高精度、高度重现地处理试样,可以作为ECL有效的控制手段。

FIA-ECL联用技术充分综合了两者的优势,弥补了经典ECL分析的缺陷,表现出以下优点:①分析装置简单,且操作简便,常规实验室内即可自行进行搭建安装;②检测灵敏度较高,检测限可低至ng/g~pg/g;③线性范围宽,在一些分析体系中ECL强度与待测物浓度在4~5个数量级范围内呈现线性关系;④显著改善ECL的重现性;⑤提高ECL的选择性;⑥有效降低温度、酸度、溶液离子强度等环境因素对ECL分析结果的干扰。在FIA-ECL研究领域中,流通式电化学发光反应器的设计研究是一个重要的研究方向,这主要是因为ECL的分子识别、发光反应以及对发光信号的采集检测均依赖于电化学发光反应器的性能和设计。

4. 荧光法 FIA技术与荧光分析法(fluorescence luminescence,FL)相结合,既能保持FL选择性好、灵敏度高的特点,又具有自动化程度高、测试条件稳定、操作步骤简单、分析速度快、样品处理方式灵活,节省试剂和样品等优点。FIA-FL整个分析过程在密闭体系中完成,可以有效降低空气中氧对样品分子的荧光的淬灭作用,提高了定量分析的准确度;FIA在线的预处理技术,可以简化预处理过程,降低了不稳定样品在静态下测定的难度;FIA-FL联用技术不仅可以测定单组分,也可以对多组分进行同时测定。近年来,FIA-FL技术发展迅猛,针对样品的性质不同可采用不同的分析方法。

(1) 自身荧光较强的样品,采用直接流动注射荧光分析法。

(2) 自身荧光信号较弱或无荧光的样品,可采取:①通过采用在线富集、在线萃取,固相基质等方法改善实验条件来提高荧光强度;②与荧光试剂反应形成具有较强荧光的配合物,从而增强并稳定样品分子的荧光;③加入氧化剂可以使一些还原性的样品转化为较强荧光的物质,同样加入还原剂可以使一些氧化性的样品转化为较强荧光的物质;④表面活性剂在水溶液中容易形成极细小的胶束或与其他的物质形成胶束包合配合物,形成的这些物质对荧光分析体系起到增溶、增稳、增敏的作用;⑤在紫外线的辐射下,一些光敏性的样品分子的结构和性质可以发生变化,进而导致样品的荧光波长移动或强度增加,从而实现弱荧光或无荧光样品的测定。

5. 流动注射-原子光谱分析 流动注射技术与原子光谱(AS)分析技术联用起源于火焰原子吸收光谱,也是目前FIA-AS联用技术应用最为广泛和最为成功的领域。最初,FIA只是作为原子光谱仪的进样系统使用,随后的使用中发现联用可显著节省试剂,在线分离浓缩样品,提高了测定的选择性和灵敏度。流动注射作为一种进样和在线富集的方法与 AAS、ICP 联用进行元素分析,可以提高灵敏度,扩大分析范围。与传统雾化器进样相比,FIA 引入试样的分析速度提高了 2~3 倍。除可将微量试液引入 AAS,此联用技术还具有很强的抗高盐分含量和抗基体变化的能力,尤其在阴离子的间接测定方面具有很大的优越性。不仅如此,FIA-AS 联用技术克服了传统离线操作费时、污染环境和样品消耗大的缺点,尤其是与在线富集系统联用,避免了繁琐费时的间歇试样前处理工作。

此外,FIA 技术与其他原子光谱如蒸汽发生原子光谱(VGAS)、电感耦合等离子体质谱(ICP-MS)及微波等离子体光谱(MWPES)等的联用,均在不同程度上改善了原子光谱分析的性能。

6. 流动注射-电感耦合等离子体质谱分析(flow injection-inductively coupled plasma-mass, FI-ICP-MS)　电感耦合等离子体质谱技术(ICP-MS)是 20 世纪 80 年代迅速发展起来的一种新型分析技术,具有灵敏度高、检出限低(对大多数金属元素的检出限低于 $100ng/dm^3$)、线性动态范围宽(自检出限可达 mg/dm^3)和谱线简单等优点,可以同时快速检测元素周期表中除 C、H、O 等极少数元素外的绝大多数元素及同位素。近年来,FIA 与 ICP-MS 联合技术发展迅速,广泛应用于环境、生物、药品、食品等样品中金属元素的分析,其优势主要体现在以下两方面:

(1) FIA 使 ICP-MS 对高盐溶液的承受力提高,使在小稀释因数下将样品溶液引入 ICP-MS 成为可能,从而可以降低检出限。FIA 进样用载流把样品"推入"雾化器,这种断续进样方式效率高,样品消耗量少,可达微升级,且样品在雾化器中的停留时间极短。因此,高盐溶液引起的采样锥上固体沉积、高酸溶液导致的采样锥腐蚀以及高黏度溶液引起的系列问题都被减少甚至完全消除。此外,FIA 在线分离预富集方法简便、高效,整个样品处理过程都在密闭系统中进行,也可以减少对环境、试剂和器皿造成污染。

(2) FIA-ICP-MS 对有机溶剂有较高的承受力,解决了 ICP-MS 分析含有机物质的样品溶液时面临的一些问题。在不经过任何样品处理的前提下,FIA-ICP-MS 可以测定尿、血液、血清中的 U、Co、Cu、Zn 等十余种元素,分析速度快,并且可以完全实现自动化。但是,ICP-MS 进样系统一般情况下只能承受 $1g/dm^3$ 的总溶解固体量,高盐样品的溶液容易在 ICP-MS 系统的采样锥上形成固体沉积,污染仪器并引起基线漂移。其次,ICP-MS 对有机溶剂的承受力较低,在分析含有机物质的样品溶液时也面临着诸多问题。

7. 流动注射-电化学法　在 FIA 技术发展之初,其创始人 Ruzicka 等就建立了 FI-电化学检测方法。与电化学检测联用,避免了光度法检测中可能存在的折射光的干扰。FIA 电化学方法与传统电化学分析方法的基本区别在于被检测介质的流动性及检测时的非平衡状态。由于载流对电极表面的不断冲洗,样品与电极表面接触时间很短,所以电极寿命一般较长。但是,测定时被测溶液与电极表面接触,溶液中的杂质可能会污染电极,造成稳定性和重现性有时比光度分析差。电化学检测基于化学相之间的电荷传递,电极表面附近待测物质的浓度必须代表总体浓度,与预检测体积比较大的光度检测器相比,电化学检测器的设计与流体动力学的影响在 FIA 电化学检测中起着非常关键的作用。

根据原理不同,FIA 中的电化学分析可以分为两大类,一类是基于两相之间的电荷转移来检测,包括最常见的电位法、伏安法、安培法等;另一类是测量液体的电学性质,如电导法。

(1) 流动注射-电位分析法:主要是以离子选择性电极作为检测器。离子选择电极分析是将化学能转变成点位毫伏信号,遵从能斯特方程。在 FIA-离子选择电极分析中,检测器输出的信号或记录仪记录的曲线,是试样同试剂间的物理分散过程、化学动力学过程及能量转换过程三者的综合体现,并能精确地重现。在 FIA 方法中由于流体动力学因素的作用,电位检测方法的响应速度和重现性都比普通电位法好,一般可以直接检测,不需要再加入试剂,该技术一般采用单道低分散流路。

（2）流动注射-伏安分析法:流动注射分析中最常用的伏安法是循环伏安法和脉冲极谱法。

（3）流动注射-安培分析法:安培法灵敏度高,对仪器要求低,比伏安法更适用于流动体系,因此在流动注射中应用更广泛,是目前非常活跃的电化学分析领域之一。安培法因其流动检测要求电极响应速度快、机械强度高和稳定性好,因而在流动注射-安培法中提高电极反应的响应速率和选择性,是改善检测性能的主要方式。一般可通过下列途径来实现:用微电极和超微电极技术,可以提高电极响应速度;用物理化学和生物化学方法修饰电极,可以提高电极选择性,并可降低过电位;用快速扫描技术,双通道和多道复合检测,如光谱-电化学检测、膜电极和固体-聚合物电极、液-液相电荷转移电极等技术,可以提高电极的选择性或实现多组分同时测定。

流动注射-安培检测法一般控制工作电极电位在待测物的极限电流附近,以获得最大的电流响应,但是该方法选择性不高,并且背景电流和噪声较大,导致灵敏度下降。而流动注射-双安培法使用两个相同的极化铂电极,外加一个小电压($10\sim550mV$),当溶液中同时存在可在电极上氧化或还原的氧化物和还原物时,回路就会有电流流动。它特别适用于可逆或准可逆体系,有较高的灵敏度和选择性。双安培-流动注射分析法用于可逆体系已有报道,但仅限于使用 I_2/I^-、Fe^{3+}/Fe^{2+} 等少数几种可逆电对体系,限制了该方法的广泛应用。

（4）流动注射-电导分析法:该联用检测方法由于不具有选择性,并且灵敏度低、噪声高、受温度影响大,在 FIA 中的应用较少,但它适用于强有色样品的分析。

8. 流动注射-免疫分析法　免疫分析法利用抗体对目标物的特异性识别作用实现检测的目的,因此具有高选择性和高灵敏度。因此,免疫分析方法广泛应用于生物分析化学。但是实验过程中抗体与目标物结合以及抗原与抗体结合都比较耗时,降低了样品的分析速度。

1980 年,Lim C S 等将速度快、自动化程度高、重现性好的流动注射分析与特异性强、灵敏度高的免疫分析集为一体,创立了流动注射-免疫分析法(FI-IA)。流动注射免疫分析在非平衡态条件下即可进行,提高了抗体抗原反应的分析速度,不仅可以大大缩短免疫分析时间、减少昂贵的免疫试剂的用量、提高免疫分析的精密度,而且还可以实现免疫分析自动化。

在流动注射体系中能够实现均相和非均相两类免疫分析,其中非均相免疫分析用的更多,又根据实验中是否使用固相支持物作为吸附抗原或抗体的载体,分为固相非均相免疫和液相非均相免疫分析,其中以固相免疫法用得最多。固相免疫法也就是前面提到的固定化酶技术,即将抗体或抗原以物理或化学方法固定到固相载体表面上,装填于一个体积很小的流通池内,制成免疫反应柱。免疫柱是流动注射分析系统的重要组成部分,也是影响流动注射免疫分析准确度和精密度的关键因素之一。免疫柱可以重复使用,在流动注射免疫分析完成一次分析之后,用酸性洗脱溶液将固相载体上的抗体和抗原分离,可以实现免疫柱再生,接下来再用磷酸盐缓冲溶液将再生后的免疫柱平衡一段时间,能恢复到分析测定前的状态。固相非均相免疫分析与流动注射技术的联用,可以提高固相免疫的分析速度,大大缩短分析时间。同时,免疫柱的再生重利用可以降低免疫试剂的消耗,降低分析成本,流动注射技术的加入能够利用计算机控制载液的流速、自动进样、检测器的检测及数据处理,易于实现在线和自动化分析。另外,流动注射采用合并区带进样,或顺序注入进样等技术有利于降低试样或试剂的消耗。基于以上优势,流动注射免疫分析技术在临床检验、药物制备、生化过程分析,甚至食品分析、环境监测等领域都有广泛应用。

随着流动注射分析技术、免疫柱制备技术和抗原、抗体标记技术的日益成熟,其分析灵敏度、重现性和特异性都将大大提高,而其他新技术和新方法的不断涌现,尤其是自动化程序控制技术及传感器技术,使流动注射-免疫分析技术有望应用于更广阔的领域。

9. 流动注射-毛细管电泳联用技术 毛细管电泳(CE)是一种高效的分离技术,具有分析速度快、灵敏度高、操作简便、样品用量少等优点,但是样品分析前需要过滤、离心、萃取等前处理,并且进样是间歇式的。FIA 技术自动化程度高,与毛细管电泳结合,可以将 FIA 的分离、富集过程与 CE 的测定直接结合,并且整个分析过程在一个密闭体系中完成,不仅避免了试样在操作容器中多次转移带来的污染,而且也使得一些复杂体系中待测组分的在线分析成为可能,因而广泛应用于化学、生物、医药、环境等领域,分析对象涉及核酸、蛋白质、肽、糖类、小分子和小离子等。

二、应用实例

FIA 技术由于其快速、简单,样品处理、浓缩、分析同时进行的特点,广泛应用于环境检测,农药残留、食品有害成分检测,药品生产过程监测等各方面。

(一) 有机磷农药残留量的测定

1. 原理 在紫外光催化下,用 $K_2S_2O_8$ 将有机磷消解为磷酸盐,在酸性条件下,磷酸盐可以与钼酸盐、钒酸盐形成具有氧化性的磷钼钒杂多酸,直接氧化碱性鲁米诺而产生强的化学发光,根据光强度进行定量。

可以测定的有机磷农药种类主要有 P-C 键、P-O 键、P-S 键及 P-N 键农药,选用美曲磷酯(敌百虫)原粉代表 P-C 键的有机磷农药,敌敌畏乳油代表 P-O 键的有机磷农药,氧乐果乳油代表 P-S 键的有机磷农药。

2. 流路 见图 28-13,P1,P2 为恒流泵,P3 为蠕动泵,V 为注射阀,L 为消解箱,F 为化学发光反应池,W 为废液,D 为光电倍增管,R 为记录仪。

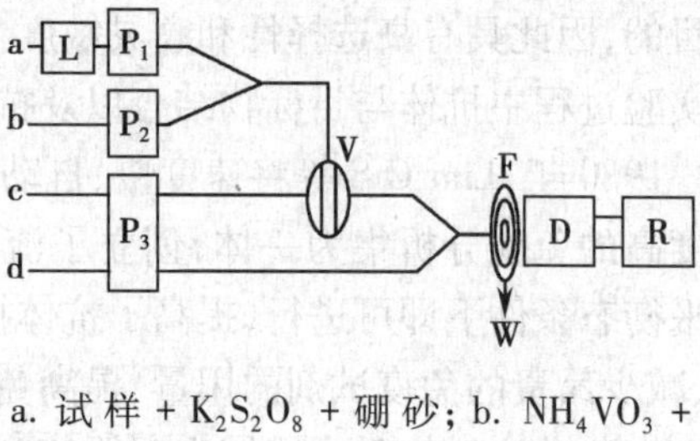

3. 测定 将 $K_2S_2O_8$ 硼砂溶液与处理后的样品经消解,使其完全消解为无机磷,然后按图 28-11 所示,将其与钼钒酸溶液分别以 0.8ml/min 的流速通过相应的管道,经三通混合反应后,再通过六通注射阀将其注入 3ml/min 流速的载流中,随后与碱性鲁米诺混合液在流通池中产生化学发光,根据发光强度进行定量。

a. 试样 + $K_2S_2O_8$ + 硼砂; b. NH_4VO_3 + $(NH_4)_2MoO_4 + H_2SO_4$; c. 蒸馏水; d. luminol+NaOH。

图 28-13 流动注射-化学发光法测定有机磷农药残留流路及测量记录

4. 标准曲线及检出限 在最佳条件下,磷标准溶液在 $1.0×10^{-9} \sim 1.0×10^{-5}$g/ml 范围内有良好的线性关系,检出限为 $8.0×10^{-10}$g/ml,多次平行测定所得结果相对标准偏差小于 4.8%,准确度高。

（二）皮革废水中苯胺的测定

1. 原理 基于苯胺与亚硝酸盐在强酸介质中发生重氮化反应,重氮化反应产物在碱性条件下与甲萘酚发生偶联显色反应,并于 495nm 处进行定量检测。

2. 流路 见图 28-14,P_1、P_2 为蠕动泵,V 为注射阀,L_1 为反应管,L_2 为比色管,D 为检测器,W 为废液。S-样品;C-载流液;R_1-H_2SO_4 + $NaNO_2$;R_2-NaOH +1-Naphthol。

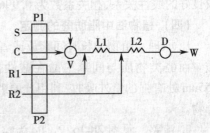

图 28-14 流动注射-分光光度法测定水中苯胺

3. 测定 按图 28-14 所示,将上述溶液分别以 0.4ml/min 的流速通过相应的管道,在反应池中耦联显色,根据有色溶液的吸光度值进行定量。

4. 标准曲线及检出限 苯胺的浓度对吸光度 (ΔA)符合比尔定律,据此得出工作曲线和相关系数。建立的方法检出限为 0.001mg/L,平行测定 11 次的相对标准偏差为 0.7%。

（三）IgG 的测定

1. 原理 流动注射化学发光免疫分析将抗原或抗体固定到固相载体上作为免疫反应器和流通池,利用夹心法或竞争法对抗体/抗原进行测定。将毛细管进行硅烷化处理使表面带烃基,然后利用戊二醛的桥联作用将抗原 IgG 共价键合在毛细管表面,最后进行免疫反应。毛细管上固定 IgG 抗原的量一定,加入过量的酶标抗 IgG 抗体使抗原抗体完全结合,当加入发光试剂,由于酶对鲁米诺-过氧化氢-对碘苯酚体系化学发光的催化作用,可以检测到化学发光。当加入酶标抗 IgG 和抗 IgG 竞争固定的 IgG 抗原,抗 IgG 的浓度越小,酶标抗 IgG 与 IgG 抗原结合形成酶标抗体/抗原复合物就越多,化学发光强度越高;抗 IgG 的浓度越大,酶标抗 IgG 与 IgG 抗原结合形成酶标抗体/抗原复合物就越少,化学发光强度越低,化学发光分析信号与 IgG 的浓度成反比。基于此原理对样品中的 IgG 进行定量分析。

2. 流路 见图 28-15,P 为蠕动泵,G 为转换阀,V 为注射阀,F 为固定抗原毛细管柱,D 为微光检测器,A 为再生液,B 为发光剂溶液,C 为缓冲溶液,E_1 为抗体样品溶液,E_2 为酶标记抗体溶液。

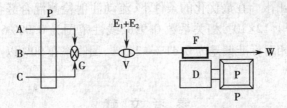

图 28-15 流动注射-化学发光免疫分析法测定 IgG

3. 测定 按图 28-15 所示流路进行 IgG 的竞争法流动化学发光免疫测定。将配制好的抗 IgG 标准溶(或抗 IgG 的样品溶液)与酶标抗 IgG 的混合溶液 25μl,通过 V 注入的 PBS 载流中,载流将混合溶液载入免疫反应毛细管柱 F,停流进行免疫反应;通过 C 用 PBS 清洗免疫反应毛细管柱 F,洗去未反应的酶标抗 IgG 和抗 IgG;将 G 转到管 B,发光试剂(鲁米诺、H_2O_2、p-Ip 输送至免疫反应毛细管柱 F,记录化学发光信号;用再生液 A 清洗免疫反应毛细管柱,使形成的 IgG 抗体-抗原复合物和酶标 IgG 抗体-抗原复合物解离;再用 PBS 溶液平衡免疫反应毛细管柱 F,使其恢复至初始状态。在选定的实验条件下,以选定的酶标抗 IgG 的浓度为空白,改变被测的抗 IgG 的浓度,利用化学发光强度(峰高)为分析信号,对抗 IgG 样品进行定量分析。

4. 标准曲线及检出限　在选定的实验条件下,化学发光信号与一定稀释比的 IgG 之间成良好的线性关系,相关系数为 0.996。连续 11 次测定所得结果相对标准偏为 6.5%。

(四) 植物油中脂肪醛的测定

1. 原理　植物油长时间存放或者经过烹饪很容易氧化变质生成二级产物-脂肪醛类物质。而醛类物质与间苯三酚在酸性催化及加热条件下,生成红色的单甲川类衍生物,在 455nm 处有强的紫外吸收,利用此原理,采用紫外检测器可检测食用植物油中的脂肪醛类化合物。

2. 流路　见图 28-16,P_1、P_2 为蠕动泵,控制流速,以 ml/min 计;V 为注射阀;M 为混合圈(0.8m);L 为反应管(2m);B 为恒温水浴槽;D 为紫外可见检测器;W 为废液。

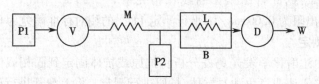

图 28-16　流动注射-分光光度法测定植物油中的脂肪醛

3. 测定　首先进行食用油中的醛类化合物的提取分离:取 5ml 食用油于试管中,加入 5ml 乙腈,摇匀,静置 5min,使其分层。由于乙腈与食用油互不相溶,上层清液即为食用油的乙腈萃取液。

样品的测定:两个蠕动泵的流速均为 0.5ml/min,检测波长为 455nm,进样量 100μl,恒温水浴槽的温度为 75℃。测定过程见图 28-17,在蠕动泵 P1 的作用下,将食用植物油样品的乙腈萃取液,通过进样针注入注射阀 V,间苯三酚和醛类物质在混合圈 M 中混合均匀。通过蠕动泵 P2 将催化剂对甲苯磺酸,送入反应管 L 中,在反应管中,间苯三酚和醛类物质在对甲苯磺酸催化作用下发生化学反应,生成红色单甲川类衍生物。通过紫外可见检测器 D,实现醛类物质的检测。

4. 标准曲线及检出限　在最优化的条件下,流动注射检测混合醛物质的标准曲线线性方程为 $y = 3.19 \times 10^8 x + 1.12 \times 10^5$,相关系数 0.998,线性范围为 0.000 6~0.03mol/L,最低检出限为 3×10^{-4}mol/L,相对标准偏差为 0.41%~2.1%,回收率在 90% 以上。

(闫宏远)

参 考 文 献

[1] 李克安.分析化学教程.北京:北京大学出版社,2005.

[2] 叶宪曾,张新祥.仪器分析教程.2 版.北京:北京大学出版社,2014.

[3] 干宁,沈昊宇,贾志舰,等.现代仪器分析.北京:化学工业出版社,2016.

[4] 高向阳.新编仪器分析.4 版.北京:科学出版社.2017.

[5] 杜晓燕.现代卫生化学.2 版.北京:人民卫生出版社,2009.

[6] 任杰,宋海华.流动注射分析原理及进展.天津化工,2003,17(2):22-25.

[7] 李明,陈焕文,郑健,等.流动注射分析技术的若干进展.分析仪器,2003,3;1-5.

[8] 金绍祥.流动注射分析法与多种仪器分析联用的进展.理化检验-化学分册,2009,45(2):238-241.

［9］田芹,江林,王丽平.水体中挥发酚测定中的流动注射分光光度法研究进展.岩矿测试,2010,29(2):
161-168.

［10］赵增兵,阎娥.流动注射化学发光法研究进展.河南师范大学学报(自然科学版),2012,40(5):
110-114.

［11］张婷,谢晋雄,黄彬庚,等.盐酸克伦特罗喷射式流动注射电化学发光检测方法的研究.辽宁师范大学
学报(自然科学版),2014,37(1):78-82.

［12］张宏康,王中瑗,劳翠莹.流动注射与火焰原子吸收联用测定食品中重金属的研究进展.食品与发酵
工业,2014,40(6):135-141.

［13］张宏康,王中瑗,林奕楠,等.流动注射分析与电感耦合等离子体质谱联用技术研究进展.食品安全质
量检测学报,2014,5(12):3988-3991.

［14］李利军,程昊,黄文艺,等.流动注射-电化学检测联用技术.光谱实验室,2005,22(6):1127-1131.

［15］陈丽莉,章竹君,付爱华.流动注射化学发光免疫分析检测猪肉中的盐酸克伦特罗残留.分析试验室,
2011,30(2):6-8.

［16］韩素琴,刘二保,李华.流动注射-毛细管电泳联用及应用进展.理化检验-化学分册,2005,41(6):
447-450.

［17］李华,张新申.流动注射停流-催化光度法测定环境水样中痕量 Mn(Ⅱ)的研究.分析试验室,2008,27
(1),27-30.

［18］王玮,段梦茹,翟一静,等.流动注射-化学发光法用于药物分析研究进展.光谱实验室,2013,30(3),
1488-1491.

［19］李德英.流动化学发光法在临床检验及药物分析中的应用研究.南昌:南昌大学,2008.

［20］陈国和.流动注射胶束增溶分光光度法测定金属元素的方法研究及其应用.成都:四川大学,2006.

［21］龙泽荣,刘莉,赵建勇,等.流动注射光度法测定植物油中的脂肪醛.食品安全质量检测学报,2017,8
(2),544-549.

第二十九章

免疫分析法

免疫分析法是利用抗原与抗体的特异性结合作用来识别和测定抗体或抗原的方法。它是免疫学与分析化学等多学科交汇融合发展起来的一门交叉学科。自20世纪40年代以来,陆续出现了免疫荧光分析技术(1941年)、放射免疫分析技术(1959年)和酶免疫分析技术(1966年)三大经典免疫分析技术,它们的相继问世推动着免疫分析快速发展。由于样品中存在的其他干扰物不会产生免疫识别,因此免疫分析具有高特异性和高分辨率,在生物医学、环境化学、卫生检验等诸多领域受到了足够的重视,应用非常广泛。

第一节　免疫分析概述

一、抗原和抗体

(一)抗原

抗原(antigen,Ag)是一类能刺激机体免疫系统产生特异性免疫应答,并能与相应免疫应答产物(即抗体和致敏淋巴细胞)特异性结合的物质。抗原的前一种性能称为免疫原性(immunogenicity),是指抗原能刺激机体产生抗体或致敏淋巴细胞的能力;后一种性能称为免疫反应性(immunoreactivity),即抗原与相应的免疫效应物质(抗体和致敏淋巴细胞)发生特异性反应的特性。

根据抗原物质的特性,可将抗原分成完全抗原(complete antigen)和半抗原(hapten)两大类。完全抗原是指具有上述两种特性,既能单独刺激机体产生抗体或致敏淋巴细胞,又能与这些产物发生特异性结合,均为大分子物质,如蛋白质等。表面有小分子性的特殊化学基因,称为抗原决定簇。半抗原仅具有与相应抗体或致敏淋巴细胞结合的免疫反应性,而无免疫原性,如甾体激素、药物、环境污染物等。半抗原与蛋白质结合后,即成为完全抗原。小分子半抗原与蛋白质或聚合多肽的耦联物,称为人工抗原。在某些情况下待测物可作为半抗原直接与载体(蛋白质)连接,但一般情况下半抗原与蛋白质的连接需采用碳二亚胺法、戊二醛法、氯甲酸异丁酯法等结合反应引入间隔分子(又称"间隔臂")。半抗原与间隔分子结合的位置会直接影响半抗原的免疫特性。结合反应完成后用透析法或凝胶色谱法除去未反应的半抗原。耦联物反应测定结合比,半抗原在耦联物中的数目太多或太少,诱发抗体的能力都很差。一般认为每个蛋白质上半抗原分子以10~30个较为合适。

抗原特异性是指抗原只能与由其诱导机体产生的应答产物(如相应的抗体或淋巴细胞表面的抗原受体)结合,这种结合表现出高度的专一性。抗原特异性是由抗原分子表面的特殊化学基团及其空间结构所决定的。这种决定抗原特异性的基本结构或化学基团称为抗原决定簇(antigenic determinant)或表位(epitope),通常由约 5~15 个氨基酸残基、5~7 个多糖残基或核苷酸组成。抗原的特异性决定于抗原决定簇的性质及氨基酸或碳水化合物的种类、序列和空间立体构型。抗原表面能够与抗体结合的表位数量称为抗原价,完全抗原一般均为多价抗原。抗原决定簇是被免疫细胞识别的靶结构,也是免疫反应具有特异性的物质基础。

依据抗原诱导抗体时对 T 细胞的依赖性将抗原分为胸腺依赖性抗原和非胸腺依赖性抗原。胸腺依赖性抗原(thymus dependent antigen,TD antigen):TD 抗原亦称 T 细胞依赖抗原,其刺激机体产生抗体依赖于 T 细胞辅助,绝大多数蛋白质抗原及细胞抗原属 TD 抗原。先天性胸腺缺陷和后天性 T 细胞功能缺陷的个体,TD 抗原诱导其产生抗体的能力明显低下。非胸腺依赖抗原(thymus independent antigen,TI antigen):TI 抗原亦称 T 细胞非依赖性抗原,其刺激机体产生抗体无需 T 细胞辅助。TI 抗原可分为两类:①TI-1 抗原具有多克隆 B 细胞激活作用,如细菌脂多糖(LPS)即为典型的 TI-1 抗原,成熟或未成熟 B 细胞均可对其产生应答;②TI-2 抗原表面含多个重复表位,如肺炎荚膜多糖、聚合鞭毛素等,它们只能刺激成熟 B 细胞。

(二) 抗体

抗体(antibody,Ab)是介导体液免疫的重要效应分子,是 B 细胞接受抗原刺激后增殖、分化为浆细胞所产生的糖蛋白。早在 19 世纪后期,从 Behring 及 Kitasato 对白喉和破伤风抗毒素(antitoxin)的研究开始,人们陆续发现一大类可与病原体结合并引起凝集、沉淀或中和反应的体液因子,将它们命名为抗体。1939 年,Tiselius 和 Kabat 在对血清蛋白自由电泳时,根据它们不同的迁移率,将其分为白蛋白及 α、β、γ 球蛋白 4 个主要部分,并发现抗体活性存在于从 α 到 γ 的这一广泛区域,但主要存在于 γ 区,故曾错误地认为抗体即是 γ 球蛋白。1968 年和 1972 年,世界卫生组织和国际免疫学会联合会的专门委员会先后决定,将具有抗体活性或化学结构与抗体相似的球蛋白统称为免疫球蛋白(immunoglobulin,Ig)。由抗原激发免疫细胞所产生的抗体称为免疫抗体(immune antibody)或特异性抗体,它是免疫应答的重要产物,亦是免疫分析常用的试剂,对于抗原的分析鉴定极为重要,应用十分广泛。

1. Ig 的基本结构　Porter 等研究证明,Ig 分子的基本结构是由两条相同的分子量较小的肽链(称为轻链,light chains,L 链)和 2 条相同的分子量较大的肽链(称为重链,heavy chains,H 链)组成。免疫球蛋白分子的基本结构是呈"Y"字形的四肽链结构,由两条完全相同的重链(heavy chain,H)和两条完全相同的轻链(light chain,L)以二硫键连接而成。根据抗原性可对抗体进行血清学分类,依重链的抗原性可分为 5 种:γ、μ、α、δ 和 ε,相应的抗体命名为 IgG、IgM、IgA、IgD 和 IgE。每类 Ig 根据其铰链区氨基酸残基的组成和二硫键数目、位置的不同,又可分为不同亚类(subclass)。依据轻链的抗原性分为 κ 型和 λ 型。一个天然 Ig 分子两条轻链的型别总是相同的,但同一个体内可存在分别带有 κ 或 λ 链的抗体分子。正常人血清中 κ 和 λ 型免疫球蛋白的浓度之比约为 2:1。根据 L 链恒定区个别氨基酸残基的差异,又可将 λ 分为 λ1、λ2、λ3 和 λ4 四个亚型。

2. 抗体的制备　人工制备抗体是大量获得抗体的重要途径,也是人工制备抗体是免疫分析的第一步。多克隆抗体是第一代应用的抗体。目前广泛应用的则是第二代抗体——单克隆抗体。通过杂交瘤技术,不仅可以获得均一的、性能更加优良的特异性单克隆抗体,而且还可以得到连续和稳定的抗体来源。近年来,第三代抗体——基因工程抗体的研究和应用开始崭露头角,研究人员能够在基因水平上设计和改造抗体,以满足不同目的的需要。

(1) 多克隆抗体:多克隆抗体(polyclonal antibody,PcAb)是采用天然抗原免疫动物制备的。早年制备抗体的方法主要是以相应抗原免疫动物,获得抗血清。由于天然抗原常含多种不同抗原表位,可以刺激体内多个 B 细胞克隆,产生针对多种不同抗原表位的混合抗体并释放于血清中,它们是化学结构上或免疫化学性质上完全不同的多种抗体分子,同时抗血清也未经免疫纯化,故所获抗血清是含多种抗体的混合物,因此称为多克隆抗体。PcAb 中含有大量抗体,称为免疫血清或抗血清。所采用的动物多为鼠、羊、兔、马等动物。多克隆抗体具有中和抗原、免疫调理等重要作用,来源广泛,易于制备,其缺点是特异性不高,易发生交叉反应,也不易大量制备。

(2) 单克隆抗体:1975 年,Kohler 和 Milstein 建立了淋巴细胞杂交瘤技术。单克隆抗体(monoclonal antibody,McAb)技术的基本原理是:哺乳类细胞的 DNA 合成分为从头合成和补救合成两条途径。前者利用磷酸核糖焦磷酸和尿嘧啶,可被氨基蝶呤(A)阻断;后者则在次黄嘌呤磷酸核糖转化酶(HGPRT)存在下利用次黄嘌呤(H)和胸腺嘧啶(T);脾细胞和骨髓瘤细胞在聚己二醇(PEG)作用下可发生细胞融合;加入 HAT 选择培养基(含 H、A 和 T)后,未融合的骨髓瘤细胞因其从头合成途径被氨基喋呤阻断而缺乏 HGPRT 不能利用补救途径合成 DNA,因而死亡;未融合的脾细胞因不能在体外培养而死亡;融合细胞因从脾细胞获得 HGPRT,故可在 HAT 选择培养基中存活和增殖。融合形成的杂交细胞系称为杂交瘤(hybridoma),其既有骨髓瘤细胞大量扩增和永生的特性,且具有免疫 B 细胞合成和分泌特异性抗体的能力。将此细胞接种到小鼠腹腔中,就可以从培养上清液或腹水中得到单克隆抗体。单克隆抗体在结构和组成上高度均匀,抗原特异性及同种型一致,易于体外大量制备和纯化。因此,其具有纯度高、特异性强、效价高、少或无血清交叉反应、制备成本低等优点,已广泛用于疾病诊断、特异性抗原或蛋白的检测和鉴定、疾病的被动免疫治疗和生物导向药物制备等。

McAb 的制备步骤一般为:①免疫 B 淋巴细胞的制备。常用小鼠骨髓瘤细胞系为 SP2/O 和 NS-1,均来自 BALB/c 小鼠,故常选用6~10 周龄、健康、发育良好的雌性 BALB/c 小鼠进行免疫。然后根据 Ag 的免疫原性来确定注射途径、免疫次数和间隔时间。对于颗粒性 Ag 免疫原性强,不加佐剂即可直接进行免疫;可溶性 Ag 免疫原性弱,一般取 $10\sim100\mu g$ Ag 与等量福氏佐剂(complete Freund's adjuvant,CFA)充分乳化后腹腔或皮下多点注射,以后每隔两周以同样剂量 Ag 加等量不完全福氏佐剂(IFA)腹腔或皮下注射,共 3~5 次。②选择分离、培养杂交瘤细胞。挑选经免疫后的 BALB/c 小鼠脾细胞用作特定抗原细胞;挑选、制备骨髓瘤细胞,进行细胞融合。经融合后形成多种细胞混合物,须经选择性培养,分离出杂交瘤细胞。为此,必须制备含有次黄嘌呤(hypoxanthine)、氨基蝶呤(aminopterin)和胸腺嘧啶核苷(thymidine)的培养基(HAT 培养基)。其原理是:肿瘤细胞可通过生物合成途径(主途径)用糖和氨基酸合成核苷酸,然后合成 DNA。当叶酸代谢受阻时,细胞也可通过补救途径——次黄嘌呤鸟嘌呤磷酸核糖转化酶(HGPRT)或胸腺嘧啶核苷激酶(TK)经核苷酸前体合成核苷酸,然后合成 DNA。培养基中的氨基蝶呤可阻断细胞叶酸代谢,使细胞依靠 HGPRT,利用 HAT 中次黄嘌呤和胸腺嘧啶核苷来合成 DNA。骨髓瘤细胞缺乏 HGPRT,不能利用该途径进行繁殖而死亡。免疫脾淋巴细胞一般在 2 周内自然死亡。杂交瘤细胞可从免疫淋巴细胞中得到 HGPRT 或 TK 的功能性基因产物,从骨髓瘤细胞中得到不断生长繁殖的能力,可在 HAT 培养基中存活下来,经过不断生长繁殖形成杂交瘤细胞。③细胞融合和克隆化。选择合适抗原淋巴细胞和 HAT-敏感骨髓瘤细胞,将其细胞悬液混合,加细胞融合剂聚乙二醇(PEG),经 2 周培养可见细胞融合群落,用 RIA 或 ELISA 检测阳性抗体,扩大培养分泌阳性抗体细胞,选出单个细胞进行繁殖培养(克隆化),用有限稀释法,连续稀释至最终细胞浓度为 10 或 5 个/ml,接种于 96 孔培养板中(每孔 0.1ml 内含 1 个细胞)。④收取抗体。单个细胞经反复培养获得阳性杂交瘤克隆后,即可进行体外扩大培养收取培养液,经鉴定提纯制得高效价抗体后可接种于小鼠腹腔内传代,收取高效价腹水或血清。或将分泌阳性抗体的细胞,经扩大培养后,置液氮中低温冰冻保存。

McAb 在分子结构、氨基酸序列、理化性质、遗传标记、生物学特性及特异性等方面是一致的,而且效价高、特异性强,可以避免免疫检测中的交叉反应,易于体外大量制备和纯化,已被广泛用于疾病诊断、卫生检测等各个方面。

(3) 基因工程抗体:随着 DNA 重组技术的发展,人们开始用基因工程的方法制备部分或全人源化的基因工程抗体(genetic engineering antibody),如人-鼠嵌合抗体、改型抗体、双特异性抗体、小分子抗体等。基因工程抗体的研制与发展,为新一代抗体的制备与应用展示了广阔的前景。与单克隆抗体相比,所具有的优点有:通过基因工程技术的改造,可降低甚至消除人体对抗体的排斥反应;基因工程抗体的分子量较小,可部分降低抗体的鼠源性,更加有利于穿透血管壁,进入病灶的核心部位;可采用原核细胞、真核细胞和植物等多种表达方式,大量表达抗体分子,大大降低生产成本。如人-鼠嵌合抗体(chimeric antibody)、改型抗体(reshaped antibody)、双特异性抗体。

二、免疫分析模式

免疫分析发展至今,其方法多种多样,各具千秋。但它们都是基于抗原抗体的可逆性结合反应。抗原抗体的结合是一种非共价结合,结合后形成的复合物在一定条件下可发生解离。抗原抗体相互作用可用下式表示:

$$Ag+Ab \underset{k_d}{\overset{k_a}{\rightleftharpoons}} Ag \cdot Ab$$

式中,k_a 为结合常数,k_d 为解离常数。按照质量作用定律,复合物形成速度与反应物浓度成正比,平衡时,结合速率与解离速率相等。

$$[Ag\text{-}Ab]/[Ab] \cdot [Ag] = k_a/k_d = K$$

式中,[Ab]、[Ag] 和 [Ag-Ab] 分别为游离抗体、游离抗原和抗原-抗体复合物的摩尔浓度;K 是平衡常数,它是反映抗原与抗体间结合能力的常数,又称为亲和力常数,表示抗体的亲和力,单位为 mol^{-1}。抗原抗体的结合取决于抗体对相应抗原的亲和力以及环境因素对复合物的影响。高亲和力(k 值大)抗体上抗原结合部位与抗原表位在空间构型上非常合适,两者结合牢固,不易解离;低亲和力抗体(k 值小)与抗原形成的复合物较易解离。在一定的外界条件,如低 pH、高浓度盐等,抗原抗体复合物也可被解离,解离后的抗原抗体仍保持原有的结构、活性及特异性。由此可利用亲和色谱的方法来纯化抗原或抗体。

免疫分析的种类较多,根据分析原理不同可分为均相免疫分析和非均相免疫分析。

均相免疫分析是指抗原抗体在同一介质中进行的免疫反应,不需要磁性微球等固相载体,它包括双抗体夹心法、间接法、竞争法、捕获法等类型。几乎所有的均相免疫分析都采用竞争模式进行测定,其基本原理是根据标记抗原与抗体反应生成抗原-抗体复合物后,标记物的活性降低,导致检测信号值降低。均相免疫分析特别适合于测定低分子量的化合物(如药物、激素等)在人体内的浓度。与非均相免疫分析相比,其灵敏度约为 10^{-9}g/ml,且易受溶液中其他物质的干扰,特别是在标记抗原-抗体复合物存在下检测自由标记抗原。

非均相免疫分析是在抗原抗体反应后以物理方法将免疫复合物与游离的抗原、抗体相分离,然后检测与复合物相结合的标记物。经过分离可以有效去除基体中的干扰物质,提高检测的灵敏度和特异性。

1. 非均相竞争免疫分析 此法分为标记抗体与标记抗原两种方式。标记抗原的非均相竞争免疫分析步骤一般为:首先将抗体包被于固相载体上,然后用牛血清白蛋白封闭载体表面的活性位点,接着将一定量标记抗原和含有抗原的样品加入容器中,让其与载体表面的抗体进行竞争反应,反应一段时间后洗去游离的抗原。由于加入的标记抗原浓度是一定的,当样品中抗原含量越高,能够竞争结合在固相抗体上的标记抗原越少,所以最终检测出的标记物含量与样品中抗原含量成反比关系。据此可测定样品中抗原的含量。如果样品(未标记抗原)和标记抗原同时加入抗体溶液使之反应平衡,称为平衡饱和法;如果反应过程分两步,首先加入样品反应一段时间,再用标记抗原进行饱和,则称为分步饱和法。

标记抗体的非均相竞争免疫分析步骤一般为:首先将抗原包被于固相载体上,接着将一定量标记抗体和含有抗体的样品加入容器中,让其与载体表面的抗原进行竞争反应,反应一段时间后洗去游离的抗体。由于加入的标记抗体浓度是一定的,样品中抗体含量越高,能够竞争结合在固相抗原上的标记抗体越少,所以最终检测出的标记物含量与样品中抗体含量成反比关系。据此可测定样品中抗体的含量。

竞争模式的应用比较普遍,在反应过程中抗原或抗体中的一种必须是过量的,以保持测定具有较高的灵敏度。缺点在于抗原或抗体标记后其它们的结合能力可能变化甚至消失。

2. 非均相夹心式免疫分析 具体步骤是将第一抗体(捕获抗体)包被于固相载体后,将含有抗原的样品加入包被了抗体的容器中,让抗原与抗体进行反应,待特异性结合反应完成后洗去未结合的抗原,然后加入标记的第二抗体,使之与固相载体上的抗原继续反应形成夹心式复合物;洗去多余的标记抗体,对固相载体上的夹心复合物上的标记物进行测定,即可达到测定样品中抗原含量的目的。

该法要使用捕获抗体(又称包被抗体)和标记抗体两种抗体,在步骤上较为复杂,但由于抗原-抗体反应的特异性,使得测定结果往往比竞争法更为准确,检测信号值在一定范围内与抗原浓度之间有良好的线性关系。夹心反应常用于生物大分子如蛋白质的定量分析。

借助抗体的多价性和(与抗原结合后)激活补体的反应活性,可以建立免疫沉淀分析法(包括沉淀法和凝聚法)和脂质体溶解分析法。此外,涉及补体反应的还有细胞毒性试验以及免疫粘连凝聚等方法。这些传统的免疫分析方法(又称非标记免疫分析,non-labeled immunoassays)利用抗原-抗体反应后生成复合物进行检测,具有高度的特异性,但也存在着灵敏度不高、缺乏可供测量的信号等缺点。

免疫分析的分类按照是否使用标记物,分为标记免疫测定法和非标记免疫测定法。按照标记物种类,标记免疫测定法又分为放射性标记测定法和非放射性标记测定法。非放射性标记测定法又可分为酶免疫测定法、荧光免疫测定法、化学发光测定法等。根据反应性质可分为竞争性免疫分析和非竞争性免疫分析。

标记免疫分析法依靠在分析体系中引入探针系统实现检测,摒弃了抗体自身具备的分析性能,而这些恰恰是在传统分析中所利用的。由于灵敏的探针分子和新的测定原理的引进,标记分析法可以获得更加灵敏的分析结果,同时也扩大了待测物的范围。但是,引入探针也不可避免地带来了检测相与过量的标记试剂的分离问题。一个卓有成效的发展方向是传统方法与标记方法的相互结合,包括在传统方法中引进标记体系和竞争分析原理,从而改善分析的灵敏度和扩大分析物的范围。根据是否引入标记物来对免疫分析方法进行分类参见表29-1。

表 29-1　根据免疫分析中是否引入标记物的免疫分析方法分类

分类	方法	英文名	缩写
非标记免疫分析法	凝集反应分析	Agglutination assay	
	免疫浊度测定	Immuno-nephelometry	
	琼脂扩散分析	Agar diffusion assay	
	微量免疫电泳	Microimmunoelectrophoresis	
标记免疫分析法	放射免疫分析	Radioimmunoassay	RIA
	酶免疫分析	Enzyme immunoassay	EIA
	荧光免疫分析	Fluorescence immunoassay	FIA
	电化学免疫分析	Electrochemical immunoassay	ECIA
	化学发光免疫分析	Chemiluminescence immunoassay	CLIA
	酶联免疫吸附	Enzyme-Linked Immunosorbent Assays	ELISA
	流动注射免疫分析	Flow injection immunoassay	FIIA
	胶体金标记免疫分析	Colloidal gold marking immunoassay	CGMIA
	克隆酶供体免疫分析	Cloned enzyme donor immunoassay	CEDIA
	脂质体免疫分析	Liposome immunoassay	LIA
	荧光偏振免疫分析	Fluorescence polarization immunoassay	FPIA

第二节　酶免疫分析

　　酶免疫分析(enzyme immunoassay,EIA)是以酶标记的抗体(或抗原)作为主要试剂,将抗原抗体反应的特异性和酶催化底物反应的高效性与专一性结合起来的一种免疫分析方法,既保持了酶催化反应的敏感性,又保证了抗原-抗体反应的特异性。由于 EIA 具有灵敏度高、特异性强、操作简便、快速、无放射性污染等优点,在基础医学研究、植物病毒检验、动物检疫检验、食品检验等工作中应用十分广泛,并不断取得新的进展。

一、基本原理

　　EIA 的主要特点是以酶作为示踪剂标记抗体或抗原,并以相应底物被酶分解的显色反应,对样品中的抗原或抗体进行分析和鉴定。亦可根据酶催化底物显色的深浅来定量测定样品中待测抗原或抗体的含量。按照实际应用,酶免疫技术分为酶免疫组织化学技术(enzyme immunohistry,EIH)和酶免疫测定(enzyme immunoassay,EIA)两大类,后者根据抗原抗体反应后是否需要将结合的和游离的酶标记物加以分离,而分为均相酶免疫测定和非均相酶免疫测定两种类型。

二、酶标抗原(抗体)的制备

(一)酶免疫分析常用的示踪酶及其底物

选用适合的酶对抗体或抗原进行标记,是酶免疫分析的重要环节。供免疫标记用的酶应符合以下要求:①酶的纯度高、催化反应的转化率高、酶作用的专一性强;②酶蛋白分子具有足够的耦联用标记基因,用各种化学方法与抗原、抗体蛋白分子耦联处理后,仍保持较高的催化活性;③使用稳定性和保存稳定性好;④测定酶活性的方法要求简便、灵敏、快速;⑤待测体液中最好不应存在与酶标记相同的酶,以防干扰作用;⑥待测溶液中应无反应物、反应抑制剂和其他干扰因素存在;⑦酶的来源、纯化和供应较方便,价格亦较低廉;⑧均相酶免疫测定法中使用的酶,还要求当抗体与半抗原-酶结合物结合后,酶的活性表现出抑制或激活。酶免疫测定常用示踪酶的理化特性简述如下。

1. 辣根过氧化物酶 辣根过氧化物酶(horseradish peroxidase,HRP)因在辣根中含量最多而得名。它由酶蛋白(含糖量为 18%)和辅基亚铁血红蛋白组成。酶蛋白最大吸收波长为 275nm;辅基亚铁血红蛋白是酶的活性基因,最大吸收峰在 403nm 处。HRP 的纯度以 A_{403nm}/A_{275nm} 的比值来衡量,用 RZ(reinhart zahl,即纯度值)表示。高纯度的 HRP 的 RZ 值应 ≥3.0。衡量 HRP 质量的另一重要指标是酶的活力,以单位 U 表示。按经典方法,以能在 20℃、pH 为 6.0 和 20s 时间内催化底物焦培酚(pyrogallol)产生 1mg 红培酚(purpurogallin)作为酶的 1 个活力单位。用于标记的 HRP 比活性应该>250U/mg。HRP 催化下列反应:

$$DH_2+H_2O_2 \underset{HRP}{\rightleftharpoons} D+2H_2O$$

式中,DH_2 为供氢体(常称作底物),H_2O_2 为受氢体。HRP 对受氢体的作用专一性很强。在酶免疫分析中常用供氢体有:邻苯二胺(O-phenylene diamine,OPD)、四甲基联苯胺(tetramethyl benzidine,TMB)、2,2′-吖嗪-二(3-乙基-苯并噻唑啉-6-磺酸盐)[2,2′-azino-di(3-ethyl-benzothiazoline-6-sulfonate),ABTS]等。其中以 OPD 应用最广泛,灵敏度高,缺点是其应用液稳定性差,且具有潜在致突性。TMB 无此缺点,经酶作用后由无色变为蓝色,加酸终止反应后变成黄色,可用酶标仪测定吸光度定量。ABTS 作为底物,其灵敏度虽不如 OPD 和 TMB,但其空白值低,亦可用于 HRP 与 GOD 的耦联酶反应。此外,HRP 还可用于具有潜在荧光的底物对-羟基苯乙酸(HPA),酶作用底物显示荧光,可用荧光分光光度计测量。用于酶联免疫吸附试验(ELISA),有加宽测定线性范围的优点。

2. 碱性磷酸酶 碱性磷酸酶(alkaline phosphatase,AP)几乎存在于身体的所有组织中,尤其在肝脏、胎盘、白细胞、肾小管中含量高。AP 是一种磷酸酯水解酶,它能够催化磷酸单酯、磷酸核苷及 6-磷酸糖类等的水解,在释放磷酸盐的同时产生了有色的或荧光的产物。AP 的分子量为 80~100kDa,最适 pH 为 8.0~10.0,随酶源和底物的不同而变化。例如从大肠杆菌中提取的 AP 分子质量为 80kDa,酶作用的最适 pH 为 8.0;从小牛肠黏膜提取的 AP 分子质量为 100kDa,最适 pH 为 9~10,酶的活力高于前者。AP 的活力单位测定以对硝基苯磷酸酯(p-nitrophenyl phosphate,p-NPP)作为底物,有两种表示方式:DEA 单位和甘氨酸单位,系分别以 1.0mol/L 二乙醇胺(DEA)和 0.1mol/L 甘氨酸作为缓冲液系统测得的活力单位。1 个 DEA 单位约等于 2 个甘氨酸单位。用作示踪酶的 AP 活性应在 1 000U/mg 以上。

AP 常用的底物为对硝基苯磷酸酯(p-NPP),降解产物为黄色的对硝基酚。经 NaOH 终止酶反应后,颜色保持稳定。近年来常使用具有潜在荧光的物质 4-甲基伞形酮磷酸盐(MUP)作为 AP 底物建立荧光酶免疫分析法(fluorescence enzyme immunoassay),MUP 的酶解产物 4-甲基伞形酮产生强荧光,可用荧光分光光度计测量,大大提高了酶免疫测定的灵敏度。

AP 检测系统的敏感性一般高于 HRP 系统,空白值也较低,但高纯度 AP 制剂较难获得,稳定性较低,价格则较 HRP 高,故在酶免疫测定中较多使用 HRP。

3. β-D-半乳糖苷酶　又称为乳糖酶,广泛存在于植物、动物器官、细菌、酵母和真菌中。最常用的 β-D-半乳糖苷酶(β-D-galactosidase,β-D-Gal)的作用底物为 4-甲基伞形酮-β-D-半乳糖苷(或荧光素-双-β-D-半乳糖吡喃苷),其降解产物的荧光放大作用大大提高了酶免疫分析的灵敏度。此外,β-D-Gal 的作用底物还有邻-硝基苯-β-D-半乳糖吡喃苷(ONPG)和氯酚红-β-D-半乳糖吡喃苷(CPRG)。β-D-Gal 亦可用于均相酶免疫测定,例如底物标记荧光免疫测定(SLFIA)等。

4. 葡萄糖氧化酶　葡萄糖氧化酶(glucose oxidase,GOD)以葡萄糖为底物,供氢体为对-硝基蓝四氮唑(nitroblue tetrazolium,NBT),酶促反应的终产物为蓝色沉淀。GOD 理论上较 AP 和 HRP 好,因动物体内不存在内源性 GOD,非特异性干扰少。但其分子质量较大(160~190kDa),且具有较多氨基,标记时易聚合而影响酶活性。因此,GOD 作为示踪酶的敏感性较 HRP 和 AP 为低,且供氢体少,应用较为局限,主要用于两种酶耦联放大技术,以提高方法的敏感性和特异性。

(二)　标记物的制备

通过化学反应将酶与抗原或抗体连接形成酶结合物(enzyme conjugate),称为酶标记抗原或酶标记抗体。酶标志物的质量直接影响酶免疫技术应用的效果,是酶免疫技术最核心的组成部分。在酶免疫分析中用于标记的抗体要求特异性强,效价高,具有高亲和力,能批量生产和易于分离纯化。抗原则要求纯度高,抗原性完整。制备酶标记物的方法应简单、产量高,能避免酶、抗体(抗原)、酶标记物各自形成聚合物,且标记反应不影响酶活性和抗原抗体的免疫反应性。标记物的制备方法可分为两类:

1. 交联法　交联法是以可同时与酶和抗体(抗原)结合的交联剂作为“桥”,分别连接酶与抗体(抗原),此类方法中最常用的是戊二醛交联法,形成的结合物为:酶-戊二醛-抗体(抗原)。

2. 直接法　直接法是用活化剂首先将酶活化,被活化的酶分子上的基团可直接与抗体(抗原)结合形成标记物,如过碘酸钠法。形成的结合物为:酶-抗体(抗原)。

在酶免疫技术中,酶标抗体存在一些缺点,例如酶与抗体间的共价连接可损害部分抗体和酶的活性;抗血清中的非特异性抗体标记后,可与样品中其他成分作用,使测定的本底增高。为克服这些缺点,近年来在酶标记法的基础上,发展建立了非标记酶抗体法,例如,酶-抗酶复合物法是以酶与其相应抗体形成的免疫复合物代替酶和抗体的结合物,由于不用任何化学交联剂处理酶和抗体,二者活性不受影响,可使酶免疫测定的灵敏度大大提高。

三、测定方法及应用

根据抗原抗体反应后,是否需要分离结合的与游离的酶标记物,EIA 分为非均相(或异相)EIA 和均相 EIA 两种方法。

（一）非均相 EIA

非均相 EIA（heterogeneous enzyme immunoassay）在抗原抗体反应达到平衡后，须采用适当方式将酶标抗原-抗体复合物与游离的酶标记物加以分离，再通过底物显色进行测定。根据试验中是否使用固相支持物作为吸附免疫试剂的载体，又可分为液相 EIA 和固相 EIA 两种方法。

1. 非均相液相酶免疫分析　主要用于测定小分子半抗原物质。根据待测抗原、抗体及酶标记抗原加入顺序和温育阶段不同，又分为非平衡法和平衡法。

（1）非平衡法：又称连续饱和法。将待测样品或标准品（Ag）与特异性抗体（Ab）混合，先温育一定时间再加入酶标抗原（E-Ag），待反应达到平衡后，加入分离剂除去未结合成分，然后加入底物显色，在选定波长下测量吸光度，用标准曲线法求得待测物的浓度。

（2）平衡法：与非平衡法不同的是将待测样品或标准品（Ag）、酶标抗原（E-Ag）及特异性抗体（Ab）同时加入，进行一次性温育。其他步骤同非平衡法。

2. 非均相固相酶免疫分析　将已知抗体或抗原吸附在固相支持物（载体）上，加入待测样品进行温育，待抗原抗体结合反应在固相载体上完成后，采用洗涤方法分离结合和游离的成分，而后加入酶标记物及底物催化显色，根据显色反应的颜色深浅程度，对样品中待测抗原或抗体进行定性或定量测定。酶联免疫吸附试验（enzyme linked immunosorbent assay，ELISA）是目前最常用的固相 EIA 方法，它的应用范围十分广泛，可用于检测各种抗原和半抗原，也可用于检测抗体。根据检测目的和操作步骤不同，通常有以下三种基本方法。

（1）间接法：检测抗体的常用方法。它的原理是将已知抗原连接在固相载体上，待测抗体与固相抗原结合后再与酶标二抗结合，形成抗原-待测抗体-酶标二抗的复合物，复合物的形成量与待测抗体量成正比（如图 29-1）。

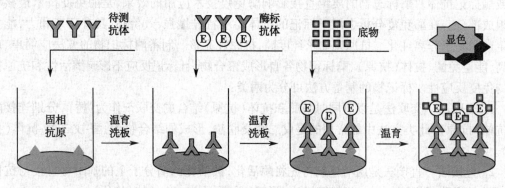

图 29-1　间接法测定抗体示意图

（2）双抗体夹心法：检测抗原的常用方法。它是利用待测抗原上的两个抗原决定簇 A 和 B 分别与固相抗体和酶标记抗体结合，形成固相抗体-待测抗原-酶标抗体复合物，复合物的形成量与待测抗原含量成正比。适用于分子中至少具有两个抗原决定簇的多价抗原，而不能用于小分子半抗原的检测（如图 29-2）。

（3）竞争法：既可用于检测抗原又可用于检测抗体。它是用酶标抗原（抗体）与待测的非标记抗原（抗体）竞争性地与固相载体上的限量抗体（抗原）结合，待测抗原（抗体）多，则形成非标记复合物多，酶标抗原与抗体结合就少，也就是酶标记复合物少，因此，显色程度与待测物含量成反比（如图 29-3）。

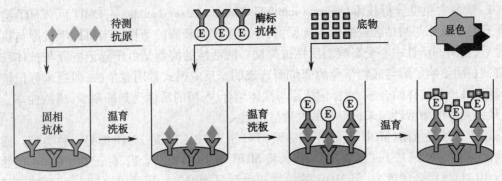

图 29-2　双抗体夹心法示意图

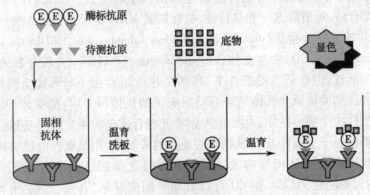

图 29-3　竞争法测抗原示意图

3. 固相膜免疫测定　该法与 ELISA 相类似,是以微孔膜作为固相,用酶和各种有色微粒子(如彩色乳胶、胶体金等)作标记物。常用固相膜为硝酸纤维素膜。

(1) 斑点酶免疫吸附试验(dot enzyme linked immunosorbent assay,Dot-ELISA)与 ELISA 的实验原理相同,区别在于用对蛋白质吸附力极强的硝酸纤维素膜代替塑料制品作为固相载体,酶作用底物后在硝酸纤维素膜上形成有色沉淀而使膜着色。它的灵敏度一般较 ELISA 高 6~8 倍,可达 ng 水平,试剂用量小,操作简单易行,且不需其他设备条件。

(2) 免疫印迹法(immunoblotting test,IBT)又称为 Western Blot(WB),是将电泳与 ELISA 结合起来的一种方法,分为电泳、转印、酶免疫测定 3 个阶段。首先,经十二烷基磺酸钠-聚苯烯酰胺凝胶电泳将样品进行分离;被分离的各区带通过转印原位转移到硝酸纤维素膜上;然后,把印有蛋白质条带的膜当成包被抗原的固相载体,做酶免疫测定。免疫印迹法将电泳的高分辨率和酶免疫测定的高敏感性和特异性融为一体,使其成为一种广泛应用的免疫学测定方法之一。

(二) 均相酶免疫分析

均相酶免疫分析(homogeneous enzyme immunoassay,HEI)是根据酶标记物结合成抗原抗体复合物后,标记酶的活性受到抑制,反应后不需分离已结合和游离的酶标记物,直接测定体系中总标记酶的活性变化,从而得到待测物的含量的一种技术。该法常用于小分子抗原(如药物、激素、兴奋剂等)的测定。整个实验过程都在液相中进行,操作简便、快速,适合于自动化分析。

1. 酶放大免疫分析技术（enzyme-multiplied immunoassay technique, EMIT）　EMIT 的基本原理是半抗原与酶结合成酶标半抗原，仍保留半抗原和酶的活性。当酶标半抗原与抗体结合后，使酶的活性中心受影响而活性被抑制。酶活性的抑制是由于标记抗原与抗体结合后空间位阻影响了酶与底物结合的部位而造成的。反应模式常用竞争法，即当未标记抗原多，竞争性地与抗体结合多，则标记抗原与抗体结合少，酶的活性受到抑制少，酶活性高。因此，最终测得的酶活性与未标记物的含量呈正相关。

用苹果酸脱氢酶（MDH）标记甲状腺素（T4）用于测定 T4 是 EMIT 的另一种类型。通过双功能交联剂 N-羟基丁二酰亚胺（NHS），将 MDH 与 T4 共价结合后，标记物中的 T4 仍然保持与相应抗体结合的能力，但 MDH 的活性却受到强烈抑制。当 T4 抗体与标记物结合后，MDH 的活性大部分得以恢复。对这一现象的解释是，在 MDH 与 T4 交联过程中，T4 分子除在酶活性位点附近形成共价键外，还可能跨越酶活性中心形成一个较弱的非共价键，当抗 T4 抗体与 T4 结合后，可解除这一非共价键，从而恢复 MDH 本身原有的活性。

2. 克隆酶供体免疫分析法（cloned enzyme donor immunoassay, CEDIA）　CEDIA 中酶是以酶供体（enzyme donor, ED）和酶受体（enzyme acceptor, EA）两个片段存在的，两个片段本身并不具有酶的活性，但在适当的条件下，当两个片段结合在一起形成全酶时就具有了活性。当标记了供体酶的抗原与抗体结合后就阻碍了酶供体（ED）与酶受体（EA）的结合，致使不能形成有活性的全酶。例如，大肠杆菌 β-半乳糖苷酶是由 4 个相同亚基组成的四聚体。将大肠杆菌乳糖操纵子上编码 β-半乳糖苷酶亚基的 Z 基因，用限制性内切酶切成大、小两个片段；用基因工程技术获得相应的大肽段［称为酶受体（EA）］和小肽段［称为酶供体（ED）］，两者均无酶活性，但 EA 和 ED 可以自动装配成亚基，并聚合成具有酶活性的四聚体。用 ED 标记抗原后，并不影响其与 EA 的自动装配及聚合。但当相应抗体存在时，标记抗原与抗体结合后所产生的空间位阻使得酶装配受阻。因此，利用样品中待测抗原与 ED 标记抗原和特异性抗体竞争结合，在反应达到平衡后，游离的 ED 标记抗原仍可与 EA 结合，形成具有活性的酶，加入底物如氯酚红-β-半乳糖吡喃苷测定酶的活性，酶活性大小与检品中待测抗原含量呈正相关。

第三节　放射免疫分析

放射免疫分析（radioimmunoassay, RIA）是以放射性核素作为示踪物，采用放射性核素来标记抗原或抗体，通过抗原抗体反应来定量测定微量物质的一种免疫标记技术。放射免疫分析是将放射性核素示踪技术的高灵敏性与抗原抗体反应的特异性结合的技术。这种技术具有灵敏度高、准确性好、操作简便、试剂用量少、易于商品化和自动化等特点，逐渐替代了经典的免疫学检验技术，已在生命科学和医学检验等领域得到广泛应用，适用于微量蛋白质、小分子药物、肿瘤标志物和各种环境污染物等各种抗原和抗体的定量测定。

一、基本原理

RIA 方法主要有两种类型：①放射免疫分析法：以放射性核素标记的已知抗原和检品中待测抗原与特异性抗体竞争结合的经典 RIA 法；②免疫放射分析法：以放射性核素标记的已知抗体与检品中待测抗原直接结合，然后用固相抗原分离游离标记抗体的免疫放射分析法（immunoradiometric assay, IRMA）。

（一）放射免疫分析的基本原理

RIA 的基本原理是标记抗原（Ag*）和非标记抗原（Ag）对特异性抗体（Ab）的竞争性结合（competitive binding）或竞争性抑制（competitive inhibition）反应。其反应式为：

$$Ag^* + Ab \rightleftharpoons Ag^*\text{-}Ab \quad + \quad Ag^*$$
$$+ \qquad (B) \qquad\quad (F)$$
$$Ag$$
$$\Updownarrow$$
$$Ag\text{-}Ab \quad + \quad Ag$$

在上述反应体系中，标记抗原（Ag*）和非标记抗原（Ag）具有同等的与特异性抗体（Ab）结合的能力，可分别形成免疫复合物 Ag*-Ab 和 Ag-Ab。若标记抗原（Ag*）和特异性抗体（Ab）的量是固定的（采用抗体的量一般能结合 50% 的标记抗原），待测样品中非标记抗原量是未知和变化的。当样品中非标记的 Ag 量增加，其对 Ab 的竞争结合能力增强，抑制 Ag* 与Ab 的结合，使 Ag*-Ab 复合物的形成相应减少，游离 Ag* 随之增多，反之为相反的结果。因此，样品中待测 Ag 的含量与 Ag*-Ab 复合物的形成量呈负相关。

若将抗原抗体复合物（Ag*-Ab）与游离标记抗原（Ag*）分开，分别测定其放射性活度，就可计算出结合态的标记抗原（B）与游离态的标记抗原（F）的比值（B/F），或算出其结合率[B/(B+F)]，这与样品中的抗原量呈函数关系。放射性免疫分析原理示意图见图 29-4。用一系列不同剂量的标准抗原进行反应，计算相应的 B/F，可以绘制出一条剂量反应曲线。受检样品在同样条件下进行测定，计算 B/F 值，即可在剂量反应曲线上查出样品中抗原的含量。

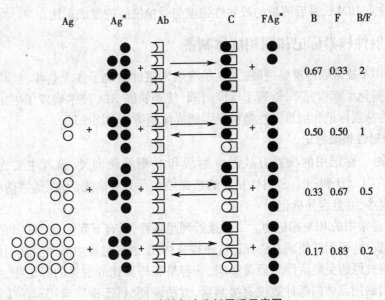

图 29-4　放射免疫分析原理示意图

（二）免疫放射分析的基本原理

1968 年，Miles 和 Hales 应用放射性核素标记抗胰岛素抗体检测牛血清中胰岛素获得成功，并将其命名为免疫放射分析（immunoradiometric assay，IRMA），以区别于经典的放射免疫测定(RIA)。

IRMA 属于非竞争性免疫结合反应,IRMA 是将放射性核素标记抗体,用过量的标记抗体与待测抗原反应,待充分反应后,加入固相抗原免疫吸附剂,除去游离的标记抗体,测量上清液中的放射性活度,从而推算出样品中待测抗原的含量。Ag-Ab*+Ab* 结合物的放射性强度与待测抗原呈正比关系。单位点和双位点 IRMA 的反应模式参见图 29-5 和图 29-6。

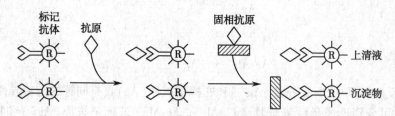

图 29-5　单位点 IRMA 原理示意图

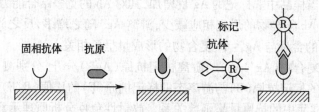

图 29-6　双位点 IRMA 原理示意图

双位点 IRMA 的反应模式与双抗体夹心 ELISA 的模式相同,受检抗原与固相抗体结合后,加核素标记抗体,反应后洗涤除去游离的标记抗体,测量固相上的放射性量。不论是单位点还是双位点 IRMA,最后测量的放射性强度与受检抗原的量成正比。

二、放射性核素标记和固相抗体制备

近年来,RIA 技术取得重要进展,主要是将纳米磁性微粒子作为载体,经共价结合制备成固相抗体,简化了操作程序,缩短了反应时间,使经典的 RIA 技术焕发了生机和活力。下面介绍放射性核素标记和纳米磁性微粒子固相抗体制备的方法原理。

(一) 放射性核素标记

1. 标记物　标记用的核素有放射 γ 射线和 β 射线两大类,前者主要为 ^{131}I、^{125}I、^{57}Cr 和 ^{60}Co;后者有 ^{14}C、^{3}H 和 ^{32}P。放射性核素的选择原则是具有高比活度、适宜的半衰期、对抗原和抗体损害小,并且容易标记。

^{125}I 是目前常用的 RIA 标记物。^{125}I 最接近理想条件,具有下列优点:①^{125}I 的化学性质活泼,容易标记成功,可用简便的方法标记抗原或抗体;②衰变过程中不产生 β 射线,对标记蛋白质和多肽等抗原的免疫活性无显著影响;③容易获得高比放射性的标记物,灵敏度较高;④释放的 γ 射线用晶体闪烁计数仪直接测量,方法简便,易于推广应用;⑤^{125}I 的核素丰度、计数率及半衰期(^{125}I 为 60d,^{131}I 为 8.1d)均优于^{131}I,比活度高($^{125}I>95\%$,^{131}I 仅为 20%)(表 29-2)。

属于 β 射线的^{3}H、^{14}C 等的标记方法较复杂,衰变中放出 β 射线,核素衰变半衰期长,标记物的有效期长。需用液体闪烁仪测量,不易在一般实验室推广。

表 29-2　常用标记核素

	^{125}I	^3H		^{125}I	^3H
射线	γ	β	标记方法	简单	复杂
理化性	活泼	差	标记设备	低廉	昂贵
核酸丰度	>90%	–	测量条件	简单	复杂
半衰期	60.2 d	12.3 y			

2. 标记方法　抗原的碘化标记法较常用的有氯胺 T 法、乳过氧化物酶(LPO)法及氯甘脲(iodogen)法。

(1) 直接碘标法:适用于标记含酪氨酸的化合物。采用化学或酶促氧化反应直接将 ^{125}I 结合于被标记物分子中的酪氨酸残基或组氨残基上。该方法操作简便,结合效率高,但有时可能损害蛋白质的活性。最常用于肽类、蛋白质和酶的碘化标记。

氯胺 T 碘化标记法是最常用的直接标记法。氯胺 T 是一种温和的氧化剂。在偏碱溶液中(pH7.5),氯胺 T 将 ^{125}I 的 I^- 氧化为 I^+, I^+ 取代蛋白质酪氨酸苯环的氢,形成二碘酪氨酸。此法优点是操作简便,能使较多的 ^{125}I 结合到抗原上,故标记物具有高比放射性。碘标记率的高低与抗原(蛋白质或多肽)分子中酪氨酸的含量及分子中酪氨酸的暴露程度有关,当分子中含有较多的酪氨酸,又暴露在外时,则标记率就高。此外,含酪氨酸的残基如具有蛋白质的特异性和生物活性,则该活性易因标记而受损伤。

(2) 间接碘标法:又称连接法,是以 ^{125}I 标记在载体上,纯化后再与蛋白质结合。由于操作较复杂,标记蛋白质的比放射性显著低于直接法。但此法可标记缺乏酪氨酸的肽类及某些蛋白质。如直接法标记引起蛋白质酪氨酸结构改变而影响其生物活性时,也可采用间接法。它的标记反应较为温和,可以避免因蛋白质直接加入 ^{125}I 液引起的生物活性的丧失。主要用于环核苷酸、前列腺素等小分子化合物的标记。

3. 标记物的鉴定　理想的放射性标记物是高放射化学纯度、适当的比活度和免疫活性。

(1) 放射性化学纯度鉴定:指某一化学形式的放射性物质的放射强度在该样品中所占放射性总强度的百分比。常用的测定方法:使用三氯醋酸(预先在样品中加入牛血清蛋白助沉淀)将所有蛋白质沉淀,摇匀静置数分钟后,3 000r/min 离心 15 分钟,分别测上清液(含游离碘)及沉淀(含标记抗原)的放射活性。一般要求游离碘含量占总放射性碘的 5% 以下。标记抗原贮藏较久后,仍有部分放射碘从标记物上脱落下来,使用时应除去后再用,否则影响放射免疫分析的精确度。

(2) 免疫化学活性鉴定:采用碘标记的抗原,通常由于氧化剂的作用可引起部分活性的损伤。标记免疫活性反映标记过程中被标记抗原免疫活性受损情况。免疫活性的检查方法:以少量的标记抗原与过量的抗体(10 倍量),在适当的条件下充分反应后,分离结合部分(B)和游离部分(F),分别测定其放射性,计算 B/B+F。此值应在 80% 以上。该值越大,表示标记的免疫化学活性损失越少。B/B+F 值过小,标记抗原应重新纯化或废弃重做。

(3) 放射强度:放射性强度以比活度或比放射性表示,是指单位化学量标记物中所含的放射性强度。标记抗原的比活度常用 mCi/mg(或 mCi/mmol)等单位表示。比活度越高,敏感性越高。因此根据测定需要的灵敏度,选取适当比活度的标记抗原。

(二) 磁性微粒子固相抗体的制备

近年来,磁性微粒子在标记免疫分析中的应用发展迅速。磁性微粒子直径为 800~

2 000nm,均一性良好,在液体中具有较高的悬浮性,它的表面带有活性基团,如—$CONH_2$、—NH_2、—COOH 等,可用耦联剂共价结合抗体制成磁性固相抗体。其包被量大、均一性高、牢固性强等特点是物理吸附难以比拟的。磁性微粒子固相抗体最近已应用于 IRMA 和 RIA。按照检测反应模式不同,需制备不同的磁性微粒子固相抗体,如固相一抗体、固相二抗体。取直径为 800~2 000nm 的磁性微粒子(表面羧基化),用生理盐水洗涤,按 10 倍量将其悬浮于生理盐水中,在振荡下缓缓加入适量抗体 IgG,按 IgG 对耦联剂 20 倍的量加入碳化二亚胺(EDC),室温振荡反应 2 小时,再追加 10 倍量的 EDC,4℃反应过夜。次晨,再经生理盐水充分洗涤,直至上清液经紫外检测 $A_{280nm} > 0.02$。最后加入含有 0.5% BSA、0.1% NaN_3 的 25mmol/L PBS(pH 为 7.4)中,4℃保存。

三、测定方法

(一) RIA 的测定方法

放射免疫分析包括三个步骤,即抗原抗体的竞争结合反应,标记抗原抗体结合物(B)与游离标记抗原(F)的分离及放射性活度的测量。

1. 抗原抗体反应 根据加样次序不同,可分为两种类型。

(1) 平衡法或平衡饱和法(equilibrium saturation):在试管内同时加入抗原(待测样品或抗原标准品)、标记抗原和特异性抗体,混匀后,在一定温度下孵育,使抗原、标记抗原同抗体的反应概率相同。平衡法反应时间较长、灵敏度较差,但操作简便、精密度较好。

(2) 顺序加样法或顺序饱和法(sequential saturation):将待测样品(或抗原标准品)先与抗体温育反应一定时间,达到结合平衡。然后加入标记抗原,与剩余抗体结合。此法使非标记抗原与抗体结合形成复合物的概率大于标记抗原,相当于使非标记抗原具有较高的竞争能力。结果使剂量反应曲线的斜率增加,有利于提高分析的灵敏度,但此法的稳定性不如平衡法。

不同质量的抗体和不同含量的抗原对反应温度和时间有不同要求。待测样品抗原含量高、抗体亲和力大,可选择较高的反应温度和较短的温育时间(37℃为 2~6 小时,15~30℃为 1 天),反之,应在低温(4℃)下作较长时间的温育(3 天)。

2. B、F 分离技术 在 RIA 反应中,由于标记抗原和特异性抗体用量极微,它们结合形成的复合物(B)不能自行沉淀,需采用分离技术将其与游离的标记抗原(F)分离,然后进行测定。如何将 B 相与 F 相分开,是影响测定精确性的主要因素。常用的 B、F 分离技术主要有:

(1) 第二抗体沉淀法(双抗体沉淀法):这是 RIA 中最常用的方法。第二抗体即抗抗体,是用制备特异性抗体(第一抗体)动物的 IgG 免疫另一种动物制备的抗 IgG 血清(第二抗体)。在抗原与特异性抗体反应后加入第二抗体,形成由抗原-第一抗体-第二抗体组成的双抗体复合物。因第一抗体浓度很低,形成的复合物亦极少,因此在分离时加入一定量的与一抗同种动物的血清或 IgG,使之与第二抗体形成可见的沉淀物,与上述抗原的双抗体复合物形成共沉淀。经离心即可使含有结合态抗原(B)的沉淀物沉淀,与上清液中的游离标记抗原(F)分离。

(2) 聚乙二醇(PEG)沉淀法:近年来,RIA 反应系统逐渐采用 PEG 代替第二抗体作沉淀剂。原理是采用有机溶剂 PEG 能将不易在水中沉淀的蛋白质电荷和水化层破坏,使得蛋白质沉淀。在反应体系中加入 PEG,使得抗原抗体复合物等大分子蛋白质沉淀下来,小分子抗原游离于上清液中。PEG 沉淀剂的主要优点是制备方便,沉淀完全。缺点是 PEG 的非特异性结合率比用第二抗体高,且温度高于 30℃ 时沉淀物容易复溶。

(3) 活性炭吸附法:活性炭是最常用的吸附剂,可吸附小分子(游离抗原或半抗原),大分子复蛋白(抗体或免疫复合物)留在溶液中。在抗原与特异性抗体反应后,加入葡聚糖-活性炭,放置 5~10 分钟,使游离抗原被活性炭颗粒吸附,离心使颗粒沉淀,上清液中含有结合的标记抗原。此法适用于测定相对非极性的类固醇激素和各种药物。

(4) 固相化抗体法(固相分离法):固相放射免疫测定法(solid phase radioimmunoassay, SPRIA)利用聚乙烯、聚丙烯和聚苯乙烯塑料试管作为固相载体和反应容器,将特异性抗体直接吸附于管壁制成固相化抗体。进行 RIA 分析时,只需加入待测样品或抗原标准品和标记抗原,温育一定时间吸去上清,经洗涤后测定反应管的放射性强度即可。在此基础上发展起来的试管固相二抗法,其优点是固相化的第二抗体可以作为通用的固相分离管使用,从而使 B、F 的分离步骤更为简化,适用于 RIA 的自动化分析,已逐步取代传统的液相 RIA 方法。

(5) 磁性固相第二抗体竞争法:是一种新型的磁性二抗分离技术。有两种不同的第二抗体可制成磁性固相:一是制备抗第一抗体的二抗磁性微粒子固相作分离剂,二是将第一抗体 IgG 标记 FITC,抗 FITC 抗体和磁性微粒子结合作为分离剂,两种分离剂检测结果高度一致。该法优点是不需加复合二抗分离剂,省去离心沉淀分离步骤,缩短了时间,提高了精密度。

(6) PR 试剂法:是将双抗体沉淀法与 PEG 沉淀法相结合。此法具有两者的优点,弥补各自的缺点,节约抗体的用量,分离效果好,适用范围广。

3. 放射性活度测定　经 B、F 分离后,即可进行放射性活度测定。测量仪器有两类:液体闪烁计数仪(用于测量 β 射线,如 ^3H、^{32}P、^{14}C 等)和晶体闪烁计数仪(用于测量 γ 射线,如 ^{125}I、^{131}I、^{57}Cr 等)。后者使用更为普遍,且自动化程度较高。计数单位是探测器输出的电脉冲数,单位为 cpm(计数/分),也可用 cps(计数/秒)表示。

4. 数据处理　每次测定均需同时制作剂量反应标准曲线,以抗原标准品的不同浓度为横坐标,测得的相应放射性活度为纵坐标作图。放射性活度可任选 B 或 F 的 cpm 值,计算 B/F、B/(B+F)、B/B_0 比值或结合率。根据检品测得的放射性活度,从标准曲线上即可求得待测抗原含量。

(二) IRMA 的测定方法

根据测定过程的操作步骤和参与反应的试剂不同,IRMA 的测定方法主要有以下类型。

1. 经典的 IRMA 法　将待测样品或抗原标准品与过量标记抗体在反应管内混合,温育一定时间后加入固相抗原免疫吸附剂再次温育,吸附游离的标记抗体。离心除去沉淀物,测量上清液中放射性活度。用标准曲线法求得待测抗原的含量。固相抗原免疫吸附剂是将纯化的抗原连接在固相载体上制成,一般采用重氮化纤维素、溴化氰(CNBr)活化的纤维素、琼脂糖 4B 珠和葡聚糖凝胶等作为抗原免疫吸附剂的固相载体。

2. 双抗体夹心 IRMA 法　在反应管内依次加入待测样品(Ag)或抗原标准品、固相抗体(Ab_1)和过量的标记抗体(Ab_2),使之形成 Ab_1-Ag-Ab_2 复合物,除去未结合的游离标记抗体,测量载体(反应管)上免疫复合物的放射性活度,根据标准曲线求得样品中待测抗原的含量。此法只适于检测有多个抗原决定簇的多肽和蛋白质抗原。

3. 双位点 IRMA 法　应用针对抗原分子上不同位点的两种单克隆抗体,分别作为固相抗体和标记抗体,将样品和标记抗体同时加入固相抗体反应管内一道温育一定时间,吸出上清液(含游离标记抗体,F),洗涤 2 次,直接测量固相结合物(B)中的放射性活度。此法简化了步骤,提高了免疫放射分析的特异性。

4. BAS-IRMA 法　BAS 是生物素-抗生物素蛋白系统,此法将 BAS 与 IRMA 两者特异性结合起来,将生物素-亲和素(BAS)引入固相免疫放射分析中。此法的优点是使用生物素化抗体和以 ^{125}I 标记亲和素或链霉亲和素作示踪剂。由于 1 个抗体分子上可标记数十个生物素分子,每个亲和素分子的 4 个亚基又可分别与生物素结合,从而产生多级放大效应。由于生物素与亲和素之间具有很强的亲和力(亲和常数 K 值高达 10^{15} mol/L),比抗原与抗体的亲和力大 10 万~100 万倍,因此,它们的结合极为稳定,使 IRMA 方法的灵敏度、特异性和精密度大大提高。目前一些超灵敏的 IRMA 分析试剂盒就是应用上述原理制成的。

5. 液相双标记 IRMA 法　将两株 McAb 分别标记 ^{125}I 和异硫氰酸荧光素(fluorescein-isothicyanate,FITC)作为标记试剂,检测时将样品和标记试剂加至试管中,温育后加入抗FITC 磁性微粒子悬浮液,置于磁性分离器上,洗涤后测量放射性。抗原和标记抗体反应生成双抗体夹心复合物,反应达到平衡所需时间比固相试管法快,而且,各项技术参数均超过广泛应用的 IRMA 法。

6. 磁性固相一抗法　将两株 McAb 分别标记 ^{125}I 和制备磁性微粒子固相。检测时,取待测样品、^{125}I-McAb 和磁性微粒子 McAb 悬浮液各 100μl 于管中混匀,37℃温育后,即可在磁性分离器进行洗涤分离,去除游离 ^{125}I-McAb。该法主要缺点是每一检测项目要单独制备磁性微粒子固相抗体(表 29-3)。

表 29-3　IRMA 与 RIA 的异同点

	RIA	IRMA
标记物	抗原	抗体
原理	竞争性结合	非竞争性结合
反应体系	Ag^*、Ag、Ab	固相 Ab、Ab^*、Ag
反应动力学	慢	快
灵敏度	相对低	高
检测范围	窄	宽 1~2 数量级
特异性	差	优
标准曲线	结合率与测值成反比	结合率与测值成正比
待测抗原	大小分子	二抗原决定簇

第四节　荧光免疫分析

荧光免疫分析(fluorescence immunoassay,FIA)由 Coons 等首创于 20 世纪 40 年代初期。FIA 作为一种非放射性免疫分析法,与酶免疫分析法和化学发光免疫分析法相比,具有灵敏度高、可测参数多、动态范围宽、标记物稳定且可实现均相免疫分析等优点。此外,由于 FIA 的特异性强、适用于自动化测定,并且无放射性污染,在各领域受到重视。从目前的发展趋势看,FIA 已成为一种成熟有效的非放射性免疫分析法,在环境监测、临床生化检验等工作中应用日益广泛。

一、基本原理

　　荧光免疫分析的基本原理是将抗原抗体反应的高度特异性与荧光的敏感可测性有机地结合,以荧光物质作为示踪剂标记抗体或抗原制成特异性试剂,用于检测或鉴定相应的抗原或抗体。当抗原抗体结合物中的荧光物质受到紫外光或蓝紫光照射时,能够吸收光能进入激发态,当其从激发态回复到基态时,能以电磁辐射形式放出所吸收的光能,荧光物质即使在 10^{-8} mol/L 的超低浓度时,仍可受激发而发射出肉眼可见的荧光,通过荧光分光光度计、荧光显微镜或流式细胞分析仪进行定量测定,可准确、特异、灵敏、快速地检出待测样品的含量(图 29-7)。

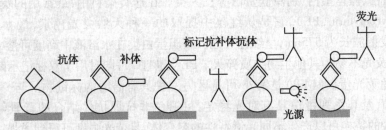

图 29-7　荧光免疫分析原理图

二、荧光免疫标记技术

　　将荧光物质与抗体或抗原结合,制备高质量的特异性荧光试剂,是荧光免疫分析的一项基本和重要的工作。

(一) 荧光免疫分析中的标记物

　　荧光免疫分析中的标记物是一种能吸收激发光的光能产生荧光的有机化合物或纳米离子,或能分解具有潜在荧光的底物而产生荧光的酶。用于抗体(抗原)标记的荧光标记物一般应具有能与蛋白质分子形成稳定共价键的化学基团,且标记物与蛋白质的结合过程简单、快速,游离标记物及其降解产物容易除去;标记后,荧光标记物与抗体(抗原)各自的化学结构和性质均不发生改变,荧光效率高,结合物性能稳定,可使用较长时间。标记物的选择对免疫分析的灵敏度和选择性至关重要,筛选性能优良、灵敏度高且易标记的标记物一直是免疫分析的研究课题。荧光免疫分析的标记物大致可分为以下几类:

　　1. 有机荧光染料　有机荧光染料荧光效率高、激发波长长,但也存在容易光漂白、Stokes 位移小等缺点。目前常用的有机荧光色素有下述几种:

　　(1) 异硫氰酸荧光黄(fluorescein isothiocyanate,FITC)为黄色或橙黄色结晶粉末,易溶于水和酒精等溶剂,低温干燥处可保存多年。分子量为 389.6。有两种异构体。最大吸收波长为 490nm,最大发射波长为 520~530nm,呈现明亮的黄绿色荧光。在碱性条件下(溶液的 pH>8.5),FITC 分子中的异硫氰基(—N=C=S)与蛋白质分子上的自由氨基(主要是赖氨酸的 ε-氨基)反应形成硫碳酰胺键而牢固结合。FITC 是标记抗体最常用的荧光素。

　　(2) 四乙基罗丹明(rhodamine B200,RB200)为褐红色粉末,不溶于水,易溶于酒精和丙酮,可长期保存。分子量为 580。最大吸收波长为 570~575nm,最大发射波长为 595~600nm,呈橙红色荧光。RB200 为磺酸钠盐,因磺酸基团不能直接与蛋白质结合,故需经过五氯化磷(PCl5)作用转变为磺酰基(—SO₂Cl),然后,在碱性条件下,与蛋白质赖氨酸的 ε-氨基形成酰胺键而结合。RB200 的荧光效率较低,一般不单独使用,多用于 FITC 的衬比染色或双标记示踪。

(3) 四甲基异硫氰酸罗丹明(tetramethyl rhodamine isothiocyanate,TRITC)为 RB200 的衍生物,紫红色粉末,微溶于水,易溶于丙酮和二甲基甲酰胺等有机溶剂。分子量为443。最大吸收波长为550nm,最大发射波长为600~620nm,呈橙红色荧光。由于其激发峰与荧光峰距离较大,易于选择滤光系统,较多用于双标记示踪技术。

2. 蛋白质荧光标记物 除了有机荧光染料外,一些具有天然荧光的蛋白质也被用作FIA 的标记物。

(1) 藻胆蛋白类(family of phycobiliprotein)是一类呈红、蓝或紫色的水溶性蛋白质,主要分为藻红蛋白、藻蓝蛋白、别藻蓝蛋白等三大类。在这类染料中,最常用的荧光标记物是藻红蛋白(phycoerythrin,PE),它是从红藻中提取的一种天然荧光色素,最大吸收波长为565nm,最大发射波长为575nm,呈红色荧光。藻胆蛋白类在水溶液中高度可溶,非特异结合作用小,所发荧光不易为其他生物物质猝灭。PE 与 FITC 可同时用于双标记示踪技术。

(2) 绿色荧光蛋白(GFP)是紫外-可见区另一种具有潜力的标记物。与一般的荧光标记物相比,GFP 及其系列蛋白具有对光稳定,可避免非抗原抗体结合的背景干扰等优点。GFP 中氨基酸的替换可以产生不同光谱特性的突变体,且荧光强度可得到增强。

3. 镧系稀土离子 镧系稀土离子主要是 Eu(Ⅲ)、Tb(Ⅲ)、Sm(Ⅲ)、Dy(Ⅲ)可以与一些配体(例如 β-二酮衍生物、多氨基羧酸等)形成强荧光配合物,激发波长可以通过配体调节,荧光发射特异性强、Stokes 位移大、寿命长,利用时间分辨荧光技术可以大大减少生物样品本底和杂散光的干扰,可极大地提高 FIA 的测定灵敏度,从而成为广泛使用的荧光标记物。

4. 纳米荧光标记物 有机荧光染料的激发光谱窄、荧光特征谱宽,并且分布不对称,这给区分不同探针分子的荧光、同时检测多种组分带来困难。纳米粒子能较好地解决上述问题。目前有 3 种类型的纳米粒子用于荧光标记。

(1) 发光量子点:量子点(quantum dot,QD)也称半导体纳米粒子或半导体纳米晶,尺寸一般小于10nm,是由 Ⅱ~Ⅵ和Ⅲ~Ⅴ族元素组成的纳米颗粒。研究较多的是 CdX(X = S,Se,Te)。单独的量子点颗粒易受杂质和晶格缺陷的影响,荧光量子产率低,但是当以它为核心,用另一种半导体材料覆盖,使之形成核壳结构(core-shell)后,就能有效防止光化学褪色,大大增强荧光强度。核壳式量子点作为荧光探针具有许多优点:①具有较大的 Stokes 位移和狭窄对称的荧光发射谱峰,且激发光谱和发射光谱可通过改变纳米粒子的尺寸和组分来进行调控,弥补了普通荧光分子在近红外光谱范围内品种少的不足。激发光谱波长范围宽,可使用同一激发光源同时进行多通道检测。②量子点为多电子体系,在可见和紫外光区的吸光系数很大,荧光效率远高于单个分子。③光化学稳定性很高,不易发生荧光漂白,发光寿命长,可以经受多次反复激发。能够使用激光诱导荧光,并可应用时间分辨技术来检测信号。

(2) 复合型荧光纳米粒子:是指荧光分子或发光分子通过其他材料包裹或连接形成几百甚至上千个发光粒子构成的荧光纳米球。主要包括纳米荧光乳液微球(nanometer-sized fluorescent latex particles,NFLP)和复合荧光二氧化硅纳米粒子(composite fluorescent silica nanoparticles,CFS)。在 NFLP 的乳液中,每个荧光纳米球都包含约 100~200 个分子,每个分子都含有受外界环境保护的发色团。这些荧光纳米粒子发出的荧光亮而稳定。CFS 是外壳采用二氧化硅的新型荧光染料嵌合的纳米材料。这种成百上千发光分子形成的纳米球,起到了信号放大作用,能有效克服外界环境对发光试剂的影响,增加发光试剂的稳定性。有机荧光染料、半导体量子点、荧光无机配合物等通过微胶囊法都可被制成硅纳米颗粒,这是一种"集成"的先进方法,与现有标记方法相结合,有可能成为未来标记物的主流。

（3）金属纳米粒子:主要是指贵金属金（Au）、银（Ag）的纳米粒子,在纳米材料中使用最多、研究最为广泛的首推纳米金。纳米金是指直径为 $1\sim100nm$ 的金微小颗粒,吸收峰常随着尺寸的变化而发生频移,显示出鲜艳的颜色。纳米金因灵敏度高、检测方便而在免疫分析中广泛作为标记物使用。

5. 酶标记　利用具有潜在荧光的底物作为酶标抗体（抗原）,当此类底物被酶分解后,其裂解产物可发生荧光,据此可进行荧光免疫分析。用于 FEIA 的标记酶主要有 β-半乳糖苷酶（β-G）、碱性磷酸酶（AP）和辣根过氧化物酶（HRP）,其作用底物和分解产物见表 29-4。除上表所列酶及其底物外,还可以利用还原型吡啶核苷类辅酶 Ⅰ（NADH）和 NADPH 等作为辅酶的脱氢酶类标记抗体进行 FEIA 测定。模拟酶标记可克服酶的不稳定性和价格昂贵的缺点,已成为目前的研究热点。

表 29-4　FEIA 应用的酶及荧光底物

酶	底物	分解产物	激发光/nm	发射光/nm
β-G	MUG	MU	360	450
AP	MUP	MU	360	450
HRP	HPA	二聚体	317	414

注:MUG,4-甲基伞形酮-β-D-半乳糖苷;MUP,4-甲基伞形酮磷酸盐;HPA,对羟基苯乙酸;MU,4-甲基伞形酮。

（二）荧光免疫标记方法

1. 有机荧光染料的标记

（1）FITC 标记抗体的方法:当 FITC 在碱性溶液中与抗体蛋白反应时,主要是蛋白质上赖氨酸的 r 氨基与荧光素的硫碳胺键结合,形成 FITC-蛋白质结合物,即荧光抗体或荧光结合物。一个 IgG 分子中有 86 个赖氨酸残基,一般最多能结合 15~20 个,一个 IgG 分子可结合 2~8 个分子的 FITC,常用的标记方法有 Marsshall 法、Chadwick 法及透析标记法。透析标记法适用于蛋白质含量较低和体积小的抗体溶液的荧光素标记,标记方法简便,非特异性染色较少。方法步骤为:用 0.025mol/L、pH 为 9.0 碳酸盐缓冲液将欲标记抗体稀释成 1% 浓度,装入透析袋中;用同一缓冲液将 FITC 配成 0.1mg/ml 的溶液,按 1% 抗体液体积的 10 倍,将 FITC 稀释液盛于圆柱形容器内,并使透析袋浸没于 FITC 液中。容器顶端盖紧,底部放搅拌棒,在 4℃ 电磁搅拌下,透析标记 24 小时。取出透析袋中标记液,即刻用 sephadex G-50 凝胶过滤,去除游离荧光素,分装、贮存于 4℃ 中（图 29-8）。

（2）RB200 标记抗体方法:取 1g RB200 及 PCL₅ 2g 放在乳钵中研磨 5 分钟（在通风橱中）。然后加入 10ml 无水丙酮,放置 5 分钟,不断搅拌。过滤,用滤液进行抗体标记。剩余部分吸附在滤纸上,4℃ 干燥保存。取抗体（20mg/ml）每毫升加入生理盐水和 0.5mol/L pH 为 9.0 的碳酸盐缓冲液各 1ml 稀释。逐滴加入 0.1ml RB200 溶液,边加入边搅拌,在 0~4℃ 中结合 12~18 小时,再用生理盐水透析 5~7 小时,经葡聚糖凝胶 G-50 柱层析,除去游离荧光素,分装,贮存于 4℃,备用。

（3）TRITC 标记抗体方法:取 IgG 10ml（6mg/ml）置于 0.01mol/L pH 为 9.5 的碳酸盐缓

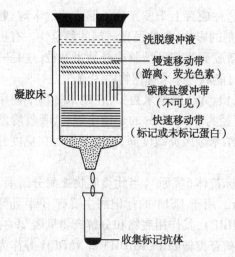

图 29-8 透析标记法的结构示意图

冲液中透析过夜。将 TRITC(每毫克 IgG 加入 5~20μg)溶于二甲亚砜(1mg/ml),取此溶液 300μl,一滴一滴加入蛋白质溶液中,同时电磁搅拌。在室温中搅拌 2 小时,避光。把结合物移入直径为 3cm、高为 30cm 大小的 BioGel P-6 层析柱(用 0.01mol/L pH 为 8.0 的 PBS 平衡过夜),流速为 1.5ml/min。收集先流出的红色结合物,即为标记抗体,分装,4℃保存备用。

2. 藻红蛋白的标记

(1) 巯基化藻红蛋白(phycoerythrin,PE)的制备:取 600μl 的 15.5mg/ml 盐酸巯醇亚胺(imi-nothiolane hydrochloride) 加到 1.2ml、浓度为 3.6mg/ml 的 PE 中,和 1.2ml 0.02mol/L pH 为 6.8 的 PB(含有 0.1mol/L DETA、1mol/L 碘乙酰胺、1%BAS 和 0.1%NaN$_3$)液混合,装入透析袋置于 50mmol/L pH 为 6.8 的 PB 中透析,4℃过夜,再换用 pH 为 7.5 的 PB 透析 6 小时。每个 PE 分子中可结合 8 个巯基。

(2) PE-IgG 制备:异双功能试剂 N-琥珀酰亚胺基 3-(2-吡啶基二硫)丙酸酯[N-succin-imidyl 3-(2-pyridyldithio)-propionate,SPDP] 30μl(1.1mg/ml) 的乙醇溶液,加入 700μl 的 4.2mg/ml IgG PB 溶液(50mmol/L,pH 为 7.5),在室温中反应 2.5 小时。再加入巯基化 PE 400μl(1.7mg/ml)于 500μl 反应混合液中,室温反应 12 小时,加入 100μl 的 50mmol/L 碘乙酸钠封闭残余巯基,用 PB 透析过夜。加入 0.01%NaN$_3$ 分装,4℃保存备用。

(3) PE-标记蛋白 A 的方法:取 4.08mg PE 溶于 0.1mol/L PB(pH 为 7.4)(含 0.1mol/L NaCl)1ml 中,溶解后,取出 0.5ml,再加入 10ul SPDP 无水甲醇液(2.6mg/ml),SPDP/蛋白摩尔比为 10,22℃反应 5 分钟,以 1×17cm SephadexG—50 柱层析用 100mmol/L(pH 为 7.4)PBS 平衡和洗脱。0.5ml 蛋白浓度为 2mg/ml 的 100mmol/L PBS(含有 100mmol/L NaCl,pH 为 7.4)中加入上述 SPDP 甲醇液,22℃保持 40 分钟,加入 25μmol/L 二硫苏糖醇(DTT,pH 为 7.4)缓冲液,22℃保持 25 分钟,同上过 Sephadex G-25 柱,收集蛋白 A 峰。取 0.77mg/ml 的 PE 和 0.27mg/ml 蛋白 A 等量混合,22℃反应 6h,混合物 4℃保存备用。以上两种 PE 标记制品,可最后溶于 0.01mol/L(pH 为 7.4)PB(含有 0.1mol/L EDTA、lmol/L 碘乙胺、1%BAS),0~5℃保存。

3. 镧系稀土离子的标记 通过双功能螯合剂,将镧系稀土元素如铕(Eu^{3+})、钐(Sm^{3+})、铽(Tb^{3+})与抗体或抗原分子中的酪氨酸或组氨酸的氨基连接。将螯合剂先螯合 Eu^{3+}(Sm^{3+} 或 Tb^{3+}),再连接抗体或抗原(蛋白质),称为一步法;先连接抗体或抗原(蛋白质),再螯合 Eu^{3+}(Sm^{3+} 或 Tb^{3+}),称为二步法。当标记抗体与抗原结合后,镧系元素螯合物在紫外光激发下,不仅发射出高强度的荧光,而且衰变时间也较长(10~100μs)。利用时间分辨荧光免疫技术可完全避免本底和杂散光的干扰,显著提高检测方法的灵敏度和特异性。

4. 荧光纳米颗粒标记

(1) 荧光纳米颗粒与生物分子的耦联:纳米颗粒表面耦联生物分子可以形成新的识别体系,根据纳米颗粒表面官能团的不同,可选择不同的耦联方式:表面带有不稳定覆盖层的纳米颗粒,可通过交换反应直接连在生物分子表面;对于由带电的高分子层稳定的纳米颗粒,常通过静电作用与生物分子耦联;表面具有特定官能团的纳米颗粒,可通过同双功能或异双功能耦联剂与生物分子耦联。Harma 等采用包裹大量 Eu(Ⅲ)螯合物的聚苯乙烯微球为标记物,以前列腺特异抗原(PSA)、雌二醇(E2)、促甲状腺激素(TSH)等为目标分析物,利用脱水剂 EDC 和 sulfo-NHS,将荧光纳米颗粒表面的羧基和生物分子(如抗体或链霉亲和素)上的氨基脱水,形成酰胺键,实现纳米颗粒和生物分子的共价耦联,建立了多种灵敏、快速、经济的免疫分析方法。有实验分别制备了表面带有-NH$_2$ 的硅烷链包被的 50nm、36nm、29nm Eu(Ⅲ)和 42nm Tb(Ⅲ)的荧光纳米颗粒,将牛血清白蛋白共价结合到颗粒表面,再用戊二醛将链酶亲和素结合到颗粒上,形成亲和素包被的荧光纳米颗粒,并将其用于非竞争的固相免疫分析中。另外,有实验通过浸染的方法制备了表面带有-NH$_2$ 的聚乙烯乙二醇链包被的 Eu(Ⅲ)荧光纳米颗粒,利用异双功能耦联剂 SMCC 与表面氨基作用引入马来酰亚胺基,它可以与抗体的 Fab′片段巯基反应,实现抗体片段的定向耦联,在 α-胎蛋白的非竞争固相免疫分析中检测限达到 0.04ng/L。

(2) 发光量子点标记:在 Alivisators 等制备好的 CdSe-ZnS 的核-壳结构的纳米晶体,以 SiO$_2$ 涂层,再在表面经不同基团修饰后,能控制与生物样品的相互作用,用此法合成的纳米晶体可溶于水或缓冲溶液,量子产率高且稳定,已用于鼠组织细胞的标记。除此之外,用巯基乙酸修饰 CdSe-ZnS 不仅能增加与生物分子结合,同时也增加了纳米粒子的水溶性,实现了纳米粒子与转铁蛋白通过酰氨键的结合。除了量子点的水溶性、物理化学稳定性及量子产率等因素外,量子点作为生物标记的主要缺点是使用毒性很高的镉化合物。有实验制备了掺杂 Ce、Tb 离子的 LaPO$_4$ 量子点,有望较好地解决这个问题。研究表明,发光量子点标记物比有机染料的荧光强度(如罗丹明)高 20 倍、光漂白速率低 100 倍,荧光光谱宽度仅为罗丹明的 1/3,而且具有水溶性和生物相容性。

(3) 复合型荧光纳米粒子标记:将荧光染料 Ru(bpy)$_3$ 作为核,二氧化硅作为外壳,可以制备大小均匀的荧光纳米颗粒,并建立了一种基于生物荧光纳米颗粒的新型荧光标记方法,应用这一方法成功地识别了人外周血中 SmIgG$^+$B 淋巴细胞。通过控制荧光团修饰的硅烷前体在反相胶束体系中的水解缩合,可以合成用于生物染色和诊断的新型荧光团杂化纳米 SiO$_2$ 微球(NFHS 微球)。在 NFHS 微球中,荧光团以共价方式均匀分散在 SiO$_2$ 网络结构中,无荧光团移动、自聚或泄漏现象,避免了与外界体系中溶解氧的接触。以 NFHS 微球为标记探针,建立了夹心型荧光免疫分析人 α-甲胎蛋白(AFP)的方法,测定 AFP 的检测限为 0.05ng/ml。

5. 酶标记 酶标记抗原(抗体)的方法主要有直接法和交联法。直接法是用过碘酸钠使酶分子表面的多糖羟基氧化成醛基,醛基可以和抗体(抗原)中的游离氨基反应形成 Schiff 碱,然后用硼酸化钠终止反应,从而实现酶与抗原(抗体)的结合。这种方法仅适用于含糖基酶的标记物的制备。交联法是通过双功能交联剂将酶与抗原(抗体)连接在一起。根据交联剂上反应基团是否相同,可将交联剂分为同源双功能交联剂(如戊二醛)和异源双功能交联剂(如羟琥珀酰亚胺酯)。

由于酶本身性质不稳定且价格昂贵、操作繁琐,尤其是当大分子的酶作为标记物时,其空间位阻效应阻碍了抗原-抗体的免疫反应。因此,用小分子的模拟酶代替大分子酶的研究显得日益重要。利用四磺基铁酞菁(FeTSPC,HRP 模拟酶)作为荧光免疫分析的标记酶,通过 PCl$_5$ 将 FeTSPC 磺酰化,然后将其分别标记到羊抗鼠 IgG 抗体或甲胎蛋白(AFP)上,用竞争型免疫分析原理分别建立了热敏相分离荧光免疫分析羊抗鼠 IgG 抗体和荧光免疫分析甲胎蛋白的新方法。

三、荧光免疫分析技术

在常规的 FIA 中,限制灵敏度的主要问题是来自样品的背景荧光和散射光的干扰,这在很大程度上限制了整体的灵敏度,因此结合荧光检测新技术的荧光免疫分析技术不断出现,包括非均相荧光免疫分析、均相荧光免疫分析、荧光偏振免疫分析、荧光酶免疫分析、底物标记荧光免疫分析及时间分辨荧光免疫分析等,其目的都是为了降低或消除背景荧光和散射光的干扰。其中以时间分辨荧光免疫分析最为成功,对背景荧光的克服也最为彻底。

(一) 非均相荧光免疫分析

非均相荧光免疫分析(heterogeneous fluorescence immunoassay)在抗原抗体反应后,需将结合的和游离的标记物加以分离,然后进行测定。较常用的方法有以下几种。

1. 竞争性可磁性固相荧光免疫分析 实验原理与放射免疫分析(RIA)相似,在反应体系中同时加入荧光素标记抗原和非标记样品或抗原标准品,二者与特异性固相抗体竞争结合。反应后测定结合物的荧光强度。荧光强度与非标记抗原浓度呈负相关。

实验方法:将特异性抗体耦联在可磁性纤维素(含氧化铁)固相载体上(经过 CNBr 活化);用 FITC 标记已知抗原;将待测样品或抗原标准品与一定量标记抗原加入反应管内混合,并加入适量可磁性固相抗体,混匀后,37℃温育 30 分钟;将反应管置于多极磁场中,抗原抗体复合物随可磁性固相载体迅速沉淀而与液相分离;弃去上清,用磷酸盐缓冲溶液洗涤沉淀物,然后用甲醇使抗原抗体复合物从固相载体上解离;吸出上清放入比色杯内,测量荧光强度。

2. 非竞争性荧光免疫分析 先将待测样品或抗原标准品与固相抗体反应一定时间后,加入荧光素标记抗原,温育后分离结合物与游离成分,然后进行测定。

实验方法:同上法制备可磁性固相抗体和 FITC 标记的抗原;先将检品或抗原标准品与过量可磁性固相抗体在反应管内混合,37℃温育 30 分钟;将反应管置于多极磁场中,使固相抗体与待测抗原结合物快速沉淀;弃去上清,在沉淀物内加入一定量 FITC 标记抗原,再次温育后,置多极磁场中分离固相结合物和游离成分;取上清液测量荧光强度。荧光强度与待测抗原的浓度成正相关。

3. 粒子浓缩荧光免疫分析 粒子浓缩荧光免疫分析(particle concentration fluorescence immunoassay,PCFIA)是在免疫微球荧光测定法的基础上,结合膜过滤技术建立的用于检测抗体的方法。该法将特异性抗原吸附于聚苯乙烯胶乳微球上(直径为 0.8μm),制备固相化抗原;同时制备有漏斗状孔(底部直径为 2.0mm)的反应板;在反应板下贴上规格为 0.2μm 的醋酸纤维滤膜,再于孔内加入含待测抗体的样品液、荧光素标记的第二抗体(抗抗体)和固相抗原;反应后,抽滤除去未结合的反应液。使免疫微球平铺于孔底滤膜上,相当于将反应物浓缩了 100 倍,提高检测灵敏度。整个反应操作可在 10 分钟内完成,适用于自动化检测。

(二) 均相荧光免疫分析

均相荧光免疫分析(homogeneous fluorescence immunoassay)是在抗原抗体反应完成后直接进行测定,无需分离结合和游离的标记物。均相法常利用荧光的激发、吸收、猝灭等特性来设计试验。荧光激发传递免疫分析法(fluorescence excitation transfer immunoassay)是均相 FIA 较为成功的实例。该法已用于吗啡和 IgG 等的定量测定。检测试剂为 FITC 标记的抗原和 TRITC(或 RB200)标记的相应抗体,当二者特异结合后,距离缩短至 5~10nm 以内,经激发光照射,由 FITC 发射的光谱(520~530nm)能被 TRITC 或 RB200 有效地吸收,因而 FITC 的特异荧光明显减弱。反应后游离的 FITC 标记抗原与样品中待测抗原量成正比。

荧光猝灭免疫分析(fluorescence quenching immunoassay)也是一种均相 FIA 方法。实验原理是荧光素标记的抗原与相应的抗体结合后,使荧光强度减弱,即荧光猝灭作用。当样品中待测抗原含量高时,竞争与抗体结合,使游离的标记抗原增多,荧光强度不受影响。该法可用于血浆中皮质醇含量的检测:将皮质醇与 FITC 结合制成标记抗原,当抗皮质醇抗体与标记抗原结合时,发生荧光猝灭作用,使 FITC 的荧光减弱,如检品中皮质醇含量高时,竞争与抗体结合,结果使游离 FITC 标记皮质醇增多,荧光强度与皮质醇含量呈正相关,据此可定量测定样品中皮质醇含量。

(三) 荧光偏振免疫分析

荧光偏振免疫测定(fluorescence polarization immunoassay,FPIA)是利用单一波长(蓝光,485nm)的偏振光照射后能吸收光能并释放出相应的偏振荧光(绿光,525nm),且荧光偏振程度的大小与荧光分子大小呈正相关,据此建立的一种定量免疫分析技术。该法用于测定半抗原药物浓度时,需同时加入一定量荧光素标记的药物(小分子),使二者与特异性抗体(大分子)进行竞争结合,当待测药物浓度高时,经竞争反应大部分待测药物与抗体结合,而荧光素标记药物多呈游离小分子状态,由于其分子小,在液相中转动速度快,荧光发射分散,荧光偏振程度较低。反之,当待测药物浓度较低时,大部分荧光素标记药物与抗体结合,形成大分子的标记抗原抗体复合物,转动速度减慢,检测到的荧光偏振程度也较高,即荧光偏振程度与待测药物浓度呈负相关。此法已用于地高辛的测定,灵敏度可达 0.20ng/ml。目前已有数十种药物、激素和常规生化项目能够采用 FPIA 进行分析。

(四) 荧光酶免疫分析

荧光酶免疫分析(fluorescence enzyme immunoassay,FEIA)综合利用了酶免疫技术中酶解产物测定所具有的累积放大性和荧光测量的高度敏感性,大大提高了分析方法的灵敏度。在实际应用中,由于血清等生物样品的背景荧光易干扰测量结果,故该法仅限于非均相反应系统,尤其是使用固相抗体分离体系效果较好。有实验合成了末端带有活性羧基的 N-异丙基丙烯酰胺寡聚物(ONIPAAm),其末端的活性羧基借助双功能试剂碳二亚胺(EDC)与鼠 IgG 上的赖氨酸 ε-氨基交联,从而实现 IgG 在 ONIPAAm 末端的固定。用四磺基铁酞菁(FeTSPC)标记羊抗鼠 IgG 抗体,用竞争型免疫分析原理建立了热敏相分离荧光免疫分析羊抗鼠 IgG 抗体的新方法,羊抗鼠 IgG 抗体在 0~1 500ng/ml 范围内与体系相对荧光强度呈良好的线性关系,检测限为 2ng/ml。FEIA 方法要求所选择的酶底物易制备和纯化。在测定条件下底物没有荧光,受酶作用能快速分解出具有强荧光的产物,对于标记酶的选择要同时考虑到底物的化学稳定性。

(五) 底物标记荧光免疫分析

底物标记荧光免疫分析(substrate-labelled fluorescent immunoassay,SLFIA)的实验原理与 FEIA 类似。该法利用具有潜在荧光的酶的底物,如 4-甲基伞形酮-β-D-半乳糖苷标记药物,在相应的酶(如 β-D-半乳糖苷酶)的作用下,底物被酶分解发生荧光。如将底物标记药物与特异性抗体结合,由于大分子的空间位阻现象,酶对底物失去催化作用,使荧光强度减弱。SLFIA 属于均相荧光免疫分析技术,检测时将底物标记药物、待测药物样品和特异性抗体同时加入进行竞争结合反应。如样品中待测药物浓度高,竞争与抗体结合,则游离的底物标记药物增多,加入相应的酶作用于底物后,产生的裂解产物多,发出的荧光就强。反之,如样品中待测药物含量少,则底物标记的药物与抗体结合就多,酶解反应受到抑制,裂解产物减少,荧光强度随之减弱,即待测药物浓度与荧光强度成正比。通过测量反应液的荧光强度,即可推算样品中待测药物的含量。应用 SLFIA 技术已经能测庆大霉素、卡那霉素等数十种药物的半抗原,检测灵敏度可达 2μg 水平,且具有较好的精确性、重复性和准确性。用 SLFIA 测到人 IgG 的灵敏度可达 0.5μg/ml。由于反应是在均相进行,无需分离去除未参与反应的标记物。整个实验可在 20 分钟内完成,比相应的放免扩散方法快,后者需要 24 小时。如将 SLFIA 技术与固相纸片法或多层固化滤膜测试条结合,可使操作更为简便易行。

(六) 时间分辨荧光免疫分析

时间分辨荧光免疫分析(time-resolved fluorescence immunoassay,TRFIA)是 20 世纪 80 年代初 Pettersson 和 Eskola 等创立的一种超微量荧光免疫分析方法。TRFIA 采用镧系元素及其螯合剂作为示踪物,代替同位素。标记抗原、抗体、多肽、生物活性细胞或核酸探针,待反应体系中的抗原抗体形成免疫复合物,或发生生物亲和素反应、核酸探针杂交反应后,利用时间分辨荧光测定仪测定该体系的荧光强度,从而确定待分析物的含量。与普通荧光相比,镧系离子螯合物有较大的 Stokes 位移,荧光衰变时间长(为普通荧光的 $10^3 \sim 10^6$ 倍),在每个激发光脉冲过后,通过时间延缓期。让短寿命的荧光衰变,再打开取样门记录稀土螯合物的荧光强度,几乎可以完全消除背景荧光的干扰,提高灵敏度。TRFIA 主要分析系统有:

1. DELFIA 系统　解离-增强镧系荧光免疫分析(dissociation-enhancement lanthanide fluoroimmunoassay,DELFIA)利用具有双功能基团的聚氨基多羧酸类螯合剂,如乙二胺四乙酸(EDTA)、二乙三胺四乙酸(DTTA)、二乙三胺五乙酸(DTPA)将 Eu^{3+} 或 Tb^{3+} 标记到抗原或抗体上,待抗原抗体反应后,用酸性增强液将 Eu^{3+} 或 Tb^{3+} 解离下来,并与 β-NTA 和 TOPO 在 Triton X-100 中形成稳定的强荧光配合物。该系统因分析灵敏度高在临床诊断和 DNA 杂交分析中得到了广泛应用,但增强液易受环境中 Eu^{3+} 的污染,使背景荧光增加,试验中需多次反复清洗,以除去多余的抗体,降低背景荧光。

2. Cyber flour 系统　又名 FIAgen 系统。以 4,7-二苯氯磺酰基-1,10-邻二氮杂菲-2,9-二羧酸(BCPDA)为螯合剂连接 Eu^{3+} 和蛋白质,不必加增强液,直接测量固相荧光,开发出固相 TRFIA 技术。该法克服了 DELFIA 系统无法直接定量和易受环境污染的缺点,但配合物荧光效率低使得检测灵敏度低于 DELFIA 系统。

3. EALL 系统　1992 年 Diamandis 等报道了酶放大镧系荧光(enzyme amplified lanthanide luminescence,EALL)系统。该法以碱性磷酸酶催化底物 5-氟水杨酸磷酸酯(FSAP),水解脱去磷酸根,在 EDTA 作用下,产物 5-氟水杨酸(FSA)和稀土离子 Tb^{3+} 生成 FSA-Tb^{3+}-EDTA 三元复合物,经紫外光激发可发出很强的荧光。此法集酶放大、生物素-亲和素的高亲和力及生物放大效应和 TRFIA 的优点于一体,形成了高灵敏的荧光免疫分析系统。

4. TBP 系统　以三联吡啶类穴状化合物[tris(bipyridine)cryptate,TBP]与一些稀土离子形成穴状配体,由于化合物中存在多环体系,稀土离子不易被取代,体系有较大的稳定常数和较强的荧光,有望替代常用的稀土离子螯合物。Mathis 基于荧光能量传递原理,使用铕荧光配合物 TBP-Eu^{3+} [tris(bipyridine)cryptate-Eu^{3+}] 作为荧光能量传递给体,荧光色素 XL665(分子量 104kD 的色素蛋白,最大荧光发光波长 665nm)作为荧光能量传递受体。当两种荧光标记物标记的单克隆抗体与抗原形成夹心型免疫复合物后,两种荧光标记物间的距离变短,使 TBP-Eu^{3+} 的长寿命荧光发射能量可有效传递给 XL665,导致 XL665 在 665nm 发出特异的长寿命荧光,从而可进行时间分辨荧光测定。该法同时测量供体和受体的荧光强度,由于系统中游离供体的量远大于结合体中供体的量,因此受体和供体的比值只和样品中被测物的浓度呈比例关系。该法不需使用固相材料,省去了洗涤步骤,操作简单且易自动化。缺点是方法的信噪比较低。

5. DTPA-pAS-Tb 系统　此体系用二乙三胺五乙酸(DTPA)-对氨基水杨酸(pAS)-Tb 螯合物,作为荧光探针用于时间分辨荧光免疫分析。该法优点是:多氨基多羧基部分能与 Tb^{3+} 形成稳定的配合物,芳环部分能够有效地把激发能传递给 Tb^{3+},使之产生很强的荧光,易与蛋白耦联。

TRFIA 方法模式主要有:①竞争法。包括固相抗原竞争法、BAS(生物素-亲和素系统)-固相抗原竞争法、固相抗体竞争法和 BAS-固相抗体竞争法。该法适合于小分子半抗原的检测。②固相双位点夹心法。包括双抗体夹心法、固相抗原夹心法和 BAS-固相抗体夹心法。该法适用于大分子化合物的检测。

四、荧光免疫传感器

荧光免疫传感器是利用免疫试剂作为分子识别单元,以荧光试剂或酶为标记物,通过抗体与抗原之间的特异性反应从而达到对抗原或抗体的测定。它的制作主要是基于竞争型免疫分析,通过一步反应即可实现信号的检测。荧光免疫传感器作为传感技术领域迅猛发展的新型传感器,在环境和生物分析中具有广阔的应用前景。随着纳米光纤探针和纳米敏感材料的制备技术日趋成熟,运用纳米光纤探针和纳米级的识别元件检测生物和化学物质成为可能,进一步推动了荧光免疫传感技术的发展。

(一) 光纤纳米荧光免疫生物传感器

光纤纳米免疫传感器是将光学技术应用于免疫分析,利用抗原抗体能发生特异性结合的性质,将感受到的抗原或抗体量转换成光学信号的一类传感器,这类传感器集传统免疫分析法与光学、生物传感技术的优点于一身,具有很高的特异性、敏感性和稳定性。Dinh 研究小组研制出一种用于检测 BPT(Benzo pyrene tetrol,是一种与致癌物质苯并[a]芘相关的 DNA 损伤生物标志物)的光纤纳米免疫传感器。首先用光纤拉制仪制作直径 10~100nm 的石英光纤;再将光纤头部硅烷化,并用 BPT 抗体修饰;随后将光纤全长(修饰的光纤头部除外)镀银,以防

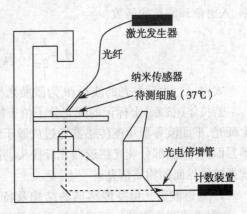

图 29-9　光纤纳米荧光免疫生物传感器的结构示意图

止光漏出;最后,在显微操纵仪/显微注射器上进行细胞穿刺及检测实验,用光电倍增管 PMT记录 BPT 与抗体结合后产生的荧光,通过荧光强度的变化检测细胞内 BPT 的含量。该传感器是在其头部的生物探针上结合了特异性单克隆抗体,通过抗原抗体特异性结合,能够检测单个细胞内的生物化学物质,最低检出限是 10^{-21}mol(图 29-9)。

(二) 倏逝波荧光免疫传感器

倏逝波荧光免疫传感器是利用光波在平面波导或光纤内,以全反射方式传输时在传感器所处的介质中产生倏逝波,该倏逝波可激发传感器表面连接的抗体或抗原分子上标记的荧光物质,同时结合免疫反应原理,实现待测物的灵敏、准确、快速检测,具有特异性强、灵敏

度高、检测速度快、示踪物稳定、检测费用
低等优点,在环境检测、临床医学和食品
卫生等领域具有广泛的应用前景,是环境
中微量/痕量有毒有害物质检测研究的
热点。

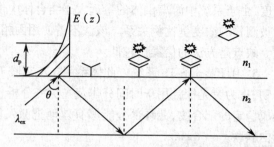

图 29-10　倏逝波荧光免疫传感器的结构示意图

　　1. 倏逝波荧光免疫传感器原理　倏
逝波荧光免疫传感器可分为平面波导型免
疫传感器和光纤免疫传感器,二者基本原
理相同(图 29-10)。当光束由折射率(n)
大的介质(如平面波导或光纤)射向 n 小的介质(如水溶液),且入射角 θ 大于临界角 θ_c 时,
入射光将全部反射回 n 大的介质,称为全反射(total internal reflection,TIR),其中 θ_c 定义为:

$$\theta_c = \sin^{-1}(n_1/n_2) \qquad (式 29\text{-}1)$$

　　式中,n_1、n_2 分别为介质 1 和介质 2 的折射率,$n_1 < n_2$。在全反射条件下,因为横向电场
与横向磁场的 Fresnel 传递系数不为 0,这意味着光能虽然全部被反射,但电磁场可以从 2 种
介质的界面延伸至 n 小的介质中,即所谓的"倏逝波",并遵循(2)式呈指数衰减:

$$E(z) = E_0 \exp(-z/d_p) \qquad (式 29\text{-}2)$$

　　式中,$E(z)$ 是 z 处倏逝波振幅,z 是距介质界面的距离,E_0 是界面处电磁场振幅,d_p 是渗
入深度,定义为电磁场为界面处电磁强度 $1/e$ 的距离,见图 29-10。对于多模波导,d_p 是折射
率、入射角和波长的函数:

$$d_p = \frac{\lambda_{ex}}{2\pi}\left[(n_2)^2 \sin^2 - (n_1)^2\right]^{-1/2} \qquad (式 29\text{-}3)$$

　　式中,λ_{ex} 为激发光的波长;θ 为激发光与法线间夹角。

　　若抗体(抗原)上标记的荧光分子位于倏逝波穿透深度范围内,则可被倏逝波激发并产
生荧光,平面波导型免疫传感器通过放置于波导另一侧的光电探测器收集;对于光纤免疫传
感器而言,则因部分荧光将返回光纤探头,并从光纤探头一端射出,通过测量荧光信号,即可
获得波导界面的物质信息。

　　2. 倏逝波荧光免疫传感器的结构及特点　主要硬件包括光学元件(如平面波导或光
纤、激发光源和探测器)、流动进样系统及样品池和数据采集分析及控制系统。可分为平面
波导型免疫传感器和光纤型倏逝波免疫传感器。

　　(1) 平面波导型免疫传感器　以具有一定结构的玻璃芯片作为传感元件,芯片上固定
一定量的抗体或抗原。激发光从芯片一端射入传感元件在其内部形成全反射,芯片表面产
生倏逝波并激发其上的荧光分子产生荧光,由光电二极管或光电倍增管等探测器收集荧光
并转换成电信号,从而得到待测物的信息。平面波导型荧光免疫传感器具有信号稳定、操作
简便、灵敏度高、能够实现多通道检测等优点。这些特点使得平面波导型荧光免疫分析在食
品和环境检测等需要快速、大量测定的领域具有很大的应用潜力(图 29-11)。

　　(2) 光纤型倏逝波免疫传感器　光纤型倏逝波免疫传感器除具有平面波导型荧光免疫
传感器的优点外,还可实现仪器的小型化,有望成为日常野外检测的主体技术。光纤免疫传
感器主要是利用光纤作为探头收集荧光,激发光和荧光的传输、采集和检测采用常规的光学

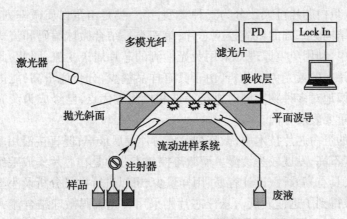

图 29-11　平面波导型免疫传感器的结构示意图

系统,系统对光学元件要求极高,一旦光路的任何元件发生位移,将导致整个系统的破坏。龙峰等开发了一套倏逝波全光纤免疫传感器。该传感器利用单多模光纤耦合器结构,使激发光的传输、荧光的收集与传输都利用光纤来完成,采用脉冲半导体激光器作为光源,省去了传统的倏逝波光纤免疫传感器所需的常规光学系统,结构简单,光传递效率和仪器的信噪比高,可制成便携式检测仪(图 29-12)。

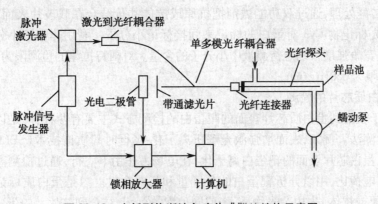

图 29-12　光纤型倏逝波免疫传感器的结构示意图

荧光免疫传感器与其他类型的生物传感器相比,有几个明显的优点:①具有模拟生物体既灵敏又高度专一地响应特定生物大分子的能力;②将传感头改进为光线型探头,可直接用于体内测定;③不需要参考"光极"(一种顶端包裹有光学纤维玻璃的光纤传感器),且信号不受电磁波干扰。因此,新型的荧光免疫传感器特别适用于临床诊断、生物工程、环境保护等领域。

五、芯片上的荧光免疫分析

随着蛋白质组学概念的提出及其研究的深入,人们需要进行大规模的蛋白质分析,于是,蛋白质芯片技术应运而生。蛋白质芯片作为生物芯片的一种,已经成为研究蛋白质的重要工具。蛋白质芯片的检测原理同免疫检测,也可称为芯片免疫分析。蛋白质芯片是由固定于不同种类支持介质上的抗原或抗体微阵列组成,用荧光物质、化学发光物质或酶等标记的抗体或抗原与芯片上的探针进行反应,然后通过特定的扫描装置进行检测,结果由计算机分析处理。目前,蛋白芯片可大致分为三种类型,第一类是由蛋白质微阵列构成的芯片,第二类是以各种微结构为基础的微流控型芯片,第三类是结合微球编码和流式检测的悬浮芯片。这三种类型中,利用免疫原理并采用荧光检测的芯片居于主流,因此,此类蛋白芯片技术可以称作为芯片上的荧光免疫分析,由于具有样品量少,分析通量高,能进行多组分同时分析,可快速、灵敏地对多种物质同时进行筛选和检测等优点,已经成为荧光免疫分析乃至整个免疫分析的重要发展方向。

这三种类型的蛋白芯片技术中,微阵列免疫芯片发展最早,但直接沿用基因芯片的荧光标记方法,灵敏度不高,发展较为缓慢。而微流控免疫芯片是在芯片集成毛细管电泳技术基础上发展起来的,具有高效性、设计容易、用样量少、可以进行批量分析及小型化和自动化等特点,在很多领域得到了迅速发展。悬浮芯片则采用荧光编码微球结合流式细胞检测技术建立起来的一种多组分同时检测技术,该系统以不同荧光比例的高分子微球作为免疫分析的固相,流式细胞仪可以识别所有这些微球。它的优点是具有多组分同时检测能力,重现性好,分析通量高。蛋白质芯片用于检测的步骤可大致分为以下两步:

(一)　抗原或抗体的标记

由于普通的荧光标记存在荧光寿命短、本底荧光干扰大等缺点,故目前在蛋白质芯片检测中常用 Cy3 及 Cy5 两种物质作为荧光标记物。高志贤等对农药阿特拉津、罂粟碱、对硫磷半抗原进行衍生化,并将其与大分子蛋白质 OVA 耦联,合成完全抗原;然后将载玻片表面进行硅烷化、戊二醛处理,通过双功能试剂把抗原或抗体共价结合在载玻片表面,制作蛋白微阵列,通过荧光标记物 Cy3 对蛋白的标记来间接标记小分子。利用非标记小分子对标准液中耦联物产生竞争强度来确定待测液中小分子的含量。对阿特拉津的检测限为 $0.001\mu g/ml$,罂粟碱的检测限为 $0.01\mu g/ml$。

(二)　蛋白质芯片的检测

目前,对于吸附到蛋白质芯片表面的靶蛋白的检测方式主要有两种:一是以质谱技术为基础的直接检测法。例如,表面增强激光解析离子化-飞行时间质谱技术(SELDI-TOF-MS),可以使吸附在蛋白芯片表面的靶蛋白离子化,在电场力作用下飞行,通过检测离子的飞行时间计算出质量电荷比,用以分析靶蛋白的分子量和相对含量。二是蛋白质标记法。样品中的蛋白质(抗原或抗体)先用荧光物质、酶或同位素等标记,结合到芯片上的蛋白质就会发出特定的信号,用 CCD 照相技术及激光扫描系统等对信号进行检测。常用的芯片信号检测是将芯片置于芯片扫描仪中,通过采集各反应点的荧光位置和荧光强弱,再经相关软件分析图像,即可获得有关生物信息。

第五节　发光免疫分析

1977 年,Halman 等基于放射免疫分析的基本原理将酶的化学发光与免疫反应结合起来,发展了化学发光免疫分析(hemiluminescence Immunoassay,CLIA)方法。化学发光免疫分析方法具有选择性好、灵敏度高、分析速度快、设备简单等特点,在环境、临床、食品、药物检测等领域得到了广泛应用。在实际应用中,常常需要对大量复杂样品或低丰度分析物样品进行测定。而经典商品化的免疫分析方法所需时间长、样品消耗多、成本高,不能满足上述要求。因而建立快速、高通量、高灵敏和低成本的免疫检测方法已成为化学发光免疫分析方法的研究热点和发展趋势。

一、基本原理

化学发光免疫分析包括两个系统,即免疫反应和化学发光分析。免疫反应是将酶或化学发光物质作为标记物,直接标记在抗原或抗体上,经过特异性反应后,会形成抗原-抗体复合物。此反应结束后,加入一定量的酶的发光底物或氧化剂,化学发光物质经氧化剂氧化后,会形成一个不稳定的中间体,处于激发态,在回到稳定的基态时会发射出光子,发光强度可以用发光信号测量仪进行检测。根据发光强度与待测物的浓度呈一定的关系,利用标准曲线计算出待测物的含量。原理如下图 29-13 所示:

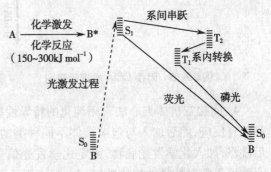

图 29-13 化学发光原理图

根据是否把抗原和抗体结合在固相载体上,化学发光免疫分析可分为两类:固相化学发光免疫分析和均相化学发光免疫分析。

(一) 固相化学发光免疫分析的基本原理

固相化学发光免疫分析是将待测抗体或抗原(或与待测抗体或抗原特异性结合的成分)结合到固相载体上,然后通过化学发光底物的发光检测信号进行定量。如辣根过氧化物酶(HRP)或碱性磷酸酶(ALP)来标记抗原或抗体,在与待测标本中相应的抗原(抗体)发生免疫反应后,形成固相包被抗体-待测抗原-酶标记抗体复合物,经洗涤后,加入底物(发光剂),酶催化和分解底物发光,由光量子阅读系统接收,光电倍增管将光信号转变为电信号并加以放大,再把它们传送至计算机数据处理系统,计算出测定物的浓度。目前常用的固相化学发光免疫分析法是化学发光酶免疫分析法(CLEIA),根据操作步骤不同可分为以下几种。

1. 直接法 直接法是将待测抗原或抗体进行适当稀释,将不同稀释度的待测抗原或抗体吸附于固相载体表面。抗原和抗体吸附在固相载体表面的这个过程,叫做包被(coated),也可称为致敏。经孵育后洗涤,再封闭,之后加入酶标记的抗体(抗原),孵育后洗涤。最后,加入酶的化学发光底物测定其化学发光信号,依据发光强度进行定量分析。此方法可以用来检测抗原或抗体(图 29-14)。

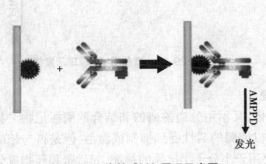

图 29-14 直接 CLIA 原理示意图

2. 间接法 间接法是测定抗体最常用的方法。把已知抗原吸附在固相载体上,孵育、洗涤,封闭后加入待测抗体,孵育后洗涤。接着加入酶标记的第二抗体进行反应。最后加入酶的化学发光底物,测定其发光信号,根据发光强度进行定量分析(图 29-15)。

3. 双抗体夹心法 首先用纯化的特异性抗体或含有特异性抗体的抗血清包被于固相载体上,经孵育、洗涤、封闭后,就可以同时加入待测抗原以及酶标记的特异性抗体,温育洗涤。接着加入酶的化学发光底物,测定其化学发光信号,根据发光强度进行定量分析。主要用于检测大分子抗原(图 29-16)。

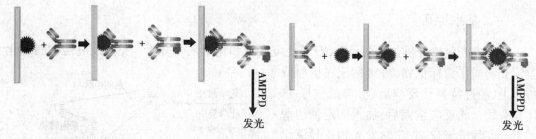

图 29-15　间接 CLIA 原理示意图　　　　图 29-16　直接夹心 CLIA 原理示意图

4. 间接双抗体夹心法　用纯化的特异性抗体包被固相、孵育、洗涤，封闭后加入待测样品温育反应，然后加入与包被抗体不同种类的特异性抗体，孵育、洗涤，加入酶标二抗，反应后洗涤，加入化学发光底物，测定化学发光信号，根据发光信号进行定量检测。间接双抗夹心法可避免对特异性抗体的标记。主要用于大分子抗原的检测（图 29-17）。

5. 竞争法　先将特异性抗体吸附在固相载体上，经孵育、洗涤、封闭后，同时加入待测抗原和一定量的已知酶标抗原，使二者竞争地与固相抗体结合，最后加入酶的化学发光底物，根据发光强度与待测抗原含量呈负比例关系，进行定量分析（图 29-18）。主要用于测定小分子抗原。

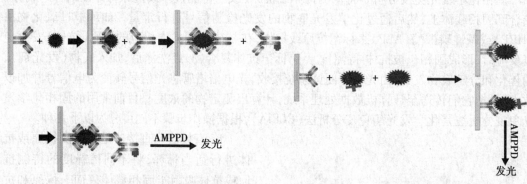

图 29-17　间接夹心 CLIA 原理示意图　　　　图 29-18　竞争 CLIA 原理示意图

（二）均相化学发光酶免疫分析基本原理

均相化学发光酶免疫分析法既不需要载体，又不用分离游离的和结合的酶标记物。其检测原理是根据半抗原与酶标记物结合后可以使酶的活性受到抑制或激活，但是再与相应抗体结合后，其酶活性又被激活或抑制。主要用于小分子半抗原的检测，如激素和药物成分等。其据此，建立了均相化学发光酶免疫分析法。

二、发光免疫标记技术

抗原和抗体的标记是化学发光免疫分析十分关键的一个环节。标记免疫步骤不仅要求标记产物不易脱落、性质稳定，更重要的是标记后标记物应保持原抗原或抗体的活性，保持标记基团的发光活性。

（一）发光标记物及其分类

1. 直接参与发光反应的标记物　这类标记物在发光免疫分析中直接参与发光反应，在化学结构上有产生发光的特性基团，一般没有本底发光，非常类似于放射性核素标记物。

（1）鲁米诺（luminol）和异鲁米诺（Isoluminol）及其衍生物：最早在 CLIA 中使用的一类常用的化学发光物质。早期的鲁米诺发光体系主要是用于无机物、有机物小分子的测定，但由于标记后发光强度降低，从而影响其灵敏度。所以，在 80 年代中期，人们发现用 6-羟基苯并噻唑衍生物类和对代酚类物质会大大增强该体系的发光强度，可使鲁米诺的发光强度提高 1 000 倍。但此类物质直接做发光标记物时，最多的还是使用异鲁米诺或其衍生物。目前公认的鲁米诺化学发光机制如下图 29-19 所示：

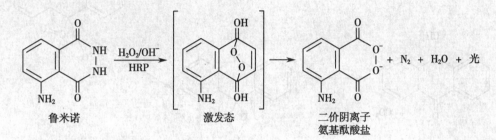

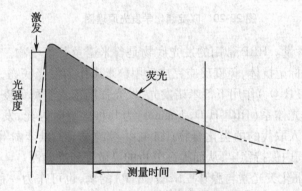

图 29-19　鲁米诺发光原理图

（2）吖啶酯类：一类发光效率很高的发光剂，通过启动发光试剂的作用而发光，发光在 1s 内完成，为闪烁发光。此类化学发光试剂以光泽精的研究和应用最具代表性。这类化合物在 H_2O_2 和 OH^- 条件下，能迅速发光，且有很高的量子产率，可用于半抗原、多抗或单抗的标记。目前，应用较多的标记物是吖啶酯和吖啶-9-（N-磺酰基）碳酰胺。吖啶酯作为标记物用于发光免疫分析，其化学反应简单、快速，无须催化剂，并且标记效率和发光效率均很高。目前公认的吖啶酯化学发光机制如下图 29-20 所示：

2. 不参与发光反应的标记物　这类标记物作为发光反应的催化剂或作为能量传递过程的受体，不直接参与化学发光反应。

（1）过氧化物酶：主要有辣根过氧化物酶（HRP），HRP 是 CLIA 运用最广泛的酶试剂之一，它可以与 H_2O_2 催化氧化许多电子供体的底物，它的反应机制如下：

$$HRP + H_2O_2 \longrightarrow CPD\,I + H_2O$$
$$CPD\,I + AH_2 \longrightarrow CPD\,II + AH\cdot$$
$$CPD\,II + AH_2 \longrightarrow HRP + AH\cdot + H_2O$$

HRP 在反应中起催化作用，CPD I 和 CPD II 都是氧化的中间产物，AHZ 是电子给予体，AH· 是带有一个电子自由基的氧化产物，氧化产物可以用化学发光进行检测，从而可以测

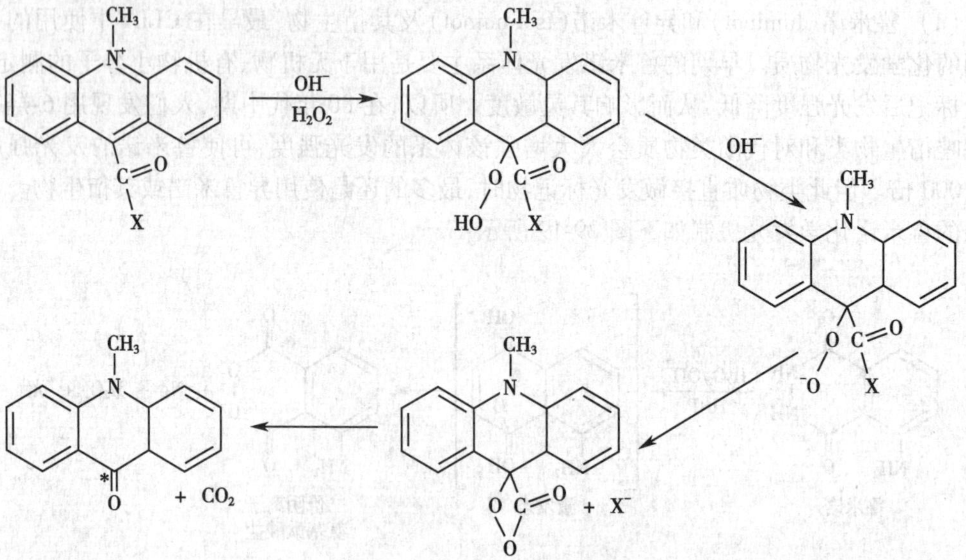

图 29-20　吖啶酯化学发光原理图

出 HRP 及其标记物的含量。HRP 常用的发光底物是鲁米诺及其衍生物。在化学发光酶免疫分析中用过氧化物酶标记抗体,免疫反应完成后用鲁米诺作为发光底物,在过氧化物酶和起动发光试剂(NaOH 和 H_2O_2)作用下鲁米诺发光,发光强度依赖于酶免疫反应物中酶的浓度。由于传统的化学发光体系(HRP-H_2O_2-luminol)为几秒内瞬时闪光,发光强度低且不易测量。在发光系统中加入取代的酚类化合物(如 4,4′-噻唑酚、对-碘苯酚等增强剂)以增强发光信号,可在较长时间内保持稳定,从而提高分析的灵敏度和准确性。

(2) 荧光素酶:是催化荧光素与腺苷三磷酸(ATP)的酶,也可作为一种标记酶使用,如用于甲氨蝶呤和 TNT 的测定,其对 TNT 的检测灵敏度可达 10fmol/L。

(3) 荧光素:在 TCPO 发光体系中,荧光素作为一种能量传递的受体,它在反应中不消耗,在这类发光反应中,体系所发出的光与荧光物质的浓度成正比,因此它可作为标记物用于化学发光免疫测定。

3. 酶标记物　利用某些酶作为标记物,通过标记酶所催化生成的产物,再作用于发光物质,以产生生物发光或化学发光。这种方法对待测物的检测限取决于形成产物的量。常用的标记酶有:

(1) 碱性磷酸酶(ALP):碱性磷酸酶(alakinephos phatase,ALP)已广泛用作酶联免疫分析和核酸杂交分析的标记

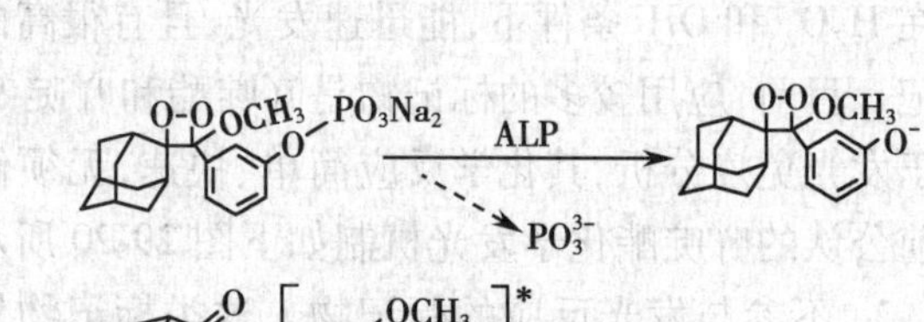

图 29-21　ALP-AMPPD 的发光机制

物。碱性磷酸酶和 1,2-二氧环乙烷所构成的发光体系,是目前最重要、最灵敏的一类化学发光体系。这类体系中具有代表性的是 Bronstein 等提出的 ALP-AMPPD 发光体系,AMPPD 是一种超灵敏的 ALP 底物,性质十分稳定。在溶液中 AMPPD 的磷酸酯键很稳定,非酶催化的水解非常慢,在 pH 为 12、0.05mol/L 的碳酸盐缓冲溶液中分解半衰期可达 74 年,几乎没有试剂本身的发光背景。对标记物 ALP 的检测限可达 10^{-21}mol。AMPPD 的发光机制如图 29-21 所示。

　　AMPPD 在 ALP 作用下,磷酸酯基发生水解脱去一个磷酸基,得到一个较稳定的中间体 AMPD$^-$,此中间体经分子内电子转移,裂解为一分子金刚烷酮和一分子处于激发态的间氧苯甲酸甲酯阴离子,当其返回基态时产生 470nm 的光,可持续几十分钟。AMPPD 是磷酸酯酶的直接发光底物,可用来检测碱性磷酸酶或抗体、核酸探针和其他配基的结合物。ALP-AMPPD 发光体系具有很高的灵敏度,是最灵敏的免疫测定方法之一。在 AMPPD 基础上加以改进、具有更高灵敏度的新一代产物 CSPD、CDP-Star 也已出现,并已广泛用于各种基因、病原体 DNA 和肿瘤标志物的免疫测定。

　　(2) 葡萄糖氧化酶(GOD):GOD 能催化葡萄糖氧化为葡萄糖酸并产生过氧化氢,生成的过氧化氢可通过加入鲁米诺和适当催化剂加以检测。应用 GOD 作标记物对被标记物进行检测,其检测限可达 6.4fmol/L 水平。根据同样的原理,也可用半乳糖苷酶作标记物,以乳糖作底物,通过加入适量的 GOD 进行反应,再加入 TCPO 和荧光素,所建体系可用于苯妥英的测定,检测限可达 1.0ng/ml。

　　发光标记物的主要类型总结见表 29-5。

表 29-5　发光标记物的主要类型

标记物类型	标记物名称	可达到的检测限(mol/L)
放射性同位素	^{3}H	5×10^{-15}
	^{125}I	5×10^{-17}
酶	β-半乳糖苷酶	1.5×10^{-16}
	辣根过氧化物酶	3×10^{-16}
	碱性磷酸酶	5×10^{-17}
生物发光	萤火虫荧光素/萤光素酶	5.6×10^{-16}
荧光	荧光素	10^{-13}
	过氧化物酶/鲁米诺	10^{-15}
化学发光	异鲁米诺	10^{-18}
	吖啶酯	10^{-21}

(二) 发光免疫标记方法

　　发光免疫标记方法可分为化学标记法和生物标记法。化学标记法是通过化学反应将标记物共价连接到抗原或抗体上。标记反应又可分为"直接偶联"和"间接偶联"两种方式。直接偶联是指通过耦联反应使标记物分子中的反应基团直接连接在被标记物分子的反应基团上。间接偶联是在标记物和被标记物分子之间插入一条链或一个基团,使两种物质通过引进的"桥"连接成结合物。

　　1. 常用标记方法

　　(1) 碳化二亚胺(EDC)缩合法:水溶性的碳二亚胺曾成功地用于制务大分子-大分子或大分子-半抗原衍生物的交联结合物。经过碳二亚胺缩合反应,蛋白质分子中的游离羧基能与发光剂分子中的氨基形成较为稳定的酸胺键。反应条件比较温和,应用范围广。结构中含有氨基或羧基的标记物均可选用此方法进行标记。在 EDC 存在下,蛋白质中的游离羧基与发光物质分子中的氨基形成稳定的酰胺键。标记反应如下:

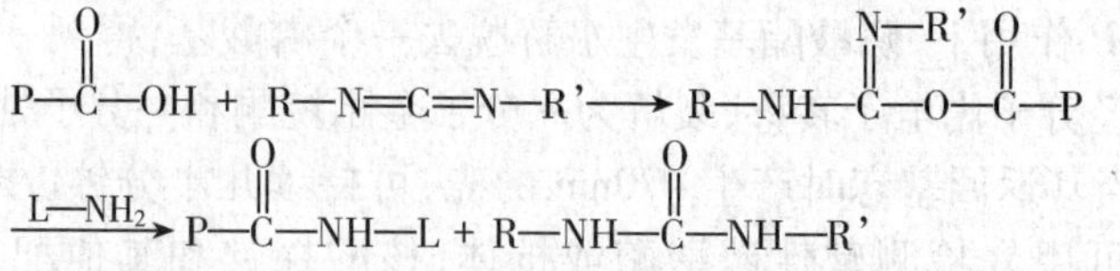

式中 P—COOH 表示蛋白质，R—N＝C＝N—R'为 EDC，L—NH$_2$ 为含有氨基的发光物质。此反应较温和，应用范围广，含有羧基或氨基的标记物均可选用此法标记。常用的缩合剂还有 1-乙基-3-(3-二甲氨基苯基)-碳二亚胺(EDC)和二环己基碳二亚胺(DCC)等。

（2）重氮盐偶联法：此法也称为重氮化法。在酸性和低温条件下，用亚硝酸盐将发光剂的伯氨基重氮化得重氮盐。再与蛋白质结合形成发光物-蛋白质结合物。蛋白质分子能偶合重氮盐的位置有酪氨酸残基上的酚羟基邻位、组氨酸残基的咪唑环、色氨酸残基的吲哚环等。重氮化反应用于标记发光物有简便易行、成本低、重复性好等优点，但应建立在亚硝酸根与氨基作用的原理上，若标记物结构中无氨基则不宜选用此方法。芳香胺与亚硝酸反应生成的重氮盐能直接与蛋白质酪氨酸残基上的酚羟基邻位反应，生成偶氮化合物。标记反应如下：

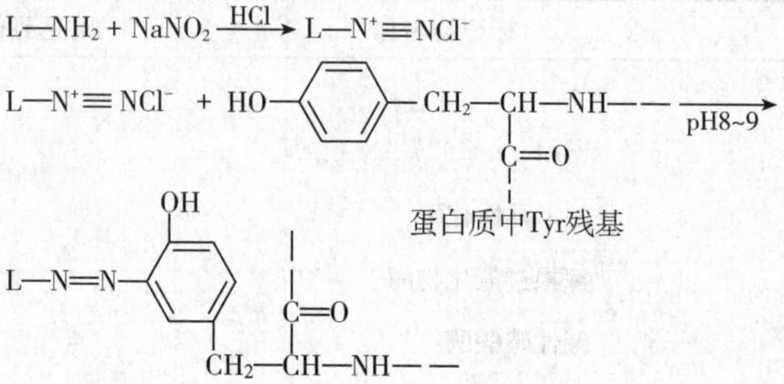

若标记物分子结构中无芳香伯氨基或氨基位于侧链的发光剂（如 ABEI 等）不能选用此法标记。

（3）过碘酸盐氧化法　先用过碘酸盐氧化糖蛋白中糖基的邻-二羟基成为醛基，然后通过醛基与发光剂的伯氨基反应形成席夫碱(Schiff base)，后者用 NaBH$_4$ 还原—N＝C—键成为稳定结合物。此法标记糖蛋白稳定性好，标记物不易脱落。标记反应如下：

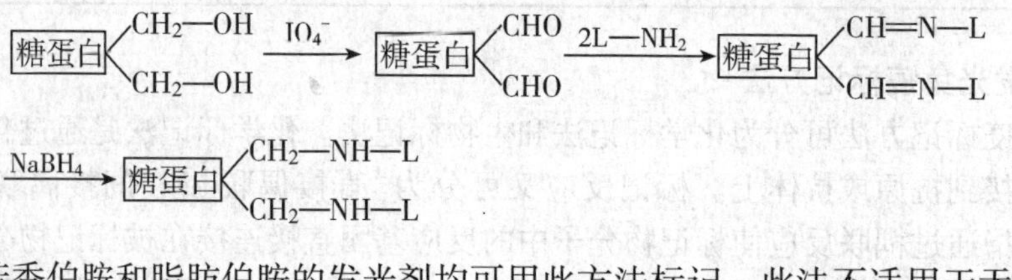

凡含有芳香伯胺和脂肪伯胺的发光剂均可用此方法标记。此法不适用于无糖基蛋白质的标记。某些含糖基的蛋白质，因糖基氧化后影响被标记物的免疫学性质，也不宜用此法标记。

（4）混合酸酐法　结构中含有羧基的化合物在三乙胺或二正丁胺等的存在下，与氯甲酸酯类反应形成活泼的混合酸酐中间体。混合酸酐能与另一分子的氨基反应形成酰胺键的共价结合物。目前采用的氯甲酸酯类有氯甲酸甲酯、氯甲酸异丁酯等。标记反应如下：

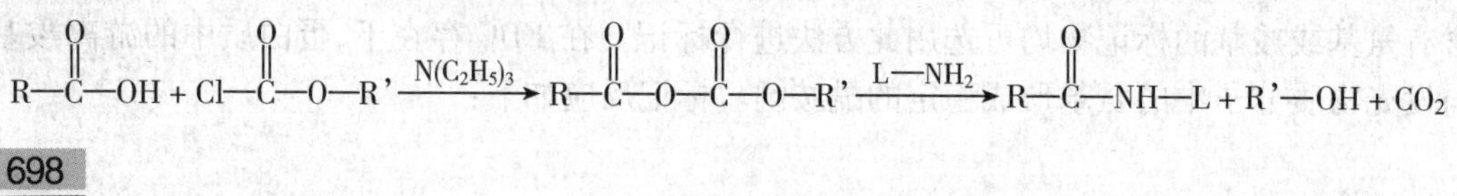

（5）N-羟基琥珀酰亚胺活化法：一些结构中含有羧基的抗原经 N-羟基琥珀酰亚胺活化，与发光剂的氨基偶联。同样，发光剂或催化剂的羧基活化后与抗原的氨基偶联，生成酰胺键连接的发光标记物，标记反应如下：

$$R\text{—}\overset{O}{\overset{\|}{C}}\text{—OH} + \text{HO—N} \longrightarrow R\text{—}\overset{O}{\overset{\|}{C}}\text{—O—N} \xrightarrow{\ L\text{—}NH_2\ } R\text{—}\overset{O}{\overset{\|}{C}}\text{—NH—L}$$

（6）环内酸酐法（琥珀酸酐法）　此法常采用琥珀酸酐作为"桥"连接成结合物，故又称为琥珀酸酐法。该法利用环内酸酐与分子中的羧基或氨基反应形成半酯或半酰胺，再经 EDC 法或混合酸酐法，使其与另一分子的氨基作用形成酰胺键，标记物与被标记物通过琥珀基连接。标记反应如下：

$$\underset{CH_2\text{—}C}{\overset{CH_2\text{—}C}{\diagdown}}\overset{O}{\overset{\|}{\diagup}}O + R\text{—OH} \longrightarrow \underset{CH_2\text{—}C}{\overset{CH_2\text{—}C}{}}\overset{\overset{O}{\|}\text{—OR}}{\underset{\overset{\|}{O}\text{—OH}}{}} \xrightarrow[\text{(EDC法)}]{\ L\text{—}NH_2\ } \underset{CH_2\text{—}C}{\overset{CH_2\text{—}C}{}}\overset{\overset{O}{\|}\text{—OR}}{\underset{\overset{\|}{O}\text{—NH—L}}{}}$$

此法的优点是能够避免使用其他双功能交联剂时出现的不良反应，使标记物和蛋白质分子间定向缩合，标记率高。

（7）戊二醛法　戊二醛作为一个双功能偶联试剂可通过其两个醛基分别与标记物与被标记物的伯氨基缩合成 Schiff 键，通过碳桥偶联成结合物。通过碳桥偶联成发光标记物。标记反应如下：

$$R\text{—}NH_2 + L\text{—}NH_2 + H\text{—}\overset{O}{\overset{\|}{C}}\text{—}(CH_2)_3\text{—}\overset{O}{\overset{\|}{C}}\text{—H} \longrightarrow R\text{—}N\text{=}CH(CH_2)_3CH\text{=}N\text{—L}$$

戊二醛在溶液中不仅以单体形式存在，而且出现大量聚合物，故能在标记反应分子间构成较大的距离，利于减少抗原抗体反应时的空间位阻。用此法标记酶研究较多，但因戊二醛的偶联不易定量控制且缺乏特异性，因而在发光免疫分析中未得到广泛重视。

（8）异硫氰酸酯法　利用 $CSCl_2$ 与标记物或被标记物间的-NH_2 形成硫氰酸酯衍生物，再通过分子中的—N=C=S 键与被标记物或标记物偶联。如制备多肽-ABEI 标记物的标记反应如下：

$$ABEI\text{—}NH_2 \xrightarrow{CSCl_2} ABEI\text{—}N\text{=}C\text{=}S \xrightarrow{P\text{—}NH_2} ABEI\text{—}NH\text{—}\overset{S}{\overset{\|}{C}}\text{—NH—P}$$

$P\text{—}NH_2$ 表示多肽。偶联位置主要是赖氨酸残基的游离氨基，反应温和，得到的结合物稳定，标记后不影响蛋白质的活性，用此法制备的 ABEI-ITC-lgG 结合物检测线可达 17 fmol。

（9）O-（羧甲基）羟胺法：抗原结构中的羰基（或经反应形成的羰基）与 O-（羧甲基）羟胺作用形成 O-羧甲基衍生物。后者再利用此结构中的羧基与标记物中的氨基形成结合物。

2. 影响标记的因素

（1）发光剂的选择　需根据发光剂的结构和性质选择合适的标记方法。若选用氨基苯二酰肼类发光剂作标记物，应优先选用鲁米诺及其衍生物（如 ABEI 等）。原因是参与偶合反应的氨基位于支链端空间位阻小，易与蛋白质等大分子耦联。吖啶酯类发光剂则多选用

N-羟基琥珀酰亚胺法标记,光泽精等属于此类发光剂。该类发光剂的发光效率比鲁米诺高,反应温和,仅在 H_2O_2 和较高 pH 时,便可激发化学发光反应。

（2）被标记蛋白质的性质:抗原作为被标记物时,应具有较高的纯度和免疫学稳定性。抗体作为被标记物时,则要求具有较高的效价。

（3）标记方法的选择:上述标记方法各有千秋,都有其独特的反应条件和适用对象,应熟悉这些方法的原理及应用,正确选择与发光剂和标记物结构特点相适应的耦联方式。

（4）交联剂的摩尔比、标记率、被标记物、发光剂、反应温度均会影响结合物的发光效率。当确定交联剂后,必须仔细选择它们之间的摩尔比,求出最佳比值。标记率是指结合物中被标记物与发光剂之间的摩尔比,应根据发光剂和被标记物的性质,选择适当的标记率,以确保结合物的发光效率和稳定性。同时,要控制好标记反应温度。当被标记物是蛋白质时,应在保证反应进行的前提下,尽量选择低温条件,以免蛋白质在标记过程中变性而丧失活性。

（5）纯化与贮存:多数经偶合反应制备的结合物,使用前均需进行纯化,目的是除去反应中未结合的发光剂和交联剂。常用透析法、凝胶过滤法和盐析法等进行纯化,纯化的结合物应及时测定蛋白质的含量、免疫学活性及发光效率,以保证实验结果准确、可靠。结合物可分装保存在 $-70 \sim 4℃$ 条件下,最好冰冻干燥保存,这样可保存数年之久不丧失活性。

三、发光免疫分析技术

根据化学发光反应的检测方式,化学发光免疫分析主要有三种方法:①液相法。在液相中进行免疫反应后,经离心分离,再进行发光检测。②固相法。将抗原抗体复合物结合在固相载体(如聚苯乙烯管)或分离介质上(如磁性微球、纤维素、聚丙烯酰胺微球等),再进行发光测定。实验方法与固相 RIA 和 ELISA 基本相同。③均相法。在免疫反应后,无需分离步骤,即可直接进行发光检测。其原理是某些化学发光标记物与抗体结合后,能增强发光体系的发光强度,且与标记抗原浓度成正比。还有基于化学发光能量转移原理建立的均相分析方法。即用发光物质标记抗原和荧光物质标记抗体,经过免疫反应后,形成抗原-抗体复合物,使抗原上发光物质的能量转移到抗体荧光物质上发射较长波长的光,未形成复合物的标记抗原,发射光的波长不变,据此可在双波长光度计上测定不同波长的发光强度,利用两种波长的发光强度比值进行定量测定。下面主要介绍发光免疫分析的新进展。

（一）磁化学发光免疫分析法

磁性微球是一种新型的亲和性固相载体,能够方便地将所需测定组分分离出来,具有非常大的比表面、在磁场作用下容易进行分离操作、方便易得。磁性微球是以磁性金属或金属氧化物为内核,内核外表面包裹着修饰了一些功能。基团(如羧基、氨基等)的外壳,这些功能基团通过偶联剂偶联一些生物靶向分子,形成带有生物活性的磁性微球复合物。磁颗粒既作为反应固相又作为分离的载体,其广泛应用使得免疫反应在近乎均相的条件下实现了快速反应,同时可以在磁场作用下快速分离游离蛋白和抗原-抗体复合物,从而简化了操作、缩短了反应时间。赵利霞等使用可溶性的 FITC 标记的单克隆抗体作为捕获抗体来测定人绒毛膜促性腺激素(hCG),待测物分别与 ALP 和 FITC 标记的单克隆抗体反应,形成酶标抗体-抗原-FITC 标记抗体的双抗体夹心复合物。然后加入磁分离剂(含有与 FITC 结合的磁微粒),使复合物与磁性分离结合,在永久磁铁作用下使其沉淀到酶标板底部,分离出游离酶标抗体。再加入发光底物 AMPPD[3-(2'-螺旋金刚烷)-4-甲氧基-4-(3'-磷酰氧基)苯-1,2-二氧杂环丁烷],在酶催化下,可以产生化学发光,根据发光强度进行定量,基本原理如图 29-22 所示。

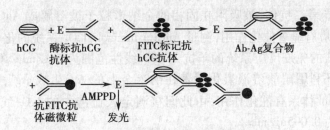

图 29-22　化学发光磁酶免疫分析原理示意图

继而,赵利霞课题组又以 FITC-抗 FITC 体系作为固相,生物素-亲和素体系作为信号放大体系,AMPPD-ALP 系统作为化学发光检测系统,测定了废水中 17β-雌二醇(E2),线性范围为 2.5~1 600pg/ml,检测限为 1.5pg/ml。

（二）纳米粒子标记催化化学发光免疫分析法

纳米材料具有巨大的比表面积和界面,对外部环境的变化十分敏感。温度、光、湿度和气氛的变化均会引起表面或界面性质的迅速改变,而且响应快、灵敏度高。因此,利用纳米材料的界面效应、小尺寸效应、量子效应将纳米材料引入生物传感器中,可以大大提高各种生物传感器的灵敏度和重现性。纳米技术与生物分析的融合是目前研究的热点之一。纳米金由于良好的生物相容性和信号放大效果而用于测定抗原、DNA 杂交和其他生物分子。Fan 等利用纳米金作为免疫分析的化学发光标记物,用盐酸和溴水把纳米金溶解成三价金离子,通过三价金离子氧化鲁米诺产生化学发光,间接测定抗原含量。Li 等采用类似的方法以纳米金作为标记物进行免疫分析,根据王水溶解出的三价金对鲁米诺-过氧化氢发光体系的催化作用进行间接测定。Lu 等用纳米金标记第二抗体,与磁珠包被抗体和抗原形成夹心复合物,用氧化剂 Br_2-NaCl-HCl 将金纳米微粒溶解,释放出 Au^{3+},形成 $AuCl_4^-$,催化鲁米诺体系产生化学发光(图 29-23)。以此方法对人 IgG 的检测限达到 $3.1×10^{-12}$mol/L,测定 Au^{3+} 的灵敏度也达到了 $2×10^{-10}$mol/L。

Li 等用人 IgG、羊抗人 IgG 和兔抗羊 IgG 功能化金纳米粒子作为免疫测定模型,人 IgG 首先固定作为固相抗原,然后该固相抗原被用来俘获羊抗人 IgG 抗体,随后用来俘获金纳米

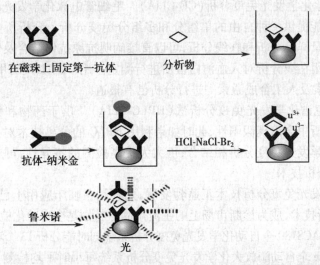

图 29-23　磁珠和纳米金标记非竞争化学发光免疫测定示意图

粒子标记的兔抗羊第二抗体,被吸附在固相的金纳米粒子被溶解成 $AuCl_4^-$,它对 luminol-H_2O_2 化学发光反应有显著催化作用,测量 $AuCl_4^-$-luminol-H_2O_2 系统的化学发光信号,用来间接测定三明治式的免疫反应系统的羊抗人 IgG,线性范围为 5ng/ml~10μg/ml,检测限为 1.5ng/ml。Li 等还利用硝酸溶液氧化附着在纳米金上的 Ag,生成 Ag^+,而 Ag^+ 对 $K_2S_2O_8$-Mn^{2+}-H_3PO_4-luminol 体系有催化作用,由此间接测定人血清中的 IgG,线性范围是 0.02~50ng/ml,检测限为 0.005ng/ml。

量子点(quantum dots,QDs)是一种纳米级别的半导体,通过对这种纳米半导体材料施加一定的电场或光压,它们便会发出特定频率的光,而发出的光的频率会随着这种半导体尺寸的改变而变化,因而通过调节这种纳米半导体的尺寸就可以控制其发出的光的颜色,直径为 2~6nm。与 CLIA 常用标记酶和荧光素相比,QDs 不易失活、受外部环境影响小、性质稳定、重现性好、激发光谱范围宽、发射光谱窄且对称,是不可多得的标记物。Wang 等以发射红光的 CdTe 标记抗原 BSA,发绿光 CdTe 标记 BSA 抗体。抗体抗原的免疫反应导致 Förster 能量转移,使得绿光下降,红光增强。若加入非标记的抗原,则免疫复合物的荧光得以再生。另外,利用生物工程技术制备抗体-弹性蛋白-组氨酸-QDs 复合物作为指示物进行免疫反应也显示出了良好的前景。

(三) CLIA 联用检测技术

随着化学发光免疫分析方法的日趋成熟,各种技术与化学发光免疫分析的联用成为一种发展趋势。例如,化学发光免疫分析与流动注射技术联用,可以实现化学发光免疫分析的自动化;化学发光免疫分析与高效液相色谱(HPLC)、毛细管电泳(CE)等技术联用,可以使免疫分析的选择性和灵敏度得到完美体现。同时,也可以提高方法的检测速度。以下是对几种联用技术的简要介绍。

1. 流动注射化学发光免疫分析(FI-CLIA)　流动注射免疫分析是在非平衡的动态条件下测定的,既可以节省测定的时间,又可以减少昂贵的免疫分析试剂。已有许多文献报道 F'I-CLIA 在实际检测中的应用,比如对 2,4-二氯苯乙酸的测定、对癌胚抗原测定、对苯基酚的测定等。该技术发展迅速,在免疫分析自动化、微型化方面及提供实时分析信息方面,都显示出强大的生命力。

2. 毛细管电泳化学发光免疫分析(CE-CLIA)　毛细管电泳化学发光免疫分析与传统的免疫分析法相比,能提供一种自由的单组分和多组分免疫分析。分析所需要的试剂和样品量非常少,适合微量样品分析和在线分析,可以直接阐明抗原抗体结合及分解过程。Miki 等运用 CE-CLIA,采用在线分析对人血清白蛋白进行测定。用 CE-CLIA 对甲胎蛋白、骨形成蛋白-2、促卵成熟激素及人工合成激素等进行分析已有报道。

3. 高效液相色谱化学发光免疫分析法(HPLC-CLIA)　由于药物和代谢物之间结构有相似性,在免疫分析中会出现假阳性,此时如果利用 HPLC 的分离技术对分子间微小差别的高识别能力,和化学发光免疫分析相结合,可大大提高检测的特异性,可成为一种有效的痕量和超痕量分离分析技术。

在国外,化学发光免疫分析技术正蓬勃发展,尤其是在临床应用上已非常成熟,有可能取代放射免疫分析技术,成为诊断市场上的主流产品。特别是全自动化检测技术上有重大的突破与成就,比如:ACS180 全自动化学发光免疫分析系统同时能分析 13 个项目,每小时可分析 180 个样本;Imunlite 全自动酶放大化学发光免疫分析系统每小时平均检测 60~120 个样本,检测项目可达 60 余种。全自动电子化学发光免疫分析仪,每个小时能分析测定 60 个样本。

第六节　电化学发光免疫分析

电化学发光免疫分析（electrochemiluminescence immunoassay，ECLIA）是电化学发光（ECL）和免疫测定相结合的产物。与一般的化学发光（CL）不同，ECLIA 是一种在电极表面由电化学引发的特异性化学发光反应，而 CL 是通过化合物简单混合启动的发光反应。因此，ECLIA 反应更易精确地控制，更具有灵活性。有人称方兴未艾的 ECLIA 是自动免疫分析的前沿技术，在生命科学、卫生检测和环境科学等领域将大有作为。

一、基本原理

ECLIA 是用电化学发光物或电活性物质标记抗原或抗体，利用其免疫反应前后电化学发光信号的改变，对抗原或抗体进行定性或定量测定的一种方法。不同的发光免疫分析体系在原理上又各具特点。

（一）三联吡啶钌-三丙胺体系的电化学发光免疫分析原理

联吡啶钌是第一个被发现的电化学发光金属配合物，而且目前仍是研究和应用最广泛的电化学发光试剂。ECLIA 所采用的三联吡啶钌[$Ru(bpy)_3^{2+}$]-三丙胺（TPA）体系的电化学发光基本原理如图 29-24 所示。发光剂 $Ru(bpy)_3^{2+}$ 和电子供体 TPA 在阳极表面同时各失去一个电子发生氧化反应，2 价的 $Ru(bpy)_3^{2+}$ 被氧化成 3 价的 $Ru(bpy)_3^{3+}$，后者是一种强的氧化剂，TPA 被氧化成阳离子自由基 TPA^+，后者很不稳定可自发失去一个质子（H^+），形成自由基 TPA，这是一种非常强的还原剂，可将 3 价的 $Ru(bpy)_3^{3+}$ 还原成激发态的 2 价 $Ru(bpy)_3^{2+*}$。TPA 自身被氧化成二丙胺和丙醛。激发态的 $Ru(bpy)_3^{2+*}$ 通过荧光机制衰变，发出波长为 620nm 的光子，回到基态，重新生成基态的 $Ru(bpy)_3^{2+}$。此时，反应体系中仍存在 2 价的三联吡啶钌 $Ru(bpy)_3^{2+}$ 和三丙胺（TPA），使得电极表面的电化学反应和化学发光过程在电极表面周而复始地进行，产生许多光子，测定信号被不断放大，从而使检测灵敏度大大提高。

（二）鲁米诺体系均相电化学发光免疫分析原理

均相电化学发光免疫分析是将电化学发光物质或能在电极上催化循环生成能参与化学发光反应的物质标记在抗原或抗体上，然后标记抗原或抗体与相应的抗体或抗原进行免疫结合反应，在不分离的条件下，对游离标记抗体或抗原或免疫复合物的电化学发光强度进行

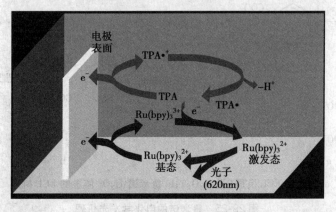

图 29-24　电化学发光原理示意图

测量,来确定样品中抗原或抗体含量的分析方法。

二、电化学发光免疫标记技术

（一）电化学发光免疫标记物的主要类型

1. 电化学发光物质　这类标记物在化学结构上有产生发光的特有基团,它们直接参与发光反应,既可避免同位素的放射性污染,也能克服酶标记物不稳定的缺点。

（1）钌联吡啶及其衍生物　Ru(bpy)$_3^{2+}$是ECLIA的标记分子,经电化学激发可发射光子,但只有与抗体或抗原结合成复合物以后,这种反应才具有特异性。在标记抗体或抗原之前,Ru(bpy)$_3^{2+}$需经化学修饰(活化)为Ru(bpy)$_3^{2+}$衍生物。有多种活性基团可与Ru(bpy)$_3^{2+}$分子中的吡啶基反应。目前所使用的活化衍生物是Ru(bpy)$_3^{2+}$-N-羟基琥珀酰胺酯(NHS),该衍生物具有水溶性,可与抗体、半抗原、激素、核酸等各种生物分子结合形成稳定的标记物,避免了本底噪声的干扰。而且Ru(bpy)$_3^{2+}$衍生物的分子质量小,与免疫球蛋白结合的分子比超过1∶20仍不会影响抗体的可溶性和免疫活性。

ECLIA的另一个重要试剂是TPA。它如同酶免疫测定方法中的底物。加入缓冲液中,TPA可作为ECL反应系统中的电子供体,其氧化后生成的中间产物是形成激发态Ru(bpy)$_3^{2+*}$的化学能来源。

（2）鲁米诺及其衍生物　这类化合物已在化学发光中得到了广泛的应用,其代表化合物为鲁米诺。鲁米诺和H$_2$O$_2$在碱性介质中的ECL和鲁米诺与氧化试剂反应产生的化学发光相似。鲁米诺氧化过程包括不同的机制,在碱性介质中,鲁米诺首先离解形成阴离子,在溶液中没有H$_2$O$_2$存在的情况下,溶液中的溶解氧参与电极反应形成了超氧负离子引发化学发光(图29-25a)。Sakura等人提出了溶液中存在过氧化氢时鲁米诺的ECL的机制。他们认为鲁米诺在电极氧化后生成重氮盐,继而被过氧化氢氧化成3-氨基邻苯二甲酸激发态离子(图29-25b)。

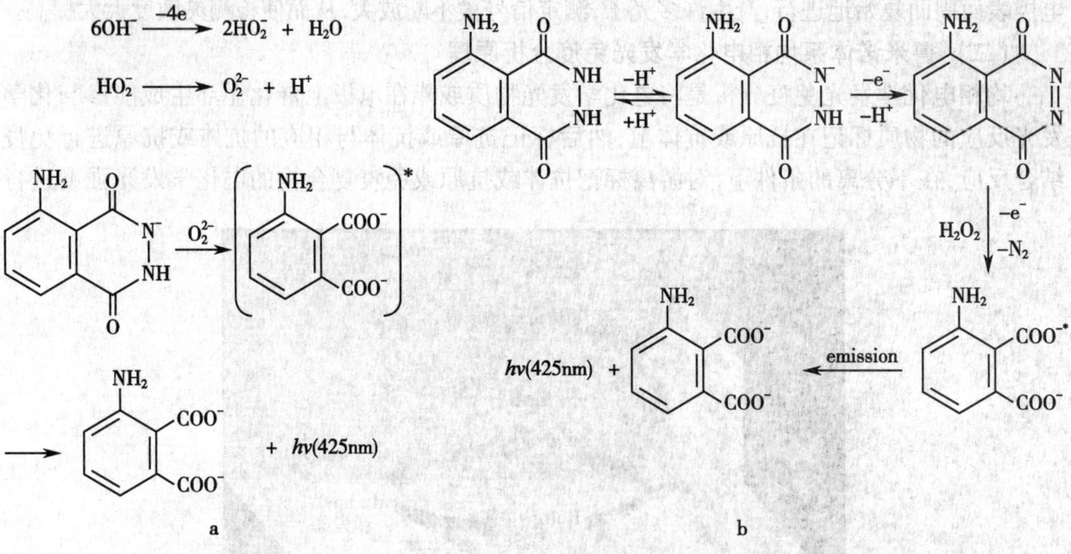

a.鲁米诺ECL机理(无H$_2$O$_2$);b.鲁米诺-H$_2$O$_2$体系的ECL机理。

图29-25　鲁米诺的电化学发光机理

鲁米诺的 ECL 在分析化学中得到了广泛的应用,这是由于鲁米诺 ECL 体系具有以下优点:①鲁米诺体系的化学发光和电化学发光效率较高;②ECL 反应可在水溶液中进行;③鲁米诺试剂容易合成;④H_2O_2 能增强鲁米诺的 ECL,可以通过监测 H_2O_2 而测定氧化还原酶或其底物;⑤鲁米诺的一些衍生物可用作生物分子标记的标记物,进行免疫分析;⑥催化鲁米诺-H_2O_2 化学发光反应的催化剂众多,可用于高灵敏检测催化剂。然而,鲁米诺电化学发光是一个不可逆的电氧化还原过程。由于阳极水溶液中氧的形成,会出现高的电化学背景信号。因此,与 $Ru(bpy)_3^{2+}$ 标记物相比,鲁米诺的电化学发光免疫方面的实际应用受到了一定的限制。另外,有一些酶标记物在其特性底物的催化下,可以产生过氧化氢,并与鲁米诺混合,可以产生高灵敏度的电化学发光信号。

(3)吖啶酯类电化学发光标记物 见第九章第四节。

2. 酶标记物 抗原或抗体标记的酶与酶的底物反应,产生能用电化学发光检测的物质(如过氧化氢),即在电化学发光免疫分析中起催化电化学发光的作用。例如利用葡萄糖氧化酶对鲁米诺电化学发光的催化作用,对葡萄糖进行检测。

3. 电活性物质 这类标记物在电极上能够产生一种催化电化学发光反应或化学发光反应的物质,即在电化学发光免疫分析中起电催化发光的作用。如二茂铁对鲁米诺电化学反应的催化发光等。

(二)电化学发光免疫分析的标记方法

电化学发光采用的标记方法与本章第五节所述方法基本相同。对小分子如药物、激素等的标记多用耦联反应进行标记,也有一部分用化学合成。对大分子抗原、抗体的免疫标记则采用交联剂使标记物与被标记物中的氨基、羧基、巯基和羟基等结合形成结合物。

三、电化学发光免疫分析技术

电化学发光免疫分析有两种类型。一是结合的抗原或抗体与游离的抗原或抗体不分离的均相免疫测定,一是结合的抗原和抗体的复合物与游离的抗原或抗体分离的非均相免疫测定。均相免疫测定操作简单,但灵敏度低。非均相法因将结合的和游离的抗原或抗体加以分离,背景值降低,干扰小,测定的灵敏度高,但操作复杂。

(一)$Ru(bpy)_3^{2+}$-TPA 体系的电化学发光免疫分析

闫贵虹等报道的双抗体夹心模式检测促甲状腺球蛋白(TSH)是基于 $Ru(bpy)_3^{2+}$-TPA 体系建立的 ECLIA 方法,其原理如图 29-26 所示。该方法的主要步骤为:①生物素化的 TSH 抗体、结合了三联吡啶钌复合物[$Ru(bpy)_3^{2+}$+NHS]的 TSH 抗体与待测血清(含有抗原)同时加入一个反应杯中孵育;②将链霉亲和素包被的磁珠加入反应杯中,再次孵育,使生物素通过与亲和素的结合将磁珠、TSH 抗体连接为一体,形成双抗体夹心模式;③蠕动泵将形成的 $Ru(bpy)_3^{2+}$-抗体-抗原-抗体-磁珠复合物吸入流动测量室。此时,磁珠被工作电极下面的磁铁吸附于电极表面;同时,游离的 TSH 抗体[与生物素结合的和与 $Ru(bpy)_3^{2+}$ 结合的抗体]也被洗出测量室,完成游离的和结合的标记抗体的分离;紧接着,蠕动泵加入含 TPA 的缓冲液,同时电极加电压,启动 ECL 反应过程,使三联吡啶钌和 TPA 在电极表面进行电子转移,产生光子;光电倍增管检测光强度。光强度与 $Ru(bpy)_3^{2+}$ 的浓度呈线性关系,故可测出待测抗原的含量。

(二)鲁米诺体系均相电化学发光免疫分析

Xue 等报道的均相电化学发光免疫测定 α-甲胎蛋白(AFP)基于鲁米诺标记抗 AFP 抗

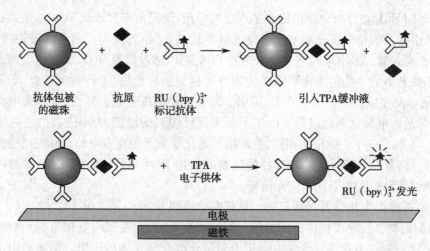

图 29-26　双抗夹心法电化学发光检测原理

体,此标记物与抗原(AFP)结合后,鲁米诺体系的电化学发光反应被抑制,而导致发光效率减少,发光强度的降低与 AFP 浓度成正比,据此建立了均相电化学发光免疫分析 AFP 的方法。Arai 等利用抗原抗体结合后,分子刚性结构的变化引起异鲁米诺的电化学发光效率的变化,建立了均相电化学发光免疫分析法。他们用 N-氨基丁基-N-乙基异鲁米诺[N-(aminobutyl)-N-ethylisoluminol,ABEI]标记抗人 IgG(hIgG)抗体,抗 hIgG 抗体与 hIgG 结合形成免疫复合物后,发光强度大大增强。原因是 ABEI 标记抗 hIgG 抗体与 hIgG 结合后,导致 ABEI 的结构更加刚性,从而导致电化学发光强度增加。免疫复合物 ABEI-anti-hIgG-hIgG 的发光强度减去 ABEI-anti-hIgG 的发光强度所得到的发光强度的差值 ΔI 与 hIgG 的浓度成正比,据此对 hIgG 进行定量测定。

(三) 电化学发光免疫分析的联用技术

随着电化学发光免疫分析方法的日趋成熟,各种技术与电化学发光免疫分析的联用成为一种发展趋势。例如,电化学发光与流动注射技术(FI)的联用,可以实现电化学发光免疫分析的自动化;电化学发光分析与高效液相色谱(HPLC)、毛细管电泳(CE)及微全分析系统(micro total system)的结合,可以使电化学发光免疫分析的灵敏度和选择性以及检测速度得到提高。下面对几种联用技术进行简要介绍。

1. 电化学发光免疫分析与高效液相色谱联用　由于药物和代谢物之间结构的相似性,使用免疫分析不能对目标化合物如单个左旋或右旋化合物进行分析,容易在免疫分析中出现假阳性。如果利用 HPLC 分离技术对分子间微小差别的高识别能力和电化学发光免疫分析结合,可大大提高检测的特异性,是一种有效的痕量和超痕量分离分析技术。联用有两种类型,一是在色谱分离前进行免疫识别,二是在色潜分离后用免疫分析法检测。目前,高效液相色谱-电化学发光免疫分析法已用于组胺等的测定。

2. 电化学发光免疫分析与流动注射(FI)分析联用　FI-ECLIA 通过非平衡态条件进行测定,不仅缩短了免疫分析的时间,节省了珍贵的免疫试剂,而且有利于实现免疫分析自动化。FI-ECLIA 技术已用于多种药物的测定。该法发展迅速,它在免疫分析自动化、微型化方面和提供实时分析信息方面,显示出强大的生命力。Robert 等人使用葡萄糖氧化酶(GOD)作为标记物,发展了流动注射电化学发光免疫分析方法测定水体中的阿特拉津。Du 等基于鲁米诺与过氧化氢在碱性溶液中的化学发光增强作用建立了 FI-ECLIA 方法测定药物制剂

中维生素 B_1 的方法。

3. 电化学发光免疫分析与毛细管电泳(CE)联用 毛细管电泳作为一门新兴的分离技术,具有分离效率高、快速、样品用量少、灵敏度高、易实现自动化等优点,因而受到人们的极大关注。CE 和 ECLIA 联用,各取其长,发展成为一种更快捷、更灵敏、更高效的分析方法。联用方法与常规方法相比,可直接进样,快速分离并实现检测,温育时间大大减少,分析过程简化。Tsukagoshi 等基于鲁米诺-过氧化氢体系、Cu(Ⅱ)催化化学发光反应,用硝基蓝四唑、超氧化物歧化酶、儿茶素作为抗氧化剂目标分析物,建立了微芯片毛细管电泳-电化学发光检测抗氧化剂的方法。

(丁 萍)

参 考 文 献

[1] 刘瑶,田亚平. 免疫标记技术的现状和发展. 中华临床医师杂志(电子版),2013,7(8):3536-3539.

[2] 焦奎,张书圣. 酶联免疫分析技术及应用. 北京:化学工业出版社,2004:48-81.

[3] 虎永兰,邵健. 免疫学检验. 南京:江苏凤凰科学出版社,2015:87-90.

[4] 黄晓蓉,郑晶,杨方,钱疆,等. 放射性受体免疫分析方法快速筛检烤鳗中氯霉素残留[J]. 水产养殖, 2003(4):16-18.

[5] Sallam K M,Sheha R R,El-Zahhar A A. Development of solid phase radioimmunoassay system using new polymeric magnetic micro-spheres[J]. Journal of radioanalytical and nuclear chemistry,2011(290):339-345.

[6] 许金钧,王尊本. 荧光分析法. 3 版. 北京:科学出版社,2006,267-268.

[7] 解肖鹏,张雷. 时间分辨荧光免疫分析技术的研究进展. 食品与药品,2012,14(5):203-206.

[8] 龙峰,施汉昌,何苗,等. 倏逝波荧光免疫传感器在环境检测中的研究进展. 环境科学,2008,29(3): 545-550.

[9] 刘新登,周延美,程克兰. 化学发光免疫测定技术在生化免疫检验中的应用. 中国医药科学,2018,8 (23):85-87.

[10] 吴贤文. 化学发光免疫法在甲状腺肿瘤生物标志物检测中的应用效果分析. 生物化工,2019,5(4):76- 77,80.

[11] Sakura S. Electrochemiluminescence of hydrogen peroxide-luminol at a carbon electrode. Analytica Chimica Acta,1992,262(1):49-57.

[12] Tsukagoshi K,Ikegami K,Nakajima R. Simultaneous analysis of plural samples in a CE-CL detector possessing micro-space area for reaction/detection. . Analytical sciences,2003,19(9):1339-1340.

第三十章

微流控芯片分析技术

第一节 概　述

随着分析仪器技术与生命科学的发展,分析仪器和分析科学正经历着深刻的变革,其中一个日益明显的发展趋势就是分析仪器的集成化、微型化和便携化,微流控芯片就是其中的典型代表。

微流控芯片(microfluidics)以分析化学为基础,以微机电加工为依托,以微管道网路为结构特征,把整个实验室的功能,包括样品稀释、加试剂、反应、分离和检测等分析的关键步骤集成在尽可能小的操作平台上,即在一块面积很小的芯片上,完成不同的生物或化学反应过程,并对其产物进行分析的技术,应用于生命科学和其他相关检测领域研究中相关组分的定量分析,与生物芯片相比具有更广阔的前景。

一、微流控芯片分析技术发展历史

回顾现代分析科学与分析仪器的发展史,可以看到分析系统的自动化、微型化趋势早在20 世纪50 年代后期就已出现。随着材料科学、微纳米加工技术和微电子学所取得的突破性进展,微流控芯片也得到了迅速发展。

微流控芯片于20 世纪90 年代初在分析化学领域发展起来,Manz 等人于1990 年首次提出了微型全分析系统(miniaturized total analysis system)的概念,作为一种新型的化学传感器提出,其目的是提高分析能力而不是减小尺寸。但是,这个概念提出后,人们很快意识到器件尺寸的缩小会带来很多优点,除了可大大降低试样与试剂消耗外,对各种分离技术的集成使得人们能够在单一器件上监控多种样品组分,引起了众多研究者的关注。

瑞士Manz 与Widmer 在提出微全分析系统的同时,就把当时已发展成熟的集成化微管道系统(integrated microconduit systems,IMCS)和流动注射分析(flow injection analysis,FIA)作为其流动分析的技术依托,转移到芯片上来。1992 年Manz 与Harrison 在微加工芯片上完成毛细管电泳分离的研究,展示了微全分析系统的发展潜力。此后,人们迅速把微型全分析系统的发展重点定位在基于微电子机械系统(MEMS)技术的平板玻璃或石英芯片上的电渗驱动的毛细管电泳分离微流控系统。

1994 年初,美国橡树岭国家实验室以Ramsey 为首的研究组在Manz 的工作基础上改进了微芯片毛细管电泳的进样方法,提高了其性能与实用性。1995 年,美国加州大学Berkeley分校的Mathies 研究组在微流控芯片上实现了高速DNA 测序。1995 年成立了首家从事微流控芯片技术的 Callper Life Sciences 公司。1996 年 Mathies 等又实现了微流控芯片上的多通道毛细管电泳 DNA 测序，从而为微流控芯片在基因分析中的实际应用提供了基础。之后，科研人员对微加工技术、分离方法、扩增技术、检测技术、芯片上的生物化学反应等领域进行了广泛的研究，国际交流更加频繁，各国对微全分析系统的研究投入也不断增加，新方法、新工艺、新材料不断获得应用，出现了许多市场化的产品。

Quake 等以"微流控芯片大规模集成"为题在 Science 上发表文章。微流控分析芯片最初在美国被称为"芯片实验室"（lab-on-a-chip），在欧洲被称为"微整合分析系统"（micrototal analytical systems）。2001 年，"Lab on a chip"杂志创刊，引领世界范围微流控技术研究的深入开展。到 2003 年福布斯杂志将微流控技术评为影响人类未来 15 件最重要的发明之一。2006 年 7 月 Nature 杂志发表了一期题为"芯片实验室"专辑，从不同角度阐述了芯片实验室的研究历史、现状和应用前景。至此，微流控芯片所显示出的战略性的意义，在更高层面和更大范围内得到认同。

我国在微流控芯片方面的研究是从大连化物所林炳承教授开始的。林炳承教授在 20 世纪 90 年代后期带领团队开始从事微流控芯片的基础理论、基本技术和生物医学应用等方面的研究，同时出版了《微流控芯片实验室》《图解微流控芯片实验室》等多部微流控方面的著作，为我国微流控芯片事业的快速崛起、学科建设、国际合作、人才培养和产业发展，作出了一系列前瞻性的战略布局和开创性的贡献。微流控芯片与常说的生物芯片是不是同一个概念，许多人都有同样的疑惑。林炳承教授详细解释了生物芯片与微流控芯片的区别。顾名思义，生物芯片指的是一类以生物领域为其应用对象的芯片技术。通常认为的生物芯片先于微流控芯片问世，是一种不含微通道，没有流体流动，在特定的历史条件下得名"生物芯片"，并沿用至今，这种薄片称为"杂交点阵芯片"更为确切。尽管生物芯片与其他技术相比通量很高，但是它没有流体流动，传质仅靠扩散，反应相对缓慢、低效，因此其检测效率和通量不如微流控芯片。

林炳承教授团队从事微流控芯片研究十年后，就具备自行设计、制造多种不同材料的芯片和不同检测器的芯片工作站的能力，并利用自行发展的微流控芯片平台技术开展了一系列分子诊断、免疫诊断和生化诊断的研究。2005 年后又开展一系列基于细胞、组织和器官的生物医学应用研究以及在集成有肝微粒体的微流控芯片上开展药物代谢研究等。从 20 世纪 90 年代开始，微流控芯片技术在我国的研究越来越广泛，并有多个厂家从事微流控芯片的研发。中国科学院大连化学物理研究所单细胞分析研究组，大连理工大学器官芯片研究组和大连医科大学肿瘤芯片和液态活检研究组等组成的一个联合体，主要研究方向为精准诊断和精准药物开发。器官芯片（organs on a chip）是指利用微流控系统对微流体、细胞及其微环境的灵活操控能力，在微流控芯片上构建可模拟某个器官或组织功能的集成微系统，如骨骼、皮肤，甚至肝小叶的形状和肠皱褶等，为体外医学研究提供更接近人体真实生理和病理条件的、成本更低的筛选和研究模型。例如，林炳承教授研发了一种使多种细胞及组织在体外共存的类器官多功能微流控芯片，能同时测定药物的吸收、分布、代谢、消除等药代动力学参数，进行药物的抗肿瘤和肝毒性评价，该技术初步具备了试验用动物的功能，并可根据实际需要任意更换其中的细胞和组织种类及模块的叠放顺序。该研究为采用微流控组织-器官芯片进行药代和药理研究，并最终取代临床前动物试验迈出了重要的一步。该研究解决了临床前药物筛选动物试验周期很长、耗费巨大、人和动物物种差异的问题，具有很高的实际转化潜力。

2015 年国际微全分析系统会议(MicroTAS 2015)根据其研究主题统计,发现新型传感和检测技术仍然是微流控领域的研究热点,但以人体芯片(human on a chip)为最终目的的器官集成芯片(organs on a chip)研究异军突起,以循环肿瘤细胞分离鉴定为代表的细胞分析受到较多的关注,表明微流控应用研究已进入生物医学领域,成为其重要的研究平台技术。

经过 20 多年的发展,微流控芯片集成的功能越来越多,实际应用领域越来越广,已远远超出了"分析系统"的范畴,成为多学科交叉的强大科学技术平台。现阶段微流控芯片研究的主要方向已从平台构建和方法发展转为不同领域的广泛应用,主要有现代生物化学分析、即时诊断、材料筛选及组织器官仿生(器官芯片)等 4 个应用领域。同时 3D 打印技术的崛起对微流控芯片的发展也带来了影响和挑战。基于液滴微流控的超高通量筛选技术将有助于新药研发的筛选和生物工程酶的改进,将成为单细胞分析的核心工具,促进单细胞基因组学、蛋白组学、代谢组学的发展,从单细胞层次揭示新的分子机制、信号传导和代谢通路;以数字 PCR 芯片和循环肿瘤细胞 CTC 捕获芯片为代表的新型"液体活检"诊断工具,将可能成为新的癌症早期诊断标准;在芯片上构建用于药物研究的仿生人体和仿生器官,在传染病检测、环境监察、食品安全检测、农药残留检测、家用医疗仪器等方面即时检验中将有广泛的应用。

二、微流控芯片及基本操作单元

(一) 微流控芯片的结构和功能特征

微流控芯片利用微机电系统技术,在硅、玻璃、高分子材料等基片上制作各种微流控功能器件,如微泵、微阀、微管道、微反应器、微过滤器等,用于控制流体运动,以实现一定化学生物分析功能。它以微通道网络为结构特征,以微流体的操纵和控制为核心,其目标是把整个实验室的功能,包括采样、稀释、加试剂、反应、分离、检测等集成在微芯片上,因此有人称之为"芯片实验室"。当很多化学过程在微流控芯片中进行时,微小体积带来了很多优点:如尺寸减小一个数量级,样品的用量将减小 3 个数量级,扩散速度将提高 2 个数量级,反应速度将大大提高。将多个功能互补的控制单元集成在一块微流控芯片上,组成阵列,可实现多样品的同时处理,极大提高样品的分析速度。

(二) 微流控芯片的基本操作单元

由于微流控芯片具有设计和加工上的极大灵活性,因此可以用它来执行诸如样品制备、富集、操控、反应和分离等功能。单一的微流控芯片可能只具有某一项功能,或者能够完成几种功能,这取决于设计者的应用需求,集成的功能度越多,设计和加工的难度也越大,但是可检测项目和功能也就越多。微流控芯片主要包括如下几个基本操作单元。

1. 样品制备与富集 微芯片上样品制备与富集原理各不相同,下面介绍一些主要的样品制备与富集方法。

利用微细加工方法加工微米尺度结构,以物理方法进行样品富集:Christel 等应用深反应离子刻蚀技术加工高纵深比的微柱,让含有 DNA 的溶液流过微柱,DNA 的浓度增加达到 10 倍,样本的收集率达到了 50%。Khandurina 等在芯片之间加工多孔夹层,利用过滤方法实现了芯片上大分子组分的预富集,对待测物的富集倍率达到两个数量级以上。

利用色谱原理对样品进行富集:在芯片上加工微管道或微坝,在微管道内表面进行表面修饰或在微坝内填充固相载体,利用待处理成分在固定相和流动相中的分配比例不同进行富集,其原理类似固相微萃取技术。Oleschuk 等采用围堰式填充柱进行固相的萃取和分离,以硅珠作为固定相，以 Spherisob ODS1 为吸附剂，对氟硼荧染料（BODIPY）的富集效率提高了 500 倍。Kutter 等在简单的玻璃芯片通道内涂渍 C_{18} 固定相用于富集中性的香豆精 C460，经过 160 秒的富集，香豆精 C460 的浓度增加了 80 倍。

利用微尺度下微流体性质进行多相层流扩散处理或液-液萃取：在微管道内流体雷诺数较小，所以流体为层流，可以利用物质的自然扩散或物质在两相间分配比例不同对生物样本进行预处理。Dertinger 等设计了具有三个入口的微流控系统，可在相邻的微流道内产生具有不同浓度的平行试剂流，将不同的试剂引向一个出口，可以产生试剂的浓度梯度。Schilling 等建立基于多相层流技术的细胞溶胞、胞内物质提取、分离、检测集成化分析系统，用于胞内 β-半乳糖苷酶的分析。

结合磁场、电场和声场等多种原理集成多功能芯片：利用微加工手段在加工的芯片上集成电极等多种器件，将电磁及声场等手段集成在芯片上，并结合微磁珠等对生物样本进行分离和富集。Belgraderd 等人设计了集成微声波降解器的微流控器件，能完成 DNA 提取、PCR 放大、检测的功能，执行整个过程的时间小于 15min。Hawkes 等人利用微粒所受的声辐射力大小和方向与微粒本身的大小、密度、压缩率等性质存在的相关性控制细胞在流动液体中的沉积速度，成功地分离了酵母细胞和大肠杆菌。

结合纳米材料和其他新材料对生物样本预处理：通过微加工技术加工纳米尺度的微结构可以有效增加表面积，对生物样本进行处理。应用新的聚合物材料可直接在微管道内聚合纳米孔，通过表面修饰对生物样本进行处理。如有文献报道，利用聚焦离子束（focused ion beam，FIB）制作纳米孔，利用纳米孔将双螺旋 DNA 从组蛋白八聚体上剥离，并探测这一过程，从而揭示核小体中包含的许多生物化学、物理信息。

2. 样品注入与控制　集成样品注样功能的微流控芯片不但可以进行皮升级样品的注入，还可以实现定量样品注入。Khandurina 等人设计的微流控芯片注样系统，其样品池和分离通道用多孔膜相连，通过注入完成 DNA 样品的堆积功能，之后再进行电泳分离。O′Neill 等人设计的注样系统能够为微液相色谱仪提供皮升级的样品塞。

对微流体和粒子进行操控也是微流控芯片的一项重要功能。Polson 等人详细地研究了在毛细管电泳微芯片上使用电渗控制微流体的方法。Ghosal 等人研究了样品吸附对电渗流的影响。Jacobson 等人对在纳米深的微流道内电驱动样品进行了研究，得到的结果与理论分析的结果一致。

3. 样品混合与反应　目前有很多报道是关于在微流控芯片上进行样品混合及化学反应的，如可以在微流控芯片上集成微混合器、化学反应器、酶反应器、免疫反应器等来执行相应的功能。

在微流体沟道内进行化学反应会带来很多好处。例如：微流体沟道内的化学反应能够在原位生成反应物和进行样品修饰，进而减少试剂消耗。McCreedy 等人通过将催化剂固定在聚二甲基硅氧烷（PDMS）膜上，在微流体沟道内进行了脱水、酯化反应。还有人将胰岛素涂在两层 PDMS 之间加工出了微反应器，当蛋白质通过微流体沟道流过微反应器时会被胰岛素分解。

为增强自身没有信号或信号很弱的分析物的检测灵敏度，一般对它们进行荧光标记并通过激光诱导荧光（laser induced fluorescence，LIF）进行检测。可以通过柱前样品衍生的方法进行荧光标记，即标记和检测在毛细管电泳之前进行，还可以通过柱后样品衍生进行荧光标记，即在电泳分离后进行标记和检测。Jacobson 等人在微流控芯片上集成了一个 1nl 的微反应器来进行柱前样品衍生,通过对背景电极液、样品及试剂流的控制来对通道内液体流进行精确的操纵。对于柱后样品衍生,微反应器是被集成到毛细管电泳微芯片的分离通道之后,微反应器的几何形状可引起高达百分之十的区带展宽。

4. 样品分离　对样品进行分离是微流控芯片的一项主要功能。分离方式有多种,包括色谱、电泳、等电聚焦和其他的分离方法。

微芯片毛细管电泳技术是当今的研究热点。从 1991 年至今,国际上在其制作工艺方面的进展与在生化快速分析中的应用,充分表明毛细管电泳微型化的潜力和可行性。微芯片毛细管电泳是在常规电泳原理和技术基础上,利用微型制造技术在几平方厘米大小的芯片上刻蚀出扁平管道和其他功能单元,通过不同管道网络设计和布局,实现样品分离的一种快速高效低耗的微分离技术。目前已在芯片上进行了荧光标记的氨基酸、DNA 限制性片段、PCR 产物、短链寡核苷酸及测序片段等的分离分析研究。由于使用了微型制造技术,芯片的设计变得更为灵活,不仅管道网络的布局可根据需要来设置,还可以加入如柱前、柱后反应器这样的功能单元。在应用于生物样品时,还可将聚合酶链式反应器(polymerase chain reaction,PCR)和连接酶链式反应器(ligase chain reaction,LCR)等集成在芯片上,最终实现芯片实验室(lab-on-a-chip)。另外,由于多通道设计在芯片上更容易实现,使得高通量的检测成为可能。

目前有关微流控芯片上的色谱只是一些初步研究。Ishizuka 等用溶胶-凝胶法在 $50\mu m$ 熔融石英毛细管中制成多孔凝胶体骨架,作为微型色谱分离管道,实现样品分离,并用反相液相色谱法进行评估,其柱压是常规柱的 $1/25 \sim 1/30$,可在非常低的压力下产生 100 000 理论塔板数,克服了传统 HPLC 颗粒填充柱的限制。Chmela 等利用体动力色谱法(hydrodynamic chromatography,HDC),基于大分子接触不到管壁附近的缓流区,在狭窄管道中大分子跑得比小分子快的原理,在微管道中分离了生物高分子、合成高分子和粒子。HDC 能克服常规排阻色谱法需要固定相的限制,因此分离速度快、效率高。

其他的微芯片分离分析技术也不断出现。Chronis 等提出了生物磁化分离的概念,即基于 H 形管道中两种缓冲溶液平行流动,一种缓冲液中含有生物磁珠,另一种不含生物磁珠的液流位于管道中靠近电磁场的一面,当两平行液流流过磁场时,远离磁场液流的磁珠受磁场作用迁移到靠近磁场的液流中达到了分离的目的。Gaudioso 等开发了一种利用扩散阱分离的微制造模型,扩散阱是在硅片上光刻蚀形成的,待测样品扩散的越快,越易进入到扩散阱中,扩散较慢的后进入阱中,因此扩散较慢的先从柱上洗脱下来,成功地分离了 Ce19A 和 Ce15A 纤维素酶。

5. 微流控芯片信号检测　微流控芯片检测器是微流控芯片分析检测系统的重要组成部分,其作用是测定经过微流控分析系统分离或者处理的有关样品的组成及其含量。检测器的总体性能将影响整个微流控芯片分析系统的检出限、检测速度、适用范围、体积等指标,有关检测方法和检测器的研究已经成为微流控领域的一个重点和热点。

微流控芯片检测器一般按其检测原理进行分类。基于不同的检测原理大致可以分为光学检测器、电化学检测器、质谱检测器、磁共振检测器等。其中光学检测器是通过检测光的各种参量来确定生化样品的各项指标,在微流控芯片的信号检测系统中应用最广泛。

三、微流控芯片分析的特点

微流控芯片的基本特点和最大优势是多种单元技术在微小平台上的灵活组合和规模集

成,它把各种基本操作单元集成在一个只有几平方厘米的芯片上,由微通道形成网络,可控流体贯穿整个系统,取代常规生物或化学等实验室的各种功能,虽然只有几个平方厘米那么大,但是功能上却和整个实验室不相上下。

(一)微流控芯片分析系统的优点

分析系统在微米级通道与结构中实现微型化,不仅减小了分析设备的尺寸,在分析性能上也带来许多优点,如高效率、高通量、低消耗、集成化和易携带等特点。

1. 高效率　微流控分析系统效率非常高,分析和分离速度一般高于相应的常规分析方法 1~2 个数量级。很多微流控芯片可以在数秒至数十秒内自动完成测定、分离或其他更复杂的操作。其高分析或高处理速度一方面来源于微米级通道中的高导热和传质速率(均与通道直径平方成反比),另一方面也来源于结构尺寸的缩小。

2. 高通量　微流控芯片在一个单元操作系统内集成多个独立的并行通道,可以大量平行处理样品,具有高通量的特点。微流控芯片实验室的基本特征和最大优势是多种单元在微小平台上的灵活组合和大规模集成,高通量是大规模集成的一种形式。

3. 低消耗　微流控分析的试样与试剂消耗已减少到数微升水平,随着技术水平的提高,还可能进一步降低。这可以减少分析费用和生物试样的消耗,同时减少了对环境的污染。由于微米级的结构,流体在微流控芯片中显示和产生了与宏观尺度不同的特殊性能,因此发展出独特的分析性能,同时还有体积轻巧、使用样品和试剂量少、能耗低、反应速度快、可大量平行处理多个样本、即用即弃等优点。

4. 易集成　用微加工技术制作的微流控芯片部件尺寸小,使多个部件与功能可以集成在数平方厘米的芯片上。

5. 易携带　容易制成功能齐全的便携式仪器,用于各类样品的分析。而其微小的尺寸使材料消耗甚微,实现批量生产后芯片成本可望大幅度降低,有利于普及。

将来的发展趋势就是集成的单元部件越来越多、集成规模越来越大、物料耗材消耗低、价格低、污染小、运行时间短、通量高。集成化和便携化方面的优势为其在生物医学研究、药物合成筛选、环境监测与保护、卫生检验与检疫、司法鉴定、生物试剂的检测等众多领域的应用提供了极为广阔的前景。

(二)微流控芯片的局限性

目前,微流控芯片还存在一些限制其发展的不利因素,主要包括以下几个方面:

1. 当前的微流控芯片系统总体上还不够“微”,分析功能也远达不到“全”,主要原因是集成度不够高,多数检测器的体积过大,实现集成化还要很长一段时间。

2. 在目前加工条件下,微流控芯片的制作成本比较高,还难以满足有关成果推广应用的要求。

3. 大部分微流控芯片分析系统不包括试样的前处理功能,为了解决实际试样的分析,应用领域方面的研究还需要大大加强。

第二节　微流控芯片分析系统

一、进样及样品预处理系统

在微流控分析系统中,主要有定容进样和定时进样两种进样方式。

（一）定容进样

基于体积的定容进样方法，其通道构型一般分为"十"字型和"双 T"字型，也有多"T"字型。该进样过程通常包括充样和进样两个阶段，进样方式可分为电动力驱动方式和压力驱动方式。这种方法的主要优点是消除了注样过程中的歧视效应。以下按简单电动进样、电动夹流进样和压力定容进样分别介绍。

1. 简单电动进样 最简单的十字通道电动进样方法，操作过程分为充样和注样两部分。以十字型进样方式为例，在试样池 S 和试样废液池 W 中间施加电压，在电渗流的作用下，试样从 S 流向废液池 W 的过程中，将十字交叉口处的一小段通道体积充满试样。注样阶段，将电压切换到缓冲液池 B 和废液池 W 之间，储存在十字交叉口处的一段试样溶液在电渗流的推动下进入分析通道，为了增加进样的体积，可以将简单的十字型进样器改成"双 T"字型进样器。简单进样的微通道系统内各流路之间均为互相开放的体系，未使用微阀进行通道的封闭。试样在经过与其他通道的交汇口时，由于扩散效应和对流效应会造成液流间的相互混合，产生试样的泄漏。虽然在宏观流动体系中也存在泄漏现象，但其影响较小，通常可以忽略。在微尺度下，泄漏效应的影响比宏观流动体系显著（图 30-1）。

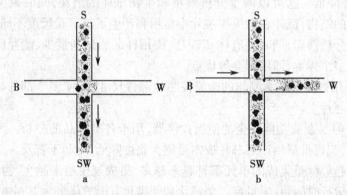

图 30-1 十字通道型的充样（a）与进样（b）示意图

2. 电动夹流进样法 电动夹流进样法可以解决简单进样存在的一些问题。在充样阶段，除试样废液池接地外，试样池、缓冲溶液、废液池均施加正电位，电压的分配应是液池 S、B、W 处的电位 V_S、V_B、V_W 大于十字交叉口处的电位 V_J，而液池 SW 处的电位 V_{SW} 小于 V_J，其结果使得各通道中的电渗流方向如图 30-2a 所示。这样从通道各处引出一小股保护性液流，与试样液混合后形成同向并且并行的三路流层。由于层流间没有对流作用，且层流液流刚开始接触时，之间的扩散作用尚未有积累，扩散效应很少，因此，液流间可保持清晰的相间界面，降低或消除了试样泄漏效应，同时消除了试样带的扩散。在注样阶段，液池 S、SW、B、W 处的电位同时切换，使 V_B 大于 V_J、V_S、V_W 小于 V_J、V_W 更小于 V_J。在这种情况下电渗流的方向如图 30-2b 所示。于是，缓冲溶液液流将十字交叉口处的试样推入分析通道，同时，从分析通道液流中分出部分液流流入 SSW 通道，将仍残留在左右两侧试样通道中的试样分别推向试样池和试样废液池，避免了试样溶液与流经十字交叉口的缓冲液接触，从而避免了注样时试样的泄漏。夹流进样的特点是可控制试样带宽度，获得更高的分离效率；可准确重现地控制进样体积，且进样体积与充样时间无关，容易获得重现性好的分析结果；可控制分析时候的泄漏，有稳定的基线和更低的检出限。这种进样技术已在微流控芯片毛细管电泳等分析方法中得到广泛应用。

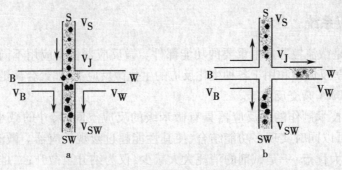

图30-2　电动夹流充样(a)与注样(b)示意图

3. **压力定容进样**　电动力虽然使用方便、灵活,但对于大多数聚合物材料的微芯片来说,微通道表面电荷状况受多种因素的影响,导致电渗流不稳定,从而影响进样的重现性。在宏观分析系统中经常使用压力驱动进样法,这种方法一般需要用阀来控制进样的体积和切换液流的方向。对于微流控分析系统来说,设计、加工和集成这样的阀非常困难,所以压力驱动进样法很少被使用。Leach 等人用多层 PDMS 加工气动阀技术,设计出一种微流控注射系统,该系统将蠕动泵、注射阀、混合池、反应通道均集成在芯片上,利用微加工的采样环,实现纳升级定容进样。

(二)　定时进样

定容进样虽然没有电动进样常见的歧视效应,但大多数芯片只能提供固定体积的试样进入分析通道,而且为了完成充样过程,使进样时间较长,尽管一些改进方法在一定程度上克服了上述缺点,但却使整个系统变得更加复杂。而定时进样的试样体积大小由时间长短决定,可以通过调整进样时间很方便地控制进样体积,且进样时间短,更适合快速的分离分析体系。常见的定时进样法有 T 型通道电动进样法、电动门进样法、压力定时进样法及光门进样法。

试样前处理技术的研究是目前微流控分析技术系统研究中最为活跃的领域之一。在进行检测之前,试样往往需要一系列的预处理才能达到分离和检测的目的。预处理操作包括试样的预分离、预浓集和预稀释等。反应按分析的体系和对象不同,可分为高分辨分离体系进行的衍生反应、流动分析系统中进行的各类化学反应、生物样品前处理反应三大类,具体分类如图 30-3 所示。

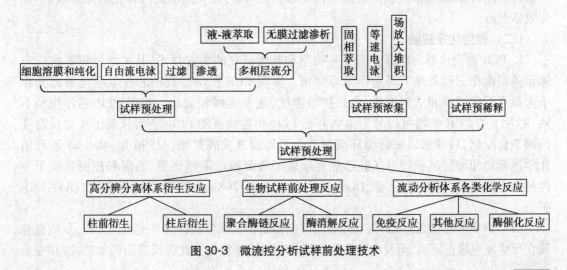

图30-3　微流控分析试样前处理技术

二、微反应系统

微反应系统是微流控芯片中重要的功能部件。微反应器根据应用不同,可以分为用于化学反应的微化学反应器和用于各种生化反应的生化微反应器,如聚合酶链反应(PCR)、免疫反应、酶反应、DNA 杂交反应等。

运用微加工技术制作的微反应器具有微米级的反应空间,尺寸的减小加速了反应动力学过程,并且可以同时实现多功能结合,使其性能超过宏观反应器。微流控芯片微反应器小尺寸具有两大优点:一是试剂的消耗大大减少,仅为纳升至微升;二是反应速度很快,具有良好的安全性。由于微反应器腔体小,比表面积大,扩散距离短,流阻小,传热、传质速度快,短时间内即可以充分混合,并且达到反应平衡,所以反应速度快。当反应异常时,由于反应物总量少,传热快,反应容易控制,因此有很好的安全性,能够实现剧烈条件下的反应。

(一) 微化学反应器

1. 均相化学反应器　均相化学反应器主要用于多种反应均相混合后进行化学反应。反应器的结构设计主要是以促进各反应之间的均匀混合为主要特征。微芯片结构简单,通常具有 T 型通道或 Y 型通道。T 型通道位于基片上,盖片相应位置打孔,反应物分别从 T 型通道交叉点两端的储液池进入微通道,在交叉点处开始混合发生化学反应,从废液池流出。也有研究者设计出了一种 Y 型通道微反应器。反应物分别从 Y 型通道两端进入微通道在交叉点处开始混合反应。微反应器小尺寸的特性,使其传热、传质速率快,氟试剂用量少,解决了氟化反应中的安全问题和控温问题。

2. 非均相化学反应器　常用的非均相微反应器是固相催化微反应器。此类反应器是将催化剂固定在微反应通道中,反应物溶液在固相催化剂催化下完成化学反应。根据催化剂在微反应器通道中固定方式不同分为表面涂层催化微反应和填充床微催化反应。

表面涂层催化微反应器是将催化剂粉末固定在微通道壁上。有研究者在硅-玻璃杂交微反应器通道壁上沉积一层含钛的沸石膜作催化剂,在连续条件下催化 1-戊烯与过氧化氢发生环氧化反应,生成 1,2-环氧戊烷。

填充床催化微反应器是将普通催化剂粉末填充到类似于填充柱的微通道中,获得较大内表面积,同表面涂层催化微反应器相比表面积大得多,使得反应物与催化剂充分接触,催化效率更高。

(二) 微生化反应器

1. PCR 微反应器　PCR 是分子生物学和基因研究的关键技术,其扩增过程要求反应体系的温度在三种条件下周期性循环变化。实现 PCR 扩增过程的芯片微型化的意义在于大幅度降低试样和试剂消耗,提高扩增速度,使系统体积变小。按照 PCR 芯片构型不同,芯片上的 PCR 扩增可以分为微室静态 PCR 和连续流动 PCR,前者依赖于扩增仪温度的周期性变化,后者依靠试液循环流过三个不同温区实现扩增。1996 年,Mathies 等利用化学蚀刻法和薄层沉积技术在硅芯片上形成了集薄膜电阻加热器、测温和控温系统于一体的微室静态性 PCR 反应室,15 分钟内完成了对 268bpβ-珠蛋白进行 30 次循环 PCR 扩增。

(1) 微室静态微反应器:微室静态微反应器是使用反应腔体循环变温的方式,反应混合物在反应腔中静止不动,而反应腔体温度随着时间循环变化。此类反应器的加热、冷却变温的速率是影响扩增效率的关键因素。加热源有外部加热部件、非接触型红外和直接加工在微流控芯片背面的电阻加热器(如钨和铂膜),冷却通过风扇或帕尔贴(Peltier)半导体加热器完成,PCR扩增完成后将产物取出或在线进行测定。

(2) 连续流动式 PCR 微反应器:连续流动式 PCR 微反应器中,温度在空间维度上变化。反应混合物溶液连续流过温度固定的三个不同温区的反应通道,进行变性、退火和延伸反应,完成扩增。PCR扩增效率取决于反应混合物溶液在某一温区相应的微通道中停留的时间,即该温区相应微通道的长度、截面积及反应混合物溶液的流速。由于比表面积大、热扩散距离短,PCR微反应器具有热传递和热循环速度快的优点。

连续流式 PCR 微反应器芯片目前有蛇遁型、螺旋型和环形三种基本结构。1998 年,Kopp等首次报道了连续流动芯片PCR。通过微加工形成了蛇遁型的通路,在一定的推动力作用下,当PCR反应混合液经三个不同温区时,自动变温,在流动中实现变性、退火和延伸反应,完成扩增,当流速为 5.8~72.9nl/s 时,1.5~18.8 分钟完成 20 次循环。

2. 其他生化微反应器　其他常见的生化微反应器包括酶微反应器、免疫微反应器和DNA杂交微反应器。这几种微反应器加工方法基本相同,微流控芯片生化微反应器中进行的多为非均相生化反应。

非均相生化反应器一般是通过将蛋白质或DNA分子固定在微反应器的载体表面而制成。作为固定上述分子的载体,必须具备以下条件:比表面积大;具有透过性、亲水性和不溶性;化学、机械、热稳定性好;刚性强等。非均相生化微反应器中固定载体常用的有:微通道壁、微珠、硅胶-凝胶、薄膜、水凝胶、整体柱等。

微通道壁是使用最多的固定载体,将蛋白质通过物理吸附和共价键结合在经过化学改变的微通道壁上,实现蛋白质的固定,即可形成非均相生化微反应器。此种固定方式由于蛋白质固定在微通道壁上,比表面积比其他固定方法要小,扩散时间长,灵敏度低,但蛋白质可以直接固定,无需考虑加工特殊结构芯片、使用附加部件等。固定蛋白质的稳定性与固定载体材质、固定方法、分析条件等有关,一般为数天到数周。物理吸附固定蛋白质方法的稳定性不如共价键固定方法,其固定的蛋白质在重复使用中容易损失。

采用微珠作为固定蛋白质的载体,同以微通道壁作为载体相比,比表面积增加,能提供更多受体位置。但在使用微珠时,大多需要在微流控芯片上加工特殊结构,使微珠被截留在微通道中,因此需要更高的芯片加工技术。文献中已报道的微流控芯片有围堰、双围堰和锥型等。微珠有聚苯乙烯微珠、琼脂凝胶微珠、玻璃微珠及磁性微珠等。使用磁性微珠时不需要加工特殊结构,但微珠需要通过外设磁铁来使其固定在微通道中。

以薄膜作为固定的载体,具有内表面积大、局部蛋白质浓度高的优点,能提高反应效率。蛋白质吸附在膜上,稳定性好,且能很好地保持活性,固定蛋白质的膜包括聚二氟乙烯多孔膜、等离子聚合膜、纤维素膜等。固定有蛋白质的膜与带有微通道的基片封合形成微反应器,通过简单地去掉旧膜换上新膜即可实现微反应器再生。

蛋白质与水凝胶前体一起在紫外线照射下共聚于微通道中,可制成水凝胶作为载体的微反应器。水凝胶与硅胶-凝胶相似,具有多孔性,但流阻大,液体流动只能采用电驱动方式。

整体柱具有制作简单、不需要塞子、背压小、表面容易进行化学改性、孔径大小容易控制、简单的机械泵能控制液体流动等优点。此外,同填充微珠相比,整体柱结构具有很好的空间稳定性。

三、微分离系统

目前微流控芯片系统中使用的高分辨分离技术主要为毛细管电泳分离技术和电色谱分离技术。

(一) 芯片毛细管电泳(chip-based capillary electrophoresis)

芯片毛细管电泳是在玻璃、石英、硅、高分子聚合物等芯片的微细通道或色谱柱中,以电场为驱动力,借助于离子或分子在电迁移或分配行为上的差异,对复杂试样中的多种组分进行高速分离分析的技术。在分离原理上,它与常规毛细管电泳相似,可以采用区带电泳、凝胶电泳、等电聚焦、等速电泳、胶束电动色谱、电色谱等不同的分离模式。与经典毛细管电泳分析相比,芯片毛细管电泳分析主要有以下特点:①芯片(如玻璃和石英等)散热性能较好,可采用较高的电泳分离场强(如 $2500V \cdot cm^{-1}$);进样区带宽度窄(采用夹流进样方法,通常为数十微米),因而分离速度快、分辨效率较高(通常达到或超过 10^6 塔板数 $\cdot m^{-1}$)。②采用电驱动方法可实现小体积(纳升至皮升级)流体的进样、分离、汇流、分流、切换等微流控操作。③借助于 MEMS 技术,芯片与检测系统、电源系统和控制系统集成化,建立微型化、集成化和自动化的微型全分析系统。

1992 年,Manz 等首次报道建立芯片毛细管电泳分析系统。1994 年,Harrison 等提出的复杂通道网络中的电渗流控制技术和 Ramsey 等提出的夹流进样技术,为芯片毛细管电泳的发展奠定了理论和技术平台。20 世纪 90 年代中期以后,芯片毛细管电泳进入快速发展时期,自由溶液区带电泳、凝胶毛细管电泳、胶束电动毛细管色谱、电色谱等多种分离模式在芯片上先后得到开发应用。

芯片毛细管区带电泳是芯片毛细管电泳中最常用的一种分离方式。该分离模式所用的分离介质简单,分离速度快,主要用来分离氨基酸、药物、金属离子、环境试样中的其他有毒有害物质。Rodriguez 等在 CZE 分离模式下,以荧光素异硫氰酸酯(FITC)与免疫球蛋白 IgG 的反应混合物为试样,对常规毛细管、短毛细管和微芯片中的电泳分离性能做了对比研究。其结果说明在玻璃芯片上进行 CZE 时,柱效和分离速度均高于在石英毛细管中的结果。芯片毛细管电泳常用的分离模式还包括芯片凝胶电泳和芯片胶束电动毛细管色谱。前者主要用于蛋白质、多肽、寡核苷酸、DNA 等生物大分子分离分析,后者主要用于离子型和中性分子化合物的分离。系统在分离效率和分离速度上都超过了常规毛细管电泳。

(二) 毛细管电色谱(CEC)分离技术

和芯片毛细管电泳相比,CEC 用电渗流驱动流动相,相比于液相色谱使用压力流,它在微流控芯片上更容易实现,也更容易小型化。色谱柱是 CEC 的核心部件,目前芯片 CEC 也大多数针对柱技术进行研究。CEC 和 SPE 柱都适用色谱固定相,和微流控芯片的 SPE 柱固定相类似,芯片电色谱按照固定的状态可以分为填充柱、开口柱和整体柱。

Harrison 的研究小组曾报道在芯片上用围堰截留固定相技术来制作填充柱芯片电色谱,柱长为 0.2mm,体积为 330pl,但该柱对 CEC 分离来说非常短。后来他们制备了更长的填充柱,如图 30-4 用于电色谱分离。该柱的芯片为石英材质,分离通道深 $10\mu m$、宽 $100\mu m$,填充柱两端的围堰深 $1\mu m$,微珠引入通道深 $10\mu m$、宽 $30\mu m$,粒径为 $1.5 \sim 4.0\mu m$ 的 ODS 球形微珠匀浆加到储液池 5 中,然后在储液池 5 施加高电压,储液池 1 接地,储液池 2 施加一定的负压力,微珠就被填充到围堰间的空腔中。为了达到良好的填充效果,需要不断的降低储液池 5 的电压,至填充完时约为 80V。最后在微珠引入通道中原位 I 聚合甲基丙烯酸酯,可以

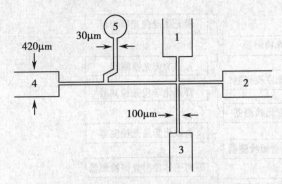

图 30-4　围堰式芯片电色谱填充柱

得到更稳定的填充柱,该方法制备 1mm 和 2mm 的填充柱较容易实现,且重现性好,稳定耐用,其性能可以直接和常规的填充 CEC 柱、芯片上的开口柱和整体柱相比。但在芯片上制备 5mm 长的填充柱非常困难。

通过微加工或原位聚合反应等方法可以在微流控芯片通道中直接形成固定相,从而避免了填充的困难,而且也不需要制作柱塞。这样制备的色谱称为整体柱(或连续床)。Throckmorton 等利用紫外线诱导聚合反应在玻璃芯片通道内形成丙烯酸酯类的多孔聚合物整体柱。制备过程如下:将通道用混合溶剂预先冲洗,在一个储液池中加入单体混合物溶液,该溶液包括交联剂 1,3-丁二醇二丙烯酸酯、附着力促进剂 3-(三甲氧基硅烷)丙基甲基烯酸酯、丙烯酸酯单体十二烷基丙烯酸酯和丙烯酸氮二异丁腈(AIBN)以及致孔剂溶剂(乙醇、乙腈、磷酸缓冲液),溶液靠毛细管作用充满通道;将掩膜盖在芯片上,限定所需的通道段暴露在紫外线下,聚合反应在 10 分钟内即可完成,形成多孔聚合物整体柱。为了进样和检测的需要,进样通道和检测窗口处的通道在掩膜遮挡下不被紫外线照射,形成开口通道。这种整体柱制作简单,重复性和耐用性好,并且可以在选定的通道段引发聚合反应。

四、微检测系统

检测系统用于获取待测样品有关组分的组成及其含量等信息,是分析装置中不可缺少的部分。因为微流控系统的总体积小,而且检测区域也较小,所以可供检测的物质量小,样品通过检测窗口的速度较快,故检测系统需要具备更高的灵敏度、更好的信噪比、更快的响应速度以及便于同芯片系统耦合等特点。

微流控芯片检测器一般按其检测原理可以分为光学检测器、电化学检测器、质谱检测器等。光学检测器又可以根据检测的光信号来源分为发射光谱检测器、化学发光检测器、激光热透镜检测器等,具体分类如图 30-5 所示。

(一)荧光检测器

荧光检测器是在微流控芯片上应用最早的光学检测器,它适合极小体积试样的高灵敏度检测,故当前荧光检测法仍然是微流控芯片系统中的一种重要的且应用最多的检测技术。该法采用激光作为激发光源(激光诱导荧光,laser induced fluorescence,LIF),具有极高的灵敏度,是目前公认的最灵敏的检测方法之一,一般可以达到 $10^{-9}\sim10^{-12}$ mol/L,故可以进行单分子检测。但由于只有部分化合物经激光激发后自身能发出荧光,多数试样需要进行衍生处理,且该检测设备价格昂贵,也在一定程度上限制了其应用。目前 LIF 检测方法已在微流控分析中成功的用于衍生的金属离子、染料、氨基酸、DNA 等多种样品的检测。

一般来说,荧光检测器由激发光源、光路系统、检测系统三部分构成。而激发光源包括气体激光器、半导体激光器、发光二极管及连续光源等。荧光检测元件一般采用光电倍增管、光子计数器、光电二极管及雪崩二极管等。

另外,芯片荧光检测器系统按光路系统的不同,一般可以分为共聚焦型和非共聚焦型检

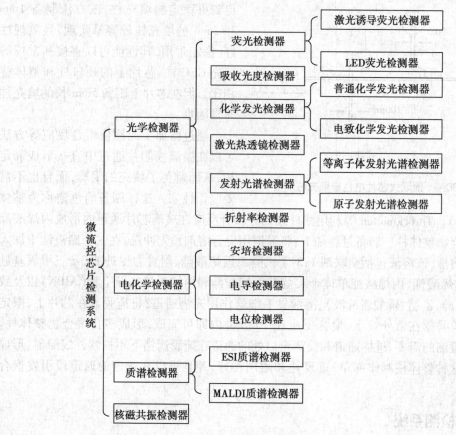

图 30-5　微流控芯片检测系统

测器。共聚焦型光路在微流控毛细管电泳芯片分析系统使用较多,其优点是对荧光与激发光、反射光、杂散光的分离比非共聚焦型系统更完全,检测的信噪比较高,但局限性是光学系统结构比较复杂,不易实现微型化。

非共聚焦型 LIF 检测器的光路系统结构多种多样,但共同特点是系统大多采用正交型光路,系统结构简单,易于搭建,但是激发光和杂散光的干扰比较大,检测信噪比通常低于共聚焦型光路。

（二）　紫外-可见吸收光度检测器

紫外-可见吸收光度检测是一种通用型光学检测方法,其可测定的物质种类繁多,结构简单,使用较方便,较早应用于微流控芯片分析系统。在光度检测中,吸光度与吸收池的光程成正比,由于微流控芯片通道检测区的检测体积小、吸收光程短（吸收池光程长度通常仅 $10\sim700mm$）,导致检测灵敏度低于常规分析系统 $2\sim4$ 个数量级,故其在微流控芯片分析系统中的应用受到较大限制。为了提高吸光度检测器在微流控芯片中的灵敏度,可以采用特殊设计的吸收池结构来使光线在吸光池中产生多重反射增加光程,从而达到提高检测限的目的。目前已有文献报道多种增加吸收光程的方法,以提高芯片上吸收光度检测的灵敏度。

（三）　电化学检测器

电化学检测是以电极作为传感器,直接将溶液中待测组分的化学信号转变为电信号。电化学检测法无需监测器探头与微芯片基底接触,检测时不受光程和样品浊度影响,其灵敏度高、选择性好、成本低,而且其制作工艺与目前的微电子机械系统（MEMS）技术兼容,因此,电化学检测方法在微全分析系统中有很好的应用前景。电化学检测方法的种类繁多,根据检测原理和电化学检测器的不同可分为安培检测法、电导检测法和电位检测法等。因为电化学检测器的电极容易微型化,检测灵敏度不会因通道几何尺度的微型化而降低,因此在原理上应用于微流控分析系统具有独特的优势。目前电化学安培检测法主要应用于芯片毛细管电泳体系。

1. 安培检测法 安培检测法主要是通过工作电极上产生的分析物的氧化还原电流来进行检测的分析方法。为了减少分离电压对检测器的干扰,可以在检测器前采用去耦器。它的优点是检出限低,但仅适用于具有电活性的物质。

2. 电导检测法 电导检测法是根据带电组分对溶液电导率的贡献对样品实现检测,是一个通用型的检测器,对于其他方法不易检测的小离子物质,电导法具有独特的优势。

3. 电位检测法 电位检测法主要是以微型化的离子选择性电极为基础的一种检测方法。Manz 及其同事报道了一种与芯片流通池集成于一体的 Ba^{2+} 离子选择性微电极,该装置中采用了一种特殊的高聚物膜,可以使它能够对一系列的离子进行检测而不是仅仅对一种离子有选择性。对于那些其他方法难以检测,电导率又低的离子来说,电位法无疑是最好的选择。如果在芯片检测池中同时插入多种超微离子选择性电极,则可以完成多种离子的同时检测。

(四) 质谱检测器

大部分的生物小分子代谢产物、激素、蛋白质、酶和核酸等可以电离的物质,都能被质谱检测。质谱检测法主要通过样品离子的质荷比(m/z)来进行成分和结构分析,不仅能够快速地一次性识别、检测出多种目标分子,对其进行定性、定量和结构分析,而且能够对未知物质进行结构分析,具有较高的灵敏度,成为生物分析中最有应用前景的检测仪器。

在光学检测和电化学检测中,微流体不需要进入检测器,只在芯片上;而质谱检测器要求待测物质进入离子化器,进行离子化才能检测到待测物质,这就需要在微流控芯片和质谱之间有相应的接口装置。1997 年诞生了第一个芯片与质谱的接口,使得质谱在微流控芯片研究中的应用日益广泛。

在微流控分析系统中,应用最为广泛的质谱检测器主要有两种:基于电喷雾电离质谱(ESI-MS)和基体辅助激光解析电离质谱(MALDI-MS)。微流控芯片与电喷雾电离源之间的接口比较简单,基于电喷雾电离技术的质谱仪在芯片中的应用最为广泛,成为该领域最活跃的研究热点。因此 ESI-MS 与芯片的联用最有可能实现对生化样品快速、高效、高通量、大信息流量的分析。由于 MALDI-MS 离子化过程中通常要求样本与基质共结晶,要实现微流控芯片中微流体系与 MALDI-MS 离子源的直接联用仍存在很大的困难,以至于现在还处于起步阶段。

随着微加工能力的提高,电化学检测法近年来取得了迅速发展。Martin Pumera 等人研制了一种非接触式电极,用来检测通道内溶液的电阻,但并不与溶液接触,从而避免了电极与溶液接触所带来的诸多问题,并且使检测及微加工过程大大简化。

五、分析系统的集成化

微流控芯片分析系统目前的主要发展趋势之一是建立集成化的芯片系统,其最终目标是把整个实验室的功能(采样、稀释、加试剂、反应、分离、检测等)集成在微流控芯片上,形成具有操作简单、使用方便、便于携带等特点的小型仪器。这是由简单的电泳分离到大规模多功能集成实验室的飞跃。目前实现分析系统部分功能的集成化已取得显著进展。

（一）微流体控制功能部件的集成化

微流体控制功能部件的集成化在实现整个微流控分析系统的微型化功能上具有重要的意义。

旋转型微流控芯片系统用 PDMS 材料制得，集成了控制通道、流体通道和三个温度区的加热元件。该系统分三层，最上层的控制通道具有蠕动泵和微控制阀的作用，作为液流驱动系统；中间的流体通道用于完成 PCR 扩增反应；最底层为加热元件，是由溅射到玻璃片表面的钨和铝薄层形成，其中钨层作为加热部件，铝层作为导电部件。

Lagally 等人报道了一种高度集成化的玻璃夹层式微芯片，在该微芯片系统中可以进行多级 PCR 和毛细管电泳分离技术。微流体通道、毛细管电泳通道及 PCR 反应器均通过氢氟酸腐蚀的方法刻蚀在玻璃片上。热电偶和加热元件固定在微芯片的底部，或扩大微通道尺度并通过阀将热电偶直接插入通道中。每一个阀都连接了一个主反应池，反应池有两个较小的流体出口，一个与储液池相连，另一个与 PCR 反应池相连，PCR 反应池又与疏水性阀位和分离系统相连，分离系统是一段长 5cm 的通道，它与废液、阴极及阳极储液池相通。系统采用气动压缩方式将亚微升水平的试剂泵入反应室中进行 PCR 扩增反应。PCR 扩增反应完成后，扩增产物被注入已预先用注射泵注入了相应分离介质的 CE 分离系统进行分离分析。实验表明该系统完成 PCR 热循环仅需 30 秒。

除了在芯片上集成微流体驱动与控制部件外，其他控制部件如加热装置的集成同样也具有重要的意义。玻璃基质具有电绝缘性，良好的导热性，从而成为加工 PCR 微芯片的理想材料。将体积小而可靠的加热元件集成在微芯片上是建立微流控 PCR 集成芯片的重要前提，以真正实现微芯片上的 PCR 扩增反应。电热是最简单的加热方式，但是难以微型化；钨丝灯红外辐射和红外加热源都适用于微结构加热及热循环，但是这种加热元件通常占较大的空间，所以不适于集成在微芯片上。

Sun 等建立了一种用于连续流动 PCR 扩增反应的微芯片系统。该芯片系统通过用标准光刻和湿法蚀刻加工透明的石英玻璃而制得，并与另一片石英玻璃相封接。将 ITO 薄膜沉积在蚀刻的基片上作为加热源。Sun 在连续流动条件下测定了温度指示染料 1-芘磺酸钠盐（PS-Na）在微通道中的荧光光谱以证实微通道中的温度分布，结果表明在不同流速条件和 $\pm2℃$ 的范围内，温度在微通道中的 ITO 表面上几乎是均匀分布的。

Quake 等报道了一种压力控制的集成化微芯片细胞分离分析器。该芯片由 PDMS 材质加工而成，芯片上集成了一系列的微流控功能，包括蠕动泵、节气阀、开关阀及输入输出口等。整个系统分两层，上层为阀和泵的控制线路，下层为流体线路。在此体系中所集成的微型阀可控制的有效体积小至 1pl。

（二）微检测器在微流控系统中的集成化

Roulet 等报道了一种集成了微型光学检测器的生化分析芯片系统。在该系统中，微通道刻蚀在硼玻璃基片上，并与另一片同样的玻璃片封接在一起。该芯片结构的特点表现在所有的检测元器件都是通过微加工直接沉积在微芯片的两侧，检测系统由折射回路或椭圆微透镜阵列及铬孔阵列构成。整个微通道化学检测系统的厚度小于 1.6mm。

Webster 等加工了一种硅基质毛细管电泳芯片，在此芯片上集成有荧光检测装置和相应的电子元器件。该集成系统含有光电二极管、光学干涉滤光片和电泳分离通道。要成功实现将光学和电子元器件集成在微流控芯片系统中，不同组件之间必须进行有效的隔离或绝缘。通过使用 $5\mu m$ 的电泳通道薄壁来实现化学隔离,该薄壁可有效地防止电泳通道中的离子进入对离子敏感的下层检测器通道;由光学干涉滤光片和通道壁共同组成的间隔层可有效地将光电二极管同分离所需的高电压进行介电绝缘。该芯片系统还特别在电泳通道与光电二极管之间加工了一层 $0.15\mu m$ 的透明的导电氧化铝薄层,将其接地来实现电场的绝缘,以消除电泳分离所需的高电压对光电二极管的噪声干扰。

Baldwin 等报道了一种集成了电化学检测装置以及毛细管电泳分离的高压电极微流控分析芯片。所有的微电极都通过刻蚀技术加工在芯片上,避免了外接电极及其附属器件。用微加工技术将电极固定在芯片中,这种集成结构有效地降低了由于手工操作而带来的一系列弊端,包括由于电极更换而造成的位置和几何构型的变动(或重现性差)等。

Lee 等报道了一种可同时用于电化学检测 PCR 扩增和特征 DNA 片段的微流控 PCR 集成芯片系统,该系统由硅/玻璃材质加工制得。将刻蚀了反应通道的硅基片封接在玻璃片上,形成一个 $8\mu l$ 的微型反应室,金纳米颗粒及 ITO 电极材料涂饰在玻璃基质表面,再将 DNA 探针固定在上面作为电化学检测平台。为检测并控制三个温度区的温度,在硅基质的表层固定铂基温度传感器及加热元件,以便准确地实现反应室中温度循环的实时、快速的操作。在该系统中进行 DNA 分析的基本步骤包括:单链的非对称扩增微电子机械系统和用探针修饰过的电极对其表面扩增组分杂交特征片段的识别。

流动注射分析技术的发展已经历了三代:第一代流动注射,第二代顺序注射,第三代顺序注射-"阀上实验室(LOV)"介观流控技术。第三代技术起着连接常规流动分析与微全分析系统的最佳桥梁作用,故又称微顺序注射-"阀上实验室"($\mu SI-LOV$)。在 $\mu SI-LOV$ 系统中,多功能流通池的设计结构适用于分子吸收光谱测定。调节两端的光导纤维之间的距离可以改变光路的长度从而改变灵敏度。开通封闭通道,改变废液导出口,并将光导纤维置于垂直方向,便可在同一位置进行荧光测定。此外,用停留技术将样品塞停留在流通池中可以跟踪监测反应过程或者提高动力学慢反应的检测灵敏度。

(三) 微反应器的集成化

文献中曾报道过一种层叠式的微型反应器,结构如图 30-6 所示。

用常规平板照相/湿法蚀刻法,在 HF 处理过程中玻璃板背面用聚烯烃胶带保护,然后钻

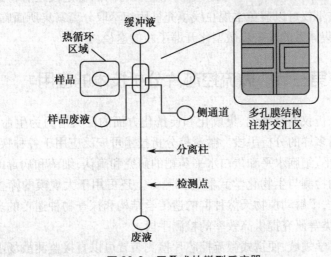

图 30-6　层叠式的微型反应器

孔,再将所需数目的经蚀刻的玻璃芯片和玻璃盖片层叠在一起,在650℃下进行热封接。理论上,任何数量的微型反应器都可以串联起来进行统一的控制和操作,但是由于需要太多的分支连线网络,当串联的芯片数目过多时,系统将会变得异常复杂。

简单的组合式芯片化学反应系统包含4个芯片和四路液流驱动,其中两种流体先混合再与另外两种流体的混合物反应。但是当n×m(n>2,m>2)时,这种二维结构将会变得很复杂而且不可能实现。为此,Kikutani等人建立了一种复式微型反应器集成化的2×2平行有机合成反应器。在该结构中,微通道是采用常规光刻/湿法蚀刻/热封接技术完成,用两片单面蚀刻有微通道的玻璃芯片将另一个钻有所需小孔的玻璃片包夹在中间形成"夹心式"三维结构,并按常规方式封接。

（四）试样前处理系统的集成化

Khandurina等报道了一种将PCR扩增前处理与CE分离系统集成在一个芯片上的微流控系统。该芯片系统同时还集成了一对供PCR扩增用的珀耳贴电加热/冷却元件。微通道结构如图30-7所示。

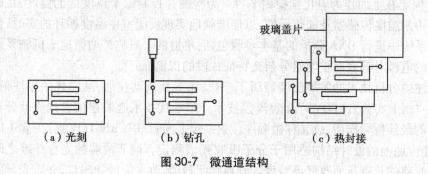

图30-7　微通道结构

Paegel等报道了一种高度集成化的生物试样预处理-毛细管电泳DNA测序微流控芯片系统。可同时实现DNA测序过程中的样品脱盐、模板去除、富集和毛细管电泳分离,且样品消耗量仅为纳升数量级。

近年来,基于微型填充柱的在线固相萃取分离富集技术已经成功地应用于高度集成化的"阀上实验室系统"试样前处理中。但微型填充柱长时间的稳定性还有待进一步提高,可更新表面技术的引进不仅可以避免常规在线填充柱固相萃取分离富集所面临的柱效降低等问题,而且为分离富集体系的进一步微型化开辟了新的途径。

第三节　微流控芯片分析技术的应用

微流控芯片在分析仪器微型化、集成化和便携化方面的巨大潜力为生命信息的获得提供了高效、价廉、灵活多样的分析手段。微流控分析技术可广泛应用于各种疾病的早期诊断与临床监测,基因水平、细胞水平和蛋白水平药靶的研究和确认,细菌和病毒的发现和检验,突发公共卫生事件的检测与生物化学武器的探测等。还可用于大规模的筛查、检测和分析基因的变异及多态性,了解动植物天然种群的遗传学结构和探查物种遗传的多样性,为生物起源、进化和系统分类等研究提供高效率的检测手段。

在军事和刑事科学领域,便携式微流控芯片检测装置可以直接监测战场上水源、食物的污染情况,利用轻便的免疫芯片进行就地免疫和救护,也可在犯罪现场检测犯罪物证,并与基因指纹系统存储的 DNA"指纹"进行比较,以尽快、准确地破案。在检疫、食品、卫生、环境等监督领域,大规模的健康检查、地区性遗传病、传染病的调查分析,研究污染物质对人群、动植物的作用机制及作用范围,海关对出入境动植物及商品的生物学检验等领域,微流控芯片均有良好的应用前景。

无论是从文献中还是从产业化趋势来看,生命科学已经成为微流控分析系统的重点应用领域,下面将重点介绍微流控芯片技术在核酸分析、蛋白质分析、小分子分析、离子分析和细胞分析方面的应用。

一、核酸分析

核酸分析是微流控芯片在生命科学领域的主要应用对象之一。在微通道中,注入的样品量少,由于电场产生的焦耳热效应较低,分子扩散程度低,因此微流控毛细管电泳分析在核酸诊断分离中的分辨能力远高于平板凝胶电泳。在 DNA、RNA 片段分析以及基因表型和测序应用中,微流控芯片具有快速高效的分离效能。

Effenhauser 在微流控芯片上分离了长度为 10~15bp 的 DNA 低聚物的混合物,之后又在微芯片电泳上进行 DNA 分离的研究。Mathies 研究组使用单通道和多通道微芯片电泳分析了酶解片段。Bada 研究组采用步进线性梯度凝胶方式,借助于筛分介质中孔径的差异,明显改善了 DNA 片段的分离。微芯片上的 DNA 基因型分析可迅速完成基因鉴别,显著提高其在基因组学、诊断学、遗传药理学、法医学检验方面的性能。在芯片上已成功地完成了与遗传疾病(如肌肉营养失调、血色素沉着症)有关的基因鉴别工作。

使用微流控芯片进行 DNA 测序具有一定的优越性。有研究报道使用 96 个阵列通道可以进行高通量的 DNA 测序。根据目前研究的最好结果,每小时每个通道的测序速度约为 1 200 个碱基。结合微流控芯片和荧光检测技术,可在电泳微芯片上检测单个 DNA 分子。

Foquet 描述了一种在亚微米微流体通道内检测单分子进行 DNA 片段分级的方法。他利用牺牲层技术加工出了尺寸小于 1μm 的微通道,这种亚微米尺度可以避免多个分子同时通过检测区,有利于进行单分子检测。用荧光相关波谱法研究了亚微米通道条件下 M13 双链 DNA 分子在一定电场作用下的行为,观察到 DNA 分子和施加电场之间存在着线性关系,核酸分子最大运动速度可以达到 5mm/s,即单个分子的分析时间仅为数毫秒。在该微流体通道内对 9 个 DNA 片段的混合物进行了表征。应用光子脉冲计数(photon burst)分析方法研究了 DNA 样品。

在微芯片上使用场反转电泳技术可在有效分离长度较短的情况下进行 DNA 分析。该方法使用了一个周期性开关的脉冲电场,此时 DNA 分子表现出带反转现象和最小的迁移,仅需 6mm 的分离距离即可有效分离 20、40、60 链节的短链寡核苷酸。也有研究者提出在降低施加电位的同时仍然维持高场强的方法。他们采用微电极阵列将分离通道分为许多小的分离区,顺序施加较小的电压到适当的电极对,即可形成一个移动的电场。

杜晓光等采用简易热压法制作聚甲基丙烯酸甲酯(PMMA)微芯片,使用自行设计的光纤式激光诱导荧光检测器,在进样电压和分离电压分别为 200V 和 150V,进样时间 8 秒,有效分离长度 1.6cm 的条件下,成功分离 Φ×174-HaeⅢ DNA 片段。

二、蛋白质分析

蛋白质分析对疾病机制、诊断与治疗、药物筛选等方面的研究有重要意义,其最基本的研究任务是从生物样品中分离和鉴定蛋白质。检测分析蛋白质最常用的方法是先从细胞中提取蛋白质,再通过双向凝胶电泳分离生物样品中的特定蛋白质,然后用荧光扫描或质谱等方法检测和分析,得到蛋白质的定性及定量数据。这些传统技术速度慢、样品消耗量大、灵敏度低,无法满足蛋白质组学对分析系统快速、集成、高通量、高灵敏度的需求。微流控芯片的研究和发展给蛋白质分析开拓了新思路。

冠心病是威胁人类健康的重要疾病。异常脂质血症是心血管疾病的病因之一。因此,脂蛋白及其组分的检测非常重要。2002 年 Weiller 等报道了将超速离心后的低密度脂蛋白和高密度脂蛋白片段以及血清样本,先用 NBD 一酰基鞘胺醇预染,用毛细管区带电泳分离,激光诱导荧光检测,低密度脂蛋白和高密度脂蛋白分别在 11 分钟和 12 分钟左右出峰。而在毛细管电泳芯片上,用同样的方法进行分离、检测,得到与毛细管区带电泳相似的结果,只需 25 秒的时间,而且分辨力高于毛细管区带电泳分离。

最近 Liu 等报道了将胰蛋白酶固定在多聚体芯片通道中,蛋白质在样品池中酶解后,再进入芯片通道中实现分离检测。他们以牛血清白蛋白(BSA)、肌红蛋白、细胞色素 C 为代表,在芯片上酶解。结果在少于 5 秒的时间检出 0.5ng/nl 浓度的标准蛋白。有研究报道,通过修饰微通道表面,蛋白质吸附可降低几个数量级。因此,这种技术极有可能用于低浓度蛋白质的分析,值得受到关注。

将 PDMS 与硅键合的芯片的通道表面氧化后,利用原子传递自由基聚合反应在通道表面形成一层聚丙烯酰胺,增加了表面的亲水性。用此装置可在 35 秒内分离溶菌酶和细胞色素 C;分析荧光标记的 BSA,塔板高度可达 $30\mu m$,有效塔板数为 33 000 塔板/m,而且几乎没有可逆和不可逆的蛋白质吸附。上述微流控芯片通道表面的修饰方法大大提高了芯片的分析分离能力,将是微流控芯片的一个发展方向。

有研究者通过修饰微流控芯片通道的表面,成功地分离了手性氨基酸(D-色氨酸与 L-色氨酸)。他们先用(BMA)-(MSMA)活化 PMMA 芯片的微通道,再用氧化铝凝胶与之形成稳固的显微结构,然后用 BSA 作为靶蛋白稳定均匀地固定在修饰后的通道表面,制造出蛋白质的固定相并用安培检测法进行检测。这样处理能提高芯片的电渗迁移率,减少非特异性吸附。修饰后的 PMMA 芯片可用于生化药品的高通量筛选对映异构体和受体相互作用的研究。

Galloway 等利用通 5.0kHz 的双脉冲电流电极对,减少测量产生的充电电流,使溶液导电率的记录更加准确,并能实现蛋白质和多肽的非液相区带电泳。他们用这种接触式电导检测法测定了溶菌酶、肌球蛋白、碳酸酐酶等 8 种蛋白质。

三、小分子和离子分析

微流控芯片技术除了可以检测前述的相对分子量在几千以上的核酸和蛋白质等大分子物质外,还能检测分子量在 1 000 以下的小分子化合物以及离子。小分子化合物种类繁多,包括氨基酸、金属离子、小分子有机酸、胆汁酸、糖、脂肪酸、激素和抗生素药物等,遍及人体、食物、动植物体以及我们生活环境的方方面面,例如食物、药物、职业暴露等多个方面。因此,与核酸和蛋白质相比,小分子物质与我们的健康同样密切相关。

(一) 氨基酸分离分析

氨基酸的芯片分离分析借鉴了毛细管电泳技术的成果。1993 年 Effenhauser 和 Manz 等首次用十字通道微流控芯片,异硫氰酸酯荧光素(FITC)柱前衍生标记,15s 内实现了 6 种氨基酸分离检测。此后在改变衍生方法和提高分离速度上曾有一系列报道。Jacobson 等设计制作的柱后邻苯二甲醛(OPA)衍生流路,通过从旁路加电的方法,使电泳分离的氨基酸与 OPA 在混合点相遇,并以 1:1 比例反应。Harrison 等用简单十字通道微流控芯片 4 秒内实现 FITC 标记的精氨酸、苯丙氨酸和谷氨酰胺的分离。方群等在用十字通道玻璃芯片对经 FITC 标记的精氨酸、甘氨酸、苯丙氨酸和谷氨酸等四种氨基酸进行毛细管电泳分离分析时,对进样储液池加以改进,制成连续换样流通式储液进样装置,实现了微流控芯片对氨基酸的高通量分析。并对 FITC 与氨基酸的反应过程进行了 4h 的在线监测,可进行微流控毛细管电泳实际反应体系的实时高分辨监测。

微流控芯片不仅可用于不同氨基酸的分析,而且也可用于手性氨基酸分子的分离。1999 年 Mathies 小组率先使用微流控芯片平台对 Murchison 陨石上提取的氨基酸样品分析,经 21cm 的玻璃芯对其手性分离,其结果基本与气相色谱串联质谱的分析计算结果一致。但与气相色谱相比,微流控芯片具有体积小、分析速度快的优点。

(二) 离子分析

离子分析在生命科学、营养和食品工业、环境科学等领域具有重要的用途。例如研究金属离子在体内的生物学功能和营养作用。分离无机离子和有机酸离子最常用的分离技术有离子色谱和毛细管电泳。与离子色谱相比,毛细管电泳更容易集成在芯片上,所以以毛细管电泳为主要分离手段的微流控芯片在离子分析领域的应用最为广泛。例如,微流控芯片在环境领域的研究包括水体和气体中的无机离子、分子,有机分子等的分离、富集和检测。

在以毛细管电泳微流控芯片对待测离子进行分离后,电化学检测方法由于其本身的优点,成为检测离子的常用工具。此外,荧光标记和化学发光这两种检测方法应用也比较广泛。

Kitamori 等研究了两大微流控芯片对多种阳离子层流萃取-热透镜监测方法。一类方法是有机相中加入不同离子的离子载体,水层中的待测阳离子在流动时与有机层中相应的离子载体结合后,稳定地留在有机层而被透镜检测,用该方法测定了 Na^+ 和 K^+。另一类是微通道内水溶液层的待测阳离子与相应的离子配合试剂结合,形成极性相对较小的配合物而被有机层萃取,热透镜对有机层中该配合物加以检测,用该法测定了 Fe^{2+} 和 Co^{2+}。

Greenway 等在均相水相中以化学发光法测 Co^{2+}。实验采用硼硅酸盐玻璃芯片,T 型通道宽 200μm、深 100μm,两个反应池中分别装入含鲁米诺($5×10^{-3}$mol/L)的溴化十六烷基三甲铵、氯化十六烷基三甲铵的缓冲溶液,和含待测 $Co(NO_3)_2$ 的 0.1mol/L 过氧化氢溶液,在 400V 左右电场的电渗流驱动,使二者在微通道中反应发光,放置在两反应液会合处下方的光纤将发出的光引入光电倍增管检测。

在工业和城市生活废水等环境监测领域,含氮离子或分子(如 NH_3、NH_4^+、NO_3^- 等)的含量是重要的监测指标。Krog 等在微流控芯片上用靛蓝光度法测定 NH_3 和 NH_4^+。实验原理是氨与对苯醌、次氯酸和氯化锌混合加热,生成 N-氯-对苯醌单亚胺,进一步与碱性苯酚作用生成蓝色底物。该法可分析 mg/L 级的样品,具有自动校正功能,可实现实时监测。

与 Krog 用染料显色、光度法分析 NH_3 和 NH_4^+ 含量的方法相似,Greenway 等则用类似方法测 NO_3^- 被还原成 NO_2^- 后,与磺胺结合成重氮化合物,该化合物再与 α-萘乙二胺盐酸盐形成偶氮基有色物,可在 540nm 处比色测定。在电渗流驱动下,整个还原和显色反应及检测均在芯片内完成。所用芯片是在一片硼硅酸玻璃基片上刻蚀宽 300μm、深 115μm 的通道,每个进样口附近的通道处固定少量微多孔烧结石英,以增加电渗;另一基片上加工数个内径为

2mm 的进液孔,用厚 17mm 硼硅酸玻璃芯片与之热键合后,形成储液池。另外还在 NO_3^- 的储液孔处固定厚 2~3mm 的微多孔烧结石英柱,并将镀铜镉渗入该石英,形成原位镉还原器。主反应通道两端均插入光纤,引出样品吸收光至微型二极管阵列分光光度计检测。

(三) 气体分子分析

除了对水体中的离子用微流控芯片检测外,气体成分(如污染气体、有机有害气体等)的微流控芯片分析也有报道。

Beckers 等研制了集成化的微流控气体检测装置分析污染气体。用面积为 13cm×23cm 的聚醚醚酮(PEEK)基片经加工制成气体检测系统的主板,嵌入一个多种气体选择性预处理单元,两个二氧化锡膜气体传感检测单元,分别是一个薄膜传感器和一个厚膜传感器。通过一系列管路和微阀的组合对微量(ppb~ppm 级)待测污染气体、载气和气体标准样品等进行检测。其中薄膜传感器对 O_3、NO_2 敏感,厚膜传感器对 CO、CH_4 敏感。通过对 NO、CO、CH_4 等在传感器上的氧化反应及 O_3、NO_2 等的还原反应产生的电信号,实现了对包括 CO、NO、O_3、NO_2、CH_4 等一系列气体和气体混合物等的测定。

Frye-Mason 等使用集成化的微气相色谱系统可快速、低效能、多通道地选择性分析挥发性有机物。整个系统包括选择吸附膜样品收集浓缩器、薄膜固定相气相色谱分离器和选择性表面声波阵列检测器 3 个单元;其中薄膜固定相气相色谱分离器为主单元。该系统可在 74ppm 的二甲苯背景下,有效分离检测 75ppb 二甲基磷酸甲酯和 1ppm 水杨酸甲酯;还可以有效地分离分析一系列 C_8 至 C_{17} 的脂肪酸甲酯。若与常规的 FID 检测器联用,可分析包括甲烷、乙炔、乙烯、乙烷等和苯、甲苯、邻、间、对二甲苯等多种挥发性有机物。

(四) 小分子有机酸分析

微流控芯片在食品研究中开始有一些应用。如葡萄酒和白酒中有机酸含量与该酒的工艺条件、感官质量、储藏性和耐抗性等有关,是主要呈味物质。Weber 等用两片 PMMA 基片制成的毛细管电泳芯片分离白葡萄酒中的有机酸,其中一片是用镍基母膜压出微型毛细管通道,用于分离;另一片做盖玻片,表面集成铂电极用于电导检测。电极位置有两种,一种是在与微通道接触的相应位置依次溅射一层镍(厚 50μm)和一层铂(厚 200μm),另一种是在与微通道接触的相应位置同样溅射镍层和铂层。该系统测定了酒石酸、谷氨酸、乙酸、乳酸、苹果酸等。

(五) 代谢物分析

代谢是生物体与外界的物质和能量交换过程,是活细胞中所有化学变化的总称,原则上这些化学变化中任一反应物、中间物和产物都可称为代谢物。生物体的正常代谢是一个动态平衡,而生理紊乱和外源性药物和毒物的刺激,均会在代谢物中得到反映,其结果可能是出现新的代谢物,更多的情况是各种代谢产物之间的相对浓度发生细微而有规律的变化。对这些代谢物的响应进行分析,能够帮助人们更好地理解病变过程及体内物质的代谢过程。

代谢物的分析方法必须具备以下特点:样品预处理能力、高效的分离、高灵敏度的检测。

微透析技术作为一种样品预处理技术,易与多种分离和检测技术集成,如微渗透与生物传感器的集成,有望用于体液中代谢物葡萄糖的实时检测。样品预浓缩和富集技术在微流控芯片上常用的是固相萃取、等速电泳等。区带电泳、胶束电泳色谱、电色谱、凝胶筛分和多维分离等分离技术都可以很容易在微流控芯片上实现。微流控芯片上代谢产物检测大多采用电化学方法和质谱检测。芯片与质谱极易实现连接,尤其是电喷雾质谱,代谢产物样品预处理和分离可以在芯片上完成,进而进入串联的质谱获得待测代谢物的浓度和结构信息,因此,基于微流控芯片和质谱的检测装置,是一种非常适宜检测生物样本中大量代谢产物的技术平台,例如代谢组学。

四、细胞分析

微流控芯片的特点使其特别适合于细胞分析,可将包括细胞的培养、分选、操纵、溶胞、分离及检测等多个步骤集成在一块芯片上。其网络式二维或三维通道结构及通道的 $10\sim200\mu m$ 级尺寸使得较易实现尺度相似的单个细胞进样与控制,并使分离检测系统集成在一起,已经在细胞培养、细胞计数和分类筛选、胞内成分分析、分子离子和细胞的相互作用的研究及单细胞分析等方面得到应用。

(一) 细胞计数和分类筛选

细胞的计数和分类作为健康检查和食品质控的工具,已有 50 年的应用历史。流式细胞计数是一种快速分析、筛选细胞的技术。Ramsey 研究组报道了玻璃微流控电泳芯片的流式细胞计数技术从大量细胞中分离癌细胞进行早期诊断的方法。他们在玻璃基片上刻蚀十字通道,其内壁涂覆一层 PDMS,防止细胞黏附,用荧光染料染色以区分不同细胞(如用 Calcein AT 标记 Jurkat 细胞),夹流进样,150V/cm 的场强分离,激光散射和荧光双重检测。

Coulter 分拣是一种常用的细胞计数方法,其原理是在电驱动下,被测细胞逐个通过一片中央具孔的薄膜,通过小孔的同时,电阻发生改变而被记录。薄膜小孔的直径和形状对电场均一性及信号相关性有很大影响。Larsen 等改进了机械加工薄膜小孔的方法,用 MEMS 技术硅片刻蚀出直径为 $30\sim100\mu m$、深度为 $30\sim70\mu m$ 的小孔。该方法制成的仪器成功地检测了体细胞的数量和大小。

细胞分类和筛选为基于细胞分析的药物筛选、细胞内基因表达等的研究提供了基础信息。Harrison 等采用芯片上的 Y 形通道,对血液中的 T 淋巴细胞进行分离和浓缩。他们用多种免疫球蛋白 A 磁珠(直径为 $1\sim2\mu m$),与 CD-3 抗体蛋白亲和使 CD-3 包被在磁珠外,通过 CD-3 抗体蛋白与 T 淋巴细胞特异性结合,T 淋巴细胞在两侧带磁场的 Y 型通道中被吸引在固定区域,使只含万分之一的 T 细胞被捕获富集。该方法可用于全血分析和分离浓缩特定细胞。

(二) 细胞培养

Manz 等用 PDMS 芯片上的长微通道成功进行了细菌培养和过程监测。SU-8 光刻阳模上浇铸 PDMS 形成宽 $150\mu m$、深 $50\mu m$、长 $2\mu m$ 的微通道,经氧等离子体处理,与另一片 PDMS 基片封合,入口处封接溶融石英毛细管和聚四氟乙烯管。培养时先将大肠杆菌 K12 转变为可表达绿色荧光蛋白(GFP),便于观察和检测。经荧光标记的细胞注入芯片后,以重力作为驱动手段,使细胞悬浊液在芯片通道内缓慢流动($15\sim30\mu m/s$),在 40℃ 的 LB 营养液中对细胞进行培养。整个培养过程用倒置显微镜和光电倍增管监测,结果显示由于芯片中的热平衡能更快达到,细胞数量的诱发增长期显著短于常规培养法,从而更快地达到对数增长期。

Walker 等则在 PDMS 芯片微通道中培养草地夜蛾细胞。在长 2cm、高 $150\mu m$,宽为 $200\sim1000\mu m$ 不等的五种芯片微通道中培养细菌,定时记录一周培养期中的细胞数量,并与常规 25ml 烧瓶培养法比较。结果显示 24 小时后微通道与常规法速度相近,但 48 小时和 72 小时后微通道中的培养速度明显慢于常规法。这可能与微尺度环境影响大数量细胞的快速扩增有关。

（三）胞内成分分析

微流控芯片微通道的高集成度和检测的高灵敏度，促使其在细胞消解及胞内物质检测中发挥作用。

细胞膜消解是胞内物质检测的基础，原来常规的方法是化学消解和超声消解。McClain 等研究了两种易集成在芯片上的消解方法，即电消解和化学消解法。首先用可透入细胞膜的荧光探针标记白血病细胞，接着在具有十字通道的电泳玻璃芯片的通道内消解此类细胞，分别采用化学试剂消解和电消解两种方法，用激光散射和荧光的方法加以监测，观察消解的结果并进行比较。结果表明，化学消解法可使细胞在 1 秒内消解，电消解的速度更快。

芯片微通道分离，激光诱导荧光或光电倍增管检测用于胞内成分分析也有报道。Wheeler 等在微流控芯片上进行了细胞内的 Ca^{2+} 离子流量实验，将衍生试剂、刺激剂相继灌注到微室中，细胞在受到刺激后释放出被荧光标记的 Ca^{2+}，然后进行激光诱导荧光（LIF）检测。另外，他还研究了在含有十字通道的玻璃芯片上，夹流进样，LIF 和 PMT 联合检测，使用 SDS 和 SB-12 混合硼酸缓冲液的胶束电动色谱，在 5 分钟内直接分离 CATH.a 神经元细胞的胞内物质——12 种神经递质和氨基酸。Farinas 等基于荧光检测法，开发了用于检测单细胞膜电势的微流控芯片。

（四）单细胞分析

单个细胞是生命活动的基本功能单位。常规的细胞实验只能得到一群细胞的平均值，掩盖了个体之间的信息差异。但是，单个细胞间个体化的差异，对于生命和健康有重要的影响，因此，单细胞分析技术成为现在研究的热点。单细胞分析技术近年来的突破性进展在很大程度上得益于成像技术和微流控芯片两种技术的迅速进步。通过各种方法将光镊或超声捕获、光穿孔、电穿孔、细胞裂解、电泳分离和细胞流式计数等单元操作集成到一块微流控芯片上，把互补的各种单元技术汇集在一起，用以完成对单个细胞的精准操控分析，因此，微流控芯片在单细胞研究中已经显示出巨大的潜力。

微流控技术用于单细胞分析，面临的首要问题是如何从细胞群体中分离出单细胞。Lee 等在《单细胞动力学分析用于生物学》一文中，归纳出分离单细胞的 4 种方法。①流体动力学阱：在芯片通道中，制作一陷阱（也称微穴或微池），使单个细胞落入阱中定位。②单细胞阵列分离：采用半渗透微结构分离单细胞阵列，单细胞定位后，其他细胞将改变流动方向，进入其他微穴，形成单细胞阵列。引入荧光试剂标记，再用荧光显微镜观察细胞的行为。Lee 等在微流控阵列中加入流动力学脉冲发生器，实现了大规模阵列单细胞分析。③液滴分离：将液滴中的单细胞滴入不相溶的流体中，溶胞，与荧光试剂反应，单细胞连续荧光成像。④通道连接钳：单细胞从较大的微流控通道流动到连接的较小的类似移液管的微流控通道中，细胞被钳在通道口，形成阵列。可分别进行膜片钳实验。Pan 等最近报道在微流控芯片上用流动开关技术操纵细胞，采用控制泵模式操纵细胞溶胞、分步收集等步骤。

程介克研究组设计了一种微流控芯片，在芯片上对单细胞进行操纵、传输、定位及电化学检测单细胞释放神经递质多巴胺。Kennedy 等提出在微流控芯片上连续灌注葡萄糖、免疫 CE、LIF 实时监测单个人胰腺细胞释放胰岛素。Gills 等在微流控芯片上用透明氧化铟钛（ITO）实时监测通道内单个嗜铬细胞释放儿茶酚胺。程伟及 Cooper 等在微流控芯片上集成 5 支碳纤维微电极，电刺激单个兔心肌细胞，实时监测细胞代谢时的细胞长度、细胞外 pH 及钙流变化，对了解生物在缺氧及缺血时的心肌细胞代谢作用具有重要意义。Welder 等用微流控芯片检测癌细胞（MCF-7 和 CX-BR-3）表面蛋白质，用碱性纤维细胞生长因子（FGF-2）

处理癌细胞 MCF-7。由于经 FGF-2 处理与未经处理的细胞通过通道的速度明显不同,因而可直接用免疫荧光检测。

在检测方法上,芯片毛细管电泳荧光检测法用于单细胞分析的报道较多。Zare 研究组在微流控芯片上集成了 pl 级化学细胞流动计,该芯片集操纵细胞、引入试剂、溶胞、衍生、电泳分离及 LIF 检测等多种功能为一体。他们操纵单个 Jarket T 细胞(直径约 $10\mu m$),在 70pl 池中溶胞(体积稀释约 70 倍),用荧光试剂萘-2,3-二甲醛(NDA)衍生,电泳分离,LIF 检测了 6 种氨基酸。最近他们又报道了在微流控芯片上操纵、溶胞、标记、电泳分离及测定单个昆虫细胞(SF9)中的低含量蛋白质(<1 000 个分子/每个细胞),采用高灵敏单分子荧光计数器,获得了满意的结果。

(王茂清 潘洪志)

参 考 文 献

[1] 方肇伦. 微流控分析芯片. 北京:科学出版社,2003.

[2] 方肇伦. 微流控分析芯片的制作及应用. 北京:化学工业出版社,2005.

[3] 孙毓庆. 仪器分析选论. 北京:科学出版社,2005.

[4] 林炳承,秦建华. 微流控芯片实验室. 北京:科学出版社,2006.

[5] 李克安,金钦汉. 分析化学. 北京:北京大学出版社,2001.

[6] 汪尔康. 生命分析化学. 北京:科学出版社,2006.

[7] 程介克,黄卫华,王宗礼. 单细胞分析的研究. 色谱,2007,25(1):1-10.

[8] 杜晓燕,毋福海. 现代卫生化学. 2 版. 北京,人民卫生出版社,2009.

第三十一章

组学与卫生化学

随着分子生物学技术的迅猛发展,生命科学研究已经逐步走入了"组学"时代。传统研究方法对于单个基因、蛋白质的分析远远不能满足现代科研的需求,因而,基因组、蛋白质组及代谢组研究应运而生。短短数年,组学研究已经广泛应用于生命科学以及生物医学研究的各个领域。

卫生化学是预防医学的重要组成部分,其应用现代医学理论和科学技术对环境、食品、作业现场的卫生状况及污染危害进行监督,为制定预防措施和临床医疗方法提供检验依据。随着科学技术及工业的高速发展,卫生化学在内容上有了众多新的进展,研究手段也将面临新的挑战。近些年发展起来的组学技术,正是综合利用最新的分析方法,能够有效地解决预防医学领域及卫生化学研究中出现的新问题。

第一节 概　述

一、组学的发展历史

1953 年,James D. Watson 和 Francis Harry Compton Crick 在 *Nature* 发表的一篇文章中提出了 DNA 双螺旋结构,从而揭开了分子生物学研究的新篇章。为了能够掌握生命体的全部遗传秘密,科学家们于 1986 年提出了人类基因组计划(HGP),其目标是:以正确顺序排列组成人体基因组的 31 亿个脱氧核糖核酸小单位,将这些顺序正确地列入 23 对人类染色体里。

2003 年,人类基因组序列图宣告完成,但其中大量基因的结构和功能尚不清楚。人们就希望通过对其编码产物——蛋白质的研究,来了解基因序列的密码信息与遗传语言,从而推动对人类基因组的解读。因此,在基因组研究的基础上,开始进行蛋白质组学研究。

在基因组、转录组、蛋白质组等迅速发展的同时,又产生了代谢组这一概念。对生物体系而言,基因、转录子和蛋白质的存在为某一生物学事件或过程的发生奠定了物质基础,但这个事件或过程有可能不发生;而代谢物反映的是生命过程中已经发生了的生物化学反应,其变化正是对该生物事件或过程的反映。人体的整体代谢活动包括宿主机体本身的代谢、寄生菌群的代谢、两者的共代谢以及两者代谢物质交换引起的变化,建立这些生命活动的相互联系才可能完成所谓"系统水平的认识"。因而,代谢组的分析也是对基因组、转录组和蛋白质组水平研究生物系统的一个重要补充。

图 31-1 中列出了各个组学研究的主要对象以及系统生物学研究的大体路线,简单表明了各组学之间的关系。基因组学、蛋白质组学以及代谢组学三者之间通过生物信息学手段,将所得数据进行分析,相互渗透。

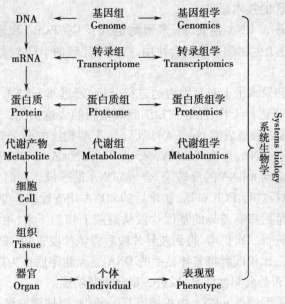

图 31-1　后基因组时代的生命科学研究

二、组学与卫生化学的关系

各学科的迅速发展使得卫生化学在内容上有了相应的改变：

1. 过去只作微量分析，现在越来越多地要求作痕量、超痕量分析，甚至单个原子、分子的检测也提到了日程上；

2. 过去只检测样品的平均组分，现在越来越需要了解各组分的分布(小至几微米、大到整个生物圈内的分布)，以至需要进行分层分析；

3. 动态分析、快速连续测定、瞬态分析，甚至对寿命短至微秒的组分进行分析。如现代化学动力学的研究，往往要求测定活性很高、存在时间极短、浓度很低的中间产物，以便对反应本质有更深入地了解；

4. 为了得知生命活动的机制，往往要求在生物体保持正常生命活动状态下，测量某些物质的量的变化，进行无损分析、活体分析。

面对这些新的形势，必然要求不断更新研究手段，并越来越多地应用最新的分析技术及研究成果，为制定卫生标准、评价环境质量、保证食品安全、及时预防和控制疾病流行提供科学可靠的数据、信息和方法。组学技术是近些年发展起来的一项新的研究手段，如何利用组学技术，使其更好地服务于这一学科，成了卫生化学工作者的研究课题之一。

第二节　基因组学研究的主要技术方法

一、mRNA 差异显示技术

mRNA 差异显示技术(differential display reverse transcription, DDRT-PCR)，是由美国波士顿 Dena-Farber 癌症研究所的两名科学家 P. Liang 和 A. D. Pardee 于 1992 年建立。

（一）DDRT-PCR 的技术原理

DDRT-PCR 将 poly-A RNA 逆转录、多聚酶链式反应（PCR）和聚丙烯酰胺凝胶电泳（PAGE）这三种常用分子生物学技术结合使用，得到并比较两个样本或更多样本之间的基因表达谱。

DDRT-PCR 是在转录水平上对基因表达进行分析，通过对 mRNA 3'末端系统化扩增和 DNA 测序凝胶片段分离进行工作，能够获知细胞间基因的表达情况。真核细胞 mRNA 3'端有一个由 30~300 个腺苷酸连成的 poly（A）尾巴，与 3'端相连的两个碱基有 12 种组合。从样品中提取总 RNA 或 mRNA，选取 T12MN（M = A/G/C，N = A/G/C/T）作为 3'端锚定引物，在逆转录酶作用下可启动 mRNA 的反转录，合成 cDNA 第一链。同时在 5'端设计一组随机引物，以该 cDNA 为模板进行 PCR 扩增，扩增后的 cDNA 用变性或非变性的聚丙烯酰胺凝胶电泳分离差异片段。最后将有差异的基因片段从凝胶上切割下来，用相同的锚定引物和随机引物对分离的片段进行二次扩增，得到差异片段后将该片段克隆、鉴定分析、测序，并同基因库的序列进行同源性比较或者将差异显示的 DNA 克隆测序后作为探针，进行斑点杂交和 Northern 印迹，确保是否是真阳性结果，以进一步分析其功能。

如果从一种细胞类型的总 mRNA 中扩增出某一条带，而从别的细胞类型的总 mRNA 中未扩增出这条带，就可以认为这条带所代表的基因是特异性表达的。一旦找到了这些特异性带，就可以以其为探针从 cDNA 文库中筛选出相应的全长基因，为下一步研究打下基础。

（二）DDRT-PCR 的技术特点

DDRT-PCR 技术通过对一系列引物的组合利用，能够在较短的时间内获得差异显示基因，可为新基因的发现和特定生物或病理过程的研究提供方便，从而成为发现新基因的强有力工具。

该方法具有以下优点：

1. 简单 微量的 RNA（5μg）即可用于 80 种引物组合的筛选分析；

2. 快速 熟练操作者几天就可以得出实验结果；

3. 敏感 PCR 扩增技术的应用使得低丰度 mRNA 的鉴定成为可能；

4. 易操作 主要过程为反转录和 PCR 等分子生物学常规实验技术。

此外，差异显示技术可同时比较两种或两种以上不同来源的 mRNA 样品间基因表达的差异，鉴定某一过程中所特异表达的基因，或检测基因表达的上调和下调，而不仅仅是检测某一细胞系所特有的基因。

尽管差异显示技术有以上诸多方面的优点，但在实际操作中仍存在一些问题，主要表现在：

1. 出现差别的条带太多，电泳显示的差异条带不能在 Northern blot 印迹上完全重现，假阳性率高达 70%左右；

2. 扩增片段的分子长度较短，一般在 110~450bp 之间；

3. 非相关 cDNA 污染，如实验发现有些显示含有 3 种以上 cDNA，其中某些片段源自差异表达的基因，某些源自组成型表达的基因；

4. 起初的 mRNA 差异显示技术通过同位素进行放射自显影显示差异条带的图像，造成同位素污染、对人体有害等缺点。

（三）DDRT-PCR 的应用

差异显示技术是直接鉴定和克隆差异表达基因的方法，目前主要应用在以下几方面：

1. 对同一种细胞或组织在不同生命时期基因表达情况的比较研究；

2. 对细胞因子或各种药物的活性作用的研究,可用于多种疾病相关的基因研究,如广泛应用于肿瘤；

3. 估计在特定条件如应激、放射性等环境下基因表达差异的研究；

4. 植物分子生物学上的广泛研究。

在应用过程中该方法不断完善和发展,必将产生一种更为高效、快速、简便的新的DDRT-PCR 技术,并在生命科学研究中发挥日益重要的作用。随着方法的进一步改进,差异显示的方法将成为研究工作者寻找新基因更为有效的工具。

二、差减杂交法

差减杂交法(subtractive hybridization,SH)是目前广泛应用于差异性基因分离和鉴定的方法之一。简单地讲,差减杂交法是基于不同样品间特定核酸序列(基因组 DNA 或 mRNA)在数量(等位基因数目或拷贝数或表达量)上的差异,通过分子间的同源性杂交将存在数量差异性的序列分离出来。

较早采用差减方法的是 Sargent 等和 Hedrick 等,随后 Straus 和 Ausubel 发明了一种称之为基因组差减(genomic subtraction)的技术,首次被用于酵母菌缺失突变体缺失基因的研究,并很快应用于 mRNA 水平上的研究。1991 年,Sam 等继承和发展了基因组消减的方法,首先在 mRNA 水平上应用差减杂交技术。Wang 和 Brown 等改进了技术流程,拓宽了消减杂交技术的应用,发展到可展示基因表达量的变化。

1996 年,Diatchenko 等继续发展和完善了差减技术,建立了以抑制 PCR 和 DNA 差减杂交法相结合的方法,即抑制差减杂交(suppression subtractive hybridisaton,SSH)。

(一) SSH 的技术原理

SSH 依据的主要技术有两点:消减杂交和抑制 PCR。经抑制差减杂交后的 cDNA 群体不仅富集了差异表达基因(目的基因),而且目的基因间丰度的差异经过均等化作用已基本消除,使消减后的 cDNA 群体为丰度一致的目的基因群体。

SSH 的基本过程是:将不同来源组织的 mRNA(tester 和 driver)反转录成 cDNA,用 4 碱基识别酶或 HaeⅢ 酶切两种 cDNA 产生平端片段；将 tcstcr cDNA 分成均等的两份,分别接上 adapter 1 和 adapter 2 两种接头,并与过量的消化后 driver 样本杂交。第一次杂交后有 4 种产物:a 是单链 tester cDNA；b 是自身退火的 tester cDNA 双链；c 是 tester 和 driver 的异源双链；d 是 driver cDNA。根据复性动力学原理,丰度高的单链 cDNA 退火时产生同源杂交的速度快于丰度低的单链 cDNA,因此第一次杂交使得丰度有差别的 cDNA 的单链分子的相对含量趋向一致。这时混合两份杂交样品,同时加入新的变性 driver cDNA 进行第二次消减杂交。杂交完全后补平末端,加入合适引物(即 adapter 1 和 adapter 2 的部分特异序列)进行PCR 扩增,只有含不同接头的双链 DNA 分子才可进行指数扩增,扩增产物即为目的片段。利用 adapter 上的酶切位点可进行克隆、测序等(图 31-2)。

(二) SSH 技术特点

与其他几种分析差异基因的方法相比,SSH 技术具有以下优点:

1. 降低了假阳性 SSH 方法以抑制 PCR 为基础,补平接头后非特异的基因片段由于形成发夹结构不能被扩增,较高程度地分离了特异 cDNA 片段；

2. 具有较高的敏感性 根据 PCR 反应的均一性,低丰度的 cDNA 片段数量大为增加,

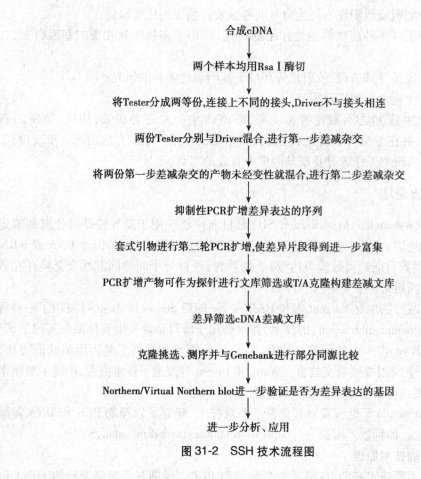

图 31-2　SSH 技术流程图

可以灵敏地被检测到;

3. 速度快、效率高、重复性强　一次 SSH 反应可以同时分离几十或成百个差异表达基因。片段两端加上接头后,提高了 PCR 反应的稳定性,增强了实验结果的重复性。

但 SSH 也存在一定的缺点:

1. 起始 mRNA 用量大是使用 SSH 技术的最大障碍,建 1 个差减文库 mRNA 一般用量为 $2\mu g$,如果 mRNA 量不够,2 次差减后低丰度的差异 cDNA 片段可能检测不到;

2. cDNA 被片段化了,必须再通过筛选全长 cDNA 文库或采用 RACE 的方法获得全长目的基因;

3. 1 次 SSH 反应只能比较两个 mRNA 样品池,研究多个材料时只能混合成两个池,模糊了材料间细微差异;

4. 不能有效检测材料间过多的差异和过小片段,需要选用产生较大酶切片段的限制酶。

（三）SSH 技术的应用

SSH 技术目前已应用于许多方面的研究。如 Hebrok 等克隆胚胎发育中的新的 Pancreatic 基因;Vonstein 等将其应用于高、低转移细胞系的比较;Chu 等应用此法证实了 NF-kappaβ 在凋亡过程中的作用;Kuang 等则用于鉴定在 ER 表达不同的乳腺癌细胞系中差异表达的基因等。随着 SSH 技术的不断改进和发展,必将使其具有更广阔的应用空间。

三、表达序列标签

表达序列标签(ESTs)是一种发现基因的新战略。ESTs是来自随机选取的某一组织cD-NA克隆的5'或3'末端序列,长约150~500bp的基因表达序列片段,包含其所代表基因的必要信息,因此可以用ESTs特异性地标记基因。EST技术是将mRNA反转录成cDNA并克隆到载体构建成cDNA文库后,大规模随机挑选cDNA克隆,对其5'或3'端进行一步测序,所获序列与基因数据库已知序列比较,从而获得对生物体生长发育、繁殖分化、遗传变异、衰老死亡等一系列生命过程的认识。EST技术的优点在于它能大大缩小基因的筛选范围,提高分离基因的效率;与差减杂交、mRNA差别显示等技术相比,EST技术具有稳定性高和分析规模大的优势。EST技术被广泛应用到分子遗传和基因组的研究,如作为遗传学图谱分析中的分子标记,作为寻找具有生物学或组织特异性表达基因的线索等。Wu等通过以PCR为基础的YAC筛选构建含6 591个ESTs位点的水稻转录图谱,将表达基因进行了染色体定位,占水稻基因的10%。这为研究基因的功能及克隆候选基因打下了基础。此外,ESTs数据库中有大量的玉米、番茄及大豆的ESTs数据,这些ESTs使我们能够在未完成全部基因测序的条件下,在具有较大基因组的物种中发现基因和研究基因功能。但ESTs存在所获基因组信息不全,高、中表达丰度基因的ESTs存在冗余性等问题。

四、基因芯片技术

基因芯片(gene chip)是专门用于核酸检测的生物芯片,也是目前应用最广泛的微阵列芯片。早在20世纪80年代初期,Bains等人就用杂交的方法对固定在支持物上的短DNA片段进行序列测定。基因芯片技术从实验阶段走向工业化是得益于其他技术的引入,如激光共聚焦显微技术、探针固相原位合成技术与照相平板印刷技术的结合和双色荧光探针杂交系统的建立。1995年,Stanford大学的P. Brown实验室发明了第一块以玻璃为载体的基因微矩阵芯片,标志着基因芯片技术进入了广泛研究和应用的时期。

(一)基因芯片的技术原理

基因芯片的原型是20世纪80年代中期提出的。基因芯片的测序原理是杂交测序方法,即通过与一组已知序列的核酸探针杂交进行核酸序列测定的方法。该技术是在基因探针的基础上研制的,所谓基因探针只是一段人工合成的碱基序列,在探针上连接一些可检测的物质,根据碱基互补的原理,利用基因探针在基因混合物中识别特定基因。它将大量探针分子固定于支持物上,然后与标记的样品进行杂交,通过检测杂交信号的强度及分布来进行分析。基因芯片通过应用平面微细加工技术和超分子自组装技术,把大量分子检测单元集成在一个微小的固体基片表面,可同时对大量的核酸和蛋白质等生物分子实现高效、快速、低成本的检测和分析。

由于尚未形成主流技术,生物芯片的形式非常多,按基质材料来分,有尼龙膜、玻璃片、塑料、硅胶晶片、微型磁珠等;按所检测的生物信号种类来分,有核酸、蛋白质、生物组织碎片甚至完整的活细胞;按工作原理来分,有杂交型、合成型、连接型、亲和识别型等。

(二)基因芯片技术实验流程

1. 芯片制备 目前制备芯片主要以玻璃片或硅片为载体,采用原位合成和微矩阵的方法将寡核苷酸片段或cDNA作为探针按顺序排列在载体上。芯片的制备除了用到微加工工艺外,还需要使用机器人技术,以便能快速、准确地将探针放置到芯片上的指定位置。

2. 样品制备　生物样品往往是复杂的生物分子混合体,除少数特殊样品外,一般不能直接与芯片反应,有时样品量很小。所以,必须将样品进行提取、扩增,获取其中的蛋白质或DNA、RNA,然后用荧光标记,以提高检测的灵敏度。

3. 杂交反应　杂交反应是荧光标记的样品与芯片上的探针进行的反应产生一系列信息的过程。选择合适的反应条件能使生物分子间反应处于最佳状况中,减少生物分子之间的错配率。

4. 信号检测和结果分析　杂交反应后的芯片上各个反应点的荧光位置、荧光强弱经过芯片扫描仪和相关软件可以分析图像,将荧光转换成数据,即可以获得有关生物信息。

基因芯片技术发展的最终目标是将从样品制备、杂交反应到信号检测的整个分析过程集成化以获得微型全分析系统(micro total analytical system)或称芯片实验室(laboratory on a chip)。使用芯片实验室,就可以在一个封闭的系统内以很短的时间完成从原始样品到获取所需分析结果的全套操作。

(三) 基因芯片的应用

生物芯片技术可广泛应用于疾病的诊断和治疗、药物筛选、农作物的优育优选、司法鉴定、食品卫生监督、环境检测、国防、航天等许多领域。它将为人类认识生命的起源、遗传、发育与进化及人类疾病的诊断、治疗和防治开辟全新的途径,为生物大分子的全新设计和药物开发中先导化合物的快速筛选和药物基因组学研究提供技术支撑平台。

五、基因表达系列分析

基因表达的系列分析(SAGE)是一种转录物水平上研究细胞或组织基因表达模式的快速、有效的技术。其基本原理是用来自 cDNA 3′端特定位置9~10bp 长的序列所含有的足够信息鉴定基因组中的所有基因。这一段特异的序列被称为 SAGE 标签(SAGE tag)。可利用锚定酶(anchoring enzyme,AE)和位标酶(tagging enzyme,TE)这两种限制性内切酶切割 DNA 分子的特定位置(靠近 3′端),分离 SAGE 标签,并将这些标签串联起来,然后对其进行测序。SAGE 不仅可显示各 SAGE 标签所代表的基因在特定组织或细胞中是否表达,而且还可根据所测序列中各 SAGE 标签所出现的频率,来确定其所代表的基因表达的丰度。

RT-PCR、Northen 杂交、微阵列等技术,都是对已知基因设计探针来检测生物个体在不同的生理或病理状态下的基因表达水平,但对于那些大量新基因却无法推测其变化水平。SAGE 不需已知的基因信息,就能够全局性地检测所有基因的表达,在获得新基因方面有巨大潜力。SAGE 的数据是定量的、积累的,并具有可比性,只要足够的测序工作完成,SAGE 就可以精确、定量地分析整个细胞或组织的基因表达的变化。现在 SAGE 被广泛应用于人类疾病,尤其是各类癌症、生物代谢途径、植物和模式生物以及基因转录组等诸多领域的基因表达研究中。SAGE 技术的不足之处是不能够检测出稀有转录物。然而随着 SAGE 的广泛应用,许多科学工作者都发现运用 SAGE 得到的 SAGE 标签,有一部分是 1 个 SAGE 标签对应多个基因序列,也有一些基因序列却能对应 2 个以上的 SAGE 标签。而利用 PCR 技术把这些 9~10bp 的 SAGE 标签扩增成数百碱基对的序列,大大加强了它们的特异性,可以很好地解决上述问题,这项技术被称为结合标签的基因序列延伸(generation of longer cDNA fragments from SAGE tags for gene identification,GLGI)。GLGI 的出现使 SAGE 更加完善。

第三节　蛋白质组学研究的主要技术方法

一、双向凝胶电泳

双向凝胶电泳(two-dimensional electrophoresis,2-DE)是蛋白质组研究中分离蛋白质的最基本、最主要的实验技术。

(一) 2-DE 技术原理

2-DE 技术由 O′Farrell 和 Klose 于 1975 年分别在两个实验室独立建立,他们将高分辨率的等电聚焦(iso electric focusing,IEF)电泳和十二烷基磺酸钠聚丙烯酰胺凝胶电泳(sodium dodecyl sulphate polyacrylamide gel electrophoresis,SDS-PAGE)联合组成双向电泳。其基本原理是:第一向基于蛋白质等电点的不同在 pH 梯度胶内等电聚焦;第二向则沿着与一向垂直的方向根据分子量大小的不同进行分离,把复杂的蛋白质混合物在二维平面上分开。

(二) 2-DE 实验步骤

1. 样品制备　样品制备是蛋白质组研究过程中的首要步骤,是 2-DE 成功与否的关键,直接影响蛋白质组的研究结果。样品制备即蛋白质的提取,主要包括破碎、溶解、变性和还原等步骤,以充分破坏蛋白质之间的相互作用,并同时除去非蛋白质组分,如核酸等。由于样品不一,目前并没有一种通用的制备方法,但一般都遵循以下几个基本原则:①尽可能提高样品中蛋白质的溶解度,以抽提最大量的蛋白质(包括疏水性蛋白);②减少溶液介质中多肽链的人工修饰;③破坏蛋白质与其他生物大分子之间的相互作用,使样品中的蛋白质处于完全变性状态,均以分离的多肽链形式存在;④去除盐离子、核酸、脂类和多糖等非蛋白杂质的干扰。

因此,整个提取过程应尽可能多地使样品中的蛋白质溶解于裂解液中,并尽量减少蛋白质的降解和丢失,尤其是对低丰度的蛋白。对低丰度蛋白质的提取方法通常采用按溶解性分步提取、亚细胞分级分离、特异性提取以及色谱分离等。运用分步抽提的方法,配合使用高度促溶性试剂,可使一些高度疏水性蛋白较好地显示出来。有报告表明采用组织粉碎仪、超速离心和亲和色谱等方法可富集低丰度蛋白质。Molloy 等最早用分级分离的方法获得了部分低丰度疏水蛋白质。针对固体组织样品,为了降低组织异质性带来的干扰,Banks 等采用激光捕获微分离(laser capture microdissection,LCM)技术使某些蛋白质含量更集中,从而使研究样本定位更准确。另外,在蛋白质变性之前可用超速离心或核酸内切酶(如 DNase 和 RNase 等)去除核酸,否则会干扰蛋白质的溶解。

2. 上样量的选择　上样量的选择是获得高质量 2-DE 图谱的因素之一。它的大小主要取决于胶条的长度、pH 范围以及染色方法等。低丰度蛋白质能被染色、分离和鉴定,一直是研究的热点。但由于"化学噪声"——蛋白质分离中凝胶基质的吸附、蛋白水解及外部环境的影响,目前只有少数实验室能够达到这一水平。上样量过高容易产生横向条纹,而且高丰度蛋白的斑点过大会影响甚至遮盖其他蛋白点的显示,而上样量过低容易造成低丰度蛋白点模糊不清甚至无法显示。一般来说,胶条越长、pH 范围越广,上样量就越大。此外,还应考虑到所使用染色方法的灵敏度以及目标蛋白质的丰度,以决定合适的样品上样量。

3. 等电聚焦　等电聚焦是双向电泳的关键技术。为保证良好的电泳重现性,通常选用固相 pH 梯度胶条技术(immobilized pH gradient,IPG),它可以实现等电点仅有 0.001pH 单位差别的蛋白质的分离。用蛋白质组重叠群的方法可以提高分辨率,即利用多块不同 pH 梯度和(或)相对分子质量上相互重叠的双向电泳图谱,结合图像分析技术拼接成一张完整的双向电泳图谱,其实质是使每一块凝胶在较窄的 pH 梯度和相对分子质量范围内分离蛋白,以提高其分辨率,上样量可由几微克提高到几毫克。为了提高蛋白质的分辨率,通常在聚焦过程中采用逐渐增压的方式,但电压不能过高,否则将产生大量热量影响蛋白质的分离。为此可减少凝胶的厚度,因为薄的凝胶散热快,可以承受较高的电压。另据文献报道,用 24cm IPG 胶条(pH 为 3~12)做第一向电泳能提高双向电泳的分辨率并分离出 pI 为 11.7 的蛋白质。等电聚焦的时间常根据胶条的长度及 pH 梯度范围来定。时间过短会影响分辨率,时间过长则会引起阴极漂移并丢失碱性蛋白。通常 pH 范围越窄所需要的聚焦时间越长。

4. 平衡　胶条由一向转移到二向前,一般要在两种平衡液中依次分别平衡 15 分钟左右。平衡的目的主要是进行蛋白质的烷基化以充分打开蛋白结构中的二硫键,并使分离的蛋白质亚基与 SDS 结合让电泳介质达到与二向 SDS-PAGE 相同的缓冲体系,同时提高蛋白质从一向到二向的转移效率。

5. SDS-PAGE　第二向 SDS-PAGE 是根据蛋白质的相对分子质量不同进行分离,通常有水平和垂直两种方法,两种方法的实验结果没有明显差别,均适用于分子量在 10~150KDa 的蛋白质。垂直电泳的优点是可以同时跑多块胶,这样便于蛋白质组比较研究,有利于提高上样量,保证电泳后有足够的蛋白质量进行进一步分析鉴定;缺点是需要大量的缓冲液,电泳时间长,分辨率低,不便于保存。水平电泳的特点是分辨率高,速度快,灵敏度高,可使用半干技术,有支持膜,便于长期保存。另外,平衡后的 IPG 胶条与凝胶的良好接触也是影响双向电泳结果好坏的一个重要因素,接触不好容易导致横纹和竖纹的出现。

(三) 2-DE 技术特点

2-DE 只是蛋白质组研究的第一步,将 2-DE 技术与图像处理、质谱分析以及 N-端测序等技术有机结合,并通过网络共享信息,才能适合蛋白质组研究发展的需要。目前的 2-DE 技术具有重复性好、上样量大、分辨率高等优点,但仍存在许多局限性,如重复性差、疏水蛋白、低表达量蛋白、极酸和极碱性蛋白及分子量较小和较大蛋白质的分离还较为困难、高通量自动化尚未达到等。

尽管如此,双向电泳仍然是目前分离蛋白质最有效的方法之一,广泛应用于医学领域的研究工作,如通过寻找差异蛋白质,发现疾病相关的蛋白质,寻找用于诊断的疾病相关标记分子,寻找疾病相关的蛋白质药靶,以用于药物设计、研究疾病的致病机制等。

(四) 2D-DIGE

双向荧光差异凝胶电泳(two-dimensional differential in-gel electrophoresis,2D-DIGE)。该分析系统是在传统双向电泳技术的基础上,结合了多重荧光分析的方法,在同一块胶上共同分离多个分别由不同荧光标记的样品,并第一次引入了内标的概念,极大地提高了结果的准确性、可靠性和重复性。在 DIGE 技术中,每个蛋白点都有它自己的内标,且软件自动根据每个蛋白点的内标对其表达量进行校准,这样可以很好地去除样品的假阳性差异点。2D-DIGE 的具体操作过程与常规 2-DE 的步骤相似,所不同的就是在样品制备时,在每份样品中预先分别加入不同的荧光染料,并且需要制作一个供其他样品比较的内参,另外在电泳后的凝胶显色时需要在特殊的荧光检测仪中进行,2D-DIGE 有效地改善了传统 2-DE 的准确性和重复性。DIGE 技术可以对微量(少到 5μg)样品进行蛋白质组学分析,检测到表达差异小于10% 的蛋白,统计学可信度可达到 95% 以上。

二、多维色谱法

在多维色谱法中，蛋白样品通常先被消化成肽段，然后经过离子交换、反相 HPLC（high-performance liquid chromatography）而被分离。

高效液相色谱是利用高压输液泵驱使带有样品的流动相通过装填固定相的色谱柱，利用固液相之间的分配机制对混合物样品溶液进行分离的方法。二维或多维液相色谱，是将分离机制不同而又相互独立的两支色谱柱串联起来构成的分离系统。样品经过第一维的色谱柱进入接口中，通过浓缩、捕集或切割后被切换进入第二维色谱柱及检测器。二维液相色谱通常采用两种不同的分离机制分析样品，即利用样品的不同特性把复杂混合物（如肽）分成单一组分，这些特性包括分子尺寸、等电点、亲水性、电荷、特殊分子间作用（亲和）等。在一维分离系统中不能完全分离的组分，可能在二维系统中得到更好的分离，分离能力、分辨率得到极大的提高。完全正交的二维液相色谱，峰容量是两种一维分离模式单独运行时峰容量的乘积。

多维液相色谱的优点在于，能够分离样品分子尺寸大小差异较大的蛋白质，低丰度蛋白质与疏水性蛋白质，该系统易与质谱耦联，灵敏度高，分析速度快，自动化程度高。

三、质谱分析技术

自 1906 年 Thomson 发明了质谱，在随后的几十年中，质谱被相继应用于生物大分子的研究。质谱作为蛋白质鉴定的基本手段，其基本原理是带电粒子在磁场中运动的速度和轨迹依粒子的质量与携带电荷比的不同而变化，从而可以据其来判断粒子的质量及特性，当样品分子离子化后就可以利用质谱进行鉴定。

目前生物质谱的离子化方法主要有电喷雾离子化（ESI）和基质辅助激光解析离子化（MALDI），质量分析器有三极四极杆、离子阱、飞行时间、傅立叶回旋共振等。不同的质量分析器有其优点，将不同的质量分析器串连起来分析可以提高质谱的性能和使用范围，这也是生物质谱的发展趋势。

生物质谱技术为蛋白质组研究提供了一个必要的技术保障，而蛋白质组学研究对技术的需求反过来促进了生物质谱技术在通量化、灵敏度、分辨率和准确度上的不断改进。近几年来质谱技术得到了巨大的发展，从最初的只能做肽质量指纹谱（PMF）的基质辅助激光解吸电离飞行时间质谱（MALDI-TOF-MS）、四极杆质谱等发展到各种能够提供丰富肽序列信息或测定部分肽序列的串联质谱，如四极杆（Quadrupole）-飞行时间串联质谱（Qq-TOF-MS）、飞行时间串联质谱（TOF-TOF-MS）、时间串联质谱［三维离子阱（lrontrap）质谱、线性离子阱质谱、傅立叶变换离子回旋共振质谱（FTICR-MS，简称为 FT-MS）］等，广泛应用于分析蛋白质组学研究中。

虽然生物质谱技术已经在蛋白质组研究中获得了很大的成功，但其对低丰度蛋白质的检出能力，以及质谱数据的软件分析与综合上仍存在不足，生物质谱技术在蛋白质组学中的应用仍需要蛋白质化学修饰及同位素标记技术的发展，精度更高的质谱技术有望很快在蛋白质组研究中得到广泛应用。

四、同位素亲和标签

1999 年 Gygi 等人利用稳定同位素稀释原理发明了同位素亲和标签技术（isotope-coded

affinity tags）。这种新方法的建立为发展定量蛋白质组学提供了一个广阔的空间。

（一）ICAT 的技术原理及其操作流程

ICAT 技术是利用一种新的化学试剂——同位素亲和标签试剂预先选择性地标记某一类蛋白质，分离纯化后，进行质谱鉴定。并根据质谱图上不同 ICAT 试剂标记的一对肽段离子的强度比例，定量分析它的母体蛋白质在原来细胞中的相对丰度。ICAT 试剂由三部分组成：①试剂与蛋白质反应的基团，这个基团特异结合肽链中半胱氨酸残基的巯基；②中间的连接子，可以结合稳定的同位素；③亲和标签——生物素，可以和卵白素结合，选择分离 ICAT 标记的多肽。试剂分为两种形式，分别称之为"重"（连接子含有 8 个氘原子）和"轻"（连接子含有 8 个氢原子）；由 8 个氘原子与 8 个氢原子分别标记的 ICAT 质量正好相差 8Da。

ICAT 技术的具体操作流程是：①两种来源密切相关而不同状态的细胞裂解，蛋白质被还原；②两种样品中各加入不同的 ICAT 试剂标记；③标记完全后的两种样品混合，胰酶水解成大小不同的肽段；④固相阳离子柱交换，除去所有残留的胰酶、去垢剂、还原剂和 ICAT 试剂；⑤标记与未标记的肽段经卵白素亲和层析分离；⑥标记的肽段洗脱后经液相色谱再次分离，串联质谱分析，通过比较峰型完全一样的一对肽段峰的离子强度，可以推断出两种样品中同一种蛋白的相对含量，再将质谱检测数据提交数据库检索，鉴定相对应的蛋白质。因为半胱氨酸是相对稀少的氨基酸，当进行数据库检索时半胱氨酸标记肽段为肽段鉴定提供一个限定范围，因此更容易鉴定相应蛋白质。

（二）ICAT 技术的特点

相对目前其他蛋白质组研究方法，ICAT 技术有如下优点：

1. 因为分离在肽段水平上进行，所以膜蛋白溶解性的问题得到解决，可以对膜蛋白进行鉴定和定量；

2. 通过选择标记含半胱氨酸肽段，降低了蛋白质混合物的复杂性（总肽段中 10% 的含有半胱氨酸的肽段代表 80% 的蛋白，能够分析低丰度的蛋白质，并且在数据库中搜索结果时起限制作用）。①比较两种或更多种来源密切相关的蛋白质样品，可以得到不同状态下蛋白表达量的变化比例。来源密切相关的蛋白质的含量可互为对方的内部参照标准；②对于含有多个半胱氨酸残基的蛋白质，通过重复检索含多半胱氨酸的肽段可得到肯定的鉴定和定量；③因为 ICAT 技术建立在色谱分离的基础上，任何促进蛋白质溶解的试剂均可使用；④能够直接鉴定和测量低丰度蛋白质。

但 ICAT 技术也存在不少缺点：仅能和含有半胱氨酸残基的蛋白质反应，但含有半胱氨酸残基的蛋白质量只占蛋白质总数的 80%，另外 20% 不含半胱氨酸残基的蛋白质无法用 ICAT 技术鉴别；所得蛋白质量是一个相对值，还不能准确地反映细胞内蛋白质的真正含量；每一个 ICAT 试剂分子的分子量为 442Da，相对少于 7 个氨基酸残基的肽段，分子量过大，所以会影响小肽段的鉴定；在标记过程中，高浓度 SDS 可影响 ICAT 试剂与蛋白质或肽段结合；ICAT 试剂与碱性蛋白质结合可能改变其等电点，特别是等电点超过 8 的蛋白质受这种影响会更大。

（三）ICAT 技术的应用

正因为上述优点，ICAT 技术迅速应用到蛋白质组的研究中，特别是双向电泳不易检测的膜蛋白和低丰度蛋白质，也有研究者利用 ICAT 技术单独选择某一种感兴趣的蛋白质。我们相信，随着 ICAT 技术和试剂的不断改进和相关自动化系统软件的开发，这项技术将会更好地适应蛋白质表达谱全面、高通量和自动化分析。

五、表面等离子共振

表面等离子体共振技术(surface plasmon resonance,SPR)是利用了金属薄膜的光学耦合产生的一种物理光学现象。自从 1982 年 Nylander 等首次将 SPR 技术用于免疫传感器领域以来,表面等离子体光学生物传感器得到了深入研究和广泛应用,已经成为研究生物分子相互作用的主要手段。

(一) SPR 原理

表面等离子共振是一种物理现象,当入射光以临界角入射到两种不同折射率的透明介质的界面时,其反射光的强度在每个角度都应相同,但当两个界面之间镀上一层金属层,则入射光的一部分和金属表面的自由电子作用可引起金属自由电子的共振,由于电子吸收了光能量,从而使反射光在一定角度内大大减弱,此现象称为表面等离子共振(SPR)。使反射光在一定角度内完全消失的入射角称为 SPR 角。SPR 随表面折射率的变化而变化,而折射率的变化又和结合在金属表面的生物分子质量成正比。因此可以通过获取生物反应过程中SPR 角的动态变化,得到生物分子之间相互作用的特异性信号。

(二) SPR 的实验流程

SPR 的实验方法一般为首先在传感片表面固定一层反应物,使其形成分子敏感膜,然后使传感器与待测物的样品溶液接触,传感片上敏感膜与待测物分子间相互作用的情况就可由 SPR 信号的改变反映出来,并通过计算机将整个反应过程显示和记录下来。

(三) SPR 的特点及应用

SPR 传感器研究中灵敏度的表达方式是被测物单位折射率变化所对应的共振信号的改变。实际工作中,一般均由实验数据作图求得。对改变角度的 SPR 传感器而言,其灵敏度不仅与所用的玻璃、金属膜等材料有关,而且还与波长有关。在短波方向,灵敏度较高;在长波方向,灵敏度随波长变化较小。对改变波长的 SPR 传感器而言,在短波方向,灵敏度较低;而在长波方向,灵敏度较高,且随着波长的增加而急剧增大。

利用 SPR 技术测定生物分子间相互作用的优点包括:待测物无需标记甚至无需纯化;反应过程可以实时监控,多步反应的每一步都可以被分别记录下来,因此可以进行复杂物质的分析。

1983 年,Liedberg 等首次将 SPR 技术用于化学传感器领域,并成功地研制出了第一个SPR 气体及生物传感器。进入 20 世纪 90 年代之后,人们充分认识到 SPR 在生物分子相互作用研究方面的特殊功能,越来越多的科研人员开始进行 SPR 研究,使 SPR 迅速成为传感器领域的研究热点。我国隋森芳教授,在 90 年代初率先开始了这项研究。SPR 技术与其他分析技术的联合应用,必将促进生命科学研究水平的提高,使我们对生命现象有更加深入的了解。

六、蛋白质芯片技术

蛋白芯片技术(protein chip)是高通量、微型化、集成化和自动化的蛋白质分析技术,可以用于研究抗体与抗原、蛋白与蛋白、蛋白与核酸、蛋白与其他小分子物质及酶与底物的相互作用。蛋白组学研究中一个主要的内容就是要研究在不同生理状态或病理状态下蛋白水平的量变,微型化、集成化、高通量化的抗体芯片就是一个非常好的研究工具,也是蛋白芯片中发展最快的芯片,而且在技术上已经日益成熟。

目前蛋白质芯片主要分两种:①蛋白质检测芯片。类似于较早的基因芯片,在固相支持物表面高密度排列的探针蛋白质点阵,当待测靶蛋白与其反应时,可特异地捕获样品中的靶蛋白,然后通过检测器对靶蛋白进行定性或定量分析;②蛋白质功能芯片。样品中的待测蛋白在电场作用下通过芯片上的微型孔道分离开来,后经喷雾直接进入质谱仪中进行检测,以确定样品中的蛋白质的相对分子质量及种类。

蛋白质芯片技术的优点在于体外操作、简单快捷、高通量、重复性与敏感性好,可以检测一些难以鉴定的低丰度、小分子质量蛋白。蛋白质芯片是近年来发展起来的新兴生物检测技术,经过不断的摸索与完善,该技术已经在生物领域中广泛使用。Zhu H 等为深层探索酵母蛋白质组,制备了多达 5 800 种的蛋白质芯片,筛选它们与蛋白质、磷脂质等的互作能力,结果发现了很多新的相互作用蛋白。而通过第二种功能芯片还可以进一步了解靶蛋白相关功能,如 Jiang B 等通过该方法将核因子 κB 诱导激酶(nuclear factor κB-inducing kinase,NIK)结合到芯片上确定了 NIK 的负调控可以阻止肝损伤。

七、酵母双杂交技术

酵母双杂交(yeast two hybrid)是由 Fields 等在 1989 年通过转录因子 GAL4 的研究结果建立的,是在体内验证蛋白间相互作用的经典方法。原理是酵母内有两个特殊结构域:特异性结合结构域(binding domain,BD)和转录激活结构域(active domain,AD)。这两个结构域即使分开时也仍具有功能,互不影响。当 BD 结合某段基因需要表达时就必须识别 AD 进行结合,这样才能转录翻译构成完整的真核表达系统。所以只要将待测的两个蛋白基因分别连接到 AD 与 BD 上,若靶蛋白之间有相互作用则 AD 与 BD 就可以结合,完成转录并激活下游报告基因,根据报告基因就可以判断互作结果。酵母双杂交系统由 3 个部分组成,即与 BD 融合的蛋白表达载体,被表达的蛋白称诱饵蛋白(bait);与 AD 融合的蛋白表达载体,被其表达的蛋白称靶蛋白(prey);带有一个或多个报告基因的宿主菌株。报告基因的选择建议使用两种或两种以上(如 ADE2 和 URA3),这样可以使试验结果更准确。酵母双杂交的优势在于可以建立 cDNA 文库,从中大规模筛选与目标蛋白相互作用的多种蛋白,还可以建立基因组蛋白连锁图(genome protein linkage map,GPLM)。

酵母双杂交的优点是效率高,蛋白间的瞬时与稳定结合都有良好的敏感性,结果便于观察,最重要的是酵母双杂交在体内进行,可以有效地排除体外因素的干扰,使结果更可信。缺点是不能检测细胞膜、胞浆以及分泌到细胞外的蛋白,另外试验周期略长,而且结果容易出现假阳性,需要进行多重筛选以及回转酵母等试验进行排除。鉴于酵母双杂交技术的高效、敏感,尤其是在酵母体内验证互作排出外界干扰的情况下,酵母双杂交在很多领域大放异彩,如 Silva J V 等通过对酵母双杂交技术改良验证了磷蛋白与磷酸酶 1 的相互作用,使其在制药领域发挥作用。最近几年酵母双杂交技术发展迅速,衍生出了酵母单杂交系统、三杂交系统、反向酵母双杂交系统、核外双杂交系统以及哺乳动物杂交系统等,相信在蛋白质组学领域未来酵母双杂交技术可以发挥更大的作用。

八、噬菌体展示技术

噬菌体展示技术(phage display techniques,PDT)是将目的基因与编码噬菌体衣壳蛋白基因相连接,并插入噬菌体表达载体上,使多肽以融合蛋白的形式展示在噗菌体表面,被展示的多肽可保持相对独立的空间结构和生物学活性,是一种新的蛋白质相互作用研究技术。一般使用丝状噬菌体,它是将外源基因插入到噬菌体外壳蛋白 p Ⅲ 或 p Ⅷ 的基因中,并使其与编码噬菌体外壳蛋白的多肽或蛋白质与外源蛋白以融合蛋白(fusion protein)形式展示在噬菌体表面,P Ⅷ 和 P Ⅲ 展示系统的主要区别在于 P Ⅷ 拷贝数高,成千上万的蛋白能与其融合展示,但与其融合展示的蛋白较小,因为较大的多聚蛋白会造成空间障碍,影响噬菌体装配,使其失去感染力。P Ⅲ 虽然只有 1~5 个拷贝,但对外源蛋白的大小没有严格限制,较大蛋白能在其表面展示,被展示的多肽蛋白可保持相对独立的空间结构和生物活性。

噬菌体展示技术的优点为:建立了基因型(genotype)和表现型(phenotype)之间的直接物理联系,从而使筛选简便高效。将外源蛋白或多肽表达于噬菌体表面,就可根据其性质利用它与其他生物或非生物物质的亲和性对含目的基因的噬菌体进行筛选,并利用这些噬菌体再感染大肠杆菌进行扩增,还可从重组噬菌体 DNA 中切出外源基因再克隆到其他宿主细胞中,经表达以获得大量外源基因产物。由于其简化了抗体库构建及单克隆抗体的筛选过程,很快应用于人工抗体制备方面,cDNA 文库的展示系统也有很好的应用前景。

第四节　代谢组学研究的主要技术方法

一、代谢组学的定义

代谢组学是一门快速发展的科学研究领域,其概念最早来源于代谢轮廓谱分析,它由 Devaux 等人于 20 世纪 70 年代提出;到 20 世纪 90 年代后期,随着基因组学的提出和迅速发展,Oliver 于 1997 年提出了 metabolomics 的概念,之后很多植物化学家开展了这方面的研究;1999 年 Nicholson 等人提出 metabonomics 的概念,并在疾病诊断、药物筛选等方面做了大量的卓有成效的工作,使得代谢组学得到了极大的充实,同时也形成了当前代谢组学的两大主流领域:metabolomics 和 metabonomics。metabolomics 是通过考察生物体单个细胞受刺激或扰动后(如将某个特定的基因变异或环境变化后)代谢产物的变化或其随时间的变化,来研究生物体系的代谢途径的一种技术;而 metabonomics 则是定量研究有机体对由病理生理刺激或遗传变异引起的,与时间相关的多参数代谢应答,它主要利用磁共振技术和模式识别方法对生物体液和组织进行系统测量和分析,对完整的生物体(而不是单个细胞)中随时间改变的代谢物进行动态跟踪检测、定量和分类,然后将这些代谢信息与病理生理过程中的生物学事件关联起来,从而确定发生这些变化的靶器官和作用位点,进而确定相关的生物标志物。简言之,代谢组学是评价细胞和体液的内源性和外源性代谢物浓度与功能关系的学科,它所关注的是相对分子质量为 1 000 以下的小分子。随着研究的深入,代谢组学发展到今天,科学界对这两个词的区分也日渐弱化,现在已基本等同使用。

二、代谢组学的研究层次

根据研究对象和目的不同,代谢组学可分为以下几种研究层次:

1. 基于目标化合物定量的代谢物靶标分析(metabolite target analysis),它是对某个或某几个特定组分的分析;

2. 基于某个或某几个代谢通路中多种代谢物同时分析的代谢轮廓分析(metabolic profiling analysis);

3. 基于无歧视分析的代谢物指纹分析(metabolic fingerprinting analysis);

4. 基于限定条件下的特定生物样品中所有代谢组分的定性和定量的代谢组学分析(metabolomics/metabonomics)。

与前三个层次相比,代谢组学研究更加系统化、整体化。因此,严格来说,只有最后一个层次才是真正意义上的代谢组学研究,但目前还难以实现。

根据分析模式来分,代谢组学可归纳为两类:代谢物靶标分析以及代谢指纹谱分析。代谢轮廓谱和代谢物靶标分析共同构成靶标分析。靶标分析是一种强调"聚焦模式"的代谢物研究方法,对于"全局特征"的描述有所欠缺,并且需要依赖先验知识。研究者可以采用多循环代谢轮廓分析各种不同种类的代谢物,通过测定多条代谢通路中的关键代谢物来探索体内代谢的变化规律。相比而言,代谢指纹谱分析则注重生物系统的整体性分析,它可以弥补代谢靶标分析的缺陷,具有全局分析的优势,是代谢组学整体水平研究采用的最普遍的一种研究模式。但代谢指纹谱分析同样也存在自身的缺陷:首先,由于分析技术和信息处理方法的限制,代谢指纹谱分析还达不到全局分析的要求,往往造成信息丢失;其次,由于半定量分析方法的限制,造成了代谢指纹谱分析往往准确度不高,进而可信度也相应降低;再次,由于只是一个模糊的全景模式,代谢指纹谱分析对于不同的疾病和代谢网络缺乏特异性。因此,进行代谢组学研究时,可以把代谢靶标分析和代谢指纹谱分析这两种研究模式结合起来,各取所长,相互补充。

三、代谢组学的特点

与其他组学技术相比,代谢组学具有无可比拟的优点:

1. 任何外源性物质、病理生理变化或遗传变异的作用都会反映到各种生物学途径上,对机体新陈代谢的稳态平衡产生干扰,从而使内源性代谢产物中各种物质的浓度和比例发生变化。代谢组所研究的细胞内各种生物学过程的终产物,是反映各种生命活动状态的信号放大器,如遗传变异、疾病、药物、饮食和环境因素影响等。

2. 基因组学/蛋白质组学所反映的药物毒性作用很难与传统的毒理学终点(生化、病理变化)紧密联系起来。而代谢组学揭示的这种变化是与传统的毒理学终点相一致的。每种影响因素都会在生物体中产生特征的内源代谢谱模式,这种特征包含了生物效应的机制和作用位点的信模式。

3. 代谢组学研究代谢产物谱的动态变化过程,可以反映生物学过程发生、发展和结果的全过程。生物体液或组织中代谢物组成和水平的变化直接反映了生物体对这些影响因素的综合应答,能够展示形态学和传统生化指标不能区分的表型。

当然,目前代谢组学研究还存在一些缺点:

1. 由于数据库还没有完全建立,且分析手段有限,目前为止还没有一项分析技术能够同时分析所有的代谢物,也没有相应代谢产物数据的标准值与之比较。

2. 尚无有效的数据分析手段能够将得到的全部信息进行分析和解释。

3. 生物体代谢组变化比较快,稳定性较难控制。

4. 检测所需的仪器设备价格昂贵、操作专业性强。

四、样品采集和制备

样品的采集和制备是代谢组学研究中的最初始的步骤,也是重要的步骤之一。由于代谢组学研究的对象是复杂的生物样品,因此,为了全面详尽地反映生物学过程,代谢组学研究要求严格的实验设计和合适的分析精度。首先,需要准确采集到典型且数量足够的样本,从而最大限度地减少生物体个体差异对分析结果的影响,得到有统计学意义的分析数据。其次,实验设计中对样品收集的时间、部位、种类、样本群体及样本的保存条件和保存时间等应给予充分考虑。最后,必需科学、严格、全面地设计和采集对照组样品。另外,以人类样本为对象进行研究时,还需考虑受试患者和健康对照人群之间的年龄、性别以及体重等因素的匹配。

代谢组学研究检测所需的样品一般包括生物体液、细胞或是组织提取物。对哺乳动物而言,体液容易采集并且可以反映整个机体的动态代谢信息,对细胞和组织提取物而言,也仅需要冰冻/液氮降温或干燥等常用保存技术即可。可应用于代谢组学研究的体液除常见的血液和尿液外,还包括脑脊液、腹水、羊水、精液、消化液肺、吸气等。在代谢组学研究中以血样为研究对象进行分析十分常见,血样中内源性代谢物种类比较繁多,成分比较稳定,可在预设时间点采集操作,有利于从整体水平上观测并追踪体内的代谢物变化。当然,血样分析也存在缺点,如取血时对生物体具有一定的侵入和创伤性,容易引起应激反应,进而影响生物体内的代谢物水平。也正因为如此,采血频率受到一定的限制,无法进行连续采样。而尿液为研究对象进行分析则有独特的优势:首先,尿样采集没有侵入性,使用代谢笼装置即可实现连续采样,而且可实现自身对照,进而最大限度地降低了个体差异对研究结果的影响;其次,尿液经过肾小球的过滤,可以使氨基酸、小分子有机酸等成分得到浓缩,方便检测;再次,尿样的预处理过程也比较简单,因此,尿液是代谢组学分析中最典型的生物体液。

样品的制备包括样品的提取和预处理。代谢样品制备的关键是必须快速抑制生物酶活性,以排除生物酶的高效性所产生的偏差。所采用的方法有冰冻钳制(freeze clamping)、液氮冷冻或用高氯酸、硝酸进行酸化处理。相对而言,冰冻钳制操作快速,但它不易应用于需要大量样品的功能基因组学研究。液氮冷冻操作较慢,它可能会由于损伤应答及接触性诱导基因的快速激活产生一些人为的影响。酸处理是实验室较常采用的一种方法,但酸处理后的样液仍需冷冻处理。因此常根据实验室条件,相互配合使用。

代谢产物仪器分析前通常用水或有机溶剂经手工液-液萃取、固相萃取和快速溶剂萃取方法进行处理。由于某种提取条件往往对于某些化合物是合适的,但对于另外一些化合物的稳定性却不利。所以,目前还没有一种能够适合所有代谢产物的提取方法。这些技术应根据检测目的而灵活选择,以达到目的并尽可能保留代谢物原貌为前提。

(一) 血清、血浆

300ml 样本加入同样体积的 D_2O,50ml 1%TSP 溶液,离心取上清,移入 NMR 样品管。

(二) 尿液

将动物置于代谢笼中,收集一定时间内的尿液,收集器置于冰上,并预先加入一定量的 NaN_3 溶液,防止细菌的生长。取 300ml 样本加入同样体积的磷酸缓冲液(200mmol/L,pH 为 7.4),50ml 1%TSP 溶液,离心取上清,移入 NMR 样品管。

(三) 组织

动物剖杀后,应迅速采集所需组织器官,于液氮中冷冻。

(四) 组织提取物

1. 水溶性　一定量组织加入 2ml 50%乙腈,匀浆,离心取上清,吹干乙腈后冻干,再用 D_2O 溶解,并加入 TSP。

2. 脂溶性　沉淀加入75%三氯甲烷/25%甲醇提取,离心取上清,吹干溶剂后,再用75% $CDCl_3$/25% CD_3OD 溶解。

五、样品分析与检测

样品制备和预处理以后,需要对代谢物进行分离、分析和鉴定,即数据的采集,这是代谢组学研究中的关键步骤。目前,代谢组分析技术中最常用的分离分析手段包括液相色谱质谱(LC-MS)联用、气相色谱质谱(GC-MS)联用以及磁共振(NMR)技术。其中,NMR技术在代谢组学研究中的应用最为广泛。另外,色谱-质谱联用技术因其兼备色谱的高分离度、高通量以及质谱的高灵敏度和特异性,也逐渐成为代谢组学分析中的重要工具。代谢组学分析对象的大小、数量、官能团、挥发性、带电性、电迁移率、极性以及其他物理化学参数差异很大,要对它们进行无偏向的全面分析,单一的分离分析手段难以胜任。两种方法相互补充,综合应用可以得到更全面的分类信息。

代谢组的分析技术包括化合物的分离、检测及鉴定技术两部分。分离技术:GC、LC、CE等;检测及鉴定技术:质谱(一般质谱、时间飞行质谱)、光谱(红外、紫外、荧光光谱)、NMR、电化学等。分离技术与检测及鉴定技术的不同组合构成了各种主要的代谢组分析技术。

(一) 磁共振技术(NMR)

NMR是当前代谢组学研究中的主要技术,它的优势在于能够对样品实现非破坏性、非选择性的分析。H-NMR对含氢化合物均有响应,能完成代谢产物中大多数化合物的检测,满足了代谢组学中的对尽可能多的化合物进行检测的目标。基于高分辨魔角旋转(magic angle spinning,MAS)技术,NMR分析已经广泛地应用于药物毒性、基因功能、疾病的临床诊断中。MAS技术让样品与磁场方向成 54.7° 旋转,从而克服了由于偶极耦合引起的线展宽、化学位移的各向异性。应用MAS技术,研究者能够获得高质量的NMR谱图,样品中仅加入非常少量的 D_2O 而不必进行预处理,样品量只需约 10mg。

(二) 色谱-质谱联用技术

在过去的几十年里,色谱技术因其卓越的分离性能、高灵敏度已被广泛用于复杂体系(如体液)中的靶标分析(如标记物分析)。近年来,越来越多的研究者将色谱及色谱联用技术用于代谢组学的研究。Nikolau等利用气相色谱技术通过对玉米上表皮蜡状化合物中正己烷提取物的检测,对其中的脂肪醇类、醛类、酮类、酯类、烷烃、酸类化合物进行了代谢轮廓谱分析,描述了蜡层(wax layer)生物合成的复杂过程。许国旺等采用基于液相色谱或毛细管电泳的方法实现了对尿中核苷代谢产物的靶标分析和代谢轮廓谱分析。Fraser等将基于液相色谱的代谢组学技术应用于转基因、突变西红柿基因型及阿布属植物变异的筛选。作为代谢组学的工具,色谱技术存在的主要问题是:大量色谱峰的识别问题以及方法的重现性问题。Hai等经过优化分离参数、严格控制分离条件,获得了尿液和细胞样品的稳定的代谢轮廓谱和指纹图;采用高流速、快速梯度洗脱方法实现了在短整体柱上对尿液的快速分离,显示了液相色谱利用新发展的技术实现高通量分析的潜力。

质谱由于其普适性、高灵敏度和特异性,被广泛地应用于代谢组学研究领域,Plumb等应用LC/MS完成了制药研究中对鼠尿中代谢产物的筛选。近年来一些适合于直接进样的质谱分析技术得到了发展,其采用的"软"电离技术能很好地提供分子离子的指纹图。Feng等采用GC/MS技术对爆发性肝功能衰竭(fulminant hepatic failure,FHF)动物模型进行代谢组分析,结果表明酮体产生,三羧酸以及尿素循环被阻断。主成分分析表明:5-HIAA、葡萄糖、羟基丁酸(HB)和磷酸盐含量占有很高的权重,是造成组间差异贡献最多的代谢产物。数据还显示 5-HIAA、葡萄糖、HB 和磷酸盐含量的组合有可能成为 FHF 诊断的一个重要依据。

六、数据处理方法

正如其他"组学"技术一样,基于磁共振、质谱等现代分析手段的代谢组学也会产生海量复杂的非直观图谱数据。处理、分析和管理这些数据必须借助专门的数学、统计和信息学工具,才能消除多余干扰因素的影响,保留与组分有关的信息,最终获取有价值的信息并解释相应的生理及病理变化。为了充分抽提所获得的数据中的潜在信息,对数据的分析需要应用一系列的化学计量学方法。在代谢组学的研究中,大多数情况是要从检测到的代谢产物信息中进行两类(如基因突变前后的响应)或多类(如杂交后各不同表型间代谢产物)的判别分类,因此,在数据分析过程中应用的技术也就集中在模式识别技术上,主要包括非监督学习方法和有监督学习方法两大类。

(一) 非监督性(un-supervised)方法

这类方法用于从原始谱图信息或预处理后的信息中对样本进行归类,并采用相应的可视化技术直观地表达出来。该方法将得到的分类信息和这些样本的原始信息(如药物的作用位点或疾病的种类等)进行比较,建立代谢产物与这些原始信息的联系,筛选与原始信息相关的标记物,进而考察其中的代谢途径。用于这个目的的方法没有可供学习利用的训练样本,所以称为非监督性学习方法。应用在此领域的方法有:主成分分析(principal components analysis,PCA)、非线性映射(non-linear mapping,NLM)、簇类分析(hierarchical cluster analysis,HCA)等。

1. 主成分分析　PCA 是一种在保持数据信息损失最少的原则下,对高维变量空间进行降维处理的线性映射方法。其基本算法是要找到一种空间变换方式,把经标准化后的原始变量线性组合成若干个相互正交的矢量(即主成分,PC),其中第一主成分能反映样本间的最大差异,其他主成分所反映的差异程度依次降低。这种空间变换方式,又称为 Karhunen-Loeve 变换(KL 变换),其原理如下:

设 X 是经标准化后含 d 个变量 n 个样本的样本集,第 k 个主成分矢量(也称主成分负载 loading)为

$$P_k=(\mathrm{p}_{1k},\mathrm{p}_{2k},\cdots,\mathrm{p}dk)^T \quad k=1,2,\cdots,d \qquad (式31-1)$$

P 是主成分矢量矩阵,即 X 的协方差的特征矢量,X 在 P 上的投影为样本的主成分(也称主成分得分,score)矩阵:

$$T=XP \qquad (式31-2)$$

以主成分矢量为坐标轴作图(二维或三维,称为得分图),可以反映类别间的差异及其随时间的变化轨迹,与之对应的主成分负载图能够反映导致类别间差异的主要元素。对于由 NMR 谱组成的样本,其元素是化学位移区间。因此,只要知道引起类别间差异的 NMR 谱区域,就可能得到此区域内的化合物及其含量的变化。这些化合物甚至可以作为类别差异的标志物。正是由于 PCA 操作的简便和变量的可解释性,使它成为代谢组学研究的常用方法。

2. 非线性映射　非线性影射法是所有模式识别方法中原理最简单的一种。先计算在

原始 d 维空间中所有数据点彼此间的距离,然后将样本点放置在一个随机的或由主成分构造的二维或三维空间中,这个空间不断被调整,所遵循的原则是尽量使样本点移至低维空间后点间的距离与在原空间中一致。它定义了一个误差函数:

$$E = \frac{1}{c} \sum_{i<j} \left([d_y^* - d_y]^2 / d_y^* \right) \qquad (式31-3)$$

其中,$c = \sum_{i<j}^{N} [d_y^*]$,

N 为样本数,d_y^* 为映照前高维空间中的被映照样本 i 与其他样本 j 的距离,d_y 为映照后二维或三维空间中的样本距离,通过迭代调整坐标,使 E 极小化到某个阈值 ε。

实际计算中有两个具体问题:①必须首先确定初值空间,如果初值离收敛点太远,迭代难以收敛到全局最小;②当原空间维数太高或样本数太大时,收敛困难,导致迭代失败。Sammon 建议若维数大于 250,最好能采用某种数据压缩技术减少维数。NLM 的非线性且极力保持原数据之间相互关系的特点使它在毒理分析中得到了应用。

（二）监督性(supervised)方法

这类方法用于建立类别间的数学模型,使各类样品间达到最大的分离,并利用建立的多参数模型对未知的样本进行预测。在这类方法中,由于建立模型时有可供学习利用的训练样本,所以称为有监督学习。在这种方法中经常需要建立用来确认样品归类(防止过拟合)的确认集(validation set)和用来测试模型性能的测试集(test set)。常用的有偏最小二乘法-显著性分析(PLS-discriminant analysis,PLS-DA)、线性判别式法(lineardiscriminantanalysis,LDA)以及神经网络(neuralnetworks,NN)分析等。

1. 偏最小二乘法-显著性分析 如需考察多个因变量,就得采取其他技术(如多元回归)进行逐步回归或主成分回归。多元回归法将体系看成一个线性模型:

$$Y = b_0 + b_1 x_1 + \cdots + b_d x_d + \varepsilon \qquad (式31-4)$$

其中 $b_0, b_1, \cdots, b_d$ 都是与 $x_1, x_2, \cdots, x_d$ 无关的未知参数,设 $(x_{11}, x_{12}, \cdots, x_{1d}, y_1), \cdots, (x_{n1}, x_{n2}, \cdots, x_{nd}, y_n)$ 是 n 个样本,用最小二乘法来估计参数,即取 $b_0', b_1', \cdots, b_d'$ 使 $b_0 = b_0', b_1 = b_1', \cdots, b_d = b_d'$ 时,$Q = \sum_{i=1}^{n} (y_i - b_0 - b_1 x_{i1} - \cdots b_d x_{id})^2$ 达到最小。

应用数学分析的知识,将求最小值的问题转化为求 Q 分别关于 $b_0, b_1, \cdots, b_d$ 的偏导数,并令其为零化简,写成矩阵形式:$X'XB = X'Y$,在该式两边左乘 $X'X$ 的逆阵,便得到解 $B = (X'X)^{-1}X'Y$。

在 NMR 分析中,积分区间数(d)多于样本数(n)的情况非常普遍,这极容易产生多重相关性问题,其直接后果是回归系数 $B = (X'X)^{-1}X'Y$ 中 $X'X$ 的逆矩阵不存在或者含有严重的舍入误差,使得回归失败。偏最小二乘法正好可以解决这个问题:它是一种新型的多元统计数据分析方法,现已广泛应用于化工、市场分析等领域。它是主成分分析、典型相关分析和多元线性回归分析三种分析方法的综合,具有这三者的优点。

偏最小二乘法与主成分分析法有共同之处:它们都试图提取出反映数据变异的最大信息,不同点在于主成分分析法只考虑一个自变量矩阵,而偏最小二乘法还有一个/响应 0 矩阵,因此具有预测功能。该方法必须研究两个矩阵之间相关关系的特殊性使得在分析之前往往要做一些数据校正,以期得到更好的预测效果。Wold 教授提出了正交信号校正(orthogonalsignalcorrection,OSC)方法,用来去掉 X 矩阵,即自变量矩阵中与响应矩阵不相关的那一部分,通常是噪声或系统误差。这种校正方法不仅成功地应用于近红外谱图中,对 NMR 谱也非常有效。

2. 线性判别式法　通过计算一个线性判别函数定义一个决策面,以区分只有两个类别的情况。这个判别函数是原变量的线性组合,两个变量定义的函数是一条直线,三个变量则是一个平面,多于三个变量的则是比数据集少一维的超平面。判别函数采取与线性回归方程类似的形式:

$$D = w_1 d_1 + w_2 d_2 + w_3 d_3 + \cdots \tag{式 31-5}$$

这里 D 是判别函数得分,可表示类别;w_1 是描述符 d_1 的权重系数。先用训练样本的 d_i 和 D 来估计 w,然后将未知样本代入该判别式,根据求得的 D 值来决定其类别。D 大于 0 是一类,小于 0 是另一类,等于 0 的情况可认为样本属于任意类或被拒绝。

3. 神经网络　神经网络是近年来人工智能的一个重要学科分支。它旨在模拟人类的学习过程,现已广泛应用于科学研究以及自动控制等领域。对于磁共振谱图,该方法充分发挥其无需数据前处理、抗干扰能力强的优势,成功地预测了物质(特别是碳水化合物)的化学位移、识别出二维谱的交叉峰、定量分析了混合物中各成分的含量以及人血浆中的脂蛋白含量。

第五节　组学技术在卫生化学中的应用

现代科学技术的飞速发展极大地推动了人类文明与社会的发展,科学分析技术手段越来越尖端。对于与人类的生存、健康和繁衍发展密切相关的生命科学领域,近年来更是得到了前所未有的关注和快速的发展。基因组学、蛋白质组学和代谢组学等各种组学研究在生命科学领域中发挥了重要的作用,它们分别从调控生命过程的不同层面进行研究,使人们能够从分子水平研究生命现象、探讨生命本质,逐步系统地认识生命发展的规律。近年来,组学技术在疾病预防控制中也有了广泛的应用。

一、疾病早期检测和预防

基因组学技术的发展,使对肿瘤细胞中基因水平的特异性变化进行快速筛选及对肿瘤组织进行处理后快速分析成为可能,其显著特征是许多基因表达水平发生的变化可能不会体现在蛋白表达水平或蛋白功能水平。Petersen 等利用基因芯片分析了 101 例肺癌标本,根据基因表达谱的差异及其与预后之间的关系进行了聚类分析,结果显示,Ras、Myc、E2F 信号通路下调的患者与 Ras 信号通路下调的患者相比,前者预后较差。

同时,大多数疾病检测方法是基于蛋白质分析的,蛋白质组学被认为是跨越基因组与临床应用之间鸿沟的桥梁。蛋白质组学可通过对恶性肿瘤不同阶段蛋白质的变化进行分析,建立肿瘤蛋白表达谱,筛选出用于恶性肿瘤早期检测、疗效监测和预后判断的有效蛋白质标志物,甚至抗瘤药物的作用靶点。

随着代谢组的出现,其在疾病预防及诊断中的应用更为突出。机体的正常生理活动需要通过循环、泌尿等系统的平衡协作而得到保证。当这种平衡由于外源性或内源性因素的改变而出现扰动时,就会出现代谢水平某种程度的紊乱,甚至进一步发展,如果这种紊乱不能及时纠正,就会逐渐积累,甚至发生新的紊乱。当这种紊乱在量的水平积累到一定程度时,就会出现细胞乃至组织水平的宏观变异,甚至病理。而前已述及的代谢紊乱性变化,往往会在尿液和血液等体液的代谢组得到表现。因此,对尿液和血液等体液代谢组进行检测和分析,就有可能对疾病发生和发展过程伴随的生物化学变化进行了解和认识,就有可能发现相关疾病发生的早期代谢组标志物并认识相关的病理发生的分子机制,就有可能对疾病在其早期,甚至发生之前进行诊断,为疾病的预防性诊断建立预测性诊断专家系统。基于这样的思想,若干代谢组学疾病诊断模型已经得到成功建立和报道或申请了专利。譬如:动脉粥样硬化的传统诊断主要是通过血管造影完成,该方法有较高的介入性,不仅昂贵而且伴随有不良反应,甚至有一定的危险性。Brindle 等报道的血浆代谢组诊断方法,不仅能准确地区别冠心患者和健康人,而且该方法还能对该疾病的严重程度尤其是对传统的测量血压、总胆固醇、总三酰甘油、纤维蛋白素原、白细胞数量等冠心病危险度因子无法区分的冠心病严重程度也能进行有效区分。通过回归分析,还发现了 VLDL、LDL、HDL 和胆碱等是导致两者区分的主要因素。在恶性肿瘤研究中,Beckonert 等利用 ^{1}H-NMR 结合自体组织映射网络显像的可视化和模式识别技术监测了 49 个乳腺肿瘤和 39 个健康乳腺组织样本的特征性代谢差异,研究发现,通过对组织不同代谢谱图的分析,可以区分不同恶性程度的乳腺肿瘤组织和健康的乳腺组织,而且组织中尿苷二磷酸己糖、卵磷脂以及磷酸乙醇胺的浓度随肿瘤组织恶性程度的增加而增加,并且在恶性肿瘤组织样本中检测到更高浓度的牛磺酸,而肌醇和葡萄糖的浓度相对健康正常组织则有所降低。Boss 等采用基于 ^{1}H-NMR 技术的代谢组学方法对 28 例良性和 12 例恶性卵巢肿瘤患者的卵巢液进行分析,结果显示,36 种代谢物的浓度在恶性肿瘤患者卵巢液中较良性患者发生明显改变。Zhang 等采用 GC-TOF-MS 和 GC-MS 方法结合模式识别分析对 24 例骨肉瘤、19 例良性骨肉瘤患者以及 32 名健康对照者的血清和尿液中小分子代谢物进行分析,结果显示,骨肉瘤组三羧酸循环、糖酵解、脂质代谢较对照组和良性骨肉瘤组明显下调,氨基酸代谢上调,多胺代谢增强尤为显著。

二、药物作用机制

代谢组学研究"代谢指纹图谱",它不仅研究药物本身的代谢变化,更重要的是研究药物引起的内源性代谢物的变化,能更直接地反映体内生物化学过程和状态的变化。通过研究体液"代谢指纹图谱"的变化,从而可以阐明药物作用靶点和受体,受体学说已经成为现代医学科学的重要理论。从药物学角度看,依据药物分子与受体分子之间的反应规律,在药物分子结构和效应关系的基础上,可发现新药并最终使新药具有更好的疗效和更少的毒性和副作用。根据受体学说,研究人员在进行由钩藤等多味中药组成的多动合剂的生物化学机制研究中,应用代谢物组学方法,采用高效液相色谱法测定给药动物血清中多种内源性神经递质(Ach、DA、5-HT 等)的动态变化,而不是通过测定药物有效成分的变化来进行研究。从代谢物组成分和含量的经时变化发现了具有疗效的生物标记物,认为药物的整体作用所产生的生物化学物质(神经递质)是其药效的基础物质,证明多动合剂的作用机制与 DA 受体有关。

三、药物安全性评价与毒理学评价

安全性是决定创新药物研发成败的关键因素之一。基因芯片能从基因水平对药物进行筛选,可以对药物的生物活性和不良反应进行检测和评估。Bethany 等应用基因芯片对降胆固醇化合物 LY295427 和它的异构体 LY306039 进行研究时发现：LY295427 能诱导肝脏低密度脂蛋白受体基因表达使其 mRNA 浓度升高，进而提高了肝脏低密度脂蛋白受体的数量，增加肝脏对血液中包裹有胆固醇的低密度脂蛋白的结合并内吞，然后进行脂代谢而达到降低血脂的药效；LY306039 则没能提高低密度脂蛋白受体 mRNA 的浓度，当然没有降低胆固醇的能力。Hamadeh 等应用基因芯片检测了氯贝特（clofibrate）、吉非诺齐（gemfibrozil）、苯巴比妥（phenobarbita）、苯妥英（phenytoin）和环己巴比妥（hexobarbital）等药物的毒性，得到了给药 1h、24h、3d 和 14d 后的毒理学信息并建立了相关数据库。

蛋白质组学可以通过比较给药前后细胞的蛋白质组，鉴别出毒理学的蛋白质标志物，快速准确地筛选或预测药物的毒性，并进一步弄清毒理学的分子机制，获得药物毒理学信息。最近发展起来的 ICAT 和蛋白质芯片等技术使蛋白质组学实现了定量，突破了定性的局限，可深入地对药物作用机制和途径进行全程定量跟踪，大大加快了毒理学的研究速度，提高了毒理学研究的准确性。Heijne 等成功地将蛋白质组学和基因组学结合起来研究溴苯在小鼠体内的毒性。小鼠在溴苯给药 24h 后就出现了急性肝毒性和体重下降等毒副作用。与此同时，基因组学的研究得出溴苯诱导了包括谷胱甘肽-S-转移酶同工酶、环氧化物水解酶、血红蛋白加氧酶的基因在内的多个基因的表达，蛋白酶体的亚基和溶酶的组织蛋白酶 L 等的 mRNA 水平也发生了改变。蛋白质组学的比较则发现谷胱甘肽等多种蛋白质及蛋白质总量发生变化。通过分析还发现，基因组学和蛋白质组学所得到的毒理学信息中有适度重叠，也有各不相同的内容，这更表明二者相结合的重要性。

代谢组学在新药安全性研究方面的应用也具有重要意义。其基本原理是：药物毒性破坏正常细胞的结构功能，改变细胞代谢途径中的内源性代谢物的稳态，从而通过直接或间接效应改变流经靶组织的血浆成分。因此，体内某种生物分子或代谢物的动态变化可以作为毒性损伤的评价指标。代谢物组学的核心思想是强调外源性物质对机体所产生的整体性效应，以生物体内某一物质分子整体为研究对象，研究药物对机体所形成的生物化学物质——代谢物组对机体的系统作用，在药物安全性评价中有独特的优势。实验样品多为外周性的生物样品（如尿），可以连续多次获取，并在同一动物或人体观察毒性作用发生、发展和恢复过程。样品处理简单，适用于高效液相色谱、气相色谱、质谱和磁共振分析。可根据代谢物组图谱的变化，发现毒性的化学或生物标记物。以代谢物组学技术来评价体内药物的安全性，能比传统方法更快、更准确地发现毒性物质和毒性规律。Nicholson 研究小组利用基于 NMR 的代谢组学技术，在药物的毒性评价方面做了大量的卓有成效的工作。在 COMET 的研究项目中，主要是利用 H-NMR 技术、模式识别和专家系统，根据已知毒性物质的病理效应完成对被检测的生物组织的分类。

四、病原微生物检测

基因芯片作为基因组研究的重要方法，在病原微生物检测过程中发挥了极其重要的作用。其主要应用在：①可以从患病动物基因组中分离出 DNA，与基因芯片杂交得出病变图谱，与正常图谱进行比较分析，获得病变 DNA 信息，确定 DNA 突变部位和序列，从而做出正确诊断。如慢性肝炎病毒和人类免疫缺陷病毒的感染等。②可以将病毒一些高度保守的基因片段制备成基因芯片，提取样品中的核酸，经荧光标记后滴加到芯片上进行杂交，对杂交结果进行扫描检测，可对动物传染病进行快速、准确的诊断，适合于大批动物高通量检疫。Livach 等用寡核苷酸芯片与荧光素标记的 HCV 扩增样品杂交，经荧光显微镜检测，对 HCV

进行基因分型,显示了极高的灵敏度和准确性。杨素等分别用水疱性口炎病毒、蓝舌病病毒、口蹄疫病毒、猪瘟病毒、牛病毒性腹泻病毒、鹿流行性出血热病毒和赤羽病病毒各一段高度保守的基因片段构建质粒,在此基础上制备了芯片探针。可同时对上述 7 种动物传染病进行快速、准确的诊断。

基因芯片还可用于对病原微生物耐药基因的表达谱检测、突变分析、多态性测定等。病原体耐药基因的检测可通过两种方式:表达谱芯片检测药物诱导的基因表达改变来分析其耐药性;寡核苷酸芯片检测基因组序列的亚型或突变位点从而分析其耐药性。美国 Stanford 大学的 E. A. Winzeler 等以两种不同菌株的酵母(S96 和 YJM789)作为实验材料,对控制酵母对放线菌酮抗药的基因进行分析。将含有酵母 150 000 个 DNA 片段的基因芯片分别与这两株酵母活化转录的 mRNA 分子杂交,S96 几乎全部吻合,而 YJM789 与芯片上的探针组存在较大的差异,约有 3 000 个位点没有杂交显色。由于 S96 对放线菌酮有抗药性而 YJM789 的抗药性则弱得多,因此可以判定控制这一抗药性的基因的所在。而后,通过对 S96 和 YJM789 杂交后产生的抗药子代的遗传标记的分析,进一步确定控制该抗药性的基因位于 15 号染色体,是一长约 57 000 个碱基的片段。目前已制备的耐药性基因探针,如 TMD 耐药性基因、氨基糖苷类抗生素耐药性基因以及 β-内酰胺酶基因等,均已使用于临床。

五、食品安全检测

人类社会的发展和科学技术的进步,正使人类的食物生产与消费活动经历着巨大的变化,人类食物链环节增多和食物结构复杂化,增添了饮食风险和不确定因素。食品安全问题涉及的内容与方面越来越多,其中包含食品的药物残留、营养失控、微生物致病、自然毒素、食品加工等多种因素。蛋白质组技术为鉴定食品基质中的蛋白质、研究原料食品和加工食品中蛋白质与蛋白质之间的相互作用以及蛋白质与其他食品组分中的相互作用提供了一个崭新的技术手段。它可以特异性地检测到蛋白质在特定氨基酸残基发生的结构改变,因此可以被用来制定在加工过程中所产生的以化学键结合的组分图谱。另外,食品腐败或致病微生物的生物标志物(蛋白质或代谢产物)、食物发酵过程中微生物和酶作用底物等等,均可以利用蛋白质组学技术来进行鉴定。代谢组学把生物体作为整个系统来研究,营养素的代谢、有毒有害物质的代谢以及人体自身代谢产物的研究都能为食品安全的检测提供良好的依据。

六、毒理学评价

蛋白质组学可以通过比较给药前后细胞的蛋白质组,鉴别出毒理学的蛋白质标志物,快速准确地筛选或预测药物的毒性,并进一步弄清毒理学的分子机制,获得药物毒理学信息。最近发展起来的 ICAT 和蛋白质芯片等技术使蛋白质组学实现了定量,突破了定性的局限,可深入地对药物作用机制和途径进行全程定量跟踪,大大加快了毒理学的研究速度,提高了毒理学研究的准确性。Heijne 等成功地将蛋白质组学和基因组学结合起来研究溴苯在小鼠体内的毒性。小鼠在溴苯给药 24 小时后就出现了急性肝毒性和体重下降等毒副作用。与此同时,基因组学的研究得出溴苯诱导了包括谷胱甘肽-S-转移酶同工酶、环氧化物水解酶、血红蛋白加氧酶的基因在内的多个基因的表达,蛋白酶体(proteasomes)的亚基和溶酶(lyso-somal)的组织蛋白酶 L 等的 mRNA 水平也发生了改变。蛋白质组学的比较则发现谷胱甘肽等多种蛋白质及蛋白质总量发生变化。通过分析还发现,基因组学和蛋白质组学所得到的毒理学信息中有适度重叠,也有各不相同的内容,这更表明了二者相结合的重要性。

(胡红芳 高志贤)

参 考 文 献

[1] Devaux P G,Horning M G,Horning E C. Benyzl-oxime derivative of steroids:a new metabolic profile procedure for human urinary steroids. Anal Lett,1971,4:151.

[2] Nicholson J K,Lindon J C,Holmes E. 'Metabonomics':understanding the metabolic responses of living systems to pathophysiological stimuli via multivariate statistical analysis of biological NMR spectroscopic data. Xenbiotica,1999,29:1181-1189.

[3] Nicholson J K,Bollard M E,Lindon J C,et al. Metabonomics:a platform for studying drug toxicity and gene function. Nat Rev Drug Discov,2002,1:153-162

[4] Fiehn O. Metabolomics-the link between genotypes and phenotypes. Plant Mol Biol,2002,48(1-2):155-171.

[5] Nicholson J K,Wilson I D. Understanding 'Global' systems biology:metabonomics and the continuum of metabolism. Nature Reviews,2003,2:668-677.

[6] Xu G W,Liebich H. Normal and modified nucleosides in urine as potential tumor markers determined by MEKC and HPLC. American Clinical Laboratory,2001,20:22-32.

[7] Yang J,Xu G W,Kong H W,et al. Artificial neural network classification based on high-performance liquid chromatography of urinary and serum nucleosides for the clinical diagnosis of cancer. J Chromatogr B,2002, 782:27-33.

[8] Williams R E,Major H,Lock E A,et al. D-Serine-induced nephrotoxicity:a HPLC-TOF/MS-basedmetabonomics approach. Toxicology,2005,207:179-190.

[9] Ryo Taguchi,Toshiaki Houjou,Hiroki Nakanishi,et al. Focused lipidomics by tandem mass spectrometry. Journal of Chromatography B,2005,823:26-36.

[10] Dalluge J J,Smith S,Sanchez-Riera F,et al. Potential of fermentstion profiling via rapid measurement of amino acid metabolism by liquid chromatography-tandem mass spectrometry. J Chromatogr A,2004,1043:3-7.

[11] Brindle JT,Antti H,Holmes E,et al. Rapid and noninvasive diagnosis of the presence and severity of coronary heart disease using 1H-NMR-based metabonomics. Nat Med,2002,8(12):1439-1444.

[12] Waters N J,Holmes E,Waterfield C J,et al. NMR and pattern recognition studies on liver extracts and intact livers from rats treated with a-naphthy lisothiocyanate. Biochem Pharmacol,2002,64:67-77.

[13] Holmes E,Antti H. Chemometric contributions to the evolution of metabonomics:mathematical solutions to characterising and interpreting complex biological NMR spectra. ANALYST,2002,127:1549-1557.

[14] Karl-Heinz O,Nelly A,Singh B,et al. Metabonomics classifies pathways affected bioactive compounds Artificial neural network classification of NMR spectra of plant extracts. Phytochemistry,2003,62:971-985.

[15] Fiehn O. Combining genomics,metabolome analysis,and biochemical modelling to understand metabolic networks. Comparative and Functional Genomics,2001,2:155-168.

[16] Kell D B,King R D. On the optimization of classes for the assignment of unidentified reading frames in functional genomics programmes:the need for machine learning. TBTECH,2003,18:93-98.

[17] Holmes E,Nicholson J K,Tranter G. Metabonomic characterization of genetic variationsin toxicological and metabolic responses probabilistic neural networks. Chem Res Toxicol,2001,14-19.

[18] Harrigan G. Metabolic profiling:pathways in drug discovery[J]. Drag Discovery Today,2003,7:351-352.

[19] Pelander A,Ojanpera I,Laks S,et al. Toxicological screening with formula-based metabolite identification liquid chromatography/time-of-flight mass spectrometry. Anal Chem,2003,75:5710-5718.

[20] Smith L L. Challenges for toxicologists in the 21st. Trends Pharmacol Sci,2001,22:281-285.

［21］Lindon J C，Nicholson J K，Holmes E，et al. The role of metabonomics in toxicology and its evaluation. Toxicology and Applied Pharmacology，2003，187：137-146.

［22］Buchholz A，Hurlebaus J，Wandrey C，et al. Metabolomics：quantification of intracellular metabolite dynamics. Bio mol Eng，2002，19：5-15.

［23］Dalluge J J，Smith S，Sanchez-Riera F，et al. Potential of fermentation profiling via rapid measurement of amino acid metabolism by liquid chromatography-tandem mass spectrometry. J Chromatogr A，2004，1043：3-7.

［24］Feng B，Wu S M，Lv S，et al. Metabolic Profiling for Analysis of A D-Galactosamine/Lipopolysaccharide Induced Mouse Model with Fulminant Hepatic Failure. J. Proteome Res J. Proteome Res，2007，（6）：2161-2167.

［25］陈彧，韩金样，崔亚洲，等. 蛋白质组学技术在恶性肿瘤生物标志物探索中的应用. 山东医药，2007，47（23）：110-111.

［26］吴健，朱海霞，赵志荀，等. 蛋白质互作研究技术. 动物医学进展，2016，37（2）：109-111.

［27］杨帆，谢树红，黄惠娟. 卵巢癌在代谢组学中的研究进展. 东南国防医药，2018，20（2）：160-163.

［28］张志新，高晓燕. 药物代谢组学研究现状. 中国中药杂志，2018，43（6）：1093-1098.

［29］任向楠，梁琼麟. 基于质谱分析的代谢组学研究进展. 分析测试学报，2017，36（2）：161-169.

［30］王文佶，张秋菊，曲思杨，等. 动态代谢组学数据分析方法介绍. 中国卫生统计，2016，33（6）：1075-1078.

［31］胡传芹，张雨，王静. 代谢组学在个性化功能性食品研究中的应用. 食品工业科技，2017，38（1）：386-390.

［32］李兴，余玲玲，胡凯锋. 结合核磁共振技术与液质联用技术的代谢组学数据采集、处理和分析. 生命科学仪器，2016，14（3）：3-9.

［33］张小丽. 基于多种分析技术的代谢组学方法研究与应用. 兰州：兰州大学，2013.

［34］周秋香，余晓斌，涂国全，等. 代谢组学研究进展及其应用. 生物技术通报，2013（1）：49-55.

第三十二章

共振光散射光谱分析法

光散射是一种常见的自然现象,人们早已发现,光散射并不是浑浊溶液特有的现象,透明的介质也存在光散射现象。由于光散射可以提供溶液中粒子的形状和大小等信息,很早就有利用光散射现象研究高分子溶液的报道。20世纪60年代,激光器的出现使光散射技术成功地应用于生物大分子溶液的研究中,但因为仪器昂贵,光散射技术应用受限。1993年Pasternack研究小组首次成功运用普通荧光分光光度计检测散射光信号,建立了共振光散射(resonance light scatting,RLS)技术。此后,RLS技术发展迅速,在分析化学、卫生化学、环境分析和生化分析等领域得到广泛的研究和应用。

RLS光谱分析法是一种应用待测溶液共振光散射信息,研究待测物分子结构、反应特征和含量的光谱分析方法。它与分光光度法、荧光分析法、圆二色谱等光谱法互为补充,是一种新的重要的光谱分析手段。

第一节 基 本 原 理

一、光散射现象

1. 定义 光散射现象广泛存在于光与粒子的作用过程中,是指光通过介质时在入射光方向以外各个方向上观察到的光现象,实质是光波的电磁场与介质分子相互作用的过程。

2. 光散射基本原理 通常从分子光谱、经典光散射理论-偶极振子模型两个方面分别阐述光散射原理。

(1) 从分子光谱的角度来说,光散射现象是电磁辐射与物质分子相互作用的一种表现形式。受到入射光照射后分子吸收光子导致电子跃迁,如果光子的能量较低,不足以引起电子发生能级跃迁,只是激发到基态中较高的振动能级,然后快速返回,产生光散射。

与原来所处的基态振动能级相比较,电子由较高振动能级返回到不同的基态能级时,将产生不同类型的光散射。如果电子返回到与原来相同的振动能级,则产生瑞利光散射(Rayleigh light scatting),此过程没有能量损失,所以瑞利散射光的波长和入射光的波长相同。当电子返回到比原来稍高或稍低的振动能级时,则产生拉曼(Raman)光散射,与入射光相比,Raman光的波长稍长或稍短,光强度较弱。

(2) 从经典光散射理论-偶极振子模型来看,振动着的偶极振子是一个二次波源,它向各个方向发射的电磁波就是散射光。

光波是电磁波,当光照射在某一粒子上时,如果粒子的直径(d)小于光的波长(λ_0),则光波激发粒子振动。光波中的电矢量 $\vec{E}$ 使粒子分子中的外层电子,相对于其平衡位置做强迫振动,于是在粒子上就产生了按入射光的频率做振动的偶极子,偶极子强度以 $\vec{\mu}$ 表示。偶极子强度与光的电矢量成正比。

振动的偶极子相当于次级光源,向空间发射的电磁波就是散射光源。若介质是光学均匀的,没有其他粒子存在,散射光波因相互干涉而抵消。若介质中存在液相纳米粒子,或因介质分子的热运动而引起局部的密度涨落,或因其他原因使介质的极化率、折射率发生了局部变化,破坏了介质的光学均匀性,散射光波没有发生相互干涉,不能抵消,因而产生了光散射现象,这种光散射称为 Rayleigh 散射。

如果散射体系是纳米粒子稀溶液,体系中有很多粒子,但由于粒子间的距离很大,单个粒子产生的散射光互不干涉,单位体积内散射光的总强度是该体积内各质点散射光之和。

3. 光散射与体系介质均匀性的关系 光散射现象的产生与体系介质的均匀性相关:①对光学不均匀介质而言,分散相与分散介质的性质不同,折光指数等性质相差较大,光照后产生的诱导偶极矩也不相同,体系中不同散射体积元所产生的散射光不能相互抵消,因此光照时出现光散射现象;②对于各向均匀的气体、液体体系,体系中各个单元的理化性质完全相同,在其中任选一个小散射体积元,总可以找到另一个与之性质完全相同的散射体积元,两者因性质完全相同,所产生的散射光相互干涉,使得两者在观察点的散射电场完全抵消。理论分析认为,这种散射强度为零,无光散射现象。但实际情况与之相反,观察发现除真空外,纯物质体系、各向均匀体系甚至纳米粒子排列得如同晶格一样整齐的液相体系也存在不同程度的不均匀性,都可以发生光散射现象。这是因为在纯物质体系或均相介质中始终存在布朗运动,分子始终处于不停的、无规则的热运动中,随着时间和空间的变化,纯物质体系中纳米粒子的排列完全无序,各种性质总是围绕其平衡值在变化(涨落),均相介质的密度、浓度始终发生着局部变化(涨落),各单元体积的折光指数、介电常数不一定真正相同。因此,除真空外,纯物质体系或均相介质各散射体积元的散射光不能相互抵消,都存在明显的光散射现象。

4. 光散射的分类 人们可根据散射粒子的性质、散射光的波长和检测方向等对光散射现象进行不同的分类。

(1) 根据入射光的波长(λ_0)与散射粒子粒径的大小(d)的关系,可把光散射分为反射和折射、Tyndall 散射和分子散射 3 类。

1) 反射和折射:当介质中散射粒子粒径远远大于入射光的波长($d \gg \lambda_0$)时,光分别遵守反射定律和折射定律,产生光的反射和折射。

2) Tyndall 散射:如果介质中散射粒子直径与入射光波长相近($d \approx \lambda_0$),体系发生 Tyndall 散射。乳状液、悬浮液和胶体溶液都属于非均相分散体系,存在悬浮粒子,光照时满足条件 $d \approx \lambda_0$,体系产生 Tyndall 散射。如果介质中散射粒子的尺度远大于入射光的波长,产生的散射又可以看作这些粒子的反射与折射。

3) 分子散射:有些表面看来很均匀的体系,散射粒子的直径远小于入射光的波长($d \ll \lambda_0$),但由于分子的热运动,某些分子的极化率与周围分子明显不同,造成局部密度涨落,在光照下也能产生光散射,这种散射称为分子散射。当体系粒子的粒径很小($d \leqslant 1/20\lambda_0$)时,产生以 Rayleigh 散射为主的分子散射。分子散射是由分子热运动造成局部密度涨落引起的,即便十分纯净的液体和气体体系都可产生分子散射,但强度很弱,比 Tyndall 散射弱得多。

（2）根据入射光波长（λ_0）与散射光波长（λ_1）的关系，光散射又可以分为弹性光散射（elastic light scattering）、非弹性光散射（inelastic light scattering）和准弹性光散射（quasi-elastic light scattering）3类。

1）弹性光散射：指散射光波长与入射光波长相等的散射，也称经典光散射（classical light scattering）或静态散射（static scattering）。分子散射、Tyndall散射都属于弹性散射。

2）非弹性散射：指散射光波长不等于入射光波长的散射，这种散射在光与散射质点作用时发生能量增加或损失，产生频率位移。Raman散射、荧光和Brillowin散射均属于非弹性散射。

3）准弹性散射：指散射光波长接近入射光波长的散射。光照射时，由于散射质点不停地进行布朗运动，引起体系产生Doppler效应，导致入射光频率与散射光频率间仅有微小差别，这种散射称为准弹性散射，也称为动态光散射。

（3）根据散射光信号检测方向与入射（激发）光方向的关系，可将光散射分为3类：一是前向散射（forward light scattering），其检测方向与入射光方向的夹角小于90°；二是直角散射（right-angle light scattering），其检测方向与入射光方向的夹角为90°；三是后向光散射（backward light scattering），

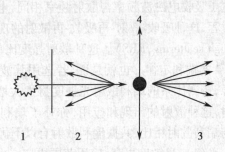

1. 入射光；2. 向后散射；3. 向前散射；
4. 直角散射。

图32-1　光散射示意图

其夹角大于90°（图32-1）。普通荧光分光光度计一般是利用直角散射光信息进行分析。

二、共振光散射技术的原理

早在20世纪30年代，Plazcek就在研究共振拉曼散射时预测有共振光散射现象存在，直到1975年Bauer等才将共振光散射用于二苯基多烯的研究。

1. 瑞利散射　瑞利散射（Rayleigh scattering, RS）是指散射光波长等于入射光波长（$\lambda_1 = \lambda_0$），而且散射粒子（常为分子）的粒径又远远小于入射光波长（$d \leqslant 1/20\lambda_0$）的散射现象，是一种没有能量转移的弹性散射。一般来说，发生瑞利散射的体系是稀溶液体系，当入射光波长远离散射物质吸收光谱的吸收带时，可以不考虑光的吸收和反射。经过多年的发展，现已建立了比较完善的理论体系——瑞利散射定律：

$$I = \frac{24\pi^3 V^2 N}{\lambda^4}\left(\frac{n^2-n_0^2}{n^2+n_0^2}\right)^2 I_0 \qquad \text{（式32-1）}$$

式中，I是散射光强度；I_0是入射光强度；V是一个粒子的体积；N是单位体积内粒子数目；λ是入射光和散射光的波长；n是散射相的折射率；n_0是介质的折射率。

由上式可见，①散射光强度与入射光波长的四次方（λ^4）成反比，波长越短，散射光越强；②散射光强度与粒子体积的平方（V^2）成正比，表明粒子的大小对光散射强度具有重要影响，粒径越大散射光强度越强；③散射光强度与单位体积内的粒子数（N）成正比，$I \propto N$是瑞利光散射技术的定量基础；④分散相粒子的折射率与分散介质的折射率差值越大，体系散射作用越强。瑞利散射是发现较早、研究较多、应用较广的光散射技术，在化学领域中的应用

比较广泛,如缔合、聚合反应过程的动态行为研究,相对分子质量的测定,分子回转半径、形状及大小等的测定,以及其他一些物理-化学参数的测定。

尽管瑞利散射技术已得到广泛应用并为研究工作提供了大量的信息,但是该技术仍存在两大不足:一是信号强度低。通常散射光强度只有入射光强度的千分之一左右,十分微弱。若采用激光光源,散射信号有所增强,但研究对象是稀溶液时,散射信号仍然较弱。二是缺乏选择性。由式 32-1 可知,散射光强度与入射光波长的四次方成反比,任何物质都遵守 $I \propto \lambda^{-4}$ 的定律,均有入射波长越短散射强度越强的现象。因此,物质没有特征峰和方法缺乏选择性这两个不足限制了瑞利散射的应用。

2. 共振光散射　共振光散射是指当瑞利(Rayleigh)散射位于或接近于分子吸收带时,电子吸收电磁波频率与散射频率相同,电子因共振而强烈吸收光的能量并产生再次散射的过程,这种吸收-散射-再吸收-再散射的现象称为共振光散射或共振瑞利散射(resonance Rayleigh scattering,RRS)。这种散射强度比单纯的瑞利散射要高几个数量级,并且不再遵循 $I \propto \lambda^{-4}$ 的瑞利定律。也就是说,若选用其波长等于或接近于待测物质吸收带的光作为入射光源,待测体系的瑞利散射光强度将大大增强,并且出现了新的散射特征,这就是共振瑞利散射,这种散射的出现和应用,弥补了瑞利散射的不足,使散射技术得到了新的应用与研究。与瑞利散射相比,共振瑞利散射有以下优点:

(1) 灵敏度更高,应用范围更广。由于这种光散射是在瑞利散射的基础上发生了再吸收、再散射的过程,散射光强度较单纯的瑞利散射提高了几个数量级,检测灵敏度显著提高,因此其应用范围可扩大到对稀溶液的研究。

(2) 选择性更好。因为 RLS 强度不再遵守 $I \propto \lambda^{-4}$,其散射光谱特征受到待测物吸收光谱的影响,因此待测物不同,吸收光谱就不同,产生的 RLS 光谱和峰也不同,有效改善方法的选择性。

(3) 所用仪器简单,操作方便。RS 的信号弱,进行 RS 光谱分析时,需选用激光作光源,价格昂贵,波长单一。RLS 不需采用激光光源,氙灯等即可作为光源。在紫外-可见光区范围内,这种光源通过单色器可发射连续波长的入射光,在普通荧光分光光度计上通过耦合激发单色器和发射单色器进行同步扫描,就可获得 RLS 光源。这种廉价光源的使用,为 RLS 光谱特征的研究提供了更好的条件,促进了 RLS 技术的推广应用。

(4) 能够为分子结构和反应特征的研究提供更丰富的信息。共振光散射光谱具有电子吸收光谱和散射光谱的双重光谱特征,它既与分子中的电子在入射光电磁场的作用下发生受迫振动有关,还受到电子能级跃迁的影响;它虽然来源于吸收光谱和瑞利光谱,但又与两者不同,具有新的光谱特征,因而在分子结构、大小、形状(如链形、球形、无规则线团形等)、电荷(特别是 π 电荷)分布和键合性质等研究中,这种技术能够提供更新、更丰富的信息。共振光散射对于大分子的缔合、聚集、偶极-偶极作用和长距离组装等非键合作用非常敏锐,这就为生物大分子的测定、表征和反应历程的研究提供了技术支撑。研究还发现,静电作用、疏水作用和电荷转移作用直接影响 RLS 强度和光谱特征,离子缔合作用是 RLS 技术测定痕量金属、非金属、有机化合物和药物的反应基础。

3. 共振光散射技术原理　目前共振光散射技术的原理尚无定论,解释的理论主要有两种。

(1) 宏观波动理论:宏观波动理论认为,光散射源于溶液折光指数的涨落,折光指数(m)可以分为实部和虚部两部分,即

$$m=n-ik \qquad \text{(式 32-2)}$$

式中，n 为溶液的折光指数；i 为虚部；k 为吸光系数。

溶液的折光指数（n）可用 Kroning-Kramers 方程来表示：

$$n=n_0+\frac{2.303c\lambda_0^2}{2\pi^2}\int_0^\infty\frac{\varepsilon(\lambda)}{\lambda_0^2-\lambda^2}d\lambda \qquad \text{(式 32-3)}$$

式中，n_0 是纯溶剂的折光指数；c 是溶液的物质的量浓度；λ_0 是真空中入射光和散射光波长；λ 是整个分子吸收带中的任意波长；$\varepsilon(\lambda)$ 是研究波长处的摩尔吸光系数。

与 n 不同，折光指数 m 虚部的 k 只与同吸收带相关的分子量子跃迁有关，k 与 λ_0 处的摩尔吸光系数 $\varepsilon(\lambda_0)$ 的关系为：

$$k=\frac{2.303\varepsilon(\lambda_0)c\lambda_0}{4\pi} \qquad \text{(式 32-4)}$$

对于粒子半径小于 0.05λ 的各向同性小粒子，散射光的强度除了与粒子几何尺寸有关外，还取决于测定方法和仪器结构，为了消除这两者的影响，人们用瑞利比（Rayleigh ratio）来表征体系光散射的特征。在与入射光成 $90°$ 角处检测时，其瑞利比大小为

$$R(90°)=\frac{4\,000\pi^2n^2c}{\lambda_0^4N_A}[(\partial n/\partial c)^2+(\partial k/\partial c)^2]\,C_v \qquad \text{(式 32-5)}$$

式中，N_A 是 Avogadro 常数；$\partial n/\partial c$ 和 $\partial k/\partial c$ 分别表示 1.0mol/L 溶液中折光指数实部和虚部的增量；C_v 表示光散射增强的 Cabannes 因子；$\varepsilon(\lambda)$ 是在波长为 λ 处的摩尔吸光系数；引入 n 和 k 后有

$$R(90°)=\frac{(2.303)^21\,000cn}{N_A}\left\{\left[\frac{1}{\pi}\int_0^\infty\frac{\varepsilon(\lambda)d\lambda}{\lambda_0^2-\lambda^2}\right]^2+\frac{\varepsilon^2(\lambda_0)}{4\lambda_0^2}\right\}C_v \qquad \text{(式 32-6)}$$

如果入射光波长远离分子吸收带，则 $\partial k/\partial c=0$；如果散射粒子直径 $d\leqslant0.05\lambda_0$，则所获得的光散射光谱主要决定于折光指数的实部，散射光强度遵从 Rayleigh 散射定律。

如果入射光波长接近分子吸收带，那么式 32-5 中的 $\partial k/\partial c\neq0$，即折光指数中不仅实部对光散射有贡献，虚部也有相当大的贡献，吸收带强烈时，虚部贡献更大，将产生共振 Rayleigh 光散射增强，其增强与分子吸收带中电子跃迁有关。值得注意的是，虽然虚部的贡献使光散射增强了很多，但是如果待测分子没有聚集，粒子很小，此时所获得的光散射强度比溶剂的散射强度还是低 $1\sim2$ 个数量级，依然要用激光作激发光源，并使用高浓度的有机显色剂才能测得光散射增强信号。如果待测分子形成了聚集体，便将产生强烈的共振 Rayleigh 光散射增强，这时不需要激光光源，使用普通荧光分光光度计就能检测到散射光的信号。

光散射强度与散射粒子浓度间的关系可表示为

$$I=I_0\frac{8\,000(2.303)^2\pi Vn^2}{3\lambda_0^4N_A}\left\{\left[\frac{1}{\pi}\int_0^\infty\frac{\varepsilon(\lambda)d\lambda}{\lambda_0^2-\lambda^2}\right]^2+\frac{\varepsilon^2(\lambda_0)}{4\lambda_0^2}\right\}c \qquad \text{(式 32-7)}$$

令

$$K=I_0\frac{8\,000(2.303)^2\pi Vn^2}{3\lambda_0^4N_A}\left\{\left[\frac{1}{\pi}\int_0^\infty\frac{\varepsilon(\lambda)d\lambda}{\lambda_0^2-\lambda^2}\right]^2+\frac{\varepsilon^2(\lambda_0)}{4\lambda_0^2}\right\}$$

所以
$$I = Kc \qquad (式32-8)$$

应该注意,在共振 Rayleigh 光散射中,由于待测分子既吸收入射光,也吸收散射光,因而在分子的最大吸收波长处测得的光散射强度往往不是最强的,而是较低的。

在实际的研究工作中,我们往往没有确定散射粒子是否满足 $d \leqslant 0.05\lambda_0$ 的条件,同时 RLS 光谱激发和发射单色器的通带宽度均 $\geqslant 5\text{nm}$(当通带宽度小于 5nm 时,光谱发生很大的畸变,且散射光强度较弱),因而得到的 RLS 光谱中含有其他光散射成分,从而导致在散射粒子浓度较大时,RLS 强度出现较大的波动。

(2) 同步发光理论:同步发光理论认为,体系中的散射粒子是发光体,是体系光散射的来源,体系同步发射的光强度与一些因素存在下列关系:

$$I_{SL} = kcbE_{ex}(\lambda_{ex})E_{em}(\lambda_{em}) \qquad (式32-9)$$

若
$$\lambda_{em} = \lambda_{ex} + \Delta\lambda \qquad (式32-10)$$

即
$$I_{SL} = k \cdot cbE_{ex}(\lambda_{em} - \Delta\lambda)E_{em}(\lambda_{em}) \qquad (式32-11)$$

或
$$I_{SL} = k \cdot cbE_{ex}(\lambda_{ex})E_{em}(\lambda_{ex} + \Delta\lambda) \qquad (式32-12)$$

式中,I_{SL} 为同步发射光的强度;c 为待测物质的浓度,mol/L;b 为待测溶液的厚度,cm;k 为实验条件常数;λ_{ex} 为激发波长,nm;λ_{em} 为发射波长,nm;E_{ex} 为 λ_{ex} 处的激发函数;E_{em} 为 λ_{em} 处的发射函数。

在光散射实验中,人们通过用入射光激发体系中的散射粒子,使体系产生散射光,因此,散射粒子可以看作是新的发光体。又因为入射光波长与散射光波长相等:

$$\lambda_{ex} = \lambda_{em}, \Delta\lambda = 0 \qquad (式32-13)$$

这一发光过程可以看作是同步发光过程,由 $\Delta\lambda = 0$ 可知,共振光散射光强度为

$$I_{RLS} = k \cdot cbE_{ex}(\lambda_{ex})E_{em}(\lambda_{ex}) \qquad (式32-14)$$

或
$$I_{RLS} = k \cdot cbE_{ex}(\lambda_{em})E_{em}(\lambda_{em}) \qquad (式32-15)$$

当仪器条件一定时,令

$$K = k \cdot bE_{ex}(\lambda_{ex})E_{em}(\lambda_{ex}) \qquad (式32-16)$$

所以
$$I_{RLS} = Kc \qquad (式32-17)$$

三、共振光散射技术的定量依据和实验方法

1. 定量分析方程依据　宏观波动理论和同步发光理论都表明:

$$I = Kc \qquad (式32-18)$$

在一定条件下,散射体系的共振光散射强度与散射粒子的浓度成正比,据此可对待测物进行定量分析。

2. 实验方法　在普通荧光分光光度计上,将盛有待测溶液的吸收池放在样品池中,分别选择合适的激发和发射通带宽度,选择波长相等的激发光和发射光,同时对激发和发射单色器进行扫描,获得的同步扫描($\Delta\lambda = 0nm$)光谱图,即为待测体系的共振光散射光谱。

进行定量测定时,从同步扫描图中选择适当波长(一般为共振光散射峰最强处的波长)

作为测定波长,分别测定参比溶液的共振光散射强度值和标准系列待测溶液的共振光散射强度值,计算

$$\Delta I = I - I_0 \qquad\qquad (式 32-19)$$

建立以 ΔI 值与待测物含量之间的定量关系,再计算待测物的含量。

第二节　共振光散射光谱分析法的影响因素

由式 32-7 可知,很多因素都对体系光散射强度有影响,因此选择合适的反应条件和测定条件对提高共振光散射光谱分析水平有重要意义。

一、散射质点大小的影响

散射质点体积增大是产生共振光散射的一个重要条件。实验证明,形成大颗粒散射体系有利于共振光散射增强。因此,在共振光散射研究中,优先选择有利于形成大颗粒散射质点的测定条件,如:①向反应介质中加入适当有机试剂,使之在待测物表面聚集,形成体积比原待测物散射质点大很多的聚集体;②向反应介质中加入电性相反的体积较大的阴(阳)粒子,与待测物形成体积较大的粒子缔合物;③在一定条件下,使用粒径较大的液相纳米粒子或超分子作为反应载体。

二、分子结构的影响

共振光散射属于分子光谱分析方法,与分子结构密切相关,因此散射光的强度与待测分子的结构、电荷分布和分子形状等因素有关。当测定条件不同时,待测分子的结构、形状、电荷分布发生变化,导致体系的光散射强度也将随之变化。

研究发现,测定条件越有利于分子结构平面性增加、刚性增强,体系的共振光散射越强。例如,荧光素、罗丹明 B 等染料,分子的平面性和刚性好,其溶液显示出强烈的共振光散射现象,相比之下,酚酞、亮绿和结晶紫等三苯甲烷类染料其分子结构虽然与荧光素等相似,但分子的平面性、刚性比较差,其溶液的共振光散射强度则比较微弱。当它们分别与大的配阴离子形成粒子缔合物后,由于正负离子间电场的束缚加之空间位阻,限制了苯基的转动,大的配阴离子起到了类似氧桥的作用,使分子平面性和刚性增加,体系共振光散射信号显著增强。

刘绍璞等证实,当蛋白质或核酸与某些有机试剂通过静电引力或疏水作用力相互作用,或者因为形成了粒子缔合物而改变电荷分布,或者因分子中发生电荷转移引起极化率增大等,都将因为引起分子结构的变化,导致体系共振光散射强度发生明显改变。

三、吸收光谱的影响

根据

$$I \propto \varepsilon^2$$

结合光的吸收定律和瑞利比

$$A = \varepsilon b c$$

$$R = I_{RRS}/I_0$$

可见,体系共振光散射强度与待测物吸收光谱之间有着密切关系。实验条件有利于在反应介质中形成大的共轭体系,就能使该体系在近紫外-可见光区产生强烈的光吸收,体系的摩尔吸光系数(ε)增大,共振光散射光强度(I_{RRS})和光散射瑞利比(R)随之增大。

由此可见,具有大的共轭体系的探针分子对体系产生强烈的 RLS 至关重要,是 RLS 实验中的重要因素。目前用共振光散射法测定生物大分子、无机离子和药物时,选用的探针分子大多数具有很强的共轭体系结构,并在紫外光谱区有强烈吸收的物质。也可通过改变其他实验条件使探针分子结构发生改变,实现上述目的。

四、实验因素的影响

实验因素主要包括介质的酸度、体系的离子强度、溶液的极性和体系的温度等因素。待测物质与探针分子反应的情况与实验因素直接相关,选择合适的实验条件有利于提高共振光散射分析方法的灵敏度,降低检出限。

(1)介质的酸度(pH)对体系的共振光散射强度影响很大。pH 不同时,待测分子和探针分子的存在状态可能不同,反应性能也就不同,得到的反应产物也可能不一样;另外,体系的酸度不同,还可引起分子电荷状态的改变、电荷分布的不同,导致分子结构发生变化。选择恰当的酸度条件对于共振光散射分析至关重要。例如,蛋白质与生色团相互作用的体系,可根据相应蛋白质的等电点和生色团的性质来选择体系的 pH。通常选择低于等电点的pH,促使蛋白质分子结合质子而带正电荷,有利于与阴离子染料经静电吸引作用形成复合物;当 pH 等于等电点时,一方面有利于染料分子离解出质子而带更多的负电荷,对蛋白质的静电吸引力增强,但另一方面,也使蛋白质分子质子化能力下降,正电荷数目减少,对两者的结合能力产生负效应。

在核酸的测定中,选择合适的 pH 与生色团的质子化常数同样有着密切的联系。pH 条件选择不当时,核酸与染料分子的静电结合作用受到阻碍,难以形成新的体积较大的散射质点,体系共振光散射强度变化不大,如果酸度条件与最佳 pH 相差甚远时,体系可能无散射增强现象发生。

(2)体系的离子强度、溶剂的极性对体系散射光强度也有较大的影响。离子强度主要影响反应物分子的电荷分布和生物分子的构象。在一些测定核酸的实验中发现,体系的散射强度几乎随离子强度的增强而呈线性减弱。

溶剂的极性对分子的存在状态、反应能力和溶解度具有显著的影响,研究表明溶剂的折射率直接影响共振光散射的强度。实验发现,向某些水相测定体系中加入乙醇或丙酮,体系的共振光散射强度下降,有的体系中加入非极性溶剂后共振光散射强度显著降低,有的散射光几乎消失。

(3)体系的温度对共振光散射强度影响较大。温度过低时,体系反应速度受到影响;温度过高,将导致某些生物大分子变性,改变体系的稳定性。另外,温度升高还将引起分子的布朗运动增强,导致体系的动态光散射增强从而影响体系的共振光散射强度。

第三节　共振光散射新技术

光散射理论已日益成熟,共振光散射技术已成为一种强有力的分析技术。然而,由于散射粒子对光源具有散射作用的同时还具有分子吸收作用,导致这一技术仍存在一些不足。

1. 抗干扰能力较差　入射光强度、试剂浓度、酸度、粒子强度、温度、介质极性和折光指数等因素对共振光散射强度均有影响,导致该方法的抗干扰能力较差。

2. 选择性较差　共振光散射信号反映的是溶液整体的光学信号,很难区分待测物质和共存干扰物质的信号,导致方法选择性较差。

3. 不便于使用油溶性试剂,限制了共振光散射技术的应用范围　例如,在某些生物体中,它的主、客体互不相溶,如果不能使用油溶性试剂,就难以应用共振光散射技术进行主、客体之间相互识别的研究。

为了克服 RLS 的缺点和不足,研究人员从理论和仪器两个方面开展了多项研究工作,开发了一系列共振光散射新技术。

一、共振光散射光谱校正技术

使用普通荧光分光光度计可以非常方便地获得分子散射光谱,经分子组装、分子聚集可以灵敏地测定生物大分子物质,可以表征染料分子在表面活性剂或生物大分子存在条件下的聚集状况等。但研究也发现,共振光散射光谱法与仪器条件、反应前后粒子的大小以及体系分子的吸收情况等相关。当体系存在分子吸收的内滤效应时,可导致检测器收集到的共振光散射信号减弱,检测器的灵敏度降低。仪器条件变化时,共振光散射光谱的形状也随之发生变化。因此,共振光散射光谱的测定过程中,也需要像荧光光谱测定那样,校正体系分子吸收的内滤效应,以提高检测的灵敏度;也需要校正仪器条件的影响,把散射成分从表观吸收光谱中分离出去,以便获得体系真正的共振光散射光谱。共振光散射光谱校正技术的主要特点是能校正仪器和分子吸收等因素对共振光散射光谱的影响,分离吸收和散射光谱成分,既可提高检测的灵敏度,又可获得实际的共振光散射光谱。目前该新技术主要用于卟啉等聚集体、蛋白质和 DNA 等物质的分析测定。

二、三维光散射技术

在具有 3-D 扫描功能的荧光分光光度计上,保持 $\lambda_{ex}=\lambda_{em}$ 就可以通过扫描得到共振光散射光谱图,保持 $\lambda_{ex}=2\lambda_{em}$ 和 $\lambda_{ex}=0.5\lambda_{em}$ 还可以得到二级散射(SLS)、反二级散射(ASLS)和拉曼散射光谱图。黄承志等人研究了水的三维散射光谱图,讨论了耐尔蓝与 DNA 作用产生的各种光散射信号的机制,并应用于 DNA 的分析测定中。

实验研究表明,光散射信号的波长与激发光波长具有线性关系,共振光散射信号较 SLS 和 ASLS 的信号强,SLS 法和 ASLS 法的灵敏度都较共振光散射法的低。

在紫外-可见光区,拉曼散射信号微弱增强,并经常伴随 RLS、SLS 和 ASLS 信号出现,预示着运用高灵敏检测器研究紫外-可见光区的拉曼散射信号具有应用潜能。该技术的主要特点是可在具有 3-D 扫描功能的荧光分光光度计上获得三维光谱,包括共振光散射图谱、半频和倍频以及拉曼散射光谱。

三、液/液界面全内反射-共振光散射技术

常规的共振光散射技术是针对溶液本体的光散射分析技术,如前所述,其信号受到各种因素的影响,它的研究对象主要集中在水溶液中,不便于油溶性试剂的使用。如果为了便于油溶性试剂的使用而向水溶液中加入表面活性剂,或者加入碱溶液助溶,又将使体系复杂

化,并且还将限制人们对互不相溶主客体之间相互识别的研究。为了克服这一缺点,人们开发了液/液界面全内反射-共振光散射(total internal reflected resonance light scattering,TIR-RLS)新技术。

液/液界面是两种互不相溶的液体相互接触而形成的物理界面。通过研究粒子和其他物质在液/液界面的转移过程,可以模拟研究生物膜的生理功能。例如,药物向靶细胞的传递过程与药物在液/液界面的传递过程密切相关。因此,这种物理界面是研究复杂生物膜的简单模型。另外,无机离子从水相向有机相的转移过程也是相转移催化的重要步骤,提取剂在液/液界面的吸附和反应过程是溶剂提取动力学研究中十分重要的基础过程。可见,液/液界面具有广泛的应用价值。

全内反射光谱法(total internal reflection spectroscopy,TIR)的原理是:当一束光从光密介质入射到光疏介质,并且入射角大于或等于临界角时,入射光将在该液/液界面上发生全内反射光谱。

TIR光谱包括衰减全反射(ATR)、全内反射荧光(TIFR)、Raman和全内反射共振光散射(TIR-RLS)。其中TIR-RLS技术将液/液界面的特点与共振光散射技术相结合,在全内反射模式下,激发光照射在液/液界面上,产生渐消逝波,这种波高度专一地激发该界面区域内的双性复合物产生TIR-RLS信号,可以表征复合物的特征。

在TIR-RLS技术中,通过液/液界面反应、协同吸附或者共吸收途径,使待测物与其他试剂反应形成亲油亲水的双亲性复合物而被吸附在液/液界面上,实现待测物与本体相中共存物质分离和在界面区域富集的目的。黄承志等通过改装普通荧光分光光度计的样品室,基于待测物在水/CCl_4界面上的吸附,将待测物萃取到液/液界面进行光散射测定,从而达到富集样品和排除干扰物质的目的。该方法的灵敏度、抗干扰性能较普通共振光散射法有了显著的提高,为研究互不相溶主客体间的识别反应提供了新的分析手段。

四、流动注射-共振光散射技术

流动注射分析(flow injection analysis,FIA)技术首先由丹麦分析化学家J. Ruzicka和E. H. Hansen于1975年提出,是一种向流路中注入一个明确的流体带,在连续非隔断载流中分散而形成浓度梯度,从浓度梯度中获得信息的技术。它是一种非均匀、非平衡状态下的在线进样技术,其他均匀体系、平衡体系难以比拟。它具有适用性广、分析效率高、试样和试剂消耗量少、检测精度高、设备简单等优点。将FIA方法与RLS技术联用,既体现了FIA方法的高重复性、高效率、低消耗和易于自动化的特点,又发挥了RLS方法灵敏度高的优势,极大地提高了RLS技术的分析速度和自动化程度,避免了一些偶然因素的影响,有利于改善RLS技术信号的精密度,扩大定量分析的线性范围。

五、双波长比率共振光散射技术

近年来,共振光散射技术的诸多优点推动其飞速发展,但待测溶液本体的许多变化因素对其测定的干扰无法量化,如入射光强度、实际浓度、酸度、离子强度、温度和介质极性等。另外,共振光散射技术还存在信号不稳定、重现性较差等缺点。双波长比率共振光散射技术的建立可以减少甚至消除这些影响。

双波长比率共振光散射测定方法的原理是,在获取待测体系的吸收光谱和共振光散射光谱后,根据Lcowaz波长选择原则,结合共振光散射光谱的特性,选择两个波长(λ_1和λ_2),

分别测定两个波长处的共振光散射强度（I_1 和 I_2），并计算双波长比率（I_1/I_2）。应用该比率对体系的 RLS 光谱性质进行解析，根据不同浓度待测物的双波长比率值，建立双波长比率共振光散射与待测物浓度的定量关系，据此计算样品中待测物质的含量。

研究表明，两个波长处共振光散射强度（I 值）相除求商（比率），借助除法的分子分母整体消去效应，降低了上述系列因素对测定结果的影响；双波长比率（I_1/I_2）是一个强度之比，与总的光散射强度无关，不受仪器条件、激发光源功率、漂移等特性的影响，可以避免因本体溶液介质的吸收而引起 RLS 光谱的变化，抗干扰能力更强。黄承志等应用 RLS 比率法进行了偶氮类染料与蛋白质分子的相互作用研究、表面活性剂在核酸分子上的聚集研究。他们分别用单波长共振光散射法（SW-RLS）、双波长比率共振光散射法（DW-RLS）测定海胺 1622（HM）与鱼精蛋白（fsDNA）反应体系。实验结果表明，DW-RLS 法较 SW-RLS 法检测范围由 50.0~800ng/ml 扩展到了 5.0~1 200ng/ml，检出限由 5.56ng/ml 降低到了 0.50ng/ml。另外，他们对四种不同合成样品进行测定，发现 DW-RLS 法测得的 RSD 值较 SW-RLS 法小。

总得来说，双波长比率共振光散射法较单波长共振光散射法检测性能更稳定，检测范围更宽，能更直观精确地反映聚集反应的化学动力学过程。

六、后向共振光散射技术

共振光散射光谱通常使用普通荧光分光光度计获得。普通荧光分光光度计所检测到的是与入射光垂直的直角散射光信号（$\beta = 90°$），根据瑞利散射定律可知，后向散射信号（$\beta = 0°$）的强度是直角散射信号的 2 倍。因此，常用的共振光散射技术的灵敏度、选择性都远不如后向光散射技术。后向共振光散射技术（backward resonance light scattering，BRLS）已广泛应用于药物和物理科学的研究，它的光散射信号能够提供相关细胞组织的结构和功能信息，可用于检测细胞的早期癌变现象。黄承志等结合液/液界面方法，研制了后向光散射测定装置（图 32-2）。

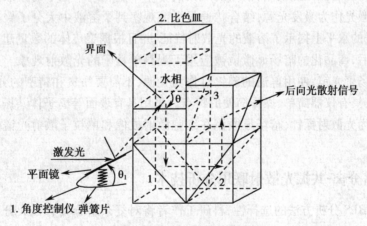

图 32-2　后向光散射测定装置

该装置由四部分组成：①角度控制仪，它包括一个平面镜和一个弹簧片，平面镜粘在弹簧片上。调节角度控制仪可产生角度变化的入射光，并减少光能损失；②石英吸收池，吸收池的内表面经过特殊处理，吸收池的下方是疏水部分，上方为水相，从而构建一个平整的液/液两相界面；③信号传输部分，由三个全反射棱镜组成，相互之间用光学胶连接，全反射镜由两个直角棱镜组成,表面经过镀膜处理,利于全反射,尽可能减少能量损失和防止人为磨损;④底座,将弹簧片、信号传输部分分别固定在铝质底座上,再把底座装配在普通荧光分光光度计上。

整个装置中,吸收池位于第一块全反射棱镜的正上方,平面镜正对荧光仪的激发单色器。后向光散射测定装置的工作原理也比较简单:调节平面镜与水平方向的夹角 θ_i,将激发光反射入射在吸收池内液/液界面上,激发界面上的散射物质发射(后向)共振散射光信号。散射光信号以 θ 的角度进入信号传输系统,经过三个全反射棱镜垂直传送到信号检测器,检测后向共振散射光强度。

改变入射角的大小,可以获得不同角度的后向散射信号;若固定入射角大小,也可以在一定的后向散射角度下进行测定。

目前,后向光散射光谱技术已被用于皮肤癌检测、海洋悬浮颗粒物质检测、大气监测、表面和界面研究以及散射系数的测定。近年来,不规则结构已经引起了科学家的关注,对不规则结构的研究可以为人们提供许多详细的结构信息,后向散射在不规则聚集体的理论和数学模拟研究中也具有一定地位。

后向共振光散射技术具有灵敏度高、选择性好的特点,为研究互不相溶的界面现象提供了有利的工具,拓展了光散射技术的分析应用。该技术主要用于液/液界面蛋白质、核酸等生物大分子和氯、铅等无机离子的分析测定。

七、共振光散射成像技术

RLS 分析技术主要监测待测溶液的平均光散射性质,而共振散射成像技术对研究粒子的光学成像和形貌有着重要的意义。将共振光检测系统引入光学显微系统,非常有利于研究微观世界的光散射形貌、特性等特征。Yguerabide 等人早在 1998 年使用自己研制的散射光激发装置与普通显微镜联用,清晰的观察到了单个金属纳米粒子的光散射现象。黄承志课题组采用激光作为激发光源,结合普通显微镜观察到了溶液中大分子聚集体的散射信号,在单个粒子的水平上揭示了溶液的光散射特征,并且根据聚集体的数量建立了一种定量分析方法。之后,商品化的暗场显微镜被应用于观察单粒子的光散射现象。这种显微镜的关键部件为暗场聚光镜,使用普通的碘钨灯作为光源,不需要昂贵和精密的分光系统,与荧光显微镜相比,具有仪器简单、操作简便的特点。采用具有表面等离子体共振散射特性的金属纳米粒子作为光散射探针,暗场显微镜在细胞散射成像和单粒子散射光谱研究中发挥了重要的作用。

八、色谱分离-共振光散射联用分析技术

为了提高 RLS 分析方法的选择性,科研工作者将对复杂组分具有强大分离功能的色谱分离技术与共振光散射技术联用,建立了集高选择性和高灵敏度为一体的新型分析检测技术,同时实现了在线实时检测。目前已建立了毛细管电泳与共振光散射的联用技术,主要应用于无机离子的测定。将 HPLC 与 RLS 分析方法联用的技术也已经建立,目前已研究报道的可用 HPLC-RLS 联用技术分析检测的物质主要有麻醉剂、蛋白质、四环素类抗生素、庆大霉素、氨基糖苷类抗生素、氟喹诺酮类药物等。该联用技术克服了共振光散射技术的不足,成为共振光散射分析技术的有益补充,扩大了其应用范围。

九、固相光散射分析技术

最常见的共振光散射测定体系多为液相载体,2006 年后出现了以玻片为载体的固相表面光散射分析方法,称为固相光散射分析技术或表面增强光散射技术(SELS)。该技术将分析检测,特别是一些特异性反应,如免疫反应、DNA 的杂交反应等,引入固相表面,建立了一种选择性高、灵敏度好的分析技术。该技术需对仪器的样品池进行改造,用玻璃片替代比色皿,监测玻片表面生物化学反应前后的光散射。2010 年陈旭东、章明秋等将固相光散射分析技术用于研究共混聚合物的相分离动力学和聚对苯二甲酸丙二醇酯冷结晶的动态过程。研究发现共振光散射强度随温度变化而灵敏改变,反映出聚对苯二甲酸丙二醇酯链的移动及相变过程。黄承志研究小组基于该技术设计了表面光散射信号增强的免疫传感器,主要用于抗原的检测和错配碱基的识别。

第四节　共振光散射技术的应用

1993 年,Pasternack 等人首次运用普通的荧光分光光度计建立了共振光散射技术,并用于生物大分子的识别、组装和聚集的研究。1995 年,刘绍璞等人研究发现一些化合物之间能够通过静电引力、疏水作用力和电荷转移作用等作用力结合形成离子聚合物而产生共振光散射强度显著增强的现象。1996 年,黄承志、童沈阳等发现有机染料与核酸相互作用时,能使体系的共振光散射强度明显增强,并据此建立了共振光散射技术定量测定生物大分子的新方法。之后,共振光散射技术因其所用仪器简单、灵敏度高等特点备受广大研究者关注,发展迅速。目前共振光散射技术已成为超分子化学、物理化学和分析化学等领域的强有力分析手段,广泛用于测定无机离子、蛋白质、核酸、细菌、表面活性剂和药物分子等;用于表征有机染料的聚集,有机染料和金属配合物在生物大分子模板上的堆积以及药物分子与生物大分子的相互作用等。

一、共振光散射技术在金属检测中的应用

金属离子的检测是分析检测工作中非常重要的内容,1995 年,刘绍璞等研究了罗丹明染料与金属离子缔合物的共振散射光谱,建立了利用离子缔合物的二级散射光测定系列痕量金属离子的共振光散射分析法,拓展了共振光散射技术在金属离子检测领域的应用,开辟了共振光散射技术分析检测痕量金属离子的新领域。用 RLS 法测定金属离子时,主要利用金属离子与加入的对应试剂生成疏水性缔合物,或被还原成单质溶胶和纳米颗粒,或生成难溶的沉淀化合物等,导致体系的共振光散射强度显著增大的原理。目前用于研究测定金属离子的体系和方法主要有:①$Hg(II)$-SCN^--碱性三苯甲烷染料体系共振光散射法、二级散射法(second-order scattering,SOS)和倍频散射法(frequency doubling scattering,FDS)分别测定汞。该体系用到的碱性三苯甲烷染料主要有结晶紫(CV)、乙基紫(EV)、亮绿(BG)、孔雀石绿(MG)和碘绿(IG)等;②$Hg(II)$-SCN^--维多利亚蓝 4R(VB4R)体系 RRS 法、SOS 法和 FDS 法测定汞;③$Hg(II)$-SCN^--碱性呫吨染料体系 SOS 法和 FDS 法测定汞。这种体系常用的染料有罗丹明 B(RhB)、罗丹明 6G(Rh6G)、乙基罗丹明 B(ERhB)和丁基罗丹明 B(BRhB)等;④$Se(IV)$-I^--RhB 体系 RRS 法、SOS 法和 FDS 法测定硒;⑤$Se(IV)$-I^--三苯甲烷染料体系 RRS 法测定硒,该体系常用的三苯甲烷类染料包括 CV、EV、BG、MG 和 IG 等;⑥$Se(IV)$-I^--

CV 体系 SOS 和 FDS 法测定硒;⑦Cr(Ⅵ)-I⁻-VB4R 体系 SOS 法、FDS 法和 RRS 法测定铬;⑧Mo(Ⅵ)-SCN⁻-碱性三苯甲烷染料体系 RRS 法、SOS 法和 FDS 法测定钼;⑨Cd(Ⅱ)-I⁻-碱性呫吨染料体系测定镉;⑩Cd(Ⅱ)-I⁻-碱性三苯甲烷染料体系 RRS 法测定镉等。

另外,蒋治良、刘绍璞等还将金属离子制备成 Au、Ag、TiO₂、Ag/Au、Ag/AgCl、CoFe₂O₄ 等液相纳米粒子,研究了纳米粒子的共振散射光谱,观察到了系列新的共振散射和共振非线性散射信息。发现除了有共振散射外,还有反二级、反三级、反四级等散射峰和 1/2、1/3、2/3 和 3/2 等分频散射;并借用激光理论中的非线性极化理论建立起来的液相纳米粒子的和频原理解释了倍频散射现象;从液相纳米粒子的波动理论观点出发,解释了金纳米粒子产生共振散射光谱的原因,用超分子界面能带理论解释了金纳米粒子的颜色和微粒的关系等。其实验结果表明,较大粒径纳米粒子的形成、超分子的形成是液相体系产生共振散射的根本原因,体系共振光散射光强度与粒径 d、浓度 c 存在以下函数关系:

$$I(\lambda_{em}, \lambda_{ex}) = KE_x(\lambda_{ex})E_m(\lambda_{em})f(\Delta\lambda)xf(d)c$$

后续的纳米微粒、超分子、细胞和细菌的共振散射实验都证明了上述函数关系的正确性。

二、共振光散射技术在核酸分析中的应用

核酸是生命的主要物质基础,核糖核酸(RNA)和脱氧核糖核酸(DNA)具有储存、复制和传递遗传信息的作用,决定细胞的种类和功能,开展对核酸的检测研究具有重要的意义。1996 年童沈阳和李克安研究小组首次将共振光散射技术用于核酸的分析研究,开拓了 RLS 技术应用于生物大分子研究的新领域。共振光散射技术检测核酸的原理主要是共振光散射探针在核酸分子上发生聚集作用或长距离组装作用,引起核酸形成超螺旋结构,导致体系共振光散射现象增强,并且其增强的程度与核酸的浓度成正比。目前核酸分析常用的共振光散射探针主要有有机染料、金属螯合阳离子、表面活性剂等。

1. 有机染料作为共振光散射探针在核酸分析中的应用　在核酸的分析测定中,有机染料是研究最早的共振光散射探针,其性质稳定、廉价、易得并且种类繁多,为最重要的一类探针。这些染料分子结构中均含有大的共轭体系"生色团",利用"生色团"在核酸分子上聚集或长距离组装引起共振光散射增强。表 32-1 中列举了部分有机染料作为共振光散射探针在核酸分析研究中的应用。

表 32-1　有机染料作为共振光散射探针在核酸分析研究中的应用

试剂	测定对象	pH	线性范围/ ($\mu g \cdot ml^{-1}$)	检出限/ ($ng \cdot ml^{-1}$)
TAPP*	ctDNA	7.48	0.06~0.36	13.6
藏红 T	ctDNA	5.6~7.4	0~2.5	8.2
酚藏花红	ctDNA	7.28~8.0	0~3.5	3.2
亚甲基蓝	ctDNA	6.87~8.74	0~1.4	11.0
耐尔蓝	ctDNA	7.2~7.8	0~1.00	0.7
中性红	ctDNA	2.3	0.048~5.25	48.2

续表

试剂	测定对象	pH	线性范围/ ($\mu g \cdot ml^{-1}$)	检出限/ ($ng \cdot ml^{-1}$)
乙基紫	ctDNA	5.0~10.0	0~0.5	4.7
结晶紫	fsDNA	6.7~8.0	0~2.0	13.0
甲基紫	fsDNA	6.7~8.0	0~2.0	12.2
酚藏花红	ctDNA	2.2~4.4	0.05~60.0	12.5
亮绿	ctDNA	7.3~7.6	0~1.2	650.0
灿烂甲酚蓝	ctDNA	4.1~9.0	0.12~4.70	112.0
灿烂绿	fsDNA	6.35	0.13~3.5	30.0
次甲基绿	DNA	6.0~8.0	0.05~1.0	7.3
孔雀石绿	DNA	9.5~10.0	0.02~0.06	8.9
碱性品红	ctDNA	6.75~7.2	0~1.5	26.5
副品红	DNA	0.5~1.5	0.1~15.0	36.0
间甲酚紫	fsDNA	3.5~5.2	0.1~20.0	10.0

2. 表面活性剂作为共振光散射探针在核酸分析中的应用　表面活性剂无"生色团",但该类物质分子的两端分别含有带正电的亲水基团和具有长碳链的疏水基团。在静电引力和疏水作用下,表面活性剂与带负电荷的核酸分子结合,聚集在核酸分子上形成超分子化合物,导致体系的共振光散射强度明显增加。表面活性剂 CTAB、CPB、TPB、CDBAC、Zeph、HSB、PDDA、CTMAB-PV 等均可用作 RLS 探针用于核酸分析。

3. 金属离子及金属螯合阳离子作为共振光散射探针在核酸分析中的应用　金属离子的性质与有机染料和表面活性剂不同,不存在"生色团"也无长碳链,它们与核酸分子的结合作用受光吸收的影响也不明显。研究者们发现一些金属离子能与核酸作用导致体系 RLS 强度增加。杨传孝等人发现 Al^{3+} 能与 DNA 分子的磷酸根基团通过静电作用结合,导致 291nm 处的 RLS 增加。陶玉龙等发现 Fe^{3+} 能与 DNA 通过静电作用相结合形成离子聚合物,导致体系的 RLS 增强。后来研究者相继发现 Cu^{2+}、Co^{2+}、Hg^{2+}、Ni^{2+} 等金属离子也能与 DNA 发生相互作用,导致体系 RLS 增强,均可作为核酸分析的 RLS 探针。

某些金属离子与有机配体结合形成配合物也可作为共振光散射探针,如 Co(Ⅱ)-5-Cl-PADAB 体系,在碱性条件下(pH 为 11.5~12.0)能在核酸分子上堆积,导致体系 RLS 强度显著增加。用于 ctDNA 测定时,检出限为 0.8μg/ml。另外 Pd(Ⅱ)/5-Br-PADAB、Eu^{3+}-TTA-Phen 等体系均可作为 RLS 探针用于核酸分析。

4. 其他试剂作为共振光散射探针在核酸分析中的应用　朱昌青等用氯化银溶胶作为探针建立了痕量核酸的分析方法,童沈阳等发现硫酸鱼精蛋白也能作为核酸分析的 RLS 探针,李正平等发现 HCl、H_2SO_4、HNO_3 能使核酸聚集导致体系 RLS 增强。另外,一些药物(如地喹氯铵、小檗碱、苯扎溴铵、阿霉素、克菌定、大黄酸、氨基苷类抗生素等)也能作为核酸研究的 RLS 探针。

三、共振光散射技术在蛋白质分析检测中的应用

蛋白质是重要的生物大分子化合物,在生物体内具有许多功能。蛋白质的测定是生物化学和其他学科中经常涉及的分析内容,更是临床检验工作中诊断疾病、检查疗效的重要指标。1996 年童沈阳研究小组最早利用共振光散射技术测定血清蛋白,开辟了共振光散射技术检测血清蛋白的新领域,之后出现了很多共振光散射技术测定蛋白质的新方法(表 32-2)。由其方法特征可见,这类测定方法能够满足许多蛋白质的研究需要。

表 32-2　部分共振光散射光谱法测定蛋白质的方法特征

试剂	测定对象	λ_{max}/nm	线性范围/($\mu g \cdot ml^{-1}$)	检测限/($ng \cdot ml^{-1}$)
SPADNS*	BSA	340	1.98~14.90	/
SPADNS*	HAS	340	2.0~15.0	/
栎精	BSA	400	0~4.5	59.8
栎精	HAS	400	0~4.5	44.4
桑色素(morin)	BSA	470	0.45~7.15	/
morin	HAS	470	0.46~11.14	/
溴邻苯三酚红	HAS	332	0.136~6.80	/
偶氮胂酸	BSA	370	0.10~15.3	/
酸性铬蓝 K	BSA	345	0.136~10.88	/
卟啉	BSA	472	0~7.0	26.4
卟啉	HAS	472	0~5.0	26.8
卟啉	Cel	472	0~5.0	18.1
苋菜红	BSA	364	0~0.5	22.0
苋菜红	BSA	364	0~0.5	24.0
溴酚蓝	BSA	334	0.34~18.7	/
四碘酚磺肽	BSA	334	0.34~12.24	/
铬天青 S	BSA	370	0~1.0	20
酸性绿 25	BSA	347	0.136~10.2	/
邻苯三酚红	BSA	360	0~5.0	10.3
ACAPF**	BSA	337	0.2~4.0	68
曲利本蓝	BSA	470	0~5.0	/
偶氮磺Ⅲ	BSA	602	0.30~30.5	/

*2-(对磺基苯偶氮)变色酸;**4-偶氮溴变色酸苯基荧光酮

目前,测定蛋白质的共振光散射方法可归纳为 3 类:

1. 酸性染料探针法　染料探针在酸性条件下能通过静电作用力与蛋白质结合,引起共振光散射强度显著增加。目前已报道的用于蛋白质分析的酸性 RLS 染料探针有:考马斯亮蓝、氯酚红、铍试剂、酸性绿 25、铬黑 T、四磺基铝酞菁、偶氮氯磷Ⅲ、苯甲天青、4-偶氮铬变酸

苯基荧光酮、茜素红、磺化偶氮Ⅲ、藻红-Cu（Ⅱ）、偶氮磺Ⅲ、橙红 G、二溴苯基荧光酮-铝、樱桃红、α,β,γ,δ-四（五磺基噻嗯基）卟啉、二苯胺磺酸钠、四碘酚磺酞、丽春红 G、邻苯三酚红、酸性铬蓝 K、曲利苯蓝、铬天青 S、溴酚蓝、4-偶氮溴变色酸苯基荧光酮和槲皮素等。

一些染料探针还可以通过表面活性剂的增敏、增稳作用有效提高 RLS 效应，进而达到提高检测方法灵敏度的目的。目前较常见的增敏剂有十二烷基磺酸钠（SDS）、乳化剂 OP 以及曲拉通 X-100 等。

2. 纳米颗粒探针法　纳米颗粒比表面积大，易于吸附介质中的带电微粒而带电荷。其易于吸附蛋白质，因此能作为测定蛋白质的共振光散射探针。Zhang 等采用粒径为 15nm 左右的金纳米颗粒建立了牛血清白蛋白的测定方法，该金纳米颗粒的加入有效增强体系的 RLS 强度，显著提高了分析方法的检测灵敏度，检出限为 5.0ng/ml。陈红旗等研究了聚丙烯酸修饰的 PbS 纳米颗粒对蛋白质检测体系的共振光散射增强作用，并将该纳米颗粒应用于共振光散射法检测 has、BSA、HumanγIgG。张萍等合成了功能性 L-半胱氨酸包裹的 ZnS 纳米颗粒用于 BSA 和 HAS 的分析。近年来还出现了应用 CdS、HgS、AgS、Ag-Pt 核-壳纳米颗粒及 AgCl 胶体等纳米颗粒作为共振光散射探针测定蛋白质的新方法。

3. 阴离子表面活性剂探针法　阴离子表面活性剂带有负电荷，在酸性介质中，当溶液 pH 小于蛋白质的等电点时，蛋白质肽链上具有带有正电荷的基团。基于静电作用力，阴离子表面活性剂与蛋白质形成离子缔合物，导致体系共振光散射强度增大，据此达到分析检测蛋白质的目的。目前研究比较多的表面活性剂为十二烷基苯磺酸钠（SDBS）和十二烷基磺酸钠（SDS）。

四、共振光散射技术在药物分析中的应用

药物分析是一门研究药物的化学检验、稳定性、生物利用度、药物临床检测和中草药有效成分的定性和定量的学科，对于保证药物的质量和用药的安全有效具有重要意义。共振光散射技术因其具有操作简便、灵敏度高等优点在药物分析检测领域得到了广泛的研究。黄承志等根据肝素能与 RhB-CTMAB 相互作用形成三元双亲性复合物，该复合物被 RhB 和 CTMAB 协同吸附在 H_2O/CCl_4 界面上，引起强烈的 TIR-RLS 信号增强，建立了全内反射共振光散射法测定肝素的新方法。陈展光等建立了氧氟沙星的 RLS 分析检测技术。张忆华等研究了槲皮素、山奈酚的共振光散射检测方法。目前已报道的可用 RLS 技术分析测定的药物主要有：地喹氯铵、硫酸妥布霉素、盐酸小檗碱、硫酸小诺米星、芦丁、硫酸庆大霉素、氨基糖苷抗生素、青霉素、硫酸奈替米星、酒石酸托特罗定、雷洛昔芬、硫酸阿米卡星、硫酸卡那霉素、硫酸新霉素、表柔比星、柔红霉素、环丙沙星、诺氟沙星、洛美沙星、双嘧达莫、透明质酸钠、藻酸钠、硫酸软骨素、七叶皂苷钠、葡聚糖硫酸钠、β-内酰胺类抗生素、四环素类抗生素、喹诺酮类抗菌药、黄酮类药物、有机小分子药物等。

五、共振光散射技术在其他物质分析检测中的应用

除上述应用外，研究者们还将共振光散射技术成功地应用于其他物质的分析检测中，如臭氧、壳聚糖、叶酸受体、茶多酚、农药残留、杀虫剂、糖类、无机离子、食品添加剂、阴离子表面活性剂、溶菌酶等，以及乳腺癌细胞、红细胞、溃疡菌、大肠杆菌、啤酒酵母等病毒、细菌的研究中。

（杨胜园）

参 考 文 献

［1］杜晓燕. 现代卫生化学. 2 版. 北京：人民卫生出版社，2009.

［2］李娟. 共振光散射光谱法在生物大分子检测中的应用研究. 长春：吉林大学. 2009.

［3］黄生田. 荧光及共振光散射技术对某些食品添加剂的检测及反应机理研究. 长春：西南大学. 2012.

［4］夏晓姗. 共振光散射技术在核酸分析中的研究及其应用. 西宁：青海师范大学. 2014.

［5］Zhu J, Qin M, Liu S, et al. Incorporation of flow injection analysis with dual-wavelength overlapping resonance Rayleigh scattering for rapid determination of malachite green and its metabolite in fish. Spectrochim Acta A Mol Biomol Spectrosc, 2014, 130：90-95.

［6］Liu D, Peng J, Liu S, et al. Resonance Rayleigh scattering technique as a detection method for the RP-HPLC determination of local anaesthetics in human urine. Luminescence, 2017, 32(1)：4-10.

［7］Zhou M, Peng J, He R, et al. High performance liquid chromatography coupled with resonance Rayleigh scattering for the detection of three fluoroquinolones and mechanism study. Spectrochim Acta A Mol Biomol Spectrosc, 2015, 136：1181-1187.

［8］Zhang L, Peng J, Tang J, et al. Description and validation of coupling high performance liquid chromatography with resonance Rayleigh scattering in aminoglycosides determination. Anal Chim Acta, 2011, 706：199-204.

［9］Liu C, Xu Q, Zhang D, et al. Determination of netilmicin in rat serum using high performance liquid chromatography and resonance Rayleigh scattering. Se Pu, 2011, 29：157-161.

［10］Zhu J, Qin M, Liu S, et al. Incorporation of flow injection analysis with dual-wavelength overlapping resonance Rayleigh scattering for rapid determination of malachite green and its metabolite in fish. . Spectrochimica acta. Part A, Molecular and biomolecular spectroscopy, 2014, 130：90-95.

［11］Ouyang H, Liang A. A simple and selective resonance Rayleigh scattering-energy transfer spectral method for determination of trace neomycin sulfate using Cu_2O particle as probe. Spectrochim Acta A Mol Biomol Spectrosc, 2018, 190：268-273.

［12］Ma C, Sun Z, Liu G, et al. Study on Brilliant Blue-chitosan System by Dual-wavelength Overlapping Resonance Rayleigh Scattering Method and its Analytical Applications. Spectrochim Acta A Mol Biomol Spectrosc, 2018, 191：463-468.

［13］Ma C, Zhang W, Su Z. Resonance Rayleigh scattering method for the determination of chitosan using erythrosine B as a probe and PVA as sensitization. Food Chem, 2018, 239：126-131.

［14］Tan X, Yang J, Yang Q. A highly sensitive resonance Rayleigh scattering and colorimetric assay for the recognition of propranolol in β-adrenergic blocker. Luminescence, 2017, 32：1221-1226.

［15］Hernández Y, Coello Y, Fratila R M, et al. Highly sensitive ratiometric quantification of cyanide in water with gold nanoparticles via Resonance Rayleigh Scattering. Talanta, 2017, 167：51-58.

［16］Shi Y, Yang L, Zhu J, et al. Resonance Rayleigh scattering technique for simple and sensitive analysis of tannic acid with carbon dots. Spectrochim Acta A Mol Biomol Spectrosc, 2017, 173：817-821.

第九篇

卫生化学应用各论

第三十三章

食品营养成分检测

第一节　蛋白质及氨基酸

一、概述

蛋白质(protein)是机体细胞、组织和器官的重要组成结构,是一切生命的物质基础。蛋白质不仅是食品的重要组成成分,也是人体必需的营养素,其生理学功效主要表现为①人体组织的构成成分;②构成体内各种重要的生理活性物质,如酶、激素、抗体等;③供给能量;④肽类的特殊功能:参与机体的免疫调节、促进矿物质吸收、降血压、清除自由基等。蛋白质分子的主要组成元素有碳、氢、氧、氮。有些蛋白质还含有硫、磷、铁、铜和碘等元素,其中氮元素是蛋白质所特有的。一般来说,食物中各类蛋白质的含氮量占蛋白质16%,由氮计算蛋白质的换算系数(其倒数)即是6.25。各种食品的蛋白质换算系数见表33-1。

蛋白质基本构成单位是氨基酸,各氨基酸按一定的排列顺序由肽键(酰胺键)连接。因食物蛋白质的营养价值取决于所含氨基酸的种类和数量,所以常可根据食物蛋白质的氨基酸组成进行分类。自然界中的氨基酸有300多种,但构成人体蛋白质的氨基酸仅有20种。其中异亮氨酸、亮氨酸、赖氨酸、蛋氨酸、苯丙氨酸、苏氨酸、色氨酸、缬氨酸和组氨酸共9种氨基酸为人体需要而自身不能合成,必须由食物提供,称为必需氨基酸。并依据人体蛋白质

表 33-1　蛋白质换算系数表

食品类别		换算系数	食品类别		换算系数
小麦	全小麦粉	5.83	大米及米粉		5.95
	麦糠麸皮	6.31	鸡蛋	鸡蛋(全)	6.25
	麦胚芽	5.80		蛋黄	6.12
	麦胚粉、黑麦、普通小麦、面粉	5.70		蛋白	6.32
燕麦、大麦、黑麦粉		5.83	肉与肉制品		6.25
小米、裸麦		5.83	动物明胶		5.55
玉米、黑小麦、饲料小麦、高粱		6.25	纯乳与纯乳制品		6.38
油料	芝麻、棉籽、葵花子、蓖麻、红花籽	5.30	复合配方食品		6.25
	其他油料	6.25	酪蛋白		6.40
	菜籽	5.53			

续表

食品类别		换算系数	食品类别	换算系数
坚果、种子类	巴西果	5.46	胶原蛋白	5.79
	花生	5.46	豆类　大豆及其粗加工制品	5.71
	杏仁	5.18	大豆蛋白制品	6.25
	核桃、榛子、椰果等	5.30	其他食品	6.25

以及各种食物蛋白质在必需氨基酸种类和含量上存在的差异,将蛋白质分为完全蛋白质、半完全蛋白质和不完全蛋白质三类。蛋白质是两性电解质,且经物理或化学方法处理,可发生变性与凝固。变性的蛋白质易被蛋白酶消化,并失去生物活性。而调节溶液的 pH 至等电点或加入脱水剂,蛋白质分子会聚集成大的颗粒而沉淀,利用这种性质可以达到分离蛋白质的目的。蛋白亲水性极强,易溶于水成为稳定的亲水胶体溶液,具有黏度大、扩散慢、不能透过半透膜的性质,应用此性质可进行蛋白质的纯化。蛋白质能吸收一定波长的紫外线,主要是由带芳香环的氨基酸决定。由于这些分子中含有共轭双键使得蛋白质在紫外光 280nm 波长处有特征性吸收峰,利用这个性质,可以对蛋白质进行定性鉴定。此外,蛋白质可与多种化学试剂发生反应,生成有色化合物,即蛋白质的呈色反应(表 33-2),可以用来定性、定量测定蛋白质。

表 33-2　蛋白质的重要呈色反应

反应名称	颜色	反应基团	相关蛋白质
双缩脲反应	粉红——蓝紫色	两个以上肽键	各种蛋白质
黄色反应	黄色——橙黄色	苯基	含苯基的蛋白质
乙醛酸反应	紫色	吲哚基	含色氨酸的蛋白质
米伦反应	砖红色	酚基	含酪氨酸的蛋白质
茚三酮反应	蓝色紫红色	氨基	各种蛋白质和氨基酸

二、分析方法

蛋白质中氨基酸的组成不同,蛋白质的消化、吸收和利用程度也存在很大差异。所以食品中蛋白质和氨基酸的测定是食品的质量和营养价值评定的重要指标。

(一) 蛋白质的测定

食品中蛋白质的测定方法主要有凯氏(Kjeldahl)定氮法、分光光度法和燃烧法、自动凯氏定氮仪法和近红外法《粮油检验 大豆粗蛋白质、粗脂肪含量的测定 近红外法》(GB/T 24870-2010)。通常采用的凯氏定氮法和自动凯氏定氮仪法。此两种方法原理相同,且所测得的含氮量都为食品中的总氮量。

1. 凯氏定氮法

(1) 原理:食品样品与硫酸、硫酸钾、硫酸铜一起加热消化,使蛋白质分解,产生的氨与硫酸结合生成硫酸铵。在氢氧化钠作用下,消化产物利用凯氏定氮蒸馏装置(图 31-1),通过水蒸气蒸馏将氮以氨的形式游离,用过量硼酸溶液全部收集于接收瓶中。然后用已知浓度的盐酸溶液滴定硼酸铵。依据滴定终点消耗的盐酸标准溶液的体积计算出总氮含量,并根据不同种类食品的氮换算系数计算样品中蛋白质的含量[《食品安全国家标准 食品中蛋白质的测定》(GB 5009.5-2016)]。

$$(NH_4)_2SO_4+2NaOH \rightarrow 2NH_3+2H_2O+Na_2SO_4$$
$$2NH_3+4H_3BO_3 \rightarrow (NH_4)_2B_4O_7+5H_2O$$
$$(NH_4)_2B_4O_7+2HCl+5H_2O \rightarrow 2NH_4Cl+4H_3BO_3$$

(2) 样品处理:称取样品于凯氏烧瓶中,加入硫酸铜、硫酸钾及浓硫酸,加热消化,至液体呈蓝绿色并澄清透明后,再继续加热 0.5 小时。冷却,用水转移并定容,混匀。同时做试剂空白试验。

(3) 测定过程:按图 33-1 组装微量凯氏定氮蒸馏装置并检查装置是否漏气。将装有含混合指示剂的硼酸溶液接收瓶置于冷凝管的下端。吸取一定量样品消化液加入反应室,再加 NaOH。蒸馏后移动蒸馏液接收瓶,再空蒸 1 分钟。用少量水冲洗冷凝管下端取下蒸馏液接收瓶,以硫酸或盐酸标准溶液滴定硼酸吸收液至滴定终点,记录消耗的酸标准溶液的体积。同时做试剂空白。

(4) 方法说明:本方法适用于各种食品中蛋白质的测定,但不适用于添加无机含氮物质、有机非蛋白质含氮物质的食品测定。

2. 自动凯氏定氮仪法

(1) 原理:同凯氏定氮法[《食品安全国家标准 食品中蛋白质的测定》(GB 5009.5-2016)]。

(2) 样品处理:称取样品放入消化管中,加入

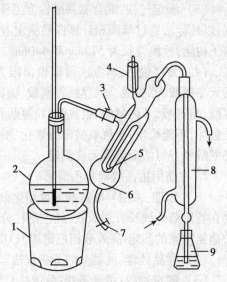

1. 电炉;2. 水蒸气发生器;3. 螺旋夹;4. 小玻璃杯及棒状玻璃塞(进样口);5. 反应室;6. 水蒸气加热室;7. 橡皮管及螺旋夹;8. 冷凝管;9. 蒸馏液接收瓶。

图 33-1　凯氏定氮蒸馏装置

硫酸铜、硫酸钾及浓硫酸进行消化。当消化炉温度达到 420℃之后,消化至管中的液体呈绿色透明状,冷却后加水。

(3) 测定过程:将消化液放入自动凯氏定氮仪上实现自动加液、蒸馏、滴定和记录滴定数据的过程。

(二) 氨基酸的测定

食品中氨基酸的检测方法主要有紫外-可见分光光度法、荧光分光光度法、氨基酸分析仪法、薄层色谱法、柱前衍生法高效液相色谱法、高效毛细管电泳法和气相色谱法等。其中氨基酸分析仪法(茚三酮柱后衍生离子交换色谱仪)为现行国家标准分析方法。目前,比较常用的衍生试剂是异硫氰酸苯酯和邻苯二甲醛。

1. 氨基酸分析仪法

(1) 原理:食品中的蛋白质经盐酸水解成为游离氨基酸,经离子交换柱分离后,与茚三酮溶液产生颜色反应,再通过可见光分光光度检测器测定氨基酸含量[《食品安全国家标准 食品中氨基酸的测定》(GB 5009.124-2016)]。反应式如下:

茚三酮水合物　　　　氨基酸　　　　　　　　　　　　蓝紫色化合物

（2）样品处理：称取适量样品放入水解管中，加入稀盐酸和数滴新蒸馏的苯酚，充氮气，封口，在110℃恒温水解22小时后，过滤，用去离子水定容。取滤液真空干燥，残留物用水溶解，干燥蒸干后加柠檬酸钠缓冲溶液溶解。

（3）测定过程：混合氨基酸标准工作液和样品测定液分别以相同体积注入氨基酸分析仪，以外标法通过峰面积计算样品测定液中氨基酸的浓度。色谱参考条件：色谱柱磺酸型阳离子树脂；检测波长为570nm和440nm。

（4）方法说明：本方法最低检出限为10pmol。适用于食品中酸水解氨基酸的测定，包括天冬氨酸、苏氨酸、丝氨酸、谷氨酸、脯氨酸、甘氨酸、丙氨酸、缬氨酸、蛋氨酸、异亮氨酸、亮氨酸、酪氨酸、苯丙氨酸、组氨酸、赖氨酸和精氨酸共16种氨基酸。在酸水解时，色氨酸会完全破坏，不能检出；半胱氨酸部分氧化，不能准确测定；天冬酰胺和谷氨酰胺分别会转化成天冬氨酸和谷氨酸而导致无法测定。

2. 柱前衍生高效液相色谱法

（1）原理：采用异硫氰酸苯酯衍生剂与样品中游离氨基酸进行衍生反应，氨基酸衍生产物在特定紫外波长有强吸收，经色谱柱分离后，紫外检测器检测，外标法定量分析[《黄酒中游离氨基酸的测定 高效液相色谱法》（QB/T 4356-2012）]。

（2）样品处理：同氨基酸分析仪法。

（3）测定过程：色谱条件：色谱柱 C_{18} 柱（250mm×4.6mm×5μm）；检测波长为254nm；柱温为40℃；进样量为10μl；流动相A：醋酸钠+乙腈（97+3）溶液，流动相B：乙腈+水（4+1）；流速为1.0ml/min。

（4）方法说明：本方法氨基酸检出限为1.0mg/L。适用于黄酒中天冬氨酸（Asp）、谷氨酸（Glu）、丝氨酸（Ser）、甘氨酸（Gly）、组氨酸（His）、精氨酸（Arg）、γ-氨基丁酸（Gaba）、苏氨酸（Thr）、丙氨酸（Ala）、脯氨酸（Pro）、酪氨酸（Tyr）、缬氨酸（Val）、蛋氨酸（Met）、异亮氨酸（Ile）、亮氨酸（Leu）、苯丙氨酸（Phe）、色氨酸（Trp）、赖氨酸（Lys）共18种游离氨基酸的测定。

第二节　脂　　类

一、概述

食物中脂类（lipids）由碳、氢、氧3种基本元素组成，有些脂类还含有少量的磷和硫等元素。食物中的脂类95%是三酰甘油，5%是其他脂类。人体脂类总量约占体重的10%~20%。脂类包括脂肪（fats）和类脂（lipoid）。脂肪又称三酰甘油或中性脂肪，是由一分子甘油（glycerin）和三分子脂肪酸（fatty acids，FA）结合而成。目前已知存在于自然界的脂肪酸有40多种，常可根据碳链的长短、饱和程度和空间结构对其进行分类。类脂主要包括磷脂、固醇类，前者主要有磷酸甘油酯和神经鞘脂，在脑、神经组织和肝脏中含量丰富，其中最重要的磷脂是卵磷脂(lecithin);后者主要为胆固醇和植物固醇,动物内脏、蛋黄等食物富含胆固醇,而植物固醇主要来自植物油、种子等食物。因此,脂类的功能与其摄入的种类和其存在形式密切相关。体内脂肪的生理学功能:贮存和提供能量;保温及润滑作用;节约蛋白质作用;细胞维持正常结构和功能的重要成分;内分泌作用等。食物中脂肪的作用:增加饱腹感;改善食物的感官性状;提供脂溶性维生素和人体所需的必需脂肪酸。磷脂的功能主要有:提供能量;细胞膜的构成成分;乳化剂作用;防止胆固醇在血管内沉积;改善心血管;改善神经系统功能。

脂类共同的特点不溶于水,而溶于有机溶剂。食品中大多数以游离态存在,结合态较少。游离态脂肪可以被乙醚、氯仿、苯等非极性有机溶剂直接提取,但有些食品中的脂肪,如乳脂肪虽属游离脂肪,但脂肪球被酪蛋白钙盐包裹,并处于高度分散的胶体中,经碱处理后酪蛋白钙盐溶解,才能被有机溶剂萃取。而结合态脂类如脂蛋白、磷脂等,只在一定条件下进行水解转变成游离脂肪后,才可被有机溶剂萃取。

二、分析方法

膳食脂肪摄入的质和量与人体健康密切相关,因此通过测定食品中脂肪的含量,可以掌握不同食品中脂肪的种类和含量,为食品中脂肪的营养价值评定提供科学依据。另外,脂肪在食品加工中可直接影响食品的感官性状,因此脂肪含量也常作为各类食品加工质量的重要检测指标。

(一) 脂肪的测定

食品中脂肪含量的测定,通常是采用有机溶剂将脂肪提取后,再用重量法进行定量。主要测定方法有索氏(Soxhlet)抽提法、酸水解法、碱水解法和盖勃法及罗紫-哥特里法。用有机溶剂直接提取食品中脂肪时,因少量的磷脂、色素、树脂、固醇、高级醇和游离脂肪酸等脂溶性成分与脂肪一起会被提取出来,故所测得的脂肪称为粗脂肪(crude fat)。如果先加酸或碱进行处理,使食品中结合脂肪游离出来,再用有机溶剂提取,所得的脂肪称为总脂肪(total fat)。

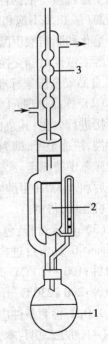

1. 蒸馏瓶,250ml;2. 提取管;3.冷凝管。

图 33-2　索氏提取器装置

1. 索氏抽提法

(1) 原理:试样经干燥后,在索氏提取器(图33-2)中,用无水乙醚或石油醚等溶剂反复萃取,试样中的游离脂肪和一些游离脂肪酸、蜡、甲醇、树脂及色素等脂溶性物质均溶于有机溶剂中,蒸去溶剂,所得残留物为粗脂肪[《食品安全国家标准 食品中脂肪的测定》(GB 5009.6-2016)]。

(2) 样品处理:将干燥粉碎后的样品装入滤纸袋中,封口,称重后放入索氏提取器内,连接已恒重的接收瓶,由抽提器冷凝管上端加入无水乙醚或石油醚,于水浴上回流提取。

(3) 测定过程:取下接收瓶,待接收瓶内溶剂剩余 1~2ml 时在水浴上蒸干,再于(100±5)℃干燥 1 小时,放干燥器内冷后称量。重复以上操作直至恒重,计算脂肪含量。

(4) 方法说明:适用于水果、蔬菜及其制品、粮食及粮食制品、肉及肉制品、蛋及蛋制品、水产及其制品、焙烤食品、糖果等食品中游离态脂肪含量的测定。本方法测定的是粗脂肪的含量,总脂肪的含量需用酸或碱水解法测定。

2. 酸水解法

(1) 原理:食品中的结合态脂肪必须用强酸使其游离出来,游离出的脂肪易溶于有机溶剂。试样经盐酸水解后用无水乙醚或石油醚提取,除去溶剂即得游离态和结合态脂肪的总含量[《食品安全国家标准 食品中脂肪的测定》(GB 5009.6-2016)]。

(2) 样品处理:称取一定量混匀后的试样加入盐酸溶液,置于锥形瓶中,加热水解,过滤。将沉淀和滤纸置于大表面皿上,于(100±5)℃干燥箱内干燥 1 小时,冷却。

(3) 测定过程:同索氏抽提法的测定过程。

(4) 方法说明:本方法适用于水果、蔬菜及其制品、粮食及粮食制品、肉及肉制品、蛋及蛋制品、水产及其制品、焙烤食品、糖果等食品中游离态脂肪及结合态脂肪总量的测定。对固体、半固体、黏稠液体或液体食品,容易吸湿、结块,不易烘干的食品,不能采用索氏抽提法测定,而用此法能获得较理想的结果。

(二) 脂肪酸的测定

食品中脂肪酸是决定脂肪品质的重要因素,脂肪的营养价值在很大程度上取决于脂肪酸的种类和含量。分析食品中脂肪酸的含量常用方法是内标法-气相色谱法、外标法-气相色谱法和归一化法。

1. 内标法

(1) 原理:①水解-提取法:加入内标物的试样经水解-乙醚溶液提取其中的脂肪后,在碱性条件下皂化和甲酯化,生成脂肪酸甲酯,经毛细管柱气相色谱分析,内标法定量测定脂肪酸甲酯含量。依据各种脂肪酸甲酯含量和转换系数计算出总脂肪、饱和脂肪(酸)、单不饱和脂肪(酸)、多不饱和脂肪(酸)含量。动植物油脂试样不经脂肪提取,加入内标物后直接进行皂化和脂肪酸甲酯化。②酯交换法:油脂溶解在异辛烷中,加入内标物后,加入氢氧化钾甲醇溶液通过酯交换甲酯化,反应完全后,用硫酸氢钠中和剩余氢氧化钾,以避免甲酯皂化[《食品安全国家标准 食品中脂肪酸的测定》(GB 5009.168-2016)]。

(2) 样品处理:①水解-提取法:乳制品采用碱水解法;乳酪采用酸碱水解法;动植物油脂直接进行皂化;其余食品采用酸水解法。水解后的试样用乙醚-石油醚混合液萃取样品中的脂类,浓缩至干,即为脂肪提取物,并对其进行衍生化,静置分层,脱水干燥,吸取上层溶液到进样瓶中待测定。②酯交换法:称取一定量试样加入内标溶液,再加入异辛烷溶解试样,溶解后加入 KOH 甲醇溶液,振摇后静置。加入硫酸氢钠,中和。待盐沉淀后,将上层溶液移至上机瓶中,待测。

(3) 测定过程:色谱参考条件:毛细管色谱柱聚二氰丙基硅氧烷强极性固定相(100m×0.25mm×0.2μm);进样器温度 270℃;检测器温度 280℃;程序升温:初始温度 100℃,持续 13 分钟;100~180℃。升温速率 10℃/min,保持 6 分钟;180~200℃,升温速率 1℃/min,保持 20 分钟;200~230℃,升温速率 4℃/min,保持 10.5 分钟。载气为氮气;分流比 100∶1;进样体积 1.0μl;检测条件应满足理论塔板数(n)至少 2 000/m,分离度(R)至少 1.25。

(4) 方法说明:本方法适用于食品中总脂肪、饱和脂肪(酸)、不饱和脂肪(酸)的测定。其中水解-提取法适用于食品中脂肪酸含量的测定;酯交换法适用于游离脂肪酸含量不大于2%的油脂样品的脂肪酸含量测定。

2. 外标法

（1）原理：①水解-提取法：试样经水解-乙醚溶液提取其中的脂肪后，在碱性条件下皂化和甲酯化，经毛细管柱气相色谱分析，外标法定量测定脂肪酸的含量。动植物纯油脂试样不经脂肪提取，直接进行皂化和脂肪酸甲酯化。②乙酰氯-甲醇法：乙酰氯与甲醇反应得到的盐酸-甲醇使其中的脂肪和游离脂肪酸甲酯化，经气相色谱仪分离检测，外标法定量。③酯交换法：将油脂溶解在异辛烷中，加入氢氧化钾甲醇溶液通过酯交换甲酯化，用硫酸氢钠中和剩余氢氧化钾，外标法定量测定脂肪酸的含量[《食品安全国家标准 食品中脂肪酸的测定》（GB 5009.168-2016）]。

（2）样品处理：同内标法。

（3）测定过程：同内标法。

（4）方法说明：乙酰氯-甲醇法适用于含水量小于5%的乳粉和无水奶油样品的脂肪酸含量测定。酯交换法适用于游离脂肪酸含量不大于2%的油脂。其余同内标法。

第三节 糖类化合物

一、概述

糖类化合物也称碳水化合物（carbohydrate），是由碳、氢、氧三种元素组成的一类化合物，因分子式中氢和氧的比例恰好与水相同为2:1而得名。但一些不属于糖类化合物的分子也有同样元素组成比例，如甲醛（CH_2O）。FAO/WHO于1998年根据碳水化合物的化学结构和生理作用将碳水化合物分为①糖（1~2个单糖）包括单糖、双糖和糖醇。单糖（monosaccharide）：是最简单的糖，通常条件下不能再被直接水解为分子更小的糖类物质。常见单糖有：葡萄糖、果糖、半乳糖；氨基糖（amino sugar）又称糖胺，是单糖的羟基被氨基取代后形成的化合物。如氨基葡萄糖（葡糖胺，glucosamine）；双糖（disaccharide）：两个分子单糖缩合而成的糖。常见的天然存在于食品中的双糖有蔗糖、乳糖、麦芽糖等。糖醇：是单糖的重要衍生物，广泛存在于生物界特别是在植物中，也是食品工业中重要的甜味剂和湿润剂，目前使用较多的有山梨醇、甘露醇、木糖醇、麦芽糖醇等。②寡糖（oligosaccharide，3~9个单糖）又称低聚糖，包括棉子糖、水苏糖、大豆低聚糖、低聚果糖等，多数低聚糖不能或部分被吸收，能被结肠益生菌利用，产生短链脂肪酸。③多糖（polysaccharide，≥10个单糖）分为淀粉和非淀粉多糖。淀粉由葡萄糖聚合而成，因聚合方式不同分为直链淀粉和支链淀粉。非淀粉多糖主要是由植物细胞壁成分和细胞壁内的储存物质和分泌物组成的膳食纤维，包括纤维素、半纤维素、壳聚糖和果胶、树胶等。碳水化合物的功能及其理化性质与其种类和存在形式密切相关。

（1）功能：广泛存在于动植物中，包括构成结构的骨架物质以及为能量代谢提供原料的物质。碳水化合物是人类膳食能量的主要来源，并作为能源储备物质对人体具有重要的生理功能。膳食纤维的摄入又可增加饱腹感，促进排便，降低血糖和血胆固醇，调节肠道微生态。此外，碳水化合物还赋予食品很多重要的功能特性，如食品的甜味剂、增稠剂等；其结构、性质和变化是食品色泽、质地、风味和加工特性多样化的重要物质基础。因此，食品中碳水化合物含量是营养成分检测的重要指标。

（2）理化性质：①溶解性：单糖和双糖均可溶于水，有甜味，微溶于醇，不溶于醚；低聚糖可溶于水，难溶或不溶于有机溶剂；多糖不溶于水、醇和醚，没有甜味。②水解性：单糖不能再水解;双糖在一定条件下能水解成两分子单糖;低聚糖可被水解,生成单糖;多糖中的淀粉,在酶和酸作用下,最终水解成葡萄糖;纤维素在稀酸条件下不易水解。③还原性:单糖含有醛基或半缩醛而具有还原性,麦芽糖、乳糖中含有半缩醛羟基也具有还原性。具有还原性的糖统称为还原糖。蔗糖和多糖没有还原性,属于非还原糖。低聚糖有的具还原性,当被水解后生成的单糖均有还原性。

二、分析方法

糖类化合物的测定方法很多,物理定性方法有旋光法、折光法、比重法等;定量方法有容量分析法、分光光度法、高效液相色谱法、离子色谱法、酸水解法、酶水解法、直接滴定法、高锰酸钾滴定法等,其中分光光度法、高效液相色谱法、离子色谱法是常用的国家标准分析方法。

（一）还原糖的测定

还原糖的测定是利用还原糖中游离的醛基或酮基在碱性溶液中将铜盐还原为氧化亚铜,再根据氧化亚铜的量测定糖量。最常用的有直接滴定法和高锰酸钾滴定法,均为国家标准分析方法[《食品安全国家标准　食品中还原糖的测定》(GB 5009.7-2016)]。

1. 直接滴定法

（1）原理:试样经除去蛋白质后,以亚甲蓝作指示剂,在加热条件下滴定标定过的碱性酒石酸铜溶液(已用还原糖标准溶液标定),根据样品液消耗体积计算还原糖含量。

（2）样品处理:①含淀粉食品:称取一定量粉碎或混匀后的试样,加水后,在45℃水浴加热1小时,冷却后定容。吸取上清液置于另一容量瓶中,加入乙酸锌溶液和亚铁氰化钾溶液,加水定容,混匀,静置,过滤;②酒精饮料:称取一定量混匀后的试样,用NaOH溶液中和至中性,蒸发至原体积的1/4后,移入容量瓶中,后续操作同含淀粉食品;③碳酸饮料:称取一定量混匀后的试样,在水浴上微热搅拌除去CO_2后,移入容量瓶,并定容,混匀;④其他食品:称取粉碎后的固体试样或混匀后的液体试样,置容量瓶加50ml水,接下来的操作同含淀粉食品。

（3）测定过程:先进行碱性酒石酸铜溶液的标定,接下来对样液进行预测,记录样品溶液消耗体积,然后准确吸取相同体积碱性酒石酸铜甲液和乙液,从滴定管中加入比预测滴定时少1ml的样液,加热使其沸腾,趁热用试样溶液滴定,直到溶液蓝色刚好褪去为终点,记录样液消耗体积,同法平行操作三份,得出平均消耗体积。

（4）方法说明:当称样量为5g时,本方法定量限为0.25g/100g。适用于食品中还原糖含量的测定。

2. 高锰酸钾滴定法

（1）原理:试样经除去蛋白质后,其中还原糖把铜盐还原为氧化亚铜,加硫酸铁后,氧化亚铜被氧化为铜盐,经高锰酸钾溶液滴定氧化作用后生成的亚铁盐,根据高锰酸钾消耗量,计算氧化亚铜含量,再查表得还原糖量。

（2）样品处理:与直接滴定法样品处理方法相同。

（3）测定过程:吸取一定体积处理后的试样溶液,向其加入相同体积的碱性酒石酸铜甲液和碱性酒石酸铜乙液,加热沸腾,再煮沸2分钟,用古氏坩埚抽滤,并用热水洗涤至无碱性。将古氏坩埚放回原烧杯中,加硫酸铁溶液、水,使氧化亚铜完全溶解,以高锰酸钾标准溶液滴定至微红色为终点。同时吸取水代替样液,按同一方法做空白试验。

（4）方法说明：当称样量为 5g 时，本方法定量限为 0.5g/100g。适用于食品中还原糖含量的测定。

（二）淀粉的测定

淀粉（starch）是以颗粒形式存在于谷类、根茎类等植物中。常温下不溶于水，但在酸或酶的作用下能水解为葡萄糖，通过测定还原糖的方法进行定量。因此，测定食品中淀粉的含量常用方法有酶水解法和酸水解法[《食品安全国家标准 食品中淀粉的测定》（GB 5009.9-2016）]。

1. 酶水解法

（1）原理：试样经去除脂肪及可溶性糖后，淀粉用淀粉酶水解成小分子糖，再用盐酸水解成单糖，最后按还原糖测定，并折算成淀粉含量。

（2）样品处理：先用乙醚或石油醚洗除脂肪，再用 85% 乙醇洗去可溶性糖类。加淀粉酶使淀粉水解成麦芽糖，加酸进一步水解为葡萄糖。

（3）测定过程：按还原糖测定法进行测定，同时做一试剂空白试验。

（4）方法说明：本方法适用于食品（肉制品除外）中淀粉的测定。淀粉在酸或酶中水解程度与碘的呈色反应如下。

水解程序： 淀粉——蓝糊精——红糊精——消失糊精——叶麦芽糖——葡萄糖
呈色反应：紫蓝色　　蓝色　　　红色　　　无色　　　　无色　　　　无色

2. 酸水解法

（1）原理：试样经除去脂肪及可溶性糖类后，其中淀粉用酸水解成具有还原性的单糖，然后按还原糖测定，并折算成淀粉。

（2）样品处理：提取样品粉碎后，用乙醚洗去样品中的脂肪，并用 85% 乙醇洗去其中的可溶性糖类，加酸，沸水浴回流，冷却，加甲基红指示剂，先用 NaOH 溶液调至黄色，再用盐酸溶液调至刚好变为红色。再加入适量醋酸铅溶液，以沉淀蛋白质、果胶等杂质，再加适量硫酸钠溶液，除去过多的铅。摇匀后用水定容，过滤后备用。

（3）测定过程：同酶水解法。

（4）方法说明：本方法适用于食品（肉制品除外）中淀粉的测定。盐酸水解淀粉的专一性不如淀粉酶，它不仅使淀粉水解，其他多糖，如半纤维素和果胶质也会被水解，使测定结果偏高。

（三）膳食纤维的测定

膳食纤维（dietary fiber，DF）指不能被人体小肠消化吸收，但具有健康意义的、植物中天然存在或通过提取/合成的、聚合度 DP ≥ 3 的碳水化合物聚合物。按其溶解性分为可溶性膳食纤维（SDF）和不溶性膳食纤维（IDF），二者之和称为总膳食纤维（total dietary fiber，TDF）。测定食品中膳食纤维的方法有总的、不溶性及可溶性膳食纤维的酶-重量法，以及不溶性膳食纤维的中性洗涤剂法和粗纤维的介质过滤法。

1. 食品中总的、可溶性和不溶性膳食纤维的测定（酶-重量法）

（1）原理：干燥试样经热稳定 α-淀粉酶、蛋白酶和葡萄糖苷酶酶解消化去除蛋白质和淀粉后，经乙醇沉淀、抽滤，残渣用乙醇和丙酮洗涤，干燥称量，即为总膳食纤维残渣。另取试样同样酶解，直接抽滤并用热水洗涤，残渣干燥称量，即得不溶性膳食纤维残渣；滤液用 1 倍体积的乙醇沉淀、抽滤、干燥称量，得可溶性膳食纤维残渣。扣除各类膳食纤维残渣中相应的蛋白质、灰分和试剂空白含量，即可计算出试样中总的、不溶性和可溶性膳食纤维含量[《食品安全国家标准 食品中膳食纤维的测定》(GB 5009.88-2014)]。

（2）样品处理：脂肪含量>10%的试样：石油醚脱脂，干燥，粉碎；糖含量≥5%的试样用85%乙醇溶液脱糖，干燥，粉碎；其余样品直接干燥、粉碎即可；酶解：准确称取双份样品，分别加入缓冲溶液后，加入耐热的 α-淀粉酶溶液，在 95℃ 水浴中反应 30 分钟，冷却至 60℃ 分别加入蛋白酶溶液，在 60℃ 恒温条件下反应 30 分钟；调节 pH 至 4.5，在上述溶液中加入葡萄糖苷酶溶液，在 60℃ 条件下反应 30 分钟。分别进行总的、不溶性及可溶性膳食纤维测定。同时做双份空白酶解样。

（3）测定过程：①总膳食纤维测定：经酶解处理的样品，分别加入 95%乙醇，预热至 60℃，室温下沉淀 1 小时，抽滤；②不溶性膳食纤维测定：酶解液抽滤，并用热蒸馏水洗涤残渣，合并滤液和洗涤液；③可溶性膳食纤维测定：不溶性膳食纤维过滤后的滤液加入 60℃ 的 95%乙醇，室温下沉淀 1 小时，抽滤；上述 3 种残渣均分别用乙醇和丙酮洗涤，抽滤后，烘干残渣。称量至恒重，计算残渣量。称重后的平行试样残渣，分别测定蛋白质和灰分含量。

（4）方法说明：本方法适用于所有植物性食品及其制品中总的、可溶性和不溶性膳食纤维的测定，但不包括低聚果糖、低聚半乳糖、聚葡萄糖、抗性麦芽糊精、抗性淀粉等膳食纤维组分。

2. 不溶性膳食纤维的测定　食品中不溶性膳食纤维含量的测定可用中性洗涤剂法，其测定原理为：在中性洗涤剂的消化作用下，试样中的糖、淀粉、蛋白质、果胶等物质被溶解除去，不能消化的残渣为不溶性膳食纤维，主要包括纤维素、半纤维素、木质素、角质和二氧化硅等，还包括不溶性灰分[《食品中膳食纤维的测定》(GB/T 5009.88-2008)]。

3. 粗纤维的测定　介质过滤法适用于粗纤维含量高于 10g/kg 的谷物、豆类以及动物饲料中粗纤维素含量的测定。其测定原理为：试样用沸腾的稀硫酸处理，残渣经过滤分离、洗涤，用沸腾的氢氧化钾溶液处理。处理后的残渣经过滤分离、洗涤、干燥并称量，然后灰化。灰化中损失的质量相当于试样中粗纤维的质量[《粮油检验 粮食中粗纤维素含量测定 介质过滤法》(GB/T 5515-2008)]。

（四）蔗糖的测定

蔗糖是葡萄糖和果糖组成的双糖，没有还原性，检测时样品中的蔗糖须经盐酸水解为还原糖，再按还原糖的测定方法即可获得蔗糖的含量。食品中蔗糖的测定常用高效液相色谱法和酸水解法[《食品中蔗糖的测定》(GB/T 5009.8-2008)]。此外，现行食品安全国家标准应用高效液相色谱法同时测定食品中果糖、葡萄糖、蔗糖、麦芽糖和乳糖；应用酸水解-莱因-埃农氏法测定食品中蔗糖。

1. 酸水解-莱因-埃农氏法

（1）原理：试样经除去蛋白质后，其中蔗糖经盐酸水解转化为还原糖，按还原糖测定。水解前后的差值乘以相应的系数即为蔗糖含量[《食品安全国家标准 食品中果糖、葡萄糖、蔗糖、麦芽糖、乳糖的测定》(GB 5009.8-2016)]。

（2）样品处理：与还原糖测定方法-直接滴定法样品处理方法相似。

（3）测定过程：按还原糖测定法进行测定，同时做一试剂空白试验。

（4）方法说明：当称样量为 5g 时，本方法定量限为 0.24g/100g。适用于各类食品中蔗糖的测定。

2. 高效液相色谱法

（1）原理：试样中的果糖、葡萄糖、蔗糖、麦芽糖和乳糖经提取后，利用高效液相色谱柱分离，用示差折光检测器或蒸发光散射检测器检测，外标法进行定量［《食品安全国家标准 食品中果糖、葡萄糖、蔗糖、麦芽糖、乳糖的测定》（GB 5009.8-2016）］。

（2）样品处理：与还原糖测定方法-直接滴定法样品处理方法相似。

（3）测定过程：色谱参考条件：流动相：乙腈+水（70+30）；流动相流速：1.0ml/min；柱温40℃；进样量20μl；示差折光检测器条件温度40℃；蒸发光散射检测器条件飘移管温度：80～90℃；氮气压力350kPa；撞击器关。色谱条件应当满足果糖、葡萄糖、蔗糖、麦芽糖和乳糖之间的分离度大于1.5。

（4）方法说明：当称样量为10g时，果糖、葡萄糖、蔗糖、麦芽糖和乳糖检出限为0.2g/100g。本法适用于谷物类、乳制品、果蔬制品、蜂蜜、糖浆、饮料等食品中果糖、葡萄糖、蔗糖、麦芽糖和乳糖的测定。

（五）其他

1. 低聚糖　大豆低聚糖是其重要的代表。大豆低聚糖以大豆、大豆粕或大豆胚芽为原料生产的，含有一定量的水苏糖、棉子糖、蔗糖等低聚糖的产品，常采用高效液相色谱法测定大豆低聚糖中低聚糖含量。其测定原理：试样用80%乙醇溶解，经0.45μm滤膜过滤，采用反相键合相色谱测定，根据色谱峰保留时间定性，根据峰面积或峰高定量，各单体的含量之和为大豆低聚糖含量。本方法低聚糖各单体的检出限为1.0g/kg。

2. 盐酸氨基葡萄糖　氨基葡萄糖是葡萄糖的一个羟基被一个氨基取代的化合物。分子式 $C_6H_{13}O_5N$，俗称氨基糖，简称氨糖，又名葡萄糖胺。氨基葡萄糖是形成软骨细胞的重要营养素，是健康关节软骨的天然成分。随着年龄的增长，人体内的氨基葡萄糖的缺乏越来越严重，关节软骨不断退化和磨损。而补充氨基葡萄糖可以帮助修复和维护软骨，并能刺激软骨细胞的生长。市面上氨糖主要分为盐酸氨糖与硫酸氨糖两种。现常用液相色谱法测定硫酸软骨素和盐酸氨基葡萄糖含的量。其测定原理：用乙腈将硫酸软骨素样品分散均匀，以水溶解，经液相色谱分离，在波长为192nm测定，外标法定量。本方法适用于从牛、猪和鲨鱼等动物软骨组织中提取的硫酸软骨素及其中的盐酸氨基葡萄糖的测定。

3. 壳聚糖　是由甲壳素脱去分子中的乙酸基转变而来的氨基多糖。甲壳素是乙酰氨基多糖，在节肢动物（如虾、蟹、昆虫等）的外壳中含量很高。壳聚糖通过分子中的氨基和羟基可与一些重金属离子形成稳定的化合物，吸附体内有害物质并排出体外，还可增强免疫力、降低胆固醇、血压和血糖等功效。壳聚糖的测定方法主要有水合茚三酮光度法、苦味酸光度法、刚果红光度法、酸水解间接光度法、茜素红和锌试剂光度法、电位滴定法和碱量法等。电位滴定法测定原理：用过量的盐酸溶液溶解脱乙酰甲壳素（壳聚糖）试样，盐酸与脱乙酰甲壳素（壳聚糖）中的氨基等摩尔结合后，溶液中含有过量的盐酸。用NaOH溶液滴定时，首先中和过量的HCl，溶液pH发生变化，即第一个"突跃"，然后再中和与脱乙酰甲壳素（壳聚糖）中氨基结合的盐酸，达到滴定等电点时，溶液pH出现第二个"突跃"，由两个"突跃"之间消耗的NaOH量计算出试样中的氨基含量，从而得到试样的脱乙酰基度。本方法适用于以甲壳素或虾、蟹壳为主要原料，经脱钙、脱蛋白、脱乙酰基等工艺加工制得的食品添加剂脱乙酰甲壳素（壳聚糖）。

第四节　维　生　素

一、概述

维生素(vitamin)是维持机体生命活动过程所必需的一类微量的低分子有机化合物,是以本体或可被利用的前体化合物(维生素原)的形式,存在于天然食物中。维生素并非机体结构成分,且机体对维生素的需要量很小,但当膳食中长期缺乏某种维生素时,会引起相应的维生素缺乏症,而摄入过量又会引起机体生理功能紊乱,甚至中毒。因此,通过测定食品中维生素的含量不仅可以了解食物中维生素的种类和含量,还可以研究食品在生产、加工、储存过程中维生素的变化,这些为评价食物营养价值、改良食物生产加工工艺以及指导人群合理膳食奠定基石。

(一) 分类

维生素的种类繁多,目前常根据维生素的溶解性将其分为脂溶性维生素(包括维生素A、D、E、K)和水溶性维生素(包括 B 族维生素和维生素 C)两大类。而其众多的种类,也使其分析检测方法各异,包括荧光分光光度法、色谱法、微生物法、紫外-可见分光光度法、酶法、免疫法等,每种方法拥有各自的优势及适用范围,不仅可进行一种维生素的测定,还可同时进行多种的维生素的检测。其中高效液相色谱法和分光光度法具有快速、灵活、选择性好的特点,是常用的国家标准分析方法。维生素的种类、食物来源及国家标准分析方法见表33-3。

(二) 理化性质

1. 脂溶性维生素

(1) 溶解性:不溶于水,易溶于脂肪、乙醚、乙醇等有机溶剂。

(2) 耐热性和耐酸碱性:维生素 A 和胡萝卜素都对酸和碱稳定,一般烹调和罐头加工不易破坏;维生素 D 在中性和碱性溶液中耐热,但在酸性溶液中则逐渐分解;维生素 E 对热和酸稳定,对碱不稳定,但在抗氧化剂存在的条件下也能经受碱的煮沸。维生素 K 耐酸、耐热,但易被碱破坏。

表 33-3　维生素种类、食物来源和国家标准方法

分类	名称	食物来源	国家标准方法
脂溶性维生素	维生素 A	肝脏,鱼肝油、鱼籽、全奶、禽蛋	反相高效液相色谱法
	胡萝卜素	深绿色或红黄色的蔬菜和水果	高效液相色谱法
	维生素 D	鱼肝油、肝、蛋黄、海水鱼	液相色谱-串联质谱法、高效液相色谱法
	维生素 E	植物油、麦胚、坚果、种子类、豆类及其他谷类	反相高效液相色谱法、正相高效液相色谱法
	维生素 K	绿叶蔬菜,大豆	高效液相色谱-荧光检测法、液相色谱-串联质谱法

续表

分类	名称	食物来源	国家标准方法
水溶性维生素	B族维生素		
	维生素 B₁（硫胺素）	谷类、豆类、干果类酵母,动物内脏（心、肝、肾）、瘦肉、禽蛋	高效液相色谱法、荧光光度法
	维生素 B₂（核黄素）	肝,肾,心、乳汁、禽蛋、豆类	高效液相色谱法、荧光分光光度法
	维生素 B₃（烟酸和烟酰胺）	肝、肾、瘦禽肉、鱼、全谷及坚果类	微生物法、高效液相色谱法
	维生素 B₅（泛酸）	肝、肾、心、蛋黄、蘑菇	微生物法、高效液相色谱法
	维生素 B₆（吡哆素）	白色肉类（鸡肉和鱼肉）、肝、豆类、坚果类、蛋黄、香蕉、卷心菜	高效液相色谱法、微生物法
	维生素 B₇（生物素）	肝、肾、大豆粉、奶类、蛋黄	微生物法
	维生素 B₉（叶酸）	蚕豆、肝、肾、蛋、绿叶蔬菜、梨、柑橘、香蕉	微生物法
	维生素 B₁₂（钴胺素）	肉类、内脏、鱼、禽、蛋类	微生物法、高效液相色谱法
	维生素 C（抗坏血酸）	新鲜蔬菜和水果	高效液相色谱法、荧光法、2,6-二氯靛酚滴定法

（3）耐氧化性:维生素 A 极易氧化,特别在高温条件下,紫外线照射可以加快这种氧化破坏。维生素 D 化学性质比较稳定,不易被氧化。维生素 E 在空气中能被慢慢氧化,光、热、碱能促进其氧化作用。维生素 K 易被氧化剂和光(特别是紫外线)的破坏。

2. 水溶性维生素

（1）溶解性:绝大多数易溶于水,微溶于乙醇,不溶于其他有机溶剂,如乙醚、氯仿等。

（2）耐热性、耐酸碱性、耐氧性及光敏性:维生素 B₁ 在酸性环境下较稳定,加热 120℃仍不分解,在中性和碱性条件下遇热易破坏;维生素 B₂ 在酸性及中性环境中对热稳定,但在碱性环境中易被热和紫外线破坏;烟酸在酸、碱、光、氧或加热条件下不易被破坏,是维生素中最稳定的一种;维生素 B₆ 在空气和酸性条件下稳定,但易被碱破坏,其各种形式对光均较敏感;叶酸在中性和碱性溶液中对热稳定,但在酸性溶液中不稳定,在水中易被光破坏;维生素 B₁₂ 在中性溶液中耐热,在强酸、强碱环境中易被破坏,日光、氧化剂和还原剂均能使其破坏;维生素 C 结晶稳定,其水溶液极易氧化,遇空气、热、光和碱性物质,特别是当氧化酶及微量铜、铁等重金属离子存在时,可促进其氧化进程。

（三）功效作用

维生素的种类很多,生理功能各不相同,因此缺乏或过量时临床表现各异,见表 33-4 和表 33-5。

表 33-4　脂溶性维生素的生理功能、缺乏症状和过量毒性

维生素	功效作用	缺乏症状	过量毒性
A	视紫红质合成;细胞生长与分化;维护上皮组织细胞的健康;维持正常免疫功能;抗氧化作用等	成年人:暗适应能力下降、夜盲症、眼部干燥症、失明,上皮组织干燥、增生、角化,易感染　儿童:比奥斑,生长发育迟缓	维生素 A 过多症、急性中毒、慢性中毒和致畸毒性
D	促进小肠钙吸收转运;促进肾小管对钙、磷的重吸收;通过维生素 D 内分泌系统调节血钙平衡等	儿童佝偻病、手足痉挛症、骨软化症、骨质疏松症	维生素 D 过多症、维生素 D 中毒
E	抗氧化作用;预防衰老;与生殖功能有关;调节血小板的黏附力和聚集作用等	视网膜退行性改变、蜡样质色素积聚、溶血性贫血、肌无力、神经退行性病变、小脑共济失调	维生素 E 中毒
K	通过 γ 羧基谷氨酸残基激活凝血因子 Ⅱ、Ⅶ、Ⅸ、Ⅹ	新生儿出血疾病　成年人凝血功能障碍、低凝血酶原血症	天然形式的维生素 K 无毒性

表 33-5　水溶性维生素的生理功能、缺乏症状和过量毒性

维生素	生理功能	缺乏症状	过量毒性
B_1	参与 α-酮酸的氧化脱羧反应和磷酸戊糖途径的转酮醇酶反应;参与神经递质的合成和代谢;调控离子通道功能	成人脚气病,主要损害神经——血管系统,可表现为指端麻木、肌肉无力,肌肉酸痛、压痛,心悸、心脏变大、水肿　婴儿脚气病	很少见,可能出现头痛、惊厥、心律失常
B_2	参与体内生物氧化与能量代谢;参与维生素 B_6 和烟酸的代谢;参与体内的抗氧化防御系统和药物代谢	口腔—生殖系统综合征包括口角炎、唇炎、舌炎、角膜血管增生、皮炎、阴囊皮炎	无报道
烟酸	参与体内物质代谢和能量代谢;与核酸的合成有关;葡萄糖耐量因子的组成成分	癞皮病:腹泻,皮炎,痴呆	皮肤发红、眼部不适、恶心、呕吐、高尿酸血症
B_6	以 PLP 辅酶形式参与许多酶系反应,如参与氨基酸代谢;促进烟酸合成;参与造血;促进维生素 B_{12}、铁和锌的吸收;参与同型半胱氨酸代谢	口炎、唇干裂、舌炎、个别有神经精神症状,高半胱氨酸血症和黄尿酸血症,低色素小细胞性贫血	毒性较低,经食物大量摄入无不良反应,高剂量营养补充剂可引起神经毒性和光敏感性
叶酸	作为一碳单位的载体参加代谢	巨幼红细胞性贫血,胎儿神经管畸形,高同型半胱氨酸血症	影响锌的吸收导致锌缺乏;使胎儿发育迟缓;掩盖维生素 B_{12} 缺乏的症状,干扰其诊断

续表

维生素	生理功能	缺乏症状	过量毒性
B$_{12}$	以两种辅酶形式即甲基 B$_{12}$ 和辅酶 B$_{12}$ 参与体内生化反应	巨幼红细胞性贫血,高同型半胱氨酸血症,外周神经退化	无报道
C	抗氧化作用;作为羟化过程底物和酶的辅因子;参与神经递质的合成;改善铁、钙和叶酸的利用;清除自由基;促进抗体形成等	维生素 C 缺乏病:瘀斑、疲劳、牙龈出血和角化过度;骨质疏松	毒性很低,一次口服 2~3g 可致腹泻、腹胀;长期过量摄入可增加尿路结石发生的风险

二、脂溶性维生素

(一) 维生素 A 与维生素 E 同时测定

维生素 A 类是指含有视黄醇(retinol)结构,并具有其生物活性的一大类物质,它包括已形成的维生素 A 和维生素 A 原以及其代谢产物。它是由 β-紫罗兰酮环和类异戊二烯链组成。机体内的维生素 A 活性形式有三种:包括视黄醇、视黄醛和视黄酸。食品中维生素 A 的生物活性用视黄醇活性当量(RAE)或视黄醇当量(RE)来表示,国际单位(IU)在一些领域还有应用。

视黄醇的化学结构式

维生素 E 类是指含苯并二氢吡喃结构、具有 α-生育酚生物活性的一类物质。它包括八种化合物:4 种生育酚(tocopherols,即 α-T、β-T、γ-T、δ-T)和 4 种生育三烯酚(tocotrienols,即 α-TT、β-TT、γ-TT、δ-TT),其中 α-生育酚生物活性最高,故通常以 α-生育酚作为维生素 E 的代表。食品中维生素 E 活性用 α-生育酚当量(TE)来表示。维生素 E 的活性又可用国际单位(IU)来表示。

α-生育酚的化学结构式

食品中维生素 A 的测定方法有反相高效液相色谱法、三氯锑比色法、紫外分光光度法、荧光法等。食品中维生素 E 的测定方法反相高效液相色谱法、正相高效液相色谱法、荧光法、薄层色谱法、气相色谱法、分光光度法。其中反相高效液相色谱法,可同时测定维生素 A 和维生素 E。

1. 反相高效液相色谱法

(1) 原理:试样中的维生素 A 及维生素 E 经皂化、提取、净化、浓缩后,C$_{30}$ 或 PFP 反相液相色谱柱分离,紫外检测器或荧光检测器检测,外标法定量[《食品安全国家标准 食品中维生素 A、D、E 的测定》(GB 5009.82-2016)]。

(2)样品处理:称取一定量样品加入无水乙醇、维生素 C 和 BHT,再加入 KOH 振荡皂化,冷却,加入石油醚-乙醚混合液提取,用水洗涤醚层至中性,去除下层水相。将醚层经无水硫酸钠脱水后,减压蒸馏,用 N_2 吹后甲醇定容,溶液过 $0.22\mu m$ 有机系滤膜后供高效液相色谱测定。

(3)测定过程:色谱参考条件:色谱柱 C_{30} 柱(250mm×4.6mm×3μm);柱温 20℃;流动相 A:水,B:甲醇;流速 0.8ml/min;紫外检测波长:维生素 A 为 325nm,维生素 E 为 294nm;进样量为 10μl。

(4)方法说明:本方法维生素 A 的紫外检出限为 $10\mu g/100g$,定量限为 $30\mu g/100g$;生育酚的紫外检出限为 $40\mu g/100g$,定量限为 $120\mu g/100g$。样品中只含 α-生育酚,不需分离 β-生育酚和 γ-生育酚,可选用 C_{18} 柱,流动相为甲醇。

2. 其他方法

(1)三氯锑比色法测定食品中维生素 A:维生素 A 在三氯甲烷中与三氯化锑相互作用,产生蓝色物质,其深浅与溶液中所含维生素 A 的含量成正比。该蓝色物质虽不稳定,但在一定时间内可用分光光度计于 620nm 波长处测定其吸光度。

(2)正相高效液相色谱法测定食品中维生素 E:试样中的维生素 E 经有机溶剂提取、浓缩后,用高效液相色谱酰氨基柱或硅胶柱分离,经荧光检测器检测,外标法定量。

(二)胡萝卜素测定

胡萝卜素是一种广泛存在于有色蔬菜和水果中的天然色素,它是由 8 个异戊二烯基本单位组成的多烯链通过共轭双键构成的一类化合物,具有多种异构体和衍生物。目前已发现的类胡萝卜素约 700 种,仅有约 1/10 的类胡萝卜素是维生素 A 原,其中最重要的为 β-胡萝卜素。目前,研究提示大约 12mg 的 β-胡萝卜素可产生 1mg 视黄醇的活性,而 24mg 的其他膳食维生素 A 原类胡萝卜素(如 α-胡萝卜素、γ-胡萝卜素)才能产生 1mg 视黄醇的活性。

β-胡萝卜素的化学结构式

胡萝卜素本身就是一种色素,在 450nm 波长处有最大吸收峰。目前检测食品中胡萝卜素的方法有高效液相色谱法、薄层色谱法、纸色谱法等。本节主要介绍国家标准方法高效液相色谱法[《食品安全国家标准 食品中胡萝卜素的测定》(GB 5009.83-2016)]。

(1)原理:试样经皂化使胡萝卜素释放为游离态,用石油醚萃取二氯甲烷定容后,采用反相色谱法分离,外标法定量。

(2)样品处理:取适量样品,加入维生素 C、无水乙醇,再加入 KOH 溶液,经皂化,冷却后加入石油醚,用水洗至近中性,弃水相,有机相通过无水硫酸钠过滤脱水。于 40℃减压浓缩,用 N_2 吹干,加入二氯甲烷溶解提取物。经 $0.45\mu m$ 膜过滤后收集至进样瓶中。

(3)测定过程:将 α-胡萝卜素、β-胡萝卜素混合标准工作液或 β-胡萝卜素标准工作液注入 HPLC 仪中,根据保留时间定性,测定峰面积。以标准系列工作液浓度为横坐标,峰面积为纵坐标绘制标准曲线,计算回归方程。在相同色谱条件下,将待测液注入液相色谱仪中,以保留时间定性,根据峰面积采用外标法定量。

(4) 方法说明:试样称样量为 5g 时,本方法 α-胡萝卜素、β-胡萝卜素检出限均为 0.5μg/100g,定量限均为 1.5μg/100g。

(三) 维生素 D 的测定

维生素 D 类是指含环戊氢烯菲环结构、并具有钙化醇生物活性的一大类物质,以维生素 D_2(麦角钙化醇)及维生素 D_3(胆钙化醇)最为常见。维生素 D_2 是由酵母菌或麦角中的麦角固醇经日光或紫外光照射后的产物,并且能被人体吸收。维生素 D_3 是由储存于皮下的胆固醇的衍生物(7-脱氢胆固醇),在紫外光照射下转变而成的。

维生素D_3的化学结构式

食品中维生素 D 的测定方法有高效液相色谱法、液相色谱-串联质谱法、紫外-可见分光光度法等。其中高效液相色谱法灵敏度高、分析速度快,是配方食品中维生素 D 的国家标准方法。

(1) 原理:试样中的维生素 D_2 或维生素 D_3 经氢氧化钾乙醇溶液皂化、提取、净化、浓缩后,用正相高效液相色谱半制备,反相高效液相色谱 C_{18} 柱色谱分离,经紫外或二极管阵列检测器检测,内标法(或外标法)定量。如测定维生素 D_2,可用维生素 D_3 作内标;如测定维生素 D_3,可用维生素 D_2 作内标[《食品安全国家标准 食品中胡萝卜素的测定》(GB 5009.83-2016)]。

(2) 样品处理:同反相高效液相色谱法。滤液供半制备正相高效液相色谱系统半制备,净化待测液。将净化液注入液相色谱仪中测定,根据维生素 D 标准溶液保留时间收集维生素 D 馏分,氮气吹干,加入甲醇溶解残渣,即为维生素 D 测定液。

(3) 测定过程:色谱参考条件:色谱柱 C_{18} 柱(250mm×4.6mm×5μm);流动相:甲醇+水(95+5);流速 1ml/min;检测波长为 264nm;柱温 35℃;进样量 100μl。

(4) 方法说明:当取样量为 10g 时,本方法维生素 D_2 或维生素 D_3 的检出限为 0.7μg/100g,定量限为 2μg/100g。适用于配方食品中维生素 D_2 或维生素 D_3 的测定。

(四) 维生素 K 的测定

维生素 K 又叫凝血维生素,是具有叶绿醌生物活性的一类物质。有 K_1、K_2、K_3、K_4 等几种形式,其中 K_1、K_2 是天然存在的,是脂溶性维生素,即从绿色植物中提取的维生素 K_1 和肠道细菌合成的维生素 K_2。而 K_3、K_4 是通过人工合成的,是水溶性的维生素。维生素 K_1 主要存在于天然绿色蔬菜、大豆及动物内脏中,是主要的检测目标。

维生素K的化学结构式

食品中维生素 K_1 的分析方法很多,包括高效液相色谱-荧光检测法、液相色谱-串联质谱法、紫外分光光速法、气相色谱法等。本节主要介绍国家标准方法高效液相色谱-荧光检测法[《食品安全国家标准　食品中维生素 K_1 的测定》(GB 5009.158-2016)]。

(1) 原理:婴幼儿食品和乳品、植物油等样品经脂肪酶和淀粉酶酶解,正己烷提取样品中的维生素 K_1 后,用 C_{18} 液相色谱柱将维生素 K_1 与其他杂质分离,锌柱柱后还原,荧光检测器检测,外标法定量。

(2) 样品处理:取适量试样,加入异丙醇或含碳酸钾的乙醇,再加入正己烷提取,移取上清至旋蒸瓶中,向下层液再加入正己烷,重复 1 次,合并上清液至旋蒸瓶中。前者用正己烷定容至刻度,取一定体积上清液至试管中,氮气轻吹至干,加入正己烷溶解,并将其转移至预先用正己烷活化的中性氧化铝柱中,待提取液流至近干时,用正己烷淋洗,再用正己烷-乙酸乙酯混合液洗脱至试管中,氮气吹干后,用甲醇定容至,过 $0.22\mu m$ 滤膜,滤液供分析测定。后者将上述正己烷提取液旋蒸至干,用甲醇转移并定容,$0.22\mu m$ 滤膜过滤,滤液待进样。

(3) 测定过程:色谱参考条件:色谱柱 C_{18} 柱(250mm×4.6mm×5μm);锌还原柱柱长50mm,内径 4.6mm;流动相量取甲醇900ml,四氢呋喃100ml,冰乙酸 0.3ml,混匀后,加入氯化锌 1.5g,无水乙酸钠 0.5g,超声溶解后,用 $0.22\mu m$ 有机系滤膜过滤;流速 1ml/min;检测波长激发波长为243nm,发射波长为430nm;进样量 10μl。

(4) 方法说明:婴幼儿食品和乳品、植物油,当取样量为1g、定容 5ml 时,本方法检出限为 $1.5\mu g/100g$,定量限为 $5\mu g/100g$;果蔬样品,当取样量为 5g、提取液分取 5ml、定容 5ml 时,本方法检出限为 $1.5\mu g/100g$,定量限为 $5\mu g/100g$。适用于各类配方食品、植物油、水果和蔬菜中维生素 K_1 的测定。

三、水溶性维生素

(一) 维生素 B_1 的测定

维生素 B_1 是由一个含氨基的嘧啶环和一个含硫的噻唑环通过亚甲基桥相连组成的化合物。维生素 B_1 因其分子中含有硫和氨,故又称硫胺素。硫胺素被氧化后转变为脱氢硫胺素(硫色素),硫色素在紫外光下呈现蓝色荧光,常利用这一特性测定硫胺素的含量。

维生素B_1的化学结构式

食品中维生素 B_1 的测定方法有高效液相色谱法、荧光光度法、紫外分光光度法等。由于高效液相色谱法和荧光光度法灵敏度较高,抗干扰能力强,目前被确定为食品中维生素 B_1 测定的国家标准方法[《食品安全国家标准　食品中维生素 B_1 的测定》(GB 5009. 84-2016)]。

1. 高效液相色谱法

(1) 原理:样品在稀盐酸介质中恒温水解、中和,再酶解,水解液用碱性铁氰化钾溶液衍生,正丁醇萃取后,经 C_{18} 反相色谱柱分离,用高效液相色谱-荧光检测器检测,外标法定量。

(2) 样品处理:准确称取适量样品加酸,水解后,冷却,用乙酸钠溶液调 pH 至 4.0,加入混合酶溶液,置 37℃ 培养箱过夜,定容,离心。移取上清液,加入碱性铁氰化钾溶液,正丁醇,静置,待分层后,吸取正丁醇相,经 $0.45\mu m$ 有机微孔滤膜过滤于棕色进样瓶中,备用。

(3) 测定过程:色谱参考条件:色谱柱为 C_{18} 反相色谱柱($250mm \times 4.6mm \times 5\mu m$);流动相为 0.05mol/L 乙酸钠溶液-甲醇(65+35);流速 0.8ml/min;检测波长激发波长为 375nm,发射波长为 435nm;进样量为 $20\mu l$。

(4) 方法说明:当称样量为 10.0g 时,按照本方法的定容体积,食品中维生素 B_1 的检出限为 0.03mg/100g,定量限为 0.10mg/100g。适用于各类食品中维生素 B_1 含量的测定。

2. 荧光光度法

(1) 原理:维生素 B_1 在碱性铁氰化钾溶液中被氧化成噻嘧色素,在紫外线照射下,噻嘧色素发出荧光。在给定的条件下,以及没有其他荧光物质干扰时,此荧光之强度与噻嘧色素量成正比,即与溶液中维生素 B_1 量成正比。

(2) 样品处理:①提取:称取适量样品加稀盐酸溶液,水解后,冷却,用乙酸钠溶液调节 pH 为 4.0~5.0 左右,加入混合酶溶液,保温过夜,用水定容,过滤。②净化:将样品提取液装入有活性人造沸石的盐基交换管柱中,加入沸水冲洗盐基交换柱,收集洗脱液,再加 90℃ 的酸性氯化钾溶液洗脱维生素 B_1,收集洗脱液用酸性氯化钾定容。③氧化:取两份试样净化液,在避光条件下将 NaOH 溶液加入一离心管,将碱性铁氰化钾溶液加入另一管,震荡后再各加入正丁醇萃取。分层后吸取上层有机相于另一套离心管中,加入无水硫酸钠脱水,待测定。标准净化液代替试样净化液重复上述操作。

(3) 测定过程:激发波长 365nm、发射波长 435nm、狭缝宽度 5nm。依次对样品空白、标准空白、样品溶液和标准溶液测定荧光强度,计算样品中维生素 B_1 含量。

(4) 方法说明:本方法检出限为 0.04mg/100g,定量限为 0.12mg/100g。适用于各类食品中维生素 B_1 含量的测定。

(二) 维生素 B_2 的测定

维生素 B_2 又称核黄素(riboflavin),是具有一个核糖醇侧链的异咯嗪类衍生物。维生素 B_2 水溶液呈现黄绿色荧光,因此测定维生素 B_2 可用荧光法。

维生素B₂的化学结构式

食品中维生素 B$_2$ 的测定方法有高效液相色谱法、荧光光度法、微生物法、酶法等。高效液相色谱法和荧光光度法是目前食品中维生素 B$_2$ 测定的国家标准方法[《食品安全国家标准 食品中维生素 B$_2$ 的测定》(GB 5009.85-2016)]。

1. 高效液相色谱法

(1) 原理：试样在稀盐酸环境中恒温水解，调 pH 至 6.0~6.5，用木瓜蛋白酶和高峰淀粉酶酶解，定容过滤后，滤液经反相色谱柱分离，高效液相色谱荧光检测器检测，外标法定量。

(2) 样品处理：称取一定量的试样于锥形瓶中，加入稀 HCl 溶液，放入高压灭菌锅内，在 121℃ 下保持 30 分钟，冷后，用 NaOH 溶液调 pH 至 6.0~6.5，加入混合酶溶液，置于 37℃ 培养箱过夜酶解。将酶解液定容、离心，取上清液，过 0.45μm 水相滤膜作为待测液。试剂空白同上。

(3) 测定过程：色谱参考条件：色谱柱 C$_{18}$ 柱(150mm×4.6mm×5μm)；流动相乙酸钠溶液-甲醇；流速 1ml/min；柱温 30℃；激发波长 462nm，发射波长 522nm；进样体积 20μl。

(4) 方法说明：当取样量为 10.00g 时，本方法检出限为 0.02mg/100g，定量限为 0.05mg/100g。适用于各类食品中维生素 B$_2$ 的测定。

2. 荧光光度法

(1) 原理：维生素 B$_2$ 在 440~500nm 波长光照射下发生黄绿色荧光。在稀溶液中其荧光强度与维生素 B$_2$ 的浓度成正比。在波长 525nm 下测定其荧光强度。试液再加入连二亚硫酸钠，将维生素 B$_2$ 还原为无荧光的物质，然后再测定试液中残余荧光杂质的荧光强度，两者之差即为试样中维生素 B$_2$ 所产生的荧光强度。

(2) 样品处理：①水解和酶解：同高效液相色谱法；②氧化去杂质：取一定体积的试样提取液及维生素 B$_2$ 标准使用溶液分别置于试管中，加冰乙酸，再加高锰酸钾溶液，氧化去杂质。滴加过氧化氢数滴，直至高锰酸钾的颜色褪去。剧烈振摇，使多余的氧气逸出；③过柱与洗脱：将全部氧化后的样液及标准液通过吸附柱后，用热水淋洗样液中的杂质。然后用洗脱液将试样中维生素 B$_2$ 洗脱，再用水洗吸附柱，合并洗出液并定容，测定。

(3) 测定过程：于激发光波长 440nm，发射光波长 525nm，测量试样管及标准管的荧光值。待试样管及标准管的荧光值测量后，在各管的剩余液中加连二亚硫酸钠溶液，立即混匀，在 20 秒内测出各管的荧光值，作各自的空白值。

(4) 方法说明：当取样量为 10.00g 时，本方法检出限为 0.006mg/100g，定量限为 0.02mg/100g。适用于各类食品中维生素 B$_2$ 含量的测定。

(三) 其他 B 族维生素的测定

1. 烟酸(niacin) 又称尼克酸、维生素 PP、抗癞皮病因子等，在体内也可以烟酰胺的形式存在，具有相同的生理活性。烟酸和烟酰胺是具有烟酸生物活性的氮杂环吡啶的衍生物。烟酸的基本结构为吡啶-3-羧酸，其胺基化合物即为烟酰胺。食品中烟酸的测定方法有高效液相色谱法和微生物法[《食品安全国家标准 食品中烟酸和烟酰胺的测定》(GB 5009.89-2016)]、气相色谱法、分光光度法[《食品安全国家标准 肉与肉制品维生素 PP 含量测定》(GB/T 9695.25-2008)]、荧光法等。高效液相色谱法的测定原理：高蛋白样品经沉淀蛋白质，高淀粉样品经淀粉酶酶解，在弱酸性环境下超声波振荡提取，以 C$_{18}$ 色谱柱分离，在紫外检测器检测 261nm 波长处检测，根据色谱峰的保留时间定性，外标法定量，计算试样中烟酸和烟酰胺含量，适用于强化食品中烟酸和烟酰胺的测定。分光光度法的测定原理：维生素

PP 经氢氧化钙溶液提取,与溴化氰结合,在对氨基苯乙酮作用下,生成黄色化合物,在 420nm 波长处测定吸光度,标准曲线法定量,适用于肉和肉制品中维生素 PP 含量的测定。

烟酸　　　　　　烟酰胺

烟酸和烟酰胺的化学结构式

2. 维生素 B_6　包括 3 种天然存在形式,即吡哆醇(pyridoxine,PN)、吡哆醛(pyridox-al,PL)、吡哆胺(pyridoxamine,PM),均具有维生素 B_6 活性。维生素 B_6 基本结构为 2-甲基-3-羟基-5-甲基吡啶。食品中维生素 B_6 的测定方法包括高效液相色谱法和微生物法[《食品安全国家标准 食品中维生素 B_6 的测定》(GB 5009.154-2016)]、荧光分光光度法、气相色谱法。微生物法适用于各类食品中维生素 B_6 的测定。高效液相色谱法的测定原理:试样经提取等前处理后,经 C_{18} 色谱柱分离,高效液相色谱-荧光检测器检测,外标法定量测定维生素 B_6 的含量,适用于添加了维生素 B_6 的食品测定。荧光分析法的原理:是将样品经硫酸加压水解,采用 CGS 树脂的柱层析分离,以氯化钾的磷酸缓冲液洗脱。洗脱液在二氧化锰和乙醛酸钠溶液存在下,可使维生素 B_6 的混合物(即吡哆醇、吡哆醛、吡哆胺)转化为吡哆醛。吡哆醛在氰化钾作用下生成强荧光物质——吡哆醛氰醇衍生物,在激发波长 355nm、发射波长 434nm 处,测定其荧光强度,就可计算出样品中维生素 B_6 的总量。

维生素B_6的化学结构式

3. 叶酸(folic acid,FA)　又被称为维生素 B_9、维生素 M 等。最初是从菠菜叶子中分离提取出来的,因故得名,其化学名称是蝶酰谷氨酸(pteroylglutamic acid,PGA),由蝶啶、对氨基苯甲酸和谷氨酸结合而成。食品中叶酸的测定方法为微生物法[《食品安全国家标准 食品中叶酸的测定》(GB 5009.211-2014)],其测定原理为:叶酸是鼠李糖乳杆菌 Lactobacillus casei spp. rhamnosus(ATCC 7169)生长所必需的营养素,在一定控制条件下,将鼠李糖乳杆菌液接种至含有试样液的培养液中,培养一段时间后测定透光率(或吸光度值),根据叶酸含量与透光率(或吸光度值)的标准曲线计算出试样中叶酸的含量。

叶酸的化学结构式

4. 维生素 B_{12}　又称钴胺素(cobalamin),其分子中含金属元素钴,是化学结构最复杂的一种维生素,为红色结晶体。常用于测定维生素 B_{12} 的方法有微生物法[《食品安全国家标准 婴幼儿食品和乳品中维生素 B_{12} 的测定》(GB 5413.14-2010)]、高效液相色谱法[《食品

安全国家标准 保健食品中维生素 B_{12} 的测定》（GB/T 5009.217-2008）]、离子交换色谱法、原子吸收分光光度法等。婴幼儿食品和乳品中维生素 B_{12} 的测定采用微生物法；保健食品中维生素 B_{12} 的测定方法采用高效液相色谱法。高效液相色谱法测定原理为：采用固相萃取法或免疫亲和色谱法对试样提取液中的维生素 B_{12} 进行富集并去除部分杂质，高效液相色谱分析。原子吸收分光光度法原理为：样品用维生素 B_{12} 提取液提取，滤液中加入 EDTA，用氨水调 pH 至7，再加入活性炭，用定量滤纸过滤，维生素 B_{12} 被吸附在活性炭上，在600℃下灰化，用稀硝酸将残渣溶解，以原子吸收分光光度法测定钴的含量。从钴换算为维生素 B_{12} 的换算系数为22.99。

5. B族维生素同时测定　针对单个 B 族维生素的检测方法很多，而采用高效液相色谱法可以同时检测多种 B 族维生素。对保健食品中盐酸硫胺素、盐酸吡哆醇、烟酸和烟酰胺同时检测采用高效液相色谱法[《保健食品中盐酸硫胺素、盐酸吡哆醇、烟酸、烟酰胺和咖啡因的测定》（GB/T 5009.197-2003）]，其测定原理为：将样品使用甲醇+水+磷酸进行提取和稀释，以 1-葵烷磺酸钠-乙腈-磷酸为流动相，用 C_{18} 柱分离，根据高效液相色谱紫外检测器外标法定性定量检测。

（四）维生素 C 的测定

维生素 C 又称抗坏血酸（ascorbic acid），是一种含有 6 个碳原子的酸性多羟基化合物。食物中维生素 C 有还原型与氧化型之分，两者可通过氧化还原互变，均具生物活性。当氧化型维生素 C 被氧化或加水分解变成 2,3-二酮古洛糖酸，则丧失其活性。食品分析中测定的总维生素 C 仅包括前两者，即还原型维生素 C 和氧化型维生素 C。

还原型维生素C　　　氧化型维生素C　　二酮古洛糖酸

测定食品中维生素 C 含量的常用方法有高效液相色谱法、荧光法、2,6-二氯靛酚滴定法、2,4-二硝基苯肼法等。其中高效液相色谱法和荧光法由于灵敏度高、干扰较小、操作简便等优点被广泛采用，也是现行食品中维生素 C 测定的国家标准方法[《食品安全国家标准 食品中抗坏血酸的测定》（GB 5009.86-2016）]。

1. 高效液相色谱法

（1）原理：试样中的维生素 C 用偏磷酸溶解超声提取后，以离子对试剂为流动相，经反相色谱柱分离，其中 L(+)-维生素 C 和 D(+)-维生素 C 直接用配有紫外检测器的液相色谱仪（波长为 245nm）测定；试样中的 L(+)-脱氢维生素 C 经 L-半胱氨酸溶液进行还原后，用紫外检测器（波长为 245nm）测定 L(+)-维生素 C 总量，或减去原样品中测得的 L(+)-维生素 C 含量而获得 L(+)-脱氢维生素 C 的含量。以色谱峰的保留时间定性，外标法定量。

（2）样品处理：称取一定量的混合均匀试样或吸取液体试样，用偏磷酸溶液溶解并定容。用超声提取后，离心取上清液过水相滤膜，滤液待测。准确吸取适量滤液，加入 L-半胱氨酸溶液，用磷酸三钠溶液调 pH 至 7.0~7.2，振荡。再用磷酸调 pH 至 2.5~2.8，用水转移并定容。混匀后取此试液过水相滤膜后待测。

（3）测定过程：色谱参考条件：色谱柱 C_{18} 柱（250mm×4.6mm×5μm）；检测器二极管阵列检测器或紫外检测器；流动相 A：6.8g 磷酸二氢钾和 0.91g 十六烷基三甲基溴化铵，用水溶解并定容,B:100%甲醇。按 A:B=98:2混合,过滤膜,超声脱气;流速 0.7ml/min;检测波长 245nm;柱温 25℃;进样量 20μl。

(4) 方法说明:本方法固体样品的 L(+)-维生素 C 和 D(+)-维生素 C 的检出限均为 0.5mg/100g,定量限均为 2.0mg/100g。液体样品的 L(+)-维生素 C 和 D(+)-维生素 C 的检出限均为 0.1mg/100g(或 0.1mg/100ml),定量限均为 0.4mg/100g(或 0.4mg/100ml)。适用于乳粉、谷物、蔬菜、水果及其制品、肉制品、维生素类补充剂、果冻、胶基糖果、八宝粥、葡萄酒中的 L(+)-维生素 C、D(+)-维生素 C 和 L(+)-维生素 C 总量的测定。

2. 荧光法

(1) 原理:试样中 L(+)-维生素 C 经活性炭氧化为 L(+)-脱氢维生素 C 后,与邻苯二胺(OPDA)反应生成有荧光的喹喔啉(quinoxaline),其荧光强度与 L(+)-维生素 C 的浓度在一定条件下成正比,以此测定试样中 L(+)-维生素 C 总量。

(2) 样品处理:称取适量样品,加入偏磷酸-乙酸溶液,百里酚蓝指示剂指示,调节 pH 至 1.2 并过滤;分别取样品滤液和标准溶液,加入活性炭生成样品氧化液和标准氧化液,过滤;取上述两种滤液分别加入硼酸-乙酸钠溶液,4℃放置 2 小时作为空白溶液;再分别另取样品氧化液和标准氧化液各 1 份,加入乙酸钠溶液,备用。

(3) 测定过程:分别吸取试样液和试样空白液在暗室加入邻苯二胺溶液,振摇,于激发波长为 338nm、发射波长为 420nm 处测定荧光强度。同样方法测定标准空白液和标准系列的维生素 C 溶液的荧光强度,用维生素 C 含量为横坐标,对应标准溶液的荧光强度减去标准空白荧光强度为纵坐标,绘制标准曲线并计算样品中 L(+)-维生素 C 总量。

(4) 方法说明:本方法当样品取样量为 10g 时,L(+)-维生素 C 总量的检出限为 0.044mg/100g,定量限为 0.7mg/100g。用于乳粉、蔬菜、水果及其制品中 L(+)-维生素 C 总量的测定。

3. 2,4-二硝基苯肼分光光度法　样品中维生素 C 用草酸提取,加入活性炭使提取液中还原型维生素 C 氧化成为氧化型维生素 C,再与 2,4-二硝基苯肼作用生成红色的脎;在 85% 硫酸溶液的脱水作用下,可转变为橘红色的无水化合物在硫酸溶液中显色稳定,其吸光度值与总维生素 C 的总量成正比,在最大吸收波长 520nm 处比色定量。本方法最低检出量为 0.1μg/ml,线性范围 1-12μg/ml。

第五节　微　量　元　素

一、碘

(一) 理化性质

碘(Iodine,I),53 号元素,是一种带有金属光泽的紫黑色片状晶体,相对原子质量 126.9。熔点 113.5℃,沸点 184.35℃,相对密度 4.93g/cm³(20/4℃)。易升华,有毒性和腐蚀性。具有较高的蒸气压,在微热下即升华,纯碘蒸汽呈深蓝色,若含有空气则呈紫红色,并有刺激性气味。碘易溶于许多有机溶剂,如乙醇、乙醚等,且在这些溶液中碘以分子状态存在。碘虽然微溶于水,但在碘化钾或其他碘化物溶液中溶解度却明显增大,可形成碘化合物 KI_3、KI_5、KI_7 等。碘的化学性质不如同族其他元素活泼,但在化学反应中它也可以表现出由-1 到+7 的多种氧化态,具有较强的氧化性,在自然界中点主要以碘化钾、碘化钠、碘酸盐等化合物形式存在。此外,碘单质遇淀粉会变蓝紫色。

(二) 碘的缺乏和过量

碘在体内主要参与甲状腺激素的合成,其生理作用也是通过甲状腺激素的作用表现出来的,即促进和调节代谢生长发育。当机体摄入碘不足时会引起碘缺乏病,典型症状为甲状腺肿大。孕妇严重缺碘可影响胎儿神经、肌肉的发育及引起胚胎期和围生期死亡率上升;婴幼儿缺碘可引起生长发育迟缓、智力低下,严重者发生呆小症(克汀病)。碘过多时,会引起高碘甲状腺肿、碘性甲状腺功能亢进(甲亢)、甲状腺功能减退(甲减)、桥本氏甲状腺炎等。

(三) 食品中碘的检测方法

食物碘含量的高低取决于各地区的生物地质化学状况,也受食物烹调加工方式的影响。海产品碘含量很高,陆地食品含碘量以动物性食品高于植物性食品,植物含碘量是最低的,特别是水果和蔬菜。因此,食物中碘的含量的测定对人体健康具有重要意义。

食品中碘的检测方法很多,包括氧化还原滴定法、砷铈催化分光光度法以及气相色谱法、三氯甲烷萃取分光光度法、硫酸铈接触法、溴氧化点滴定法等。其中较为常用氧化还原滴定法、砷铈催化分光光度法和气相色谱法。

1. 氧化还原滴定法

(1) 原理:样品经炭化、灰化后,将有机碘转化为无机碘离子,在酸性介质中,用溴水将碘离子氧化成碘酸根离子,生成的碘酸根离子在碘化钾的酸性溶液中被还原析出碘,用硫代硫酸钠溶液滴定反应中析出的碘[《食品安全国家标准 食品中碘的测定》(GB 5009.267-2016)],反应式如下:

$$I^- + 3Br_2 + 3H_2O \rightarrow IO_3^- + 6H^+ + 6Br^-$$

$$IO_3^- + 5I^- + 6H^+ \rightarrow 3I_2 + 3H_2O$$

$$I_2 + 2S_2O_3^{2-} \rightarrow 2I^- + S_4O_6^{2-}$$

(2) 样品处理:干样品经高速粉碎机粉碎,通过孔径为 $425\mu m$ 的标准筛,避光密闭保存或低温冷藏;鲜、冻样品取可食部匀浆后,密闭冷藏或冷冻保存;海藻浓缩汁或海藻饮料等液态样品,混匀后取样。

(3) 测定过程:取适量试样,加入碳酸钠溶液,干燥,炭化,置于550℃马弗炉中灼烧40分钟,冷却后全部转入烧杯中,煮沸5分钟后过滤至碘量瓶,加入甲基橙溶液,用 H_2SO_4 调至红色,再加入饱和溴水,煮至黄色消失。稍冷后加入甲酸钠溶液,煮沸,冷却后加 H_2SO_4 和KI溶液,用硫代硫酸钠标准溶液滴定呈浅黄色,加入淀粉溶液,继续滴定至蓝色恰好消失。同时做空白试验,分别记录消耗的硫代硫酸钠体积。

(4) 方法说明:本方法检出限为 1.4mg/kg。适用于海带、紫菜、裙带菜等藻类及其制品中碘的测定。

2. 砷铈催化分光光度法

(1) 原理:采用碱灰化处理试样,使用碘催化砷铈反应,反应速度与碘含量成定量关系。反应式如下:

$$H_3AsO_3 + 2Ce^{4+} + H_2O \rightarrow H_3AsO_4 + 2Ce^{3+} + 2H^+$$

反应体系中,Ce^{4+} 为黄色,Ce^{3+} 为无色,用分光光度计测定剩余 Ce^{4+} 的吸光度值,碘含量与吸光度值的对数呈线性关系,计算试样中碘的含量。

（2）样品处理：取一定量碘标准系列工作液和称取适量试样于瓷坩埚，各加入碳酸钾-氯化钠混合溶液，硫酸锌-氯酸钾混合溶液。将碘标准系列和试样干燥 3 小时。将干燥后的试样炭化约 30 分钟。将碘标准系列和炭化后的试样置于马弗炉中，灰化 4 小时，待炉温降至 200℃后取出。

（3）测定过程：吸取适量试样及碘标准系列溶液，向各管加入亚砷酸溶液，置于水浴箱中温浴 15 分钟。依次向各管加入硫酸铈铵溶液，混匀后放回水浴。自第 1 管加入硫酸铈铵溶液后准确反应 30 分钟，依序每管间隔 30 秒，在 405nm 处，以水作参比，测定各管吸光度值。以吸光度值的对数值为横坐标，以碘质量为纵坐标，绘制标准曲线。根据标准曲线计算试样中碘的质量。

（4）方法说明：本方法检出限为 3μg/kg。适用于粮食、蔬菜、水果、豆类及其制品、乳及其制品、肉类、鱼类、蛋类等食品中碘的测定。

3. 气相色谱法

（1）原理：试样中的碘在硫酸条件下与丁酮反应生成丁酮与碘的衍生物，经气相色谱分离，电子捕获检测器检测，外标法定量。

（2）样品处理：含淀粉的试样加入淀粉酶 60℃酶解 30 分钟和不含淀粉的试样 40℃的热水溶解后，与碘标准系列工作液均加入亚铁氰化钾溶液和乙酸锌溶，沉淀过滤去渣。取一定量滤液，加入硫酸、丁酮、过氧化氢，混匀，保持 20 分钟进行衍生化反应，加入正己烷萃取两次。用无水硫酸钠过滤脱水，用正己烷定容。

（3）测定过程：仪器参考条件：色谱柱采用 DB-5 石英毛细管柱（30m×0.32mm×0.25μm）或具同等性能的色谱柱。进样口温度 260℃；ECD 检测器温度 300℃；分流比 1:1；进样量 1.0μl；参考程序升温，见表 33-6。

表 33-6 程序升温

升温速率/(℃·min⁻¹)	温度/℃	持续时间/min
-	50	9
30	220	3

（4）方法说明：本方法检出限为 0.02mg/kg，定量限为 0.07mg/kg。适用于婴幼儿食品和乳品。

二、硒

（一）理化性质

硒（selenium，Se），34 号元素，是一种红色或灰色粉末，带灰色金属光泽的类金属相对原子质量 78.96。熔点为 217℃，沸点为 684.9℃。常温下氧对硒不起作用，在空气中加热燃烧发出蓝色火焰，生成二氧化硒（SeO_2）。SeO_2 溶于水生成亚硒酸。亚硒酸的酸性比亚硫酸弱，具有还原性，可被氧化成硒酸。硒还可与氢、卤素直接作用，与金属能直接化合，生成硒化物。硒不溶于水，不能与非氧化性的酸作用，但它溶于浓硫酸、硝酸和强碱中。溶于水的硒化氢能使许多重金属离子沉淀成为微粒的硒化物。硒与氧化态为+1 的金属可生成两种硒化物，即正硒化物和酸式硒化物。正的碱金属和碱土金属硒化物的水溶液会使元素硒溶解，生成多硒化合物，和硫能形成多硫化物相似。硒在自然界中以无机硒和有机硒两种形式存在,常见的无机硒有亚硒酸钠和硒酸钠。有机硒常以硒蛋氨酸和硒半胱氨酸的形式存在。

(二) 硒的缺乏和过量

硒存在于机体所有细胞与组织器官中,是谷胱甘肽过氧化物酶等含硒酶的成分,具有抗氧化、保护心血管和心肌健康、增强免疫、有毒重金属解毒作用等生理功能。我国科学家首先证实缺硒是发生克山病的重要原因。硒的缺乏还可使 GSH-Px 的活力下降,直接影响机体抗氧化系统的功能。缺硒被认为也是发生大骨节病的重要原因,该病主要是发生在青少年期。缺硒还可影响机体的免疫功能,包括细胞免疫和体液免疫。但过量的硒可引起中毒,中国恩施地区水土中含硒量高,居民因从膳食平均每天摄入硒达到 300mg 而发生慢性硒中毒。其中毒症状为头发和指甲脱落,皮肤损伤及神经系统异常,肢端麻木、抽搐等,严重者可致死亡。

(三) 食品中硒的检测方法

食物中的含硒量随地域不同而异,特别是植物性食物的硒含量与地表土壤层中硒元素的水平有关。海产品和动物内脏是硒的良好食物来源。

食品中硒含量测定方法有氢化物原子荧光光谱法、荧光分光光度法和电感耦合等离子体质谱法(ICP-MS),其中氢化物原子荧光光谱法和荧光分光光度法较为常用[《食品安全国家标准 食品中硒的测定》(GB 5009.93-2017)]。

1. 氢化物原子荧光光谱法

(1) 原理:试样经酸加热消化后,在 6mol/L 盐酸中,将试样中的六价硒还原成四价硒,用硼氢化钠或硼氢化钾作还原剂,将四价硒在盐酸介质中还原成硒化氢,由载气(氩气)带入原子化器中进行原子化,在硒空心阴极灯照射下,基态硒原子被激发至高能态,在去活化回到基态时,发射出特征波长的荧光,其荧光强度与硒含量成正比,与标准系列比较定量。

(2) 样品处理:称取固体试样或准确移取液体试样进行湿法消解或微波消解。

(3) 测定过程:以盐酸溶液为载流,硼氢化钠碱溶液为还原剂,器参考条件:负高压 340V;灯电流 100mA;原子化温度 800℃;炉高 8mm;载气流速 500ml/min;屏蔽气流速 1 000ml/min;延迟时间 1 秒;读数时间 15 秒;加液时间 8 秒;进样体积 2ml。

(4) 方法说明:本方法的检出限为 0.002mg/kg(0.002mg/L),定量限为 0.006mg/kg(或 0.006mg/L)。适用于各类食品中硒的测定。

2. 荧光分光光度法

(1) 原理:将试样用混合酸消化,使硒化合物转化为无机硒 Se^{4+},在酸性条件下 Se^{4+} 与 2,3-二氨基萘(2,3-Diaminonaphthalene,缩写为 DAN)反应生成 4,5-苯并苤硒脑(4,5-benzopiaselenol),然后用环己烷萃取后上机测定。4,5-苯并苤硒脑在波长为 376nm 的激发光作用下,发射波长为 520nm 的荧光,测定其荧光强度,与标准系列比较定量。

(2) 方法说明:本方法的检出限为 0.01mg/kg(或 0.01mg/L),定量限为 0.03mg/kg(或 0.03mg/L)。适用于各类食品中硒的测定。

三、氟

(一) 理化性质

氟(fluorine,F),9 号元素,是具有极强腐蚀性的淡黄色双原子气体,液化时为黄绿色液体,固态时为乳白色或类似雪样的白色,相对原子质量为19。熔点为-219.6℃,沸点为-188.1℃,相对密度0.963g/cm³。氟气的化学性质极为活泼,是氧化性最强的物质之一。在常温下,不但氢与氟的化合反应异常剧烈,生成氟化氢,还可以和大多数单质发生化合反应,生成最高价氟化物。除具有最高价态的金属氟化物和少数纯的全氟有机化合物外,几乎所有化合物均可以与氟反应。常见的氟化物有氟化氢、氟化钠、氟化钙等,且各种氟化物稳定、受热不易挥发。在生物体内,氟常以化合态形式存在,无机氟化物大多数都能溶于水,而有机氟化物则不溶于水。

(二)氟的缺乏和过量

正常人体内含氟95%存在于骨骼和牙齿中。体内的氟含量与地球环境和膳食中氟的水平有关,高氟地区人群体内的氟含量高于一般地区人群。目前氟已被证实是唯一能降低儿童和成年人龋齿患病率和减轻龋齿病情的营养素。缺乏氟还影响骨的形成,可引起老年人骨质疏松发病率增加。过量氟可引起中毒,急性中毒多见于特殊职业环境。慢性中毒主要为高氟地区居民长期摄入含氟高的饮水而引起。氟中毒可引起氟骨症和氟斑牙的发生。氟过量还可能引起神经系统的损害,儿童可能会出现智力发育障碍等情况。

(三)食品中氟的检测方法

除了茶叶、海鱼、海带等少数食物中氟含量较高外,一般食物中含氟量较低。通常,动物性食品中氟高于植物性食品,海洋动物中氟高于淡水及陆地食品。

食品中氟含量测定可采用扩散-氟试剂比色法、灰化蒸馏-氟试剂比色法、氟离子选择电极法,其中氟离子选择电极法灵活、准确、选择性好,使用较为广泛。

(1)原理:以氟离子选择电极为指示电极,饱和甘汞电极为参比电极,将电极插入待测溶液后组成化学原电池。在一定条件下,电池电动势与氟离子活度的对数呈线性关系,可通过测定标准溶液和试液的电池电动势,求出溶液中离子的浓度[《食品安全国家标准 食品中氟的测定》(GB/T 5009.18-2003)]。

(2)样品处理:粮食类食物除去可见杂质,粉碎,过40目筛;蔬菜、水果取可食部分,洗净、晾干、切碎、混匀,干燥,粉碎,过40目筛;鱼、肉类绞碎,混匀。

(3)测定过程:称取适量粉碎过筛的试样及吸取氟标准系列使用液,加盐酸,密闭浸泡提取后,加总离子强度缓冲剂,加水定容。将氟电极和甘汞电极与测量仪器相联接,且插入盛有水的塑料杯中,待电位值平衡后,即可进行样液与标准液的电位测定。以电极电位为纵坐标,氟离子浓度为横坐标,在半对数坐标纸上绘制标准曲线,根据试样电位值在曲线上求得含量。

(4)方法说明:本标准适用于多种食品中氟的测定,但不适用于脂肪含量高而又未经灰化的试样。

四、铁

(一)理化性质

铁(Iron,Fe),26号元素,是一种有光泽的白色或者银白色的金属,相对原子质量55.85。熔点为1535℃,沸点为2750℃,相对密度为7.86g/cm³。具有良好的延展性、导电、导热性能。铁的化学性质比较活泼,是一种良好的还原剂,但在干燥空气中很难与氧发生作用,在潮湿空气中却易腐蚀,若含有酸性气或卤素蒸气时,腐蚀更快。铁可从溶液中还原金、铂、银、汞、铋、锡、镍或铜等离子还原成单质。铁是变价元素,0价只有还原性,+6价只有氧化性,+2,+3 价既有还原性又有氧化性,其中+2 和+3 较常见。+2 价铁离子呈淡绿色,在碱性溶液中易被氧化成+3。+3 价铁离子的颜色随水解程度的增大而由黄色经橙色变到棕色。铁易溶于稀的无机酸中,生成二价铁盐,并放出氢气。在常温下遇浓硫酸或浓硝酸时,表面生成一层氧化物保护膜,故可用铁制品盛装冷的浓硫酸或冷的浓硝酸。

(二) 铁的缺乏和过量

铁是血红蛋白与肌红蛋白、细胞色素 A 以及一些呼吸酶的成分,参与体内氧与 CO_2 的转运、交换和组织呼吸过程;维持正常的造血功能;与维持正常的免疫功能有关。长期膳食中铁供给不足,可引起体内铁缺乏或导致缺铁性贫血。体内缺铁可分三个阶段,第一阶段为铁减少期,第二阶段为红细胞生成缺铁期,第三阶段为缺铁性贫血期,此时血红蛋白和红细胞比积下降,并伴有缺铁性贫血的临床症状,如面色苍白,口唇黏膜和眼结膜苍白,有疲劳乏力等。儿童少年身体发育受阻,注意力与记忆力调节过程障碍,学习能力降低现象。肝脏是铁储存的主要部位,因此肝脏在铁过多时成为诱导损伤的主要靶器官。肝铁过载导致肝纤维化和肝细胞瘤。铁过多诱导的脂质过氧化反应的增强,导致机体氧化和抗氧化系统失衡,直接损伤 DNA,诱发突变,与肝、结肠、直肠、肺、食管、膀胱等多种器官的肿瘤有关。还可增加心血管疾病和动脉粥样硬化的风险。

(三) 食品中铁的检测方法

铁广泛存在于各种食物中,但分布极不均衡,吸收率相差也极大,一般动物性食物的含量和吸收率均较高。膳食中铁的良好来源主要有动物肝脏、动物全血、畜禽肉类、鱼类。蔬菜喝牛奶中铁含量不高,且生物利用率低。食品的贮存加工过程中可能存在铁的污染,影响食品的感官性状并可导致食品脂肪等营养成分的分解,故食品中铁的测定不但具有营养学意义,还具有卫生学意义。

食品中铁含量的测定方法主要有火焰原子吸收光谱法、电感耦合等离子体发射光谱法(ICP-AES)、电感耦合等离子体质谱法(ICP-MS)、邻二氮菲分光光度法、硫氰酸盐分光光度法、磺基水杨酸分光光度法,其中火焰原子吸收光谱法最为常用。

(1) 原理:试样消解后,经原子吸收火焰原子化,在 248.3nm 处测定吸光度值。在一定浓度范围内铁的吸光度值与铁含量成正比,与标准系列比较定量[《食品安全国家标准 食品中铁的测定》(GB 5009.90-2016)]。

(2) 样品处理:试样均可用湿法消解、微波消解、压力罐消解和干法灰化进行试样前处理。

(3) 测定过程:将标准系列工作液按质量浓度由低到高的顺序分别导入火焰原子化器,测定其吸光度值。以铁标准系列溶液中铁的质量浓度为横坐标,以相应的吸光度值为纵坐标,制作标准曲线。在与测定标准溶液相同的实验条件下,将空白溶液和样品溶液分别导入原子化器,测定吸光度值,与标准系列比较定量。仪器测试条件见表 33-7。

表 33-7 火焰原子吸收光谱法参考条件

元素	波长/nm	狭缝/nm	灯电流/mA	燃烧头高度/mm	空气流量/(L·min⁻¹)	乙炔流量/(L·min⁻¹)
铁	248.3	0.2	5~15	3	9	2

（4）方法说明：适用于食品中铁含量的测定。

五、锌

（一）理化性质

锌（zinc，Zn），30 号元素，是一种有光泽蓝白色金属，相对原子质量为 65.39。熔点为 419.5℃，沸点为 907℃，相对密度为 7.14g/cm³。纯锌有延展性，少量杂质会使其变脆。锌的化学性质活泼，能与铜等多种金属形成合金。燃烧时，发出蓝绿色火焰。在常温下的空气中，表面生成一层薄而致密的碱式碳酸锌膜，可阻止进一步氧化。当温度达到 225℃后，锌剧烈氧化。在化合物中锌表现为+2 价，比较重要的化合物有氧化锌、氯化锌、硫酸锌等。

（二）锌的缺乏和过量

锌分布于人体所有的组织、器官、体液及分泌物。锌是体内金属酶的组成成分或酶的激活剂，对生长发育、免疫功能、物质代谢和生殖功能等均有重要作用。锌缺乏可影响细胞核酸蛋白的合成、味蕾细胞更新，出现黏膜增生、角化不全、唾液中磷酸酶减少，从而导致食欲减退、异食癖、生长发育停滞等症状，儿童长期缺乏锌可导致侏儒症。成年人长期缺锌可导致性功能减退、精子数减少、胎儿畸形、皮肤粗糙、免疫力降低等症状。过量补锌或食用因镀锌罐头污染锌的食物和饮料可引起锌过量或锌中毒，还可干扰铜、铁等微量元素的吸收和利用，影响中性粒细胞和巨噬细胞活力，抑制细胞杀伤能力，损害免疫功能。

（三）食品中锌的检测方法

贝壳类海产品、红色肉类、动物内脏类都是锌的良好来源；蛋类、豆类、燕麦、花生、谷类胚芽等含锌比较丰富。蔬菜和水果含锌极少。此外，精细的粮食加工过程可导致大量的锌丢失。

食品中锌含量测定的方法有火焰原子吸收光谱法、电感耦合等离子体发射光谱法（ICP-AES）、电感耦合等离子体质谱法（ICP-MS）和二硫腙比色法，其中火焰原子吸收光谱法最为方便，因而应用较广。

（1）原理：试样消解处理后，经火焰原子化，在 213.9nm 处测定吸光度。在一定浓度范围内锌的吸光度值与锌含量成正比，与标准系列比较定量[《食品安全国家标准 食品中锌的测定》（GB 5009.14-2017）]。

（2）样品处理：方法同铁的前处理。

（3）测定过程：同铁的测定。仪器参考条件见表 33-8。

表 33-8　火焰原子吸收光谱法仪器参考条件

元素	波长/nm	狭缝/nm	灯电流/mA	燃烧头高度/mm	空气流量/(L·min⁻¹)	乙炔流量/(L·min⁻¹)
锌	213.9	0.2	3~5	3	9	2

（4）方法说明：本方法的检出限为 1mg/kg（或 1mg/L），定量限为 3mg/kg（或 3mg/L）。适用于各类食品中锌含量的测定。

六、铜

（一）理化性质

铜（copper，Cu），29 号元素，是一种呈紫红色光泽的金属，相对原子质量为 64。熔点为 1 083.4℃，沸点为 2 567℃，相对密度为 8.92g/cm³。有很好的延展性、导热性、导电性、耐蚀性。铜在干燥空气中较稳定，在含 CO_2 的潮湿空气中可形成主成分为碱式碳酸铜的铜绿，在空气中加热时表面形成黑色的 CuO,若氧气不充足则形成有毒红色的 Cu_2O。铜容易被硝酸或热浓硫酸等氧化性酸氧化而溶解,常温下铜就能与卤素直接化合,加热时铜能与硫直接化合成 CuS。铜的主要氧化形态为+1 和+2,在高温和干燥状态时,+1 铜化合物稳定,许多+2铜化合物加热能转变成+1。在水溶液中,以+2 铜化合物较稳定,+1 铜化合物因歧化反应易生成+2 铜和金属铜。

(二) 铜的缺乏和过量

铜在机体内的生化功能主要是催化作用,许多含铜金属酶作为氧化酶,参与体内氧化还原过程,并在机体中发挥着重要的生理功能。机体缺铜可引起贫血、白细胞减少、血浆铜蓝蛋白和红细胞 Cu-SOD 下降、心律不齐、骨质疏松、厌食、肝脾肿大等症状。过量铜可引起急、慢性中毒,表现恶心、呕吐、上腹部疼痛、腹泻、头痛、眩晕及口中有金属味等临床病状,最常见的受损器官是肝脏,严重者可出现黄疸、溶血性贫血、血尿、尿毒症,甚至死亡。

(三) 食品中铜的检测方法

铜广泛存在于各种食物中,贝类海产品以及坚果类是铜的良好来源,其次是动物的肝、肾,谷类胚芽部分及豆类等,所以人们很少缺铜,但经常食用含铜量高的食品,会因蓄积而中毒。但植物性食物铜含量受其培育土壤中铜含量及加工方法的影响。一般奶类和蔬菜含量最低。

食品中铜的主要检测方法有石墨炉原子吸收光谱法、火焰原子吸收光谱法、电感耦合等离子体质谱法(ICP-MS)和电感耦合等离子体发射光谱法(ICP-AES)等。其中原子吸收光谱法使用最为广泛——石墨炉原子吸收光谱法和火焰原子吸收光谱法[《食品安全国家标准食品中铜的测定》(GB 5009.13-2017)]。

(1) 原理:试样消解处理后,经石墨炉原子化(火焰原子化),在 324.8nm 处测吸光度。一定浓度范围内铜的吸光度值与铜含量成正比,与标准系列比较定量。

(2) 样品处理:方法同铁的前处理。

(3) 测定过程:分别将铜标准系列溶液、空白溶液、试样溶液与磷酸二氢铵-硝酸钯溶液同时注入石墨炉(火焰原子化器),原子化后测其吸光度值,以铜标准系列溶液中铜的质量浓度为横坐标,吸光度值为纵坐标,制作标准曲线,试样与标准系列比较定量。仪器参考条件:石墨炉原子吸收光谱法仪器参考条件见表 33-9,火焰原子吸收光谱法仪器参考条件见表 33-10。

表 33-9　石墨炉原子吸收光谱法仪器参考条件

元素	波长/nm	狭缝/nm	灯电流/mA	干燥	灰化	原子化
铜	324.8	0.5	8~12	85~120℃/40~50s	800℃/20~30s	2350℃/4~5s

表 33-10　火焰原子吸收光谱法仪器参考条件

元素	波长/nm	狭缝/nm	灯电流/mA	燃烧头高度/mm	空气流量/(L·min⁻¹)	乙炔流量/(L·min⁻¹)
铜	324.8	0.5	8~12	6	9	2

(4) 方法说明:铜含量低的样品可选择石墨炉原子吸收光谱法测定,方法的检出限为0.02mg/kg(或 0.02mg/L),定量限为 0.05mg/kg(或 0.05mg/L);铜含量较高的样品可选择火焰原子吸收光谱法,方法的检出限为 0.2mg/kg(或 0.2mg/L),定量限为 0.5mg/kg(或0.5mg/L)。适用于各类食品中铜含量的测定。

七、锰

(一)理化性质

锰(manganese,Mn),25 号元素,是一种灰白色有光泽的过渡金属,相对原子质量为 54.94。熔点为 1 244℃,沸点为 1 962℃,相对密度为 7.44g/cm³。纯净的金属锰是比铁稍软的金属,含少量杂质的锰坚而脆,潮湿处会氧化。锰属于比较活泼的金属,加热时能和氧气化合,易溶于稀酸,放出氢气,并生成+2 价锰盐。锰和浓硫酸、浓硝酸等氧化性酸反应生成二氧化硫、二氧化氮,自身被氧化成+2 价锰。锰在常温与水反应缓慢,当自身高温时,反应迅速,水变为氢气,锰被氧化,形成复杂氧化物。在碱性溶液中,锰离子的稳定性比在酸性溶液中低得多,很容易被空气氧化。锰的化合价有+2、+3、+4、+5、+6 和+7。其中以+2(Mn^{2+} 的化合物)、+4(MnO_2,为天然矿物)和+7(高锰酸盐,如 $KMnO_4$)、+6(锰酸盐,如 K_2MnO_4)为稳定的氧化态。

(二)锰的缺乏和过量

锰是许多酶的组成成分或激活剂,可维持骨骼正常发育,促进糖和脂肪代谢,参与肝微粒体中脂质氧化及细胞膜脂质氧化。体内对锰的需要量从正常膳食中即可得到满足,而锰过量可引起中毒,要损害中枢神经系统及引起生殖内分泌功能紊乱。

(三)食品中锰的检测方法

糙米、米糠、麦芽、核桃、海参、鱿鱼以及茶叶和咖啡中锰含量丰富。坚果、花生、干豆类食物也是锰的良好来源。精制谷类、鱼、禽、肉、奶类中含量较低。

食品中锰的测定方法很多,包括火焰原子吸收光谱法、电感耦合等离子体质谱法(ICP-MS)、电感耦合等离子体发射光谱法(ICP-AES)、石墨炉原子吸收光谱法等,其中火焰原子吸收光谱法是最简单和广泛使用的方法。

(1)原理:试样经消解处理后,注入原子吸收光谱仪中,火焰原子化后锰吸收 279.5nm 的共振线,在一定浓度范围内,其吸收值与锰含量成正比,与标准系列比较定量[《食品安全国家标准 食品中锰的测定》(GB 5009.242-2017)]。

(2)样品处理:方法同铁的前处理。

(3)测定过程:仪器参考条件:吸收波长为 279.5nm,狭缝宽度 0.2nm,灯电流 9mA,燃气流量 1.0L/min。

(4)方法说明:本方法锰的检出限为 0.2mg/kg,定量限为 0.5mg/kg。适用于食品中锰的测定。

(梁惠　戈娜)

参 考 文 献

[1] 黎源倩,叶蔚云. 食品理化检验. 2 版. 北京:人民卫生出版社,2014.

[2] 杜晓燕,毋福海,孙成均,等. 现代卫生化学. 2 版. 北京:人民卫生出版社,2009.

[3] 孙长颢. 营养与食品卫生学. 8 版. 北京:人民卫生出版社,2017.

[4] 孙成均. 生物材料检验. 2 版. 北京:人民卫生出版社,2015.

[5] 葛可佑总. 中国营养科学全书. 北京:人民卫生出版社,2004.

[6] 杨月欣. 实用食物营养成分分析手册. 2 版,北京:中国轻工业出版社,2007.

第三十四章

保健食品类功效成分检测

第一节 概　述

一、保健食品的起源、发展及管理

保健食品（health food）亦称功能性食品（functional food），一个特定的食品种类。它具有调节人体功能的作用，但不以治疗疾病为目的，适于特定人群食用。目前，由于各地区、各国的发展情况不同，国际上尚未有统一的保健食品的定义。最早提出保健食品的国家是英国，他们在 1932 年成立了国家保健食品商店联合会。作为商业协会，它没有对保健食品的发展产生大的影响。1989 年，欧盟定义了特殊营养食品（nutritional food），即含有特殊营养成分或经过特殊的生产加工工艺，使其营养价值明显区别于普通食品的一类食品，包括规定的膳食食品和满足婴幼儿健康需要的配方食品。美国负责食品和药品管理的食品药品管理局（FDA）在 1984 年以前始终以保护消费者利益为出发点，对强调调节人体生理活动作用的食品持反对态度。在企业不断研制出对人体功能有调节作用的食品的影响下，1987 年 FDA 修改了"食品标签管理条例"的提案，正式承认食品可促进人体生理功能。1997 年通过"FDA修正法案"，授权 FDA 制定管理宣称有预防疾病（保健）作用食品的办法，宣称保健功效的食品必须具备美国卫生研究院（NIH）或者疾病预防控制中心（CDC）认定的科学论据。生产企业利用新旧管理规定交替的契机，制造了标示有健康作用的膳食补充剂（dietary supplement）投放市场，收到良好的效益。日本是较早提出保健食品概念的国家，1962 年日本厚生省文件中定义保健食品是具有与生物防御、生物节律调整、防止疾病、恢复健康等有关功能因子，经设计加工，对生物体有明显调整功能的食品。进入 20 世纪 70 年代，日本经济得到高速发展，人均寿命延长，对健康更加关注，厚生省提出改变药物保健为食品保健的新思路。同时，出现了更先进的检测技术，可以精确地定量检定食品中微量的功效成分。1991 年，日本官方建立了"特殊健康用途食品"的审批政策，特殊健康用途食品与我国保健食品的概念基本一致。

我国的饮食文化渊源久远，中华药膳和中华传统保健饮食有着几千年的历史，早在我国古代就有"滋补食品""疗效食品"等数种提法。1983 年颁布的《食品卫生法（试行）》，明确规定食品中不得加入药品，食品不能谈功能，保健食品没有任何法律地位，随后卫生部依法在全国范围内开展禁止食品加药的行动。由于市场需求关系，20 世纪 80 年代中后期，部分食品企业开始生产形式各异的"保健食品"，由于法规和技术标准的滞后，生产流通领域出现真假难分、良莠并存的混乱局面。1991年"新资源食品管理条例"的颁布,规定了新资源食品的安全性评价,为原先被禁止生产的既是食品又是药品名单外的某些中草药品种作为食品生产原料提供了法律保障,这是保健食品合法发展迈出的第一步。1995年修订了《食品卫生法》,确立了我国保健食品的合法性。1996年原卫生部颁布了《保健食品管理办法》,标志着我国保健食品生产和销售开始进入法制化管理的轨道。2003年卫生部将保健食品的审批权移交给国家食品药品监督管理总局,保健食品的批号由"卫食健字"改为"国食健字"。2005年国家食品药品监督管理总局发布了《保健食品注册管理办法(试行)》,生产企业申报保健食品由各省、自治区、直辖市食品药品监督管理局进行初审,由国家食品药品监督管理总局终审。经过批准的产品,国家食品药品监督管理总局将授予《保健食品批准证书》,并使用特定标识,天蓝色图案,下有保健食品字样,俗称"蓝帽子标志"。GB16740-2014《食品安全国家标准 保健食品》将保健食品定义为:"声称并具有特定保健功能或者以补充维生素、矿物质为目的的食品。即适用于特定人群食用,具有调节机体功能,不以治疗疾病为目的,并且对人体不产生任何急性、亚急性或慢性危害的食品。"

保健食品

2016年2月26日,国家食品药品监督管理总局颁布了《保健食品注册与备案管理办法》(自2016年7月1日正式施行)。该办法将保健食品产品上市的管理模式由原来的单一注册制调整为注册与备案相结合的管理模式,规定国家食品药品监督管理总局负责保健食品注册管理,以及首次进口的属于补充维生素、矿物质等营养物质的保健食品备案管理。省、自治区、直辖市食品药品监督管理部门负责本行政区域内其他保健食品备案管理。

2018年3月,因国务院机构改革,原国家食品药品监督管理总局不再保留,保健食品的监管移交给新组建的国家市场监督管理总局。

《中华人民共和国食品安全法》将保健食品归为特殊食品,明确规定:"保健食品声称保健功能,应当具有科学依据,不得对人体产生急性、亚急性或者慢性危害""保健食品的标签、说明书不得涉及疾病预防、治疗功能,内容应当真实,与注册或者备案的内容相一致,载明适宜人群、不适宜人群、功效成分或者标志性成分及其含量等",并声明"本品不能代替药物""保健食品的功能和成分应当与标签、说明书相一致"。

因此,保健食品应具备以下特征:

1. 保健食品首先必须是食品,应具备食品的基本特征,即应无毒无害,符合应当有的营养和安全要求,具有相应的色香味等感官性状。

2. 保健食品必须具有特定的保健功能。保健功能应包括:纠正不同原因引起的、不同程度的人体营养失衡;调节与此有密切关系的代谢和生理功能异常;辅助抑制或缓解有关的病理过程。保健食品的保健功能必须是明确的、具体的、经科学验证是肯定的。目前,监管部门依法批准注册的保健食品允许声称的保健功能主要有27类,分别为:增强免疫力、辅助降血脂、辅助降血糖、抗氧化、辅助改善记忆、缓解视疲劳、促进排铅、清咽、辅助降血压、改善睡眠、促进泌乳、缓解体力疲劳、提高缺氧耐受力、对辐射危害有辅助保护功能、减肥、改善生长发育、增加骨密度、改善营养性贫血、对化学性肝损伤的辅助保护作用、祛痤疮、祛黄褐斑、改善皮肤水分、改善皮肤油分、调节肠道菌群、促进消化、通便、对胃黏膜损伤有辅助保护功能。依法备案的保健食品允许声称的保健功能为补充维生素、矿物质。随着保健食品行业的发展,保健食品的功能将会更加健全和规范。

3. 保健食品要与药品区分开。保健食品以调节机体功能为主要目的,而不是以治疗疾病为目的,正常条件下食用安全。保健食品在某些疾病状态下也可以食用,但它不能代替药物的治疗作用。

二、保健食品管理的法律法规、技术规范及技术要求

1. 保健食品管理的法律、法规和技术规范　目前已制定的法律、法规和技术规范有《中华人民共和国食品安全法》《食品安全国家标准 保健食品》《保健食品注册与备案管理办法》《保健食品命名规定和命名指南》《保健食品注册检验复核检验管理办法》《保健食品企业良好生产规范》《保健食品备案产品可用辅料及其使用规定(试行)》《保健食品备案产品主要生产工艺(试行)》等。

2. 保健食品的基本技术要求

(1) 功能有效:经试验证实具有明确和稳定的保健作用,它是评价保健食品质量的关键。

(2) 安全无毒:各种原料及其产品必须符合食品的卫生要求,长期服用应确保安全,对人体不产生任何急性、亚急性或者慢性危害。

(3) 配方科学:保健食品配方及其用量必须有科学依据,要提供所含功效成分或标志性成分及其含量与定性、定量检测方法。

(4) 生产工艺合理:生产工艺必须确保产品在保质期内功效成分稳定,尽量减少生产过程中功效成分的破坏、损失,并且不产生有害的物质。

三、保健食品的功效成分(或标志性成分)及检测方法

1. 保健食品的功效成分(或标志性成分)　保健食品之所以有保健功能是因为含有与功能相对应的功效成分或标志性成分。功效成分是指通过大量实验研究或经科学文献证实并得到学术界公认,与声称的保健功能有量效关系的成分;标志性成分是指与保健功能无确定的量效关系,但属于产品或原料的特征成分,并通过对该成分进行检测,达到控制产品质量的目的。常见的功效成分(或标志性成分)有:多糖类、黄酮类、皂苷类、氨基酸类、不饱和脂肪酸类、蒽醌类以及腺苷、红景天苷、芦荟苷、大蒜素、茶多酚、角鲨烯、膳食纤维、洛伐他汀、免疫球蛋白、褪黑素、超氧化物歧化酶、牛磺酸、维生素和矿物质等。

2. 检测方法　保健食品功效成分的主要检测方法有 HPLC、TLC、GC、分光光度法等。GC 法和 HPLC 法测定的都是功效成分明确的物质,定性、定量准确。HPLC 法主要检测洛伐他汀、褪黑素、10-羟基癸烯酸、β-胡萝卜素、吡啶甲酸铬、红景天苷、牛磺酸、维生素类等。GC 法主要检测不饱和脂肪酸、角鲨烯、肌醇、大蒜素等。分光光度法一般是测定一大类物质的总含量,主要用于检测总黄酮、总皂苷、茶多酚、原花青素、粗多糖等。TLC 法主要用于定性鉴别。目前有些分析方法已列入国家标准分析方法,如《保健食品中吡啶甲酸铬含量的测定》(GB/T 5009.195);《保健食品中大豆异黄酮的测定》(GB/T 23788);《保健食品中番茄红素的测定》(GB/T 22249);《保健食品中 α-亚麻酸、二十碳五烯酸、二十二碳五烯酸和二十二碳六烯酸的测定》(GB 28404);《保健食品中前花青素的测定》(GB/T 22244);《保健食品

中辅酶 Q10 的测定》(GB/T 22252)等。

3. 检测意义　保健食品功效成分或标志性成分的检测是保证产品质量和功效作用的关键点;是保健食品质量控制的有效手段。它为保健食品的研发、生产和质量控制等提供有效的技术支持;为保健食品的审评、监督管理提供科学依据。

（刘　萍）

第二节　保健食品中黄酮类化合物检测

一、概述

（一）主要来源

黄酮类化合物(flavonoids)是以 2-苯基色原酮为母核的一类物质,指两个苯环(A 环、B 环)之间以一个三碳链(C 环)连接而成的一系列化合物,其骨架可用 C_6-C_3-C_6 表示。其中 C 环部分可以是脂链,也可以与 B 环部分形成六元或五元的氧杂环。一般黄酮类化合物根据 C 环的结构分类,主要是以 C 环的氧化状况和 B 环所连接的位置不同可分为:黄酮及黄酮醇类、双黄酮类、二氢黄酮及二氢黄酮醇类、查耳酮类、黄烷醇类、花色素类、异黄酮类以及其他黄酮类等。目前已知的黄酮类化合物单体已有 8 000 多种,广泛存在于蔬菜、水果和药用植物中。许多植物的叶、皮、根和果实中都含有一定量的黄酮类化合物。保健食品中常见的黄酮类化合物主要有:银杏素(ginkgetin)、槲皮素(quercetin)、儿茶素(catechin)、葛根素(puerarin)、大豆异黄酮(soy isoflavones)等。

原花青素(procyanidins)是一大类多酚化合物的总称,是一类有着特殊分子结构的生物类黄酮,由不同数目的黄烷-3-醇或黄烷-3,4-二醇聚合而成。原花青素在葡萄、可可豆、山楂、番荔枝、野草莓、银杏、花生等植物中含量丰富。早在 20 世纪 50 年代法国科学家就发现可以从松树皮中提取大量原花青素,其原花青素含量达 85%,70 年代则发现葡萄籽提取物中原花青素含量可高达 95%,是提取原花青素更好的资源。目前研究最多的是葡萄籽和葡萄皮中的原花青素。

（二）理化性质

黄酮类化合物多为结晶性固体,少数为无定型粉末。由于其母核内形成交叉共轭体系,并通过电子转移、重排,使共轭链延长,因而呈现不同的颜色。黄酮类化合物因分子中多具有酚羟基而显酸性。其溶解度因结构及存在状态(糖苷和苷元)不同而有很大差异。一般游离苷元不溶或难溶于水,易溶于甲醇、乙醇、乙酸乙酯等有机溶剂及稀碱水溶液中。天然黄酮类化合物多以苷类形式存在,黄酮苷一般易溶于水、甲醇、乙醇等极性强的溶剂中,难溶或不溶于苯、四氯化碳等有机溶剂中。有些黄酮类化合物在紫外光照射下产生不同颜色的荧光。黄酮类化合物能与多种金属离子,如铝离子、镁离子、铅离子或锆离子等发生配合生成有色的配合物。

原花青素为白色粉末,溶于水、乙醇、甲醇、丙酮、乙酸乙酯,不溶于乙醚、三氯甲烷、苯等,在 280nm 波长处有强吸收,在酸性溶液中加热可降解和氧化形成花青素(anthocyanidin),花青素亦称花色素。

（三）保健功能

黄酮类化合物含有多个酚羟基使其具有很强的还原性,许多黄酮类化合物已被证实有很强的清除活性氧自由基的能力，是天然抗氧化剂。黄酮类化合物还具有抗炎、调节免疫作用；具有降血脂和总胆固醇的作用，可明显提高载脂蛋白 A 等抗动脉硬化成分含量；还通过抗细胞增殖、诱导肿瘤细胞凋亡、干预细胞信号转录等表现出显著的抑制肿瘤作用。

（四）分析方法

黄酮化合物的测定主要有紫外可见分光光度法、荧光分光光度法、气相色谱法和高效液相色谱法、高效毛细管电泳法及示波极谱法等。

保健食品中总黄酮含量的测定常用的是紫外可见分光光度法，其操作简便、快速。通常有两种方法，一是将样品提取液直接在 360nm 波长处测定吸光度值；二是在样品提取液中加入显色剂（硝酸铝）后生成红色配合物，最大吸收峰向长波长移动，与芦丁标准系列比较定量。后者抗干扰能力较强，特异性好。

大豆异黄酮包括游离型苷元和结合型糖苷两类共 12 种，大豆苷、大豆苷元、染料木素、染料木苷、大豆黄素和大豆黄苷是其中比较重要的化合物，通常采用高效液相色谱法测定其含量。

原花青素的测定一般采用分光光度法、HPLC 法、HPLC-MS 等。正丁醇-盐酸法对原花青素化学结构的依赖性比较大，不适宜低聚原花青素的测定。在香草醛-硫酸法中，硫酸的加入会引起反应体系放热，从而导致原花青素的氧化分解，使测定结果偏低。香草醛-盐酸法对原花青素的测定具有特异性，特别是对于黄烷醇类物质测定效果较好，但由于葡萄籽的来源不同，因此所用盐酸、香草醛的浓度、显色时间、温度也不同。铁盐催化分光光度法操作简便、准确，是目前保健食品检测常用的方法。

葛根素是一种异黄酮类化合物，它在葛根总黄酮中所占的比例最大，通常采用高效液相色谱法测定其含量。

银杏叶中含有丰富的黄酮类化合物，主要成分为黄酮醇苷，经水解后主要以三种苷元的形式存在，即槲皮素、山奈素、异鼠李素。黄酮醇苷以酸或酶水解后采用高效液相色谱法测定。

二、保健食品中总黄酮的检测

（一）分光光度法

1. 原理　保健食品中的总黄酮用乙醇超声波提取，聚酰胺粉吸附柱分离净化，用苯洗脱杂质后，总黄酮用甲醇洗脱，以芦丁为对照品，于 360nm 波长处测定吸光度值，标准曲线法比色定量。

2. 分析步骤　称取一定量的试样，加乙醇定容，摇匀后，超声提取。吸取上清液加聚酰胺粉吸附，于水浴上挥去乙醇，然后转入层析柱。先用苯洗脱杂质，然后用甲醇洗脱总黄酮，收集甲醇洗脱液，定容。

于 360nm 波长处测定芦丁标准溶液和样品溶液的吸光度值，依据标准曲线计算样品中总黄酮的含量。

3. 方法说明　取样前应尽可能研磨至细，才能达到较好的提取效果。净化时常用的聚酰胺吸附剂有 30~60 目和 14~30 目两种粒度，不同粒度的聚酰胺吸附效果有差异。因此，在测定时，应采用同一规格的聚酰胺粉。

（二）铝配合物分光光度法

1. 原理　黄酮类化合物中的 3-羟基、4-羟基、5-羟基、4-羰基或邻二位酚羟基，在碱性条件下,可与 Al^{3+} 生成红色配合物,于 510nm 波长处测定吸光度值,与芦丁标准系列比较定量。

2. 分析步骤

（1）样品处理:对于固体样品,称取一定量样品,加入乙醚回流提取,过滤,用乙醚洗涤滤渣。将滤渣中乙醚挥干,加入 80%乙醇回流,过滤,用热水洗涤滤渣,合并滤液,冷却定容。

对于液体样品(含酒精的液体样品,先于水浴上挥去乙醇,用水补足至样品原始体积),精密吸取一定量样品,用乙醚萃取脱脂、脱色素,样液供测定。

（2）测定:取芦丁标准使用液和样品提取液分别加 30%乙醇。在标准系列和样液中加 5%NaNO$_2$ 溶液,摇匀,再加入 10%Al(NO$_3$)$_3$ 溶液,摇匀后加 4%NaOH 溶液摇匀,放置 10~20 分钟,于 510nm 波长处测定吸光度值,依据标准曲线,计算样品中总黄酮的含量。

3. 方法说明

（1）NaNO$_2$ 浓度在 2%~8%范围内吸光度相对稳定,因此采用 NaNO$_2$ 浓度为 5%。

（2）随 Al(NO$_3$)$_3$ 溶液浓度的增加吸光度值升高,当浓度在 8%~12%时,吸光度值相对稳定,故选用 10%Al(NO$_3$)$_3$。

（3）显色后,在室温低于 25℃的环境中,吸光度值在 2 小时内保持稳定。

三、保健食品中大豆异黄酮的检测

1. 原理　保健食品中的大豆异黄酮(包括大豆苷、大豆苷元、染料木素、染料木苷、大豆黄素和大豆黄苷)经制备、提取、过滤等前处理后,采用梯度洗脱,C$_{18}$ 柱分离,紫外检测器检测。根据色谱峰的保留时间定性,峰面积标准曲线法定量。

2. 分析步骤

（1）样品处理:准确称取适量粉碎、混匀的固体试样或混匀的液体样品,加入适量甲醇,超声提取 20 分钟,然后用甲醇定容,混匀,上清液经 0.45μm 滤膜过滤后备用。

（2）测定:色谱条件为反相 C$_{18}$ 柱(4.6mm×250mm,5μm);检测波长:260nm;流动相:A 液为乙腈,B 液为磷酸水溶液(pH=3);梯度洗脱:0~10 分钟,12%A+88%B→18%A+82%B;10~23 分钟,18%A+82%B→24%A+76%B;23~30 分钟,24%A+76%B→30%A+70%B;30~55 分钟,30%A+70%B→80%A+20%B;55~60 分钟,80%A+20%B→12%A+88%B;柱温:30℃;流速:1ml/min。

取大豆异黄酮的混合标准使用液和试样净化液进行高效液相色谱分析,以保留时间定性,用峰面积标准曲线法定量,分别计算试样中的大豆苷、大豆苷元、染料木素、染料木苷、大豆黄素和大豆黄苷的含量和大豆异黄酮的总量。

3. 方法说明　本方法适用于以大豆异黄酮为主要功效成分的保健食品以及保健食品原料中大豆异黄酮的含量测定。

四、保健食品中原花青素检测

（一）铁盐催化分光光度法

1. 原理　原花青素经热酸处理,并在硫酸铁铵的催化作用下,水解生成红色的花青素(花色素)。在最大吸收波长 546nm 处测定吸光度值,计算试样中原花青素含量。

2. 分析步骤　对于固体试样,精确称取研细、混匀的试样,加入甲醇,超声波提取,甲醇定容,摇匀,离心后取上清液备用。

对于含油试样,用甲醇分数次搅拌洗涤,直至甲醇提取液无色,加甲醇定容备用。对于口服液,吸取适量样液,甲醇定容,摇匀供分析用。

用甲醇配制原花青素标准系列。将正丁醇与盐酸按 95∶5 的体积比混合后,加入硫酸铁铵溶液,再加入标准系列溶液或样液,混匀,置沸水浴回流,准确加热 40 分钟后,立即置冰水中冷却,于 546nm 波长处测定吸光度值,用标准曲线法定量。

3. 方法说明

(1) 原花青素水解氧化为花色素,水解程度随温度的升高而增大,在 100℃ 时达到最大值。该反应随加热时间的增长,花色素含量增加,当加热 40 分钟时,花色素含量达到最大值,所以应严格控制水解的温度和时间。

(2) 硫酸铁铵起催化剂的作用,未使用铁盐与使用铁盐相比,样品的测定值降低近 40%。

(3) 本法最低检出量为 $3\mu g$,最低检出浓度为 $3\mu g/ml$,最佳线性范围为 $3 \sim 150\mu g/ml$。

(二) 高效液相色谱法

1. 原理 在酸性条件下,将试样中原花青素单体或聚合物加热水解使 C-C 键断裂生成深红色的花色素离子,用高效液相色谱-紫外可见检测器进行检测,以保留时间定性,以峰高或峰面积定量。

2. 分析步骤

(1) 样品处理:对于固体试样,加入甲醇超声波提取,用甲醇定容,取上清液备用。对于液体试样,吸取适量样液,加甲醇定容。对于含油试样,用少量二氯甲烷使试样溶解,加甲醇定容,摇匀。

(2) 测定:色谱条件为 C_{18} 色谱柱(4.6mm×150mm);柱温:35℃;紫外-可见检测器,检测波长 525nm;流动相:水+甲醇+异丙醇+10%甲酸(73+13+6+8);流速 1.0ml/min。

将正丁醇与盐酸按 95∶5(v/v)体积比混合后,取出一定量,加入硫酸铁铵溶液,再加入经 $0.45\mu m$ 滤膜过滤的样液,混匀,置沸水浴回流,加热 40 分钟后,立即置冰水中冷却,进行高效液相色谱分析。

3. 方法说明 在流动相中加入 13%甲醇和 6%异丙醇,灵敏度高于只用甲醇。另外,流动相中加入甲酸可改善色谱峰的峰形。

五、保健食品中葛根素检测

1. 原理 根据葛根素溶于甲醇、水等极性溶剂的特性,试样采用 70%甲醇溶液进行超声提取,试液过滤后利用高效液相色谱仪反相 C18 柱分离,紫外检测器检测,根据保留时间和峰面积进行定性和定量。

2. 分析步骤

(1) 样品处理:取片剂或胶囊试样进行粉碎混匀,根据试样中葛根素的含量,准确称取一定量(精确至 0.001g)试样加入适量 70%甲醇,超声提取 30 分钟,冷却至室温,再用 70%甲醇定容至刻度,混匀,静止,上清液经 $0.45\mu m$ 滤膜过滤后供液相色谱分析用。

(2) 测定:液相色谱参考条件为 ODS C_{18} 柱(250mm×4.6mm,5μm);流动相:甲醇+36%乙酸+水 = 25+3+72;流速:1.0ml/min;检测波长:247nm;进样体积:10μl;柱温:30℃。

准确取标准溶液及试样溶液注入高效液相色谱仪中,以保留时间定性,以试样峰高或峰面积与标准比较定量。

3. 方法说明

（1）单一葛根提取物制成的试样过滤后直接利用高效液相色谱仪分离分析；由多种植物提取物制成的试样需经大孔吸附树脂净化后再进行高效液相色谱分析。

（2）流动相可根据试样基质不同进行适当调节。

六、保健食品中总黄酮醇苷检测

1. 原理 试样经提取、水解等前处理后，使用等度洗脱反相高效液相色谱进行分离，紫外检测器检测，根据色谱峰的保留时间定性，外标法定量，测定试样中苷元槲皮素、山奈素、异鼠李素含量。

2. 分析步骤

（1）样品处理：称取一定量的试样，或量取一定体积的试样，置索氏提取器中，加三氯甲烷回流提取 2 小时，弃去三氯甲烷液，残渣挥干，加甲醇回流提取 4 小时，提取液蒸干，残渣加甲醇-25%盐酸溶液(4:1)的混合溶液，加热回流 30 分钟，迅速冷却至室温，转移至容量瓶中，用甲醇稀释至刻度，摇匀，经 0.45μm 滤膜过滤后供液相色谱分析用。

（2）测定：色谱条件为 C_{18} 色谱柱(150mm×4.6mm,5μm)；流动相：甲醇-0.4%磷酸溶液(50:50)；检测器：紫外检测器；检测波长：360nm；流速：1.0ml/min；柱温：室温。

分别量取槲皮素、山奈素、异鼠李素的混合标准溶液及试样溶液注入高效液相色谱仪中，以保留时间定性，以试样峰面积与标准比较定量。

3. 方法说明

（1）通过测得的槲皮素、山奈素、异鼠李素 3 种苷元的含量，再乘以换算系数计算总黄酮醇苷的含量。

（2）本方法适用于以银杏叶或银杏叶提取物为主要原料生产的保健食品中总黄酮醇苷含量的测定。

（刘　萍）

第三节　保健食品中皂苷类化合物检测

一、概述

（一）主要来源

皂苷(saponin)广泛存在于植物中，在百合科、薯蓣科、玄参科、豆科、远志科、五加科等植物中含量较高。许多中草药和其他植物中都含有皂苷，如人参、柴胡、远志、大豆等。皂苷结构复杂，且彼此差异较大。按皂苷元的化学结构皂苷可分为两大类：一类为甾体皂苷，多由 27 个碳原子所组成，主要来源于百合科、薯蓣科和玄参科；另一类为三萜皂苷，多由 30 个碳原子组成，主要来源于五加科、远志科、葫芦科和豆科。

人参皂苷(ginsenoside)属于三萜类皂苷，是人参、西洋参和三七中的主要有效成分。主要有人参皂苷 Ra_1、Ra_2、Rb_1、Rb_2、Rc、Rd、Re、Rf、Rg_1、Rg_2、Rh_1、Rh_2、Rh_3 等。黄芪皂苷(astragaloside)主要来源于豆科植物蒙古黄芪或膜荚黄芪的干燥根，主要有黄芪皂苷 I～VIII，其中黄芪皂苷IV又称黄芪甲苷(astragaloside IV)。

（二）理化性质

皂苷多为白色或乳白色无定形粉末,少数为晶体,大多数皂苷分子大,不易结晶,易吸潮,具有苦味或辛辣味。皂苷分子极性较大,易溶于热水、热乙醇、甲醇中,且在正丁醇中有较大的溶解度,难溶于丙酮、乙醚、乙酸乙酯等有机溶剂。皂苷能和某些试剂,如浓硫酸、三氯乙酸、五氯化锑等产生颜色反应。

（三）保健功能

皂苷对人体的新陈代谢起着重要的生理作用。它可以抑制血清中脂类氧化,防止过氧化脂质对肝脏的损伤和动脉硬化,具有抗衰老的作用。某些皂苷还具有解热、镇静、抗肿瘤等活性。个别皂苷有特殊的生理活性,如人参皂苷能增进 DNA 和蛋白质的合成,提高机体的免疫力;三七皂苷具有扩张冠状血管,降低心肌耗氧,保护心脏的功效;远志、桔梗皂苷等有祛痰止咳的作用;柴胡皂苷有抗菌活性;大豆皂苷具有降低胆固醇、抗血栓功效等。

（四）分析方法

常见的有分光光度法、薄层扫描法、气相色谱法、高效液相色谱法、高效液相-质谱联用法等。分光光度法常用于总皂苷的测定;高效液相色谱法是目前检测皂苷类成分最常用的方法,检测器主要有紫外检测器、蒸发光散射检测器、荧光检测器和示差检测器。

二、保健食品中总皂苷检测

1. 原理　保健食品中的总皂苷用水经超声波提取,Amberlite-XAD-2 大孔树脂预柱分离净化,在酸性条件下,提取物中总皂苷与香草醛生成有色化合物,以人参皂苷 Re 为标准,于560nm 波长处测定吸光度值,标准曲线法定量。

2. 分析步骤

（1）样品处理:对于固体试样,称取一定量的样品,加入一定量水,超声波提取,水定容,摇匀。

对于含有乙醇的液体样品,在水浴上挥干,用水溶解残渣后,进行柱层析。非乙醇类的液体试样,可根据其浓度高低,稀释后取一定量进行柱层析。

用内装 Amberlite-XAD-2 大孔树脂和少量中性氧化铝的 10ml 注射器作层析管。依次用70%乙醇和水洗柱,弃洗脱液。加入已处理好的样液,用水洗柱,弃洗脱液,再用 70%乙醇洗脱人参皂苷,收集洗脱液,置于60℃水浴上挥干。

（2）测定:吸取一定量人参皂苷 Re 标准溶液,低于60℃挥干溶剂后,与上述处理过的样品同时准确加入香草醛冰乙酸溶液和高氯酸,60℃水浴上加热 15 分钟,冰浴冷却后,准确加入冰乙酸,摇匀,于560nm 波长处测定吸光度值。

3. 方法说明　显色时间和温度对结果均有影响,故在实验中应注意准确控制。因冰乙酸具有挥发性,加入后应立即测定。大孔树脂是一种具有吸附速度快、选择性好、易解吸附的高分子吸附剂。本方法选用 Amberlite-XAD-2 或 D101 大孔树脂作固相分离、净化能达到良好的效果。

三、保健食品中人参皂苷检测

1. 原理　保健食品中的人参皂苷经提取、净化处理后,采用梯度洗脱,反相 C₁₈ 色谱柱分离,紫外检测器检测。根据色谱峰的保留时间定性,峰面积标准曲线法定量,可用于保健食品中人参皂苷 Re、Rg$_1$、Rb$_1$、Rc、Rb$_2$、Rd 的同时定量分析。

2. 分析步骤

（1）样品处理：对于固体试样，取片剂或胶囊内容物研成粉末，并过 20 目筛。精确称取一定量样品加水超声提取，准确取出一定量样液，通过 D-101 大孔吸附树脂净化柱（大孔吸附树脂使用前先经甲醇浸泡，水洗）。先用水洗去杂质，弃去水洗脱液，然后用 70% 甲醇洗脱皂苷，收集甲醇溶液，水浴上蒸干，残渣用甲醇溶解并定容、离心、过滤后，进行色谱分析。

对于液体试样，取一定量的试样于水浴上蒸干，残渣加水用超声波提取，余下步骤同固体试样处理。

（2）测定：色谱条件为反相 C$_{18}$ 柱（4.6mm×250mm，5μm）；检测波长：203nm；流动相：A 液为乙腈，B 液为水；梯度洗脱：0～20 分钟，16%A+84%B→18%A+82%B；20～55 分钟，18%A+82%B→40%A+60%B；55～75 分钟，40%A+60%B→100%A；75～80 分钟，100%A→16%A+84%B；柱温：35℃；流速：1ml/min。

3. 方法说明

（1）经紫外扫描，人参皂苷在 190～200nm 有最大吸收，考虑到检测波长在 200nm 以下多数有机物都有很强的紫外吸收，对测定干扰大，本实验选用 203nm 为检测波长。

（2）本方法对六种人参皂苷的最低检出浓度为 10mg/kg。最佳线性范围：0.1～1mg/ml。适用于人参含片、人参冲剂、人参茶、人参胶囊等以人参为主要原料的保健食品中人参皂苷的含量的测定。

四、保健食品中黄芪甲苷检测

1. 原理 保健食品中的黄芪甲苷经提取、浓缩等前处理后，反相 C$_{18}$ 色谱柱分离，以乙腈-水为流动相，蒸发光散射检测器检测。根据色谱峰的保留时间定性，峰面积标准曲线法定量。

2. 分析步骤

（1）样品处理：对于固体试样，取片剂或胶囊内容物研成粉末，混匀，精确称取一定量样品置于索氏提取器中，加甲醇冷浸过夜，加热回流 4 小时，提取液回收甲醇至干，残渣加水，微热使溶解，以乙醚轻摇洗涤两次，水溶液再用水饱和的正丁醇振摇提取 6 次，合并正丁醇提取液，用氨水洗涤 3 次，正丁醇液回收溶剂至干，残渣用甲醇溶解并定容、过滤后，进行色谱分析。

对于液体试样，取一定量的试样减压浓缩至近干，残渣加水溶解，余下步骤同固体试样处理。

（2）测定：色谱条件为反相 C$_{18}$ 柱（4.6mm×250mm，5μm）；柱温：35℃；检测器：蒸发光散射检测器，温度 110℃，氮气流速 2.4L/min；流动相：乙腈+水（30+70）；流速：1ml/min。

3. 方法说明 保健食品中黄芪甲苷的含量一般较低，为了提高供试液中黄芪甲苷的含量，在测定前利用甲醇和正丁醇进行反复提取。本方法适用于以黄芪或黄芪提取物为主要原料的保健食品中黄芪甲苷含量的测定。

（刘　萍）

第四节　保健食品中多糖类化合物检测

一、概述

（一）主要来源

多糖（polysaccharide）是由十几到上万个单糖组成的大分子,自然界中植物、动物、微生物都含有多糖,按其来源可分为:动物多糖、植物多糖和微生物多糖。其中植物如人参、黄芩、刺五加、红花、芦荟等所含多糖均具有显著的药用功效;动物多糖如甲壳素（chitin）、肝素（heparin）、硫酸软骨素（chondroitin sulfate）、透明质酸（hyaluronic acid）等被证明具有多种生物活性。生物体内多糖除以游离状态存在外,也以结合态存在,结合态多糖有与蛋白质结合在一起的蛋白多糖和与脂质结合在一起的脂多糖等。这些结合态的复合型杂多糖亦称粗多糖（crude polysaccharide）。

（二）理化性质

大多数多糖为无定形粉末、无甜味,一般无还原性。多糖有旋光活性,经某些酶或酸作用,可以水解生成寡糖、单糖或单糖的衍生物,如葡萄糖醛酸或半乳糖醛酸、己糖胺等。多糖的分子量随来源不同而异,在水中溶解度通常随分子量的增大而降低,不溶于有机溶剂中。多糖按在生物体内的功能分为两类:一类不溶于水,主要形成动植物的支持组织,如植物细胞壁的纤维素、甲壳类动物的甲壳素等;另一类为动植物的贮存养料,可溶于热水形成胶体溶液,可经酶催化水解释放单糖以供应能量,如淀粉、肝糖原等。

（三）保健功能

自从 20 世纪 50 年代发现酵母多糖具有抗肿瘤作用以来,已分离出很多具有抗肿瘤活性的多糖。大量研究表明,许多多糖有抑制病毒作用,如艾滋病毒、单纯疱疹病毒、巨细胞病毒、流感病毒等。另外,多糖类化合物不但能提高机体的免疫功能,而且有些多糖还具有延缓衰老的作用。某些植物中的多糖作为生物效应调节剂,还具有抗炎、抗辐射、降血糖、降血压、降血脂的作用。膳食纤维具有加速排除体内毒素等作用。

（四）分析方法

保健食品中粗多糖的测定多采用分光光度法,如苯酚-硫酸、硫酸-蒽酮、3,5-二硝基水杨酸分光光度法等。保健食品中硫酸软骨素的测定主要有分光光度法和高效液相色谱法。保健食品中异麦芽低聚糖、低聚果糖、大豆低聚糖的测定多采用高效液相色谱法,用氨基柱分离后,示差检测器测定。

二、保健食品中粗多糖检测

1. 原理　保健食品中的粗多糖用乙醇沉淀分离后,去除其他可溶性糖及杂质的干扰,与苯酚-硫酸反应显红色,以葡萄糖作标准,于 485nm 波长处测定吸光度值,标准曲线法定量。

2. 分析步骤

（1）样液制备:精确称取样品,加水后混匀,于沸水浴上加热 1 小时,冷却后定容,混匀,过滤,弃初滤液后,收集滤液。

（2）除淀粉和糊精:取一定量样品提取液,冷却至 60℃ 以下,加适量淀粉酶液和磷酸盐缓冲液,加塞,置55~60℃酶解1小时,再加适量的糖化酶于60℃以下再水解1小时后取出(用碘液检验是否水解完全,如未水解完全,可延长水解时间),加热至沸(灭酶),冷却,定容,过滤,取滤液备用。

(3) 沉淀粗多糖:准确吸取一定量滤液,加无水乙醇,混匀,于4℃冰箱静置4小时以上,离心,弃去上清液,残渣用80%乙醇洗涤3次,离心后加水溶解定容。

(4) 测定:在葡萄糖标准应用液和样品净化液中,加入苯酚溶液和浓硫酸,混匀,置沸水浴中2分钟,冷至室温后,在485nm波长处以试剂空白为参比测定吸光度值,根据标准曲线计算样品中粗多糖的含量。

3. 方法说明

(1) 用80%乙醇洗涤沉淀物时,尽量将沉淀物打散,以除去包裹在沉淀物中的杂质。由于保健食品的组成不同,洗涤用乙醇可根据具体情况选择最佳浓度。

(2) 如果保健食品中添加了淀粉和糊精,一定要去除,否则结果偏高。

三、保健食品中硫酸软骨素检测

1. 原理　样品中的硫酸软骨素用乙腈分散均匀,以水溶解,用高效液相色谱-紫外检测器在195nm波长处进行检测,以保留时间定性,峰高或峰面积定量。

2. 分析步骤

(1) 样品处理:准确称取适量粉碎、混匀的试样,加入乙腈,振荡使其分散均匀,再加入适量水,超声波溶解,用水定容,摇匀,上清液经0.45μm滤膜过滤后备用。

(2) 测定:色谱条件为C_{18}色谱柱(250mm×4.6mm,5μm);流动相:乙腈+0.01mol/L戊烷磺酸钠溶液(10+90);流速:0.8ml/min;检测波长195nm;进样体积:10μl;柱温:室温。

分别将标准溶液、样品溶液注入液相色谱仪进行测定,记录色谱峰面积。以保留时间定性,峰面积外标法定量。

3. 方法说明

(1) 从牛软骨组织中提取的硫酸软骨素样品使用硫酸软骨素A标准品;从猪软骨组织中提取的硫酸软骨素样品使用硫酸软骨素B标准品;从鲨鱼软骨组织中提取的硫酸软骨素样品使用硫酸软骨素C标准品。

(2) 流动相为乙腈+水(10+90)时,硫酸软骨素不易从柱上洗脱下来,色谱峰前伸,峰形不对称。加入戊烷磺酸钠后峰形得到改善。

(3) 本实验检测波长为195nm,而甲醇和乙腈的截止波长分别为205nm和190nm,故选用乙腈作为流动相的组成成分。因硫酸软骨素出峰时间较早,故流速不宜太快,综合峰形和分离效果,选择0.8ml/min为最佳流速。

(4) 本方法可以同时测定保健食品中的硫酸软骨素和氨基葡萄糖盐酸盐。

四、保健食品中异麦芽低聚糖、低聚果糖、大豆低聚糖检测

1. 原理　试样除去蛋白后,离心、脱色,用液相色谱分析,用NH_2柱分离,示差检测器测定,外标法定量。

2. 分析步骤

(1) 样品处理:①糖浆和糖粉:精确称取一定量糖浆或糖粉,用水稀释或溶解,定容摇匀,溶液过0.45μm滤膜,滤液用于HPLC测定。②不含乳液体饮料:饮料直接离心,上清液

过 0.45μm 滤膜,滤液用于 HPLC 测定。③含乳液体饮料:取一定量试样放入烧杯中,加无水乙醇搅拌混匀,放置 5 分钟,离心,取上清液在沸水浴上挥发近干。残液用水溶解并定容,溶液过 0.45μm 滤膜,滤液用于 HPLC 测定。④奶粉:精确称取一定量试样,放入烧杯中,加水溶解,再加无水乙醇,搅匀,放置 5min,离心,取上清液在沸水浴上挥发近干,残液用水溶解并定容至一定体积,溶液过 0.45μm 滤膜,滤液用于 HPLC 测定。

(2) 测定:色谱条件为不锈钢反相氨基柱(4.6mm×300mm),粒径 5μm;柱温:45℃,检测室 40℃;流动相:乙腈-水(76+24);流速:1.5ml/min;灵敏度:64;进样量:20μL。

在上述色谱条件下注入标准溶液和试样溶液,以保留时间定性,外标法定量。

3. 方法说明　本方法适用于保健食品(糖浆、糖粉、饮料、奶粉)中异麦芽低聚糖、低聚果糖、大豆低聚糖的含量测定。

(刘　萍)

第五节　保健食品中类胡萝卜素化合物检测

一、概述

类胡萝卜素(carotenoids)是一类 C_{40} 类萜化合物及其衍生物的总称,由 8 个类异戊二烯单位组成,呈黄色、橙红色或红色的色素,普遍存在于动物、高等植物、真菌、藻类的黄色、橙红色或红色的色素之中。类胡萝卜素可分成 4 个亚族:胡萝卜素,如 α-、β-、γ-胡萝卜素;番茄红素;胡萝卜醇,如叶黄素、虾青素;胡萝卜醇的酯类,如 B-阿朴-胡萝卜酸酯;胡萝卜酸,如藏红素、胭脂树。所有类胡萝卜素都可由番茄红素通过氧化、氢化、脱氢、环化以及碳架重排、降解衍生而来。类胡萝卜素也可以分为胡萝卜素(carotenes)和叶黄素(xanthophylls)两大类,其中叶黄素是氧化了的胡萝卜素,含有一个或多个氧原子,形成羟基、羰基、甲氧基或环氧化物。

类胡萝卜素是大分子有机化合物,能溶于大部分有机溶剂中,一般不溶于水。叶黄素类化合物由于含有羟基、羰基、甲氧基或环氧化结构,极性较强,故在极性较强的有机溶剂中溶解度较大,如丙酮、乙醚、三氯甲烷等。由于类胡萝卜素的分子结构中存在类异戊二烯共轭双键,故吸光性能强,在 400~500nm 内有强的吸收,能呈现出红、橙、黄色。类胡萝卜素遇氧、遇酸、强光照及高温下不稳定,易降解变化或异构化,但在碱性条件下一般较稳定,碱性皂化处理是类胡萝卜素提取工艺中常用步骤。

类胡萝卜素是体内维生素 A 的主要来源,同时还具有抗氧化、免疫调节、抗癌、延缓衰老等功效。人体不能自己合成维生素 A,必须从外界摄取,故类胡萝卜素尤其是 β-胡萝卜素是人体维生素 A 丰富的来源。类胡萝卜素因富含长多烯碳链使它具有抗过氧化自由基的作用,可以保护人体免受单氧和自由基带来的伤害,如可降低淋巴细胞 DNA 的损伤。研究表明类胡萝卜素能够在细胞水平上抑制白血病细胞、神经胶质瘤细胞的增殖作用,并还可抑制变性细胞的增殖。类胡萝卜素是一种生理抗氧化剂,能阻碍类脂的过氧化,从而保护卵泡和子宫的类固醇生成,使细胞不被氧化。

二、保健食品中叶黄素的检测

（一）功效作用

自然界中叶黄素主要存在于绿叶的蔬菜中，颜色越是深绿色的蔬菜，通常叶黄素的含量越高，如芥蓝、绿色花椰菜、菠菜、芦笋、绿色莴苣等，都含有丰富的叶黄素，蛋黄也是叶黄素的提供者。此外，叶黄素常与玉米黄素共同存在，是构成玉米、蔬菜、水果、花卉等植物色素的主要组分。

天然叶黄素是一种优良的抗氧化剂，具有很多生理功能，如：抗氧化、消除自由基、抗癌、降低心血管病发病率和视觉保护等。叶黄素能抵御游离基在人体内造成细胞与器官损伤，从而可防止机体衰老引发的心血管硬化、冠心病和肿瘤等。叶黄素可以吸收蓝光等有害光线，也是构成人眼视网膜黄斑区域的主要色素，早在 1996 年叶黄素已被加入为膳食补充剂。在食品中加入一定量的叶黄素可预防细胞衰老和机体器官衰老，同时还可预防老年性眼球视网膜黄斑退化引起的视力下降与失明。

（二）化学性质

叶黄素（lutein）别名类胡萝卜素、胡萝卜醇、植物黄体素、核黄体、万寿菊花素及植物叶黄素等，化学名称是 3'3-二羟基-α-胡萝卜素，分子式为 $C_{40}H_{56}O_2$，相对分子量为 568.85，其结构式如下图。叶黄素为橙黄色粉末、浆状或液体，是一种亲油性的物质，对光和氧不稳定，不溶于水，易溶于油脂和脂肪性溶剂，如乙醚、石油醚、己烷等有机溶剂。

叶黄素化学结构式

（三）分析方法

叶黄素的测定方法主要有高效液相色谱法、分光光度法等。其中，高效液相色谱法具有灵敏度高、重现性好、结果可靠等特点，广泛用于食品添加剂、蔬菜、花卉中叶黄素的检测，是目前最常用的检测方法。

高效液相色谱法：采用超声波振荡提取样品中的叶黄素，低温浓缩后，进入高效液相色谱仪，在 446nm 波长处检测，以保留时间定性，以峰面积定量。

样品处理：称取 10~30g 干燥样品，经粉碎后放入具塞锥形瓶中，加丙酮 100ml，超声振荡 40 分钟，过滤，旋转蒸发浓缩，用流动相溶解并定容至 10ml，0.45μm 微孔滤膜，过滤后备用。

分析测定：用微量注射器准确吸取不同浓度的叶黄素标准溶液和样品处理溶液 20μl 注入高效液相色谱仪中测定，以保留时间定性，采用峰面积外标法定量。

色谱条件：色谱柱：ODS 柱（4.6mm×250mm，5μm）；流动相：乙腈：甲醇（95:5）；流速：1ml/min；检测波长：446nm；柱温：25℃。

三、保健食品中番茄红素检测

（一）功效作用

番茄红素（lycopene）是一种主要的类胡萝卜素，又名茄红素，是一种天然红色素，主要存在于番茄、西瓜、葡萄柚、木瓜等蔬菜、水果中，也存在于岩藻等藻类体内。番茄红素是一种很强的抗氧化剂,具有极强的清除自由基的能力,其抗氧化作用是 β-胡萝卜素的两倍,VE 的 100 倍,在清除人体自由基方面,番茄红素的作用比 β-胡萝卜素更强大,对防治前列腺癌、肺癌、乳腺癌、子宫癌等有显著的效果,并可以降低皮肤癌、膀胱癌等的发病率;番茄红素能够保护低密度脂蛋白免受氧化破坏,从而调节胆固醇的代谢,降低心血管疾病的发病风险;番茄红素还能够保护吞噬细胞免受自身的氧化损伤,促进 T、B 淋巴细胞增殖,刺激效应 T 细胞的功能,增强巨噬细胞、T 细胞杀伤肿瘤细胞的能力,减少淋巴细胞 DNA 的氧化损伤,以及促进某些白细胞介素的产生,从而增强人体的免疫力;番茄红素还具有预防高血糖、延缓衰老以及保护皮肤免受伤害等多种保健功能。

(二) 化学性质

番茄红素由多聚烯烃链构成,具有不饱和开环结构的碳氢化合物,分子式为 $C_{40}H_{56}$,相对分子量为 536.85,含 11 个共轭双键和两个非共轭双键,末端无芳香环。番茄红素在自然界中主要以全反式结构存在,其结构式如下图。番茄红素不溶于水,微溶于乙醇和甲醇,可溶于脂肪、三氯甲烷、苯、乙醚、石油醚等。番茄红素分子中含有多个双键,因此,遇光、酸、氧、金属离子及高温时不稳定,易降解。长时间加热或紫外线照射均可使其异构化,使全反式结构部分转化为顺式结构。

番茄红素化学结构式

(三) 分析方法

番茄红素的测定方法主要有分光光度法、薄层色谱法、超临界流体色谱法以及高效液相色谱法等。其中以分光光度法和高效液相色谱法较为常用。

1. **分光光度法**　样品用甲醇抽提,过滤后,用石油醚提取番茄红素,502nm 处比色测定。本法的线性范围为 0.180~5.796μg/ml,精密度为 2.26%,回收率为 92.47%。

样品处理:准确称取样品 0.5g,加入甲醇充分搅拌抽提,过滤,弃滤液,反复操作至滤液无色,再由石油醚反复萃取至样品无色,收集滤液于 100ml 容量瓶,再用石油醚定容备用。

分析测定:准确称取番茄红素 2.0mg,用 1.0ml 二氯甲烷溶解后,以石油醚定容至 50ml。准确吸取番茄红素标准溶液 0.25ml、0.50ml、1.00ml、2.00ml、4.00ml,用石油醚定容至 50ml,摇匀,配制成不同浓度的标准系列溶液,在 502nm 波长处测定吸光度值,以吸光度值为横坐标,番茄红素浓度为纵坐标,绘制标准曲线。另取供试品溶液测定其吸光度值,与标准溶液的吸光度进行比较,计算样品中番茄红素的含量。

2. **高效液相色谱法**　采用超声波振荡、正己烷回流提取样品中的番茄红素,低温浓缩后,注入高效液相色谱仪,在 471nm 波长处检测,以保留时间定性,峰面积定量。

样品处理:准确称取样品 0.5g,经高速组织捣碎机粉碎后,以纯化的正己烷为溶剂,超声振荡 40 分钟,过滤,滤液用旋转蒸发仪浓缩,用正己烷定容至 10ml,用 0.45μm 微孔滤膜过滤后备用。

分析测定:用微量注射器准确吸取不同浓度的番茄红素标准溶液和样品处理液各 20μl,分别注入高效液相色谱仪中,进行测定,以保留时间定性,以峰面积外标法定量。

色谱条件:色谱柱:ODS 柱(4.6mm×250mm,5μm);流动相:乙腈:四氢呋喃(55:45);流速:1ml/min;检测波长:471nm;柱温:25℃。

四、保健食品中 β-胡萝卜素的检测

(一) 功效作用

β-胡萝卜素(β-Carotene)是一种主要的类胡萝卜素,是自然界中最普遍存在,也是最稳定的天然色素。主要来源是绿叶蔬菜和黄色的、橘色的水果(如胡萝卜、菠菜、生菜、马铃薯、番薯、西蓝花、哈密瓜和冬瓜等)。β-胡萝卜素是一种抗氧化剂,具有解毒作用,是维护人体健康不可缺少的营养素,在抗癌、预防心血管疾病、白内障及抗氧化等方面具有显著的疗效,进而可防止老化和衰老引起的多种退化性疾病。

(二) 化学性质

β-胡萝卜素是一种由多聚烯烃链构成,具有不饱和开环结构的碳氢化合物,含 11 个共轭双键,分子式为 $C_{40}H_{56}$,其结构式如下图。β-胡萝卜素是橘黄色脂溶性化合物,呈红紫色至暗红色结晶性粉末,略有特异臭味。可溶于丙酮、氯仿、石油醚、苯和植物油,不溶于水、丙二醇和甘油,难溶于甲醇和乙醇。

β-胡萝卜素化学结构式

(三) 分析方法

β-胡萝卜素的测定主要有高效液相色谱法和气相色谱法。因高效液相色谱法以其快速、简便、灵活、准确等特点,被广泛地应用于胡萝卜素的含量测定中。

高效液相色谱法:采用超声波振荡、油醚-丙酮(含 1%丁基羟基甲苯,抗氧化剂)提取样品中的 β-胡萝卜素,低温浓缩后,注入高效液相色谱仪中,450nm 波长处检测,以保留时间定性,峰面积定量。

样品处理:称取 1~5g 样品(粉状、油状或片状),去掉外包装材料,将内容物全部移入碘量瓶中,用石油醚-丙酮(v/v,1:4)及 1%的丁基羟基甲苯(BHT,抗氧化剂)为溶剂,超声振荡避光提取 40 分钟,超声温度控制在 40℃ 以下。过滤,旋转蒸发仪浓缩,用丙酮定容至 10ml,0.45μm 微孔滤膜过滤后备用。由于 β-胡萝卜素化学性质很不稳定,对光、氧、热较为敏感,因此在整个实验处理过程中应尽可能保持低温、避光及绝氧的条件。

分析测定:用微量注射器准确吸取不同浓度 β-胡萝卜素标准溶液和样品处理液各 20μl,分别注入高效液相色谱仪中,测定,以保留时间定性,峰面积外标法定量。

色谱条件:色谱柱:ODS 柱(4.6mm×250mm,5μm);流动相为乙腈和乙酸乙酯,梯度洗脱程序如下:乙腈洗脱 15 分钟,然后将乙酸乙酯的含量在 10 分钟内从 0 增加到 100%,再以乙腈洗脱 5 分钟;流速:1ml/min;检测波长:450nm;柱温:25℃。

(姜　泓)

第六节 保健食品中其他类化合物检测

一、保健食品中蒽醌检测

（一）功效作用

蒽醌（anthraquinone）是一种醌类化学物。在天然产物中,蒽醌常存在于高等植物的茜草科、鼠李科、蓼科、豆科、玄参科等和低等植物地衣类和菌类的代谢产物中,多以单蒽核类、双蒽核类、蒽醌衍生物和蒽醌苷的形式存在,大多数的蒽醌苷由蒽醌的羟基与糖缩合而成,也有少数由糖与蒽醌的碳原子直接连接而成。

蒽醌类具有抗菌消炎、抗病毒、保肝利胆、明目、抗衰老、抗诱变、抗癌、止血、泻下、利尿等作用。实验证明,蒽醌类化合物对胃幽门螺杆菌、带状疱疹病毒、包膜病毒、水痘、假狂犬病毒等有抑制作用。蒽醌可使 CCl_4 致急性肝损伤的模型中丙氨酸氨基转移酶（ALT）、丙二醛（MDA）水平下降,SOD 水平升高,对肝细胞色素 P450（CYP450）有较强抑制作用,并可延缓还原型辅酶 CYP450 的还原作用,消除循环障碍,增加肝脏血流量,对 CCl_4 所致的小鼠急性肝损害有保护作用,不仅能阻止肝细胞的死亡,而且对脂质过氧化引起的炎性反应具有保护作用。还能激活眼中 LDH 活性,促进糖无氧酵解,减少水晶体中葡萄糖量,产生更多 ATP,扩张末梢血管,改善视网膜及神经血液循环,促进水肿吸收。有研究表明蒽醌类化合物为较理想抗癌生化调节剂,与顺铂、丝裂毒素 C、甲氨蝶呤、阿霉素等合用,可产生协同增效作用,可增强对黑色素瘤、人肺癌 A549 的细胞分裂和移植瘤的抑制作用,增强对人肝癌 BEL7402 的细胞毒作用,对癌基因 HER-2/NCU 过表达的肺癌细胞产生协同杀灭作用。

（二）化学性质

蒽醌是一种醌类化合物,其母核化学式为 $C_{14}H_8O_2$。蒽醌类化合物包括蒽酚（anthranol）、氧化蒽酚（oxanthranol）、蒽酮（anthrone）、二蒽醌（dianthraquinone）和二蒽酮（dianthrone）等,另外还有这些化合物的苷类。游离蒽醌极性较小,一般可溶于甲醇、乙醇、乙酸乙酯、乙醚、苯、氯仿等有机溶剂,微溶或不溶于水。与糖结合成苷后极性增大,易溶于甲醇、乙醇,在热水中也可溶解,但在冷水中溶解度较低,几乎不溶于苯、乙醚、氯仿等非极性溶剂。游离蒽醌与结合蒽醌因都含有酚羟基,具一定酸性,能与不同的碱形成盐,因此在碱性溶液中溶解度较大。

（三）分析方法

目前,保健食品中蒽醌类化合物的测定方法主要采用高效液相色谱法、分光光度法等。

1. 高效液相色谱法　保健食品中的蒽醌类用 75% 乙醇热提取后,经过萃取浓缩后,经高效液相色谱 ODS 柱分离,紫外检测器检测,以保留时间定性,以峰面积外标法定量。最低检出量为 0.01μg,回收率为 96.4% ～99.7%,相对标准偏差为 4.6%。

样品处理:如为固体样品,准确称取研磨混匀的试样 2g,用 20 倍的 75% 乙醇加热回流一次,每次 1 小时,过滤,滤液减压浓缩至干,残渣 10ml 水溶解,转移置 100ml 分液漏斗中,随后加入二氯甲烷-乙酸乙酯(1∶1,v/v)30ml,充分混匀后静止 30min,从下层放出有机相并减压浓缩至干,残渣甲醇定容至 10ml 容量瓶中,作为供试品溶液备用。如为液体样品,准确吸取 50ml 试样移置 100ml 分液漏斗中,取二氯甲烷-乙酸乙酯(1∶1,v/v)100ml,按以上述萃取方法,分 3 次萃取,其余步骤同上,作为供试品溶液备用。

分析测定:取样品处理液数毫升,用 0.45μm 水相过滤膜过滤,取滤液 20.0μl 注入高效液相色谱仪,以保留时间定性,以峰面积外标法定量。

色谱条件:色谱柱:ODS 柱(4.6mm×250mm,5μm);流动相:A 为 0.1%磷酸水溶液,B 为乙腈,梯度洗脱,40%B(0~10 分钟),40%~50%B(10~30 分钟),50%~85%(30~60 分钟),85%~40%B(60~65 分钟);流速:1ml/min;检测波长:285nm;柱温:25℃。

2. 分光光度法　采用稀硫酸水解、氯仿提取、显色反应,最后定容配制成适宜浓度后,在可见分光光度计中测定。线性范围在 0.8~26μg/ml 范围内,回收率为 96.1%~101.2%,相对标准偏差为 0.9%。

样品处理:准确称取样品,固体样品 2.0g 或浆液 10ml,放置于烧瓶中,加入 15ml 的 2.5mol/L 硫酸溶液或 7.5ml 的 5mol/L 硫酸溶液,沸水浴中回流水解 1 小时,过滤,加入 40ml 氯仿溶液,进行 3 次的萃取,蒸干氯仿,甲醇溶解,定容至 10ml。然后精密吸取 1ml,装置于 10ml 容量瓶中,将显色剂(0.6%醋酸镁甲醇溶液)分别滴加其中并定容,即可作为供试品溶液,备用。

分析测定:以溶剂为空白,分别将不同浓度的大黄素对照品溶液和供试品溶液分别置入分光光度计中,在波长 520nm 处测定,以浓度为横坐标,吸光度值(A)为纵坐标绘制标准曲线,采用标准曲线法计算样品中总蒽醌含量。

二、保健食品中总三萜检测

(一) 功效作用

在天然产物中,三萜类化合物主要分布于五加科、豆科、七叶树科、桔梗科、远志科、七叶树科、报春花科、无患子科、茶科等植物中。目前,三萜皂苷已成为天然产物研究中最活跃和进展最快的领域之一,具有多种重要的生物活性和广泛的药理作用,如抗癌、抗炎、抗过敏、治疗白血病、抗病毒、降血糖、防治心脑血管疾病等。如人参皂苷能催进 RNA 和蛋白质的生物合成,调节机体代谢,增强机体免疫功能;柴胡皂苷有明显的中枢抑制、抗炎、降低血浆中胆固醇和三酰甘油等作用;七叶皂苷有明显的抗渗出、抗炎、抗淤血作用;甘草皂苷有促进肾上腺皮质激素样作用,并能防治肝硬化、抗动脉粥样硬化、抗溃疡作用;人参皂苷 Rh2 有抗肿瘤活性作用等。

(二) 化学性质

三萜类成分是一类基本母核由 30 个碳原子所组成的萜类化合物,以游离形式或以与糖结合成苷或酯的形式存在于植物体内。三萜类化合物已发现达 30 余种类型,除了个别是单环三萜、二环三萜及三环三萜外,常见的皂苷元主要分为四环三萜和五环三萜两大类。三萜类化合物分子大,不易结晶,大多数为白色或乳白色无定形粉末,仅少数为结晶体,皂苷元大多有完好的结晶。皂苷多数为具有苦味和辛辣味,且多具有吸湿性。三萜皂苷的熔点都很高,常在熔融前分解,分解点多在 200~300℃ 之间。

(三) 分析方法

目前,保健食品中三萜类化合物的测定方法主要有高效液相色谱法、分光光度法等。

1. 高效液相色谱法　固体样品用乙腈超声提取,液体样品用正丁醇萃取,将所制备的供试品溶液经高效液相色谱 ODS 柱分离,紫外检测器检测,保留时间定性,峰面积外标定量。最低检出量为 0.02μg,回收率为 95.1%~98.7%,相对标准偏差为 4.0%。

样品处理:如为固体样品,准确称取研磨混匀的试样 2g,用 20 倍的乙腈超声提取 3 次,每次 30 分钟,过滤,滤液减压浓缩至干,残渣加乙腈定容至 10ml 容量瓶中,作为供试品溶液备用。如为液体样品,准确吸取 50ml 试样移置 100ml 分液漏斗中,取正丁醇 100ml,分 3 次萃取,合并萃取液,滤液减压浓缩至干,残渣加乙腈定容至 10ml 容量瓶中,作为供试品溶液,备用。

分析测定:取样品处理液数毫升,用 0.45μm 滤膜过滤,取滤液 20.0μl 注入高效液相色谱仪中,以保留时间定性,以峰面积外标法定量。

色谱条件:色谱柱:ODS 柱(4.6mm×250mm,5μm);流动相:A 为乙腈,B 为 5%甲醇水,梯度洗脱,55%A(0~10 分钟),55%~65%B(10~40 分钟),65%~65%(40~60 分钟);流速:1ml/min;检测波长:208nm;柱温:25℃。

2. 分光光度法 采用稀硫酸水解、氯仿提取、显色反应,最后定容配制成适宜浓度后,在可见分光光度计中测定。线性范围在 2~16μg/ml 范围内,回收率为 96.8%~101.6%,相对标准偏差为 2.8%。

样品处理:准确称取固体样品 2.0g,放置于具塞锥形瓶中,加入 15ml 乙醇,超声提取 60 分钟,过滤,浓缩至 10ml,备用;浆液取 10ml,放置于分液漏斗中,加入 50ml 水饱和的正丁醇溶液,分 3 次萃取,蒸干正丁醇,用乙醇溶解,定容至 10ml。取上述提取液,精密吸取 1ml,装置于 10ml 容量瓶中,显色剂(5%香草醛-冰醋酸、高氯酸)显色后,定容,即可作为供试品溶液,备用。

分析测定:以溶剂为空白,分别将不同浓度的齐墩果酸对照品溶液和供试品溶液置于可见分光光度计中,在波长 550nm 处测定,以浓度为横坐标,吸光度值为纵坐标绘制标准曲线,采用标准曲线法计算样品中总三萜含量。

三、保健食品中红景天苷检测

(一) 功效作用

红景天苷(salidroside)是保健食品功效成分之一,天然存在于景天科植物大红花景天的干燥根及根茎中。研究表明,红景天苷具有提高机体免疫力、增强体质、改善人体造血功能、抗缺氧、抗衰老、抗肿瘤、抗疲劳、降血糖、抗病毒、抗放射、预防高原反应等多种功能。

(二) 化学性质

红景天苷是一种含氧苷,分子式为 $C_{14}H_{20}O_7$,熔点为 159~160℃,结构式如下图。红景天苷分子中羟基较多,极性大,溶于热水、乙醇和乙酸乙酯,微溶于乙醚,不溶于冷水,难溶于苯、石油醚、丙酮等。可用水或醇提取,但由于水溶液干扰物较多,多采用醇提法。

红景天苷结构式

(三) 分析方法

目前,红景天苷的测定方法主要有薄层色谱-紫外分光光度法、高效液相色谱法等。

1. 高效液相色谱法 保健食品中的红景天苷用甲醇提取后,经高效液相色谱 ODS 柱分离,紫外检测器检测,以保留时间定性,以峰面积外标定量。最低检出量为 0.01μg,回收率为 96.0%~99.2%,相对标准偏差为 4.5%。

样品处理:如为固体样品,准确称取研磨混匀的试样 2g,用少量石油醚脱脂 2 次,弃去石油醚,挥干残留的石油醚后,将试样置于 50ml 具塞比色管中,加入 60%甲醇溶液 40ml 左右,置 60℃ 水浴保温 2 小时,取出冷却至室温后用 60%甲醇溶液定容至 50ml,混匀,过滤,弃去初滤液,收集余下滤液,作为供试品溶液。如为液体样品,准确吸取 20ml 试样置于 50ml 具塞比色管中,加入甲醇 30ml,置 60℃ 水浴保温 40 分钟,冷却后用甲醇定容至 50ml,混匀,过滤,弃去初滤液,收集余下滤液,作为供试品溶液。

分析测定:取供试品溶液数毫升,用 0.45μm 滤膜过滤,取滤液 20.0μl 注入高效液相色谱仪中,以保留时间定性,峰面积外标法定量。

色谱条件为色谱柱:ODS 柱(4.6mm×250mm,5μm);流动相为甲醇:0.02mol/L 乙酸钠溶液(9:91);流速:1ml/min;检测波长:222nm;柱温:25℃。

2. 组分复杂的样品,干扰因素多,可用硅胶柱层析进行净化。具体操作为:将样品的甲醇溶液挥干后,可用少量水溶解样品,然后上样硅胶柱(用甲醇预先活化),用少量水洗涤硅胶柱 2~3 次后,用甲醇或甲醇-三氯甲烷混合溶剂洗脱,收集洗脱液,挥干溶剂,残渣用甲醇溶解后进行分析测定。

四、保健食品中芦荟苷的检测

(一)功效作用

芦荟苷(aloin,barbaloin),又称为芦荟素、芦荟大黄素甙芦荟甙,是百合科植物库拉索芦荟、好望角芦荟、斑纹芦荟的提取物。芦荟苷具有增强机体免疫功能、抗肿瘤、止泻通便、抗菌、抗胃损伤、保肝、保护皮肤等作用。但是芦荟苷易转化为芦荟大黄素,此时苦味增加,止泻功能显著增强。

(二)化学性质

芦荟苷为黄色或淡黄色结晶粉末,分子式为 $C_{21}H_{22}O_9$,分子量为 418.39,熔点为 148~149℃,结构式如下图。芦荟苷略带沉香气味,味苦,为中等极性化合物,易溶于吡啶,溶于冰醋酸、甲酸、丙酮、醋酸甲酯以及乙醇等。因此,多采用醇提取。

芦荟苷化学结构式

(三)分析方法

芦荟苷的测定方法主要有高效液相色谱法、分光光度法等。

1. 高效液相色谱法 采用超声波提取法,甲醇提取样品中芦荟苷后,过滤,注入高效液相色谱仪中,经 ODS 色谱柱分离,紫外检测器/二极管阵列检测器检测,以保留时间定性,以峰面积定量。线性范围在 0.1~1.0μg 范围内,回收率为 94.8%~97.7%,相对标准偏差为 3.1%。

样品处理:由于超声波提取法方便、快捷,常作为首选方法。具体方法如下:取样品烘干至恒重,粉碎,取粉末 100mg,精密称定,置于 50ml 容量瓶中,加入 30ml 甲醇,超声振荡提取30 分钟,放至室温,用甲醇定容至刻度,摇匀,0.45μm 微孔滤膜过滤,滤液备用。

分析测定:精密吸取不同浓度的芦荟苷标准溶液和样品处理溶液各 20μl,分别注入高效液相色谱仪中测定,绘制标准曲线,并以保留时间定性,峰面积定量。

色谱条件为色谱柱:ODS 柱(4.6mm×250mm,5μm);流动相:乙腈-水(25∶75);流速:1ml/min;检测波长:355nm;柱温:25℃。

2. 分光光度法　采用乙醇提取,定容配制成适宜浓度后,在可见分光光度计中测定。线性范围在 4~200μg/ml 范围内,回收率为 96.1%~99.2%,相对标准偏差为 1.2%。

样品处理:样品处理方法同上。

分析测定:以溶剂为空白,分别将不同浓度的芦荟苷对照品溶液和供试品溶液置入可见分光光度计中,在波长 358nm 处测定,以浓度为横坐标,吸光度值为纵坐标绘制标准曲线,采用标准曲线法计算样品中芦荟苷含量。

五、保健食品中腺苷的检测

(一) 功效作用

腺苷(adenosine)中文别名腺嘌呤核苷,是冬虫夏草中的主要活性成分,也是虫草类保健品,如人工发酵的虫草菌粉、拟青霉菌丝体、虫草子实体、虫草鸡精等功效成分的重要指标。研究表明,腺苷是一种遍布人体细胞的内源性核苷,参与合成三磷酸腺苷(ATP)、腺嘌呤、腺苷酸、阿糖腺苷等。腺苷可直接进入心肌经磷酸化生成腺苷酸,参与心肌能量代谢,同时还参与扩张冠脉血管,增加血流量,对心血管系统和许多其他系统及组织均有生理作用。

(二) 化学性质

腺苷为白色或类白色结晶性粉末,腺苷化学名为 9-β-D-呋喃核糖基(adenine-9-β-D-ribo-furanoside),分子式为 $C_{10}H_{13}N_5O_4$,分子量为 267.24,熔点为 233~238℃,结构式如下图。腺苷极性大,溶于热水、乙醇和乙酸乙酯,微溶于乙醚,不溶于冷水,难溶于苯、石油醚、丙酮等,可用水或醇提取,由于水溶液干扰物太多,多采用醇提取。

腺苷化学结构式

(三) 分析方法

腺苷的测定方法主要有高效液相色谱法、薄层-紫外分光光度法、毛细管电泳法等,其中高效液相色谱法比较常用。

高效液相色谱法:采用超声波提取法,10%甲醇水溶液提取样品中腺苷后,过滤,注入高效液相色谱仪中,经 ODS 色谱柱分离,紫外检测器/二极管阵列检测器检测,以保留时间定性、峰面积定量。线性范围在 12~120μg 范围内,回收率为 96.0%~99.5%,相对标准偏差为 4.5%。

样品处理:常见的样品提取方法有水煮法、热回流法、超声波提取法等,这些方法基本无明显差异。由于超声波提取法方便、快捷,常作为首选方法。具体方法如下:取粉碎均匀的样品粉末 1g 或液态样品约 10g,精密称定,置于 50ml 容量瓶中,加入 10% 甲醇水溶液约 20ml,密塞超声 30 分钟,放至室温后定容至 50ml,经 0.45μm 滤膜过滤,滤液作为供试品溶液。

分析测定:精密吸取不同浓度的腺苷标准溶液和供试品溶液各 20μl,分别注入高效液相色谱仪中测定,绘制标准曲线,以保留时间定性,以峰面积定量。

色谱条件为色谱柱:ODS 柱(4.6mm×250mm,5μm);流动相:磷酸盐缓冲液(pH 为 6.5)-甲醇(17∶3);流速:1ml/min;检测波长:260nm;柱温:25℃。

六、保健食品中大蒜素的检测

(一)功效作用

大蒜素(garlicin)中文别名大蒜新素,为三硫代烯丙醚类化合物,天然存在于百合科植物大蒜的鳞茎中。研究表明,大蒜素具有抑菌杀菌、降血脂、预防肿瘤、抗衰老及增加人体免疫力等功效。因此,大蒜素的含量已成为评价大蒜及其制品的重要指标。大蒜素具有广泛的药理活性,抗菌谱广,对多种革兰氏阳性和阴性菌均有作用,对杆菌(如痢疾杆菌、伤寒杆菌、大肠杆菌、百日咳杆菌等)、真菌(如白色念珠菌、隐球菌、烟曲霉菌等)、病毒、阿米巴原虫、阴道滴虫、蛲虫等均有抑制杀灭作用,尤其对大肠杆菌、痢疾杆菌等肠道细菌作用最强。临床研究发现,大蒜素尚有降低血胆固醇、三酰甘油和脂蛋白以及抗血小板凝集、抗肿瘤等作用,是天然的抗氧化剂。

(二)化学性质

大蒜素化学名为三硫二丙烯,分子式为 $C_6H_{10}S_2O$,分子量为 162,沸点为 80~85℃(0.2kPa),相对密度为 1.112(20/4℃),折光率为 1.561。大蒜素为淡黄色粉末或淡黄色油状液体,气味较浓。易溶于乙醇、氯仿、苯或乙醚。对热碱不稳定,对酸稳定,化学结构式如下图。

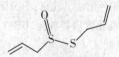

大蒜素化学结构式

(三)分析方法

大蒜素的测定方法主要有高效液相色谱法、气相色谱法、定硫法、分光光度法等。

1. 高效液相色谱法　采用超声波提取法,无水乙醇提取样品中大蒜素后,过滤,注入高效液相色谱仪中,经 ODS 色谱柱分离,紫外检测器或二极管阵列检测器检测,以保留时间定性,以峰面积定量。线性范围在 60~600ng 范围内,回收率为 96.0%~102.5%,相对标准偏差为 1.2%~4.5%。

样品处理:常见的样品提取方法有超声波提取法、水蒸气蒸馏法、超临界 CO_2 萃取法等。由于超声波提取法方便、快捷,常作为首选方法。具体方法如下:取样品(固体、液体、半固体)0.2~2g,精密称定,置于 25ml 容量瓶中,加入乙醇约 20ml,密塞超声 30 分钟,放至室温后定容至 25ml,经 0.45μm 滤膜过滤,滤液作为供试品溶液。

分析测定:精密吸取不同浓度的大蒜素标准溶液和供试品溶液各 20μl,分别注入高效液相色谱仪中测定,绘制标准曲线,并以 t_R 定性,以 A 定量。

色谱条件为色谱柱:ODS 柱(4.6mm×250mm,5μm);流动相:乙腈-谁(68∶32);流速:1ml/min;检测波长:240nm;柱温:25℃。

2. 气相色谱法　采用萃取法,正己烷提取样品中大蒜素后,过滤,顶空注入气相色谱仪中,经中等极性毛细管柱分离,FID 检测器检测,以保留时间定性,以峰面积定量。最低检测限为 0.2ng。为避免被测物在高温条件下分解,柱温不宜过高,适宜温度为 70℃。

样品处理:固体类样品常见的样品提取方法有超声波提取法、水蒸气蒸馏法、超临界 CO_2 萃取法等,而油状样品可采用萃取法。如取大蒜油软胶囊,倒出内容物混匀,精密称取约 0.5g,置分液漏斗中,加 5ml 正己烷振摇提取 2 分钟,静置分层后取出上清液于 25ml 量瓶中,共萃取 2 次,合并上清液,用正己烷稀释至刻度,摇匀,滤液作为供试品溶液。

分析测定:将不同浓度的大蒜素标准溶液和供试品溶液分别注入顶空气相色谱仪中测定,绘制标准曲线,并以保留时间定性,以峰面积定量。

色谱条件:色谱柱:中等极性的毛细管柱 CPSIL 8CB(0.25mm×30m,0.25μm);固相微萃取器(supar PEG 膜厚 50μm,长 2cm),用固相微萃取器在样品顶空瓶上空平衡 2 分钟(30℃),在仪器上解析(120℃)1 分钟。补足气流速为 25ml/min;氢气为 30ml/min;空气为 300ml/min。流速:1.6ml/min;0.01 秒时分流比为 0,50 秒时分流比为 5%。FID 检测器温度为 180℃;温度梯度:柱温 60℃保持 3 分钟,然后以 40℃/mim 升至 140℃,保持 5 分钟。

(姜　泓)

参 考 文 献

[1] 全国人民代表大会常务委员会.中华人民共和国食品安全法.2015.

[2] 国家药典委员会.中华人民共和国药典(2015 年版)一部.北京:中国医药科技出版社,2015.

[3] 黎源倩,叶蔚云.食品理化检验.2 版.北京:人民卫生出版社,2015.

[4] 白鸿.保健食品功效成分检测方法.北京:中国中医药出版社,2011.

[5] 中华人民共和国国家质量监督检验检疫总局,中国国家标准化管理委员会.GB/T 23788-2009 保健食品中大豆异黄酮的测定方法 高效液相色谱法.北京:中国标准出版社,2009.

[6] 中华人民共和国卫生部,中国国家标准化管理委员会.GB/T 22244-2008 保健食品中前花青素的测定.北京:中国标准出版社,2008.

[7] 中华人民共和国国家质量监督检验检疫总局,中国国家标准化管理委员会.GB/T 20365-2006 硫酸软骨素和盐酸氨基葡萄糖含量的测定 液相色谱法.北京:中国标准出版社,2006.

第三十五章

食品安全检测

食品是人类赖以生存和发展的物质基础,食品安全是关系到人类健康和国家民生的重大问题。食品安全的概念可以表述为:食品的种植、养殖、加工、包装、贮藏、运输、销售、消费等活动符合国家强制标准和要求,不含有可能损害或威胁人体健康的有毒有害物质。而食品安全控制的最关键问题是食品安全检测,检测技术是探知一种食品中是否含有不安全因素或含有的不安全因素程度如何的关键科技手段。食品安全问题多源于重金属、农药、兽药残留中毒和致病菌对人类的侵害,所以人们为保障自身健康对于此类物质的关注和检测要求也越来越高。本章主要讨论食品安全中与人体健康关系密切的金属污染物、霉菌毒素类、抗生素以及农药的理化性质、毒性及分析测定。

第一节 无 机 元 素

无机元素中主要包含一些金属和类金属污染物,而此类污染物不会在自然环境中被"降解",即它们的总量不会发生改变。它们在环境中可以有多种存在状态并且可以不断地转化,可以随环境介质进行迁移,并且由于存在着生物富集和生物积累的作用,使得它们可以被生物体浓缩,对环境和人体都有较大的毒性作用。

一、有毒元素的化学形态与毒性

不同价态和存在状态的金属,其环境行为和生物效应可能会有很大的差别。如:$Cr(Ⅲ)$是人体中正常糖脂代谢所不可缺少的一种必需微量元素,而$Cr(Ⅵ)$却对人体有致癌作用。

(一)铅

1. 铅的化学形态 在自然环境中,铅的形态主要是$+2$价氧化态。土壤中的铅主要是$Pb(OH)_2$、$PbCO_3$和$PbSO_4$固体形式,其迁移性较弱。当土壤呈酸性时,土壤中固定的铅,尤其是$PbCO_3$容易释放出来,使土壤中水溶性铅含量增加,促进了土壤中铅的移动。进入土壤的Pb^{2+}容易被有机质和黏土矿物所吸附。

由汽车尾气中排出的四乙基铅在环境中可降解为三乙基铅、二乙基铅和无机铅离子,同时有铅的溴代氯化物($Pb_xCl_yBr_z$)生成。烷基铅可被生物体吸收,而铅的溴代氯化物因为水溶性较大,所以有较强的环境的迁移性和生物活性。

2. 铅的毒性 铅中毒时可产生全身各系统和器官的损害,尤其是神经、造血、循环和消化系统。中枢神经系统和周围神经受损,会使运动功能和记忆力障碍,严重者可发生铅中毒性脑病。

急性铅中毒比较少见。其主要表现在对神经系统的严重损害,能引起末梢神经炎,出现运动和感觉异常等现象。

慢性铅中毒的初始阶段通常只表现为低血红蛋白贫血。随着铅中毒的加剧,可引发自主神经兴奋和血管(小动脉)痉挛,导致腹绞痛、视网膜小动脉痉挛和高血压。铅还可使大脑皮质的兴奋和抑制过程发生紊乱,表现为神经衰弱综合征、中毒性多发性神经炎以及中毒性脑病。铅还对肝肾也有损伤作用,对生殖系统也有较大影响。严重的铅中毒可致肾衰竭、痉挛、昏迷,以致死亡。

(二) 镉

1. 镉的化学形态　镉在环境中总是保持着+2价态。当环境中条件不同时,Cd^{2+}可与不同的基团结合。土壤中镉的存在形态分为水溶性和非水溶性镉。离子态镉[如 $CdCl_2$、$Cd(NO_3)_2$、$CdCO_3$]和络合态镉[如 $Cd(OH)_2$]呈水溶性,易迁移,可被植物吸收,而难溶性镉的化合物(如镉沉淀物、胶体吸附态镉等),不易迁移,也不能被植物吸收。但是在一定条件下它们可相互转化。

2. 镉的毒性　镉对人体的危害主要表现为肾毒性和骨毒性。此外,镉还具有生殖毒性和致癌作用。

镉的化合物毒性都较大。如氧化镉、氯化镉和硬脂酸镉的小鼠经口 LD_{50} 分别为 72mg/kg、93.7mg/kg、590mg/kg。急性镉中毒大多表现为呕吐、腹痛、腹泻,继而引发中枢神经中毒。

镉的慢性毒性主要是造成肾脏和骨骼的病变。镉的金属硫蛋白(MT-Cd)可通过胞饮作用进入肾小管的细胞内,干扰线粒体的能量代谢,使肾小管的重吸收功能下降。表现为肾小管型蛋白尿(100%)、糖尿(80%)、氨基酸尿和高钙尿。肾脏是对镉最敏感的器官,剂量达到 0.25mg/kg 时就可引起肾脏中毒症状的发生。

镉的骨毒性主要是影响骨骼中钙的代谢。镉可以将骨骼中的钙置换出来,干扰骨骼对钙的吸收,导致骨质疏松和骨萎缩。

镉的致癌活性已被大量动物实验证明。无论皮下注射或口服硫酸镉、氯化镉,均可诱发实验动物恶性肿瘤的发生。

(三) 汞

1. 汞的化学形态　环境中的无机汞有三种价态:0 价(Hg^0)、+1 价(Hg_2^{2+})和 +2 价(Hg^{2+})。有机汞主要有烷基汞(一甲基汞、二甲基汞)、烷氧基汞(甲氧基乙基汞)、芳基汞(苯基汞、甲苯基汞)。

如果水体中同时存在着汞的配位体,这些配位体的浓度将直接影响着水中 $Hg^0 \cdot H_2O$ 和 HgS 的溶解度。其主要原因是,高浓度的 Cl^- 使水中的难溶性汞化合物转化为可溶性的氯汞配合物 $HgCl_3^-$ 和 $HgCl_4^-$。这就是河流入海口处水中悬浮物和沉积物中的汞含量较低,而生物体中汞含量较高的原因。

还有一个重要因素影响着汞在环境中的迁移以及在食物链中的生物富集——汞的甲基化:甲基钴胺素与 Hg(Ⅱ)反应,生成水合钴胺素和甲基汞。汞的甲基化主要发生在沉积物-水的界面,所以大部分的甲基汞被各种藻类和鱼类富集。进入食物链后,汞的这种生物积累效应不断被放大,最终对人体产生危害。

2. 汞的毒性　汞的毒作用主要表现在汞的肾毒性、生殖毒性和神经毒性。其毒作用机制主要是汞能够与体内众多富含巯基的膜蛋白相结合,从而引发多系统的毒性效应。在对甲基汞的研究中,发现其还有脂质过氧化作用和自由基的生成。如 C-Hg 键断裂时产生的自由基可对蛋白质和核酸等生物大分子的结构造成损伤。

无机汞的慢性中毒多数是由长期吸入金属汞蒸汽引起的。最初表现为一般性神经衰弱症状,严重时除肾脏和肝脏的损伤以外还可出现易兴奋症、意向性震颤、口腔炎等三大典型表现。

甲基汞主要是影响神经系统和生殖系统。著名的公害病——水俣病(Minamata disease)就是由食入被甲基汞严重污染了的水产品所引发的。

急性、亚急性水俣病最常出现的特异性体征是 Hunter-Russel 综合征:末梢感觉减退、视野向心性缩小、听力障碍及共济性运动失调。严重者可导致全身瘫痪、吞咽困难、痉挛,以致死亡。慢性水俣病的主要表现是感觉障碍、共济失调、视野缩小、听力和语言障碍、眼球运动异常、智力障碍以及振颤无力等。另外,怀孕的妇女暴露于甲基汞以后可引起出生婴儿先天性的智力迟钝和脑瘫,同时畸形的发生率将大大增加。

(四) 铬

1. 铬的化学形态　总得来讲,铬主要呈现 +3 价和 +6 价,其中 +3 价比较稳定。两者在一定条件下可相互转换,影响因素主要有 pH、有机物含量等。例如,在 pH = 6.5~8.5 的有氧环境中,Cr(Ⅲ)可转化为 Cr(Ⅵ),微生物和植物多具有将环境中的 Cr(Ⅵ)还原为 Cr(Ⅲ)的能力,并使 Cr(Ⅲ)进入食物链。动物体内存在的铬主要是 Cr(Ⅲ)。

2. 铬的毒性　Cr(Ⅵ)是一种毒性物质,而 Cr(Ⅲ)却是人和动物的一种必需微量元素。

不论经哪一种途径接触,Cr(Ⅵ)都会被很好地吸收。所以,只要接触剂量较大就可以引起铬的急性中毒,造成肾脏、肝脏、神经系统和血液的广泛病变,严重者可致死亡。长期慢性接触时,则主要引起皮肤过敏、接触性皮炎、溃疡、鼻中隔穿孔和支气管哮喘等病症。此外,Cr(Ⅵ)还有致癌性。长期从事铬酸盐生产的工人其鼻癌、肺癌和皮肤癌的发病率较健康人群高 30~40 倍。

Cr(Ⅲ)化合物通常具有较小的毒性。以重铬酸钾($K_2Cr_2O_7$)和氯化铬($CrCl_3$)为例,其小鼠经口 LD_{50} 分别为 171.0mg/kg 和 2 143.3mg/kg。

(五) 砷

1. 砷的化学形态　在自然界中,很少能找到单质砷。砷主要以各种无机、有机化合物的形式存在于大气、水体、土壤以及各种生物体内。常见的有砷酸盐[As(Ⅴ)]、亚砷酸盐[As(Ⅲ)]、单甲基胂酸(MMAA)、单甲基胂(MMA)、二甲基胂酸(DMAA)、二甲基胂(DMA)、胂甜菜碱(AsB)、胂胆碱(AsC)、三甲基氧化胂(TMAO)、三甲基胂(TMA)、四甲基胂(TMAI 或 TETRA)、胂糖(Ⅰ~Ⅵ)和胂脂等形式。除胂脂以外,其余的有机砷均为水溶性化合物。

在水体中,藻类、贝类、鱼类等水生植物可以将无机砷吸收、富集,并在体内进行甲基化反应,生成的甲基胂还可与磷脂质、糖类结合,产生更为复杂的有机砷化合物,最终以有机砷的形式将砷贮存于体内。

2. 砷的毒性　砷是一种细胞原浆毒物质,与巯基有很强的亲和力,可干扰体内多种酶的活性作用。砷还可以直接损害血管壁,使血管平滑肌麻痹、血管扩张、渗透性增加,导致主要脏器充血或出血等。

砷的无机化合物所致的急性和亚急性中毒主要影响呼吸、消化、心血管、神经和造血系统。急性砷中毒多发生在误服、谋杀或事故等情况下,以恶心、呕吐、腹泻及严重腹痛为主要特征,严重者可因呼吸困难、心脏衰竭而死亡。

亚急性砷中毒时,除有消化道或呼吸道的局部症状外,还有末梢神经炎的症状以及肝、肾中毒症状,皮肤可有色素沉着和褪色白斑,发砷、尿砷可增高。

当长期持续摄入低剂量的砷化物时,可发生砷的慢性中毒。患者除了末梢神经炎的症状以外,还会有造血功能低下,肝、肾功能低下,内脏肿瘤等病症表现。其特征性的病变表现在皮肤上:①皮肤色素高度沉着,呈弥漫的灰黑色或深褐色斑点,然后逐渐融合成片;②手掌、脚跖皮肤的高度角化,赘状物增生;③皲裂、溃疡经久不愈,有些可转为皮肤癌。

在对砷的毒性作用加以特别关注的同时,也应该注意到,不同赋形的砷化合物其毒性是有很大差别的。部分砷化合物经口 LD_{50}(mg/kg) 如下:亚砷酸盐[As(Ⅲ)],14;As_2O_3,45;雄黄,19 300;甲基胂酸一钠,700;甲基胂酸铁铵,707;二甲基砷酸钠,2 600;胂甜菜碱>10 000;胂胆碱>6 500。由此可见,水溶性较大的无机砷化合物,其毒性相对较大。

有机砷的毒性相对较小,有些还属无毒的,且都不具有致癌性。究其原因,可能是因为:①不与巯基结合而没有生物学效应;②可以很快从体内排出。这也就不难理解,为什么很少发现因吃水产品发生砷中毒的病例了。

(六) 铊

1. 铊的化学形态　铊在自然水体中存在无机及有机形式,铊的无机形态主要是以 Tl(Ⅰ)和 Tl(Ⅲ)形式存在。常见化合形态有氧化物、硫化物、卤化物、硝酸盐、硫酸盐、碳酸盐及醋酸盐等。Tl(Ⅲ)的水解作用受控于水溶液的 pH,在 pH 为 4~6 时主要以 $Tl(OH)^{2+}$ 形式存在;在 pH 为 7 左右主要以 $Tl(OH)_2^+$ 形态存在;在 pH 为 7.5~8.8 左右主要以 $Tl(OH)_3$ 形态存在。在海水中,如果 pH 大于 9 且 Tl 的浓度小于 10^{-10}mol/L 时,Tl 可能主要以 $Tl(OH)_4^-$ 形式存在。

2. 铊的毒性　铊主要通过消化道、呼吸道系统和皮肤接触等方式进入人体,并参与人体新陈代谢。当人体摄铊超正常值范围,常导致不同程度的铊病即铊中毒发生。在健康人体各器官、血液、血浆和尿液中铊含量分别(μg/g):肾 0.013,肝 0.004~0.33,肌肉 0.07,骨 0.002,发 0.016,指甲 0.002,血液 $4.8×10^{-4}$,血浆<$2.5×10^{-3}$,人尿液铊平均$(0.42±0.09)$μg/L。铊中毒可分慢性和急性两种。慢性包括天然铊中毒和职业铊中毒,铊在人体有蓄积过程,逐渐导致发病,少则数月,多则几年;急性铊中毒包括误食含铊食物和人为投毒所致。铊水平在人体剧增,发病快,不及时救治会很快死亡。急性铊中毒多为投毒所致。因铊盐毒性大,致死剂量小,且无色无味,投入水中立刻溶解,没有明显反应。

铊主要通过水体进入人体,其中 Tl^+ 在人体的酶化反应过程中可以置换 K^+,并与酶产生强的亲和力,从而诱发 Tl^+ 的毒害效应。而水中自由离子形式的 Tl^{3+} 的毒性更强,是 T^+ 的50 000 倍。铊(盐)致成年人死亡最小剂量 0.1~0.7g,通常 0.5~1g。铊在人体主要损伤脑细胞和五脏,中断钾元素供给,致使健康细胞无法生活,造成呼吸困难,最终导致死亡。

(七) 铝

1. 铝的化学形态　在水体系中铝的形态主要有自由铝(Al^{3+})、羟基铝络合物[$AlOH^{2+}$、$Al(OH)_2^+$、$Al(OH)_3$、$Al(OH)_4^-$]、单核氟化铝(AlF^{2+}、AlF_2^+、AlF_3)、单核硫酸铝($Al-SO_4^+$)以及天然有机配体形成的有机铝(Al-Org)和聚合铝(Al-Poly)等。它们的分布取决于体系的 pH,不同配体浓度和总溶解有机碳等。在 pH<4 时自由 Al^{3+} 占主导地位;在 pH 为 4~6 时易变形态铝[如 $AlOH^{2+}$、$Al(OH)_2^+$、AlF^{2+}、AlF_2^+、$AlSO_4^+$],硅氧基化铝和磷氧基化铝占主导地位;在 pH>5 后才可能开始出现 $Al(OH)_4^-$,在 pH 为 8 左右该形态占主导地位。

2. 铝的毒性　铝对人体是一种有害元素。膳食过多的铝,会妨碍钙、磷的正常代谢,影响骨骼生成,干扰中枢神经生理功能,引起贫血,导致骨质疏松,促发透析性脑病、早老性痴呆等症。生物毒理学证明无机单核铝[Al^{3+}、$AlOH^{2+}$、$Al(OH)_2^+$]毒性最大,聚合铝(Al-Poly)次之,而 Al-F 和 Al-Org 毒性大为降低甚至消失。

(八) 钒

1. 钒的化学形态　钒常以微量形式分散存在于环境和生物体中,它主要以相对不溶的三价或五价钒的形式存在。三价钒常以类质同晶杂质存在于铁和部分铝矿物中,五价钒一般可形成独立的矿物。

2. 钒的毒性　金属钒毒性很低,但钒化合物对人及动物有中度或高度毒性。其毒性作用与钒的价态、溶解度、摄取的途径等有关。价态越高,毒性越大,如 5 价钒的毒性比 3 价钒的毒性大 3~5 倍。五氧化二钒与它的盐类毒性最大,食物中锌的浓度增高,增加钒的毒性。对人或动物的毒性程度因摄入途径的不同而不同,毒性最大的是注射,毒性最小的是经口摄入,呼吸道摄入的毒性在两者之间。注射液的 pH 越高,其毒性也越高。关于中毒的发生机制尚无定论。

因为人一般不发生钒缺乏和钒不易蓄积,故人一般只发生急性中毒。接触钒的有些人可发生荨麻疹、过敏性湿疹样皮炎、剧烈瘙痒等,若接触大量钒化物的烟气和粉尘后,首先出现鼻和眼的刺激症状,然后发生呼吸道刺激症状,继而再发生消化道和神经系统症状。钒的毒性除上述明显的急性中毒外,尚有生殖毒性、胚胎毒性,可能还有致突变、致畸、致癌等毒性。

二、有毒元素在体内的迁移与蓄积

(一) 铅

铅及其化合物可以经呼吸道、消化道和皮肤被吸收。铅在呼吸道中的吸收率因尘粒的大小而异,一般为 25%~30%。消化道铅的吸收率只有 5%~10%,铁和锌的缺乏可导致铅摄入增加。长期吸入含铅量较高的空气,摄入含铅量较高的食物和饮水,都可造成机体的铅过量。啃食玩具上的含铅涂料则有可能引发婴幼儿的铅中毒。有机铅在消化道中的吸收率较高,可达 90% 以上。另外,有机铅还可以经皮肤吸收。

铅在血液中主要(约 90%)与红细胞结合。机体内的铅约 90%~95% 以不溶性磷酸铅的形式沉积于骨骼、牙齿和毛发中,这部分铅比较稳定,可长期贮存而不产生临床症状。但是当机体过度疲劳,或在外伤、感染以及缺钙等情况下,或服用了大量酸性药物时,贮存于骨骼中的磷酸铅可转化为磷酸氢铅重新释放入血,引发内源性铅中毒。另外,由四乙基铅转化的三乙基铅对神经系统有较强的亲和力,其毒性是无机铅离子的 10~100 倍。

铅的排泄主要是通过尿液(约 76%),其次是粪便(约 16%),其余的可随汗液、脱皮和毛发等排出体外。

(二) 镉

镉不是人体的必需元素,主要通过消化道和呼吸道进入人体。消化道的吸收率一般在 10% 以下,而呼吸道的吸收率为 10%~40%。

镉的吸收与机体的营养状况和年龄有关。当机体缺乏钙、锌时,镉的吸收明显增加。幼年动物较成年动物的吸收率可高出 10~20 倍。

镉主要分布于肾脏和肝脏,少量存在于脾脏、胰腺、甲状腺、肾上腺和睾丸。镉在体内可与金属硫蛋白结合。这种镉-金属硫蛋白不但延长了镉在体内的贮留时间，而且增强了镉的毒性。

经口摄入的镉80%以上经粪排出，20%随尿排出。镉可经乳汁泌出，并可通过胎盘进入胎儿组织。蓄积在体内的镉存留时间较长，其生物半衰期约为10年。

（三）汞

人体和其他动物对汞的吸收率取决于其吸收的途径和汞的化学形式。单质汞在呼吸道的吸收率约为50%，而在消化道的吸收率低于0.01%；无机汞盐在消化道的吸收率取决于其溶解度的大小。如小鼠经消化道对氯化汞的吸收约为2%，对醋酸汞的吸收率接近20%。胃肠道对甲基汞的吸收率很高，接近100%。

无机汞进入血液后，大部分分布于血浆中，而甲基汞则绝大部分存在于红细胞内。无机汞在人体内主要分布于肾脏，约占总汞量的70%~80%。其余多分布在肝脏和脾脏，而甲基汞除蓄积于肾、肝等脏器外，还可通过血脑屏障和胎盘屏障。脑中甲基汞的浓度可比血中高10倍，成年人主要蓄积在大脑皮层的运动区、感觉区、视觉区、听觉区和小脑等部位。胎儿则会蓄积在全脑的各个部位。甲基汞在人体中的半衰期约为80天，而在脑组织的半衰期约为200天。另外，胎儿血中的甲基汞浓度可比母体高出约20%。

无机汞主要从肾脏排出，也可经过肝脏借助胆汁排至肠道，此外还可随汗液、唾液和乳汁排出；而甲基汞经肾脏的排泄量不到总排出量的10%，大部分随胆汁以甲基汞半胱氨酸的形态排入肠道。进入肠道的甲基汞-半胱氨酸结合物只有不到10%被排出体外，其余90%以上则在肠道内被细菌解离后重新吸收。

（四）铬

铬可以经消化道、呼吸道和皮肤吸收。$Cr(Ⅲ)$主要经消化道吸收，其无机物的吸收率较低，约为0.4%~3%，而有机配合物的吸收率可达10%~25%，其很难经呼吸道和皮肤吸收。$Cr(Ⅵ)$在消化道的吸收率约为$Cr(Ⅲ)$的3~5倍。其在呼吸道的吸收率也较高，可达40%，经皮肤也可被很好地吸收。

吸收入血的铬主要与血浆中的运铁球蛋白、清蛋白、r-球蛋白结合。$Cr(Ⅵ)$可透过红细胞膜，与血红蛋白结合。正常人血液中的铬有96%是结合的，少部分呈游离态。在体内，$Cr(Ⅲ)$不能通过生物膜，且不发生价态的变化，但可以与多种蛋白质结合；$Cr(Ⅵ)$则可以借助细胞膜的阴离子通道迅速进入细胞内，并在细胞内被还原为$Cr(Ⅲ)$。游离的铬可随尿液经肾脏排泄，其排泄量约占排泄总量的80%。毛发中也有少量的铬。

（五）砷

人体可经过呼吸道、消化道和皮肤吸收砷。阴离子砷和易溶性砷化合物在消化道中的吸收较快。有机砷化物吸收率可达80%以上。砷在呼吸道的吸收率仅次于消化道。某些情况下，如使用含砷农药时，可使砷化物经皮肤吸收。

血液中的砷95%~99%与血红蛋白结合，随血液扩散，并主要分布在肝、肾、肺、脾、胃肠壁、肌肉等处，在体内有较强的蓄积性。$As(Ⅲ)$易与巯基结合而蓄积在角蛋白含量较多的组织中，如皮肤、毛发、指甲等。$As(Ⅴ)$主要以砷酸盐形式取代骨质中的磷酸盐而沉积于骨骼。砷可通过胎盘屏障，但在一般情况下难以通过血脑屏障。

砷主要通过肾脏随尿液排出体外。人尿中无机砷占10%~30%，MMAA占10%~20%，DMAA占60%~70%。通过粪便排出的砷不到10%。此外，砷还可通过肺、乳汁、汗液、皮肤、毛发和指甲等途径排出体外。一般来讲，有机砷和$As(Ⅴ)$的排泄速度大于$As(Ⅲ)$的排泄速度,有些有机砷化物在体内几乎不经过任何变化而直接经尿液排出。如动物和人食用鱼、甲壳类和海藻以后,摄入的有机砷可迅速排泄,且其化学形态不变。

(六) 铊

铊可经呼吸道、消化道、皮肤进入体内,尤以消化道途径最常见。铊被吸收后,均匀分布在红细胞和血浆中,但不与血红蛋白结合,能经血液通过血脑屏障和胎盘,蓄积于全身各个组织和器官,以肝、肾、骨以及脑中含量最高,皮肤和毛发中也有分布。

铊离子具有与钾离子相似的离子半径、电荷量导致细胞膜无法区分两者从而使得铊离子在体内具有与钾离子相似的分布,进入细胞后不易被排出,因此铊中毒产生的效应与高钾状态较相似。几乎所有组织脏器中都含铊,因此可引起多脏器功能损害及退行性改变,但在肾脏的质量浓度最高,而神经毒性表现最为突出。致死剂量一般为 10~15mg/kg。中枢神经系统容易中毒与铊通过血脑屏障有关,所以铊能在脑内蓄积而产生明显的神经毒性作用。铊还能通过胎盘屏障,对胎儿造成损害,新生儿出现低体重、毛发稀少、指甲发育不良等症状。

铊主要经由尿液排出,其次为粪便、乳汁、汗液等,排出速率甚慢,中毒后数月,尿中仍可检出。

(七) 铝

铝的吸收率很低,小于 1%,很多因素都影响其吸收,如 pH、维生素 D、甲状旁腺素及铝盐的种类等。

吸收的铝大部分与血浆蛋白结合,特别是运铁蛋白和清蛋白。在机体内主要蓄积在骨、甲状旁腺和脑皮质。铝主要排泄途径是肾脏(>95%),随着铝摄入量增多,尿铝排出量随之增加,一般尿铝排出量每日约为 15~55μg,2%的铝经胆汁排泄。

(八) 钒

主要通过消化道和呼吸道进入人体,由消化道摄入的可溶性钒化合物只有 2%被吸收,大量从粪便与尿中排出,由呼吸道吸入的可溶性钒化合物有 25%被吸收。吸收后的钒被输送到血清中,广泛地分布在骨、肝、肾脏和肌肉、内分泌腺和生殖腺中。

三、检测方法

(一) 铅的测定分析

电感耦合等离子体质谱法同时测定玉米面中铅、镉、砷和总汞的含量。

(1) 样品预处理:准确称取玉米面 1.0g 于 50ml 小烧杯内,加入硝酸 5ml,放置 15 分钟后于低温电热板上加热至样品溶化,消解至溶液呈淡黄色或无色时,蒸发至干,取下稍冷,加入去离子水 10ml,加热溶解残渣,冷却,溶液转至 50ml 比色管中,用去离子水洗涤烧杯数次,转移至 50ml 比色管中定容备测,同步做空白实验。

(2) 试验方法:样品经消化定容后,由毛细管导入雾化器,由 ICP-MS 进行测定。采用标准曲线法定量,用混合内标校正基体干扰和漂移。

(二) 镉的测定分析

流动注射-氢化物发生原子荧光光谱法(AFS)测定环境样品中的镉。

用 D201 阴离子交换树脂富集样品中的痕量 Cd,使 Cd 与 Cu、Ni、Pb、Zn 等共存元素有效分离,消除了这些元素对镉蒸汽发生的干扰。可用于复杂环境样品中痕量 Cd 的测定。

(1) 样品预处理:称取 0.1000g 样品(粒度小于 0.74mm)于高压密闭罐中,加入 1ml HF、

0.5ml HNO$_3$ 和 0.5ml HClO$_4$ 进行湿法消化。取出冷却后,用电热板低温加热至白色的 HClO$_4$ 烟冒尽。加入 5ml 1.2mol/L HCl,并缓慢加热使盐类充分溶解,移入 25ml 容量瓶中,定容待测。同时做试剂空白。

（2）测定方法:在样品通道中以 2ml/min 的速度吸入试样溶液 30 秒,使微型柱吸附 Cd。然后在该通道中以 3ml/min 吸入清洗液（0.24mol/L HCl）10 秒,以清洗样品管及吸附柱。泵入少量空气后,用 0.42mol/L NH$_4$OH 溶液洗脱吸附在柱子上的 Cd。洗脱液经载流溶液（0.6mol/L HCl+20g/L CH$_4$N$_2$S+2mg/L Co^{2+}）酸化后与还原剂（40g/L KBH$_4$+2g/L KOH）发生反应,生成 Cd 的挥发性物质被载气（Ar）带入原子化区,经氢-氩-空气火焰原子化后用 AFS 法进行定量分析。

（三）汞的测定分析

淡水鱼体内总汞和甲基汞的测定分析,利用超声波辅助溶剂萃取-电感耦合等离子体-质谱法测定鲤鱼、草鱼、鳙鱼和黑鱼的肌肉、肝脏和鱼鳃中的总汞和甲基汞。

（1）样品预处理:称取 0.1~0.3g 样品于 5ml 离心管中,加入 6mol/L HCl 溶液 2ml,放置过夜,超声 2 小时,4 000r/min 离心 10 分钟,取上清液 0.5ml 用去离子水稀释 5 倍以备测量总汞;另取 1ml 上清液加入 1ml CH$_2$Cl$_2$,剧烈振荡,4 000r/min 离心 10 分钟,取下层有机相,重复上述步骤,合并两次有机相,置于 60℃ 水浴加热并充入氮气,使其完全蒸发,加水定容至 4ml 以备测量甲基汞。同时做空白试验。

（2）测定方法:以 20ng/ml In 溶液作为内标在线加入,样品直接进入 ICP-MS 检测,平行测量 3 次,样品之间用 2% HNO$_3$ 和 0.1% 2-巯基乙醇的混合溶液清洗管路以减少汞的记忆效应。ICP-MS 工作条件:等离子体射频功率:1 200W;冷却气流速:13.0L/min;辅助气流速:1.0L/min;雾化气流速:0.84L/min;驻留时间:10 分钟;样品提升速度:0.8ml/min。

（四）铬的测定分析

食品中 Cr(Ⅲ) 和 Cr(Ⅵ) 分离及 ICP-MS 法测定研究,用微波消解样品,既能避免 Cr(Ⅲ) 向 Cr(Ⅵ) 转化,又能缩短样品的消化时间。利用酸性条件下 Cr(Ⅲ) 为阳离子而 Cr(Ⅵ) 为阴离子的特点,用强碱性阴离子交换树脂加以分离。

（1）样品预处理:液体食品取 2.0ml,固体样品称取 0.200 0g 于消化罐中,加入 3ml HNO$_3$、1ml H$_2$O$_2$,进行微波消解。消解完全后用纯水或氨水调 pH 至 2~3,以 3ml/min 的流速,流经阴离子交换柱,用 pH 相同的 HNO$_3$ 以等速洗涤树脂,直到总体积为 50.0ml。此溶液用于检测 Cr(Ⅲ)。以 5% HNO$_3$+0.005%抗坏血酸为洗脱液,以 2ml/min 的速度洗脱,至 50ml 的容量瓶刻度为止,此溶液用于检测 Cr(Ⅵ)。同时做空白试验。

（2）主要仪器条件:采样深度,7mm;功率,350W;载气流速,1.08L/min;在线内标,1.0μg/ml Sc 元素。

（五）砷的测定分析

蔬菜水果中无机砷的测定,在 6mol/L HCl 中,无机砷以氯化物形式被提取,与有机砷有效分离。蔬菜水果样品 70℃ 水浴 1 小时提取的结果与标准方法中 60℃ 水浴 18 小时提取的结果一致。

（1）样品预处理:称取经粉碎过 80 目筛的干样 2.50g 于 25ml 具塞刻度试管中,加 6mol/L 盐酸溶液 20ml,混匀;或称取匀浆后的鲜样 5.00g 于 25ml 具塞刻度试管中,加入浓盐酸 5ml,用 6mol/L 盐酸溶液释至刻度,混匀。将上述溶液置于 70℃ 水浴中保温 1 小时。冷却后用 6mol/L 盐酸定容至刻度。离心,取 4ml 上清液于 10ml 容量瓶中,加 100g/L 碘化钾-

50g/L 硫脲混合液 1ml,正辛醇(消泡剂)3~5 滴,加水定容。放置 10 分钟后测定试样中的无机砷含量,同时做试剂空白试验。

(2)原子荧光仪工作条件:光电倍增管负高压:300V;砷空心阴极灯电流:60mA;原子化器温度:200℃;氩气流量:载气 400ml/min、屏蔽气 1L/min;读数方式:峰面积;读数延迟时间:1.0 秒;读数时间:10.0 秒;2.5%硼氢化钾溶液加液时间:10.0 秒;进样体积:0.5ml。以标准曲线法进行定量分析。

(六)铊的测定分析

微波消解-ICP-MS 测定鱼肉中的铊:

(1)样品前处理:准确称取鱼肉 0.500g 置于消解罐中,小心加入 5ml 浓硝酸,盖好安全阀,将消解罐放入微波炉中,设置微波消解程序,进行消解。消解完全后置于 120℃电热板上赶酸至剩下 0.5ml,放冷,用超纯水将消解液转移至 10ml 容量瓶中,洗涤消解罐 2~3 次,合并洗涤液于容量瓶中,定容至刻度,摇匀备用。

(2)测定方法:射频功率:1 500W;采样深度:8.0mm;载气流速:0.7L/min;辅助气流速:0.5L/min;蠕动泵速:0.1r/s;喷雾腔温度:2℃;提取透镜 1 功率:0V;提取透镜 2 功率:-160V;Omega Bias:-70V;Omega Lens:7.6V;He 气流速:4.5L/min。

(七)铝的测定分析

在我国 2017 年修订的国家标准(GB 5009.182-2017)中将分光光度法作为测定铝元素的第一法,并且增加电感耦合等离子体质谱法为第二法,增加电感耦合等离子体发射光谱法为第三法,增加石墨炉原子吸收光谱法为第四法。

电感耦合等离子体质谱法测定谷物样品中铝:

(1)样品处理:准确称取 0.2g 左右样品于聚四氟乙烯塑料内罐中,加入 9ml 硝酸-氢氟酸(8:1,v/v)混合溶液,浸泡过夜(冷消化时间尽可能长),次日加 2ml 过氧化氢后按一定程序进行微波消解。消解试样冷却后开罐,加 1ml 高氯酸于电热板上缓慢加热至出现大量高氯酸白烟,冷却。取下消化罐,加 10~15ml 水,加热至再次出现大量高氯酸白烟,用水少量并多次洗涤后定容至 100ml。

(2)ICP-MS 工作条件:仪器的工作参数为仪器全自动调谐优化给出,满足仪器安装标准要求的灵敏度、背景、氧化物、双电荷稳定性等各项指标。具体参数如下:功率:1 550W;冷却气流速:15L/min;辅助气流速:1.0L/min;载气流速:1.06L/min;载气补偿气流速:0.0L/min;采样深度:10.0mm;碰撞反应池气体:氦气流速为 5.5ml/min。

(八)钒的测定分析

微波消解-电感耦合等离子体质谱法测定食品中钒:

(1)样品处理:称取样品 0.500g 于 100ml 聚四氟乙烯消化罐中,加入 5.0ml 浓 HNO_3 浸泡 1 小时后,再加入 2.0ml H_2O_2,安装好微波消解装置,按微波消解程序消解样品,分段设置功率,依次为 250W、0W、250W、450W、650W,时间分别为 2 分钟、2 分钟、5 分钟、5 分钟、5 分钟。冷却后取出消化液,用纯水定容到 50ml 容量瓶中。同时作试剂空白。

(2)仪器条件:通过仪器设置的调谐程序,用 10μg/L 调谐溶液优化仪器参数。优化的工作参数为:射频功率:1 300W;反射功率:2W;采样锥孔径:1.0mm;截取锥孔径:0.4mm;采样深度:6.5mm;提升率:1.0ml/min;载气流速:0.90L/min;辅助气流速:0.15L/min;样品提升时间:45 秒;稳定时间:45 秒;扫描方式跳峰;观测点/峰:3。

第二节　霉菌毒素类

霉菌毒素是谷物受污染后,霉菌在代谢过程中产生的次级代谢产物,广泛污染谷物及其制品,产生有毒害作用干扰人畜正常生理功能。霉菌毒素属于风险污染物,不能完全消除。目前已知的霉菌毒素有 300 多种,谷物中污染较严重,且对人畜危害较严重的霉菌毒素主要包括黄曲霉毒素 B_1(AFTB1)、玉米赤霉烯酮(ZEN)、呕吐毒素(DON)、T-2 毒素、赭曲霉毒素 A(OTA)等。

(一) 黄曲霉毒素 B_1

黄曲霉毒素(aflatoxins)是一类由黄曲霉和寄生曲霉侵染油料、粮食或其他食品产生的毒性次生代谢产物的总称,其基本结构为二呋喃环和氧杂萘邻酮。目前已鉴定分离出 17 种,较常见的有 B_1、B_2、G_1、G_2、M_1、M_2。AFTB 极易污染花生、玉米、大米、食用植物油、饼粕及饲料等农产品,可以发生在植物生长、收获、晾干、加工和贮藏的任何阶段。$AFTB_1$ 的 LD_{50} 为 0.294mg/kg。人、家畜、家禽大剂量接触黄曲霉毒素 B_1 可引起急性中毒死亡。长期慢性接触,可引起免疫抑制,诱发肝癌及胃、支气管、肾、腺体等多器官癌症,已被 WHO 列为已知的最强致癌化学物质之一。

在我国 2016 年修订的国家标准(GB 5009.22-2016)中,食品中 $AFTB_1$ 测定方法采用的是同位素稀释液相色谱-串联质谱法为第一法、高效液相色谱-柱前衍生法为第二法等共五种检测方法,其中第一法的检测限为:0.03μg/kg(取样量 5g)。

同位素稀释液相色谱-串联质谱法测定谷物中黄曲霉毒素:试样中的黄曲霉毒素 $AFTB_1$、$AFTB_2$、$AFTG_1$、$AFTG_2$,用乙腈-水溶液提取,提取液中含 1% TritonX-100(或吐温-20)的磷酸盐缓冲溶液稀释后(必要时经黄曲霉毒素固相净化柱初步净化),通过免疫亲和柱净化和富集,净化液浓缩、定容和过滤后经液相色谱分离,串联质谱检测,同位素内标法定量。可以同时检测谷物中的黄曲霉毒素 $AFTB_1$、$AFTB_2$、$AFTG_1$、$AFTG_2$。检出限都为 0.03μg/kg,RSD 不超 20%。

(1) 样品预处理:取高速粉碎后混匀的谷物样品 5g(精确至 0.01g)于 50ml 离心管中,加 100μl 同位素内标工作液振荡混合后静置 30 分钟。加入 20.0ml 乙腈-水溶液(84+16),涡旋混匀,置于超声波/涡旋振荡器或摇床中振荡 20 分钟(或用均质器均质 3 分钟),在 6 000r/min 下离心 10 分钟(或均质后玻璃纤维滤纸过滤),取上清液备用。准确移取 4ml 上清液,加入 46ml 1% TritionX-100(或吐温-20)的 PBS,混匀待净化。

待免疫亲和柱内原有液体流尽后,将上述样液移至 50ml 注射器筒中,调节下滴速度,控制样液以 1~3ml/min 的速度稳定下滴。待样液滴完后,往注射器筒内加入 2×10ml 水,以稳定流速淋洗免疫亲和柱。待水滴完后,用真空泵抽干亲和柱。脱离真空系统,在亲和柱下部放置 10ml 刻度试管,取下 50ml 的注射器筒,加入 2×1ml 甲醇洗脱亲和柱,控制相同速度下滴,再用真空泵抽干亲和柱,收集全部洗脱液至试管中。在 50℃ 下用氮气缓缓地将洗脱液吹至近干,加入 1.0ml 初始流动相,涡旋 30 秒溶解残留物,0.22μm 滤膜过滤,收集滤液于进样瓶中以备进样。

(2) 测定条件:液相色谱条件:C18 柱(100mm×2.1mm×1.7μm);流动相:A 相:5mmol/L 乙酸铵溶液;B 相:乙腈-甲醇溶液(50:50,v/v);梯度洗脱:A:B = 68:32(0~0.5 分钟),A:B = 55:45(3~4 分钟),A:B = 0:100(4.2~4.8 分钟),A:B = 68:32(5.0~7.0 分钟);流

速:0.3ml/min;柱温:40℃;进样体积:10μl。质谱测试条件:ESI⁺;毛细管电压:3.5kV;锥孔电压:30V;射频透镜1电压:14.9V;射频透镜2电压:15.1V;检测方式:MRM;离子源温度:150℃;锥孔反吹气流量:50L/h;脱溶剂气温度:500℃;脱溶剂气流量:800L/h;电子倍增电压:650V。

(二) 玉米赤霉烯酮

玉米赤霉烯酮(ZEN)是一种雌激素类真菌毒素,主要由田间霉菌镰刀菌分泌产生,其最适生长环境为高温低湿状态,ZEN主要污染玉米、小麦、大米、大麦、小米和燕麦等谷物。ZEN及其衍生物主要破坏哺乳动物的繁殖功能,强烈毒害肝脏、脾脏,还具有免疫毒性遗传毒性,存在潜在的致癌性,是分布最广泛的镰刀菌毒素。

在我国2016年修订的国家标准(GB 5009.209-2016)中,食品中ZEN测定方法采用的是免疫亲和层析净化高效液相色谱荧光检测器测定法、荧光光度法和固相萃取柱净化液相色谱-质谱法三种检测方法,检测限为1μg/kg。

高效液相色谱荧光法测定粮食及粮食质谱中的玉米赤霉烯酮:用乙腈溶液提取试样中的玉米赤霉烯酮,经免疫亲和柱净化后,用高效液相色谱荧光检测器测定,外标法定量。

(1)样品处理:称取40.0g粉碎试样(精确到0.1g)于均质杯中,加入4g氯化钠和100ml提取液,以均质器高速搅拌提取2分钟,定量滤纸过滤。移取10.0ml滤液加入40ml水稀释混匀,经玻璃纤维滤纸过滤至滤液澄清,滤液备用。将免疫亲和柱连接于玻璃注射器下,准确移取10.0ml滤液,注入玻璃注射器中。将空气压力泵与玻璃注射器连接,调节压力使溶液以1~2滴/s的流速缓慢通过免疫亲和柱,直至有部分空气进入亲和柱中。用5ml水淋洗柱子1次,流速为1~2滴/s,直至有部分空气进入亲和柱中,弃去全部流出液。准确加入1.5ml甲醇洗脱,流速约为1滴/s。收集洗脱液于玻璃试管中,于55℃以下氮气吹干后,用1.0ml流动相溶解残渣,供液相色谱测定。

(2)测定条件:C18柱(150mm×4.6mm×5μm);流动相:乙腈-水-甲醇(46:46:8,v/v);流速:1.0ml/min;检测波长:激发波长274nm,发射波长440nm;进样量:100μl;柱温:室温。

(三) T-2毒素

T-2广泛分布于自然界,其产生受环境的影响很大,低温、变温、高水分含量、中性和酸性条件均有利于镰刀菌菌株产生T-2。T-2容易污染玉米、小麦、大麦及燕麦等粮食和饲料原料,动物通过饲粮摄入T-2之后会引起各种中毒症状和疾病,T-2毒素对淋巴细胞的损害最为严重。联合国粮农组织以及世界卫生组织将T-2和AFTB1归类为自然存在的最危险的食品污染源。

在我国2016年修订的国家标准(GB 5009.118-2016)中,食品中T-2测定方法采用的是免疫亲和层析净化液相色谱法、间接ELISA法和直接ELISA法三种检测方法,检测限为10μg/kg。

免疫亲和层析净化液相色谱法测定粮食中T-2毒素:用提取液提取试样中的T-2毒素,经免疫亲和柱净化、衍生后,用高效液相色谱荧光检测器测定,外标法定量。

(1)样品处理:将样品研磨,硬质的粮食等用高速粉碎机磨细并通过试验筛。称取25.0g(精确到0.1g)过筛样品于容量瓶中,用提取液定容至100ml,转移至均质杯中,以均质器高速搅拌提取2分钟,定量滤纸过滤。移取10.0ml滤液加入40ml水稀释混匀,经玻璃纤维滤纸过滤至滤液澄清,滤液备用。将免疫亲和柱连接于玻璃注射器下,准确移取10.0ml提取滤液,注入玻璃注射器中。将空气压力泵与玻璃注射器连接,调节压力使溶液以约1

滴/s 的流速缓慢通过免疫亲和柱,直至空气进入亲和柱中。用 10ml 水淋洗亲和柱,流速为 1~2 滴/s,直至空气进入亲和柱中,弃去全部流出液,抽干小柱。准确加入 1.0ml 甲醇洗脱,流速约为 1 滴/s,收集洗脱液。

样品衍生:取样品洗脱液 1ml,在 50℃下用氮气吹干,加入 50μl 4-二甲基氨基吡啶溶液和 50μl 1-蒽腈溶液,在涡旋混合器上混匀 1 分钟,50℃反应 15 分钟,在冰水中冷却 10 分钟后取出,50℃下氮气吹干,用 1.0ml 流动相溶解,待 HPLC 测定。

(2)测试条件:C18 柱(150mm×4.6mm×5μm);流动相:乙腈-水(75∶25,v/v);流速:1.0ml/min;检测波长:激发波长 381nm,发射波长 470nm;进样量:20μl;柱温:35℃。

（四）赭曲霉毒素 A

赭曲霉毒素 A(OTA)是一种有毒的次生代谢产物,其是由曲霉属中的赭曲霉和青霉属中的纯绿青霉分泌产生的,在温带地区具有优势,赭曲霉在 8~37℃均能生长,最佳生长温度为 24~31℃,生长繁殖所需的最适湿度为 95%~99%,在 pH 为 3~10 时生长良好。OTA 主要污染小麦、大麦、玉米、燕麦、干豆等农产品。OTA 主要损伤人和动物的肾脏、肝脏等实质性器官,破坏其免疫系统,同时还有致畸和致癌作用,其毒性仅次于 AFTB1,是赭曲霉毒素中毒性和危害性最大的毒素。

在我国 2016 年修订的国家标准(GB 5009.96-2016)中,食品中 OTA 测定方法采用的是免疫亲和层析净化液相色谱法、离子交换固相萃取柱净化高效液相色谱法等四种检测方法,检测限为 0.3μg/kg。

免疫亲和层析净化液相色谱法测定大豆、油菜籽中赭曲霉毒素 A。

(1)样品处理准确称取试样 50.0g(精确到 0.1g)(大豆需要磨细且粒度≤2mm)于均质器配置的搅拌杯中,加入 5g 氯化钠及 100ml 甲醇(适用于油菜籽)或 100ml 提取液甲醇-水(80+20),以均质器高速均质提取 1 分钟。定量滤纸过滤,移取 10ml 滤液并加入 40ml 水稀释,经玻璃纤维滤纸过滤至滤液澄清,滤液收集于干净容器中,备用。

将免疫亲和柱连接于玻璃注射器下,准确移取 10ml 滤液,注入玻璃注射器中。将空气压力泵与玻璃注射器相连接,调节压力,使溶液以约 1 滴/s 的流速通过免疫亲和柱,直至空气进入亲和柱中,依次用 10ml 真菌毒素清洗缓冲液(称取 25.0g 氯化钠、5.0g 碳酸氢钠溶于水中,加入 0.1ml 吐温 20,用水稀释至 1L),10ml 水先后淋洗免疫亲和柱,流速为 1~2 滴/s,弃去全部流出液,抽干小柱。准确加入 1.5ml 甲醇进行洗脱,流速约为 1 滴/s,收集全部洗脱液于干净的玻璃试管中,45℃下氮气吹干。用流动相溶解残渣并定容到 500μl,供检测用。

(2)测试条件:C18 柱(150mm×4.6mm×5μm);流动相:乙腈-水-冰乙酸(96∶102∶2,v/v);流速:1.0ml/min;柱温:35℃;进样量:50μl;检测波长:激发波长 333nm,发射波长 460nm。

（五）呕吐毒素

呕吐毒素(DON)由一种田间霉菌——镰刀菌属霉菌产生,其最适生长温度为 5~25℃。通常作物在生长期间会被镰刀菌属霉菌污染,并且,当作物被收割储存后,该霉菌仍可以无性繁殖的形式存活。DON 一般在大麦、小麦、玉米中含量较高,在黑麦、高粱、大米中的含量较低。

DON 作用于猪的肠胃系统,造成胃肠道损伤,引起呕吐症状,故名呕吐毒素。DON 属于非致癌性霉菌毒素,但具有很强的细胞毒性和胚胎毒性,被 FAO 和 WHO 确定为自然发生最危险的食品污染物之一。

目前对食品、农产品中 DON 的检测方法主要有薄层色谱法、酶联免疫吸附法、免疫亲和柱净化荧光光度法、免疫亲和柱净化高效液相色谱法、多功能柱色谱净化高效液相色谱法等。

免疫亲和柱净化高效液相色谱法检测小麦中的呕吐毒素。

（1）样品处理：准确称取 25.0g 小麦样品于 250ml 均质杯中，加入 5g 聚乙二醇 8 000 和 100ml 水，高速均质 2 分钟，用槽纹滤纸过滤到干净的烧杯中。将上述滤液通过玻璃纤维滤纸，取 1ml 滤液于玻璃注射器中，以 1 滴/s 的速率通过 DON 免疫亲和柱，直至空气吹出柱内的全部液体，再用 5ml 超纯水以 1~2 滴/s 的速度淋洗亲和柱直至空气吹出柱内的全部液体。最后用 1ml HPLC 级甲醇淋洗亲和柱，收集淋洗液于玻璃试管中，将淋洗液于氮吹仪上蒸发至干，在流动相中定容，供 HPLC 测定。

（2）测试条件：C18 柱；流动相：乙腈：水 = 10∶90（v/v）；流速：1ml/min；柱温：25℃；紫外检测波长：218nm。

第三节 抗生素残留量检测

一、概述

兽药（veterinary drugs）指用于预防、治疗畜禽等动物疾病，有目的地调节生理功能并规定作用、用途、用法、用量的物质（含饲料药物添加剂）。在我国，鱼药、蜂药、蚕药也列入兽药管理。

伴随着畜牧业和养殖业的快速发展，兽药的使用愈发的广泛，已成为一种不可或缺的生产资料。在促进了产业发展的同时，兽药也带来了动物食品中的残留和环境的污染问题。由于使用的数量最大，品种最多，使得抗生素一直是兽药中被密切监控的对象。虽然尚未见到由抗生素残留引发的急性中毒事件，但是其慢性毒作用（内分泌的干扰、"三致"作用的发生、耐药菌的出现、肠道菌群的紊乱）却不容忽视。

由于违规使用和不当使用抗生素所引发的环境问题和食品安全问题日益受到各国政府和民众的重视，各种抗生素在食品中的最大残留限量（maximum residue levels，MRLs）不断降低。建立准确、快速、简便、经济的多残留检测方法，加强各种食品中兽药残留的监控，既是提升国际经贸竞争力的需要，更是保障国民食品安全的需要。

二、喹诺酮类药物

喹诺酮类抗菌药（quinolones，QNs）是目前广泛应用于临床的广谱抗感染化疗药物。其基本结构有两种：1-位为氮原子的喹啉环系和 1,8-位有两个氮原子的萘啶环系。喹诺酮类药物在室温下相对稳定，但光照可分解，分解产物具有毒性，是该类药物产生光毒性的主要原因。喹诺酮类药物 7 位的含氮杂环在酸性条件下，水溶液光照可发生分解反应。

与常用的其他类抗菌药物相比，氟喹诺酮类药物的安全性相对较高，不良反应较少。其中胃肠道紊乱是最常见的不良反应（发生率为 2%~11%）。中枢神经系统的不良反应（发生率 17%）表现为头疼、头晕、疲倦、眩晕、晕厥、不宁、失眠、耳鸣和感觉变化。其中严重的中枢神经毒性反应包括幻觉、抑郁和癫痫发作等，发生率极低（<0.5%），并且是可逆的。

HPLC 和 HPLC-MS-MS 法是测定 QNs 的主要方法，在具体实验中需根据 QNs 的种类以及检测要求选择适宜的前处理和色谱条件。GB 29692-2013 中牛奶中喹诺酮类药物多残留的测定采用高效液相色谱荧光检测法。

（1）样品处理:称取试料（2±0.05）g 于 50ml 离心管中,加磷酸 100μl,乙腈 4ml,涡旋混匀,中速振荡 5 分钟,10 000r/min 离心 10 分钟,取上清液于另一离心管中,加正己烷 5ml,涡旋 1 分钟,静置,取下层清液于 25ml 鸡心瓶中。残渣中加乙腈 4ml,重复提取 1 次,上清液经同 1 份正己烷分配,合并两次提取液,于 50℃ 旋转蒸发至仅剩余不易蒸干的黄色油滴。用流动相 1.0ml 溶解残余物,滤膜过滤,供高效液相色谱法测定。

（2）测定条件:C18 柱（250mm×4.6mm×5μm）;流动相:0.05mol/L 磷酸溶液-三乙胺+乙腈（90:10,v/v）;流速:1.8ml/min;检测波长:激发波长 280nm;发射波长 450nm;柱温:30℃;进样量:20μl。

三、四环素类药物

四环素类药物是放线菌产生的一类广谱碱性抗生素,包括金霉素（chlortetracycline）、土霉素（oxytetracycline）、四环素（tetracycline）及半合成四环素类抗生素。具有十二氢化并四苯基本结构。该类药物有共同的 A、B、C、D 四个环的母核,仅在 5、6、7 位上有不同的取代基。四环素族抗生素会对肝、肾造成损害,影响牙齿及骨骼的发育,还会引发过敏反应,使用时间较长,易导致肠道菌群失调,影响消化。

HPLC 及质谱联用法是测定四环素类药物的主要方法,GB/T 21317-2007 中动物源性食品中四环素类兽药残留量检测方法采用的就是此两种方法,试样中四环素族抗生素残留用 0.1mol/L Na$_2$ETDA-Mcllvaine 缓冲液（pH=4.0±0.05）提取,经过滤和离心后,上清液用固相萃取柱净化,高效液相色谱仪或液相色谱电喷雾质谱仪测定。

（1）样品提取:称取 5.0g（精确到 0.01g）均质好的试样,置于 50ml 离心管中,分别加入 20ml、20ml、10ml 配制好的 0.1mol/L 的 EDTA-Mcllivaine 缓冲溶液冰水浴超声提取三次,涡旋混合 1 分钟,再超声提取 10 分钟,于 3 000rpm 离心 5 分钟,合并上清液（控制上清液体积不超过 50ml）并定容至 50ml,混匀,5 000rpm 离心 10 分钟,用快速滤纸过滤,待净化。

（2）净化方法:先将 SPE 小柱分别用 5ml 甲醇和 5ml 水活化,再准确吸取 10ml 提取液以 1 滴/s 的速度过 SPE 小柱,再依次用 5ml 水和 5ml 5%甲醇水溶液淋洗,弃去全部流出液。减压抽干小柱 5 分钟,最后用 10ml 甲醇+乙酸乙酯（1:9,v/v）洗脱。将洗脱液低于 40℃ 氮气吹干,用 1ml 甲醇水（3:7,v/v）溶液溶解残渣,过 0.45μm 滤膜,待测。

（3）检测方法

色谱条件:C18 柱（2.1mm×50mm×5μm）;流动相:A 相-甲醇溶液,B 相-10mol/L 三氟乙酸溶液;柱温:30℃;进样量:30μl;流速 0.3ml/min;梯度洗脱:A:B=5:95（0 分钟）、A:B=30:70（5 分钟）、A:B=33.5:66.5（10 分钟）、A:B=65:35（12 分钟）、A:B=65:35（17.5 分钟）、A:B=5:95（18 分钟）、A:B=5:95（25 分钟）。

质谱条件:离子源:ESI;扫描方式:正离子扫描;电喷雾电压:4 500V;雾化气:6.0L/min（氮气）;气帘气:10.0L/min（氮气）;去溶剂气流:6.0L/min（氮气）;离子源温度:500℃;采集方式:多反应监测（MRM）。

四、大环内酯类

大环内酯类抗生素（macrolide antibiotics,MALs）是一类弱碱性亲脂性抗生素类药物,其化学结构是以大环内酯基团和糖衍生物以苷键相连形成的一类药物,对革兰氏阳性菌及支原体有很强的抗菌作用。其化学结构按其大环结构含碳母核的不同,可分为 14、15 和 16 元环大环内酯类抗生素,其中 14 元环有红霉素、克拉霉素、罗红霉素、氟红霉素、地红霉素、竹桃霉素等;15 元环有阿奇霉素等;16 元环有罗他霉素、米欧卡霉素、泰乐霉素、吉他霉素和螺旋霉素等。MALs 为亲脂类化合物,酸度系数为 7.1~9.9,易溶于甲醇、乙腈等有机溶剂,在酸性溶液中有一定的溶解度,但是在强酸强碱性溶液中不稳定。在酸性溶液(pH<4)中,糖苷键可能水解,在碱性溶液(pH>9)中,内酯环可能开裂。

滥用或者不当使用兽药,可能会导致动物性食物中抗生素的残留。通过食物链,进入人体内,在体内积累到一定浓度时,因 MALs 和其代谢产物独特的变异性反应,会对人体的前庭和耳蜗神经造成损害,严重者会对肝肾造成损害甚至导致慢性中毒。

HPLC-MS-MS 法是 MALs 残留检测的普适性检测方法,能满足众多大环内酯类抗生素的检测要求。GB/T 23408-2009 蜂蜜中大环内酯类药物残留量测定采用 HPLC-MS-MS 法,试样采用碱性溶液提取,经固相萃取柱净化,洗脱液浓缩定容后进行测定。

(1)样品提取:称取 5.0g(精确到 0.01g)均质好的试样,置于 50ml 离心管中,分别加入 15ml 0.1mol/L 的碳酸钠-碳酸氢钠缓冲溶液,涡旋混合 1 分钟,将溶液以 1ml/min 的速度过 SPE 小柱,完全流出后用 5ml 水洗离心管并过柱,然后再用 5ml 20%甲醇水溶液淋洗,弃去全部流出液。减压抽干小柱 10 分钟,最后用 5ml 甲醇洗脱。将洗脱液于 50℃ 氮气吹干,用 1ml 甲醇水(4:6,v/v)溶液溶解残渣,过 0.45μm 滤膜,待测。

(2)检测方法

色谱条件:色谱柱:C18 柱(2.1mm×150mm×5μm);流动相:A 相-甲醇溶液,B 相-0.1%甲酸溶液;柱温:室温;进样量:25μl;流速 0.25ml/min 梯度洗脱:A:B=20:80(0 分钟)、A:B=60:40(3 分钟)、A:B=60:40(4 分钟)、A:B=90:10(8 分钟)、A:B=90:10(11 分钟)、A:B=20:80(11.1 分钟)、A:B=20:80(13 分钟)。

质谱条件:离子源:ESI;扫描方式:正离子扫描;电喷雾电压:4 500V;气帘气:0.060Mpa(氮气);辅助气:5.0L/h(氮气);碰撞气:0.2Pa(氩气);离子源温度:350℃;数据采集:扫描速度 0.05 秒。

五、磺胺类

磺胺类药物(sulfonamides,SAs)是一类传统的人工合成抗菌药物,具有对氨基苯磺酰胺母核结构,磺胺类药物一般为白色或微黄色结晶性粉末,遇强光颜色逐渐变深,易变质,大多数本类药物在水中溶解度极低,较易溶于稀碱,但形成钠盐后则易溶于水,其水溶液呈强碱性。

磺酰胺基团上的 N1 端可被不同的 R 基取代,也有 N4 位上的氢被取代的情况,从而使得 SAs 的种类达数千种,其中应用较广并具有一定疗效的就有几十种,如磺胺、磺胺嘧啶、磺胺甲嘧啶、磺胺二甲嘧啶、磺胺二甲氧嘧啶、磺胺多辛、磺胺间甲氧嘧啶、磺胺甲氧嘧啶、磺胺二甲异嘧啶、磺胺脒、磺胺吡啶等。SAs 的不良反应主要有过敏反应、对造血系统、消化系统及肾脏的影响,除此之外由于滥用导致大量耐药菌株的产生,给临床用药带来了很大的困难。

由于磺胺类药物的高极性和低挥发性,GC 及 GC-MS 方法需要衍生步骤。HPLC 和 LC-MS 是使用最多的方法。GB 29694-2013 中动物性食品中 13 种磺胺类药物多残留的测定采用高效液相色谱法,试样中残留的磺胺类药物,用乙酸乙酯提取,0.1mol/L 盐酸溶液转换溶剂,正己烷除脂,MCX 柱净化,高效液相色谱-紫外检测法测定。我国规定磺胺类药物在动物源性食品中的最高残留限量为 100ng/ml。

(1)样品处理:称取试料(5±0.05)g,于 50ml 聚四氟乙烯离心管中,加乙酸乙酯 20ml,

涡动 2 分钟，4 000r/min 离心 5 分钟，取上清液于 100ml 鸡心瓶中，残渣中加乙酸乙酯 20ml 重复提取一次，合并两次提取液。鸡心瓶中加 0.1mol/L 盐酸溶液 4ml，于 40℃下旋转蒸发浓缩至少于 3ml，转至 10ml 离心管中。用 0.1mol/L 盐酸溶液 2ml 洗鸡心瓶，转至同离心管中。再用正己烷 3ml 洗鸡心瓶，将正己烷转至同一离心管中，涡旋混合 30 秒，3 000r/min 离心 5 分钟，弃正己烷。再次用正己烷 3ml 洗鸡心瓶，转至同一离心管中，涡旋混合 30 秒，3 000r/min 离心 5 分钟，弃正己烷，取下层液备用。MCX 柱依次用甲醇 2ml 和 0.1mol/L 盐酸溶液 2ml 活化，取备用液过柱，控制流速 1ml/min，依次用 0.1mol/L 盐酸溶液 1ml 和 50% 甲醇乙腈溶液 2ml 淋洗，用洗脱液 4ml 洗脱，收集洗脱液，于 40℃氮气吹干，加 0.1%甲酸乙腈溶液 1.0ml 溶解残余物，滤膜过滤，供测定。

（2）测定条件：色谱柱：C18 柱（4.5mm×250mm×5μm）；流动相：A 相-0.1%甲酸溶液，B 相-乙腈溶液；柱温：30℃；进样量：100μl；流速 1ml/min；检测波长：270nm；梯度洗脱：A：B = 83：17（0 分钟）、A：B = 83：17（5 分钟）、A：B = 80：20（10 分钟）、A：B = 60：40（22.3 分钟）、A：B = 10：90（22.4 分钟）、A：B = 10：90（30 分钟）、A：B = 83：17（31 分钟）、A：B = 83：17（48 分钟）。

六、青霉素类

青霉素类是指分子中含有青霉烷，能破坏细菌的细胞壁并在细菌细胞的繁殖期起杀菌作用的一类抗生素，是由青霉菌中提炼出的抗生素。第一代青霉素指天然青霉素，如青霉素 G（苄青霉素）；第二代青霉素是指以青霉素母核-6-氨基青霉烷酸（6-APA），改变侧链而得到半合成青霉素，如甲氧苯青霉素、羧苄青霉素、氨苄青霉素；第三代青霉素是母核结构带有与青霉素相同的 β-内酰胺环，但不具有四氢噻唑环，如硫霉素、奴卡霉素。

青霉素类药物的主要不良反应为过敏反应，表现为皮疹、发热、红斑、荨麻疹等；其次为胃肠道反应，表现为腹痛、呕吐、恶心等。

青霉素类药物残留的分析方法有微生物法、高效液相色谱法和液相色谱-串联质谱法。微生物法和高效液相色谱法的基质干扰严重，容易产生假阳性。高效液相色谱-串联质谱（UPLC-MS/MS）以其灵敏度高、选择性强等优点成为青霉素类药物残留检测的有效手段，是目前常用的检测方法。

以多壁碳纳米管净化样品，UPLC-MS/MS 同时测定牛奶中青霉素类药物残留。

（1）样品处理：称取 5g 牛奶于 50ml 离心管中，加入 5ml 乙腈，涡旋 2 分钟，混匀，离心后将上清液转移至 100ml 容量瓶中，用 0.05mol/L 磷酸缓冲液定容，混匀后转移至多壁碳纳米管固相萃取小柱上，用 10ml 水淋洗，抽至近干后，用 5.0ml 乙腈洗脱，整个过程控制流速小于 1ml/min，洗脱液于 45℃下氮吹至干，加入 1ml 乙腈水溶液（2：8，v/v）溶解，涡旋 1 分钟，过 0.22μm 微孔滤膜后，待 UPLC-MS/MS 分析。

（2）测定条件：C18 柱（2.1mm×100mm×1.7μm）；柱温 35℃；样品温度 25℃；进样体积 5μl；流速 0.2ml/min；流动相：pH 为 4.5 的 10mmol/L 乙酸铵溶液（A），乙腈（B）；梯度洗脱程序：A：B = 80：20（1.5 分钟）、A：B = 60：40（2 分钟）、A：B = 60：40（7.2 分钟）、A：B = 5：95（7.6 分钟）、A：B = 5：95（9.5 分钟）、A：B = 80：20（10 分钟）。

质谱条件：ESI 正离子扫描，MRM 模式，毛细管电压 2.50KV，离子源温度 150℃，脱溶剂气温度 500℃，脱溶剂气流量 1 000L/h。

七、β-内酰胺类

β-内酰胺类抗生素通过共价键与细胞壁合成有关的青霉素结合蛋白（PBPs）结合而抑

制细菌细胞壁的合成,选择性好,是最重要的一类抗感染药物。化学结构中具有 β-内酰胺环的一大类抗生素,主要包括青霉素、头孢菌素、碳青霉烯类、单环类、头霉素类等。

β-内酰胺类抗生素的副作用包括:腹泻、头晕、疹块、荨麻疹、重叠感染(包括念珠菌)、偶尔 β-内酰胺类抗生素还会导致发热、呕吐、红斑、皮肤炎、血管性水肿和伪膜性肠炎。β-内酰胺类抗生素与 β-内酰胺酶抑制剂同时使用时注射处往往会疼痛和发炎。

因 β-内酰胺类抗生素种类多且代谢产物也会通过食物引起敏感人群过敏,还会诱导产生耐药菌株,给人类健康带来潜在的危害。所以灵敏度高、选择性强的 UPLC-MS/MS 成为这类药物或代谢物残留检测的首选检测方法。

UPLC-MS/MS 快速测定牛奶中 53 种 β-内酰胺类抗生素及其代谢产物残留。

(1)样品前处理:取 2.00g 牛奶置于 10ml 圆底旋盖离心管中,加入 20μl 1.0mg/L 的内标物,再加入 2.0ml 乙腈并涡旋 30 秒,超声 5 分钟,然后以 12 000r/min 离心 5 分钟,取 500μl 上清液于超滤管中以 14 000r/min 离心 10 分钟,超滤液于 40℃ 下用氮气吹至约 100μl,加水 100μl,旋涡混匀,以 16 000r/min 离心 5 分钟,上清液待测。

(2)测定条件

色谱柱:C18 色谱柱(100mm×2.1mm×1.7μm);流动相为 0.1%甲酸水液(A)和 0.1%甲酸乙腈溶液(B)。梯度洗脱程序:A:B=95:5(0.5 分钟)、A:B=65:35(5.0 分钟)、A:B=35:65(7.0 分钟)、A:B=5:95(7.1 分钟)、A:B=5:95(8.0 分钟)、A:B=95:5(8.1 分钟)、A:B=95:5(10.0 分钟)。流速:0.40ml/min;柱温:45℃;样品室温度:5℃;进样体:10μl。

ESI$^+$毛细管电压:3.30kV;检测方式:MRM;离子源温度:130℃;脱溶剂温度:380℃;脱溶剂气流量:750L/h;锥孔反吹气流量:50L/h;碰撞室氩气压力:0.346Pa。

第四节 农药残留检测

一、概述

农药(pesticide)是指用于预防、消灭或者控制危害农业、林业的病、虫、草和其他有害生物以及有目的地控制植物、昆虫生长的化学品。

我国年使用农药量居世界首位,生产品种共 250 多个,居全世界第二。有机类化学农药(包括杀虫剂、抑菌剂、除草剂等)占了农药生产和使用量的绝大部分。其中,杀虫剂的产量超过 27 万吨,占农药总产量的 70%以上。在杀虫剂类农药中,有机磷农药占 70%。长期大量地使用,造成了农药在空气、水源、土壤中的污染和食品、饲料中的残留。

农药残留是指农药在使用后存在于生物体、食品及环境中的微量农药原体、有毒的代谢物和杂质的总称。农药残留不仅可引发人和动物的急性中毒事件,而且由于某些农药具有致癌、致畸、致突变和环境雌激素作用,使得人类自身的健康和繁衍以及环境中生物的多样性和生态的平衡都受到了严重的威胁。因此,各国政府制定了数量越来越多,要求日益严格的农药残留限量标准,使之成为现今国际农产品贸易中的主要质量标准。

我国于 2016 年新近颁布了食品中有机磷农药残留的测定方法(9 种),食品中氨基甲酸酯农药多残留的测定(14 种),2009 年颁布了食品中有机氯和拟除虫菊酯类农药多残留的测定(30 种)。标准方法中仍然按照农药的分类进行检测。

农药残留的测定方法主要是色谱法,近些年有向气-质联用、液-质联用等方面发展的趋势。样品的处理方法,提取过程多采用萃取的方式,使用的溶剂有丙酮、乙酸乙酯和乙腈;净化过程则使用凝胶色谱柱和固相萃取小柱。具体的操作流程可根据样品基质和检测目的物的特性以及实验室的条件来确定。

二、有机磷类

有机磷农药是广谱杀虫剂,因高效、快速而应用广泛,主要有敌敌畏、乐果、马拉硫磷、特丁硫磷、甲基硫环磷等。这类农药不稳定,易挥发,进入生物体内易被酶分解,不污染环境,在食物中残留时间也短,故多为急性中毒。但也有部分非持久有机磷农药在某些环境条件下也会有较长的残留,并在动物体内产生蓄积。如马拉硫磷是一种高选择性有机磷类农药,其对水生生物属高毒农药,对人免疫功能也具有一定的毒性作用。有机磷是神经毒物,可引起肌肉震颤、痉挛、血压升高、心跳加快等症状,甚至昏迷死亡。

气相色谱法具有分离效率高、分析速度快、选择性较好、样品用量少、检测灵敏度高、操作简单、费用低等优点,是分析有机磷农药残留的首选方法。GC-MS 联用技术可以提高仪器的灵敏度,减少干扰物的影响,是化合物结构分析及确证的有效手段,所以复杂基质中的有机磷农药定性定量分析也越来越多使用 GC-MS 法。我国于 2016 年新近颁布了四项食品中有机磷农药残留的测定方法标准,有三项标准采用气相色谱法,一项采用 GC-MS 法(GB 23200.93-2016)。

采用气相色谱法测定动物源性食品中 9 种有机磷农药残留量(GB 23200.91-2016)。

(1) 样品处理:称取 20g 粉碎的均匀试样(精确到 0.01g)置于 100ml 具塞三角瓶中,加入 50ml 乙腈,在(30±2)℃振荡器上,振摇 2 小时,过滤,用乙腈少量多次洗涤残渣,合并滤液,置 40℃以下水浴减压浓缩至近干。残渣用乙酸乙酯:环己烷(1:1,v/v)溶剂定容至10ml,混匀 2 分钟,离心 5 分钟,3 000r/min。取 5.0ml 上清液过 GPC 柱,流速 5ml/min,用乙酸乙酯:环己烷(1:1,v/v)溶剂洗脱,弃去前 100ml 淋洗液,收集 100~165ml 的洗脱液,在 40℃以下水浴减压浓缩至近干,加入 8ml 乙酸乙酯溶解,定量转移至 10ml 离心管中,在 40℃以下水浴中用平缓氮气流吹干,火腿样品准确加入 1.0ml 丙酮,水产品(腌制品)准确加入5.0ml 丙酮,混匀,供 GC 测定。

(2) 测定条件

色谱柱:(14%-氰丙基-苯基)甲基聚硅氧烷石英毛细管柱(30m×0.53mm×1.0μm);载气:氮气;载气流速 10ml/min;尾吹气流速:30ml/min;氢气流速:75ml/min;空气流速:100ml/min;柱温:初始温度 150℃保持 2 分钟,以 8℃/min 升至 270℃保持 18分钟;进样口温度:250℃;检测器温度:250℃;进样方式:不分流进样;进样量:2μl;开阀时间:1.5 分钟。

三、氨基甲酸酯类

氨基甲酸酯是一类具有-NH(CO)O-官能团有机化合物的统称,毒理机制是抑制昆虫乙酰胆碱酶和羧酸酯酶的活性,造成乙酰胆碱和羧酸酯的积累,影响昆虫正常的神经传导而致死。氨基甲酸酯类农药,应用很广,毒性和有机磷类似,毒性较低且分解较快、残留期较短、代谢效率高。这类农药分为五类:①萘基氨基甲酸酯类,如西维因;②苯基氨基甲酸酯类,如叶蝉散;③氧基甲酸酯类,如涕灭威;④杂环甲基氨基甲酸酯类,如嘧丹;⑤杂环二甲基氧基甲酸酯类,如异索威。

由于氨基甲酸酯类农药热稳定性不高,GC 法在氨基甲酸酯类农药的残留检测方面受到了一定的限制,所以氨基甲酸酯类农药的残留检测多采用 HPLC-MS-MS 法。GB 23200.90-

2016 和 GB 23200. 99-2016 中采用 HPLC-MS-MS 测定乳和乳制品中杀线威、灭多威、抗蚜威、涕灭威、速灭威、噁虫威、克百威、甲萘威、呋线威、异丙威、乙霉威、仲丁威、残杀威和甲硫威等 14 种氨基甲酸酯类农药残留量，以及测定蜂王浆中甲硫威、噁虫威、异丙威、甲萘威、灭多威、克百威、抗蚜威、仲丁威残留量。

HPLC-MS-MS 测定乳和乳制品中 14 种氨基甲酸酯类农药残留量

（1）样品处理：称取试样 5g（精确到 0.01g）于 50ml 离心管中，加入 20ml 乙腈以及 5g 无水硫酸钠，均质提取 1 分钟，加入 2g 氯化钠，振荡，4 000r/min 离心 3 分钟。吸取上清液，残渣再用 10ml 乙腈重复提取 1 次，合并上清液，于 40℃ 水浴中旋转蒸发浓缩至近干，加 5ml 甲醇溶解，待净化。

用 10ml 甲醇活化固相萃取柱后，弃去活化液，吸取 2ml 提取液上样。用 15ml 甲醇进行洗脱（流速不超过 1ml/min）。收集上样液和全部洗脱液于 100ml 烧瓶中，于 40℃ 水浴中旋转蒸发浓缩至近干。用氮气吹干，甲醇/水溶液（3/2，v/v）溶解并定容至 1.0ml，过滤膜，供 HPLC-MS-MS 测定。

（2）测定条件

色谱条件：C18 色谱柱（150mm×2. 1mm×5μm）；柱温：30℃；流速：0. 25ml/min；进样量：10μl；流动相：A 相为甲醇溶液，B 相为 0.1% 甲酸溶液；梯度洗脱：A：B=30：70（0 分钟）、A：B=40：60（1 分钟）、A：B=60：40（2 分钟）、A：B=80：20（3 分钟）、A：B=95：5（5 分钟）、A：B=95：5（9 分钟）、A：B=30：70（9.1 分钟）、A：B=30：70（12 分钟）。

质谱条件：电离方式：ESI；扫描方式：正离子扫描；检测方式：MRM；电喷雾电压：4.2kV；鞘气、辅助气均为高纯氮气，碰撞气为高纯氩气。离子源温度：350℃。

四、拟除虫菊酯类

拟除虫菊酯类农药是通过模拟天然除虫菊酯化学结构使用人工化学方法合成的新产品，目前国内外合成的拟除虫菊酯类物质有数十种，根据其化学结构的不同可将其分为不含 α-氰基的 I 型（以氯菊酯为代表）和含 α-氰基的 II 型（以氰戊菊酯、溴氰菊酯和氯氰菊酯等为代表）。此类农药对光、热稳定，在自然条件下降解慢，对人类低毒，但有蓄积性。拟除虫菊酯类农药可能对神经系统产生毒害作用，有潜在的环境、雌激素活性和一定的生殖毒性，并对免疫和心血管系统存在毒副作用。

由于 ECD 检测器对拟除虫菊酯类农药的检测灵敏度很高，同时 GC 仪器在实验室较为普及，所以 GB/T 5009. 146-2008 中对于此类药物残留的检测采用 GC-ECD 法检测，同时也规定了 GC-MS 法测定果蔬中拟除虫菊酯类农药残留量。

气相色谱法测定坚果中 8 种拟除虫菊酯农药残留

（1）样品前处理：将夏威夷果等坚果剥壳后，取可食部分制成粉末状后，称取 5g（精确至 0.01g）试样置于 50ml 离心管中，加入 20ml 乙腈，旋涡混匀 1 分钟，超声波提取 10 分钟后，置于离心机中以 5 000r/min 离心 5 分钟，取上清液于 100ml 茄形瓶中，残渣再加入 10ml 乙腈提取 1 次，合并 2 次提取液。在 40℃ 下水浴减压浓缩至约 1ml，待净化。

净化：取中性氧化铝柱串联固相萃取小柱，各加入 1cm 高的无水硫酸钠，用 10ml 乙腈预淋洗柱子，将待净化的 1ml 样液加至柱上。用 2ml 乙腈洗涤茄形瓶，将清洗液同样加至柱上，重复 2 次。再用 25ml 乙腈淋洗柱子，收集洗脱液，40℃ 水浴旋转蒸发浓缩至近干，将剩余溶液转移至 15ml 离心管中，并用适量乙腈多次冲洗茄形瓶，合并冲洗液于 15ml 离心管中，氮吹干后，加 1ml 正己烷制成分析液，用于 GC 测定，先采用 HP-5 色谱柱进行分离，阳性样品再经 DB-17 进行确认。

（2）测定条件

色谱柱 1：(5%-苯基)-甲基聚硅氧烷毛细管柱(30m×0.32mm×0.25μm)，进样口温度 270℃；检测器温度 325℃；恒流模式，柱流量 2.0ml/min。升温程序：70℃保持 1 分钟，以 20℃/min 速率升至 270℃保持 1 分钟，以 1℃/min 速率升至 285℃保持 41 分钟，再以 20℃/min 速率升至 300℃保持 15 分钟。进样量 1μl，不分流进样，外标法定量。

色谱柱 2：(50%-苯基)-甲基聚硅氧烷毛细管柱(30m×0.32mm×0.25μm)，进样口温度 250℃；检测器温度 280℃；恒流模式，柱流量 2.5ml/min。升温程序：60℃保持 1 分钟，以 20℃/min 速率升至 230℃保持 3 分钟，以 15℃/min 速率升至 270℃保持 15 分钟，进样量 1μl，不分流进样，外标法定量。

五、硝基呋喃类

硝基呋喃类药物是人工合成的具有 5-硝基呋喃基本结构的抗菌感染药，包括呋喃唑酮、呋喃西林、呋喃妥因和呋喃它酮等。它们均具有 C＝N 双键和 5-硝基呋喃环结构，无臭，味苦，为性质稳定的黄色结晶粉末。该类药物半衰期短，不过数小时，在动物体内代谢迅速。但是硝基呋喃类药物与蛋白质结合的代谢产物在动物体内能够产生稳定残留，家庭常用烹饪方法如蒸煮、烘烤和微波加热等都不能使该代谢物降解。而硝基呋喃类药物及其代谢物具有很大的毒性，例如中枢神经系统的不可逆损伤，肝脏、肾脏、心脏、下丘脑和生殖系统等不同程度的毒副作用，过敏反应或变态反应，细菌耐药性的产生，菌群失调以及致畸、致癌、致突变作用，所以逐渐引起人们的高度重视。

通常用 HPLC-UV 法测定硝基呋喃类药物及代谢物，但受限于检测灵敏度，不能满足有些产品中硝基呋喃类代谢产物残留限量的检测要求。HPLC-MS-MS 能够给出更多的碎片信息用以定性，并且降低背景噪声，提高检测灵敏度。此方法是目前运用最广的方法。采用此方法同时分析动物食品肌肉组织中 4 种硝基呋喃类药物代谢物的残留，检测限可达到 0.5μg/kg。

HPLC-MS-MS 法检测水产品中硝基呋喃类代谢物的研究

（1）样品处理：水产品制成肉泥状，称取(2±0.02)g 样品置于 50ml 离心管中，添加 100ng/ml 的混合内标溶液 0.05ml，旋涡振荡约 1 分钟后，再加入 0.2mol/L 的盐酸溶液 5ml 及 0.05mol/L 的 2-硝基苯甲醛溶液 0.15ml，混合均匀后置于 37℃的振荡器中，以 200r/min 的速度振荡 16 小时。将经过衍生化的样品取出，冷却至室温后，加入浓度为 1mol/L 的磷酸氢二钾溶液 4ml，再加入浓度为 1mol/L 的氢氧化钠溶液 0.4ml，混合均匀，此时样品的 pH 为 7.0~7.5。然后加入 8ml 乙酸乙酯，旋涡振荡约 1 分钟，6 000×g 离心 5 分钟，取上层溶液至 10ml 玻璃离心管中，于 40℃氮气吹干。残渣用 1ml 乙腈-0.1%甲酸水溶液(5/95，v/v)定容，旋涡振荡后转移至 1.5ml 的尖底离心管中，以约 20 000×g 4℃离心 10 分钟，取中间层的澄清液体过 0.22μm 的滤膜后上机测定。

（2）测定条件

色谱条件：C18 柱(100mm×2.0mm×5μm)；流动相为乙腈(A)和 0.1%甲酸水溶液(B)，梯度洗脱：A：B＝5：95(0 分钟)、A：B＝60：40(5 分钟)、A：B＝90：10(5.5 分钟)、A：B＝90：10(6 分钟)、A：B＝5：95(6.5 分钟)、A：B＝5：95(14 分钟)。流速 300μl/min；柱温 35℃；进样量 20μl。

质谱条件:ESI 离子源,正离子检测模式,MRM,电喷雾电压为 5 000V,雾化气为 6,气帘气为 8,碰撞气为 7,离子源温度为 500℃。

(陈利琴)

参 考 文 献

[1] 杜晓燕,毋福海,孙成均,吕昌银,顾海鹰.现代卫生化学.人民卫生出版社,北京:2000.

[2] 侯建荣,彭荣飞,周洪伟,毛新武,黄聪.电感耦合等离子体质谱法同时测定玉米面中铅、镉、砷和总汞的含量.中国卫生检验杂志.2014,24(22):3235-3237.

[3] 孙瑾,陈春英,李柏,李玉锋,王江雪,高愈希,柴之芳.北京市场 4 种食用淡水鱼的总汞和甲基汞的含量分析.卫生研究.2006,35(6):722-725.

[4] 黄冬根,廖世军,贺咏梅.食品中 Cr(Ⅲ)和 Cr(Ⅵ)分离及 ICP-MS 法测定研究.食品科学.2005,26(7):172-174.

[5] 张永志,王钢军,徐丽红,高娜.蔬菜水果中无机砷测定方法改进研究.广东微量元素科学.2007,14(7):38-43.

[6] 李敏,梁春穗,连晓文,王晶,姚敬.微波消解-ICP-MS 测定鱼肉中的铊.中国食品卫生杂志.2012,24(4):336-338.

[7] 王冰,邵爱梅,夏俊鹏.电感耦合等离子体质谱法测定谷物样品中铝的样品处理方法研究.食品安全质量检测学报.2016,7(5):1832-1835.

[8] 庞艳华,薛大方,田苗,王玉萍,王宏伟,于灵,高鹭.微波消解-电感耦合等离子体质谱法测定食品中 18 种元素.现代科学仪器.2011,3:73-80.

[9] 中华人民共和国卫生部.GB 5009.22-2016 食品中黄曲霉毒素 B 族和 G 族的测定.北京:中国标准出版社,2016.

[10] 中华人民共和国卫生部.GB 5009.209-2016 食品中玉米赤霉烯酮的测定.北京:中国标准出版社,2016.

[11] 中华人民共和国卫生部.GB 5009.118-2016 食品中 T-2 毒素的测定.北京:中国标准出版社,2016.

[12] 中华人民共和国卫生部.GB 5009.96-2016 食品中赭曲霉毒素 A 的测定.北京:中国标准出版社,2016.

[13] 中华人民共和国卫生部.GB 29692-2013 牛奶中喹诺酮类药物多残留的测定.北京:中国标准出版社,2013.

[14] 中华人民共和国卫生部.GB/T 21317-2007 动物源性食品中四环素类兽药残留量检测方法.北京:中国标准出版社,2007.

[15] 中华人民共和国卫生部.GB/T 23408-2009 蜂蜜中大环内酯类药物残留量测定.北京:中国标准出版社,2009.

[16] 中华人民共和国卫生部.GB 29694-2013 中动物性食品中 13 种磺胺类药物多残留的测定.北京:中国标准出版社,2013.

[17] 中华人民共和国卫生部.GB 23200.93-2016 食品中有机磷农药残留量的测定.北京:中国标准出版社,2016.

[18] 中华人民共和国卫生部.GB 23200.90-2016 乳及乳制品中多种氨基甲酸酯类农药残留量的测定.北京:中国标准出版社,2016.

[19] 廖和菁,胡礼渊,刘瑞芳,梁东军.气相色谱法测定坚果中 8 种拟除虫菊酯农药残留.分析测试学报.2017,36(5):669-673.

[20] 赵东豪,黎智广,王旭峰,王强,李永贤,黄珂,李刘冬.高效液相色谱-串联质谱法检测水产品中硝基呋喃类代谢物的优化研究.南方水产科学.2015,11(6):58-64.

第三十六章

环境与健康检测

环境污染已成为危害我国公众健康的重要因素之一,其对健康的影响具有暴露水平低、潜伏期长、影响因素多、因果关系难确定等特点。环境污染已经成为国家和公众关注的焦点。环境与健康监测是以优先解决损害群众健康的突出环境问题为核心,构建对人群健康产生影响的指标体系、测试技术体系和评估体系,是以常规监测为基础,通过调整监测点位和监测指标而进行的有规律监测。环境与健康综合监测工作与人民群众切身安全和利益紧密相关,能够及时发现环境污染程度及其导致的健康危害问题,提高危害处置与服务的能力和水平,保护人民群众身体健康和生命安全,为环境健康风险管理、科学指导环境保护和健康保护工作提供重要的技术支持。

环境与健康工作是环境保护事业的重要组成,环境与健康标准纳入国家环境保护标准体系是"国家建立健全环境与健康监测、调查和风险评估制度"的客观需求,环境与健康监测标准的发布可以推动环境与健康管理系统化、科学化、规范化,对于增强不同调查研究结果之间的可比性、科学认识环境与健康之间的关系、完善我国环境标准体系、提升环境风险管理能力具有重要意义。多年来,我国不断加强环境与健康的管理和研究,逐步建立健全了法律法规和相关的国家、行业标准。现行国家环境质量标准 16 项,已经覆盖了空气、水、土壤、声与振动、核与辐射等主要环境要素;现行国家污染物排放(控制)标准 163 项,其中大气污染物排放标准 75 项,控制项目达到 120 项;水污染物排放标准 64 项,控制项目达到 158 项。2005 年,国家环保总局专门设立环境健康与监测管理机构。2007 年,《国家环境与健康行动计划(2007—2015)》正式启动,这是指导我国环境与健康领域的第一个纲领性文件,对指导我国环境与健康工作科学开展,促进经济社会的可持续健康发展起到了重要的作用。该计划的实施,逐步完善了环境与健康的法律、法规和环境与健康领域急需的基础标准,着力构建国家级别环境与健康监测网络,重点监测水、空气、土壤、极端天气气候、公共场所和特定场所健康安全,以开展实时、系统的环境污染及其健康危害监测。《国家环境保护"十三五"环境与健康工作规划》,又把建立环境与健康标准体系作为了重要任务之一。本章就环境与健康监测的现场调查,水、空气、土壤及农、畜、水产品的国家标准检测方法及基本过程进行扼要介绍。

第一节 环境与健康现场调查概述

环境与健康横断面调查是确定环境污染和人群健康相关关系的基本手段。为贯彻《中华人民共和国环境保护法》,保护环境和公众健康,规范我国环境与健康现场调查工作,原环境保护部发布《环境与健康现场调查技术规范 横断面调查》(HJ 839—2017)。规范的发布标志着环境与健康标准正式纳入国家环境保护的标准体系。规范借鉴流行病学工作方法,同时吸纳了国内外相关调查和研究成果,从环境风险管理出发,具有科学性、系统性和适用性的特点。规范适用于特定时点或时期,针对企业事业单位和其他生产经营者活动导致环境污染开展的环境暴露和人群健康的调查。但不可用于核与电磁辐射、噪声、光、微生物、移动源、职业暴露等环境污染以及突发性环境污染事故对人群健康影响的调查。该规范的颁布对于规范环境与健康调查程序、提高对环境污染导致健康危害评估的科学性、提升环境风险管理能力具有重要意义。本节就环境与健康横断面调查的一般性原则、工作程序、调查内容、方法和技术要求等方面进行介绍。

一、现场调查的基本概念

1. 横断面调查　横断面调查(cross-sectional study)指在特定时点或时期,对污染源、环境暴露水平和相应暴露人群的健康影响同时进行的调查。

2. 暴露　暴露(exposure)指一种及一种以上的生物、化学或物理因子与人体在时间和空间上的接触。

3. 体内负荷　体内负荷(body burden)指某种物质在人体内的总量。

4. 环境本底值　环境本底值(environmental background concentration)指没有受到正在调查相关的"源"或其他本地"源"污染的情况下,环境各要素(如大气、水体、岩石、土壤、生物体和人体组织)中,与环境污染影响有关的各种化学元素的浓度。

5. 暴露途径　暴露途径(exposure pathway)指污染物从源到与暴露受体接触的途径,主要包括污染物的来源、环境归趋和传输、暴露地点、暴露方式(如消化道摄入、呼吸道吸入和皮肤吸收等)以及暴露人群等五部分内容。

6. 膳食调查　膳食调查(dietary survey)指对个人、家庭或人群一定时间内各种食物摄入量及营养素摄入状况的调查。

7. 敏感目标　敏感目标(sensitive targets)指污染源周围可能受污染物影响的居民区、学校、医院、饮用水源保护区以及重要公共场所等。

8. 抽样调查　抽样调查(sampling survey)指从全部调查研究对象中抽选一定数量具有代表性的观察单元组成样本进行调查,然后用样本的资料推断全部调查研究对象的特征。

二、现场调查的基本原则

做好环境与健康现场调查对于指导环境整治,预防和控制疾病发生至关重要。其要求为:①空间匹配性原则,根据污染源影响范围内人群活动特点和生活方式,确保污染源调查、环境暴露调查与健康调查范围。②相互匹配原则,根据污染物人体代谢及健康效应特点,合理设置环境暴露调查和健康调查时间及调查频次。③时间关联性原则,在确定的环境调查范围内,针对同一目标人群开展问卷调查、体内负荷调查、体格检查。④人群一致性原则,指标的选择应注意环境调查、暴露调查和健康调查之间的对应关系,重点关注指标的敏感性、特异指标匹配性和生物学合理性。⑤样本代表性,采用程序化和系统化方式规范环境与健康调查的过程,保证环境样品点位布设和调查人群样本具有代表性,样本量满足统计学要求。⑥对照区的可比性的原则,对照区不存在与调查相关的污染物排放源,或环境中污染物含量水平不高于国家环境质量标准限值(或当地环境本底值);对照区和污染区具有类似的自然条件、社会经济状况和人群生活方式;对照区居住人群相对稳定,有足够的调查人群样本。

三、现场调查的工作内容与程序

环境与健康现场调查首先要了解企事业单位或其他生产经营者活动对周边环境的影响,包括历史和当前的污染物种类、排放量及影响范围等。掌握环境介质(空气、水、土壤/尘等)及膳食中污染物浓度,调查人群环境暴露行为模式,确定人群主要暴露途径,估算人群暴露水平。了解污染物对人群的健康影响,包括污染物在人体体内负荷变化,人体生理功能或生化代谢变化、机体功能失调、发病及死亡等。

环境与健康现场调查程序一般分为预调查和正式调查两个阶段(图 36-1)。调查初期由于对于环境污染、影响区域历史和现状情况缺乏充分认识,需要对环境污染影响范围、污染物种类、暴露方式、影响人群以及影响人群健康的基础信息进行初步的分析,明确对照区,验证调查技术路线和方法的可行性。预调查要开展资料收集、现场踏勘和人员访谈,以及污染源和环境暴露初步现场调查。对收集的资料和现场踏勘结果进行分析,了解调查区地形地貌、水文气象等自然条件,敏感目标、人口构成与分布、土地利用等经济社会发展状况,污染源历史和现状、主要污染物等环境特征,患病率、死亡率等人群健康状况。分析现场调查结果,确定污染源排放特征、污染物处理处置情况,初步掌握调查区环境空气、水体、土壤、室内空气、农产品等暴露途径的污染特征。综合上述结果,明确污染物类型、污染影响范围、暴露人群以及主要暴露途径等情况。预调查结果表明存在明确环境污染和暴露人群,则制定正式调查实施方案并开展调查,正式调查包括环境暴露调查和人群健康调查。

正式调查则需要从多渠道获取数据,设计合理的调查问卷,采用环境调查、人群健康调查、实验室样品检测等手段协同开展。正式调查阶段可获得调查区的主要污染类型、污染物分布特征、影响范围、暴露途径、暴露量、人群负荷水平、健康影响情况等信息,为进一步分析环境污染与健康影响因素之间的关联性提供基础资料。

四、现场调查的质量控制与质量评价

环境健康监测是一个系统的过程,现场调查、采样和实验室分析是环境与健康监测工作的重要部分,为了保证环境健康监测结果的准确性,就必须加强现场调查,采样和实验室分析的质量控制。环境健康检测具有复杂性的特点,它是一个由许多监测活动环节相互联系构成的整体,主要包括:现场调查、设计布点、样品采集、保存、运输、实验室分析、数据处理、综合评价等过程。每个过程的误差都可能导致环境与健康监测结果的偏差。现场样本采集分析更是环境监测中的基础步骤,现场采样质量好坏直接影响环境监测工作的质量。不同样本采集分析的质量控制依据不同的国家和行业标准。环境样品的采集、保存、运输及实验室分析的质量控制,按 HJ 630、HJ/T 20、HJ/T 55、HJ/T 91、HJ/T 164、HJ/T 166、HJ/T 167、HJ/T 194、HJ/T 664 执行;农、畜、水产品等样品的采集、保存、运输及实验室分析的质量控制按 NY/T 398 执行;人群生物样品的采集、保存、运输及实验室分析的质量控制按 GB/T 16126 执行;体格检查质量控制按《医疗机构临床实验室管理办法》执行。现场调查环境健康监测质量评价主要包括:

1. 实验室质量控制　规范规定外部质量控制合格率应达到 100%;内部质量控制包括:标准曲线相关系数≥0.990(标准曲线中间浓度点校正的相对误差<20%),全程序空白测定

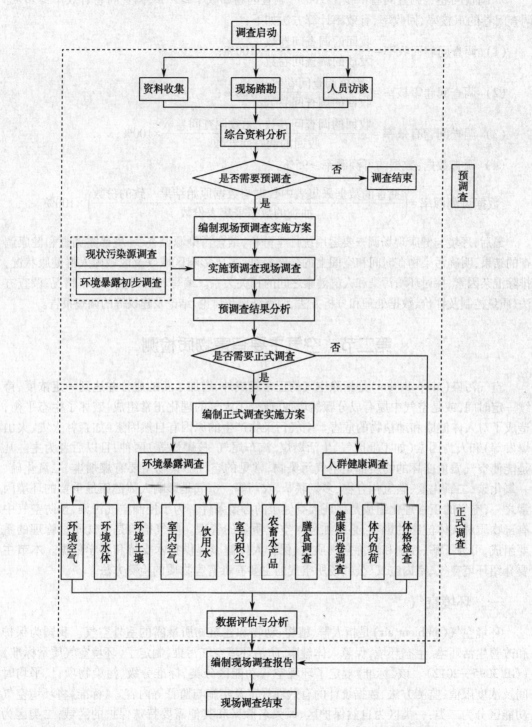

图 36-1　环境与健康现场调查工作程序

结果小于检出限,有证标准物质测定结果在定值范围内,平行样品相对标准偏差≤20%。

2. 健康调查 人群调查对象置换比例不超过10%。

3. 调查问卷 调查问卷审核率100%,调查问卷回收率≥90%,调查问卷有效率≥90%。调查问卷的审核率、回收率、有效率计算方法如下:

(1) 调查问卷回收率 $= \dfrac{\text{收回的调查问卷数}}{\text{发放的调查问卷数}} \times 100\%$;

(2) 调查问卷审核率 $= \dfrac{\text{审核调查问卷数}}{\text{收回的调查问卷数}} \times 100\%$;

(3) 调查问卷有效率 $= \dfrac{\text{收回的调查问卷数} - \text{无效调查问卷数}}{\text{收回的调查问卷数}} \times 100\%$;

(4) 调查数据:数据的可溯源率≥95%。

$$\text{数据可溯源率} = \left(\frac{\text{抽查的数据采集表中数据与数据原始结果一致的份数}}{\text{抽查的数据采集表份数}} \right) \times 100\%。$$

最后,环境与健康现场调查要运用统计学分析,结合污染源调查、环境暴露调查和健康调查的结果,明确污染物在时间和空间上的分布特征、主要影响区域以及区域内人群健康状况,排除混杂因素,探讨环境污染和人群健康之间的相关关系。编写现场调查的基本情况、调查方法、质量控制及评价、数据处理和分析方法、调查结果和讨论、结论及建议等的调查报告。

第二节 空气主要有害物质检测

空气污染(air pollution)是指除空气的正常组成外、增加了新的成分并达到一定浓度、持续一定时间,或是空气中原有成分骤然增加,改变了大气的理化正常组成,破坏了生态平衡,造成了对人体健康和动植物的危害。空气污染物产生的原因有自然因素(如森林火灾、火山爆发等)和人为因素(如工业废气、生活燃煤、汽车尾气、核爆炸等)两种,且以后者为主。凡是能使空气质量变坏的物质都是空气污染物,常见的空气污染物主要有煤烟尘、二氧化硫、一氧化碳、二氧化氮、碳氢化合物、多氯联苯、农药等。空气是影响人体健康最重要的环境因素之一,空气的正常理化组成是保证人类健康的必要条件。为了控制空气污染,预防空气中有毒物质对人体健康的影响,必须加强对空气质量的管理。空气检验是空气质量管理的重要组成,可为了解、控制和评价空气质量、保护人体健康提供技术支持和科学依据。本节主要介绍环境空气、室内空气、公共场所空气的主要有毒有害物质的检测方法。

一、环境空气

环境空气(ambient air)是指人群、植物、动物和建筑物所暴露的室外空气。我国为保护和改善生活环境、生态环境,保障人体健康,防治环境空气污染,制定了《环境空气质量标准》(GB 3095—2012)。该《标准》规定了环境空气功能区分类、标准分级、污染物项目、平均时间及浓度限值、监测方法、数据统计的有效性规定及实施与监督等内容。《标准》将环境空气功能区分为二类:一类区为自然保护区、风景名胜区和其他需要特殊保护的区域;二类区为居住区、商业交通居民混合区、文化区、工业区和农村地区。两类环境空气功能区要达到的质量要求是:一类区适用一级浓度限值,二类区适用二级浓度限值。一、二类环境空气功能区质量要求见表36-1和表36-2。

表 36-1　环境空气污染物基本项目浓度限值

序号	污染物项目	平均时间	浓度限值		单位
			一级	二级	
1	二氧化硫	年平均	20	60	$\mu g/m^3$
		24 小时平均	50	150	
		1 小时平均	150	500	
2	二氧化氮	年平均	40	40	
		24 小时平均	80	80	
		1 小时平均	200	200	
3	一氧化碳	24 小时平均	4	4	mg/m^3
		1 小时平均	10	10	
4	臭氧	日最大 8 小时平均	100	160	
		1 小时平均	160	200	
5	颗粒物（粒径小于 10μm）	年平均	40	70	$\mu g/m^3$
		24 小时平均	50	150	
6	颗粒物（粒径小于 2.5μm）	年平均	15	35	
		24 小时平均	35	75	

表 36-2　环境空气污染物其他项目浓度限值

序号	污染物项目	平均时间	浓度限值		单位
			一级	二级	
1	总悬浮颗粒物（TSP）	年平均	80	200	
		24 小时平均	120	300	
2	氮氧化物（NO_x）	年平均	50	50	
		24 小时平均	100	100	$\mu g/m^3$
		1 小时平均	250	250	
3	铅（Pb）	年平均	0.5	0.5	
		季平均	1	1	
4	苯并芘（BaP）	年平均	0.001	0.001	
		24 小时平均	0.002 5	0.002 5	

　　表 34-2 和表 34-3 中环境空气污染物监测点位的设置,应按照《环境空气质量监测规范（试行）》中的要求执行。采样的环境、高度及频率等要求,按 HJ/T 193 或 HJ/T 194 的要求操作。分析方法采用紫外荧光法、差分吸收光谱分析法、化学发光法、气体滤波相关红外吸收法、非分散红外吸收法、微量振荡天平法、β 射线法、原子吸收分光光度法、高效液相色谱法等分析各项污染物的浓度,具体方法见表 36-3。

表 36-3　环境空气中主要污染物监测方法标准一览表

序号	污染物	手工分析方法	方法来源
1	二氧化硫	分光光度法	HJ 482, HJ 483
2	氮氧化物(一氧化氮和二氧化氮)	分光光度法	HJ 479
3	二氧化氮	Saltzman 法	GB/T 15435
4	臭氧	分光光度法	HJ 504
5	一氧化碳	非分散红外法	GB 9801
6	铅	原子吸收分光光度法	GB/T 15264, HJ 539
7	总悬浮颗粒物	重量法	GB/T 15432
8	PM_{10}	重量法	HJ 618
9	$PM_{2.5}$	手工监测方法(重量法)	HJ 656
10	氟化物	氟离子选择电极法	HJ 955, HJ 481
11	苯并[a]芘(BaP)	高效液相色谱法	HJ 956
		乙酰化滤纸层析荧光分光光度法	GB/T 8971
12	氨	次氯酸钠-水杨酸分光光度法	HJ 534
13	总烃	气相色谱法	HJ 604
14	苯系物	固体吸附/热脱附-气相色谱法	HJ 583
		活性炭吸附/二硫化碳解吸-气相色谱法	HJ 584
15	硝基苯(类)	气相色谱法	HJ 738
		气相色谱-质谱法	HJ 739
16	多环芳烃	气相色谱-质谱法	HJ 646
		高效液相色谱法	HJ 647
17	挥发性卤代烃	活性炭吸附-二硫化碳解吸/气相色谱法	HJ 645
18	挥发性有机物	吸附管采样-热脱附/气相色谱-质谱法	HJ 644
		罐采样/气相色谱-质谱法	HJ 759
19	半挥发性有机物	半挥发性有机物采样技术导则	HJ 691
20	酚类化合物	高效液相色谱法	HJ 638
21	醛、酮类化合物	高效液相色谱法	HJ 683
22	砷	二乙基二硫代氨基甲酸银分光光度法	HJ 540
23	汞	巯基棉富集-冷原子荧光光度法	HJ 542
24	降尘	重量法	GB/T 15265
25	锑、铝、砷、铅等24种金属元素	电感耦合等离子体质谱法	HJ 657
26	六价铬	柱后衍生离子色谱法	HJ 779
27	氯化氢	离子色谱法	HJ 549
28	酰胺类	液相色谱法	HJ 801
29	颗粒物中水溶性阴离子(F^-、Cl^-、Br^-、NO_2^-、NO_3^-、PO_4^{3-}、SO_3^{2-}、SO_4^{2-})	离子色谱法	HJ 799
30	颗粒物中水溶性阳离子(Li^+、Na^+、NH_4^+、K^+、Ca^{2+}、Mg^{2+})	离子色谱法	HJ 800

二、室内空气

由于人们每天的绝大部分时间是在室内,包括居室、办公室或公共场所中度过,因此室内空气质量对人体健康的影响很大。室内空气污染主要来自于煮饭、取暖、吸烟、建筑材料、专用生活物品的挥发性有机物以及办公室内打印复印设备产生的污染物。所以,室内空气和公共场所空气中有毒有害物质的监测是空气检测的重要任务之一。《室内空气质量标准》(GB/T 18883—2002)规定了室内空气质量参数及检验方法。室内空气质量参数指室内空气中与人体健康有关的物理、化学、生物和放射性参数。室内空气质量要求室内空气应该无毒、无害、无异常嗅味,室内空气质量标准见表36-4。

表 36-4　室内空气质量标准

序号	参数类别	参数	单位	标准值	备注
1	物理性	温度	℃	22~28	夏季空调
				16~24	冬季采暖
2		相对湿度	%	40~80	夏季空调
				30~60	冬季采暖
3		空气流速	m/s	0.3	夏季空调
				0.2	冬季采暖
4		新风量	m³/(h·人)	30[a]	
5	化学性	二氧化硫	mg/m³	0.50	1 小时均值
6		二氧化氮	mg/m³	0.24	1 小时均值
7		一氧化碳	mg/m³	10	1 小时均值
8		二氧化碳	mg/m³	0.10	日平均值
9		氨	mg/m³	0.20	1 小时均值
10		臭氧	mg/m³	0.16	1 小时均值
11		甲醛	mg/m³	0.10	1 小时均值
12		苯	mg/m³	0.11	1 小时均值
13		甲苯	mg/m³	0.20	1 小时均值
14		二甲苯	mg/m³	0.20	1 小时均值
15		苯并[a]芘 B(a)P	mg/m³	1.0	日平均值
16		可吸入颗粒 PM_{10}	mg/m³	0.15	日平均值
17		总挥发性有机物 TVOC	mg/m³	0.60	8 小时均值
18	生物性	菌落总数	cfu/m³	2 500	依据仪器[b]
19	放射性	氡 ^{222}Rn	Bq/m³	400	年平均值(行动水平[c])

[a] 新风量要求≥标准值,除温度、相对湿度外的其他参数要求≤标准值;[b] 见标准的附录 D;[c] 达到此水平建议采取干预行动以降低室内氡浓度。

室内环境空气各种污染物的监测方法参照国家环境保护总局发布《室内环境空气质量监测技术规范》(HJ/T 167—2004)和《室内空气质量标准》(GB/T 18883—2002)的要求进行分析。没有指定方法时,应选择国家标准分析方法、行业标准方法、也可采用行业推荐方法。在某些项目的监测中,可采用 ISO、美国 EPA 和日本 JIS 方法体系等其他等效分析方法,或由权威的技术机构制定的方法,但应经过验证合格,其检出限、标准度和精密度应能达到质控要求。室内空气采样时要对现场情况、各种污染源、采样日期、时间、地点、数量、布点方式、大气压力、气温、相对湿度、空气流速以及采样者签字等做出详细记录,随样品一同报到实验室。检验时,应对检验日期、实验室、仪器和编号、分析方法、检验依据、实验条件、原始数据、测试人、校核人等做出详细记录。测试结果以平均值表示,化学性、生物性和放射性指标平均值符合 GB/T 18883 标准值要求时为符合。如有一项检验结果未达到 GB/T 18883 标准要求时为不符合。检测的参数如果要求年平均、日平均、8h 平均值,可以先做筛选采样检验。若检验结果符合标准值要求,为符合标准。若筛选采样检验结果不符合标准值要求,必须按年平均、日平均、8h 平均值的要求,用累积采样检验结果评价。

三、公共场所空气

公共场所是指人群聚集,供公众进行工作、学习、社交、休息、娱乐、体育、参观、旅游和满足部分生活需求所使用的一切公用建筑场所及其设施。公共场所是人们生活环境的重要组成部分。室内排放的大量有毒有害气体会直接影响公共场所的空气质量,这些污染物对人体健康的影响已经越来越受到国内外的重视。因此,需要对公共场所的环境空气质量进行监测和管理控制。1996 年,国家技术监督局和卫生部联合发布《公共场所卫生标准》GB 9663～9673—1996 和 GB 16153—1996,统一对公共场所进行监督。该标准规定了公共场所中 6 种污染物,包括一氧化碳、二氧化碳、可吸入颗粒物(PM_{10})、甲醛、氨、臭氧在不同场所的浓度限值。为了贯彻实施该标准,2000 年我国颁布了与标准配套的《公共场所卫生标准检验方法》GB/T 18204.1～GB/T 18204.30—2000。2013 年又对 1996 年《公共场所卫生标准检验方法》进行了修订和补充,2013 年颁布了《公共场所卫生标准检验方法》GB/T 18204.1-6-2013～201414。该方法是公共场所空气质量监控的重要工作准则,使出具的检验结果和数据更加标准化、统一化。公共场所中涉及空气质量监测的具体参数和方法见表 36-5。

表 36-5　公共场所空气质量监测参数及方法

序号	参数类别	参数	检验方法
1	物理性	空气温度	温度计法
2		相对湿度	干湿球法、氯化锂露点法、电阻电容法
3		室内风速	电风速计法、示踪气体法、风管法
4		室内新风量	
5		紫外线辐射	紫外线频谱分析剂量法
6		空气中氡浓度	按 GB/T 18883—2002 中 A.6 的规定进行检测

续表

序号	参数类别	参数	检验方法
7		一氧化碳	不分光红外分析法、气相色谱法
8		二氧化碳	不分光红外分析法、气相色谱法、容量滴定法
9		可吸入颗粒物 PM_{10}	滤膜称重法、光散射法
10		细颗粒物 $PM_{2.5}$	光散射测定方法
11		甲醛	AHMT 分光光度法、酚试剂分光光度法、气相色谱法、光电光度法、电化学传感器法
12	化学污染物	氨	靛酚蓝分光光度法、纳氏试剂分光光度法、离子选择电极法
13		苯	毛细管气相色谱法、便携式气相色谱法
14		甲苯、二甲苯	热解析/毛细管气相色谱法、便携式气相色谱法
15		臭氧	紫外光度法、靛蓝二磺酸钠分光光度法
16		尿素	尿素与二乙酰一肟及安替比林反应呈现黄色
17		硫化氢	采用亚甲蓝分光光度法
18		细菌总数	撞击法或自然沉降法采样、营养琼脂培养基培养计数的方法测定
19	空气微生物	真菌总数	撞击法或自然沉降法采样、沙氏琼脂培养基培养计数的方法测定
20		B0 溶血性链球菌	撞击法采样、血琼脂培养基培养计数的方法测定
21		嗜肺军团菌	液体冲击法采样、培养法定性测定
22		空调冷却水、冷凝水中嗜肺军团菌	培养法定性测定
23		空调系统新风量	风管法测定
24		空调送风中可吸入颗粒物 PM_{10}	光散射式粉尘仪测定
25	集中空调通风系统	空调送风中细菌、真菌和 β 调溶血性链球菌总数	培养法测定
26			
27			
28		空调送风中嗜肺军团菌	液体冲击法测定
29		空调风管内表面积尘量	称重法测定
30		空调风管内表面微生物	培养法测定

续表

序号	参数类别	参数	检验方法
31		臭氧	紫外光度法、靛蓝二磺酸钠分光光度法
32		紫外线	采用原卫生部《消毒技术规范》规定的方法
33	空调系统净化消毒装置	总挥发性有机物 TVOC	热解析/毛细管气相色谱法
34		可吸入颗粒物 PM_{10}	光散射法
35		装置阻力	静压法测定
36		颗粒物净化效率	光散射法
37		微生物净化效率	培养法测定
38		冷却水中微生物净化效率	采用 WS 394 规定的方法

第三节　环境水体主要有害物质检测

目前,我国现行的国家水环境质量标准包括:《地表水环境质量标准》(GB 3838—2002)、《海水水质标准》(GB 3097—1997)、《地下水质量标准》(GB/T 14848-93)、《农田灌溉水质标准》(GB 5084-92)和《渔业水质标准》(GB 11607-89)。其中,《地表水环境质量标准》的前身为《地面水环境质量标准》,于 1983 年首次发布,在 1988 年、1999 年和 2002 年经过 3 次修订之后,最新的《地表水环境质量标准》于 2002 年 6 月 1 日正式实施。此外,2015 年出台的《水污染防治行动计划》("水十条")提出完善标准体系,修订了地下水、地表水和海洋等环境质量标准。2017 年《国家环境保护标准"十三五"发展规划》要求结合流域环境特征修订地表水环境质量标准,提高各功能水体与相应水质要求的对应性。水质分析方法可分为化学分析、仪器分析和物理特性、在线分析等。根据水质检测指标和使用场合不同,进行不同的分析方法选择。水质分析标准可分为饮用水水质标准和水源水水质标准两类,分别使用于《生活饮用水卫生标准》(GB 5749—2006)、《地表水环境质量标准》(GB 3838—2002)和《地下水质量标准》(GB/T 14848-93)。本节我们介绍地表水环境主要污染物的检测。

《地表水环境质量标准》(GB 3838—2002)中规定标准项目共计 109 项,其中地表水质量标准基本项目 24 项、集中式生活饮用水地表水水源地水质补充项目 5 项、集中式生活饮用水地表水原地特定项目 80 项。依据地表水水域环境功能和保护目标,按功能高低依次划分为五类,分别是:Ⅰ类主要适用于源头水、国家自然保护区;Ⅱ类主要适用于集中式生活饮用水地表水源地一级保护区、珍稀水生生物栖息地、鱼虾类产卵场,仔稚幼鱼的索饵场等;Ⅲ类主要适用于集中式生活饮用水地表水源地二级保护区、鱼虾类越冬场、洄游通道、水产养殖区等渔业水域及游泳区;Ⅳ类主要适用于一般工业用水区及人体非直接接触的娱乐用水区;Ⅴ类主要适用于农业用水区及一般景观要求水域。污染物的标准限值对应地表水五类水域功能分为五个等级,不同功能类别分别执行相应类别的标准值,功能类别高的标准值严于水域功能类别低的标准值。同一水域兼有多类使用功能的,执行最高功能类别对应的标准值。地表水环境质量标准的 24 项基本项目分析方法见表 36-6。

表 36-6　地表水环境质量标准基本项目分析方法

序号	项目	分析方法	方法来源
1	水温	温度计法	GB/T 13195—91
2	pH	玻璃电极法	GB/T 6920—86
3	溶解氧	碘量法	GB/T 7489—87
		电化学探头法	HJ 506—2009
4	高锰酸盐指数		GB/T 11892—89
5	化学需氧量	重铬酸盐法	HJ 828—2017
6	五日生化需氧量	稀释与接种法	HJ 505—2009
7	氨氮	纳氏试剂比色法	HJ 536—2009
		水杨酸分光光度法	
8	总磷	钼酸铵分光光度法	GB 11893—89
9	总氮	碱性过硫酸钾消解紫外分光光度法	HJ 636—2012
10	铜	2,9-二甲基-1,10-菲啰啉分光光度法	HJ 486—2009
		二乙基二硫代氨甲酸钠分光光度法	HJ 485—2009
		原子吸收分光光度法	GB/T 7475—87
11	锌	原子吸收分光光度法	GB/T 7475—87
12	氰化物	氟试剂分光光度法	HJ 488—2009
		离子选择电极法	GB/T 7484—87
13	硒	2,3-二氨基萘荧光法	GB/T 11902—89
		石墨炉原子吸收分光光度法	GB/T 15505—1995
14	砷	二乙基二硫代氨基甲酸银分光光度法	GB/T 7485—87
15	汞	冷原子吸收分光光度法	HJ 597—2011
16	镉	原子吸收分光光度法	GB/T 7475—87
17	铬(六价)	二苯碳酰二肼分光光度法	GB/T 7467—87
18	铅	原子吸收风光光度法	GB/T 7475—87
19	氰化物	容量法和分光光度法	HJ 484—2009
20	挥发酚	4-氨基安替比林分光光度法	HJ 503—2009
21	石油类和动植物油类	红外分光光度法	HJ 637—2012
22	阴离子表面活性剂	亚甲蓝分光光度法	GB/T 7494—87
23	硫化物	亚甲基蓝分光光度法	GB/T 16489—1996
24	粪大肠菌群	多管发酵法、滤膜法	1)

注:暂采用 1) 分析方法,待国家方法标准发布后,执行国家标准。

1)《水和废水监测分析方法(第三版)》,中国环境科学出版社,1989 年。

一、生活饮用水

　　生活饮用水是指供人生活的饮水和生活用水。安全饮用水要保证流行病学安全,防止介水传染病的发生和传播,确保水质微生物学质量的安全性;要确保人群终身饮用不会引发急、慢性中毒和潜在的远期危害;要保证水的感官性状即水的外观、色、臭和味等良好,不会引起消费者的反感而愿意饮用。我国政府一向十分关心和重视饮用水卫生工作,多次发布和修改饮用水卫生标准。目前,我国执行的标准是《生活饮用水卫生标准》(GB5749—2006)。该标准中水质项目和指标值的选择,充分考虑了我国实际情况,并参考了世界卫生组织的《饮用水水质准则》,参考了欧盟、美国、俄罗斯和日本等国饮用水标准。《生活饮用水卫生标准》根据卫生质量要求,对生活饮用水中各种物质(物理、化学和生物)做出限值规定,加强了对水质有机物、微生物和水质消毒等方面的要求。饮用水水质指标总共为106项,包括微生物指标6项,消毒剂指标4项,毒理指标中无机化合物21项和有机化合物53项,感官性状和一般理化指标20项,放射性指标2项。为保证人民饮用安全,生活饮用水水质需要符合以下基本要求:生活饮用水中不得含有病原微生物;饮用水中化学物质不得危害人体健康;生活饮用水的感官性状良好;生活饮用水应经消毒处理(表36-7)。集中式供水出厂水中消毒剂限值、出厂水和官网末梢水中消毒剂余量应符合国标要求。

表36-7　水质常规指标及限值

指标	限值
1. 微生物指标①	
总大肠菌群、耐热大肠菌群和大肠埃希氏菌(MPN/100ml 或 CFU/ml)	不得检出
菌落总数(CFU/ml)	100
2. 毒理指标	
砷(mg/L)	0.01
镉(mg/L)	0.005
铬(六价,mg/L)	0.05
铅(mg/L)	0.01
汞(mg/L)	0.001
硒(mg/L)	0.01
氰化物(mg/L)	0.05
氟化物(mg/L)	1.0
硝酸盐(以 N 计,mg/L)	10 地下水源限制时为 20
三氯甲烷(mg/L)	0.06
四氯化碳(mg/L)	0.002
溴酸盐(使用臭氧时,mg/L)	0.01
甲醛(使用臭氧时,mg/L)	0.9
亚氯酸盐(使用二氧化氯消毒时,mg/L)	0.7
氯酸盐(使用复合二氧化氯消毒时,mg/L)	0.7

续表

指标	限值
3. 感官性状和一般化学指标	
色度(铂钴色度单位)	15
浑浊度(NTU-散射浊度单位)	1 水源与净水技术条件限制时为3
臭和味	无异臭、异味
肉眼可见物	无
pH(pH 单位)	不小于6.5且不大于8.5
铝(mg/L)	0.2
铁(mg/L)	0.3
锰(mg/L)	0.1
铜(mg/L)	1.0
锌(mg/L)	1.0
氯化物(mg/L)	250
硫酸盐(mg/L)	250
溶解性总固体(mg/L)	1 000
总硬度(以 $CaCO_3$ 计,mg/L)	450
耗氧量(CODMn 法,以 O_2 计,mg/L)	3 水源限制,原水耗氧量>6mg/L时为5
挥发酚类(以苯酚计,mg/L)	0.002
阴离子合成洗涤剂(mg/L)	0.3
4. 放射性指标②	指导值
总 α 放射性(Bq/L)	0.5
总 β 放射性(Bq/L)	1

①MPN 表示最可能数;CFU 表示菌落形成单位。当水样检出总大肠菌群时,应进一步检验大肠埃希氏菌或耐热大肠菌群;水样未检出总大肠菌群,不必检验大肠埃希氏菌或耐热大肠菌群。②放射性指标超过指导值,应进行核素分析和评价,判定能否饮用。

生活饮用水水质检验的方法主要依据国家标准《生活饮用水标准检验方法》(GB/T 5750)。GB/T 5750 是《生活饮用水卫生标准》的重要技术支撑,为贯彻实施《生活饮用水卫生标准》、科学开展生活饮用水卫生安全性评价提供检验方法支持。生活饮用水主要考虑对人体健康的影响,其水质标准除有感官性状和物理指标、无机非金属指标、金属指标、有机物综合指标、消毒剂指标外,还有微生物指标。针对这些指标的检测方法一共有 142 个项目 300 个检验方法,主要有比色法、电化学方法、电感耦合等离子体原子发射光谱法、电感耦合等离子体质谱法、液相色谱法、气相色谱法、原子吸收法光谱法等。同一种水质污染物可用不同的方法检测,同一检测方法也可同时测定多种水质污染物。经典的化学分析方法在水质检测中仍然占有一定的比重。目前,我国饮用水标准检验体系的水平与国际发达地区的水平还有差距。水环境日益复杂,一些新型污染物逐渐在水体出现,部分新型污染物的分析方法紧缺。根据我国饮用水检验的实际情况以及我国当前水污染现状,饮用水检测方法未来的发展重点是进行水中多种化合物的同时测定、新型污染物技术研发以及现场检验方法的研制。

二、生活饮用水源水

随着我国工业化进程加快,人工合成的各种化合物投入施用,地下水中各种化学组分正在发生变化。为了进一步做好饮用水源地保护工作,2009 年中国环境监测总站发布《集中式生活用水地表水源地特定项目分析方法》,作为地表水水质检测工作的参考。采用地表水为生活饮用水水源时,水质指标限值及其检测应符合《地表水环境质量标准》(GB 3838—2002)要求,水质指标检测见表 36-8 和表 36-9。采用地下水为生活饮用水水源时,水质应符合《地下水质量标准》(GB/T 14848—2017)要求。地下水质量标准将指标划分为常规指标和非常规指标,共 93 项。地下水质量检测推荐的分析方法见 GB/T 14848—2017 的表 B.1。

表 36-8　集中式生活饮用水地表水水源地补充项目分析方法

序号	项目	分析方法	方法来源
1	硫酸盐	重量法	GB/T 11899-89
		铬酸钡光度法	1)
		离子色谱法	HJ 84-2016
2	氯化物	硝酸银滴定法	GB/T 11896-89
		硝酸汞滴定法	1)
		离子色谱法	HJ 84-2016
3	硝酸盐	酚二磺酸分光光度法	GB 7480-87
		紫外分光光度法	1)
		离子色谱法	HJ 84-2016
4	铁	火焰原子吸收分光光度法	GB/T 11911-89
		邻菲啰啉分光光度法	1)
5	锰	高碘酸钾分光光度法	GB/T 11906-89
		火焰原子吸收分光光度法	GB/T 11911-89
		甲醛肟光度法	1)

注:暂采用 1)的分析方法,待国家方法标准发布后,执行国家标准。
1)《水和废水检测分析方法》(第 3 版),中国环境科学出版社,1989 年。

表 36-9　集中式生活饮用水地表水源地特定项目分析方法

序号	项目	分析方法	方法来源
1	三氯甲烷	顶空气相色谱法	HJ 620-2011
2	四氯化碳	顶空气相色谱法	HJ 620-2011
3	三溴甲烷	顶空气相色谱法	HJ 620-2011
4	二氯甲烷	顶空气相色谱法	HJ 620-2011
5	1,2-二氯乙烷	顶空气相色谱法	HJ 620-2011
6	环氧氯丙烷	气相色谱法	1)
7	氯乙烯	气相色谱法	1)

续表

序号	项目	分析方法	方法来源
8	1,1-二氯乙烯	顶空气相色谱法	HJ 620-2011
9	1,2-二氯乙烯	顶空气相色谱法	HJ 620-2011
10	三氯乙烯	顶空气相色谱法	HJ 620-2011
11	四氯乙烯	顶空气相色谱法	HJ 620-2011
12	氯丁二烯	顶空气相色谱法	HJ 620-2011
13	六氯丁二烯	顶空气相色谱法	HJ 620-2011
14	苯乙烯	气相色谱法	1)
15	甲醛	乙酰丙酮分光光度法	HJ 601-2011
16	乙醛	气相色谱法	SL 748-2017
17	丙烯醛	气相色谱法	SL 748-2017
18	三氯乙醛	气相色谱法	1)
19	苯	液上气相色谱法	GB 11890-89
		顶空气相色谱法	1)
20	甲苯	液上气相色谱法	GB 11890-89
		二硫化碳萃取气相色谱法	GB 11890-89
		气相色谱法	1)
21	乙苯	液上气相色谱法	GB 11890-89
		二硫化碳萃取气相色谱法	GB 11890-89
		气相色谱法	1)
22	二甲苯	液上气相色谱法	GB 11890-89
		二硫化碳萃取气相色谱法	GB 11890-89
		气相色谱法	1)
23	异丙苯	顶空气相色谱法	1)
24	氯苯	气相色谱法	HJ/T 74—2001
25	1,2-二氯苯	气相色谱法	HJ 620-2011
26	1,4-二氯苯	气相色谱法	HJ 620-2011
27	三氯苯	气相色谱法	1)
28	四氯苯	气相色谱法	1)
29	六氯苯	气相色谱法	1)
30	硝基苯	气相色谱法	GB 13194-91
31	二硝基苯	气相色谱法	1)
32	2,4-二硝基甲苯	气相色谱法	GB 13194-91

续表

序号	项目	分析方法	方法来源
33	2,4,6-三硝基甲苯	气相色谱法	1)
34	硝基氯苯	气相色谱法	GB 13194-91
35	2,4-二硝基氯苯	气相色谱法	1)
36	2,4-二氯苯酚	电子捕获—毛细色谱法	1)
37	2,4,6-三氯苯酚	电子捕获—毛细色谱法	1)
38	五氯酚	气相色谱法	HJ 591-2010
		电子捕获—毛细色谱法	1)
39	苯胺	气相色谱法	1)
40	联苯胺	气相色谱法	2)
41	丙烯酰胺	气相色谱法	1)
42	丙烯腈	气相色谱法	1)
43	邻苯二甲酸二丁酯	液相色谱法	HJ/T 72—2001
44	邻苯二甲酸二(2-乙基己基)酯	气相色谱法	1)
45	水合肼	对二甲氨基苯甲醛直接分光光度法	1)
46	四乙基铅	双硫腙比色法	1)
47	吡啶	气相色谱法	GB/T 14672-93
		巴比土酸分光光度法	1)
48	松节油	气相色谱法	1)
49	苦味酸	气相色谱法	1)
50	丁基黄原酸	铜试剂亚铜分光光度法	1)
51	活性氯	N.N-二乙基对苯二胺(OPD)分光光度法	1)
		3.3'.5.5'—四甲基联苯胺比色法	1)
52	滴滴涕	气相色谱法	GB/T 7492-87
53	林丹	气相色谱法	GB/T 7492-87
54	环氧七氯	液液萃取气相色谱法	1)
55	对硫磷	气相色谱法	GB/T 13192-91
56	甲基对硫磷	气相色谱法	GB/T 13192-91
57	马拉硫磷	气相色谱法	GB 13192-91
58	乐果	气相色谱法	GB 13192-91
59	敌敌畏	气相色谱法	GB 13192-91
60	敌百虫	气相色谱法	GB 13192-91
61	内吸磷	气相色谱法	1)

续表

序号	项目	分析方法	方法来源
62	百菌清	气相色谱法	1)
63	甲萘威	高效液相色谱法	1)
64	溴氰菊酯	气相色谱法	1)
		高效液相色谱法	1)
65	阿特拉津	气相色谱法	2)
66	苯并(α)芘	乙酰化滤纸层析荧光分光光度法	GB/T 11895-89
		液液萃取和固相萃取高效液相色谱法	HJ 478-2009
67	甲基汞	气相色谱法	GB/T 17132—1997
68	多氯联苯	气相色谱法	2)
69	微囊藻毒素-LR	高效液相色谱法	1)
70	黄磷	气相色谱法	HJ 701-2014
71	钼	无火焰原子吸收分光光度法	1)
72	钴	无火焰原子吸收分光光度法	1)
73	铍	铬箐R分光光度法	HJ/T 58—2000
		石墨炉原子吸收分光光度法	HJ/T 59—2000
		桑色素荧光分光光度法	1)
74	硼	姜黄素分光光度法	HJ/T 49—1999
		甲亚胺-H分光光度法	1)
75	锑	氢化原子吸收分光光度法	1)
76	镍	无火焰原子吸收分光光度法	1)
77	钡	无火焰原子吸收分光光度法	1)
78	钒	钽试剂(BPHA)萃取分光光度法	GB/T 15503—1995
		无火焰原子吸收分光光度法	1)
79	钛	催化示波极谱法	1)
		水杨基荧光酮分光光度法	1)
80	铊	无火焰原子吸收分光光度法	1)

注:暂采用1)和2)的分析方法,待国家方法标准发布后,执行国家标准。
1) 生活饮用水卫生规范《生活饮用水卫生规范》中华人民共和国卫生部2001年。
2)《水和废水标准检验法》第15版,中国建筑工业出版社1985年。

三、游泳池水

游泳是公众休闲健身的主要活动之一。随着生活水平的提高,游泳池的卫生、健康和安全逐渐引起群众关注。为了确保游泳池内水质卫生、加强水质安全管理、保障人民身体健康,我国2016年发布了《游泳池水质标准》(CJ/T 244-2016)标准。该标准以世界卫生组织

"游泳池、按摩池和娱乐池水环境指导准则"为依据,并参考了其他国家游泳池水质标准。标准适用于室内、室外游泳池水质管理和监测,文艺演出池的水质科参照执行。但不适用于海水、温泉水游泳池和天然水域游泳场和婴幼儿游泳池的池水水质。《游泳池水质标准》规定游泳池原水和补充水水质必须符合 GB 5749 的要求,池水的感官性状应该良好,不含有病原微生物,所含化学物质不得危害人体健康。游泳池池水水质常规检验项目及限值应符合表 36-10 的规定。游泳池池水水质常规检验项目及限值应符合表 36-11 的规定。常规检验微生物超标或发生污染事故时,池水还应按当地卫生部门要求的附加水质检测内容和非常规微生物检测内容进行检测。

表 36-10　游泳池池水水质常规检验项目及限值

序号	项目	限值	方法来源
1	浑浊度(散射浊度计单位)/NTU	≤0.5	GB/T 5750.4
2	pH	7.2~7.8	GB/T 5750.4
3	尿素/($mg \cdot L^{-1}$)	≤3.5	GB/T 18204.2
4	菌落总数/($CFU \cdot 100ml^{-1}$)	≤100	GB/T 5750.12
5	总大肠菌群/($MPN/100ml$ 或 $CFU \cdot 100ml^{-1}$)	不应检出	GB/T 5750.12
6	水温/℃	20~30	GB/T 18204.1
7	游离性余氯/($mg \cdot L^{-1}$)	0.3~1.0	GB/T 5750.11
8	化合性余氯/($mg \cdot L^{-1}$)	<0.4	GB/T 5750.11
9	氰脲酸 $C_3H_3N_3O_3$(使用含氢尿酸的氯化物消毒时)/($mg \cdot L^{-1}$)	<30(室内池) <100(室外池和紫外消毒)	见 CJ/T 244-2016 附录 D
10	臭氧(采用臭氧消毒时)/($mg \cdot m^{-3}$)	<0.2 以下(水面上 20cm 空气中) <0.05mg/L(池水中)	GB/T 5750.11
11	过氧化氢/($mg \cdot L^{-1}$)	60~100	
12	氧化还原电位/mV	≥700(采用氯和臭氧消毒) 200~300(采用过氧化氢消毒)	

表 36-11　游泳池池水水质非常规检验项目及限值

序号	项目	限值	来源
1	三氯甲烷/($mg \cdot 10L^{-1}$)	<100	GB/T 5750.10
2	贾第鞭毛虫/(个 $\cdot 10L^{-1}$)	不应检出	GB/T 5750.12
3	隐孢子虫(个 $\cdot 10L^{-1}$)	不应检出	GB/T 5750.12
4	三氯化氮(加氯消毒时测定)/($mg \cdot m^{-3}$)	<0.5(水面上 30cm 空气中)	见 CJ/T 244-2016 附录 A
5	异养菌/($CFU \cdot ml^{-1}$)	≤200	见 CJ/T 244-2016 附录 B
6	嗜肺军团菌/($CFU \cdot 200ml^{-1}$)	不应检出	WS 394
7	总碱度(以 $CaCO_3$ 计)/($mg \cdot L^{-1}$)	60~180	GB/T 5750.4
8	钙硬度(以 $CaCO_3$ 计)/($mg \cdot L^{-1}$)	<450	GB/T 5750.4
9	溶解性总固体/($mg \cdot L^{-1}$)	与原水相比,增量≤1 000	GB/T 5750.4

游泳池水质的检测方法应按 GB/T 5750 标准执行。池水中尿素可采用 GB/T 18204.29 标准进行检验。池水中氰尿酸的测定方法见《游泳池水质标准》附录 B。

第四节　环　境　土　壤

近年来,我国土壤污染问题更加严重,为防止土壤污染,保护生态环境,保障农林生产,维护人体健康,我国相关政府部门逐渐出台一系列政策措施,加大力度进行土壤污染治理与修复工作。2016 年,国务院出台《土壤污染防治行动计划》(即"土十条"),开启了"以立法促使监管趋严,带动强制性市场以及专项资金支持土地市场"的局面。2017 年 2 月,国土部、发改委印发《全国土地整治规划 2016—2020》,提出了"十三五"时期土地整治的目标任务。国家"十三五"规划规定,发布农用地和建设用地土壤环境质量标准。目前,我国执行的环境土壤检测标准是中华人民共和国国家标准《土壤环境质量标准》(GB 15618-1995)。该标准按土壤应用功能、保护目标和土壤主要性质,规定了土壤中污染物的最高允许浓度指标值及相应的监测方法;标准适用于农田、蔬菜地、茶园、果园、牧场、林地、自然保护区等地的土壤。污染物在土壤中的残留积累,以不致造成作物的生育障碍、在籽粒或可食部分中的过量积累(不超过食品卫生标准)或影响土壤、水体等环境质量为界限。

国际标准化组织(ISO)将土壤定义为具有矿物质、有机质、水分、空气和生命有机体的地球表层物质。土壤环境质量一般是指在一个具体的环境内,土壤环境对人群和其他生物的生存和繁衍以及社会经济发展的适宜程度。根据土壤应用功能和保护目标,土壤环境质量可以划分为 3 类:

Ⅰ类为主要适用于国家规定的自然保护区(原有背景重金属含量高的除外)、集中式生活饮用水源地、茶园、牧场和其他保护地区的土壤,土壤质量基本上保持自然背景水平。

Ⅱ类主要适用于一般农田、蔬菜地、茶园果园、牧场等的土壤,土壤质量基本上对植物和环境不造成危害和污染。

Ⅲ类主要适用于林地土壤及污染物容量较大的高背景值土壤和矿产附近等地的农田土壤(蔬菜地除外)。土壤质量基本上对植物和环境不造成危害和污染。

土壤环境质量标准可以分为三级:

一级标准为保护区域自然生态、维持自然背景的土壤质量的限制值。

二级标准为保障农业生产,维护人体健康的土壤限制值。

三级标准为保障农林生产和植物正常生长的土壤临界值。

各类土壤环境质量执行标准的级别规定如下:Ⅰ类土壤环境质量执行一级标准;Ⅱ类土壤环境质量执行二级标准;Ⅲ类土壤环境质量执行三级标准。三级标准规定见表 36-12。

表 36-12　土壤环境质量标准值/(mg·kg^{-1})

项目	级别 土壤pH	一级	二级			三级
		自然背景	<6.5	6.5~7.5	>7.5	>6.5
镉	≤	0.20	0.30	0.30	0.60	1.0
汞	≤	0.15	0.30	0.50	1.0	1.5
砷　水田	≤	15	30	25	20	30

续表

级别 土壤pH 项目		一级	二级			三级
		自然背景	<6.5	6.5~7.5	>7.5	>6.5
	旱地 ≤	15	40	30	25	40
铜	农田等 ≤	35	50	100	100	400
	果园 ≤	-	150	200	200	400
铅	≤	35	250	300	350	500
铬	水田 ≤	90	250	300	350	400
	旱地 ≤	90	150	200	250	300
锌	≤	100	200	250	300	500
镍	≤	40	40	50	60	200
六六六	≤	0.05		0.50		1.0
滴滴涕	≤	0.05		0.50		1.0

注:①重金属(铬主要是三价)和砷均按元素量计,适用于阳离子交换量>125cmol(+)/kg的土壤,若≤125cmol(+)/kg,其标准值为表内数值的半数。②六六六为四种异构体总量,滴滴涕为4种衍生物总量。③水旱轮作地的土壤环境质量标准,砷采用水田值,铬采用旱地值。

环境土壤的采样方法参照土壤监测方法参照国家环保局的《环境监测分析方法》《土壤元素的近代分析方法》的有关章节进行。国家有关方法标准颁布后,按国家标准执行。环境土壤的分析方法参照下表 36-13 进行。

表 36-13 环境土壤的分析方法

序号	项目	测定方法	参考标准
1	镉	火焰原子吸收法	GB/T 17140—1997
		石墨炉原子吸收分光光度法	GB/T 17141—1997
2	汞	冷原子吸收法	GB/T 17136—1997
3	砷	二乙基二硫代氨基甲酸银分光光度法	GB/T 17134—1997
		硼氢化钾-硝酸银分光光度法	GB/T 17135—1997
4	铜	火焰原子吸收分光光度法	GB/T 17138—1997
5	铅	火焰原子吸收法	GB/T 17140—1997
		石墨炉原子吸收分光光度法	GB/T 17141—1997
6	铬	火焰原子吸收分光光度法	HJ 491-2019
7	锌	火焰原子吸收分光光度法	HJ 491-2019
8	镍	火焰原子吸收分光光度法	HJ 491-2019
9	六六六和滴滴涕	气相色谱法	GB/T 14550-03
10	pH	玻璃电极法(土:水=1.0:2.5)	NY/T 1121.2-2006
11	阳离子交换量	三氯化六氨合钴浸提-分光光度法	HJ 889-2017

续表

序号	项目	测定方法	参考标准
12	磷	碱熔-钼锑抗分光光度法	HJ 632—2011
13	氨氮 亚硝酸盐氮 硝酸盐氮	氯化钾溶液提取-分光光度法	HJ 634—2012
14	可交换酸度	氯化钡提取-滴定法	HJ 631—2011
15	有机碳	重铬酸钾氧化-分光光度法	HJ 615—2011

第五节 农、畜、水产品检验

农畜水产品是指我国常见的农产品(谷物类、油料类、果品类、蔬菜类、经济特产类和水生植物类等)、畜禽产品(肉类、蛋类、乳品类)和水产品(鱼类、贝类、甲壳类)的原始产品及初级加工产品。农畜水产品的质量安全是关系国计民生的重要问题。为保障农畜水产品质量安全,维护人民群众健康,促进农业和农村经济发展,国家施行《中华人民共和国农产品质量安全法》,《食用农产品市场销售质量安全监督管理办法》规范了农产品质量安全标准、农畜水产品产地、农畜水产品生产、农畜水产品包装和标识、监督检查、法律责任等,标志着我国农畜水产品质量安全生产、检测、监管进入一个崭新阶段。在标准和技术法规上,我国发布的《农、畜、水产品污染检测技术规范》(NY/T 398—2000)规定了农、畜、水产品污染监测的布点采样、分析方法、质量控制、数据处理与结果表达的基本要求。目前,在国家的大力监督管理下,全国农、畜禽、水产品的例行监测合格率都很高,但是环境污染引起的农畜水产品的产量和质量下降,农兽药残留超标、非法添加有毒有害物质、产地重金属污染和假劣农资等问题仍然存在。因此,加强农、畜、水产片的监管是我国长期坚持的工作。本节重点介绍NY/T 398—2000 的主要技术层面的内容。

一、农、畜、水产品污染监测采样技术

当农作物类监测与农田土壤监测同时进行时,农作物样品的采集应与农田土壤样品同步采集,农作物采样点就是农田土壤采样点。单一进行农作物监测时采样前的现场调查与资料收集、监测单元的划分、采样点位的布设、采样方法都与农田土壤有相似之处,其具体步骤与方法如下:

(一)采样前现场调查与资料收集

1. 区域自然环境特征 水文、气象、地形地貌、植被、自然灾害等。

2. 农业生产土地利用状况 农作物种类、布局、面积、产量、农作物长势、耕作制度等。

3. 土壤环境污染状况 工业污染源种类及分布、污染物种类及排放途径和年排放量、农灌水污染状况、大气污染状况、农业固体废弃物投入、农业化学物质投入情况、自然污染源情况等。

4. 农作物污染监测资料 农作物污染元素背景值,农作物污染现状。

5. 其他相关资料和图件 土地利用总体规划、农业资源调查规划、行政区划图、农作物

种植分布图、土壤类型图等。

（二）监测单元的划分

农作物监测单元应以监测区域农作物受污染的途径划分为基本单元,结合参考土壤污染类型、农作物种类、商品粮生产基地、保护区类别、行政区划等要素,由当地农业环境监测部门根据实际情况进行划定。同一单元的差别应尽可能缩小。例如,大气污染型农作物监测单元指监测区域污染主要来源于大气污染物致使农作物污染受害。水污染型农作物监测单元指监测区域污染主要来源于被污染的农灌用水致使农作物污染受害。农业污染型农作物监测单元指监测区域污染主要来源于垃圾、污泥、农药、化肥、生长素等农用物质致使农作物污染受害。固体废弃堆污染型农作物监测单元指监测区域污染主要来源于集中堆放的固体废弃物致使农作物污染受害。综合污染型农作物监测单元指监测区域污染主要来源于上述两种或两种以上途径致使农作物污染受害。

（三）监测点的布设

1. 布点数量　当农作物监测和土壤监测同时进行时,农作物样点数和采样点位尽可能与土壤样点数和采样点位保持一致,监测样点数可酌情减少。当单一进行农作物监测时,农作物监测的布点数量要根据调查目的、调查精度和调查区域环境状况等因素确定。一般要求每个监测单元最少应设 3 个点。

2. 布点方法　门指区域农作物类背景点(对照点)布点原则与方法区域农作物类背景点布点是指在调查区域内或附近,相对未受污染,且耕作制度、农作历史与调查区域相似的地块上所采集的农作物样点。布点要求:代表性强、分布面积大的几种主要农作物污染类型分别布设同类农作物背景点;采用随机布点法,每种农作物污染类型不得低于 3 个背景点。

3. 农作物类监测点布点原则与方法　农作物类监测点布设应坚持哪里有污染就在哪里布点的原则。把监测点布设在怀疑或已证实有污染的地方,根据经济和技术力量条件,布点应优先照顾农作物污染严重,影响大的粮食主要产区及商品生产基地。监测点布设的重点应是:污水或污染水灌溉的地块;厂矿企业和乡镇周围的地块;大量堆放工业废渣、城市垃圾地点周围的地块;长期受工业废气和粉尘影响的地块;大量使用农用化学物质的地块;长期使用污泥、城市垃圾、固体废物及以废物为原料制成的肥料的地块。

农作物类监测点的布设要根据监测区域污染类型而定,具体要求如下:

（1）大气污染型监测区农作物监测点:以大气污染源为中心,采用放射状布点法。布点密度由中心起由密渐稀,在同一密度圈内均匀布点。此外,在大气污染源主导风下风方向应适当增加监测距离和布点数量。

（2）灌溉水污染型监测区农作物监测点:在纳污灌溉水体两侧,按水流方向采用带状布点法。布点密度自灌溉水体纳污口起由密渐稀,各引灌段相对均匀。

（3）固体废弃堆污染型监测区农作物监测点:结合地表径流和当地常年主导风向,采用放射布点法和带状布点法。

（4）农业污染型监测区农作物监测点:在施用种类、施用量、施用时间等基本一致的情况下采用均匀布点法。

（5）综合污染型农作物监测点:以主要污染物排放途径为主,综合采用放射布点法、带状布点法及均匀布点法。

二、农、畜、水产品污染监测项目及分析方法

目前,我国农、畜、水产品污染监测项目分为重点监测项目和一般监测项目。重点监测项目包括食品中卫生标准和残留限量标准中所要求控制的污染物。有些污染物虽然未在食品卫生标准和残留限量标准中要求控制,但是由于当地环境污染状况较为严重,可以确认在农畜水产品中积累较多,使农、畜、水产品产量下降、品质变劣、商品价值下跌,甚至不能食用的也要重点监测。一般监测项目由各地自己选择确定,一般包括新纳入的在农、畜、水产品中积累较少的污染物;由于环境污染导致农、畜、水产品性状发生改变的污染物;农、畜、水产品品质质量指标。针对农、畜、水产品污染的监测分析方法首先选择食品卫生标准和各种农药残留量允许值标准中规定的分析方法,其次可由相关权威部门规定或推荐,最后可根据各监测点的实际情况,自选等效方法,但应作比对实验,其检出限、准确度、精密度不低于相应的通用方法要求水平或待测物准确定量的要求。

监测指标与分析方法

为了保护消费者的身体健康,农、畜、水产品必须进行检测。《农、畜、水产品污染监测技术规范》(NY/T 398-2000)中明确规定的农、畜、水产品污染监测指标、分析方法及方法依据,包括重金属,涉及的卫生化学标准检验方法有高效液相色谱法、离子色谱法、气相色谱法、原子吸收光谱法、原子荧光光谱法、微分电位溶出法和分光光度法等方法,见表 36-14。

表 36-14 农作物品质监测指标及分析方法

序号	检测项目	监测方法	方法来源
1	汞	冷原子吸收光谱法、原子荧光光度法、液相色谱-原子荧光光谱法	GB 5009.17-14
2	砷	电感耦合等离子体质谱法、氢化物发生原子荧光光度法、银盐法	GB 5009.17-14
3	硒	荧光分光光法、氢化物原子荧光光谱法	GB 5009.93-2017
4	锌	火焰原子吸收光谱法、电感耦合等离子体质谱法	GB 5009.14-2017
5	铜	石墨炉原子吸收光谱法、火焰原子吸收光谱法、电感耦合等离子体质谱法	GB 5009.13-2017
6	铅	石墨炉原子吸收光谱法、火焰原子吸收光谱法、电感耦合等离子体质谱法	GB 5009.12-2010
7	镉	石墨炉原子吸收光谱法、	GB 5009.15-2014
8	铬	石墨炉原子吸收光谱法	GB 5009.123-2014、
9	镍	石墨炉原子吸收光谱法	GB 5009.138-2017
10	氟	扩散-氟试剂比色法、灰化蒸馏-氟试剂比色法、氟电子选择电极法	GB/T 5009.18-2003
11	氰化物	分光光度法、气相色谱法、定性法	GB 5009.36-2016

续表

序号	检测项目	监测方法	方法来源
12	亚硝酸盐、硝酸盐	离子色谱法、分光光度法、紫外分光光度法	GB 5009.33-2016
13	苯并(a)芘	液相色谱法	GB 5009.27-2016
14	七氯、艾氏剂、狄氏剂	气相色谱法	GB/T 5009.36-2003
15	六六六、滴滴涕、六氯苯、灭蚁灵、七氯、氯丹、艾氏剂、狄氏剂、异狄氏剂、硫丹、五氯硝基苯	气相色谱法	GB/T 5009.19-2008
16	敌敌畏、乐果、甲拌磷、杀螟硫磷、甲基对硫磷、对硫磷、水胺硫磷、马拉硫磷	气相色谱法	GB/T 5009.20-2003
17	氯氰菊酯、溴氰菊酯、氰戊菊酯	气相色谱法	GB/T 5009.110-2003

三、农、畜、水产品污染监测分析质量控制与保证

实验室分析是保证农、畜、水产品污染监测结果准确性的重要因素。为了控制农、蓄、水产品污染分析工作中的误差,获得准确可靠的测试结果,必须对产品分析的方法进行控制。方法是分析测定的核心,不同的分析方法有各自的特点和适用范围。方法选择不当,可能会导致全部分析工作失败。选择农、畜、水产品污染监测方法时,应优选国家标准分析方法,尚无国家标准的项目,可选用行业统一分析方法或行业规范。采用经过验证的方法,其检出限、准确度和精密度不得低于常规分析方法。在实际工作中,还要考虑样品的来源、浓度、分析目的要求及实验室条件等具体因素。确定分析方法后,检验人员应进行反复多次的实验操作,以正确掌握分析方法的原理、过程和条件,并进行一系列的基本实验,包括测定空白值、计算检出限、绘制标准曲线、评价精密度和准确度、测定干扰因素及绘制质量控制图。最终,将分析工作者的实验误差控制在容许的范围内,以保证检测结果的精密度和准确度能达到规定的要求。分析方法的精密度可以通过对有证参考物质(或控制样品)重复测定之间的偏差来评价分析。农、畜、水产品污染监测指标分析的精密度要求是:凡可以进行平行双样分析的项目,每批样品每个项目分析时均须做 10%~15%平行样品。5 个样品以下,需要将平行样品增加到 50%以上。测定方式既可以是由分析者自行编入的明码平行样,也可以或由质控员在采样现场或实验室编入的密码平行样,二者等效,不必重复。平行双样测定结果的误差在允许误差范围之内者为合格,允许误差范围见表 34-22。对未列出容允误差的方法,当样品的均匀性和稳定性较好时,参考表 34-23 的规定。当平行双样测定全部不合格的样品,重新进行平行双样的测定;平行双样测定合格率小于 95%时,除对不合格样品重新测定外,再增加 10%~20%的测定率,如此累进,直至总合格率为 95%。农、畜、水产品污染监测分析质量控制还可以通过对有证标准物质或质控样品的检验结果的偏差来评价分析工作的准确度,当选测的污染指标无标准物质或质控样品时,可用加标回收实验来检查测定准确度。农、畜、水产品监测各项加标回收率应在加标回收率允许范围之内者为合格。加标回收

率允许范围见表 36-15、表 36-16。当加标回收合格率小于 70% 时,对不合格者重新进行回收率的测定,并另增加 10%~20% 的试样作加标回收率测定,直至总合格率大于或等于 60% 以上。通过以上实验,确认分析方法的精密度、准确度合格后,即可运用于常规样品的检验工作。

表 36-15　农、畜、水产品监测平行双样测定值的精密度和准确度允许误差

监测项目	样品含量范围/(mg·kg⁻¹)	精密度		准确度			适用的分析方法
		室内相对标准偏差/%	室间相对标准偏差/%	加标回收率/%	室内相对误差/%	室间相对误差/%	
镉	<0.1	35	40	75~110	35	40	原子吸收光谱法
	0.1~0.2	30	35	85~110	30	35	
	>0.2	25	30	90~105	25	30	
汞	<0.1	35	40	75~110	35	40	冷原子吸收法、原子荧光法
	0.1~0.2	30	35	85~110	30	35	
	>0.2	25	30	90~105	25	30	
砷	<0.1	35	40	90~105	35	40	原子荧光法分光光度法
	0.1~1.0	30	35	90~105	30	35	
	>1.0	25	30	90~105	25	30	
铜	<20	20	30	90~105	20	30	原子吸收光谱法
	20~30	15	25	90~105	15	25	
	>30	15	20	90~105	15	20	
铅	<0.1	35	40	85~110	35	40	原子吸收光谱法
	0.1~1.0	30	35	85~110	30	35	
	>1.0	25	30	90~105	25	30	
锌	<50	25	30	85~110	25	30	原子吸收光谱法分光光度法
	50~90	20	30	85~110	20	30	
	>90	15	25	90~105	15	25	

表 36-16　农、畜、水产品监测平行双样最大允许相对偏差

元素含量的范围/(mg·kg⁻¹)	最大允许相对标准偏差/%	元素含量的范围/(mg·kg⁻¹)	最大允许相对标准偏差/%
10~100	10	0.1~0.01	30
1.0~10	20	0.010~0.001	40
0.1~1.0	25	<0.001	50

四、农、畜、水产品污染监测数理统计和评价

农、畜、水产品污染监测的实验记录,实验室分析结果数据处理,分析结果的表示与上报要根据标准 NY/T395 的要求进行处理和统计。农、畜、水产品污染监测结果报表和统计要依据 NY/T398—2000 进行撰写和上报。

农、畜、水产品质量评价可以对监测对象即农畜产品分类评价,可以对监测项目即监测元素评价,还可以对监测区域评价。评价的标准要依据食品卫生标准和残留限量标准作为评价标准,无质量标准的项目可用污染物背景值计算污染物积累指数来进行比较说明。评价的参数有污染积累指数、污染指数(包括单项和综合污染指数)、质量分级、污染物分担率、产量和样本超标率等,农、畜、水产品质量评价一般以单项污染指数评价为主,但当区域内农、畜、水产品质量作为一个整体与外区域农、畜、水产品质量比较,或者一个区域内农、畜、水产品质量在不同历史时段的比较时用综合污染指数评价。

农、畜、水产品质量评价各类参数计算方法如下:

1. 产品单项污染指数按式 36-1 计算

$$产品单项污染指数按式 = \frac{产品污染物实测值}{污染物质量标准} \qquad (式36-1)$$

2. 产品综合污染指数按式 36-2 计算

$$产品综合污染指数 = \sqrt{\frac{(平均单项污染指数)^2 + (最大单项污染指数)^2}{2}} \qquad (式36-2)$$

3. 产品污染累积指数按式 36-3 计算

$$产品污染累积指数 = \frac{产品污染物实测值}{污染物的背景值} \qquad (式36-3)$$

4. 产品污染超标倍数按式 36-4 计算

$$产品污染超标倍数 = \frac{产品污染物的实测值 - 污染物的质量标准}{某污染物的质量标准} \qquad (式36-4)$$

5. 产品污染物的分担率按式 36-5 计算

$$产品污染物的分担率(\%) = \frac{产品某项污染指数}{各项污染指数之和} \times 100 \qquad (式36-5)$$

6. 产品污染样品超标率按式 36-6 计算

$$产品污染样品超标率(\%) = \frac{产品超样本总数}{监测样本总数} \times 100 \qquad (式36-6)$$

7. 产量超标率按式 36-7 计算

$$产量超标率(\%) = \frac{超标点产量之和}{监测总产量} \times 100 \qquad (式36-7)$$

8. 样品检出率按式 36-8 计算

$$样器检出率(\%) = \frac{检出样本总数}{监测样本总数} \times 100 \qquad (式36-8)$$

9. 产量检出率按式 36-9 计算

$$产量检出率(\%) = \frac{检出点产量之和}{监测总产量} \times 100 \qquad (式36-9)$$

10. 超标产量按式 36-10 计算

超标产量(t)= 监测区域内污染物含量超过质量评价标准的产量　　（式 36-10）

通过计算农、畜、水产品质量评价各类参数,农、畜产品中质量分级按照单项污染指数最终进行评定,农畜水产品质量分级标准见表 36-17。

表 36-17　农、畜、水产品质量分级标准

等级划分	单项污染指数	污染水平
一级产品	≤0.6	有污染物残留产品,污染物含量接近背景值或略高于背景值
二级产品	0.6~1.0	污染物残留较多的产品
三级产品	≥1.0	污染产品,污染物含量超过食品卫生标准,品质下降,影响食用和出口等

注:在同一检测样品中若存在多种污染物时,按该样品中污染物最高质量分级数来确定该样品的质量分级,即以最高限制因素来计算。

（齐燕飞）

参 考 文 献

[1] 环境保护部.环境与健康现场调查技术规范 横断面调查:HJ 839-2017 [S].北京:中国环境出版社,2018:7.

[2] 环境保护部.环境监测质量管理技术导则:HJ 630-2011 [S].北京:中国环境出版社,2011:11.

[3] 环境保护部.大气污染物无组织排放监测技术导则:HJ/T 55-2000 [S].北京:中国环境出版社,2001:2.

[4] 环境保护部.地表水和污水监测技术规范:HJ/T 91-2002 [S].北京:中国环境出版社,2002:7.

[5] 环境保护部.地下水环境监测技术规范:HJ/T164-2004 [S].北京:中国环境出版社,2005:4.

[6] 环境保护部.室内环境空气质量监测技术规范:HJ/T 167-2004 [S].北京:中国环境出版社,2005:4.

[7] 环境保护部.环境空气质量自动监测技术规范:HJ/T 193 [S].北京:中国环境出版社,2006:1.

[8] 环境保护部 环境空气质量手工监测技术规范:HJ/T 194 [S].北京:中国环境出版社,2006:1.

[9] 环境保护部.环境空气质量监测点位布设技术规范(试行):HJ 664-2013 [S].北京:中国环境出版社,2013:11.

[10] 国家技术监督局,中华人民共和国卫生部.生物监测质量保证规范:GB/T 16126-1995 [S].北京:中国标准出版社,1997:3.

[11] 环境保护部.环境空气质量标准:GB 3095-2012 [S].北京:中国环境出版社,2013:11.

[12] 国家质量监督检验检疫总局,卫生部,环境保护部.室内空气质量标准:GB/T 18883-2002 [S].北京:中国标准出版社,2003:1.

[13] 环境保护部.室内环境空气质量监测技术规范:HJ/T 167-2004 [S].北京:中国环境出版社,2005:4.

[14] 国家卫生健康标准委员会环境健康标准专业委员会,中国标准出版社.公共场所卫生标准汇编 [S].北京:中国标准出版社,2020:3.

[15] 中国标准出版社.公共场所卫生标准检验方法[S].北京:中国标准出版社,2013:3.

[16] 国家环保总局,国家质量监督检验检疫总局.地表水环境质量标准[S].北京:中国环境出版社,2005:4.

[17] 国家质量监督检验检疫总局,中国标准化管理委员会.地下水质量标:GB/T 14848-2017 [S].北京:中国标准出版社,1997:3.

[18] 中华人民共和国国家质量监督检验检疫总局 中国国家标准化管理委员会.农田灌溉水质标准：GB5084-2005 [S].北京：中国标准出版社,1990:3.

[19] 国家环保总局.渔业水质标准：GB11607-89 [S].北京：中国标准出版社,1997:3.

[20] 国家环保总局.水和废水监测分析方法.[M].4 版.北京：中国环境科学出版社,2002.

[21] 中华人民共和国卫生部,中国国家标准化管理委员会.生活饮用水卫生标准：GB5749-2006 [S].北京：中国标准出版社,2006:12.

[22] 中华人民共和国卫生部.生活饮用水卫生规范[M].北京：中国标准出版社,2001.

[23] 宋仁元 张亚杰.水和废水标准检验法 [M].1 版,北京,中国建筑工业出版社,1985.

[24] 中华人民共和国住房和城乡建设部.游泳池水质标准：CJ/T244-2016 [S].北京：中国标准出版社,2016:12.

[25] 城乡建设环境保护部环境保护局.环境监测分析方法 [M].北京,城乡建设环境保护部环境保护局,1983.

[26] 中国环境监测总站编.土壤元素的近代分析方法[M].北京：中国环境科学出版社,1992.

[27] 中国科学院南京土壤研究所.土壤理化分析[M].上海：上海科技出版社,1978.

[28] 杨惠芬.食品卫生理化检验标准手册[M].北京：中国标准出版社,1998.

第三十七章

现场快速检测

第一节　日常快速检测

一、概述

环境和食品安全问题越来越受到社会的广泛关注。环境污染来源主要包括工业废水、废气、废渣等的不合理排放。某些有害的化学物质(如重金属)排入水体后,水中生物通过食物链与生物浓集作用,使水中含有的微量有害物质在经过逐级浓缩后,进一步造成食物的污染,对人体造成的危害主要表现为急性中毒、慢性中毒、致癌、致畸等效应。另外农产品种植生长过程中农药、化肥等的不合理使用;农作物采收、存储运输不当,发生霉变或微生物污染;食品加工过程不当,造成食品添加剂、重金属、微生物等污染和发生食品腐败变质;一些非法经营者为贪图私利,在食品中添加劣质、甚至有害物质,都会导致食品中有毒有害物质残留。

针对环境和食品中的有毒有害物质,按照国家标准检验方法,在实验室进行的检测尚不能满足现场检测的需要。与国家标准方法相比,快速检测方法具有设备小、携带方便、测定时间短、易于操作等一系列优点,近年来在日常监督检测和各类活动保障中获得了广泛应用,下面简要介绍几类较为常见的快速检测技术。

二、化学比色法

化学比色法是通过比较或测量有色物质溶液颜色深度来确定待测组分含量的方法,是目前应用比较普遍与成熟的快速检测方法,该类检测方法试剂价格低,操作简便,结果直观,一次性使用,具有一定的灵敏度和专一性等优点,被广泛应用于各类日常快速检测分析中。这类方法利用待测物与相应试剂迅速产生明显颜色变化,与微型光电检测仪联用进行定量测定,在现场快速检测时也可与标准色阶进行定性或半定量测定。随着检测仪器的不断发展,在现场的快速测定中与比色检测方法相配套的微型光电比色计已日趋发展成熟。

常见理化指标的快速检测中应用化学比色法的项目较多,如食品中有机磷或氨基甲酸酯农药、亚硝酸盐、硝酸盐、甲醛、二氧化硫、吊白块、敌鼠、亚硫酸盐等,水中硫酸盐、亚硝酸盐氮、余氯、结合氯、总铁、氟化物、六价铬、氰化物、汞、镉等。作为最为常见的快速检测技术之一,如何构建高灵敏度显色体系,提高化学比色方法的特异性仍是该技术需要完善的重要方向。

三、酶联免疫法(ELISA)

ELISA 是一种以酶标板作为固相载体,以酶为标记物的免疫分析方法。20 世纪 90 年代末期随着 ELISA 技术的不断发展以及全自动酶标分析仪的应用,其特异性与灵敏度得到了很大提高,大大扩展了该方法在快速检测领域中的应用。目前 ELISA 已发展成为一种系列化、商品化的快速检测方法,是应用最广泛的生物检测技术之一。

目前国内外针对多种靶标物已有商品化的 ELISA 检测试剂盒出售,检测范围涵盖农药和兽药残留、转基因食品、病原微生物和生物毒素等方面,如黄曲霉毒素、有机磷农药、呋喃丹、瘦肉精、氯霉素、盐酸克伦特罗、链霉素、庆大霉素、新霉素、依维菌素、磺胺二甲嘧啶、磺胺嘧啶、磺胺喹恶啉、恩诺沙星、四环素族、己烯雌酚、地西泮、金黄色葡萄球菌、沙门氏菌、大肠杆菌和军团菌等。

根据试剂的来源、标本的情况以及检测的具体条件,可设计出不同类型的 ELISA 检测方法,如采用双抗体夹心法测抗原、双抗原夹心法测抗体、间接法测抗体、竞争法测抗体、竞争法测抗原、捕获包被法测抗体、亲和素生物素—ELISA 法等多种方法。根据待检目标物的不同,可以选择不同的检测方法。

虽然 ELISA 检测方法发展到今天已经是一项比较成熟的技术,但针对具体的检测项目还有许多的工作需要完善。了解和掌握固相介质表面的吸附行为和抗原/抗体之间的相互作用是改进 ELISA 分析效果的关键。同时由于抗体的特异性直接影响免疫反应的特异性,在多克隆抗体之后,1975 年 Köbler 和 Milstein 首次成功地将绵羊红细胞免疫的小鼠脾细胞与小鼠骨髓瘤细胞融合,经过筛选、克隆化培养等步骤,制备出小鼠抗绵羊红细胞单克隆抗体,提高了抗体的特异性。单克隆抗体的发展使抗体制备与应用发生了革命性的变化。总之,随着抗体制备技术的发展和设备性能的提高,ELISA 方法的稳定性、灵敏度和特异性等方面都得到了很大的提高,并且朝着自动化、智能化、微型化的方向发展。

四、免疫胶体金技术

胶体金免疫层析法是近年来发展起来一种以胶体金为标记物,将免疫技术和色谱层析技术相结合的一种快速检测方法。胶体金是由氯金酸在还原剂(如维生素 C、枸橼酸钠、鞣酸等)作用下聚合成一定大小的金颗粒,该颗粒由于静电作用而呈现稳定的胶体状态,故称胶体金。胶体金在弱碱环境下带负电荷,可与蛋白质分子的正电荷基团形成牢固的结合,由于这种结合是静电结合,所以不影响蛋白质的生物特性。最适合免疫检测的胶体金粒径一般在 20~40nm。免疫层析的原理是借助毛细作用,样品在条状纤维制成的膜上泳动,其中待测物与膜上一定区域的配体结合,通过酶促显色反应或直接使用着色标记物,短时间(20分钟内)便可得到直观的结果。该技术应用最广、品种最多的首推检测绒毛膜促性腺激素的早孕检测试纸。继该试纸问世以后,国内外多个公司基于免疫胶体金技术开发了多种重金属、农药、兽药及环境污染物等多种免疫胶体金快速检测试剂盒,在快速检测中发挥了非常重要的作用。目前国内外销售的金标免疫快速试验的成品多达几十上百种,在农业生产、食品卫生、临床检验等多个领域的快速检测中都具有比较广泛的应用。

免疫胶体金层析方法有以下优点:①快捷迅速。可在几分钟至十几分钟内完成检测。②操作简便。借助胶体金本身具有的颜色,可以直观地对结果进行判定。③灵敏、准确。④试剂稳定,受外界因素影响较小。胶体金标记蛋白质时金颗粒与蛋白分子之间的结合属于物理吸附过程,所以整个标记过程对蛋白质的生物活性影响很小,且易获得较高的标记率;胶体金不属于生物活性物质,试剂非常稳定,不受温度等外界因素影响,可在办公室、家中甚至野外进行检测。⑤成本低廉,所需试剂和样本量少。样本量可低至 $100\sim200\mu l$;无需昂贵仪器和设备,使成本大幅下降。

免疫胶体金技术作为继荧光素、放射性同位素和酶标记技术后发展起来的新型标记技术已获得了广泛的应用,如免疫层析试纸条。免疫层析试纸条从之前的进口国外散件加工组装或代销国外产品,到如今的完全国产化,实现了飞跃发展,这和国内食品检测行业对快速检测产品的需求密不可分。随着免疫胶体金层析技术的发展,国内外商品化胶体金层析分析仪的性能也更加成熟、稳定,进一步提高免疫胶体金层析技术的高灵敏定量检测、多元化检测仍是金标免疫快速试验的发展方向。

五、荧光免疫层析技术

荧光免疫层析技术是在免疫层析的基础上,采用荧光标记抗体,利用抗原抗体特异性免疫反应的新型膜检测技术。该技术结合了荧光检测的高灵敏度和免疫层析检测特异性强、快速便捷等优点,已成为快速定量检测领域研究的热点之一。与其他快速检测技术相比,荧光免疫层析法操作简单、耗时短,只需加样即可智能读取检测结果等优点。该方法测试过程从加样到结果判定约为15分钟。目前应用荧光免疫层析的各类检测试剂盒包括氯霉素、氟喹诺酮、四环素类、盐酸克伦特罗、磺胺、内酰胺类、黄曲霉、真菌毒素类等。

荧光免疫层析目前常见的荧光标记材料包括各类荧光素、量子点或上转换发光材料等。荧光素主要为具有荧光特性的有机染料,如异硫氰酸荧光素、四乙烯基罗丹明、四甲基异硫氰酸罗丹明、与酶作用后产生荧光的物质等。量子点是一种半导体荧光纳米颗粒,直径通常在 $1 \sim 20nm$ 之间,一般由 Ⅱ $\sim$ Ⅵ 或 Ⅲ $\sim$ Ⅴ 族元素组成。量子点作为一种新型荧光标记探针,具有量子成率高、激发波长范围宽、发射波长窄且对称等优点。上转换发光即用低能量的红外或近红外光激发发射出高能量的紫外或可见光。上转换发光大都发生在掺杂稀土离子的化合物中,$NaYF_2$ 是目前上转换发光效率最高的基质材料。与荧光染料、量子点相比,上转换纳米粒子毒性低、灵敏度高、稳定性好,可避免由于样品中具有荧光特性基质对检测结果的影响,是目前理想的荧光标记物之一。

六、生物芯片

1994年美国能源部、防御研究计划署、俄罗斯科学院和俄罗斯人类基因组计划在1 000多万美元的资助下研制出第一块用于测序的基因芯片。虽然当时的测序芯片在准确性方面尚有欠缺,但是它在疾病诊断、药物筛选、基因表达谱测定、环境监测、农作物优育优选和农业病虫监测、刑侦、军事等方面的应用前景却引起了广泛关注。*Science* 和 *Nature Genetics* 杂志分别在1998年10月和1999年1月出版了专集,系统介绍了生物芯片研究的重大进展。同时 *Science* 杂志还把生物芯片评选为1998年的世界十大科技突破之一。各国政府、相关科研机构和企业对生物芯片技术都十分重视,以生物芯片为核心的各相关产业也在全球迅速崛起,世界范围有几百家较大公司在从事相关研究,提供产品和技术服务。

1. 免疫芯片　免疫芯片是一种特殊的蛋白质芯片,芯片上固定的蛋白质是特异性的抗体(或抗原),将其配体—抗原(或抗体)加上各种标记,通过特异性免疫反应即可实现基于芯片的免疫检测。免疫芯片作为一种高通量同步多元检测系统,其检测操作所需样品量极少、反应速度快、灵敏度高、稳定性好,一次可以检测多个样品,有效地降低了成本。

在免疫芯片的制作过程中,最关键的步骤是抗原或抗体的固定。根据固定原理可分为物理吸附法和共价结合法。物理吸附法简便易行,但是固定的抗原分子数少,固定分子容易脱落,影响结果的判读。近年来,免疫芯片的研制中多采用共价结合法进行抗原或抗体的固定,常用的材料包括玻璃片、硅片、金片、聚丙烯酰胺凝胶膜、尼龙膜等。在众多的共价固定材料中,采用最多的是玻璃片及聚丙烯酰胺凝胶膜,该材料通过光致聚合作用在玻璃片上制备众多的彼此分开的聚丙烯酰胺凝胶膜,然后用戊二醛进行膜的活化,活化膜上的醛基和抗原或抗体中的氨基反应形成酰胺键,从而完成识别分子的固定。其优点是固定的识别分子数量多,在其上进行的抗原抗体反应近似于液相中的反应,反应速度快,信号强。

在免疫芯片中常用的标记物有放射性同位素、酶、荧光物质等,依据标记物的不同采用不同的检测方法。采用放射性同位素标记抗原或抗体具有特异性强、敏感性高的优点,但由于该方法有放射性污染和需要专门的检测设备等问题,其应用受到了一定的限制。采用酶及荧光物质(Cy3、Cy5)标记抗原或抗体具有敏感、简便、快速的优点,这两种标记方法克服了放射性同位素标记法的不足,已成为免疫芯片中常用的标记物。由于小分子多数不具备两个以上供抗体结合的位点,不能用双抗夹心法进行测定,因此,针对小分子的免疫芯片检测均采用竞争法。即分别对其进行化学衍生并使之与大分子蛋白相偶联合成各自的蛋白结合物,然后通过对蛋白的标记而间接标记小分子,检测时利用非标记小分子对检测液中偶联物产生的竞争强度来确定待测液中小分子的含量。

目前,免疫芯片大多处于研究开发阶段,在技术不成熟的情况下,免疫芯片检测容易产生灵敏度下降,分析误差增多,统计数据偏差较大等一系列问题,所以必须从技术工艺、硬件设施和管理规范等多个环节严格把关,为免疫芯片技术的日趋成熟和后续的产业化进程奠定坚实的基础。

2. DNA 芯片 基因芯片,又称 DNA 微阵列,是指按照预定位置固定在固相载体上很小面积内的千万个核酸分子所组成的微点阵阵列。在一定条件下,载体上的核酸分子可以与来自样品的序列互补的核酸片段杂交。如果把样品中的核酸片段进行标记,在专用的芯片阅读仪上就可以检测到杂交信号。基因芯片技术由于同时将大量探针固定于支持物上,所以可以一次性对样品大量序列进行检测和分析。虽然基因芯片技术从本质上与 Southern Blotting 或 Northern Blotting 相同,只是探针密度极高而已,但它解决了传统核酸印迹杂交技术操作繁杂、自动化程度低、操作序列数量少、检测效率低等不足。基因芯片以其可同时、快速、准确地分析数以千计的基因组信息的本领而显示出了巨大的威力。

基因芯片技术自 20 世纪 90 年代初诞生,适应了"后基因组时代"到来的需要,是分析庞大的基因信息的有效手段。这些应用主要包括基因表达检测,目前已研制成功的基因芯片可快速检测常见水中致病菌和食品中的克伦特罗、链霉素等常见兽药。

3. 悬浮芯片 也称液相芯片。它有机地整合了有色微球、激光技术、最新的高速数字信号处理和计算机技术,集中了分子生物学、免疫学、高分子化学、激光物理学、微流体学、计算机科学等多门学科,使得悬浮芯片技术的检测特异性和灵敏度得到了前所未有的发展。它可以在 $25\sim50\mu l$ 的样品内同时检测最多达 100 种不同的检测项目,具有重复性与稳定性好、高通量、检测指标可灵活选择以及高灵敏度与高信噪比等诸多优点;与传统的固相芯片相比,克服了固相芯片在大分子检测时受表面张力、空间效应等对反应动力学的干扰;优化实验条件后,近似完全液相的反应体系对特异性生物学反应的影响几乎可以忽略,检测结果的稳定性和重复性也因此得到很大的提高。

悬浮芯片的技术原理并非等同于传统意义上的固相生物芯片。该系统的检测载体为两种被染上不同荧光染料、每种又各含 10 种不同浓度梯度的聚苯乙烯微球,也即每种检测微球上被定义上一个唯一的编码地址。理论上,不同荧光微球上包被不同的探针分子,目前国内主要将该技术用于临床检验和诊断,一些科研工作者也探索将悬浮芯片应用于食品卫生检测领域的农药、兽药分析等领域。

虽然悬浮芯片在多个生物医学的领域中具有明显的优势,但是在基因表达谱分析、基因诊断、获得的基因信息量等方面,仍然无法和传统的基因芯片相比。悬浮芯片最大的缺点是:不能连续在线监测待测样品中靶标物的浓度,或者监测样品中靶标物同 beads 上探针的结合情况,这也是悬浮芯片与大多数光纤、表面等离子体共振、压电等以采集物理信号为主的生物传感器相比的劣势。另外,多元液相反应条件的优化与匹配、同一反应体系中交叉反应的抑制与消除也要研究者加以考虑和分析。

生物芯片相对于传统单一的检测方法具有高通量、自动化、多参化等优势,由于生物芯片可同时检测大量的靶标物,并更快地得到大批的数据信息,既节省了检测时间,又提高了试验效率,从而达到大批量样品快速检测的目的,因此在快速检测领域也有较好的发展前景。

七、其他检测技术

1. 生物学发光检测技术　随着发光技术在多种生物实验中的广泛应用,生物发光技术越来越成为首选的生物检测手段。如可应用于细菌检测的生物学发光检测法,该方法利用细菌细胞裂解时释放出的 ATP 在荧光虫素和荧光虫素酶的作用下释放出的能量,产生的磷光的强度推断出菌落总数。国内外已商品化的产品中有一系列通过检测细菌的 ATP 量来控制不同食品卫生安全的产品,操作方法都是使用专用药签刮抹待测部位,然后将药签装入笔形管内,插入便携检测仪读数即可。生物学发光在水质检测领域也有一定的应用,已经有商品化的检测仪器,如水质毒性分析仪。它根据发光细菌在水质样品中新陈代谢时发光强度的变化进行定性和定量检测,其原理是发光细菌经活化后,当处于有毒的环境中时,他们发出的光受到抑制,根据其光轻度变化即可快速准确地测试出样品的毒性。

2. 高光谱成像技术　随着计算机成像技术和光谱技术的不断发展,高光谱成像技术开始在食品安全等多个检测领域得到应用。现阶段所使用的高光谱成像系统主要由硬件系统和软件系统两部分组成。硬件系统包括传感器、十涉型成像光谱仪及光栅型成像光谱仪、线阵探测器和面阵探测器。其中,传感器为硬件体系中的核心元件,包含了光源、扫描器和控制装置等多种器件。软件部分包括光谱预处理软件和数据采集处理软件。高光谱技术的图像光谱范围在近红外 400~1 000nm 和近红外 1 000~1 700nm 的光谱区域。利用该技术可以在检测食品外部品质的同时,对食品的水分、新鲜度和生物污染等进行检测。相比于常规快速检测技术,该技术在无损检测和快速检测方面具有非常好的优势。

3. 生物传感检测技术　有人把 21 世纪称为生命科学的世纪,也有人把 21 世纪称为信息科学的世纪,生物传感器正是在生命科学和信息科学之间发展起来的一个交叉学科。随着电子学、微电子学、计算机技术以及相关生物技术的发展,各种类型的生物传感器也正在迅速的发展。生物传感器根据生物识别元件和生物功能膜进行分类,可分为酶传感器、免疫传感器、微生物传感器、组织传感器、细胞器传感器、类脂质膜传感器、DNA 杂交传感器等。生物传感器应用的是生物机制,与传统的化学传感器和离线分析技术(如 HPLC 或 MS)相比有着许多不可比拟的优势,如高选择性、高灵敏度、较好的稳定性、低成本、能在复杂的体系中进行快速在线连续监测。生物传感器在各现代科学和技术领域里它有潜在的应用前景,但生物传感器还存在着一些急需解决的问题,如一些生物识别元件长期稳定性、可靠性、一致性等方面还不理想,批量生产工艺尚待。

4. 便携式色谱质谱检测技术 随着与检测技术相关的各种配套技术和装备的不断发展,近几年针对突发危机的现场快速检测车使以前根本无法应用到现场的一些检测方法得到进一步应用,车载的色谱质谱联用仪的优点是可以较快地检测到极低的污染,并能分析污染物质的化学成分。随着国家对食品安全的重视,目前我国的多家单位已配备了食品安全检测车,这为便携式色谱质谱联用仪的应用和推广提供了广阔的发展空间。

八、展望

目前的现场快速检测主要呈现四大趋势:①由于高新技术的应用,检测能力不断提高,检测灵敏度越来越高;②检测速度不断加快,智能化芯片和高速电子器件与检测器的使用,使检测周期大大缩短;③选择性不断提高,高效分离分段、各种化学和生物选择性传感器的使用,使在复杂混合体中直接进行污染物选择性测定成为可能;④由于微电子技术、生物传感器、智能制造技术的应用,检测仪器向小型化、便携化方向发展,使实时、现场、动态、快速检测正在成为现实。针对我国的特殊国情,目前我国基层单位很多快测技术的应用还只处于定性或半定量水平,易用型的小型化仪器的应用是目前和今后快速检测技术的发展趋势。

(周焕英)

第二节 突发公共卫生事件相关化学物质的快速检测

突发公共卫生事件是指"突然发生,造成或者可能造成社会公众健康严重损害的重大传染病疫情、群体性不明原因疾病、重大食物中毒和职业中毒以及其他严重影响公众健康的事件"。

由化学物质引起的突发公共卫生事件一般通过食入、吸入或皮肤接触吸收有毒化学物质后发生。其特点是:一般情况下,所有病例都具有相同饮食接触源、毒气吸入源或皮肤接触源;潜伏期短,一致性很高,病例集中出现;如果一直暴露或反复暴露,病例会连续出现;季节性和地区性均不明显。此外,有毒化学物质泄漏也可导致重大的公共卫生事件,它可污染空气、饮水、环境和食品,进而对人群生命安全构成威胁。

针对突发公共卫生事件的严重性和危急性,国务院颁布实施《突发公共卫生事件应急条例》,要求完善突发公共卫生事件应急机制,强化预防与卫生应急准备,提高卫生应急处置能力。突发事件的预警与监测作为应急预案的重要内容之一,在日常监管中可起到预警作用,在遭遇化学物质突发公共卫生事件时,也能够为快速诊断原因,医疗救治、现场处理提供数据参考,避免造成更大的损失和不良影响。

一、鼠药的快速检验

鼠药中毒是化学性中毒事件的主要中毒因素之一。鼠药对人、畜皆具有不同程度的毒性,误食或被投毒后,严重者可导致致命的后果。目前市面常用的灭鼠药按照进入老鼠体内后作用快慢,可分为急、慢性两类。急性灭鼠药,又称急性单剂量灭鼠药,鼠类一次吃够致死量的毒饵就可致死。如毒鼠强、氟乙酰胺、磷化锌、毒鼠磷等。其中氟乙酸胺和毒鼠强由于毒性强,很容易引起人、畜中毒,国家已明令禁用。慢性灭鼠药又称缓效灭鼠药,如敌鼠钠盐、溴鼠灵等。

（一）毒鼠强

1. 理化性质　毒鼠强（tetramine），化学名四亚甲基二砜四胺，又名没鼠命、三步倒、四二四等。分子式：$C_4H_8N_4O_4S_2$，分子量：240.25。白色粉末，无味，熔点：250～254℃，在水中溶解度约为 0.25mg/ml，在丙酮、乙酸乙酯、苯中的溶解度大于水，溶于二甲亚砜。

2. 毒性　剧毒类，是砒霜（三氧化二砷）的 100 倍，约 1mg 可以使人致死。可经消化道及呼吸道吸收，不易经完整的皮肤吸收。经胃肠道吸收，迅速进入血液并分布于各脏器。毒鼠强是中枢神经系统抑制性神经递质 γ-氨基丁酸的拮抗剂，人或动物中毒后很快出现特征性的强直性、阵发性强烈抽搐等中枢神经兴奋症状。毒鼠强在体内代谢较慢，易致二次中毒。人中毒后应尽快将胃肠内残余毒鼠强排出，二巯基丙磺酸钠可使血液中毒鼠强降解，可用作解毒剂。

3. 检测方法

（1）定性试验包快速检测法

1）方法原理：毒鼠强可与二羟基萘二磺酸发生反应变为淡紫红色，本方法检出限为 1μg，最低检出浓度 2μg/ml。浓度高时变为深紫红色。

2）试剂：市售毒鼠强定性试验包。毒鼠强定性试液的配制：如果有定制包装的毒鼠强定性试液包，可以直接使用。如果有毒鼠强显色剂（含有稳定剂的二羟基萘二磺酸），可按以下方法配制毒鼠强定性试液：将毒鼠强显色剂（10ml/支）小心加入 500ml 60% 的硫酸，混匀后即为毒鼠强定性液，每份样品使用 5ml。

毒鼠强显色剂为茶色或棕色带有微红色的酸性液体，配制成定性液与毒鼠强反应后变成淡紫红到深紫红色。阴性为试剂本色。

3）样品处理：①无色液体样本（饮用水等）：样品不需处理，直接取样测定；②有色液体样品（牛奶、豆浆等）：取 1～3ml 放入比色管中，加入 5ml 乙酸乙酯，上下振摇 50 次以上，静置后取上清液测定；③固体（粮食、面粉、毒饵等）或半固体（呕吐物、胃内容物、剩余饭菜等）样品：取 1～3g 放入比色管中，加入 5ml 乙酸乙酯，充分振摇，静置后用滤纸过滤，取澄清液测定。

4）测定：取样品处理后的上清液或滤液 2ml 以上于 10ml 比色管中，在（85±5）℃的水浴中加热挥干乙酸乙酯，放至室温后，向试管中加入 2 滴毒鼠强显色剂，加入 5ml 毒鼠强定性试液（强酸溶液，谨慎操作）；轻轻摇动后，将试管放回水浴中，加热 3～5 分钟取出，观察颜色变化；同时做空白和阳性对照试验，阳性反应为淡紫红到深紫红色，阴性为试剂本色。

5）注意事项：①本法适用于食物、水或中毒残留物中毒鼠强的快速检测；②空白对照试验，取与检样相同（不含毒鼠强）的物质与检样同时操作，以便于观察对比。对于呕吐物、胃内容物等样品，一定要加阳性对照试验；③有些样品的提取液带有较深的颜色，应加大提取液的用量，在提取液中加少量活性炭，或中性氧化铝，振摇脱色，过滤后滤液挥干测定。经过脱色的样品，毒鼠强会有一些损失，一般在 30%～40%；④本法不适于血液和组织器官样品的测定，醛类物质对测定有干扰，排除方法是液体样品加热煮沸 2 分钟，固体样品置 90℃烘箱加热 30 分钟后再测定；⑤毒鼠强的检测目前无国家标准方法，对重要案件的处理要慎重，应采用液相色谱-质谱联用法或气相色谱-质谱联用法做进一步对照确定。对于中毒案件，还可根据中毒者的中毒症状作参考。

（2）速测管法

1）方法原理:同定性试验包快速检测法。

2）试剂:毒鼠强显色剂(含有稳定剂的二羟基萘二磺酸)、毒鼠强检测试剂(优级纯硫酸催化剂)和检测用的速测管(透明小试管)。

3）测定:①取5滴样品到速测管中,加入1滴毒鼠强显色剂,15滴毒鼠强检测试剂;②样品中含有毒鼠强时,试管底部出现淡紫色,随着毒鼠强浓度的增加,紫色加深;③同时用纯净水做阴性空白对照试验,有条件时可用毒鼠强对照液做阳性对照试验。

4）注意事项:①本法适用于饮用水、无色液体样品中毒鼠强的快速检测;②本法不适于固体样品、血液和组织器官样品的测定;③有些无色液体样品中可能会含有糖等成分干扰测定,除采用本法检测外,还应采用其他方法如气相色谱-质谱联用仪的方法做进一步确证。

（二）氟乙酰胺

1. 理化性质　氟乙酰胺(fluoroacetamide),又名敌蚜胺、1080,也称"一扫光",分子式为 FCH_2CONH_2,分子量为77.06,是一种具有内吸作用的高效有机氟杀虫剂。纯品是无臭、无味白色针状结晶,熔点为108℃。氟乙酰胺在干燥条件下比较稳定,易溶于水和醇类,可溶于乙酸乙酯、三氯甲烷,不溶于石油醚、己烷等。在水中不稳定,逐渐水解,在碱性液中水解更快。

2. 毒性　属于高毒类,参考致死剂量5.3mg/kg,0.1~0.5g。水解产物氟乙酸也有剧毒,因对哺乳动物有剧毒,现已禁用。

3. 检测方法

（1）异羟肟酸铁反应

1）方法原理:氟乙酰胺与羟胺在碱性条件下,生成异羟肟酸,与三价铁离子作用生成紫色异羟肟酸络合物。

2）试剂:100g/L盐酸羟胺溶液;100g/L氢氧化钠溶液;5+95盐酸溶液;10g/L三氯化铁溶液。

3）样品处理:无色样液可直接测定。有色样液,可加少量活性炭或中性氧化铝振摇脱色,过滤后测定;固体样品研碎后取2~5g加3倍于样品重的蒸馏水或纯净水,半流体样品取2~5g加等重量的蒸馏水或纯净水,振摇提取,过滤,将滤液煮沸浓缩至1ml左右测定;中毒残留物或胃内容物样品处理时,可适当加大取样量。

4）测定:取待检液1ml左右于试管中,氢氧化钠溶液10滴,加盐酸羟胺溶液5滴,置沸水中水浴5分钟(使其充分水解成氟乙酸钠释放出氨)。取出放冷,加盐酸溶液9~10滴(调pH至3~5)后,加三氯化铁溶液3~10滴(使其与氟乙酸反应),阳性结果为粉红或紫红色,尤其在滴加后的液面上更为明显(检出限可达50μg/ml)。阴性结果为浅黄或黄色,测定时做空白对照试验,有些空白对照为黄棕色絮状沉淀,静置后上层液变成无色或仅呈浅黄色。

5）注意事项:①加盐酸溶液9滴后要用pH试纸测试溶液pH,若pH太高(碱度过高),加入三氯化铁溶液时可产生红棕色沉淀,影响结果判定,造成假阳性结果,若pH太低(酸度过高),加入三氯化铁溶液后氟乙酰胺显色不敏锐或不显色,易造成假阴性结果。pH可用氢氧化钠溶液和盐酸溶液调整;②空白对照试验,取与检样相同(不含氟乙酰胺)的物质与检样同时操作,以便于对比观察。对于呕吐物、胃内容物等样品,应加阳性对照试验;③本法不适于血液和组织器官样品的测定;④氟乙酰胺的检测目前无国家标准方法,对重要案件的处理要慎重,应采用气相或气相色谱-质谱联用法做进一步对照确证。对于中毒案件,还可根据中毒者的中毒症状作参考;⑤三氯化铁溶液放置时间长时会有少量沉淀产生,摇匀后使用。

（2）奈氏试剂法

1）方法原理:浸出液中由氟乙酰胺离解出的 NH_4^+,在碱性条件下与奈氏试剂(K_2HgI_4)作用,生成黄色络合物碘化氨基汞,在一定范围内,其颜色深浅与 NH_4^+ 浓度成正比。

2）奈氏试剂:将 10g 碘化汞和 7g 碘化钾溶于 10ml 水中,另将 24.4g 氢氧化钾溶于内有 70ml 水的 100ml 容量瓶中,冷却至室温。将上述碘化汞和碘化钾溶液慢慢注入容量瓶中,边加边摇动,加水至刻度,摇匀,放置 2 天后使用。试剂应保存在棕色玻璃瓶中,置暗处。

3）样品处理:同异羟肟酸铁法。

4）测定:将水溶性样品溶液 1ml 加入小试管中,加入 1ml 奈氏试剂,如含有氟乙酰胺,会出现黄红-橙棕色沉淀,同时做空白对照试验,20 分钟即可报告结果。检出限为 $50\mu g/ml$。注意:氨对本法有干扰。试剂避光保存。

（三）磷化锌

1. 理化性质 磷化锌(zinc phosphide),化学名称为二磷化三锌,分子式为 Zn_3P_2,分子量为 258.06。深灰色或近似黑色、有闪光的重质粉末,比重为 4.55,易溶于酸并产生无色具有蒜臭的剧毒磷化氢气体。熔点为 742℃,缺氧条件下加热可升华,不溶于水和乙醇,可溶于苯和二硫化碳。干燥及避光条件下稳定,潮湿空气中慢慢分解并放出令人不愉快的磷化氢气体。

2. 毒性 磷化锌是比较安全的杀鼠剂,多因误服污染食物、小儿误食毒鼠食饵发生急性中毒。在生产、运输和使用过程中,排毒时通风不够,可引起吸入性中毒。成年人口服磷化锌 0.3g 可发生中毒,口服 2g 左右可致死。口服 0.5~2 小时后出现头晕、口干等初期中毒症状,随着出现恶心、呕吐后中枢神经系统受损出现头昏、抽搐、昏迷,可造成致死性休克和重度急性紫癜性出血,后引起心、肝、肾等实质器官损伤,造成心力衰竭、肾衰竭、呼吸困难,抢救不及时 5~10 小时后死亡。

3. 检测方法 现场快速检测时,可取约 1g 研磨后的样品,加入 5ml 水,混匀后,加入磷化锌试剂(磷化锌速测盒),如果释放出蒜臭味时,即可考虑可能含有磷化锌的存在,应送实验室进行确证。磷化锌检测相对复杂,分磷化氢的检测和锌的检测,两者都满足的条件下,可判断磷化锌的存在。磷化氢的检测可用溴化汞或者硝酸银试验检测,锌可用双硫腙比色法、亚铁氰化钾反应法或原子吸收光度法检测。

（四）安妥

1. 理化性质 安妥(antualphanaphthyl-thiourea),又名甲萘硫脲,分子式为 $C_{11}H_{10}N_2S$,其纯品为白色结晶,对光和空气稳定,无臭、味苦,熔点为 198℃,难溶于水,可溶于一般有机溶剂和碱性溶液,易溶于丙酮。故检验含有安妥的可疑食物样品,一般都用丙酮作为提取剂。

2. 毒性 安妥是较常用的一种杀鼠药,对鼠有较强毒性,对家鼠致死量为 4.5~5.0mg,对人、畜毒性较小,但如误服量大也可致中毒。成年人口服致死量为 4~6g,也有报道服用 0.5g 而致死者。小儿对此药敏感,更易中毒。安妥在酸性胃液中不易吸收,主要出现口渴、恶心、呕吐,胃灼烧症状,在碱性肠道吸收较强,可分布于肺、肝、肾及神经系统,损伤毛细血管,造成头晕、肺水肿、痉挛,最后发生躁动、惊厥,甚至休克、窒息死亡。

3. 检测方法

（1）偶氮染料法

1）方法原理:安妥在酸性条件下水解,生成的萘胺与对氨基苯磺酸偶合,产生红色的偶氮染料。

2）试剂：①对氨基苯磺酸与戊二酸按 0.5∶9.5 比例混合研细；②亚硝酸钠与硅胶粉按 0.1∶9.9 比例混匀研细，临用时①和②按 10∶1 的比例混匀；③用于稀释粉剂的有机酸以戊二酸效果较好，邻苯二甲酸氢钾次之，酒石酸较差；④本法受萘酚、萘胺的干扰。

3）样品处理：将切细的固体食物样品，用适量的丙酮在 40~50℃ 水浴中温浴 1 小时，过滤（如滤液颜色太深，应加少量活性炭脱色），取滤液供检，或在水浴上挥去丙酮，取残渣供检。液体样品可先在沸水浴上蒸干，残渣用丙酮温浸后，取挥去丙酮的残渣供检。

4）测定：取挥去丙酮的残渣少许，置白色点滴板的凹穴中，加粉剂试剂少许，用几滴蒸馏水使之湿润，再滴加 2 滴乙醇，用玻棒搅匀，如呈红色，表示有安妥存在。

（2）碘法

1）方法原理：安妥与碱作用分解生成萘胺，萘胺再与碱反应生成红色的 4-碘-1-萘胺。

2）试剂：称取碘化钾 2g，碘 1g，溶于少量水后，再稀释至 20ml。

3）样品处理：同偶氮染料法。

4）测定：取提取液残渣少许置硬质试管中，加入固体氢氧化钾（或氢氧化钠）1 粒，在酒精灯焰上加热熔融。继续加热至熔块颜色不改变时冷却，加入 4~6 滴浓碘液，若熔块显红色，示有安妥，阴性为无色或浅黄色。

5）注意事项：①本法受萘胺干扰；②本法检出限为 0.1g 安妥。

（3）安妥定性试纸法：取上层丙酮提取液（取 1~5g 样品于带塞试管中，加等量的丙酮振摇提取，放置分层）1 滴于安妥检测试纸片上，并喷上雾水或用水使纸片湿润，观察试纸颜色变化，呈现黄色，示有安妥存在（最低检出限为 0.1mg/g，ml）。

（五）敌鼠

1. 理化性质　敌鼠（diphenadione）化学名为 2-二苯基乙酰基-1,3-茚二酮，分子式为 $C_{23}H_{16}O_3$。其纯品是无臭、无味的黄色针状结晶，熔点 146~147℃。不溶于水，易溶于乙醇、丙酮、三氯甲烷等有机溶剂，对水和弱氧化剂稳定，无腐蚀性。遇碱易成盐，敌鼠钠盐（diphacinone-Na）为黄色粉末，无明显熔点，加热至 207~208℃ 时由黄变红，325℃ 时炭化。由邻苯二甲酸二甲酯和偏二苯基丙酮反应制成。敌鼠钠可溶于乙醇、丙酮等有机溶剂，也可溶于热水中，不溶于苯、石油醚等非极性溶剂。

2. 毒性　20 世纪 50 年代使用的第一代抗凝血杀鼠剂，属高毒类。参考中毒剂量 0.06~0.25g，致死剂量 0.5~5g。敌鼠有抑制维生素 K 的作用，能阻碍血液中凝血酶原合成，能损害毛细血管壁，使管壁通透性增强，容易破裂，引起内脏和皮下大量出血而死亡。

3. 检测方法

（1）三氯化铁显色法

1）方法原理：敌鼠及其钠盐能与三氯化铁作用呈现砖红色。

2）样品处理：固体样品：粉碎或切细后，取 5~10g 放入带塞的三角瓶中，加入 0.1mol/L 硫酸 2~3ml，乙醚 30ml，振摇 10 分钟，静置分层后，分出乙醚层，置蒸发皿中，在水浴上挥去乙醚，加入 2ml 无水乙醇溶解残渣作样液；黄色或微黄色液体样品：直接取液体测定。

3）测定：取 1 滴乙醇提取液，滴于滤纸或硅胶板上，稍干后，再滴加 1 滴 1% 三氯化铁乙醇液，如有敌鼠或钠盐存在，即呈现砖红色斑点，如果出现红色环状为弱阳性反应。该法检出限为 5μg。

4）注意事项：为了提高方法灵敏度，可在滤纸或硅胶板的同一处多滴几次样品溶液，每滴一次都要等试纸稍干后再滴。

（2）11种抗凝血鼠药的液相色谱-串联质谱的快速检测及确证法

液相色谱-串联质谱联用（LC-MS/MS）技术具有高分离度、高通量、高灵敏度和应用范围广的特点，结合定性准确的优势，在快速检测及结果确证方面得到广泛发展与应用。

检测方法：取生物样品（血样、尿样）2ml、固体食物样品1~5g加入同体积乙腈提取，液体样品用乙酸乙酯提取，乙酸乙酯氮吹干后用乙腈复溶。取乙腈提取液或复溶液进样，在建好的仪器条件下分析样品，几分钟即可得到11种抗凝血鼠药（杀鼠灵、杀鼠迷、溴敌隆、溴鼠隆、氟鼠灵、鼠得克、杀鼠酮、灭鼠优、氯敌鼠、敌鼠和噻鼠酮）的筛检结果，方法稳定又准确。

二、生物毒素的快速检测

生物毒素是由动物、植物、微生物等在一定条件下产生的对其他生物物种有毒害并不可复制的化学物质，是一类重要的天然污染物。生物毒素的种类繁多，几乎包括所有类型的化合物，其生物活性也相对复杂，对人体生理功能可产生影响。生物毒素按其来源可分为真菌毒素、藻毒素、动物毒素、植物毒素、海洋毒素和微生物毒素。当前随着环境的恶化，人民生活水平的提高，人们对环境污染和食品安全的关注程度正在不断地加强，生物毒素作为影响环境和健康的重要因素也逐渐明朗起来，鉴于生物毒素独特的结构以及不易找到解毒剂，寻找快速、高灵敏度、高特异性的生物毒素检测方法，就显得尤为重要。根据最近几年的报道总结，生物毒素检测方法主要有高效液相色谱、质谱法、免疫学检测法以及其他一些方法。

（一）麻痹性贝类毒素

1. 理化性质　麻痹性贝类毒素（paralytic shellfish posoning，PSP）是一种神经毒素，因人们误食了含有此类毒素的贝类而产生麻痹性中毒的现象，所以称之为麻痹性贝毒。麻痹性贝类毒素是一类四氢嘌呤，带有胍基的三环化合物，其基本结构为多叠六元环，致病的活性基团是7、8、9位的胍基及附近 C_{12} 位的羟基。该毒素的理化性质特征为白色固体、水溶性、部分溶于乙醇和冰醋酸、难溶于脂类溶剂、高极性、不挥发的小分子物质，在酸性条件下稳定，碱性条件下发生氧化，容易降解为芳香族的氨基嘌呤衍生物，降解后毒性消失，对热稳定，煮沸后仍具有活性。

2. 毒性　麻痹性贝类毒素很强的毒素之一，其毒性与河豚毒素相当。在1999年之前，中国已有24人死于麻痹性贝毒中毒。中国政府规定上市贝类麻痹性贝毒必须低于4Mu/g（Mu为毒力单位，1Mu是指使18~22g的小白鼠在15分钟内死亡的毒力）。虾夷扇贝各组织器官PSP的毒性高低依次是：消化腺>裙边>腮>性腺>贝柱。PSP毒素的毒性很强，摄入1mg就可致人死亡。对动物神经系统和心血管系统有高度特异性，使人中毒的范围在600~5 000Mu之间，致死剂量为3 000~30 000Mu。

3. 检测方法

（1）小鼠生物分析法：小鼠生物法是利用麻痹性贝类毒素易溶于酸性溶液，酸性条件下热稳定的性质，在pH为2~3条件下，煮沸5分钟提取麻痹性贝类毒素，对小鼠进行腹腔注射，小鼠产生特殊的抽搐麻痹症状并死亡，根据小鼠死亡时间，判断毒性大小。该法易掌握，不需要使用专门仪器，但操作繁琐，灵敏度不高，且在酸性环境中加热有可能导致磺酰氨甲酰基类毒素转变为相应的氨基甲酸酯类毒素，使毒性增大，而且花费高、重现性差、可比性低、需大量使用小鼠，不适合大规模的现场检测。

取均质化的贝肉100g，加入等量0.1mol/L的盐酸溶液，充分搅拌后调整pH至4以下，加热沸腾 5 分钟后,冷却至室温,再调节 pH 至 2~4。移至 200ml 容量瓶中,加水定容,充分搅拌。然后以 3 000×g 离心 10 分钟,取 1ml 上清液,注入小鼠腹腔,观察是否使实验动物产生特异性临床症状,如呼吸困难、步履蹒跚、翻滚、四肢抽搐等,并以计时器记录致死时间,根据麻痹性贝类毒素致小鼠死亡时间与鼠单位关系的对照表查出鼠单位(MU),并按小鼠体重对鼠单位进行校正得到校正鼠单位(CMU),计算得到每 100g 样品中 PSP 的鼠单位。以石房蛤毒素作为标准,将鼠单位换算成毒素的微克数,计算每 100g 贝肉中的 PSP 微克数。

(2)酶联免疫法:游离麻痹性贝类毒素与其酶标记物竞争麻痹性贝类毒素抗体,同时麻痹性贝类毒素抗体与捕捉抗体连接。没有被结合的酶标记物在洗涤步骤中被除去。结合的酶标记物将无色的发色剂转化为蓝色的产物。加入反应停止液后使颜色由蓝转变为黄色。用酶标仪在 450nm 波长下测量微孔溶液的吸光度值,试样中麻痹性贝类毒素含量与吸光度值成反比,按绘制的标准曲线定量计算。

(二)黄曲霉毒素 B₁

1. 理化性质　黄曲霉毒素(aflatoxin,AFT)是指一组含二呋喃环和香豆素结构相似的毒素,主要由黄曲霉和寄生曲霉产生,它的代谢产物主要有 B₁、B₂、G₁、G₂、M₁ 和 M₂ 等类型,其中黄曲霉 B₁(aflatoxin B₁)为毒性最大。黄曲霉毒素难溶于水、己烷、乙醚和石油醚,易溶于甲醇、乙醇、氯仿和二甲基甲酰胺等有机溶剂。

2. 毒性　黄曲霉毒素有致癌、致畸、致突变的作用,当人类的特殊基因在黄曲霉素作用下会发生突变,继而诱发癌症;其中黄曲霉毒素 B₁ 毒性和致癌性最强,黄曲霉毒素 M₁ 是黄曲霉毒素 B₁ 的代谢物。当人摄入量大时,可发生急性中毒,出现急性肝炎、出血性坏死、肝细胞脂肪变性和胆管增生。当微量持续摄入,可造成慢性中毒,生长障碍,引起纤维性病变,致使纤维组织增生。AFT 的致癌力也居首位,是目前已知最强致癌物之一。由于肝脏是黄曲霉毒素的主要代谢场所,肝癌是黄曲霉毒素 B₁ 的最常见危害。

3. 检测方法

(1)胶体金快速检测试纸法:黄曲霉素 B₁ 快速检测试纸基于胶体金免疫层析技术。检测时,样品中的黄曲霉素 B₁ 在流动过程中与胶体金标记的特异性抗体结合,抑制了抗体与固相载体膜上的黄曲霉素 B₁-BSA 偶联物的结合,如果样品中的黄曲霉素 B₁ 含量大于灵敏度,检测线在规定时间内不显颜色,结果为阳性,反之,检测线显红色色带,结果为阴性。无论检测液中黄曲霉素 B₁ 浓度高低,控制线均显红色色带。

(2)酶联免疫法:试样中的黄曲霉毒素 B₁ 用甲醇水溶液提取,经均质、涡旋、离心(过滤)等处理获取上清液。被辣根过氧化物酶标记或固定在反应孔中的黄曲霉毒素 B₁,与试样上清液或标准品中的黄曲霉毒素 B₁ 竞争性结合特异性抗体。在洗涤后加入相应显色剂显色,经无机酸终止反应,于 450nm 或 630nm 波长下检测。样品中的黄曲霉毒素 B₁ 与吸光度在一定浓度范围内呈反比。

(3)同位素稀释液相色谱-串联质谱检测法快速筛选 16 种真菌毒素:真菌毒素种类繁多,若针对每个组分单独筛选,势必在时间和人力方法造成极大浪费,随着检测技术的快速发展,色谱-串联质谱仪的更新换代,多组分同时在线分析势必是以后检测技术发展的方向。

近年来,不断有研究者整合各种检测方法,使其建立的方法更大程度囊括同类型化合物的检测。现已有方法适用于小麦粉及其制品中黄曲霉毒素 B₁/B₂/G₁/G₂、脱氧雪腐镰刀菌烯醇、雪腐镰刀菌烯醇、3-乙酰基脱氧雪腐镰刀菌烯醇、15-乙酰基脱氧雪腐镰刀菌烯醇、玉米赤霉烯酮、赭曲霉毒素 A、伏马毒素 B₁/B₂/B₃、T-2/HT-2 毒素、杂色曲霉毒素等 16 种真菌毒素的测定,此法简便快速、准确得到更加全面的分析信息。

三、农药的快速检测

农业的大力发展离不开农药的全程护航,但是,在农药被广泛应用的同时,由于农药残留引发的各种疾病日趋严重,人类的生命健康受到了前所未有的威胁。我国目前农药残留方面较为突出的是蔬菜中的农药残留问题,近年来蔬菜被农药污染的情况有增无减,有机磷农药残留尤为突出。控制蔬菜中农药残留对人体的危害,最为有效的方法之一是加强对蔬菜中的农药残留的监控,因此,农药残留的检测技术显得尤为重要。

(一) 有机磷类和氨基甲酸酯类农药

1. 理化性质   有机磷农药(organophosphorus pesticides,OPS)是有机磷酸酯类化合物。结构式见图 37-1a,式中 R_1 及 R_2 多为甲基或乙基,个别品种为苯基或其他烷基,X 为卤素、杂环取代的苯氧基或烷氧基。这类化合物多为油状液体或晶状固体,具有类似大蒜样的特殊臭味,难溶于水,易溶于大多数有机溶剂。对光、热、氧稳定,遇碱能迅速分解。此类农药在施用后大多数能迅速分解,残效期短,对自然环境的污染以及在农产品中的残留问题不十分严重。多数有机磷农药在潮湿有光

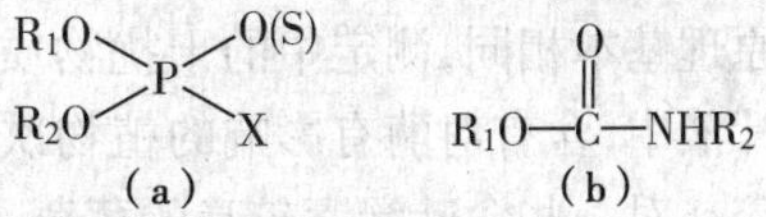

图 37-1   有机磷农药(a)和氨基甲酸酯类农药(b)的结构式

照的环境和有微生物存在下 1~7 天能分解,少数在 14~20 天分解。绝大多数有机磷农药在环境中很快被破坏,并在大多数情况下生成对人畜和植物低毒的产物。

氨基甲酸酯类农药(carbamates pesticide)因取代基团不同,可形成多种化合物。结构式见图 37-1b。一般可分 5 类,即萘基、苯基、杂环甲基、杂环二甲基氨基甲酸酯类和肟类。氨基甲酸酯类农药为无味、白色的晶状固体,熔点高、挥发性低、水溶性差,易溶于有机溶剂,在酸性环境中,对光热稳定,毒性也相对增加;在碱性环境中易分解而失效,多属中等毒类,其中氨基甲酸酯类除草剂毒性远较杀虫剂低。

2. 毒性   有机磷农药可经消化道、呼吸道和完整的皮肤吸收进入机体,大多数化合物经皮肤吸收快而且完全。吸收后迅速分布到全身各组织器官,尤以肝、肾以及肺脏中含量较高。在体内代谢较快,一般没有明显的蓄积作用。有机磷农药进入人体后,主要表现为抑制胆碱酯酶活力,使它分解乙酰胆碱的能力降低,造成乙酰胆碱在体内蓄积,引起功能紊乱的一系列急性中毒症状。部分剧毒品种大剂量经消化道吸收引起的急性中毒极易造成死亡事故。多数有机磷农药进入人体后,迅速经氧化、还原、水解和结合反应转化解毒,故慢性中毒比较少见。

与有机磷农药的毒理相似,氨基甲酸酯类农药能抑制胆碱酯酶的活性,从而引起神经递质乙酰胆碱的积累,造成神经功能的紊乱。但是酯酶的氨基甲酰类结合物不稳定,该酶的再生速度快于有机磷存在时的速度,因此氨基甲酸酯类农药对人类的毒性比有机磷农药小。

3. 检测方法

(1) 蔬菜水果中有机磷、氨基甲酸酯类农药快速定性检测

1) 方法原理:胆碱酯酶可催化靛酚乙酸酯(红色)水解为乙酸与靛酚(蓝色),有机磷或氨基甲酸脂类农药对胆碱酯酶有抑制作用,使催化、水解、变色的过程发生改变,由此可判断出样品中是否有高剂量有机磷或氨基甲酸酯类农药的存在。

2) 样品处理:选取有代表性的蔬菜样品,擦去表面泥土用剪刀剪成 1cm 见方大小,放入

烧杯中,加入 10ml 缓冲溶液,用玻璃棒搅动(每个样品需要更换玻璃棒或用纯净水洗三次,再使用),菜叶与缓冲液充分接触,静置 2 分钟以上。同时用纯净水的空白做对照,每剪一个样品,剪刀要洗净后方可处理另一个样品,以免互相污染,影响测试结果。

3)测定:①整体测定法:取一片速测卡,在白色药片上滴上 2~3 滴上述提取液,放置 10 分钟进行预反应,有条件时在恒温装置中放置,预反应后药片表面必须保持湿润;将速测卡对折,用手捏 30 分钟或用恒温装置保持 30 分钟,使红色药片与白色药片叠合反应;每批测定应设一个缓冲液的空白对照。②表面初筛测定法:擦去表面泥土,滴 2~3 滴缓冲液在蔬菜表面,用另一片蔬菜在滴液处轻轻摩擦;取一固化有胆碱酯酶和靛酚乙酸酯试剂的纸片(速测卡),将菜叶上洗出的液滴滴在白色药片上,静置 100 分钟,有条件时在 37℃ 恒温装置中放置 100 分钟;将速测卡对折,用手捏住保持 30 分钟;打开速测卡,白色药片变蓝色为正常反应,不变蓝或显淡蓝色说明有过量有机磷农药残留。每批最好同时做一片无农药对照。

4)方法说明:①目前国内外所使用的农药残留测定方法(纸片法和分光光度法)的检验原理基本相同,测定中的干扰物质也基本相同。葱、蒜、萝卜、芹菜、香菜、茭白、蘑菇及番茄汁液中,含有对酶有影响的植物次生物质,容易产生假阳性。处理这类样品时,不要剪得太碎。对一些含叶绿素较高的蔬菜,也不要剪得太碎;②当温度条件低于 37℃ 时,酶反应的速度随之放慢,速测卡加液后放置反应的时间应相对延长,延长时间应以空白对照卡用(体温)手指捏 3 分钟时可以变蓝来确定,随即可继续操作;③阳性样品应送实验室进行确证。

(2)免疫分析法:免疫分析法是将抗体抗原反应与现代测试手段相结合的微量分析方法。包括酶联免疫法、放射免疫法等适宜于阳性率较低的大量样品检测,具有高灵敏度和高效能等优点,仅需很少的仪器设备和专业培训,是初筛及测定致癌物和一些剧毒农药的好方法。

(3)生物传感器技术:酶抑制法和免疫分析法都可以使用传感器技术,利用酶或抗体作为获得高灵敏度的基本物质,在特殊的膜或类似表面进行反应,测试 pH、电导或传导的变化等可输出的信息。Bernabei 设计了一支电流型有机磷生物传感器,并用此传感器对水中有机磷农药污染进行实测并与气相色谱等方法比较,获得较好的一致性。

(4)气相色谱法-农药多残留扫描法(MRSM):1999 年开始推广的对农产品中农药进行检测的 MRSM 技术,简化了传统仪器分析法的前处理,采用固相萃取、氮吹仪浓缩,大大缩短了分析时间。MRSM 技术对仪器要求较高,需使用大型仪器,如进行四大类农药快速扫描,需要两台气相色谱和一台液相色谱仪,而且需要双柱双检测器和自动进样器。作为一种实验室快速检测技术,它可以很好地和现场快速检测结合使用,发挥各自优点,用于市场农产品的农药残留的快速筛选、定性定量检测,作为监督管理的强有力的手段。

(5)超高速液相色谱-串联质谱法:超快速液相色谱-串联质谱(UFLC-MS/MS)技术为快速准确地分析蔬菜中的农药残留提供了技术。目前我国国家标准 GB/T 20769-2008 已经提供了水果和蔬菜中 450 种农药及相关化学品残留的 LC-MS 检测方法,此项技术的应用极大保证了在最短时间里快速全面筛查农残组分,得到的检测结果信息全面丰富。

(二)除草剂类农药

1. 理化性质　除草剂按化学结构可分为:无机除草剂、有机除草剂、生物除草剂、矿物油除草剂。有机除草剂分为:酰胺类、二苯醚类、均三氮苯类、苯氧羧酸类、磺酰脲类等。

2. 检测方法　除草剂种类繁多,目前世界各国使用的除草剂已有 100 多种,除草剂种类不同,性质各异,检测方法也不同。

酶联免疫法:酶联免疫法是以抗原与抗体的特异性、可逆性结合反应为基础的农药残留检测方法,主要检测方式是采用试剂盒。酶联免疫法具有专一性强、灵敏度高、快速、操作简单等优点。由于受到除草剂种类繁多,抗体制备难度大,在不能肯定样本中存在农药残留种类时检测有一定的盲目性以及抗体依赖国外进口等影响,酶联免疫法的应用范围受到较大的限制。目前,我国市场上酶联免疫法成品试剂盒依赖从国外进口,可检出16种除草剂。由于是比色法,所有阳性样品都必须用仪器法进一步确证。试剂盒适于大批量样品的筛选分析。

四、有毒气体的快速检验

有毒气体的快速检验就是使用简便的方法或可携带的简易仪器在现场及时测定有毒物质浓度的方法,在作业环境监测和评价中起到一定的作用。目前有毒有害气体的快速检验方法主要有检气管法、试纸法、溶液法和仪器法。

(一) 一氧化碳

1. 理化性质　一氧化碳(carbon monoxide,CO)是一种无色、无臭、无刺激性的有毒气体,相对分子量为28.0,熔点为-205.0℃,沸点为-192.6℃,对空气相对密度为0.967,在标准状况下1L气体质量为1.25g,几乎不溶于水,易溶于氨水。在空气中燃烧产生淡蓝色火焰,遇明火易产生爆炸。

2. 毒性　一氧化碳属窒息性气体,是一种非蓄积性毒物。CO经呼吸道吸入,再经过肺泡进入血液,大部分与红细胞内血红蛋白发生紧密可逆性结合,CO与血红蛋白的亲和力比O_2与血红蛋白的亲和力大200~300倍,因此当CO侵入机体后,就会很快与血红蛋白结合成碳氧血红蛋白(HbCO),而HbCO的解离速度比氧合血红蛋白(HbO_2)慢3600倍,所以一旦形成HbCO,就减弱了红细胞携带氧的能力,而且还抑制和减缓HbO_2正常解离,从而加重组织缺氧,产生低氧血症。

3. 检测方法

(1) 速测仪法:国外目前大都采用电化学法中恒电位电解法的原理,进行一氧化碳的检测。该技术近年来在美、日、德等国发展较快,并开发出一些成品的一氧化碳速测仪。采用恒电位电解法制作的一氧化碳传感器与采用半导体气敏法制作的可燃性气体传感器其不同点是使含一氧化碳的气体通过防水膜扩散到含有催化剂的薄膜上,在恒电位的作用下,与电解液在气、固、液三相界面间进行氧化还原电化学反应,通过检测其扩散电流,便可得出一氧化碳气体的浓度。

(2) 检气管法:测定一氧化碳检气管法有两种,硫酸钯-钼酸胺检气管比色法和发烟硫酸-五氧化二碘检气管比长度法。这两种方法都是利用一氧化碳与化学试剂作用产生颜色的原理而制成的检测器,在现场直接监测空气中一氧化碳浓度。常用的是发烟硫酸-五氧化二碘检气管比长度法,利用五氧化二碘在发烟硫酸作用下与一氧化碳反应生成碘的原理制成的。当一氧化碳气体通过检测管时,指示粉由白色变为褐色环状,由褐色环的长度可以测定一氧化碳气体的浓度。常用的一氧化碳检测管有5~100mg/m³、10~200mg/m³、30~500mg/m³、0~2 000mg/m³、200~4 000mg/m³、0.1%~0.2%等6种不同的测量范围。

(二) 硫化氢

1. 理化性质　硫化氢(hydrogen sulfide),分子式为H_2S,分子量为34.08,无色气体,具有臭鸡蛋味,-60℃时凝聚成液体,-86℃时凝固。对空气相对密度为1.19,在标准状况下1L

气体质量为 1.54g。硫化氢能溶于氨类溶液、碱性溶液、碳酸盐溶液以及烃类、醛等有机溶剂。纯的硫化氢在水中的溶解度不大,在通常情况下 1 体积的水能溶解 4.7 体积的硫化氢气体,其水溶液叫做氢硫酸。氢硫酸是很弱的酸,在水溶液中的电离度很小,因此含有硫化氢或其他硫化物的溶液在酸性条件下能释放出硫化氢气体。硫化氢的硫处于最低氧化态,所以硫化氢具有还原性,能被氧化剂氧化成单质或更高的氧化态。

2. 毒性　硫化氢是一种无色的窒息性和刺激性气体。主要通过呼吸道进入人体,与细胞作用产生毒性,能与色素蛋白中的金属离子形成稳定的化合物,特别是和氧化型细胞色素氧化酶的三价铁结合导致组织缺氧,其毒理作用和氰化氢类似。另外硫化氢在体内还能产生—SH 基,能与体内有二硫键的酶发生作用并使之失活。

硫化氢的最大安全浓度为 18.6mg/m³。虽然在此浓度下开始很易闻到其臭,但硫化氢可以麻痹嗅觉神经,长期接触就不再敏感,尤其是高浓度时。硫化氢是神经毒物,能直接作用于中枢神经系统,小剂量兴奋,大剂量则抑制中枢神经系统功能,引起呼吸中枢麻痹。硫化氢对呼吸道和眼黏膜有刺激作用,可引起炎症,作用于呼吸系统的主要靶器官为肺,最突出的毒性效应是导致呼吸道上皮脱落和发生肺水肿,毒作用症状仅次于神经系统。经常与硫化氢接触能引起感觉变化、消瘦、头痛等慢性中毒,空气中硫化氢的最高容许浓度是 0.01mg/L。

3. 检测方法

(1) 检气管法:硫化氢检测管是利用硫化氢与金属离子发生沉淀反应的原理制成的。①利用硫化氢与乙酸铅反应生成铅,使指示粉由白色变为棕色,利用此原理制成的硫化氢检测管主要有 0.2~5mg/m³、2.5~50mg/m³、5~100mg/m³、10~200mg/m³、50~1 000mg/m³、200~5 000mg/m³ 等 6 种测量范围;②利用硫化氢与硫酸铜反应生成铜,指示粉由蓝色变为黑色,利用此原理制成的硫化氢检测管主要有 0.1%~2%、0.2%~4%、1%~20%、2%~40% 等 4 种高浓度检测管。

(2) 速测仪法:硫化氢检测仪是采用库仑滴定原理研制成的。当硫化氢气样引入至装有溴化钾溶液的滴定池时,即与电解生成的溴进行等当量氧化还原反应。因此,电解电流与硫化氢的瞬间浓度成线性关系,可用微安表或记录器指示气样中硫化氢的浓度。硫化氢速测仪是由反应池、放大器、取样系统所组成。

(3) 溶液法:溶液法是将吸收液本身作为显色液,当被空气通过吸收液时,立即显色,根据颜色深浅与标准管比较,在现场即可测出有毒物质的浓度。此外,有些试剂与有毒物质反应速度慢,不能在采集空气时间内完成,可将有毒物质用吸收液吸收,然后根据加入试剂,放置短时间使其反应显色,根据颜色深浅目视比色。测定硫化氢的溶液法是以硝酸银、淀粉作为试剂,其颜色由无色变为黄褐色,灵敏度为 2μg/ml。

(三) 甲醛

1. 理化性质　甲醛(formaldehyde),又名蚁醛,是一种无色、有刺激性的气体,分子式为 HCHO,分子量为 30.03,沸点为 21℃,易溶于水、醇和醚。其水溶液易挥发,在室温下可放出气体甲醛,加热时释放速度更快。在碱性条件下,甲醛可以被碘溶液氧化成甲酸。甲醛非常容易聚合,在不同聚合条件下可生成不同的聚合物。甲醛溶液蒸发时可得到聚合度为 100 左右的多聚甲醛。甲醛的聚合物在受热或与酸共热时,又可发生解聚。气态甲醛可燃烧,与 4.0%~13.6% 空气混合后易发生爆炸。甲醛为还原剂,容易与胺或 NH_3 发生缩合反应生成乌洛托品等;与酚类生成羟甲基衍生物,然后再转变成酚醛树脂等。

2. 毒性　甲醛可通过饮食、呼吸或皮肤接触等过程进入人体。甲醛可凝固蛋白质,对生物体有遗传毒性,同时也是一种诱变剂。甲醛能转变成甲酸,强烈刺激黏膜,也能形成甲醇而产生毒害。空气中的甲醛浓度达到 $12mg/m^3$ 可使人大量流泪,吸入 $60\sim120mg/m^3$ 甲醛的空气可引起支气管和肺部严重损伤。甲醛对神经系统,尤其对视丘有强烈的毒性作用,甲醛可使器官及组织中多种酶的活性受到抑制,能抑制核酸的合成,使维生素 C 代谢紊乱。果蝇试验表明,甲醛具有致突变活性。大鼠在整个妊娠期中,每日皮下注射 6% 甲醛溶液 0.25ml,能使胎儿的子宫发育发生障碍。

甲醛的急性毒性表现在对皮肤、眼睛和呼吸道的强烈作用及对中枢神经系统的麻醉作用。在接触低浓度的甲醛时主要表现为消化功能降低、兴奋、震颤、视力障碍;颜面神经麻痹、坐骨神经区疼痛、眼球震颤、共济失调。甲醛还可引起皮肤瘙痒、轻度充血及浸润,然后出现丘疹,搔破皮肤受损部位时,则生成脓疱。

3. 检测方法　目前空气中甲醛的快速检测法主要是速测仪法,它基于被测样品中甲醛与显色剂反应生成蓝色化合物对可见光有选择性吸收而建立起来的比色分析方法。仪器由硅光电源、比色瓶、集成光电传感器和微处理器构成,可直接在液晶显示屏上显示空气中甲醛的含量。

五、其他化学物质的快速检验

(一) 亚硝酸盐

1. 理化性质　亚硝酸(HNO_2)的盐类,重要的有亚硝酸钠、亚硝酸钾等。为白色至淡黄色粉末或颗粒状,味微咸,易溶于水。外观及滋味都与食盐相似,并在工业、建筑业中广为使用,肉类制品中也允许作为发色剂限量使用。用于制染料、药物,并用作试剂。可由硝酸盐加热或与金属铅共熔而制得。

2. 毒性　亚硝酸盐的急性毒性较强,小鼠经口 LD_{50} 为 200mg/kg,人中毒剂量为 $0.3\sim0.5g$,致死量为 3g。大量摄入硝酸盐和亚硝酸盐可诱导高铁血红蛋白血症,临床表现为口唇,指甲发绀,皮肤出现紫斑等缺氧症状,可致死亡。有研究表明硝酸盐有致畸性。孕妇摄入大量的硝酸盐后会引起婴儿先天畸形,主要是中枢神经瘤。

3. 检测方法

(1) 试纸条法

1) 方法原理:亚硝酸盐与试纸条上的对氨基苯磺酰胺重氮化后,再与盐酸萘乙二胺偶合生成红色偶氮染料,颜色深浅与亚硝酸盐成正比。

2) 测定:①将样品放在消毒过的碗中剪碎,加适量的自来水混匀,取出一个试剂条(固化有对氨基苯磺酰胺和盐酸萘乙二胺)放入水中 2 秒,取出静置 1 分钟;②观测试剂条上反应垫所出现的颜色,同时与试剂瓶外面的标准色板的颜色作比对;③1 分钟内完成比对并记录结果。

3) 注意事项:亚硝酸盐浓度太高时容易褪色或变色,阳性结果应送实验室进行确证。灵敏度为 0.15mg/L。

(2) 速测管法

1) 方法原理:原理同(1)法。

2) 试剂:含格林试剂的检测管。

3) 样品处理:①食用盐直接取样 0.5g 用水稀释至 1ml 即可;②饮用水不用处理直接取

样 1ml 检测,有颜色液体可以加活性炭脱色过滤后测定;③其他食品取捣碎样品 1.0g 至 10ml 比色管中,加蒸馏水或去离子水至刻度,充分振摇后放置 10 分钟,取上清液 1.0ml 用于测定。

4）测定:取样品于检测管中,盖上盖,将试剂摇溶,10 分钟后与标准色板对比,找出与检测管中溶液颜色相同的色阶,该色阶上的数值乘以稀释倍数即为样品中亚硝酸盐的含量 mg/kg 或 mg/L(以 $NaNO_2$ 计)。

5）注意事项:①若显色后颜色很深且有沉淀产生,或很快褪色变成浅黄色,则说明样品中亚硝酸盐含量很高,须加大稀释倍数重新实验;②生活饮用水中含有活性氯,影响测定结果,不能用作稀释溶液;③矿泉水和瓶装饮用纯净水达到色板上最低色阶 0.025mg/L 即超出国家标准;④液态奶属于乳浊液,具有将近 1 倍的折色特性,所得结果乘以 2 即为样品中亚硝酸盐的近似含量(mg/L);⑤阳性结果应做确证实验。

（二）氰化物

1. 理化性质　化学结构中含有氰根(CN^-)的化合物均属于氰化物。一般将其无机化合物归为氰类,有机化合物归为腈类。常见的氰化物是氰化钠、氰化钾、氰化烃,这几种简单的氰化物都能溶于水。

2. 毒性　氰化物属于烈性毒物。氰化物的毒性主要由其在体内释放的氰根而引起。氰根离子在体内能很快与细胞色素氧化酶中的三价铁离子结合,抑制该酶活性,使组织不能利用氧。氰化物对人体的危害分为急性中毒和慢性影响两方面。吞服氰化物较少者,开始感到咽喉紧缩、强烈恐惧、胸内郁闷、眩晕、呕吐、眼睛凸出,肌肉痉挛、脉搏快而弱,最后因呼吸麻痹而死,前后不过 20 分钟左右。摄入体内低浓度的氰化物,一部分转化成硫氰酸盐随尿排出体外,一部分逐渐在体内蓄积,久而久之,引起慢性中毒。

3. 检验方法

（1）苦味酸试纸法

1）方法原理:氰化物遇酸产生氢氰酸,氢氰酸与苦味酸钠作用生成橘红色异氰紫酸钠。

2）试剂:苦味酸试纸,酒石酸,碳酸钠饱和溶液(临用新配)。

3）测定:①取一支检氰玻璃管,插入一片苦味酸试纸条,在试纸条上滴加 1~2 滴碳酸钠饱和溶液使试纸条完全湿润,将检氰管插入带孔胶塞中;②称取 5g(ml)样品于反应瓶中,加入 20ml 蒸馏水或纯净水,加入 1g 酒石酸,立即塞上装有检氰管的胶塞,将反应放入 70~80℃ 水浴中,加热 30 分钟,观察管内试纸变色情况,如试纸不变色,表示氰化物含量小于 5mg/kg,含量越高,试纸变色范围越大,颜色越深。

4）注意事项:①避免阳光直射操作;②接触过阳性样品的三角瓶和试管,应充分清洗,防止下次使用产生干扰;③5g 样品中,试纸对氰化物的检出限为 0.025mg,相当于 5mg/kg。

（2）异烟酸-吡唑啉酮试纸条法

1）方法原理:在 pH 为 7.0 条件下,氯胺 T 将氰化物转变为氯化氰,再与异烟酸-吡唑啉酮作用,生成蓝色染料。

2）试剂:氰化氢试剂盒,包括试纸条 1(载有氯胺 T),试纸条 2(载有异烟酸-吡唑啉酮),反应杯;1mol/L NaOH 溶液。

3）样品处理:将样品放在消毒过的碗中剪碎,加适量的自来水混匀,上清液备用。

4）测定:①用试剂盒中提供的吸管吸取 0.5ml 的样品处理液放入专用的反应杯中;②用 1mol/L NaOH 溶液调整样品处理液 pH 在 5~11 之间(以 7 左右为佳);③插入一条"试

纸条1"，在反应杯中上下振摇，反应 30s；④插入一条"试纸条 2"，在反应杯中上下振摇，反应 30 秒；⑤取出反应试纸条，放置 2 分钟后，与标准色卡比对判别结果。

5）注意事项：①为更容易比对颜色，最好将试纸条和颜色图置于白色背景下；②把试剂瓶贮存于干燥的室温下（最佳温度为 10~25℃），切勿直接暴露于太阳或高温下；③每次取出试纸条后即盖紧试剂瓶，防止污染和受潮；④不要使用超过瓶盖上有效期的试剂；⑤方法灵敏度为 0.1mg/L。

（三）砷、汞

1. 理化性质　砷（arsenic，As），原子量为 74.92，非金属。密度为 5.727g/cm³。熔点为 817℃，有黄、灰、黑褐三种同素异形体。其中灰色晶体具有金属性，脆而硬，具有金属般的光泽，并善于传热导电，易被捣成粉末。砷的化合价有 -3 和 -5。游离的砷是相当活泼的，易与氟和氯化合，在加热情况亦与大多数金属和非金属发生反应。不溶于水，溶于硝酸和王水，也能溶解于强碱，生成砷酸盐。

汞（mercury，Hg），又称水银，原子量为 200.59，是唯一在常温下呈液态并易流动的金属。熔点为 -38.87℃，沸点为 356.6℃，密度为 13.59g/cm³。银白色液体金属。内聚力很强，在空气中稳定。蒸汽有剧毒，溶于硝酸和热浓硫酸，但与稀硫酸、盐酸、碱都不起作用，能溶解许多金属，化合价为 +1 和 +2。

2. 毒性　砷化物可由呼吸道、消化道及皮肤吸收进入体内。砷化物为细胞原浆毒，作用于机体的酶系统，抑制酶蛋白的巯基（—SH），特别是与丙酮酸氧化酶的巯基结合，使其失去活性，从而减弱了酶的正常功能，阻止了酶的氧化和呼吸。此外，砷尚能损害细胞染色体，阻止细胞的正常分裂，也可麻痹血管平滑肌以及损害神经细胞造成广泛的神经系统病变。一般来说，三价砷化合物的毒性大于五价砷化合物，气体砷化合物和可溶性砷盐毒性大于不溶性砷化合物。

金属汞以蒸汽形式由呼吸道侵入人体。皮肤吸收量很少，但皮肤破损及溃烂时吸收量较多。消化道基本不吸收，故健康人口服金属汞不会引起中毒。血液与组织中的汞可与蛋白质及酶系统中的巯基结合，抑制其功能，甚至使其失活，例如与含巯基的硫辛酸、泛酰硫氢乙胺与辅酶 A 等结合，影响大脑丙酮酸的代谢。汞作用于还原型谷胱甘肽，损害其氧化还原功能。

3. 检验方法

（1）雷因希氏法

1）方法原理：在酸性条件下，砷化物或汞化物与金属铜作用产生反应，砷化物使铜的表面变成灰色或黑色，汞化物使铜的表面变成银白色。方法最低检出限砷为 10μg，汞为 100μg。

2）测定：①取样品 5g 于三角烧瓶或蒸发皿中，加入 25ml 蒸馏水或纯净水，加入 5ml 盐酸（如为水样，取样品 25ml，加盐酸 5ml 即可）；②加入约 5g 氯化亚锡晶粒，将三角烧瓶放在电热板上，调节温控旋钮使样液微沸约 10 分钟（驱除硫化物干扰）；③加入 2 片铜片，保持微沸约 20 分钟，注意随时补加水，保持体积不变。若加热 30 分钟铜片表面未变色，可否定砷、汞存在；如铜片变色，根据颜色判别相应化合物，保留阳性样品进行确证。

3）注意事项：①选择与电热板接触面积较大的烧瓶使用，温控调到样液微沸即可，避免高温；②反应过程中，应随时注意铜片变化，如铜片已明显变黑时，应停止加热，否则当砷含量高时，长时间煮沸会使沉积物脱落；③盐酸浓度以 2%~8% 为宜，过低反应不能进行，过高会导致砷、汞的挥发损失;④实验后的阴性铜片可回收,用10%硝酸洗净或用砂纸擦亮继续使用。

(2)砷管法

1)方法原理:氯化金与砷相遇产生反应,可使氯化金硅胶柱变成紫红或灰紫色,在装有氯化金硅胶的柱中砷含量与变色的长度成正比,以此可达到半定量的目的。

2)试剂:试剂盒配置,检砷管、反应瓶、酒石酸、二甲基硅油消泡剂、产气片。

3)测定:①取样品1g(油样2g)(固体样品需先粉碎)于反应瓶中,加入20ml蒸馏水或纯净水,摇匀浸泡10分钟,不断振摇;②加入0.2g酒石酸,摇匀;③取检砷管(氯化金硅胶柱)一支,剪去两端封头,将空端较长的一头插入带孔的胶塞中;④向反应瓶中加入一片产气片(富含蛋白质的样品需加数滴硅油以防产生泡沫),立即将带有检砷管的胶塞插入反应瓶口中(此反应最好在25~30℃下进行,天冷可用手温或温水加温);⑤待产气停止,观察并测量检砷管中氯化金硅胶柱变成紫红或灰紫色的长度,查表37-1求出样品含砷量。

表37-1　检砷管变色范围长度与样品砷含量对准表

变色长度/mm	≤0.6	0.7~1.4	1.5~2.4	2.5~3.4	3.5~4.4	4.5~5.9
含砷量/(mg·kg⁻¹)	0.0	0.1	0.2	0.5	1.0	2.0
变色长度/mm	6.0~7	8~9	10~11	12~13	14~15	16~18
含砷量/(mg·kg⁻¹)	3.0	4.0	5.0	6.0	8.0	10.0

4)注意事项:①根据变色长度,查表求出样品含砷量,对照表是以取样量为1g时的结果值,若为油样,查表得出的结果需要除以2,水样需要除以20;②对于含砷量较低的食物,可适当加大取样量,在计算结果时除以取样量,变色范围长度在1.4mm以下时可视为合格产品;③为了便于观察颜色长度情况,可做阳性对照实验,即在样品中滴加一定量的砷标液,对比操作;④操作应在20℃以上温度中进行,必要时可用手握住反应瓶助温;⑤加入产气片后应立即将带有检砷管的胶塞插入反应瓶口中;⑥阳性样本需确证。

(3)砷试纸片法

1)方法原理:在酸性条件下,用氯化亚锡将五价的砷还原为三价砷,在利用锌和酸反应产生原子态氢,而将三价砷还原为砷化氢。当砷化氢气体碰到溴化汞试纸时,根据不同的砷量而产生有黄色至黄褐色的砷斑,斑点颜色的深浅与砷的含量成正比,可根据颜色的深浅比色定量。

2)试剂:试剂1(98.7%的酒石酸+0.7%的硫酸亚铁+0.6%硫酸镍);试剂2(2.8%的过氧化单硫酸钾+57.2%的惰性成分);试剂3(锌粉);溴化汞试剂条;标准颜色卡;反应瓶等。

3)测定:①将适量样品(约5g)放在消毒过的容器中剪碎,加适量(50~60ml)的自来水混匀,浸泡5~10分钟;②仔细缓慢地将浸泡液倒入"反应瓶"上端50ml刻度处;③为取得最佳试验效果,水样品水温应在室温20~30℃(最理想温度为22~28℃)状态下进行;④用粉红色药匙加一匙"试剂1"入反应瓶中。用红色瓶盖盖紧瓶子,然后大力垂直摇动15秒;⑤打开红色瓶盖,用红色药匙加一匙"试剂2"入反应瓶。用红色瓶盖盖紧,大力垂直摇动15秒;⑥打开反应瓶盖,用白色药匙加入一匙"试剂3"入反应瓶中。用红色瓶盖盖紧大力垂直摇动5秒;⑦打开红色瓶盖,换上白色瓶盖(该瓶盖上端可以打开,打开称为小塔的凸出部分),将小塔打开;⑧取一条试剂条,让试剂条上的反应垫和红色线面对白色瓶盖的背面,从小塔入口处插入试剂条,让红色线和小塔顶部齐平,关上小塔,压住试剂条。让试剂条在没有干扰,良好通风环境下反应;⑨等待10分钟,直至反应出现;⑩10分钟后,打开小塔,小心仔细地取出试剂条。注意勿触碰试剂条上的反应带,在30秒内,用标准颜色卡与试剂条反应垫上的颜色对比。

4)注意事项:①对于基质复杂或砷含量较高的样品,如酱油、紫菜、蒜头等,应减少取样量,液体一般为1ml,固体样品为1~2g左右;②对于可能产生硫化氢的样品,特别是含有香料、基质比较复杂的样品,如酱油、蒜头、鸡粉等,加"试剂1"振摇后,应放置2分钟以上,再加入"试剂2"振摇后,再放置2分钟以上,加入"试剂3"振摇后,立即盖上插有试剂条的盖子,且每加一种试剂应充分摇匀;③白色盖子上试剂的插入方向一定要正确,深度合适,检测结果才会准确。试剂条与标准颜色卡的比对应在自然光下进行,切勿在阳光下进行比对,并且要在30秒至1分钟内完成后,否则颜色会发生变化;④对于浑浊样品,在显色过程中,应时常轻轻振动反应瓶,可加快反应速度,减少显色时间;⑤检测酱油、面粉、鱼肉等易产生泡沫的样品时,可加入几滴硅油,以消除泡沫,否则锌粉颗粒会喷到试剂条上;⑥做完试验后,无论结果是阴性还是阳性,均应将试剂瓶中的液体倒入专门的垃圾带中,用清水冲净反应瓶,按环保要求处理废液。

警示:试验过程中会产生氢气和砷化氢气体,故实验应完全避免靠近任何火种或火焰的地方,在良好通风的条件下进行。接触化学品前应仔细阅读本检测步骤说明。

(4)汞管法

1)方法原理:汞与载有碘化亚铜的试纸产生反应,使试纸变为橘红色。

2)试剂:检汞管速测盒(内含:测汞试纸、检汞管、反应瓶、酒石酸、二甲基硅油消泡剂、产气片等)。

3)测定:①取样品5g于反应瓶中,加入20ml蒸馏水或纯净水,固体样品需浸泡5分钟(富含蛋白质的样品需加入5~10滴消泡剂),摇匀后加入0.1g酒石酸,摇匀;②取检汞管一支,在下端(细端)松松塞入试剂棉少许,插入一条测汞试纸(载有碘化亚铜),在检汞管上端再塞入少许试剂棉,将检汞管的下端插入带孔的胶塞中;③向反应瓶中加入一片产气片,立即将带有检汞管的胶塞插入反应瓶口中,待产气停止,观察测汞试纸变化情况。

4)注意事项:①试纸不变色为阴性,橘红色为阳性,检出限0.2μg,按取样量5g计,最低检出量为0.04mg/kg;②当检测中毒残留物或日常监测发现1g样品即出现强阳性结果时,可用纯净水将样品作10倍或更高倍数稀释,稀释至取1ml稀释液即能检测到弱阳性反应,用0.2μg的检出限乘以样品稀释倍数后可计算出样品中大概含汞量;③阳性样本需确证。

(毛丽莎)

参 考 文 献

[1] 杜晓燕. 现代卫生化学. 2版. 北京:人民卫生出版社,2009.

[2] 庞国芳. 农药兽药残留现代分析技术. 北京:科学出版社,2007.

[3] 张朝武. 现代卫生检验. 北京:人民卫生出版社,2005.

[4] 郑姝宁,李凌云,林恒,等. 超快速液相色谱-串联质谱法快速筛查蔬菜中176种农药的残留量. 色谱. 2013,31(1):71-78.

[5] 丁晓雯. 食品安全学. 北京:中国农业大学出版社,2011.

[6] 王红勇,高志贤. 污染食品中敌鼠的快速检测. 中国公共卫生,2004,20(7):793.

[7] 马隽,王兴华,李宝华. 一种用于食品中二氧化硫快速测定的样品前处理方法. 高等学校化学学报,

2006,27:39-42.

［8］房彦军,周焕英,杨伟群.试纸-光电检测仪快速测定食品中亚硝酸盐的研究.解放军预防医学杂志,2004,22(17):18-21.

［9］孙俐,郑文杰.动物源性食品的氯霉素 ELISA 检测及分析.天津科技大学学报,2007,22(7):76-79.

［10］徐镇.酶联免疫吸附技术在食品检测领域中的应用进展.食品安全导刊,2017,9:122.

［11］任倩然,张昊,郭慧媛,等.酶联免疫法鉴别乳制品掺假的研究进展.中国乳液,2012,3:46-49.

［12］张莹,冯海,吴秋平,等.胶体金免疫层析技术的研究进展.现代生物医学进展,2015,12:2349-2351.

［13］李阳,王云龙.免疫层析技术的研究进展.中国卫生检验杂志,2017,25(22):3978-3979.

［14］王瑜.上转换发光免疫层析试纸条快速定量检测己烯雌酚.分析化学,2017,45(1):35-41.

［15］Zong H,Mu X J,Sun M T. Physical principle and advances in plasmon-enhanced upconversion luminescence. Applied materialstoday,2019,15:43-57.

［16］李研东.动物性食品中四环素类药物残留量子点荧光免疫技术研究.农产品质量与安全,2017,5:83-86,91.

［17］张宏立.生物芯片在食品检测中的应用进展.现代食品,2017,9:23-25.

［18］唐晓敏,高志贤.基因芯片快速检测常见水中致病菌的初步应用研究.解放军预防医学杂志,2003,21(2):94-96.

［19］杨宁.快速检测病原菌含量的简易微流控系统.仪器仪表学报,2017,38(6):1554-1560.

［20］Zhu C. Dual-competitive lateral flow aptasensor for detection of aflatoxin B1 in food and feedstuffs. Journal of Hazardous Materials,2018,344:24-257.

［21］Marlonv M. Reisa,et. al. Chemometrics and hyperspectral imaging applied to assessment of chemical,textural and structural characteristics of meat. Meat Science,2018,144,100-109.

［22］王轩.高光谱成像技术在食品品质无损检测中的应用初探.食品安全导刊,2018,1:109-110.

［23］Liu X Y. Rapid high-throughput detection of diethylstilbestrol by using thearrayed langasite crystal microbalance combined with goldnanoparticles through competitive immunoassay. Sensors and Actuators B,2017:247,245-253.

［24］Xu N. Pretreatment-free detection of diazepam in beverages based on a thermometric biosensor. Sensors and Actuators B:Chemical,2017,241:504-512.

中英文对照索引

flow injection analysis, FIA   288

B

暴露　exposure　853

暴露途径　exposure pathway　853

标准氢电极　standard hydrogen electrode, SHE
347

标准物质/标准样品　reference material, RM　32

表面等离子体共振技术　surface plasmon resonance, SPR　743

表面增强共振拉曼光谱　surface-enhanced resonance Raman scattering, SERRS　241

表面增强拉曼光谱　surface-enhanced Raman spectroscopy, SERS　241

不确定度 U　uncertainty　65

C

参比溶液　reference solution　155

测量不确定度　uncertainty of measurement　42

测量范围　measuring interval　39

差减杂交法　subtractive hybridization, SH　735

差异显示技术　differential display reverse transcription, DDRT-PCR　733

常规脉冲极谱法　NPP　378

超高效液相色谱　ultra performance liquid chromatography, UPLC　527

超临界流体　supercritical fluid, SF　518

超临界流体萃取　supercritical-fluid extraction, SFE
136

超临界流体色谱法　supercritical fluid chromatography, SFC　518

超敏电感耦合器件　intensity charged coupled device, ICCD　198

持久化学改进剂　permanent chemical modifier,
PCM　284

抽样调查　sampling survey　853

传感器　sensor　403

吹扫捕集　purge-and-trap　139

催化动力学分光光度法　spectrophotometry by catalytic kinetics　158

重复性　repeatability　41

D

打拿极　dynode　623

单分子检测　196

单分子荧光检测　single molecule fluorescence detection　196

单扫描极谱法　single sweep polarography　374

蛋白芯片技术　protein chip　743

倒置荧光显微镜　inverted microscope　198

等电聚焦毛细管电泳　capillary isoelectric focusing,
CIEF　565

等吸收波长　isoabsorptive wavelength　164

等吸收点　isoabsorptive point　164

滴汞电极　dropping mercury electrode　367

电磁辐射　electromagnetic radiation　145

电导分析法　conductometry　345, 387

电导检测器　conductivity detector　503

电分散　electrodispersion　559

电感耦合等离子体　inductively coupled plasma, ICP
579

电感耦合等离子体-质谱联用法　inductively coupled plasma-mass spectrometry, ICP-MS　619

电荷耦合器件　charge coupling device, CCD　261

电荷注入器件　charge injection device, CID　261

电化学分析法　electrochemical analysis　345